慢病调理师职业水平评价教材

主编 吴为群 胡志庚 韩宏裕

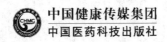
中国健康传媒集团
中国医药科技出版社

内容提要

　　本书是慢病调理师职业水平评价教材，系统地阐述了慢病防治知识并附有科学判断慢病患者营养状况的简单实用方法，详细地介绍了慢病调理师基本工作技能及针对心脑血管疾病、糖尿病、恶性肿瘤等常见慢病的防治和膳食营养指导。本书内容翔实、科学实用，每章节都附有练习题，以供学员复习应试，对协助学员掌握知识和考证都很有帮助。适合从事慢病防治工作的人员及爱好者阅读。

图书在版编目（CIP）数据

　　慢病调理师职业水平评价教材/吴为群，胡志庚，韩宏裕主编 . —北京：中国医药科技出版社，2022.6
　　ISBN 978 - 7 - 5214 - 3128 - 5

　　Ⅰ.①慢…　Ⅱ.①吴…②胡…③韩…　Ⅲ.①慢性病—防治—教材②慢性病—护理—教材　Ⅳ.①R4

　　中国版本图书馆 CIP 数据核字（2022）第 061926 号

美术编辑　陈君杞
版式设计　诚达誉高

出版　**中国健康传媒集团** | 中国医药科技出版社
地址　北京市海淀区文慧园北路甲 22 号
邮编　100082
电话　发行：010 - 62227427　邮购：010 - 62236938
网址　www.cmstp.com
规格　787×1092mm ⅟₁₆
印张　30 ¼
字数　912 千字
版次　2022 年 6 月第 1 版
印次　2022 年 6 月第 1 次印刷
印刷　三河市万龙印装有限公司
经销　全国各地新华书店
书号　ISBN 978 - 7 - 5214 - 3128 - 5
定价　128.00 元

获取新书信息、投稿、为图书纠错，请扫码联系我们。

编 委 会

前　言
Foreword

2020 年国家统计资料显示，中国居民由慢病导致的死亡人数占总死亡人数的 88.5%，心脑血管疾病、恶性肿瘤、慢性呼吸系统疾病三类主要慢病导致的死亡人数占慢病总死亡人数的 80.7%；18 岁及以上成人高血压患病率达 27.5%，糖尿病患病率达 11.9%，慢性阻塞性肺疾病患病率为 13.6%，癌症发病率达 293.9/10 万，主要慢病均呈增长态势。2020 年中国慢病支出达到 5.5 万亿，占卫生总费用的 70%。严重的慢病防控形势，给国家和个人带来巨大挑战。党中央、国务院高度重视，将实施慢病综合防控战略纳入《"健康中国 2030"规划纲要》，将合理膳食和重大慢病防治纳入健康中国行动，确保打赢慢病防控战役。为此，国务院制定了《中国防治慢病中长期规划（2017—2025 年)》，确立了"政府领导、全民参与、预防为主、防治结合、积极启动、稳步推进"的指导思想。

国家要大力防控慢病，需要培养大量专业人才。而目前我国慢病防治专业人才很少，远远不能满足社会和家庭的需求。为了积极配合落实国家健康产业新政策，经广东省人民政府及民政厅批准，广东省营养师协会决定开展慢病调理师职业水平评价工作，编写慢病调理师职业水平评价教材，率先在国内建立慢病调理师职业水平评价体系，率先在全国开展慢病调理师培训，为中国慢病防控事业的发展培养专业人才。

本协会专家团队制定的《慢病调理师职业水平评价标准》，经审核已在全国标准化委员会团体标准信息平台公开发布（在全国标准化委员会的编号为 T/GDYX 03 - 2019)，将促进我国慢病调理师的规范培训和水平评价，助力中国营养健康行业的人才培养。有需要的人士可在全国团体标准信息平台网站 http://www.ttbz.org.cn/查阅慢病调理师等职业水平评价标准。

慢病调理师是从事慢病膳食营养状况评价，进行膳食营养指导和慢病教育，为慢病设计个性化的综合干预方案，达到有效防治慢病及其并发症，促进慢病有效控制的专业人员。

编写《慢病调理师职业水平评价教材》的主要目的是规范慢病管理人才的培养，为社会和企业培养具备相应职业技能的合格人才，推进科技人才评价专业化和社会化，方便用人单位选择合格专业人才，促进慢病管理相关产业的健康发展，为中国慢病的有效防控做出贡献。

本书编者均为大学或大型三甲医院营养及慢病专家，都具有长期慢病调理工作及教学经验。本教材编写充分体现了职业水平评价工作"以职业活动为导向，以职业能力为核心"的特点，系统地阐述了最实用的慢病防治知识，并附有科学判断慢病患者营养状况的简单实用方法，详细地介绍了慢病调理师的基本工作技能和营养支持体系，以及恶性肿瘤等常见慢病的防治和膳食营养指导，特别注重培养慢病调理师的专业工作能力。教材中还附有一些典型案例分析，间有举例介绍一些慢病食谱。本教材每章都附有练习题，以供学员复习应试，对协助学员掌握知识和考证都很有帮助。

　　本书是一本非常实用的慢病调理师培训和职业水平评价教材，特别适合在慢病调理相关企业工作的人员（如销售人员、客服人员、讲师），医院各科的医生和护理人员、基层社区医务人员、企事业单位医务室人员、私人保健医生、家庭医生，老年人服务机构、疗养院、体检中心、保健品公司、直销公司的工作人员，慢病调理师自由从业者，私人健康顾问，想治疗达标或临床治愈的慢病患者，以及对营养或慢病防治感兴趣的人士使用。想进一步深入学习的读者可以参加慢病调理师专业培训，参加慢病调理师职业水平评价考试，获取慢病调理师职业水平评价证书。持证上岗，可以更有效地开展慢病防治工作。

　　书中不足之处，恳请读者批评指正，以便再版订正。

编者

2022 年 1 月

目 录
Contents

第一章

慢病防治总论

第一节 《"健康中国2030"规划纲要》

健康是促进人类全面发展的必然要求，是经济社会发展的基础条件，是民族昌盛和国家富强的重要标志，也是广大人民群众的共同追求。

随着工业化、生态环境和生活方式的变化及人口老龄化，中国居民疾病谱发生了很大的变化，给维护和促进健康带来一系列新的挑战，健康服务供给总体不足与需求不断增长之间的矛盾依然突出，健康领域发展与经济社会发展的协调性有待增强，需要从国家战略层面统筹解决关系健康的重大和长远问题。

推进健康中国建设，是全面建成小康社会、基本实现社会主义现代化的重要基础，是全面提升中华民族健康素质、实现人民健康与经济社会协调发展的国家战略，是积极参与全球健康治理、履行2030年可持续发展议程国际承诺的重大举措。

《"健康中国2030"规划纲要》强调坚持以人民为中心的发展思想，坚持正确的卫生与健康工作方针，坚持健康优先、改革创新、科学发展、公平公正的原则，以提高人民健康水平为核心，以体制机制改革创新为动力，从广泛的健康影响因素入手，以普及健康生活、优化健康服务、完善健康保障、建设健康环境、发展健康产业为重点，把健康融入所有政策，全方位、全周期保障人民健康，大幅提高健康水平，显著改善健康公平。主要遵循以下原则。

（1）健康优先。把健康摆在优先发展的战略地位，立足国情，将促进健康的理念融入公共政策制定实施的全过程，加快形成有利于健康的生活方式、生态环境和经济社会发展模式，实现健康与经济社会良性协调发展。

（2）改革创新。坚持政府主导，发挥市场机制作用，加快关键环节改革步伐，冲破思想观念束缚，破除利益固化藩篱，清除体制机制障碍，发挥科技创新和信息化的引领支撑作用，形成具有中国特色、促进全民健康的制度体系。

（3）科学发展。把握健康领域发展规律，坚持预防为主、防治结合、中西医并重，转变服务模式，构建整合型医疗卫生服务体系，推动健康服务从规模扩张的粗放型发展转变到质量效益提升的绿色集约式发展，推动中医药和西医药相互补充、协调发展，提升健康服务水平。

（4）公平公正。以农村和基层为重点，推动健康领域基本公共服务均等化，维护基本医疗卫生服务的公益性，逐步缩小城乡、地区、人群间基本健康服务和健康水平的差异，实现全民健康覆盖，促进社会公平。

推进健康中国建设，要坚持预防为主，推行健康文明的生活方式，营造绿色安全的健康环境，减少疾病的发生。要调整优化健康服务体系，强化早诊断、早治疗、早康复，坚持保基本、强基层、建机制，更好满足人民群众的健康需求。要坚持共建共享、全民健康，坚持政府主导，动员全社会参与，突出解决好重点人群的健康问题。要强化组织实施，加大政府投入，深化体制机制改革，加快健康人力资源建设，推动健康科技创新，建设健康信息化服务体系，加强健康法治建设，扩大健康国际交流合作。

到2030年，促进全民健康的制度体系更加完善，健康领域发展更加协调，健康生活方式得到普及，健康服务质量和健康保障水平不断提高，健康产业繁荣发展，基本实现健康公平，主要健康指标进入高收入国家行列。到2050年，建成与社会主义现代化国家相适应的健康国家。到2030年全民健康具体实现以下目标。

（1）人民健康水平持续提升。人民身体素质明显增强，2030年人均预期寿命达到79.0岁，人均健康预期寿命显著提高。

（2）主要健康危险因素得到有效控制。全民健康素养大幅提高，健康生活方式得到全面普及，有利于健康的生产生活环境基本形成，食品药品安全得到有效保障，消除一批重大疾病危害。

（3）健康服务能力大幅提升。优质高效的整合型医疗卫生服务体系和完善的全民健身公共服务体系全面建立，健康保障体系进一步完善，健康科技创新整体实力位居世界前列，健康服务质量和水平明显提高。

（4）健康产业规模显著扩大。建立起体系完整、结构优化的健康产业体系，形成一批具有较强创新能力和国际竞争力的大型企业，成为国民经济支柱性产业。

（5）促进健康的制度体系更加完善。有利于健康的政策法律法规体系进一步健全，健康领域治理体系和治理能力基本实现现代化。

第二节　中国居民营养与慢病状况

居民营养与慢病状况是反映国家经济社会发展、卫生保健水平和人口健康素质的重要指标。国家卫健委根据全国调查资料，组织专家编写了《中国居民营养与慢病状况报告（2020年）》，能够比较准确地反映目前中国居民营养与慢病的现状。

一、中国营养改善和慢病防控工作取得积极进展和明显成效

1. 居民膳食能量和宏量营养素摄入充足，优质蛋白质摄入不断增加　居民平均身高继续增长。我国18~44岁的成年男性和女性平均身高分别为169.7厘米和158厘米，与2015年相比分别增加1.2厘米和0.8厘米。6~17岁青少年男孩和女孩各年龄组身高平均分别增加了1.6厘米和1厘米。

2. 儿童青少年生长发育水平持续改善　我国农村儿童的生长迟缓问题得到了根本改善，农村6岁以下儿童生长迟缓率由2015年的11.3%降至5.8%；6~17岁儿童青少年生长迟缓率从4.7%降到了2.2%。

3. 居民健康意识逐步增强，部分慢病行为危险因素流行水平呈现下降趋势　近年来，居民吸烟率、二手烟暴露率、经常饮酒率均有所下降。15岁以上人群吸烟率、成人30天内饮酒率下降超过四分之一；非吸烟者的二手烟暴露率由72.4%降到68.1%，每天饮酒者的比例由25.5%降到19.9%。

居民对自己健康的关注程度也在不断提高，定期测量体重、血压、血糖、血脂等健康指标的人群比例显著增加。18岁及以上居民中，有近60%的人过去一个月内测量过体重；40岁及以上居民中，未诊断为高血压的人近3个月内血压检测率达50.1%；未诊断为糖尿病的人年度血糖检测率为39.3%；未诊断为血脂异常的人年度血脂检测率为29.2%。

4. 重大慢病过早死亡率逐年下降，因慢病导致的劳动力损失明显减少　我国居民因心脑血管疾病、癌症、慢性呼吸系统疾病和糖尿病等四类重大慢病导致的过早死亡率为16.5%，与2015年公布的18.5%相比下降了2个百分点，降幅达10.8%，提前实现2020年国家规划目标。需要更加重视精神卫生问题，公布的数据显示，我国抑郁症患病率达到2.1%，焦虑障碍患病率为4.98%。

5. 居民贫血问题持续改善　成人、6~17岁儿童青少年、孕妇的贫血率均有不同程度的下降。我国18岁及以上居民贫血率为8.7%；6~17岁儿童青少年贫血率为6.1%；孕妇贫血率为13.6%；2015年6岁及以上居民贫血率为9.7%，其中6~11岁儿童和孕妇贫血率分别为5.0%和17.2%。

6. 家庭减盐取得成效　2020年家庭人均每日烹调用盐9.3g，较2015年降低了1.2g。

二、营养健康状况面临的挑战依然较大

1. 居民不健康生活方式仍然普遍存在，膳食不合理问题突出　膳食脂肪的供能比持续上升，已经达到了34.6%，多于整个日常能耗的1/3，农村首次突破30%的推荐上限。家庭人均每日烹调用盐和用油量仍远高于推荐值。同时，居民在外就餐比例不断上升，食堂、餐馆、加工食品中的油、盐应引起关注。水果、大豆及其制品、奶类消费量不足。儿童青少年经常饮用含糖饮料问题已经凸显。身体活动不足问题普遍存在。吸烟、过量饮酒、身体活动不足和高盐、高脂等不健康饮食是慢病发生、发展的主要行为危险因素。

2. 居民超重、肥胖问题不断凸显，慢病患病/发病仍呈上升趋势　这一轮的监测结果显示，城乡各年龄组居民超重、肥胖率继续上升。成年居民超重率和肥胖率分别为34.3%和16.4%（超重、肥胖率合计超过50%）。我国18岁及以上居民男女性平均体重分别为69.6千克和59千克，相比2015年，分别增加了3.4和1.7千克。6~17岁青少年的超重、肥胖率达到了19%；6岁以下儿童的超重、肥胖率达到10.4%。2015年公布的数据为：全国18岁及以上成人超重率为30.1%，肥胖率为11.9%；6~17岁儿童青少年超重率为9.6%，肥胖率为6.4%。

3. 主要慢病患病率和癌症发病率情况　2020年中国居民由慢病导致的死亡人数占总死亡人数的88.5%，比2015年（86.6%）增长了1.9个百分点；2020年中国心脑血管疾病、恶性肿瘤、慢性呼吸系统疾病三类主要慢病导致的死亡人数占慢病总死亡人数的80.7%（2015年为79.4%），增长了1.3个百分点。2020年18岁及以上成人高血压患病率达27.5%（2015年25.2%），糖尿病患病率达11.9%（2015年9.7%），慢性阻塞性肺疾病患病率为13.6%（2015年9.9%），高胆固醇患病率为8.2%，癌症发病率达293.9/10万（2015年235/10万），主要慢病均呈增长态势。

4. 重点慢病死亡情况　随着我国经济社会发展和卫生健康服务水平的不断提高，居民人均预期寿命不断增长，但随着慢病患者生存期的不断延长，加之人口老龄化、城镇化、工业化进程加快和行为危险因素流行对慢病发病的影响，我国慢病患者基数仍将不断扩大，因慢病死亡的比例也会持续增加。

5. 部分重点地区、重点人群，如婴幼儿、育龄妇女和高龄老年人面临的重要微量营养素缺乏等问题仍需要引起关注　慢病的患病、死亡与经济、社会、人口、行为、环境等因素密切相关。我们应该清醒地认识到个人不健康的生活方式对慢病发病所带来的影响，综合考虑人口老龄化等社会因素和吸烟等危险因素现状及变化趋势，我国慢病的总体防控形势依然严峻，防控工作仍面临着巨大挑战。

面对当前仍然严峻的慢病防控形势，党中央、国务院高度重视，将实施慢病综合防控战略纳入《"健康中国2030"规划纲要》，将合理膳食和重大慢病防治纳入健康中国行动，从政府、社会、个人（家庭）三个层面协同推进实施健康中国合理膳食行动和国民营养计划。

第三节　中国防治慢病中长期规划

慢性非传染性疾病（chronic non-communicable diseases，以下简称慢病）是严重威胁我国居民健康的一类疾病，已成为影响国家经济社会发展的重大公共卫生问题。国家统计数据显示，目前我国的慢病患者已超过3亿人，慢病致死人数已占总死亡人数的88.5%。为有效防治慢病，近年国家加大了对慢病管理的投入和支持，2016年中国慢病支出约为32441亿元，占卫生总费用的70%左右，2020年达到5.5万亿，费用年增长率为15%。医疗费用巨大，政府和大众都不堪重负。

慢病主要包括心脑血管疾病、癌症、慢性呼吸系统疾病、糖尿病、肾病、骨骼和消化系统等疾病，已经成为制约健康预期寿命提高的重要因素。同时，肝炎、结核病、艾滋病等重大传染病防控形势仍然严峻，精神卫生、职业健康、地方病等问题不容忽视。慢病影响因素的综合性、复杂性决定了防治任务的长期性和艰巨性。

一、中国政府重视慢病防治工作

1. 慢病防治指导思想 为加强慢病防治工作，降低疾病负担，提高居民健康期望寿命，努力全方位、全周期保障人民健康，依据《"健康中国2030"规划纲要》，国务院制定了《中国防治慢病中长期规划》，确立了"政府领导、全民参与、预防为主、防治结合、积极启动、稳步推进"的指导思想，坚持正确的卫生与健康工作方针，以提高人民健康水平为核心，以深化医药卫生体制改革为动力，以控制慢病危险因素、建设健康支持性环境为重点，以健康促进和健康管理为手段，提升全民健康素质，降低高危人群发病风险，提高患者生存质量，减少可预防的慢病发病、死亡和残疾，实现由以治病为中心向以健康为中心转变，促进全生命周期健康，提高居民健康期望寿命，为推进健康中国建设奠定坚实基础。

2. 慢病防治的基本原则

（1）坚持统筹协调。统筹各方资源，健全政府主导、部门协作、社会动员、全民参与的慢病综合防治机制，将健康融入所有政策，调动社会和个人参与防治的积极性，营造有利于慢病防治的社会环境。

（2）坚持共建共享。倡导"每个人是自己健康第一责任人"的理念，促进群众形成健康的行为和生活方式。构建自我为主、人际互助、社会支持、政府指导的健康管理模式，将健康教育与健康促进贯穿于生命全周期，推动人人参与、人人尽力、人人享有。

（3）坚持预防为主。加强行为和环境危险因素控制，强化慢病早期筛查和早期发现，推动由疾病治疗向健康管理转变。加强医防协同，坚持中西医并重，为居民提供公平可及、系统连续的预防、治疗、康复、健康促进等一体化的慢病防治服务。

二、中国慢病防治的策略与措施

1. 加强健康教育，提升全民健康素质

（1）开展慢病防治全民教育。建立健全健康教育体系，普及健康科学知识，教育引导群众树立正确健康观。编制科学、实用的慢病防治知识和信息指南，由专业机构向社会发布，广泛宣传合理膳食、适量运动、戒烟限酒、心理平衡等健康科普知识，规范慢病防治健康科普管理。充分利用主流媒体和新媒体开展形式多样的慢病防治宣传教育，根据不同人群特点开展有针对性的健康宣传教育。深入推进全民健康素养促进行动、健康中国行等活动，提升健康教育效果。

（2）倡导健康文明的生活方式。创新和丰富预防方式，贯彻零级预防理念，推进全民健康生活方式行动，开展"三减三健"等专项行动，开发推广健康适宜技术和支持工具，增强群众维护和促进自身健康的能力。

专栏1　健康教育与健康促进项目

①全民健康生活方式行动："三减三健"（减盐、减油、减糖、健康口腔、健康体重、健康骨骼）等专项行动。

②健康教育：全民健康素养促进行动、健康中国行活动、健康家庭行动。

---

2. 实施早诊早治，降低高危人群发病风险

（1）促进慢病早期发现。全面实施35岁以上人群首诊测血压，发现高血压患者和高危人群，及时提供干预指导。社区卫生服务中心和乡镇卫生院逐步提供血糖血脂检测、口腔预防保健、简易肺功能测定和大便隐血检测等服务。逐步将临床可诊断、治疗有手段、群众可接受、国家能负担的疾病筛检技术列为公共卫生措施。在高发地区和高危人群中逐步开展上消化道癌、宫颈癌等有成熟筛查技术癌症的早诊早治工作。加强健康体检规范化管理，健全学生健康体检制度，推广老年人健康体检，推动癌症、脑卒中、冠心病等慢病的机会性筛查。将口腔健康检查纳入常规体检内容，将肺功能检查和骨密度检测项目纳入 40 岁以上人群常规体检内容。

（2）开展个性化健康干预。依托专业公共卫生机构、医疗机构和健康管理机构，开设戒烟咨询热线，提供戒烟门诊等服务，提高戒烟干预能力。促进体医融合，在有条件的机构开设运动指导门诊，提供运动健康服务。社区卫生服务中心和乡镇卫生院逐步开展超重肥胖、血压血糖升高、血脂异常等慢病高危人群的患病风险评估和干预指导，提供平衡膳食、身体活动、养生保健、体质辨识等咨询服务。鼓励慢病患者和高危人群接种成本效益较好的肺炎、流感等疫苗。重视老年人常见慢病、口腔疾病、心理健康的指导与干预。探索开展集慢病预防、风险评估、跟踪随访和干预指导于一体的职工健康管理服务。

```
┌ ─ ─ ─ ─ ─ ─ ─ ─ ─ ─ ─ ─ ─ ─ ─ ─ ─ ─ ─ ─ ─ ─ ─ ─ ─ ─ ┐

              专栏 2　慢病筛查干预与健康管理项目

       ①早期发现和干预：癌症早诊早治，脑卒中、心血管疾病、慢性呼吸系统疾病筛查干预，
    高血压、糖尿病高危人群健康干预，重点人群口腔疾病综合干预。
       ②健康管理：居民健康档案、健康教育、慢病（高血压、糖尿病等）患者健康管理、老年
    人健康管理、中医药健康管理。

└ ─ ─ ─ ─ ─ ─ ─ ─ ─ ─ ─ ─ ─ ─ ─ ─ ─ ─ ─ ─ ─ ─ ─ ─ ─ ─ ┘
```

3. 强化规范诊疗，提高治疗效果，促进医防协同，实现全流程健康管理

（1）加强慢病防治机构和队伍能力建设。

（2）构建慢病防治结合工作机制。医务人员、慢病调理专业人员要建立健全分工协作、优势互补的合作机制。加强防治结合，推进慢病防治整体融合发展。

（3）建立健康管理长效工作机制。探索通过政府购买服务等方式，鼓励企业、公益慈善组织、商业保险机构等参与慢病高危人群风险评估、健康咨询和健康管理，培育以个性化服务、会员制经营、整体式推进为特色的健康管理服务产业。

4. 完善保障政策，切实减轻群众就医负担

（1）完善医保和救助政策。

（2）保障药品生产供应。

5. 控制疾病危险因素，营造健康支持性环境

（1）建设健康的生产生活环境。降低环境污染对健康的影响。

（2）完善政策环境。推动营养立法，调整和优化食物结构，倡导膳食多样化，推行营养标签，引导企业生产、销售，使消费者科学选择营养健康食品。

```
┌ ─ ─ ─ ─ ─ ─ ─ ─ ─ ─ ─ ─ ─ ─ ─ ─ ─ ─ ─ ─ ─ ─ ─ ─ ─ ─ ┐

              专栏 3　健康支持性环境建设项目

       健康环境建设：大气污染防治、污水处理、重点流域水污染防治等环保项目，卫生城镇创
    建、健康城镇建设、慢病综合防控示范区建设。
       危险因素控制：减少烟草危害行动、贫困地区儿童营养改善项目、农村义务教育学生营养
    改善计划等。

└ ─ ─ ─ ─ ─ ─ ─ ─ ─ ─ ─ ─ ─ ─ ─ ─ ─ ─ ─ ─ ─ ─ ─ ─ ─ ─ ┘
```

6. 统筹社会资源，创新驱动健康服务业发展

（1）动员社会力量开展防治服务。鼓励、引导、支持社会力量举办的医疗、体检、养老和养生保健机构以及基金会等公益慈善组织、商业保险机构、行业协会学会、互联网企业等通过竞争择优的方

式，参与所在区域医疗服务、健康管理与促进、健康保险以及相关慢病防治服务，创新服务模式，促进覆盖全生命周期、内涵丰富、结构合理的健康服务业体系发展。建立多元化资金筹措机制，拓宽慢病防治公益事业投融资渠道，鼓励社会资本投向慢病防治服务和社区康复等领域。

（2）促进医养融合发展。促进慢病全程防治管理服务与居家、社区、机构养老紧密结合。深入养老机构、社区和居民家庭开展老年保健、老年慢病防治和康复护理，维护和促进老年人功能健康。

（3）推动互联网创新成果应用。促进互联网与健康产业融合，发展智慧健康产业，探索慢病健康管理服务新模式。完善移动医疗、健康管理法规和标准规范，推动移动互联网、云计算、大数据、物联网与健康相关产业的深度融合，充分利用信息技术丰富慢病防治手段和工作内容。

7. 增强科技支撑，促进慢病监测和控制。 慢病科技支撑项目见专栏4。

专栏4　慢病科技支撑项目

①慢病监测：疾病监测（慢病与营养监测、死因监测、肿瘤随访登记）。

②环境健康危害因素监测（城乡饮用水卫生监测、农村环境卫生监测、公共场所健康危害因素监测、空气污染等对人群健康影响监测、人体生物监测）；重点人群健康监测（危害因素和常见病监测）。

③慢病科技重大项目和工程：健康保障重大工程，国家科技重大专项"重大新药创新"专项，国家重点研发计划"精准医学研究""重大慢性非传染性疾病防控研究"等重点专项有关内容。

④科技成果转化和适宜技术应用：健康科技成果转移转化行动、基层医疗卫生服务适宜技术推广。

三、中国慢病防治的保障措施

1. 强化组织领导，落实部门责任　完善协调机制，统筹推进全局性工作，加强战略谋划，指导部门及地方开展工作。

2. 加强人才培养　完善有利于人才培养使用的政策措施，加强慢病防治、健康教育、健康管理、医疗、公共卫生、护理、康复及中医药等领域人才培养。加强医教协同，深化院校教育改革，加强对医学生慢病防治相关知识和能力的教育培养，支持高校设立健康促进、健康管理等相关专业，加强有针对性的医学继续教育，着力培养慢病防治复合型、实用型人才。完善专业技术职称评定制度，促进人才成长发展和合理流动。

3. 营造良好氛围　要广泛宣传实施慢病综合防控战略的重大意义、目标任务和策略措施。增强社会对慢病防治的普遍认知，形成全社会关心支持慢病防治的良好氛围。

第四节　开展慢病调理师职业水平评价工作的意义

一、慢病调理师的职业前景

为适应社会经济发展，国家出台"健康中国2030规划纲要"和"中国防治慢病中长期规划"，提倡由专业性协会来开展各种职业水平评价工作。国家要大力发展健康产业，需要大量专业人才，需要许多培训机构来培养人才，而培养的人才需要第三方专业性协会来做水平评价。为了积极配合落实国家职业评价新政策，经广东省人民政府批准，广东省营养师协会决定在开展公共营养师水平评价工作的基础上，进一步开展慢病调理师职业水平评价工作。

国家要完成如此宏伟的健康工程，需要大量的慢病调理师等专业人才。懂得慢病干预的人才将是未来整个国家需要的紧俏人才，职业前景非常光明！

为了配合国家实施慢病防治工程，广东省营养师协会成立慢病管理专业委员会，率先开展慢病调理师职业水平评价工作，制定慢病调理师职业水平评价制度及考试实施办法和水平评价考试大纲（详见附录一和附录二），认真编写慢病调理师职业水平评价教材，为有效防治慢病培养大量专业人才，有力促进慢病防治工作，促进全生命周期健康，提高居民健康期望寿命，为大力推进健康中国建设做出贡献。

二、慢病调理师的职业定义

慢病调理师是从事慢病膳食营养状况的评价，进行膳食营养指导和慢病教育，为慢病设计个性化的综合干预方案，达到有效防治慢病及其并发症，促进有效控制慢病的专业人员。

三、慢病调理师的主要适用对象

（1）慢病调理相关行业和药店工作的人员（销售人员、客服人员、讲师）。

（2）医院各科的医生和护理人员。

（3）基层社区医务人员、企事业单位医务室人员、家庭医生。

（4）老年人服务机构（养老院等）、疗养院、体检中心的工作人员。

（5）保健品公司、直销公司的工作人员。

（6）慢病调理师自由从业者、私人健康顾问、私人保健医生。

（7）想治疗达标或临床治愈的慢病患者。

（8）对营养或慢病防治感兴趣者。

四、开展慢病调理师职业水平评价的目的

开展慢病调理师职业水平评价的目的是规范慢病调理师的培养，为社会和企业培养具备相应职业技能的合格营养师，推进科技人才评价专业化和社会化，方便用人单位选择合格专业人才，促进慢病防治相关产业的发展，为中国慢病防治做出贡献。

练习题

一、理论练习题

（一）选择题（选择一个正确的答案）

1. 中国健康服务供需矛盾突出，健康领域发展与经济社会发展的（D）有待增强。

　　A. 矛盾性　　　　　　B. 依从性　　　　　　C. 关联性　　　　　　D. 协调性

2. "健康中国规划纲要"坚持（B）、改革创新、科学发展、公平公正的原则。

　　A. 居民优先　　　　　B. 健康优先　　　　　C. 身体优先　　　　　D. 大众优先

3. "健康中国规划纲要"提出到2030年人均预期寿命目标是达到（C）岁，人均健康预期寿命显著提高。

　　A. 75.0　　　　　　　B. 76.3　　　　　　　C. 79.0　　　　　　　D. 77.3

4. 《中国居民营养与慢病状况报告（2015年）》提到中国（A）贫血率为17.2%。

　　A. 孕妇　　　　　　　B. 婴幼儿　　　　　　C. 儿童　　　　　　　D. 老人

5. 《中国居民营养与慢病状况报告》提到中国居民膳食结构有所变化，（A）问题凸显。

　　A. 超重肥胖　　　　　B. 营养不良　　　　　C. 严重贫血　　　　　D. 身体素质

6. 《中国居民营养与慢病状况报告（2020年）》提到中国居民由（C）导致的死亡人数占总死亡人数的88.5%。

　　A. 危重病　　　　　　B. 癌症　　　　　　　C. 慢病　　　　　　　D. 高血压

7. 《中国居民营养与慢病状况报告（2020年）》提到中国居民（A）、过量饮酒、身体活动不足和高盐、高脂等不健康饮食是慢病发生、发展的主要行为危险因素。

　　A. 吸烟　　　　　　　B. 高糖　　　　　　　C. 油腻　　　　　　　D. 素食

8. 《中国防治慢病中长期规划》确立了政府领导、全民参与、（B）、防治结合、积极启动、稳步推进的指导思想。

    A. 治病为主　　　　　　　B. 预防为主　　　　　　　C. 康复为主　　　　　　　D. 中西结合

9. 《中国防治慢病中长期规划》确立慢病防治策略中提到要实施早诊早治，降低高危人群发病风险，将肺功能检查和（D）项目纳入40岁以上人群常规体检内容。

    A. 血压测量　　　　　　　B. 血常规检查　　　　　　　C. 尿常规检查　　　　　　　D. 骨密度检测

10. 慢病调理师是从事（D）膳食营养状况评价，进行膳食营养指导和慢病教育，为慢病设计个性化的综合干预方案，达到有效防治慢病及其并发症，促进慢病有效控制的专业人员。

    A. 精神病　　　　　　　B. 传染病　　　　　　　C. 流行病　　　　　　　D. 慢病

（二）判断题（正确的在后面的括号内填 A，错误的填 B）

1. 推进健康中国建设，是积极参与全球健康治理、履行2030年可持续发展议程国际承诺的重大举措。

    （A）

2. 居民营养与慢病状况是反映国家经济社会发展、卫生保健水平和人口健康素质的重要指标。　　（A）

3. 慢病是制约健康预期寿命提高的次要因素。　　（B）

4. 慢病调理师是从事慢病膳食营养状况评价和进行膳食营养指导的专业人士。　　（A）

二、技能练习题

1. 请简述中国居民营养与慢病现状。

参考答案：

（1）中国居民膳食营养状况：①膳食能量供给充足；②大豆类和奶类消费量依然偏低；③脂肪摄入量过多；④蔬菜、水果摄入量较前略有下降；⑤钙、铁、维生素 A、维生素 D 等部分营养素缺乏依然存在；⑥超重肥胖问题凸显。

（2）中国居民慢病现状：①18 岁及以上居民贫血率为 8.7%，其中孕妇贫血率为 13.6%；②全国 18 岁及以上成人超重率为 34.3%，肥胖率为 16.4%；③18 岁及以上成人高血压患病率为 27.5%，糖尿病患病率为 11.9%；④40 岁及以上人群慢性阻塞性肺病患病率为 13.6%；⑤我国癌症发病率呈上升趋势。肺癌和乳腺癌分别位居男、女性发病首位；⑥心脑血管病、癌症和慢性呼吸系统疾病为主要死因，占总死亡人数的 80.7%。

2. 请简述中国慢病防治的策略与措施。

参考答案：

（1）加强健康教育，提升全民健康素质。倡导健康文明的生活方式。

（2）实施慢病早诊早治，开展个性化健康干预，降低高危人群发病风险。

（3）强化慢病规范诊疗，促进医防协同，实现全流程健康管理。

（4）完善保障政策，保障药品供应，切实减轻群众就医负担。

（5）控制慢病危险因素，推动营养立法，营造健康支持性环境。

（6）统筹社会资源，创新驱动健康服务业发展。

（7）增强科技支撑，促进慢病监测和有效控制。

（吴为群）

第二章

消化系统与营养学基础知识

第一节　消化系统知识

构成人体的基本单位是细胞，细胞与细胞间质组合在一起构成细胞群体，形成组织。人体的基本组织分为上皮组织、肌组织、结缔组织和神经组织四种。几种组织相互结合，组成器官。人体的诸多器官按功能的差异分类组成九大系统：运动系统、消化系统、呼吸系统、泌尿系统、生殖系统、脉管系统、感觉器、神经系统和内分泌系统，其主要的功能和构成见表2-1。消化系统就是九大系统之一，在机体中承担消化食物、吸收营养物质和排出代谢产物等功能。

表2-1　人体各系统的主要功能和构成

系统名称	主要功能	构成
运动系统	躯体的支持、运动等	骨骼、关节（骨连结）和骨骼肌
消化系统	消化食物、吸收营养物质和排出代谢产物	消化管（食管、胃、小肠等）和消化腺（肝、胰等）
呼吸系统	气体交换，吸进氧气、排出二氧化碳；参与维持人体血液的酸碱平衡	由气管、支气管和肺等器官构成
泌尿系统	排出机体内溶于水的代谢产物，如尿素、尿酸等	由肾、输尿管、膀胱、尿道等器官构成
生殖系统	生殖繁衍后代	包括女性生殖系统（由卵巢、子宫、阴道等器官构成）和男性生殖系统（由睾丸、附睾、阴茎等器官构成）
脉管系统	输送血液在体内循环流动	包括心血管系统和淋巴系统
感觉器	感受机体内、外环境刺激而产生兴奋	眼和耳等
神经系统	调控人体全身各系统器官活动的协调和统一	包括中枢神经系统（脑和脊髓）和周围神经系统（脑神经、脊神经等）
内分泌系统	调控全身各系统的器官活动	包括脑垂体、甲状腺、肾上腺、性腺等器官

一、消化系统的组成

消化系统由消化管和消化腺两大部分组成，如图2-1所示。

1. 消化管　包括口腔、咽、食管、胃、小肠（十二指肠、空肠和回肠）和大肠（盲肠、阑尾、结肠、直肠和肛管）。消化管各段虽然形态和功能不尽相同，但是除口腔以外，其管壁由内向外一般依次由黏膜、黏膜下层、肌层和外膜四层构成，如图2-2所示。黏膜位于最内层，面向管腔，又可分为上皮、固有层和黏膜肌层三层。上皮衬于消化管的内表面，有两种细胞类型，口腔、食管和肛门为复层扁平上皮，主要有保护作用，胃、小肠和大肠为单层柱状上皮，除有保护作用外，主要有消化和吸收的功能；固有层位于上皮的外层，由结缔组织构成，含有消化腺、血管、神经、淋巴管和淋巴组织；黏膜肌层为薄层平滑肌，将黏膜和黏膜下层分开，收缩时可以改变黏膜的形态，有利于物质的消化和吸收。黏膜下层是疏松结缔组织，可使黏膜有一定的移动性，以利扩大器官的空腔，具有缓冲和防御作用，其内含有血管、淋巴、神经、腺体以及脂肪等。肌层主要由平滑肌构成，一般可分为内环、外纵两层。环形肌与纵肌交替收缩，可改变器官的形态，使管腔内容物向前推进。外膜是最外面的一层纤维膜，有润滑和保护器官的功能。

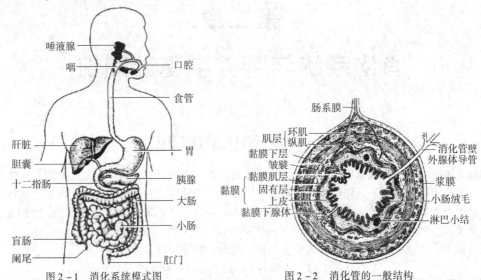

图 2 - 1　消化系统模式图　　　　　　图 2 - 2　消化管的一般结构

2. 消化腺　除口腔腺和消化管壁的腺体以外，主要有肝和胰。消化腺的功能是分泌消化液到消化管，参与食物的消化。肝脏是人体最大的消化腺，其产生的胆汁对脂类的消化和吸收有重要作用。胰腺实质由外分泌部和内分泌部（胰岛）组成，外分泌部能产生多种消化酶，包括胰淀粉酶、胰蛋白酶和胰脂肪酶等，分别协助淀粉、蛋白质和脂肪的消化；内分泌部能产生胰岛素、胰高血糖素、生长抑素、胰多肽等激素，直接进入血液循环，调节机体的各种生理功能。胰岛素能促进全身组织对葡萄糖的摄取和利用，并抑制糖原的分解和糖异生，因此，胰岛素有降低血糖的作用。胰岛素能促进脂肪的合成与贮存，使血中游离脂肪酸减少，同时抑制脂肪的分解氧化。胰岛素一方面促进细胞对氨基酸的摄取和蛋白质的合成，一方面抑制蛋白质的分解，因而有利于生长。胰高血糖素作用与之相反，此二者是调节血糖的重要激素。生长抑素调节胰腺内分泌部其他三种激素的分泌；胰多肽具有抑制胃肠运动、胰液分泌及胆囊收缩的作用。

二、食物消化与吸收的生理学知识

（一）食物的消化

消化是食物在消化道内被分解为小分子物质的过程。消化的方式分为两种：一种是机械性消化，即通过消化道的运动，将食物磨碎，并使其与消化液充分混合，同时将其向消化道远端推送；另一种是化学性消化，即通过消化液的各种化学作用，将食物中的营养成分分解成小分子物质。通常这两种消化方式同时进行，相互配合。食物经过消化后，透过消化道黏膜，进入血液和淋巴循环的过程称为吸收。消化和吸收是两个相辅相成、紧密联系的过程。不能被消化和吸收的食物残渣，最终形成粪便排出体外。

1. 口腔内消化　消化过程从口腔开始。食物在口腔停留的时间短，在这里食物被咀嚼、湿润而后吞咽。口腔中唾液对食物有较弱的化学性消化作用。人的口腔内有三对主要唾液腺，即腮腺、颌下腺和舌下腺，还有众多散在的小唾液腺，唾液是这些腺体分泌的混合液。

唾液可以湿润和溶解食物，以引起味觉并易于吞咽；还可以清除口腔中的食物残渣，冲淡、中和进入口腔的有害物质，对口腔起清洁和保护作用；唾液中的溶菌酶和免疫球蛋白有杀灭细菌和病毒的作用；在人的唾液中含有唾液淀粉酶，可将淀粉分解为麦芽糖，此酶的最适 pH 值为 7.0，随食物进入胃后还可以继续作用一段时间，直至食物的 pH 值小于 4.5 后才彻底失去活性。唾液还有一定的排泄功能，进入体内的某些异物（如铅等）可随唾液排出，有些药物也会随唾液一起排出。

2. 胃内消化　胃是消化道中最膨大的部分，具有暂时储存食物的功能。食物在胃内将受到胃壁肌肉运动的机械性消化和胃液的化学性消化。

（1）机械性消化

1）运动形式：胃的运动主要有三种形式，即容受性舒张、紧张性收缩和蠕动。

①容受性舒张：当咀嚼和吞咽时，食物对咽、食管等处的刺激可引起胃肌肉的舒张，使胃腔容量增加而胃内压变化不大。

②紧张性收缩：这是消化道平滑肌共有的运动形式。这种收缩使胃腔内具有一定压力，有助于胃液渗入食物内部，并协助推动食糜移向十二指肠，同时使胃保持一定的形状。

③蠕动：胃蠕动起始于胃的中部，约每分钟 3 次。进食后胃的蠕动通常是一波未平，一波又起。蠕动波初起时较小，在传播过程中，波的幅度和速度逐渐增加，当接近幽门时明显增强，可将一部分食糜（1～2ml）排入十二指肠。

胃运动主要完成三方面的功能：容纳进食时摄入的大量食物；对食物进行机械性消化；以适当的速率向十二指肠排出食糜。

胃内食糜由胃排入十二指肠的过程称为胃排空。一般在食物入胃后 5 分钟即有部分食糜被排入十二指肠。胃的排空取决于幽门两侧的压力差（直接动力），胃运动产生的胃内压增高是胃排空的动力（原始动力），阻力是幽门和十二指肠的收缩。当胃内压超过十二指肠内压，并足以克服幽门的阻力时，胃的排空才能进行。因此，凡能增强胃运动的因素都能促进胃的排空；反之，则延缓排空。

2）影响胃排空的因素

①胃内食物量：胃的内容物作为扩张胃的机械刺激，通过壁内神经反射或迷走神经反射，引起胃运动的加强。一般胃排空食物的速率和与留在胃内的容物量成正相关。

②胃泌素：扩张刺激以及食物的某些成分，主要是蛋白质消化产物，可引起胃窦黏膜释放胃泌素。胃泌素除了促进胃酸分泌外，对胃的运动也有中等程度的刺激作用，因而对胃排空有重要的促进作用。

③食糜的理化性状和化学组成：食糜的理化性状和化学组成不同，胃排空的速度也不同。一般来说，稀的、流体食物比稠的、固体食物排空快；颗粒小的食物比大块的食物排空快；等渗溶液比非等渗液体排空快。在三种主要食物营养成分中，碳水化合物类排空得最快，蛋白质次之，脂肪类排空最慢。一般碳水化合物类食物在胃停留 1 小时左右；蛋白质类停留 2～3 小时；脂肪类食物停留 5～6 小时以上。这是进食油腻食物后饱胀感与耐饿的原因。另外，在减肥时，选择高蛋白饮食也可延迟排空，增加饱腹感。液体食物与固体食物以不同的速率排空，液体食物的排空开始于进食后即刻，液体食物的排空是被动的，它们沿胃窦 - 幽门 - 十二指肠的压力梯度排空，它们有一个早期快速排空期，以及一个较长的延迟排空期。液体排空的压力梯度来源于胃底收缩形成的胃窦 - 幽门 - 十二指肠的压力梯度，半排空时间约为 30 分钟。固体食物的排空起始较慢，进食后有一个碾磨期，平均持续 45 分钟左右，此时几乎没有固体食物排空；一旦碾磨完毕，食糜以线性方式排空，连续不断，直至胃内完全空虚，半排空时间平均为 43 分钟左右；所以，固体食物在进食后约 1.5 小时排空 50%。混合食物由胃完全排空通常需 4～6 小时。

（2）化学性消化：胃黏膜含管状外分泌腺和多种内分泌细胞，能生成胃液。胃液的成分包括无机物如盐酸、钠和钾的氯化物等，以及有机物如黏蛋白、消化酶等。

盐酸也称胃酸，由胃黏膜壁细胞分泌。胃酸可杀灭随食物进入胃内的细菌；胃腺还产生胃蛋白酶原，胃酸激活胃蛋白酶原，使其转变为有活性的胃蛋白酶，并为其作用提供必要的酸性环境，以分解蛋白质；胃酸与 Ca^{2+} 和 Fe^{2+} 结合，形成可溶性盐，促进它们的吸收；胃酸进入小肠内可引起胰泌素的释放，从而促进胰液、胆汁和小肠液的分泌。胃黏膜壁细胞分泌的内因子可与随食物进入胃内的维生素 B_{12} 结合而促进维生素 B_{12} 在回肠的吸收。胃黏膜细胞还能分泌黏液和碳酸氢盐，共同构成一个厚 0.5～1.0mm 的抗胃黏膜损伤的屏障，称为黏液 - 碳酸氢盐屏障。这个屏障在一定程度上能有效保护胃

黏膜免受 H^+ 的直接侵蚀，同时也使胃蛋白酶原在上皮细胞侧不被激活，防止胃蛋白酶对胃黏膜的作用。

3. 小肠内消化

小肠内消化是整个消化过程中最重要的阶段。在这里，食糜受到胰液、胆汁和小肠液的化学性消化作用以及小肠运动的机械性消化作用。食物通过小肠后，消化过程基本完成。大多数营养物质在小肠被吸收，未被消化的食物残渣则从小肠进入大肠。

食物在小肠内停留的时间随食物的性质而有不同，一般为 3~8 小时。

（1）机械性消化：小肠的运动功能是靠肠壁的两层平滑肌完成的。肠壁的外层是纵行肌，内层是环行肌。小肠的运动形式包括紧张性收缩、分节运动和蠕动三种。

①紧张性收缩：小肠平滑肌紧张性收缩是其他运动形式有效进行的基础，即使在空腹时也存在，进食后显著加强。紧张性收缩使小肠平滑肌保持一定的紧张度，保持肠道一定的形状，并维持一定的腔内压。

②分节运动：这是一种以环行肌为主的节律性收缩和舒张运动。在食糜所在的一段肠管上，环行肌在许多点同时收缩，把食糜分割成许多节段。随后，原来收缩处舒张，而原来舒张处收缩，使原来的节段分为两半，而相邻的两半则合拢来形成一个新的节段。如此反复进行，食糜得以不断地分开，又不断地混合。如图 2-3 所示。

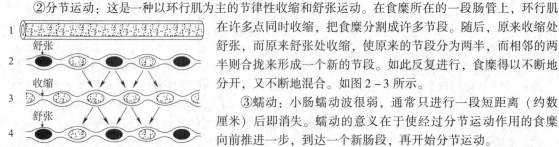

图 2-3 小肠分节运动示意图
（图中数字顺序代表小肠运动的不同时期）

③蠕动：小肠蠕动波很弱，通常只进行一段短距离（约数厘米）后即消失。蠕动的意义在于使经过分节运动作用的食糜向前推进一步，到达一个新肠段，再开始分节运动。

（2）化学性消化：参与这一过程的有胰液、胆汁和小肠液。

①胰液：由胰腺外分泌部产生，含多种酶。如碳水化合物水解酶（胰淀粉酶）、脂类水解酶（胰脂肪酶、胆固醇酯酶和磷脂酶 A_2）、蛋白质水解酶（胰蛋白酶、糜蛋白酶等），正常胰液中还含有羧基肽酶、核糖核酸酶、脱氧核糖核酸酶等水解酶。在正常情况下，胰液中的消化酶并不消化胰腺本身，这是因为它们是以无活性的酶原形式分泌的。同时，腺泡还能分泌少量胰蛋白酶抑制物。

由于胰液中含有产能营养素的四种水解酶，因此其是所有消化液中消化食物最全面、消化能力最强的一种消化液。当急慢性胰腺炎引起胰液分泌缺乏时，即使其他的分泌都很正常，食物中的脂肪和蛋白质仍不能完全被消化和吸收，常引起脂肪泻；同时，也使脂溶性维生素 A、D、E 和 K 等的吸收受到影响，但对碳水化合物的消化和吸收影响不大。

②胆汁：由肝细胞不断生成，生成后由肝管流出，经胆总管排入十二指肠，或由肝管转入胆管而贮存于胆囊内，在消化食物时再由胆囊排出，进入十二指肠。胆汁的成分复杂，除水分和钠、钾、钙、碳酸氢盐等无机成分外，其有机成分包括胆汁酸、胆色素、脂肪酸、胆固醇、卵磷脂和黏蛋白等。胆汁中无消化酶，但对于脂肪的消化和吸收却具有重要意义，其中的胆盐（胆汁酸与其他物质结合而成）、胆固醇和卵磷脂可作为乳化剂，减小脂肪的表面张力，使脂肪变成小的脂肪微滴，分散在肠腔内，从而增加了胰脂肪酶的作用面积，使其分解脂肪的作用加速。胆盐可以作为运载工具，将不溶于水的脂肪分解产物（脂肪酸、甘油一酯等）运送到小肠黏膜表面，从而促进脂肪消化产物的吸收。胆汁通过促进脂肪分解产物的吸收，对脂溶性维生素（维生素 A、维生素 D、维生素 E、维生素 K）的吸收也有促进作用。另外，胆汁在十二指肠内可中和胃酸，胆盐是胆固醇的有效溶剂。

③小肠液：它是一种弱碱性液体。主要成分除水之外，无机成分包括 Na^+、K^+、Ca^{2+}、Cl^-、HCO_3^- 等，有机成分有黏蛋白、肠激酶等。由小肠产生的肠致活酶能激活胰液中的胰蛋白酶原，使之变为有活性的胰蛋白酶，从而有利于蛋白质的消化。在肠上皮细胞内还含有多种消化酶，如分解多肽的肽酶、分解双糖的蔗糖酶和麦芽糖酶等。这些存在于肠上皮细胞内的酶可随脱落的肠上皮细胞进入肠腔内，但它们对小肠内的消化并不起作用，但当营养物质被吸收入上皮细胞内时，这些存在于上皮细胞刷状缘内的消化酶可发挥消化作用，将寡肽和双糖进一步分解，阻止没有完全分解的消化产物被吸收入血液中。

4. 大肠内消化　人类大肠内没有重要的消化活动。大肠的主要生理功能包括以下三方面。

（1）吸收水和电解质，参与机体对水、电解质平衡的调节。

（2）吸收由结肠内微生物产生的 B 族维生素和维生素 K。

（3）完成对食物残渣的加工，形成并暂时贮存粪便。

正常人的直肠内是没有粪便的。当肠蠕动将粪便推入直肠时，刺激直肠壁，会引起便意。条件允许时，即可发生排便反射。排便反射受大脑皮层的意识控制，如果对便意经常予以制止，会使直肠对粪便压力刺激的敏感性逐渐降低，便意的刺激阈就会提高。粪便在大肠内滞留过久，水分吸收过多而干硬，引起排便困难和次数减少，这种症状称为便秘。

（二）食物的吸收

消化管内的吸收是指食物的成分或其消化后的产物通过上皮细胞进入血液和淋巴的过程。消化过程是吸收的重要前提。

1. 概述　消化管不同部位的吸收能力和吸收速度是不同的。这主要取决于各部分消化管的组织结构，以及食物在各部位被消化的程度和停留的时间。在口腔和食管内，食物不被吸收。在胃内，食物的吸收也很少，可吸收酒精和少量水分。小肠是吸收的主要部位，一般认为，碳水化合物、蛋白质和脂肪的消化产物大部分是在十二指肠和空肠被吸收的；回肠有其独特的功能，即主动吸收胆盐和维生素 B_{12}。对于大部分营养成分，当它们到达回肠时，通常已被吸收完毕。小肠内容物进入大肠时，除水分和盐类外，基本不含有可被吸收的物质了。一般认为，结肠可吸收进入结肠内的 80% 的水和 90% 的 Na^+ 和 Cl^-。

人的小肠长 4~6m，它的黏膜具有环形皱褶，并拥有大量的绒毛。绒毛是小肠黏膜的微小突出构造，每一条绒毛的外面是一层柱状上皮细胞。在显微镜下观察，可见柱状上皮细胞顶端有明显的纵纹。电子显微镜下的观察进一步表明，纵纹乃是柱状细胞顶端细胞膜的突起，被称为微绒毛。人的肠绒毛上，每一柱状上皮细胞的顶端约有 1700 条微绒毛。由于环状皱褶、绒毛和微绒毛的存在，最终使小肠的吸收面积比同样长短简单圆筒的面积增加约 600 倍，达到 $200m^2$ 左右，如图 2-4 所示。小肠除了具有巨大的吸收面积外，食物在小肠内停留的时间较长（3~8 小时），且食物在小肠内已被消化为适于吸收的小分子物质，这些都是小肠在吸收中的有利条件。

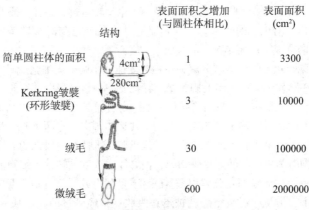

结构	表面面积之增加（与圆柱体相比）	表面面积（cm²）
简单圆柱体的面积	1	3300
Kerkring皱襞（环形皱襞）	3	10000
绒毛	30	100000
微绒毛	600	2000000

图 2-4　增加小肠表面积的结构

小肠的吸收方式包括单纯扩散、易化扩散、主动转运及胞饮作用等。

（1）单纯扩散：将两种不同浓度的同种物质的溶液相邻地放在一起，则高浓度区域中的溶质分子将向低浓度区域发生静移动，这种现象称为扩散。在生物体系中，细胞外液和细胞内液都是水溶液，溶于其中的各种溶质分子，只要它们是脂溶性的（能通过膜脂），就可能顺浓度梯度作跨膜运动或转运，这称为单纯扩散。除脂溶性物质外，水及更小的颗粒物质可经膜之间的细孔进出。

（2）易化扩散：有很多物质虽然不溶于脂质，或其溶解度小，但能在细胞膜上一些特殊蛋白质分子的"帮助"下迅速通过细胞膜，被称为易化扩散。如氨基酸、单糖、某些维生素等。

（3）主动转运：主动转运是指细胞通过本身的某种耗能过程，将某种物质的分子或离子由膜的低浓度一侧移向高浓度一侧的过程。大多数的营养素经此途径吸收，如葡萄糖、半乳糖、钠、钾、镁、磷、碘、钙、铁等。主动转运能逆浓度差转运物质，依靠的是一种称为"泵"的结构，其中最常见的是钠泵。钠泵是镶嵌在膜的脂质双分子层中的一种特殊蛋白质分子，本身具有 ATP 酶的活性，可以分解 ATP，使之释放能量，并能利用此能量进行 Na^+ 和 K^+ 的转运。因此，钠泵也称为 $Na^+ - K^+$ 依赖式 ATP 酶。

（4）胞饮作用：细胞环境中的某些物质与细胞膜接触，引起该处的质膜发生内陷，以至包被该物质，然后与膜结构断离，最后该物质连同包被它的那一部分质膜整个地进入细胞浆中，如大分子的蛋白质。

2. 小肠内主要营养物质的吸收

（1）水：水的吸收都是被动性的，各种溶质所产生的渗透压梯度是水被吸收的动力。在十二指肠和空肠上部，水的吸收量很大，但消化液的分泌量也很大，因此，这一部位水的净吸收量较小，肠腔内容物中液体量减少得不多。在回肠净吸收的水分较大。结肠吸收水的能力很强，但到达结肠的内容物中水分已很少。

（2）矿物质：单价碱性盐类如钠、钾、铵盐的吸收很快，多价碱性盐则吸收很慢，而与钙等离子结合形成沉淀的盐则不能被吸收。

小肠黏膜对钠的吸收属于主动转运。吸收 Na^+ 的原动力来自肠上皮细胞基底侧膜上的钠泵。钠泵不断将细胞内的 Na^+ 泵至细胞间隙，进入毛细血管被血液带走，并造成细胞内的钠含量降低。肠腔内的 Na^+ 在电－化学梯度的推动下，借助于肠上皮细胞顶端的多种转运体进入细胞，并往往与葡萄糖、氨基酸等同向转运，为后者的吸收提供动力。

铁的吸收是一个主动过程。其吸收量有限，吸收的主要部位在小肠上部。上皮细胞的顶端膜上存在铁的载体，即转铁蛋白。铁进入细胞后，一小部分通过基底侧膜被主动转运出细胞，并进入血液，大部分存储在细胞内。转铁蛋白对 Fe^{2+} 的转运效率比 Fe^{3+} 高 2～15 倍，所以 Fe^{2+} 更容易被吸收。维生素 C 能将 Fe^{3+} 还原成 Fe^{2+}，因而可以促进铁的吸收。

钙的吸收部位是小肠，其中十二指肠的吸收能力最强。只有可溶性的钙才能被吸收，离子状态的钙最易被吸收。进入小肠的胃酸可促进钙游离，有助于钙的吸收；脂肪酸对钙吸收也有促进作用；而钙一旦形成不易溶解的钙盐，则不能被吸收。钙的吸收是一个主动转运过程。在小肠黏膜细胞的微绒毛上存在一种钙结合蛋白，与 Ca^{2+} 有很强的亲和力。进入细胞内的 Ca^{2+} 可随时被转运出细胞，进入血液。维生素 D 影响钙结合蛋白的合成，从而影响钙的吸收。

（3）碳水化合物：碳水化合物一般被分解为单糖时才能被小肠上皮细胞所吸收。单糖的吸收是主动运输，能量来自钠泵。在肠黏膜上皮细胞的刷状缘上存在着一种转运蛋白，它能选择性地把葡萄糖和半乳糖从刷状缘的肠腔面转运入细胞内，然后再扩散入血。各种单糖与转运体的亲和力不同，因此吸收速率也不同。转运体对单糖的转运依赖于对 Na^+ 的转运，转运体每次可将两个 Na^+ 和 1 分子单糖同时转运入胞内。细胞底侧膜上的 Na^+ 泵将胞内的 Na^+ 主动转运出胞，维持胞内较低的 Na^+ 浓度，从而保证转运体不断转运 Na^+ 入胞，同时为单糖的转运提供动力，使之能逆浓度差转运入细胞内。

（4）蛋白质：食物的蛋白质经消化分解为氨基酸和寡肽后，几乎全部被小肠吸收。经煮过的蛋白质因变性而易于消化，在十二指肠和近端空肠就被迅速吸收；未经煮过的蛋白质和内源性蛋白质较难消化，需进入回肠后才被吸收。氨基酸的吸收是主动的。在小肠上皮细胞刷状缘上存在不同种类的氨基酸转运系统，分别选择性地转运中性、酸性和碱性氨基酸。这些转运系统多数与钠的转运耦联，机制与单糖转运相似，但也存在非钠依赖性的氨基酸转运。

在某些情况下，小量的完整蛋白也可以通过小肠上皮细胞进入血液，它们没有营养学意义，相反可作为抗原而引起过敏反应，对人体不利。

（5）脂肪：在小肠内，脂肪的消化产物脂肪酸、甘油一酯、甘油二酯等，与胆汁中的胆盐形成混合微胶粒。由于胆盐有亲水性，能携带脂肪的消化产物通过覆盖在小肠绒毛表面的非流动水层到达微绒毛；脂肪酸、甘油一酯、甘油二酯等又逐渐从混合微胶粒中释出，并透过微绒毛的细胞膜而进入黏膜细胞，而胆盐则被留在肠腔内。长链脂肪酸（含 12 个碳原子以上）及甘油一酯被吸收后，大部分在肠上皮细胞的内质网中被重新合成为三酰甘油，并与细胞中生成的载脂蛋白合成乳糜微粒。乳糜微粒形成后即进入高尔基复合体中，许多乳糜微粒被包裹在一个囊泡内。囊泡移行到细胞侧膜时，便与细胞膜融合，并被释出胞外，进入细胞间质，再扩散入淋巴系统中。三酰甘油水解产生的短链脂肪酸和甘油一酯是水溶性的，也可以直接进入肝门静脉而不进入淋巴系统。由于膳食中的动物油、植物油中含有 15 个以上碳原子的长链脂肪酸很多，所以脂肪的吸收途径仍以淋巴系统为主。正常人膳食中脂肪的吸收率可达 90% 以上。

（6）胆固醇：进入肠道的胆固醇主要有两个来源：一是来自食物，二是来自肝脏分泌的胆汁。来自于胆汁的胆固醇是游离胆固醇，而食物中的胆固醇部分是酯化胆固醇。酯化的胆固醇必须在肠腔里经消化液中的胆固醇酯酶作用，水解为游离胆固醇后才能被吸收。游离的胆固醇通过形成混合微胶粒，在小肠上部被吸收。吸收后的胆固醇大部分在小肠黏膜细胞中又重新酯化，生成胆固醇酯，最后与载脂蛋白一起组成乳糜微粒经由淋巴系统进入血液循环。一般情况下胆固醇的吸收率约为 30%。随着胆固醇摄入量的增加，其吸收率相对降低，但吸收总量增加。

（7）维生素：大部分维生素在小肠上段被吸收。只有维生素 B_{12} 是在回肠被吸收的。大部分水溶性维生素（如维生素 B_1、维生素 B_2、维生素 B_6 等）是通过依赖于 Na^+ 的同向转运体被吸收。脂溶性维生素 A、维生素 D、维生素 E 和维生素 K 的吸收与脂类消化产物相同。整个消化和吸收过程小结见图 2 – 5。

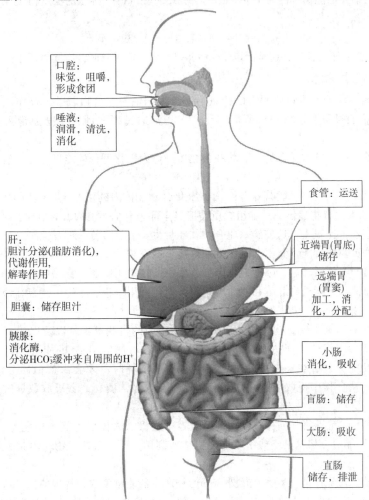

图 2 – 5　消化系统的消化和吸收过程

15

第二节　营养学基础知识

一、能量及其来源

（一）概述

能量，又称热量、热能。人体的一切生命活动都需要能量。新陈代谢是生命活动的基本特征，包括物质代谢和能量代谢。物质代谢分为同化作用和异化作用，生物体把从外界环境中获取的营养物质转变成自身的组成物质，称为同化作用（又称合成代谢）；生物体把自身的一部分组成物质加以分解，并且把分解的终产物排出体外的过程，称为异化作用（又称分解代谢）。生物体在进行物质代谢的同时，也在进行着能量的转换。在同化过程中，以合成自身成分的方式将能量贮存起来；在异化过程中，分解自身成分释放出能量，这种能量转换叫做能量代谢。

能量的单位以焦耳（J）表示。1 焦耳为用 1 牛顿（N）的力使 1 千克（kg）的物质移动 1 米（m）所消耗的能量。在营养学上，为了计算方便，采用千焦耳（kJ）或兆焦耳（MJ）。

$$1kJ = 1 \times 10^3 J；1MJ = 1 \times 10^6 J$$

中国传统上习惯用的能量单位为千卡（kcal），指 1 千克（kg）纯水的温度由 15℃上升到 16℃所需的能量。两者的换算方法是：

$$1kcal = 4.184kJ；1kJ = 0.239kcal$$

千卡（kcal）为非法定单位，通常当以千卡（kcal）标示能量值时，应同时用千焦（kJ）标示。

（二）人体的能量来源

1. 产能营养素　地球上生物体所需的能量均来自太阳辐射。植物通过光合作用合成碳水化合物并贮存能量。动物通过摄取植物获得所需能量。人类则通过摄取动、植物性食物获取自身所需的能量。

人体所需营养素中，碳水化合物、脂肪和蛋白质经体内氧化可释放能量，三者统称为"产能营养素"。

碳水化合物是体内的主要供能营养素，1g 碳水化合物在体内约可产生 4kcal 的能量。人体所需的能量约 60% 是由碳水化合物提供的。脑组织所需能量全部来自葡萄糖的有氧氧化，因而对缺氧非常敏感，对血糖的依赖性也比较大，这使碳水化合物在能量供给上更具特殊重要性。

脂肪也是人体重要的供能营养素，是机体贮存能量的重要形式。1g 脂肪在体内约可产生 9kcal 的能量。在进行长时间身体活动后，随着血糖降低，生物体将动用脂肪，称为脂肪动员。脂肪水解成甘油和脂肪酸进入血液，被运送到肝脏和肌肉等组织被氧化利用。脂肪酸经生物氧化成二氧化碳及水并释放出能量。

蛋白质在体内的功能主要是构成细胞成分，实现组织的自我更新，以及以酶、激素、抗体等生物活性物质的形式参与机体生理功能。1g 蛋白质在体内约可产生 4kcal 的能量，但为机体提供能量是蛋白质的次要功能，只有在长期不能进食或体力极度消耗时，才会由蛋白质分解所产生的氨基酸来供能。另外，从食物中摄取的蛋白质，有些不符合人体需要，或者摄取数量过多，也会被氧化分解，释放能量。

此外，乙醇和一些有机酸（如柠檬酸、苹果酸等）被摄入人体后也能产生能量，如 1g 乙醇在体内约可产生 7kcal 的能量，但这是空热，不能为机体所利用。所以，这些物质不是人类生存所必需的基本营养物质。

2. 食物的热价　每克产能营养素在体外充分燃烧产生的能量值称为物理热价。每克产能营养素在体内分解产生的能量称为生理热价（或称为能量系数）。食物中产能营养素的生理热价和物理热价的比较如表 2-2 所示。

表 2 – 2　食物中产能营养素的生理热价和物理热价的比较

营养素	物理热价 kJ/g（kcal/g）	生理热价 kJ/g（kcal/g）	代谢特点
碳水化合物	17.15（4.10）	16.74（4.0）	肠道吸收率约为98%，在体内可以彻底分解
脂肪	39.54（9.45）	37.66（9.0）	肠道吸收率约为95%，在体内可以彻底分解
蛋白质	23.64（5.65）	16.74（4.0）	肠道吸收率约为92%，在体内不能彻底分解

（三）人体的能量消耗

人体通过摄入食物而获得能量，同时通过代谢消耗能量。人体能量主要用于维持机体代谢（包括基础代谢、身体活动、食物的热效应等）以及生长发育等方面。能量摄入量要与能量消耗量相平衡，才能保证个体拥有与维持长期良好健康状况相适应的体重、体成分和身体活动强度。人体能量消耗包括以下五个方面。

1. 基础代谢与静息代谢

（1）基础代谢和基础代谢率：基础代谢（BM）是指人体为了维持机体各器官进行最基本的生理功能所消耗的能量，如维持正常体温、血液流动、呼吸运动、骨骼肌的张力及腺体的活动等。BM 的测量一般在清晨进行，距离前一天晚餐 12~14 小时，并且测量前最后一次进餐不要过饱，测量前静卧30 分钟以上，精神放松，测量时采取平卧姿势，清醒，全身肌肉放松，环境安静，室温保持在 18~25℃。通常轻度身体活动水平成人基础代谢消耗的能量占人体总能量消耗的 60%~70%。

基础代谢率（BMR）是指人体处于基础代谢的状态下，每小时每平方米体表面积的能量消耗。在正常情况下，人体的基础代谢率比较恒定。我国不同性别、年龄人群的正常基础代谢率见表 2–3。

表 2 – 3　我国人群正常 BMR 平均值 $[kJ/(m^2 \cdot h)]$

年龄（岁）	11~15	16~17	18~19	20~30	31~40	41~50	51以上
男	195.4（46.7）	193.3（46.2）	166.1（37.9）	158.6（37.9）	157.7（37.7）	154.0（36.8）	149.0（35.6）
女	172.4（41.2）	181.6（43.4）	154.0（36.8）	146.8（35.1）	146.4（35.1）	142.2（34.0）	138.5（33.1）

注：括号内数值单位为 $kcal/(m^2 \cdot h)$

（2）静息代谢和静息代谢率：静息代谢（RM）是维持人体正常功能和体内稳态以及交感神经系统活动所消耗的能量，RM 在每日能量总消耗中占 60%~75%。由于 BMR 的测定比较困难，世界卫生组织（WHO）于 1985 年提出用静息代谢率（RMR）代替 BMR。测定 RMR 时，全身处于休息状态，但不是空腹而是在进食后 3~4 小时测量，此时机体仍在进行着若干正常的消化活动。因此，RMR 的值略高于 BMR，但两者的差别很小，相差约 10%。目前用 RMR 比用 BMR 更为普遍。

（3）基础代谢的计算方法

①体表面积计算法：

基础代谢（BM）＝基础代谢率（BMR）×体表面积（m^2）×24（h）

我国成年人的体表面积可以按下式计算：

男性：A = 0.00607H + 0.0127W − 0.0698

女性：A = 0.00586H + 0.0126W − 0.0461

其中，A 为体表面积（m^2）；H 为身高（cm）；W 为体重（kg）。

根据公式先计算出体表面积，再按年龄、性别在表 2–3 中查出相应的 BMR 值，就可以计算出 24 小时的基础代谢水平。

②Harris – Benedict 公式：可根据年龄、身高和体重直接计算。

男性：BM = 66 + ［13.7×体重（kg）］+ ［5×身高（cm）］−［6.8×年龄（岁）］

女性：BM = 655 + ［9.6×体重（kg）］+ ［1.8×身高（cm）］−［4.7×年龄（岁）］

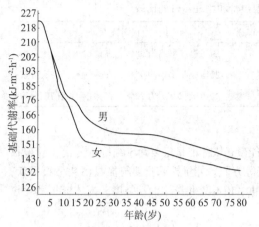

图2-6 不同性别与不同年龄的正常BMR

（4）影响基础代谢的因素

①**体格构成**：基础代谢与人体的体表面积呈正比关系。

②**年龄、性别**：婴儿时期，因为身体组织生长旺盛，基础代谢率最高，之后随着年龄的增长而逐渐降低；30岁以后，每10年降低2%，60岁以后下降得更多（图2-6）。男性比女性的基础代谢率高5%～10%，是因为男性去脂组织多于女性。

③**环境温度与气候**：在舒适环境（20～25℃）中，代谢率最低。在低温和高温环境中，代谢率都会升高：由于环境温度过低可能引起不同程度的肌肉战栗而使代谢率升高；当环境温度较高，因散热而需要出汗，呼吸及心跳加快，使代谢率升高。

④**其他因素影响**：交感神经活动等一些因素也影响人体基础代谢率。尼古丁和咖啡因可以使基础代谢水平增高。疾病也可以改变基础代谢水平，如创伤、感染等；甲状腺功能亢进者，基础代谢率可比正常平均值增加40%～80%。

2. 身体活动 身体活动包括人体日常生活中的学习、工作、交通中的活动（如走路、骑自行车、乘坐公交车等）、家务劳动和闲暇时的休闲活动以及运动锻炼等所有活动。身体活动是影响机体能量消耗的重要部分，通常各种身体活动所消耗的能量占人体总能量消耗的15%～30%。身体活动所消耗的能量与活动强度、活动持续时间以及工作的熟练程度有关。活动强度越大，持续时间越长，能量消耗越多；工作越熟练，完成同样的工作所需时间越短，所消耗的能量越少。

3. 食物的热效应 食物的热效应也称食物特殊动力作用，指人体因进食而引起能量消耗增加的现象，它的产生是由于食物在消化、吸收、转运、代谢和贮存过程中需要额外消耗能量。

影响食物热效应的因素包括营养素成分、进食量和进食频率。不同的产能营养素其食物的热效应不同，进食碳水化合物和脂肪对代谢的影响较小，分别为本身产生能量的4%～6%和4%～5%，持续时间亦只有1小时左右；但进食蛋白质对代谢的影响则较大，食物热效应可达30%，持续时间也较长，可达10～12小时。一般混合性膳食的食物热效应占其本身能量消耗的10%。另外，进食量越大，能量消耗也越多，进食快者比进食慢者食物热效应高。也有研究显示，人体在进行身体活动时食物的热效应是安静时的2倍。

4. 生长发育 儿童、青少年的能量消耗应包括生长发育所需要的能量。新生儿的能量消耗按千克（kg）体重计算，相当于成人的2～4倍，3～4月的婴儿每天摄入的能量有15%～23%被用于生长发育，机体每增加1g新组织约需要4.78kcal的能量。孕妇为保证胎儿的生长发育也需要额外的能量供给。

5. 其他 人的情绪和精神状态对能量的消耗也有一定的影响。精神处于紧张状态时，能量的消耗显著增高。

（四）人体的能量需要量

1. 能量平衡 能量代谢包括能量摄入和能量消耗两方面，对成年人来说，两方面相互作用的结果决定了体内的能量摄入与能量的消耗应大体相当。能量平衡与否，与健康的关系极大。一方面，能量摄入不足会造成机体脂肪贮存太少，身体对环境的适应能力和抗病能力也因此下降，并增加营养不良的发生风险；另一方面，能量摄入过多，可增加肥胖、高血压病、心血管疾病、糖尿病和某些癌症的发病风险。

2. 能量需要量（EER） 是指能长期保持良好的健康状态、维持良好的体型和机体构成以及理想身体活动水平的个体或群体，达到能量平衡时所需的膳食能量摄入量。对于儿童来说，EER还包括维持正常生长发育所需的能量；对孕妇来说，包括胎儿组织生长所需要的能量；对于乳母，EER 还需要加上泌乳的能量需要。因此，EER 以满足人体能量消耗为目的，以维持能量平衡为最理想状态。

中国营养学会推荐的能量需要量是按婴儿、儿童青少年及成人分别制定的。婴儿分两个年龄段，儿童青少年分 12 个年龄段，成人分 4 个年龄段。6 岁以上各年龄段又按轻度、中度、重度身体活动水平规定了不同的能量需要量。除婴儿能量的供给量不分性别外，从 1 岁儿童至 80 岁以上的老人均按男、女性别划分，男性能量需要量大于女性。特殊生理阶段的女性，如孕中、晚期妇女和乳母，应相应增加能量供给。中国居民膳食能量需要量（EER）参照附录。

3. 能量需要量的确定 影响 EER 的主要因素包括身体活动水平、身体大小、年龄、环境温度等。确定各类人群或每个人的 EER，对于指导人们的膳食结构、维持能量平衡、提高健康水平非常重要。确定 EER 的方法主要有以下三种。

（1）生活观察法：对被观察者 24 小时内的各种活动进行观察，记录其持续时间，归纳同类活动的总时间，然后根据各种活动的能量消耗率计算每种活动的能量消耗量，最后计算出全天能量消耗量。具体方法是用时间表按先后顺序记录每个活动的起始时间、环境条件、动作姿势及对象的反应等。

（2）体重观察法：在一段时期内，如果能量消耗量与摄取量达到平衡，人体的体重即可保持稳定。选择一定数量有代表性的人员作为观察对象，在观察期内进行个体膳食调查，并规定统一和严格的标准称量体重。观察期至少应持续两周以上，两周内的生活内容应符合研究目的和要求。在此期间内，如果观察对象的体重保持稳定，那么能量摄入量即是需要量。如果体重不能保持稳定，不管是增加还是减少（指成年人），都应对能量消耗量和摄取量以及膳食质量作进一步研究。这一方法与上述生活观察法可合并应用。

（3）人体成分分析仪检测：人体成分分析仪用测量生物电阻抗的方法确定人体成分。它采用微弱的（人体感觉不到的）恒定交流电流，通过人体手、足与电极连接测量人体各部分的电阻抗。人体内脂肪为非导电体，而肌肉水分含量较多，为易导电体。如脂肪含量多，肌肉少，电流通过时生化电阻值相对较高；反之生化电阻值相对较低。通过以上信息，根据中国人不同年龄、性别的数字模型定量分析人体成分。人体成分分析仪测得的人体成分有细胞内液、细胞外液、体内总水分、体脂肪、体蛋白、肌肉、瘦体重、矿物质等 8 种成分，并推算出基础代谢的能量消耗，从而推测出能量需要量。

（五）能量的食物来源

人体能量来源于碳水化合物、脂肪和蛋白质等三大产能营养素。根据《中国居民膳食营养素参考摄入量（2018）》所述，正常成人三大产能营养素所提供能量占总能量消耗的可接受范围（AMDR）为：碳水化合物 50% ~65%，脂肪 20% ~30%，蛋白质 10% ~15%。详见附录。

碳水化合物主要存在于粮谷类和薯类食物中，是人类的主要能量来源，也是最经济的能量来源。脂肪主要来源于油料作物和动物性食物，如花生、大豆和动物脂肪。蛋白质主要来源于动物性食物、谷类和大豆。食物产热能力的高低，取决于它的构成，即碳水化合物、脂肪、蛋白质的比例。脂肪含量高，其食物含有的能量就高；水分含量高，其食物含有的能量就少。

二、蛋白质

蛋白质是含氮的有机化合物，以氨基酸为基本组成单位。蛋白质既是构成组织和细胞的基本成分，又是各种形式生命活动的物质基础。

（一）氨基酸

存在于自然界中的氨基酸有 300 多种，但组成人体蛋白质的氨基酸只有 20 种。这 20 种氨基酸是构成蛋白质的基本单位。

1. 氨基酸的种类 氨基酸是分子中具有氨基和羧基的一类化合物，具有共同的基本结构（图 2－7）。氨基酸的侧链 R 不同，氨基酸的种类

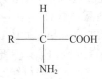

图 2－7 氨基酸的基本结构式

也就不同。最简单的氨基酸——甘氨酸 R 上只有一个氢原子。

氨基酸按照化学结构可以分为脂肪族氨基酸、芳香族氨基酸和杂环氨基酸。脂肪族氨基酸包括甘氨酸、丙氨酸、缬氨酸、亮氨酸、异亮氨酸、丝氨酸、苏氨酸、半胱氨酸、蛋氨酸、天冬氨酸、天冬酰胺、谷氨酸、谷氨酰胺、精氨酸、赖氨酸；芳香族氨基酸包括苯丙氨酸、酪氨酸；杂环氨基酸包括脯氨酸、组氨酸、色氨酸。

天冬氨酸和谷氨酸含有两个酸性的羧基，称为酸性氨基酸；精氨酸和赖氨酸含两个碱性的氨基和一个酸性的羧基，组氨酸的含氮杂环具有弱碱性，称为碱性氨基酸；其他氨基酸通常称为中性氨基酸。

2. 必需氨基酸 组成人体蛋白质的 20 种氨基酸中，其中一部分人体不能合成或合成速度不能满足机体需要，必须由食物供给的，称为必需氨基酸。正常成人的必需氨基酸有 8 种，即异亮氨酸、亮氨酸、赖氨酸、蛋氨酸、苯丙氨酸、苏氨酸、色氨酸、缬氨酸。组氨酸对婴幼儿是必需氨基酸。人体对必需氨基酸的需要量随着年龄的增加而下降。

3. 条件必需氨基酸或半必需氨基酸 半胱氨酸和酪氨酸可在体内分别由蛋氨酸和苯丙氨酸转变而成，如果膳食中能够直接提供这两种氨基酸，则人体对蛋氨酸和苯丙氨酸的需要量可减少 30% 和 50%，所以半胱氨酸和酪氨酸称为条件必需氨基酸或半必需氨基酸。此外，随人体体内代谢的变化而需要量增加的氨基酸也可称为条件必需氨基酸。

4. 非必需氨基酸 在人体内能合成的氨基酸称为非必需氨基酸，包括丙氨酸、精氨酸、天冬氨酸、天冬酰胺、脯氨酸、谷氨酸、谷氨酰胺、甘氨酸、丝氨酸、组氨酸（婴幼儿除外）。非必需氨基酸对人体蛋白质的合成也很重要，只是不一定要从食物中获得。

5. 氨基酸模式 人体蛋白质和各种食物蛋白质在必需氨基酸的种类和含量上存在着差异，在营养学上，常用氨基酸模式来反映这种差异。将某种食物蛋白质中的色氨酸含量定为 1，分别计算出其他必需氨基酸的相应比值，这一系列的比值就是该种蛋白质的氨基酸模式。当食物蛋白质的氨基酸模式与人体组织蛋白质的氨基酸模式越接近时，必需氨基酸被机体利用的程度就越高，食物蛋白质的营养价值也相对越高。反之，食物蛋白质中限制氨基酸种类多时，其营养价值相对较低。

鱼、禽、畜肉以及蛋、奶和大豆蛋白质的氨基酸模式与人体蛋白质的氨基酸模式接近，因而必需氨基酸的利用率较高，属于优质蛋白质。牛奶和鸡蛋蛋白的氨基酸模式与人体最为接近，通常作为测定其他食物蛋白质质量的标准蛋白，称为参考蛋白质。在动物实验中，也常以乳清蛋白和酪蛋白作为参考蛋白。

（二）蛋白质的组成、分类和生理功能

1. 蛋白质的组成 组成蛋白质分子的元素主要有碳（50% ~55%）、氢（6% ~7%）、氧（19% ~24%）、氮（13% ~19%）和硫（0% ~4%）。有些蛋白质还含有少量磷或金属元素如铁、铜、锌、锰等。

蛋白质的基本单位是氨基酸。每一种蛋白质都是由多个氨基酸组成的，氨基酸之间以肽键相连而组成肽链。肽键就是一个氨基酸的 α－羧基与另一个氨基酸的 α－氨基脱水缩合形成的键。每一个蛋白质分子由一个或几个肽链组成，每条链含有 20 到几百个氨基酸残基。蛋白质有一级结构、二级结构、三级结构和四级结构。一级结构是指肽链中氨基酸排列的顺序，二至四级结构是主、侧链空间排列的关系，即空间构象。分子量超过 1000000 的蛋白质都有四级结构。一级结构决定蛋白质的空间构象，蛋白质的空间构象决定其功能。

2. 蛋白质的分类 蛋白质的分类方法很多，现将常见的几种分类方法简介如下。

（1）按照蛋白质中氨基酸的组成分类

①完全蛋白：某种蛋白质所含的必需氨基酸种类齐全、数量充足、比例适当。如酪蛋白、乳清蛋白、白蛋白、球蛋白等。

②半完全蛋白：某种蛋白质所含的必需氨基酸种类齐全，但有的必需氨基酸数量不足、比例不适

当。如小麦中的麦胶蛋白等。

③不完全蛋白：某种蛋白质组成中缺乏一种或几种人体必需氨基酸，如动物肉皮中的胶原蛋白等。

（2）按照蛋白质的结构分类

①单纯蛋白：包括动、植物组织中的白蛋白、球蛋白和植物中的谷蛋白、醇溶蛋白，还有动物组织中含碱性氨基酸比较多的鱼精蛋白、组蛋白。

②结合蛋白：包括在蛋黄中与磷酸组成的磷蛋白，与脂肪或类脂组成的脂蛋白，在骨骼、肌腱、消化液中与糖结合的黏蛋白、糖蛋白，与核酸、血红素、金属结合的核蛋白、血红蛋白、金属蛋白等。

（3）按照蛋白质的功能分类

①活性蛋白：包括在生命活动过程中的一切有生物活性的蛋白质，如酶、激素、输送和贮存蛋白、肌动蛋白、受体蛋白等。

②非活性蛋白：包括不具生物活性的、担任生物保护和支持作用的蛋白质，如胶原蛋白、角蛋白、弹性蛋白等。

3. 蛋白质的生理功能

（1）构成机体的重要成分：蛋白质是一切生命的物质基础，是机体细胞的重要组成部分，是元素氮的唯一来源，是人体组织更新和修复的主要原料。人体蛋白质含量约占体重的16%。每天成年人体内约3%的蛋白质需要更新，如肠黏膜细胞平均每6天更新一次，红细胞平均120天更新一次。儿童的生长发育及疾病的恢复都需要合成新的蛋白质。

（2）构成体内多种具有重要生理功能的物质：人体内的酶、激素、抗体等生物活性物质都是由蛋白质组成的。人的身体就像一座复杂的化工厂，一切生化代谢、化学反应都是由酶参与完成的。生理功能靠激素调节，如生长激素、性激素、肾上腺素等。抗体是有防御功能的免疫球蛋白，具有提高机体抵抗力、保护机体免受细菌和病毒侵害的作用。

（3）维持和调节体内的酸碱平衡及血浆胶体渗透压：血浆中蛋白质的两性决定它可以维持和调节血液中的酸碱平衡。正常人血浆和组织液之间的水分不断交换并保持平衡，血浆中蛋白质的含量对保持这一平衡状态起着重要的调节作用。如果膳食中长期缺乏蛋白质，血浆中的蛋白质含量就会降低，导致血浆胶体渗透压下降，血液中的水分便会过多地渗入到周围组织，出现营养性水肿。

（4）供给能量：在一般情况下，供给能量不是蛋白质的主要功能，但在碳水化合物缺乏时，蛋白质异生成糖并产生能量。饥饿早期，肌肉的蛋白质分解成氨基酸，在肝脏生成葡萄糖，以维持血糖稳定，保证脑组织等的能量供应，每天需分解蛋白质180~200g；长期饥饿后，人体经过适应，每天消耗的蛋白质可减少至35g左右。另外，从食物中摄取的蛋白质，有些不符合人体需要，或者摄取数量过多，也会被氧化分解，释放能量。正常成人每天所需能量的10%~15%来自蛋白质。

（三）蛋白质的消化、吸收和代谢

膳食中的蛋白质在胃内开始消化，胃酸使蛋白质变性，破坏蛋白质的结构以利于消化酶发挥作用，胃酸还可激活胃蛋白酶原以分解蛋白质。消化蛋白质的主要场所是小肠。在小肠中经胰蛋白酶等蛋白水解酶的作用，蛋白质被分解为氨基酸、二肽和三肽，经小肠黏膜细胞吸收。煮过的蛋白质因变性而易于消化，在十二指肠和近端空肠就被迅速吸收；未煮过的蛋白质和内源性蛋白质较难消化，需进入回肠后才被基本吸收。

在小肠黏膜细胞的刷状缘和细胞液中，含有多种寡肽酶，进入小肠黏膜细胞的二肽、三肽在寡肽酶的作用下分解为氨基酸单体。被吸收的氨基酸经黏膜细胞进入门静脉运送至肝脏和其他组织或器官被利用。在某些情况下，少量的完整蛋白也可以通过小肠黏膜细胞进入血液，但它们没有营养学意义，相反可作为抗原而引起过敏反应，对人体不利。

在消化道内，蛋白质的平均消化、吸收率为92%。未被消化的蛋白质在大肠内受到细菌的作用，产生胺、酚、吲哚等物质；大部分随粪便排出体外；少量被肠黏膜吸收，经肝脏解毒后，随尿排出。

在肠道被消化、吸收的蛋白质，除来源于食物外，也有部分来源于脱落的肠黏膜细胞和胃肠道分泌的消化液等。每天约有70g的机体蛋白质进入消化道，其中大部分被消化和重吸收。

人体蛋白质处在不断地分解和合成的动态平衡中。一些蛋白质更新很快，另一些则比较稳定。机体的各组织、器官和体液中的游离氨基酸称为氨基酸池。这些游离的氨基酸除来源于食物外，一部分来源于体内蛋白质的分解产物。它们中有的被重新合成人体蛋白质；有的经代谢转变成尿素、氨、尿酸和肌酐等，由肾脏经尿排出体外；有的合成其他含氮化合物，如嘌呤碱、肌酸、肾上腺素等；有的进行分解代谢，其碳架形成CO_2呼出，或转化为糖原和脂肪贮存，其氨基在正常情况下主要在肝脏形成尿素经肾脏排出体外。

机体蛋白质处于动态平衡，可以用摄入氮量与排出氮量的关系，即氮平衡来表示。氮平衡是摄入氮量与排出氮量的差值。用公式表示为：

$$B = I - (U + F + S + M)$$

式中，B代表氮平衡状况，I代表食物中氮摄入量，U、F、S、M依次代表尿氮、粪氮、皮肤排出氮和其他排出氮。当$B = 0$时表示总氮平衡，$B > 0$时表示正氮平衡，$B < 0$时表示负氮平衡。

生长发育的婴幼儿和儿童、青少年、孕妇、乳母以及创伤恢复期患者等需要合成新组织，蛋白质的合成应大于分解，处于氮的正平衡，因此供给足量的蛋白质有特别重要的意义。

（四）食物中蛋白质的营养评价

评价食物蛋白质的营养价值，对于指导人群平衡膳食等具有重要的意义。各种食物的蛋白质含量、氨基酸模式等都不一样，人体对不同蛋白质的消化、吸收和利用程度也存在差异。营养学上主要从食物蛋白质含量、被消化、吸收的程度和被人体利用程度三方面对食物蛋白质的营养价值进行评价。

1. 食物蛋白质的含量 蛋白质含量是食物蛋白质营养价值的基础。一般应用凯氏定氮法测定食物蛋白质含量。食品中蛋白质含量的计算公式为：

$$蛋白质（g/100g）= 总氮量（g/100g）× 蛋白质的换算系数$$

不同食物蛋白质含氮量不完全相同，一般以16%计，因此，蛋白质的换算系数为6.25（即100/16 = 6.25）。

2. 食物蛋白质的消化率 蛋白质的消化率（D）是指食物蛋白质经消化酶水解后被人体吸收的程度，用吸收氮量和摄入总氮量的比值表示。它不仅反映了蛋白质在消化道内被分解的程度，同时还反映消化后的氨基酸和短肽被吸收的程度。食物蛋白质消化率由以下公式计算：

$$D = \frac{吸收氮}{摄入氮} × 100\%$$

食物蛋白质真消化率（TD）可用进食实验测定，用以下公式计算：

$$TD = \frac{摄入氮 - （粪氮 - 粪代谢氮）}{摄入氮} × 100\%$$

粪氮不全是未消化的食物氮，其中有一部分来自脱落肠黏膜细胞、消化酶和肠道微生物，这部分氮称为粪代谢氮，可在受试者摄食无蛋白膳食时，通过测粪氮值获得。成人24小时的粪代谢氮为0.9 ~ 1.2g。如果粪代谢氮忽略不计，即为蛋白质表观消化率（AD），用以下公式计算：

$$AD = \frac{摄入氮 - 粪氮}{摄入氮} × 100\%$$

表观消化率比真消化率低，对蛋白质营养价值的估计偏低，因此有较大的安全系数。此外，由于表观消化率的测定方法较为简便，故被采用得较多。

食物蛋白质的消化率受多种因素影响。植物性食物的蛋白质由于有纤维素包裹，比动物性食物的蛋白质的消化率要低，但纤维素经加工软化破坏或去除后，植物蛋白质的消化率可以提高。如大豆蛋白质消化率为60%，加工成豆腐后，可提高到90%。用一般烹调方法加工的食物蛋白质消化率如下：奶类97% ~ 98%、肉类92% ~ 94%、蛋类98%、大米82%、土豆74%。

3. 食物蛋白质的利用率 食物蛋白质的利用率是指食物蛋白质被消化、吸收后在体内被利用的程度，是食物蛋白质营养评价常用的生物学方法。衡量蛋白质利用率的指标主要有生物价（BV）、蛋白质净利用率（NPU）、蛋白质功效比值（PER）和氨基酸评分（AAS）。

（1）生物价或生物学价值（BV）：蛋白质生物价反映食物蛋白质消化、吸收后被机体利用的程度。生物价的值越高，表明其被机体利用的程度越高，最大值为100。计算公式为：

$$生物价（BV）= \frac{储存氮}{吸收氮} \times 100\%$$

其中：吸收氮 = 食物氮 − （粪氮 − 粪代谢氮）；储存氮 = 吸收氮 − （尿氮 − 尿内源性氮）。

生物价高表明食物蛋白质中的氨基酸主要用来合成人体蛋白，较少有氨基酸经肝脏代谢释放能量，产生的含氮代谢废物较少，从而减少肝肾负担。食物蛋白质的生物价对指导肝、肾功能不全患者的膳食有特殊的意义。

（2）蛋白质净利用率（NPU）：蛋白质净利用率反映食物中蛋白质被利用的程度，它把食物蛋白质的消化和利用两个方面都包括入内，因此更为全面。

$$蛋白质净利用率（NPU）= 消化率 \times 生物价$$

（3）蛋白质功效比值（PER）：蛋白质功效比值是处于生长阶段中的幼年动物（一般用刚断奶的雄性大白鼠）在实验期内体重的增加和摄入蛋白质数量的比值，此值反映蛋白质的营养价值。由于所测蛋白质主要用来提供生长的需要，因此广泛使用该指标来对婴幼儿食品中的蛋白质进行评价。

$$蛋白质功效比值（PER）= \frac{动物增加体重克数}{食用蛋白质克数}$$

同一种食物，在不同实验条件下所测得的功效比值往往有明显差异。为了使实验结果具有一致性和可比性，实验时通常用酪蛋白作为参考蛋白（对照组），无论酪蛋白组的功效比值为多少，均应换算为2.5，然后校正被测蛋白质（实验组）PER，具体数值按下式来进行计算。这是目前广泛用于评价婴儿配方食品中蛋白质营养价值的标准方法。

$$被测蛋白质功效比值 = \frac{实验组功效比值}{对照组功效比值} \times 2.5$$

（4）氨基酸评分（AAS）：氨基酸评分又叫蛋白质化学评分，既可应用于单一食物蛋白质的评价，也可用于混合食物蛋白质的评价。氨基酸评分分值为食物蛋白质中的必需氨基酸和参考蛋白或理想模式中相应的必需氨基酸的比值，因此能反映蛋白质构成和利用率的关系。

$$氨基酸评分 = \frac{每克待测蛋白质中氨基酸含量（mg）}{每克参考模式蛋白质氨基酸含量（mg）} \times 100$$

除上述方法和指标外，还有一些评价蛋白质营养价值的方法和指标，如相对蛋白质值（RPV）、净蛋白质比值（NPR）、氮平衡指数（NBI）等，一般较少使用。

（五）蛋白质的互补作用

各种食物蛋白质的氨基酸构成不同，两种或两种以上的食物混合进食，必需氨基酸的种类和数量能互相补充，氨基酸的构成比值更接近人体蛋白，使蛋白质的生物价得到相应的提高，这种现象称为蛋白质的互补作用。如小麦、小米、牛肉、大豆单独食用时，其蛋白质生物价分别为67、57、76、64，而混食的生物价可高达89。用限制氨基酸补充到相应的食物中，如用赖氨酸补充谷类蛋白，用蛋氨酸、赖氨酸和苏氨酸补充花生粉，同样可以起到互补作用。如在面粉中添加0.2%的赖氨酸，面粉蛋白的生物价可由52提高到71，大大提高了面粉蛋白的营养价值；研究显示学龄儿童食用这种赖氨酸强化食品1年后，身高、体重和抵抗力等均较对照组有显著提高。

蛋白质互补作用的应用原则包括以下几个方面。

1. 食物的种类越多越好 在一日三餐的膳食中，提倡食物多样化，不仅能提高食欲，促进食物在人体内的消化、吸收，而且能充分发挥蛋白质的互补作用。

2. 食物的种属越远越好 要将食物种属中的鱼、肉、蛋、禽、奶、米、豆、菜、果、花及菌藻类食物搭配组合，混合食用；动物性食物与植物性食物搭配在一起，比单纯植物性食物之间搭配组合更有利于提高蛋白质的生物价。

3. 搭配的食物要同餐食用　食物中的蛋白质经过消化分解为氨基酸后被吸收进入体内。构成人体组织蛋白所需要的氨基酸只有同时或先后到达身体组织，才能参与合成人体组织蛋白，多余的氨基酸短暂贮存在肝脏内，经过一定时间仍没有符合构成人体组织蛋白所需的氨基酸时，这些暂时贮存的氨基酸就不能用于合成蛋白质，只能作为热能消耗掉。

（六）蛋白质的供给量与食物来源

根据氮平衡实验计算，在不进食蛋白质时，成人每日最少分解约20g蛋白质。由于食物蛋白质与人体蛋白质组成的差异，进入人体的蛋白质不可能全部被人体利用，故成人每日最低需要30～50g蛋白质。为了长期保持总氮平衡，仍需增量才能满足要求。根据《中国居民膳食营养素参考摄入量（2018）》，我国成人蛋白质的推荐摄入量（RNI）为男性65g/d、女性55g/d。各年龄组以及不同生理状态人群的蛋白质参考摄入量见附录四。

蛋白质的食物来源可分为植物性蛋白质和动物性蛋白质两大类。植物性蛋白质中，谷类含蛋白质10%左右，含量不高，但由于是主食，所以谷类仍然是膳食蛋白的主要来源。豆类蛋白质含量丰富，大豆蛋白含量高，可达35%～40%，氨基酸组成合理，利用率较高，是植物性蛋白质的较好来源。动物蛋白质中鱼、禽、畜肉以及蛋、奶的蛋白质含量高，氨基酸组成均衡，是优质蛋白的重要来源。

三、脂类

脂类是一大类疏水性生物物质的总称，包括脂肪和类脂，共同特点是难溶于水，易溶于有机溶剂。脂类是人体必需的一类营养素。

（一）脂类的分类及生理功能

1. 脂肪　又称为三酰甘油，是由碳、氢、氧元素所组成的一种有机化合物。脂肪由一分子甘油和三分子脂肪酸构成，三分子脂肪酸可相同也可不同，若相同则称为单纯甘油酯，若不同则称为混合甘油酯。

脂肪是人体的重要组成成分，又是能量密度最高的营养物质。一部分来源于食物，一部分由自身合成。在体内主要分布于内脏周围、皮下和肌肉纤维之间。

脂肪主要有以下功能。

（1）贮存和供给能量：当人体内能量不能被及时利用或过多时，能量就以脂肪的形式贮存起来。贮存的脂肪常处于分解（供能）和合成（储能）的动态平衡中。当机体需要时，脂肪通过氧化释放能量，供给机体利用。1g脂肪在体内完全氧化所产生的能量约为37.66kJ（9.0kcal），比碳水化合物和蛋白质产生的能量多1倍以上。全身组织，除脑和血液中的红细胞外，所需能量的40%～50%是由脂肪转化的；若禁食1～3天，能量的85%来自脂肪。一般合理膳食的总能量有20%～30%由脂肪提供。

（2）机体组织的构成成分：正常人按体重计算含脂类14%～19%，绝大部分是以三酰甘油形式贮存于脂肪组织内，人体贮存的脂类中三酰甘油高达99%。

（3）供给必需脂肪酸：必需脂肪酸是构成机体组织细胞的重要成分，由膳食中的三酰甘油提供。

（4）维持体温和保护脏器的作用：脂肪不易传热，故能防止散热，可维持体温恒定。肥胖的人由于在皮下及肠系膜等处贮存了较多脂肪，体内热量散发得较慢，在冬天有抵御寒冷的作用，但在夏天因体内热量不易散发而怕热。脂肪组织在体内对器官有支撑和衬垫作用，可保护体内器官免受外力伤害。

（5）促进脂溶性维生素的吸收：脂溶性维生素，如维生素A、维生素D等，是随脂肪一起被人体吸收利用的。

（6）其他：脂肪可以使胃排空时间延长，增加饱腹感；脂肪在烹调中可以改善食物的色、香、味、形、增加食欲。另外，研究表明脂肪细胞具有内分泌功能，可以分泌瘦素、肿瘤坏死因子、白细胞介素、雌激素等。

2. 类脂 包括磷脂、糖脂和固醇类等。

（1）磷脂：含磷酸的脂类称为磷脂，包括甘油磷脂和鞘脂。甘油磷脂是指三酰甘油中一个或两个脂肪酸被含磷酸的其他基团所取代的一种脂类，在体内含量最多，其中最重要的是卵磷脂，它是由一个含磷酸胆碱基团取代三酰甘油中的一个脂肪酸而形成的。鞘脂不含甘油，分为鞘磷脂和鞘糖脂。

人体内磷脂一部分直接来自于食物，大部分是在各组织细胞内，经过一系列酶的催化而合成。磷脂有以下生理功能。

1）提供能量：磷脂和脂肪一样，其所含甘油和脂肪酸可用于能量供给。

2）生物膜的重要组成成分：磷脂与蛋白质结合形成脂蛋白，并以这种形式参与构成细胞的各种生物膜，如细胞膜、核膜、线粒体膜等。磷脂为两性分子，一端为亲水的含氮或磷的头，另一端为疏水（亲油）的长烃基链。磷脂分子的亲水端相互靠近，疏水端相互靠近，在生物膜中磷脂的亲水头位于膜表面，而疏水尾位于膜内侧。由于磷脂内的不饱和脂肪酸分子具有双键，使得生物膜具有良好的流动性与特殊的通透性，这些膜在体内新陈代谢中起着重要作用。

3）血浆脂蛋白的重要组成成分：利用两性分子的特性，磷脂与三酰甘油、胆固醇和载脂蛋白一起构成脂蛋白，磷脂覆盖于脂蛋白表面，使不溶于水的脂肪和胆固醇能在水相的血浆中正常运输。

4）促进脂类的消化、吸收：磷脂存在于胆汁中，作为乳化剂，可以乳化脂类变成小的微胶粒，有利于脂类的消化与吸收。

5）其他：卵磷脂可释放胆碱，参与形成神经递质——乙酰胆碱。

（2）糖脂：糖脂是糖与脂质结合所形成的物质，是细胞膜、细胞表面抗原等的成分。

（3）固醇类

1）胆固醇：胆固醇是人和动物体内一种重要的固醇类，大部分与脂肪酸结合形成胆固醇酯，是体内固醇类物质的贮存形式。胆固醇的生理功能主要有：①构成细胞膜和细胞器膜的重要组成成分。细胞膜包围在人体的每一细胞外，胆固醇是其基本组成成分。有人曾发现给动物喂食缺乏胆固醇的食物，结果这些动物的红细胞脆性增加，容易发生细胞的破裂。②促进脂类消化和吸收。胆固醇在肝脏转化为胆汁酸，随胆汁进入肠道，作为乳化剂，可以乳化脂类变成小的微胶粒，促进脂类的消化与吸收。③合成类固醇激素和维生素 D 的前体物质。人体的肾上腺皮质和性腺所释放的各种激素，如皮质醇、睾丸酮、雌二醇等，以及人体自身合成的维生素 D，其前体物质都是胆固醇。因此，对于大多数组织来说，保证胆固醇的供给，维持其代谢平衡是十分重要的。

人体约含胆固醇140g，广泛存在于全身各组织中，其中约1/4分布在脑及神经组织中，占脑组织总重量的2%左右。肝、肾及肠等内脏以及皮肤、脂肪组织亦含较多的胆固醇，每100g组织中含200～500mg，以肝为最多，而肌肉较少，肾上腺、卵巢等组织胆固醇含量可高达1%～5%，但总量很少。

人体内的胆固醇来源有两个，一是肝脏和小肠的相关细胞可利用糖和脂肪的代谢中间产物自行合成，称"内源性胆固醇"，约占人体胆固醇总量的75%。正常情况下体内合成量可自动调节，以保持平衡。二是来源于各种食物所含的胆固醇，称"外源性胆固醇"，约占人体胆固醇的25%。

2）植物固醇：植物不含胆固醇但含植物固醇。植物固醇是以游离状态或与脂肪酸和糖等结合的状态存在的一种功能性成分，广泛存在于蔬菜、水果等各种植物的细胞膜中，主要成分为 β - 谷固醇、豆固醇、菜籽固醇等，总称为植物固醇。以 β - 谷固醇含量最多，其与胆固醇结构相似。植物固醇在肠道内可以与胆固醇竞争，减少胆固醇的吸收。有研究认为，膳食中植物固醇的摄入量越高，人群罹患心脏病和其他慢病的危险性就越低。

（二）脂类的消化、吸收和代谢

从食物摄入的脂类中，三酰甘油占90%以上，此外还有少量的磷脂、胆固醇等。由于口腔中没有消化脂类的酶，胃中虽有少量脂肪酶，但它们只有在 pH 值为中性时才有活性，因此食物中的脂类在成人口腔和胃中不能被消化。脂类的消化及吸收主要在小肠中进行，首先在小肠上段，通过小肠蠕动，由胆汁中的胆汁酸盐使脂类乳化；然后脂肪被胰脂肪酶水解成甘油和脂肪酸，胆固醇酯被胆固醇酯酶水解成胆固醇及脂肪酸。甘油、脂肪酸、胆固醇等可被肠黏膜细胞吸收。食物中小部分磷脂在胆盐的协助下，混合在乳胶微粒内，在肠内可以不经消化而直接被吸收，大部分磷脂需在肠道内完全水解成甘油、磷酸及替代基团（如胆碱、乙醇胺等）后才被吸收。

脂类主要在十二指肠下段和空肠内被吸收。长链脂肪酸及其他脂类消化产物被吸收入小肠黏膜细胞后，重新生成三酰甘油、磷脂、胆固醇酯，加上少量胆固醇，与细胞内合成的载脂蛋白构成乳糜颗粒，通过淋巴最终进入血液。甘油及中短链脂肪酸可直接经小肠黏膜细胞被吸收入血。正常人膳食中脂肪的吸收率可达90%以上；一般情况下胆固醇的吸收率约为30%，随着胆固醇摄入量的增加，其吸收率相对减少，但吸收总量增多。

血液中的脂类是以脂蛋白的形式运输的。按其所含蛋白质和脂类的不同，可分为乳糜微粒（CM）、极低密度脂蛋白（VLDL）、低密度脂蛋白（LDL）和高密度脂蛋白（HDL）等。脂肪和胆固醇以脂蛋白的形式被运至不同组织进行代谢，从而发挥相应的生理功能。

（三）脂肪酸

1. 脂肪酸的种类　脂肪酸是由 4~24 个碳原子的脂肪烃基（-R）和羧基（-COOH）组成的一元羧酸。脂肪酸是组成脂肪的基本单位，脂肪的性质和特点主要取决于脂肪酸。不同食物中的脂肪所含有的脂肪酸种类和含量不一样，自然界有40多种脂肪酸，因此可形成多种三酰甘油。

根据碳链的长度将脂肪酸分为短链脂肪酸（2~4碳）、中链脂肪酸（6~10碳）和长链脂肪酸（12碳以上）。为方便描述，目前通行计数碳原子的方法（即编码）有 △ 和 n 两种。△法从羧基端开始计数，n法从最远端的甲基碳开始计数。如油酸（C18:1，n-9），表示含18个碳原子，1个不饱和键，第一个双键从甲基端数起，在第9碳与第10碳之间。

根据脂肪酸的饱和程度，脂肪酸分为饱和脂肪酸（碳链中不含双键）、单不饱和脂肪酸（碳链中只含一个双键）和多不饱和脂肪酸（碳链中含有两个或两个以上双键）。食物中的脂肪酸以18碳为主。饱和脂肪酸主要为硬脂酸（C18:0），单不饱和脂肪酸主要为油酸（C18:1），多不饱和脂肪酸为 n-6 系的亚油酸（C18:2，n-6，9）和 n-3 系的 a-亚麻酸（C18:3，n-3，6，9）。脂肪随其脂肪酸的饱和程度越高、碳链越长，其熔点也越高。一般动物脂肪中饱和脂肪酸含量多，常温下呈固态，称为脂；植物脂肪中不饱和脂肪酸含量多，常温下呈液态，称为油。

研究发现，长期食用含饱和脂肪酸为主的食物可升高血浆总胆固醇（TC）、低密度脂蛋白胆固醇（LDL-C）；富含油酸的橄榄油和茶籽油替代膳食中的饱和脂肪可降低血浆 TC 和 LDL-C 水平，而保持高密度脂蛋白胆固醇（HDL-C）水平；多不饱和脂肪酸替代饱和脂肪酸可使血清胆固醇下降，n-6 多不饱和脂肪酸能降低血浆 TC，但在降低 LDL-C 的同时也降低了 HDL-C；n-3 多不饱和脂肪酸降低 TC 和 LDL-C，并且升高 HDL-C。

n-3 多不饱和脂肪酸还有抗血小板凝集和抗心律失常的作用。但应注意的是，多不饱和脂肪酸双键多，在体内易被氧化，大量摄入时可增加动脉硬化的发生风险。

根据空间构象，不饱和脂肪酸分为顺式脂肪酸（CFA）和反式脂肪酸（TFA）。常用植物油的脂肪酸均属于顺式脂肪酸。顺式脂肪酸多为液态，熔点较低。TFA 多为固态或半固体，熔点较高。TFA 存在于自然界，如反刍动物体脂中 TFA 的含量占总脂肪酸的 4%~11%，牛奶、羊奶中的含量占总脂肪酸的 3%~5%。人工制造 TFA 是对植物油进行氢化改性过程中产生的一种不饱和脂肪酸（改性后的油称为氢化油）。不同植物油氢化后产生的 TFA 含量差异较大。如色拉油和人造黄油中 TFA 含量一般在 5%~45% 之间，最高可达65%。由于氢化后的油脂具有熔点高、氧化稳定性好、货架期长、风味独特、口感更佳等优点，且成本低廉，常以人造奶油、起酥油、煎炸油等产品的形式投放市场，TFA 在糕点、饼干、油炸食品等食品中广泛存在。此外，植物油在脱色、脱臭等精炼过程中或过度加热、反复煎炸等过程中也会产生少量的 TFA。

2. 必需脂肪酸

（1）种类：必需脂肪酸是指人体不可缺少而自身又不能合成，必须通过食物供给的脂肪酸。n-3

系列的 α - 亚麻酸和 n - 6 系列的亚油酸是人体必需的两种脂肪酸。

n - 3 系列和 n - 6 系列中的许多脂肪酸，如二十碳五烯酸（EPA）和二十二碳六烯酸（DHA）、花生四烯酸（ARA）也是人体不可缺少的脂肪酸，但人体可以利用 α - 亚麻酸和亚油酸来合成这些脂肪酸。

（2）生理功能

①磷脂的主要成分：必需脂肪酸在体内参与磷脂合成，对形成生物膜的结构具有重要作用。如果缺乏必需脂肪酸，就会影响细胞膜的功能，表现为上皮细胞功能异常、湿疹样皮炎、皮肤角化不全、创伤愈合不良、机体抵抗力减弱、心肌收缩力降低、血小板聚集能力增强、生长停滞等。

②参与胆固醇运输与代谢：胆固醇与必需脂肪酸结合后才能在体内转运并进行正常代谢。如果缺乏必需脂肪酸，胆固醇就和一些饱和脂肪酸结合，不能在体内进行正常运转与代谢，并可能在血管壁沉积，导致动脉粥样硬化形成。适当补充必需脂肪酸，特别是 α - 亚麻酸，能降低 TC 和 LDL - C，从而有利于防治动脉粥样硬化。

③合成前列腺素的前体：亚油酸在体内可以合成花生四烯酸，它是合成前列腺素的前体，前列腺素在体内具有广泛的生理作用。

3. EPA 和 DHA

（1）EPA 是二十碳五烯酸的英文缩写。EPA 能降低血胆固醇和三酰甘油的含量，促进体内饱和脂肪酸代谢，从而降低血液黏稠度、增进血液循环、防止胆固醇在血管壁的沉积、抑制动脉粥样硬化的形成和发展。

（2）DHA 是二十二碳六烯酸的英文缩写。DHA 对脑神经生长发育至关重要，并促进视网膜光感细胞的成熟。在孕期，母体利用 a - 亚麻酸合成 DHA，然后输送到胎儿大脑和视网膜，使胎儿的神经细胞成熟度提高。另外，研究认为，DHA 具有抗过敏、增强免疫的作用。

虽然人体可以利用亚麻酸合成 EPA 和 DHA，但合成速度较慢，不易满足人体需要。从食物中获得，可节约 α - 亚麻酸，并有利于其生理功能的发挥。

（四）供给量与食物来源

1. 供给量 0 ~ 6 个月婴儿每日摄入母乳约 800ml，含能量 244.8kcal，可获得脂肪 27.7g，占总能量的 48%；7 ~ 12 个月婴儿因添加辅食，脂肪供能比降为 40%。另外，0 ~ 3 岁婴幼儿应注意补充 DHA，其适宜摄入量（AI）为 0.1g/d。

随着年龄增加，脂肪供能的比例应逐步降低。根据《中国居民膳食营养素参考摄入量（2018）》，4 ~ 17 岁儿童、青少年每日膳食中脂肪提供的能量为总能量的 20% ~ 30%，其中饱和脂肪酸提供的能量应小于总能量的 8%。成人每日膳食中脂肪提供的能量为总能量的 20% ~ 30%，其中饱和脂肪酸提供的能量应小于总能量的 10%，n - 6 多不饱和脂肪酸供能比为 2.5% ~ 9.0%，n - 3 多不饱和脂肪酸供能比为 0.5% ~ 2.0%。成人 EPA + DHA 的宏量营养素可接受范围为 0.25 ~ 2.0g/d，孕妇和哺乳期妇女 EPA + DHA 的推荐摄入量为 0.25g/d（其中 DHA 为 0.20g/d）。详见附录五。

传统上认为过多的胆固醇摄入会增加血浆总胆固醇水平，而高胆固醇血症与动脉粥样硬化、静脉血栓形成和胆石症等有密切的相关性，因此应限制胆固醇的摄入量，每日摄入总量不超过 300mg。但近年来循证医学研究表明，膳食胆固醇摄入量与人群总死亡率以及心血管疾病并无明显相关性，因此 2015 版的《美国膳食指南》中不再主张限制胆固醇的摄入量。同时，《美国膳食指南的科学报告》倡导从豆类、坚果等植物源摄取不饱和脂肪，降低来自工业源的反式脂肪酸，并避免以高糖低脂食物来替代饱和脂肪；在限制总热量和饱和脂肪酸（主要来自动物脂肪）的前提下，取消了对膳食脂肪摄入的比例限制。

2. 食物来源 膳食脂肪主要来源于动物脂肪、肉类及植物种子。动物性食物以畜肉类脂肪含量最丰富，且以饱和脂肪酸为主。禽肉类脂肪含量较低，不饱和脂肪酸比畜肉类高。鱼类脂肪含量一般为5%，脂肪组成与畜肉明显不同，以不饱和脂肪酸为主；深海鱼的脂肪中还含有较多的 EPA 和 DHA。

植物油（椰子油、可可油、棕榈油除外）主要由不饱和脂肪酸组成，其中的单不饱和脂肪酸主要是油酸，其含量较高的有茶油（78.8%）、橄榄油（83%）、花生油（40.4%）等。必需脂肪酸中 n‑6 系亚油酸广泛存在于植物油和硬果中，如花生油、大豆油、棉籽油、芝麻油、玉米油等，而 n‑3 系 α‑亚麻酸仅存在于少数植物油，如亚麻子油、紫苏籽油、低芥酸菜籽油、核桃及其油中。

食物中的胆固醇主要来源于动物性食物，动物脑、蛋黄、鱼籽、鱿鱼、墨鱼以及动物内脏（如肝、肾）等胆固醇含量均较高。各种动物瘦肉的胆固醇含量相近。磷脂在自然界分布很广泛，种类繁多。所有动植物均含有卵磷脂，但在脑、心、肾、肝、蛋黄、大豆中含量较丰富。

四、碳水化合物

碳水化合物也称糖类，是由碳、氢、氧三种元素组成的一类化合物，是人体能量的主要来源。

（一）分类

营养学上一般将碳水化合物分为单糖、双糖、低聚糖和多糖四类。

1. 单糖　在通常条件下不能再被水解的糖叫单糖。单糖有 3~7 个碳原子，按照碳原子数的多少，依次称为丙糖、丁糖、戊糖、己糖、庚糖。自然界存在最多的单糖是戊糖和己糖。单糖具有醛基或酮基，有醛基者称醛糖，有酮基者称酮糖。单糖易溶于水，有甜味，不经消化就可以被人体吸收利用。常见的单糖有下列几种。

（1）葡萄糖：葡萄糖是最常见的单糖。葡萄糖在自然界中存在于水果等多种植物中。它是许多糖类，如蔗糖、麦芽糖、乳糖、淀粉、糖原、纤维素等的基本构成单位。

（2）半乳糖：半乳糖是己醛糖，半乳糖与葡萄糖结合成乳糖，存在于哺乳动物的乳汁中。人体内的半乳糖是食物中乳糖的水解产物，在酶的催化下半乳糖能转变为葡萄糖。

（3）果糖：果糖是己醛糖，以游离状态存在于水果和蜂蜜中。果糖是蔗糖的组成单位之一，是自然界中甜度最高的糖。

（4）糖醇：糖醇是单糖的重要衍生物，存在于天然水果、蔬菜中，常见的有山梨醇、甘露醇、木糖醇、麦芽糖醇等。糖醇在人体内代谢不需要胰岛素，可供糖尿病患者食用。糖醇类因不会被人体口腔中引起龋齿的微生物所利用，故具有防龋齿效果。在小肠中因其分子结构和糖的分子结构不同，所以吸收得比葡萄糖慢，有一定的润肠通便作用。有一部分进入大肠，被细菌利用，因产生气体而出现腹胀、肠鸣，甚至腹泻，因此有些国家将糖醇作缓泻剂使用。如在对含糖醇和低聚糖的保健品进行食品营养标签标注时，日本就要求注明"过多食用会导致腹泻"。

2. 双糖　双糖是由两个单糖通过脱水缩合，并由糖苷键相连而成。常见的双糖有蔗糖、麦芽糖、乳糖等。

（1）蔗糖：由一分子葡萄糖和一分子果糖脱水缩合而成。纯净的蔗糖是无色晶体，易溶于水，比葡萄糖、麦芽糖甜，但不如果糖甜。广泛分布于植物的叶、花、根、茎及果实中，甜菜、甘蔗中的蔗糖含量极高。

（2）乳糖：由一分子葡萄糖和一分子半乳糖脱水缩合而成，只存在于哺乳动物乳汁中。乳糖的味微甜，人乳中乳糖的含量约为 7%，羊乳中约为 5%，牛乳中约为 4%。乳糖是婴幼儿哺乳期碳水化合物的主要来源。

（3）麦芽糖：由两个分子的葡萄糖脱水缩合而成。麦芽糖主要存在于发芽的谷粒，特别是麦芽中。麦芽糖可以制成结晶体，用作甜味剂，但甜度仅为蔗糖的 1/3。

3. 低聚糖　3~9 个分子的单糖聚合物称低聚糖，又称寡糖。低聚糖可分为两类，即麦芽低聚糖和杂低聚糖。水解产生的单糖都是葡萄糖的低聚糖，称麦芽低聚糖，由 3 个葡萄糖分子组成的叫麦芽三糖，4 个葡萄糖分子组成的叫麦芽四糖，这一类低聚糖分解后变成单糖，被吸收后产生能量。水解产生的单糖不止一种的低聚糖，称杂低聚糖，也称为功能性低聚糖，如大豆中的棉子糖和水苏糖等。功能性低聚糖甜度低，人体不易消化，在胃和小肠不能被利用，但是可在结肠被细菌发酵产生短链脂肪酸，短链脂肪酸使肠道变成酸性环境以及作为能量物质被细菌利用，可促使益生菌群如双歧杆菌、乳酸菌等增殖，抑制致病菌和条件致病菌的生长，调节肠道菌群平衡。长期使用抗生素的患者服用功能性低聚糖，可预防真菌性肠炎的发生。另外，肠道的酸性环境可以减少有害物质吸收，且功能性低聚糖能促进肠蠕动，预防便秘和肠道肿瘤的发生。对肝硬化晚期患者，低聚果糖可以减少肠道氨的吸收，预防肝昏迷的发生。已经商品化的低聚糖有低聚果糖和低聚半乳糖。

4. 多糖　每分子能水解 10 个以上单糖分子的糖类称为多糖。多糖一般不溶于水，无甜味，不形成结晶，无还原性。重要的有淀粉、糖原、非淀粉多糖（包括纤维素、半纤维素等）以及活性多糖类，均由葡萄糖分子构成。

（1）淀粉：淀粉是葡萄糖分子聚合而成的，它是细胞中碳水化合物最普遍的贮存形式。淀粉是食物的重要组成部分。各类植物的淀粉含量都较高，主要存在于种子和块茎中。淀粉分类如下。

1）直链淀粉和支链淀粉：淀粉按照结构分为直链淀粉和支链淀粉两类。直链淀粉含几百个葡萄糖单元，支链淀粉含几千个葡萄糖单元。直链淀粉又称为糖淀粉，是由葡萄糖以 $\alpha-1,4-$ 糖苷键结合而成的链状化合物，能被淀粉酶水解为麦芽糖，能溶于热水而不成糊状，遇碘显蓝色。在食物淀粉中含量较少，一般占淀粉的 19%~35%。支链淀粉又称为胶淀粉，分子较大，带有许多分支，每 25~30 个葡萄糖单元就有一个分支，只有外围的支链能被淀粉酶水解为麦芽糖。支链淀粉不溶于冷水，与热水作用则膨胀成糊状，遇碘显棕色。在食物淀粉中含量较多，一般占淀粉的 65%~81%。

2）可消化淀粉和抗性淀粉：从营养学角度，淀粉分为可以消化、吸收且产生能量的淀粉和在小肠不能被消化、吸收的抗性淀粉（RS）两大类。抗性淀粉存在于某些天然食品中，如马铃薯、香蕉、大米等都含有抗性淀粉，特别是高直链玉米淀粉含抗性淀粉高达 60%。

抗性淀粉的生理功能类似于膳食纤维和功能性低聚糖的作用。

抗性淀粉可分为四类：①RS1，即物理包埋淀粉，指那些因细胞壁的屏障作用或蛋白质的隔离作用而不能被淀粉酶接近的淀粉。如部分研磨的谷物和豆类中，一些淀粉被裹在细胞壁里，在水中不能充分膨胀和分散，不能被淀粉酶接近，因此不能被消化。但是在被加工和被咀嚼之后，往往变得可以消化。②RS2，即抗性淀粉颗粒，指那些天然具有抗消化性的淀粉。主要存在于生的马铃薯、香蕉和高直链玉米淀粉中。其抗酶解的原因是具有致密的结构和部分结晶结构，其抗性随着糊化完成而消失。③RS3，即回生淀粉，指糊化后在冷却或贮存过程中结晶而难以被淀粉酶分解的淀粉，也称为老化淀粉。回生淀粉是膳食中抗性淀粉的主要成分，通过食品加工引起淀粉化学结构、聚合度和晶体构象方面等的变化形成，这类淀粉即使经加热处理，也难以被淀粉酶类消化，因此可作为食品添加剂使用，如抗性糊精已经被广泛用于减肥代餐食品中。④RS4，即化学改性淀粉，主要指经过物理或化学变性后，由于淀粉分子结构的改变以及一些化学官能团的引入而产生的抗酶解淀粉部分，如羧甲基淀粉、交联淀粉等。另外也包括种植过程中基因改造引起的淀粉分子结构变化，如基因改造或化学方法引起的分子结构变化后产生的抗酶解淀粉部分。研究结果显示，生的薯类、香蕉、豌豆和高直链玉米具有较高的 RS；青香蕉成熟后以及谷、薯类加工后 RS 有所下降。相比较而言，挂面、饼干等含水量较低且加工温度较低的食品 RS 相对较高；膨化食品、面包类食品及粥类饮品则几乎不含 RS。

（2）糖原：糖原存在于动物组织中，又称"动物淀粉"，是体内糖的贮存形式。糖原主要贮存在肌肉和肝脏中，肌肉中糖原占肌肉总重量的 1%~2%，肝脏中糖原占肝脏总量的 6%~8%。当血糖降低时，肝糖原分解转化为血葡萄糖进一步产生能量。

（3）非淀粉多糖：非淀粉多糖是植物细胞壁的重要组成成分，主要包括纤维素、半纤维素和果胶等，人体不能消化、吸收。

（4）其他活性多糖：人类已在自然界中发现了几百种活性多糖。不同的活性多糖具有不同的生理活性，如降低血糖、降低血脂、降低血清过氧化脂质、抗凝血等，部分多糖还具有抗癌活性。多糖在保健食品中作为一类非特异性免疫增强剂，用于增强体质、抗缺氧、抗疲劳、延缓衰老等。其研究主要来自体外细胞培养和动物实验的结果，目前尚无循证医学的证据证实活性多糖的功能。在保健食品中常见的多糖主要有虫草多糖、银耳多糖、灵芝多糖、香菇多糖、枸杞多糖、螺旋藻多糖、猪苓多糖和党参多糖等。

（二）生理功能

碳水化合物主要有以下生理功能。

1. 供给能量 碳水化合物是供给人体能量的最主要、最经济的来源。每克葡萄糖在体内氧化可以产生 16.74kJ（4.0kcal）的能量。维持人体健康所需要的能量中，50%~65% 由碳水化合物提供。一般情况下，脑组织和成熟的红细胞等只能靠葡萄糖提供能量，故碳水化合物对维持脑组织和红细胞功能有重要意义。但过多的摄入，会增加糖代谢紊乱发生的风险；碳水化合物还可以转变成脂肪贮存在皮下等组织中，导致肥胖。

2. 构成机体组织细胞的成分 每个细胞都含有碳水化合物，主要以糖脂和糖蛋白的形式存在，例如核糖和脱氧核糖是核酸的成分，糖脂是组成神经组织与细胞膜的重要成分。

3. 解毒和保护肝脏 摄入充足的糖可以增加肝糖原，有助于增强肝细胞的再生，促进肝脏的代谢，具有保护肝脏的作用。葡萄糖醛酸是葡萄糖的 C-6 羟基被氧化为羧基形成的糖醛酸，是肝脏解毒的基本底物，适量葡萄糖的摄入有助于维持肝脏的解毒功能。

4. 节约蛋白质作用 机体需要的能量，主要由碳水化合物提供。当膳食中碳水化合物供应不足时，机体为了满足自身对葡萄糖的需要，通过糖异生作用动用蛋白质产生葡萄糖，供给能量；长期下去将因蛋白质过度分解而对机体器官造成损害，因此摄入足够的碳水化合物可以节省这部分蛋白质的消耗。这种作用称为节约蛋白质作用。

5. 抗生酮作用 当膳食中的碳水化合物供应严重不足，即每天摄入的碳水化合物低于 50~100g 时，体内脂肪被加速动员分解为脂肪酸来供应能量。在这一代谢过程中，脂肪酸氧化而产生的酮体过多，过多的酮体不能及时被清除而在体内蓄积，就会导致酮症的发生。轻者仅血中酮体增高，尿中出现酮体，临床上可无明显症状；如果血中酮体过多积聚，可导致酮症酸中毒。足量碳水化合物的摄入可抑制上述过程。

（三）消化、吸收和代谢

1. 碳水化合物的消化 从口腔开始，口腔中的唾液淀粉酶可将淀粉水解为短链多糖和麦芽糖。由于食物在口腔内停留的时间很短，这种水解作用有限。胃液内不含能水解碳水化合物的酶，因此碳水化合物在胃内不被消化。碳水化合物的主要消化场所在小肠。胰腺分泌的胰淀粉酶可使淀粉水解成为 α-临界糊精、麦芽三糖、麦芽糖及少量的葡萄糖，再经小肠黏膜上皮细胞刷状缘 α-临界糊精酶、α-葡萄糖苷酶（包括麦芽糖酶）等继续分解为葡萄糖。肠黏膜细胞还存在蔗糖酶及乳糖酶等，分别水解蔗糖和乳糖。

发酵也是消化的一种方式，是指在小肠内不被消化的碳水化合物到达结肠后，被结肠菌群分解，产生氢气、甲烷气、二氧化碳和短链脂肪酸的一系列过程。发酵产生的物质如短链脂肪酸很快被肠壁吸收并被机体代谢。在日常生活中，有一部分人饮用牛奶后，出现胃肠不适的现象，称为乳糖不耐受症，主要由于小肠黏膜细胞缺乏乳糖酶或乳糖酶水平低下，不能完全分解乳糖，未消化、吸收的乳糖进入大肠，在肠道细菌作用下产酸、产气，从而引起胀气、腹痛和腹泻等胃肠不适。建议具有乳糖不耐受症者选择食用发酵后的乳制品，如酸奶或者奶酪。发酵乳制品由于乳中添加了细菌或特定发酵剂，使部分乳糖转化成乳酸，乳糖不耐受者可以饮用。

2. 碳水化合物的吸收 经过消化以后的碳水化合物以单糖的形式存在。单糖首先进入肠黏膜上皮细胞，通过小肠壁的毛细血管，经门静脉进入肝脏，60% 以上在肝内代谢，其余进入体循环，供全身组织利用。

3. 碳水化合物的代谢 葡萄糖进入肝细胞后与磷酸反应生成 6-磷酸葡萄糖，果糖和半乳糖在肝中转变为葡萄糖。葡萄糖在肝内一部分经分解代谢提供机体所需要的能量，一部分合成糖原保留在肝内，一部分转变成脂肪运送到脂肪组织贮存起来。

糖在体内主要是作为能量的来源，代谢过程主要包括糖的无氧酵解和有氧氧化。糖的无氧酵解是指葡萄糖在无氧条件下，经过一系列酶促反应最终生成丙酮酸的过程。在无氧时，丙酮酸在胞浆内还原成乳酸；在有氧的情况下，丙酮酸进入线粒体，氧化脱羧后进入三羧酸循环，最终氧化成二氧化碳和水。

糖酵解释放的能量不多，1个分子葡萄糖经无氧酵解净生成2分子ATP。糖酵解是机体快速供给能量的一种方式，当机体缺氧或剧烈运动肌肉局部血流相对不足时，能量主要通过糖酵解获得。神经细胞、白细胞、骨髓组织等代谢极为活跃，即使不缺氧也常由糖酵解提供部分能量。成熟红细胞没有线粒体，完全依赖糖酵解获得能量。

糖的有氧氧化是体内获取能量的主要途径。葡萄糖被彻底氧化分解生成二氧化碳和水，同时释放出其分子中蕴藏的全部能量，一分子葡萄糖经有氧氧化能生成36~38分子ATP。糖的有氧氧化不但释放能量效率高，而且能量的利用率也很高。

4. 糖的贮存与动员 对维持体内血糖水平稳定和组织细胞的能量供应过程具有重要的作用。

（1）糖原的合成和分解：消化、吸收的葡萄糖或体内其他物质转变而来的葡萄糖进入肝脏和肌肉后，可分别合成肝糖原和肌糖原，贮存在肝脏和肌肉中。肝糖原占肝脏总重量的6%~8%，约为100g，肌糖原占肌肉总重量的1%~2%，约为400g。在血糖降低时，肝糖原可在肝脏内分解为葡萄糖，在维持体内血糖水平稳定上起重要作用。肌糖原分解可为肌肉自身收缩供给能量，不能直接补充血糖。人体摄入的糖类大部分转变为脂肪后贮存于脂肪组织，只有一小部分以糖原形式贮存。人体储备的糖原是有限的，禁食18~24小时即可将糖原耗尽。

（2）糖异生：是指氨基酸、乳酸、甘油等非碳水化合物转变为葡萄糖或糖原的过程。肝脏是进行糖异生的主要器官。剧烈运动时，肌肉产生的大量乳酸经糖异生作用转变为糖原或葡萄糖，可防止乳酸堆积影响机体的酸碱平衡，这部分糖异生主要与运动强度相关。而在饥饿时，糖异生的原料主要是氨基酸和甘油。饥饿早期，随着脂肪的分解加速，运送至肝脏的甘油增多，每天可生成10~15g葡萄糖。肌肉蛋白质分解成的氨基酸是糖异生的主要原料，每天生成90~120g葡萄糖，需分解蛋白质180~200g。长期饥饿时，为减少蛋白质的消耗，人体经过调节，脑组织每天消耗的葡萄糖可减少，其余依赖酮体供能，这时甘油仍可异生提供约20g葡萄糖，每天消耗的蛋白质可减少至35g左右。

在饥饿状态下，糖异生对维持血糖的稳定以保护脑组织有重要意义，但糖异生过程会增加蛋白质和脂肪尤其是蛋白质的消耗。因此，为保证机体健康，每日均应适当摄入碳水化合物，其供给量不应低于120g/d。

（四）供给量与食物来源

根据《中国居民膳食营养素参考摄入量（2018）》，0~6个月、7~12个月婴儿碳水化合物的AI分别为60g/d、85g/d。对1岁以上人群，碳水化合物提供能量占总能量的可接受范围为50%~65%，其中添加糖不超过总能量的10%。1~10岁儿童青少年和成人总碳水化合物EAR为120g/d，11~17岁为150g/d，孕期妇女为130g/d，乳母为160g/d。详见附录六。

膳食中淀粉的主要来源是粮谷类食物。粮谷类一般含60%~80%碳水化合物，薯类含量为15%~29%。单糖和双糖的来源主要是糖果、甜食、水果、含糖饮料和蜂蜜。

五、矿物质

（一）概述

人体内几乎含有自然界存在的所有化学元素。在这些元素中，除碳、氢、氧和氮主要以有机物的形式存在外，其余的统称为矿物质，又叫无机盐。目前能在人体中检测出的矿物质约有70种，其中含量占人体重量的0.01%以上或膳食中摄入量大于100mg/d的元素称为常量元素，包括钙、磷、镁、钾、钠、氯、硫7种；还有一些元素在人体内含量甚微，占人体重量的0.01%以下或膳食中摄入量小于100mg/d，这些元素称为微量元素。微量元素可分为三类：①人体必需的微量元素，目前认为有8

种，它们是铁、碘、锌、硒、铜、钴、铬和钼；②人体可能必需的微量元素，有 5 种，即锰、硅、镍、硼和钒；③具有潜在毒性、但在低剂量时对人体可能必需的微量元素，包括氟、铅、汞、铝、砷、锡、锂和镉等。

矿物质在体内多数以无机盐的形式存在，如 Na^+、K^+、Cl^- 等。部分以螯合物的形式存在，如血红素中的铁、维生素 B_{12} 中的钴等。

矿物质的特点：①矿物质在体内不能合成，必须从食物和饮用水中摄取；②矿物质在体内组织器官中的分布不均匀；③矿物质元素相互之间存在协同或拮抗效应；④部分矿物质元素的需要量很少，生理需要量与中毒剂量的范围较窄，摄入过量易引起中毒。

造成矿物质缺乏的原因有：土壤中缺乏导致食物中缺乏；食物中含有天然存在的拮抗物质，影响吸收利用；食品加工、烹调过程中造成损失；不良饮食习惯导致摄入量不足；需要量增加。比较容易缺乏的元素是钙和铁，在特殊的地理环境或特殊条件下也可能造成碘、锌和硒的缺乏。

（二）常量元素

1. 钙　钙是人体内含量最多的无机元素。99% 的钙存在于骨骼和牙齿中，主要以羟磷灰石结晶 $[Ca_{10}(PO_4)_6(OH)_2]$ 的形式存在；其余 1% 的钙，有一半与柠檬酸或蛋白质结合，另一半则存在于组织细胞、组织液和血液中，称为混溶钙池，这部分钙与骨骼钙保持着动态平衡，维持体内细胞正常的生理功能。

（1）生理功能

1）构成骨骼和牙齿。钙是构成骨骼和牙齿的主要成分。骨骼中的钙在破骨细胞的作用下不断被释放，进入混溶钙池；而混溶钙池中的钙又在成骨细胞作用下不断地沉积于骨骼，如此使骨骼不断更新。幼儿骨骼每 1~2 年更新一次，以后随着年龄增大，更新速度减慢。成年人骨骼每 10~12 年更新一次，而 40~50 岁以后，钙的溶出大于沉积，骨组织中的钙逐渐减少，骨质密度逐渐降低，易出现骨质疏松症，这种现象女性早于男性。

2）维持神经和肌肉活动。心脏的正常搏动、神经肌肉的兴奋以及神经冲动的传导等都需要钙的参与。在心肌细胞和神经鞘膜上，均有钙离子的结合部位，与钙离子的结合和解离可使细胞膜的结构与功能发生变化，如对钾、钠等离子通透性的改变，从而引起机体不同的生理变化。若血清钙含量过低，可使神经肌肉的兴奋性增高，引起抽搐；反之，若血清钙含量过高，则可抑制神经肌肉的兴奋性，影响肌肉的收缩功能，严重时可引起心脏和呼吸衰竭。

3）参与凝血过程。血液的凝固是一个多途径、多环节的复杂生物化学反应过程，有多种凝血因子参加，其中钙离子为凝血因子之一。在钙离子存在的情况下，可溶性纤维蛋白原转变成纤维蛋白，促进凝血。

4）降低毛细血管通透性。在机体发生过敏时，毛细血管通透性增大，引起血浆外渗，表现为斑丘疹；给予钙制剂，可降低毛细血管通透性，从而缓解过敏症状。

5）促进体内某些酶的活性。体内某些酶，如脂肪酶、蛋白酶、三磷酸腺苷酶、琥珀酸脱氢酶等都需要钙的激活。

6）其他。钙离子还参与细胞信号转导、激素分泌、维持体液酸碱平衡等活动。

（2）钙的代谢

1）吸收：人体对钙的吸收主要在小肠。一般食物中钙的吸收率为 20%~60%，钙的吸收率受以下因素影响：①机体的生理状态。钙的吸收率随年龄增长而下降，婴儿对钙的吸收率可达 60%~70%，儿童为 40%，成人降至 20%，老年人则更低。孕妇、乳母、婴幼儿对钙的需要量较大，钙吸收率远高于成年人。男性钙吸收率高于女性。②钙的存在形式。食物和钙剂中的钙大多以化合物的形式存在，而人体只能吸收二价形式的离子钙。胃酸中的氢离子可把钙离子置换出来，使钙变成游离状态。离子状态下的钙是通过主动转运吸收的。③维生素 D。维生素 D 首先在肝、肾中被羟化成 $1,25-(OH)_2-VitD_3$，能诱导产生钙结合蛋白，促进钙的吸收。④肠道 pH 值。能降低肠道 pH 值或增加钙在肠道中溶解度的物质均能促进钙的吸收。乳糖可降低肠道 pH 值，与钙形成低分子的乳酸钙络合物，有利于钙的吸收。某些氨基酸如精氨酸、赖氨酸和色氨酸等，可与钙形成可溶性的钙盐，也有利于钙的吸收。⑤植酸、草酸。谷物中的植酸、某些蔬菜中的草酸均可与钙结合形成难溶的植酸钙和草酸钙，使钙的吸收率降低。⑥膳食纤维。大量的膳食纤维能干扰钙的吸收，可能是其醛糖酸残基与钙结合所致。⑦脂肪酸。脂肪消化不良时，未被吸收的脂肪酸与钙形成钙皂，也会影响钙的吸收。⑧膳食钙磷比例。钙磷比例会影响钙的吸收，一般儿童以 2:1 或 1:1、成人以 1:1 或 1:2 为宜。磷含量过高时，可降低钙的吸收量。⑨血钙的生理波动。人体的血钙水平在后半夜及清晨最低，同时为避免膳食因素的影响，口服补钙以早晨和临睡前服用为佳，这样可使钙剂得到充分吸收和利用。

2）排泄：钙的排泄主要通过肠道与泌尿系统，也有少量从汗液中排出。体内肠黏膜上皮细胞脱落释出的钙，除一部分被重吸收外，与食物中未被吸收的钙一起由粪便排出，每天为 100～150mg；从尿中排出的钙每天为 160～200mg。蛋白质的摄入量会影响钙的排泄，高蛋白质摄入会导致高钙尿，持续的高钙尿会引发负钙平衡；在高蛋白质摄入时，增加钙摄入往往不能有效地纠正负钙平衡；动物蛋白质诱导高钙尿的能力大于植物蛋白质；动物蛋白质的来源不同，诱导高钙尿的能力也不同，如乳清蛋白＞鸡蛋蛋白＞酪蛋白＞明胶。此外，摄入过多的钠可促进钙的排泄，降低钙在骨骼中的沉积，从而降低骨密度。

3）钙的激素调节：人体有两种钙调节激素，即降钙素（CT）和甲状旁腺激素（PTH）。CT 由甲状腺 C 细胞所分泌，作用主要是促进成骨细胞活跃，使骨盐沉着于骨质，并抑制肠道和肾小管吸收钙离子，使血钙浓度降低。PTH 由甲状旁腺所分泌，使破骨细胞活跃，骨质溶解，骨钙释放入血，升高血钙。老年人肾功能下降，肾小球滤过率降低，导致血磷升高，使 PTH 继发性分泌增加，骨溶解增加，骨钙下降，血钙升高；甲状腺功能衰退，CT 分泌减少，骨形成下降，这是导致骨质疏松的重要原因之一。

（3）钙缺乏：钙在体内的贮存量与膳食供给量正相关。我国居民钙的摄入量普遍较低，仅达到推荐摄入量的 50% 左右，导致钙缺乏症较为常见。钙缺乏对不同年龄人群有不同影响，在青春期前的生长发育期表现为佝偻病，主要见于婴幼儿；对于成人，表现为骨质软化症，多见于妊娠和哺乳期妇女。

（4）过量：钙摄入过多也有危害：①会增加肾结石的风险。长期饮用硬水的地区，肾结石的发病率较高。但也有流行病学调查不支持这一结论。②引起奶碱综合征。奶碱综合征是高钙血症和伴随代谢性碱中毒及肾功能不全的症候群。临床上长期将牛奶与碳酸钙同时服用或过多服用碳酸钙时易引发奶碱综合征，但极少见。③影响其他矿物质的吸收，如影响锌、铁和镁等的吸收。

（5）营养状况的评价指标

1）血清学指标：①血清总钙。血清总钙正常值为 2.10～2.75mmol/L。佝偻病、骨软化症患者有时血清总钙含量下降，但老年性骨质疏松症患者血清总钙含量一般在正常范围内。②血清磷。佝偻病及骨软化症患者血清磷含量降低，患骨质疏松症的绝经妇女血清磷含量升高，而老年性骨质疏松症患者的血清磷含量一般在正常范围内。③血清镁。患骨质疏松症的绝经妇女及老年性骨质疏松症患者的血清镁含量均下降。④碱性磷酸酶（AKP）。单纯测血清 AKP 意义不大，不敏感。测骨 AKP 较敏感，骨 AKP 是反映骨代谢的指标。骨更新率增加的代谢性骨病患者，如患骨质疏松症的绝经妇女中骨 AKP 升高者占 60% 左右，而血清 AKP 升高者仅占 22%。老年性骨质疏松症形成缓慢，AKP 变化不显著。⑤骨钙素（BGP）。骨钙素是骨骼中含量最高的非胶原蛋白，由成骨细胞分泌，受 1，25 –（OH）$_2$ – VitD$_3$ 调节。通过测定 BGP 可以了解成骨细胞的动态，BGP 是骨骼更新的敏感指标。老年性骨质疏松症患者 BGP 可有轻度升高。绝经后骨质疏松症患者 BGP 升高明显，应用雌激素治疗 2～8 周后，BGP 可下降 50% 以上。

2）X 线检查：为一种较简单的检查骨质疏松症的方法。但该方法只能定性，不能定量，并且不够灵敏，一般在骨量丢失 30% 以上时，X 线才有阳性所见。

3）骨密度（BMD）测量：骨密度测量是反映人体骨骼代谢状况的一项重要指标，是诊断骨质疏松症的金标准。测量骨密度的标准方法是双能 X 线吸收测定法（DXA）。

（6）供给量与食物来源：钙的供给量要考虑不同年龄、不同性别、不同生理情况和不同环境。婴幼儿、儿童、青春期少年、孕妇、乳母均要增加钙的供给量。此外，高温作业人员钙排出增加；寒带地区阳光不足，皮肤内转化的维生素 D 较少，钙吸收差，以上这些环境的人都需要增加钙的供给量。根据《中国居民膳食营养素参考摄入量（2018）》所述，对于中国居民来说，0～6 个月婴儿钙的适宜摄入量（AI）为 200mg/d，可耐受最高摄入量（UL）为 1000mg；7～12 个月婴儿钙的 AI 为 250mg/d，UL 为 1500mg；1～3 岁儿童钙的推荐摄入量（RNI）为 600mg/d，UL 为 1500mg；4～6 岁儿童钙的 RNI 为 800m/d，7～10 岁儿童为 1000mg/d，11～13 岁儿童为 1200mg/d，14～17 岁少年为 1000mg/d，18～49 岁成人和孕早期妇女为 800mg/d，孕中、晚期妇女、乳母为 1000mg/d，50 岁以上人群为 1000mg/d；4 岁以上人群钙的 UL 为 2000mg。详见附录七。

奶类食品含钙丰富，而且吸收率高，是钙的良好食物来源；水产品中的虾、蟹、海带等含钙高；植物性食物中，绿叶蔬菜、豆类、芝麻酱也是钙的重要来源。

2. 镁　成人体内镁总量为 21～28g，平均 24g。其中，53% 存在于骨骼中，27% 存在于肌肉中，19% 存在于其他软组织中。镁主要分布于细胞内，仅 1% 存在于细胞外液。骨骼肌、心肌、肝、肾、脑等组织含镁量都高于血液中的镁浓度。细胞外液中 1/3 的镁与血浆蛋白结合，2/3 以离子形式（镁的活性形式）存在。

（1）生理功能

①作为酶的激活剂：镁作为多种酶的激活剂，参与体内 300 种以上的酶促反应。糖酵解、脂肪酸氧化、蛋白质合成、核酸代谢等都需要镁离子的参与。

②促进骨的形成：镁是骨细胞结构和功能所必需的元素，在骨骼中仅次于钙和磷的含量，对促进骨形成和骨再生、维持骨骼和牙齿的强度和密度具有重要作用。

③维持神经肌肉的兴奋性：镁与钙离子、钾离子一起维持神经肌肉的兴奋性。血中镁过低或钙过低，神经肌肉的兴奋性均增高；反之则降低。

（2）吸收与代谢：膳食摄入的镁可被空肠、回肠吸收，吸收率一般为 30% 左右。氨基酸、乳糖等可提高镁盐的溶解度，因此可促进镁的吸收；高钙高磷膳食则可抑制镁的吸收。镁主要通过肾排泄。尿镁排泄与血清镁相平行，以维持血中镁含量的稳定。汗液也可排出少量镁。

（3）缺乏：正常条件下很少发生镁缺乏。但在禁食、节食、厌食、慢性腹泻、慢性肾脏疾病等情况下会导致镁的缺乏，表现为肌肉自发性收缩（如手足抽搐）、心律失常、电解质紊乱、骨质疏松、骨生长缓慢等。

（3）过量：肾功能不全及使用含镁的药物时血镁浓度升高，可发生镁中毒，主要表现为恶心、呕吐、低血压等，血镁浓度进一步升高甚至可发生呼吸及中枢神经系统抑制。

（4）营养状况的评价指标：血清镁正常值为 0.75～1.25mmol/L。血清镁低于 0.75mol/L 时可诊断为低镁血症，高于 1.25mmol/L 时可诊断为高镁血症。

（5）供给量与食物来源：根据《中国居民膳食营养素参考摄入量（2018）》，18～49 岁成人镁的 RNI 为 330mg/d，不同人群镁的参考摄入量见附录七。富含镁的植物性食物有紫菜、莲子、小米、荞麦、燕麦、绿叶蔬菜等。肉、蛋、鱼和动物内脏中也含有丰富的镁。

3. 钾　是人体内一种重要的常量元素，人体内的钾主要存在于细胞内，约占总量的 98%，其余的 2% 存在于细胞外。

（1）生理功能

①参与细胞新陈代谢：钾参与多种新陈代谢过程，与糖原和蛋白质合成有密切关系。细胞内一些与糖代谢有关的酶类必须有高浓度钾存在才具有活性。葡萄糖和氨基酸通过细胞膜进入细胞内合成糖原和蛋白质时，必须有钾离子的参与。糖原合成时有大量的钾进入细胞内，分解时则释出，其比例为

1g 糖原：(0.36~0.45) mmol 钾。ATP 的生成也需要钾离子的参与。

②维持细胞内正常渗透压：钾在细胞内构成相应的渗透压，使水留在细胞内。

③维持神经肌肉正常的生理功能：钾是维持细胞膜静息电位的物质基础。静息膜电位对神经肌肉组织的兴奋性是不可缺少的，它主要取决于细胞膜对钾的通透性和膜内外钾的浓度差。血钾过高或过低都会导致神经肌肉兴奋性的降低。

④维持细胞内外的酸碱平衡：钾离子与钠离子、氯离子一起调节体液酸碱平衡。细胞失钾时，细胞外液中的钠离子和氢离子进入细胞内，引起细胞内酸中毒和细胞外碱中毒；反之，细胞外钾离子内移和氢离子外移，可引起细胞内碱中毒与细胞外酸中毒。

(2) 吸收与代谢：钾主要在空肠和回肠被吸收，吸收率为 90% 左右。人体每天的钾摄入量常大于其细胞外液的总钾量，因此需肾脏将过多的钾排出，以免钾在体内潴留。机体每天最低的排钾量在 10mmol 以上，钾摄入不足也可导致缺钾。除肾脏外，粪便和汗液也可排出少量的钾。

(3) 缺乏：长期禁食或少食、频繁呕吐腹泻、长期使用排钾利尿剂等都易引起钾缺乏。低血钾常见的临床表现为口苦、食欲缺乏、恶心、呕吐、腹胀、肠麻痹。表情淡漠、软弱无力、四肢不同程度的弛缓性瘫痪；严重者呼吸肌麻痹，腱反射减弱甚至消失，并出现心音低钝、心律失常、心电图异常等。

(4) 过量：血钾过高常见于肾衰竭等疾病，主要表现是因膜电位异常引发的障碍，如心肌的兴奋性、传导性和自律性异常。严重的高钾血症 (>6.5mmol/L) 可导致严重的心律失常并危及生命，需要紧急医学处理。

(5) 营养状况的评价指标：血清钾是一个重要指标，正常值为 3.5~5.5mmol/L。血清钾低于 3.5mmol/L 时可诊断为低钾血症，高于 5.5mmol/L 时可诊断为高钾血症。

(6) 供给量与食物来源：根据《中国居民膳食营养素参考摄入量 (2018)》，成人每天钾的 AI 为 2000mg/d，PI（预防慢性非传染性疾病的建议摄入量）为 3600mg/d。不同人群钾的 AI 和 PI 见附录七。大部分食物都含有钾，蔬菜和水果是钾的最好来源，富含钾的食物还有豆类、瘦肉、鱼类等。

4. 钠　人体的钠主要存在于细胞外液，其含量占总钠量的 44%~50%；骨骼中钠的含量也很高，可达 40%~47%；细胞内液中钠的含量则很低，仅占 9%~10%。

(1) 生理功能

①调节体液与渗透压：钠主要存在于细胞外液，是细胞外液中主要的阳离子，与对应的阴离子一起构成渗透压。细胞外液钠浓度影响细胞外液的容量，其持续变化会对血压有很大影响。细胞内外渗透压的变化影响细胞内外水的分布。

②维持酸碱平衡：钠在肾小管重吸收时与 H^+ 交换，促进体内酸性代谢产物的排泄，有助于维持体液酸碱平衡。

③影响神经、肌肉、心血管功能及能量代谢：钠不足时，能量的生成和利用较差，以至于神经肌肉传导迟钝。表现为肌无力、神志模糊甚至昏迷，出现心血管功能受抑制的症状。糖的利用和氧的利用必须有钠的参加。

(2) 吸收与代谢：每日摄入的钠几乎全部在空肠和回肠被吸收，主要从肾脏排出。钠与钙在肾小管内的重吸收过程中会发生竞争，当摄入钠多时，会相应减少钙的重吸收，从而增加尿钙的排泄，同时钠还可降低钙在骨骼中的沉积。钠还可从汗液中排出，在高温环境下，从事中等强度的劳动 4 小时，可使人体丢失钠 7~12g，因此，高温作业人群要注意钠等无机盐的补充。

(3) 缺乏：正常情况下不会发生钠缺乏。肾脏对钠有强大的调节能力，能根据全身钠含量和饮食钠的摄入量调节钠的排出量，不会产生明显的钠丢失，除非肾脏和肾外失钠（如由于消化液大量丢失、大量出汗）伴钠摄入不足。血清钠降低时可出现恶心呕吐、视物模糊、心率加速、血压下降、肌肉疼挛等症状，甚至导致昏迷、休克、急性肾功能衰竭而死亡。

(4) 过量：长期高钠饮食是引发高血压的重要危险因素之一。

（5）营养状况的评价指标：血清钠和尿钠是反映机体钠营养状况的两个重要指标。儿童和成人血清钠的正常值为 130～150mmol/L，尿钠正常值为 100～140mmol/L。

（6）供给量与食物来源：根据《中国居民膳食营养素参考摄入量（2018）》，18～49 岁成人钠的 AI 为 1500mg/d，PI 为 2000mg/d。不同人群钠的 AI 和 PI 见附录七。钠广泛存在于各种食物中，一般动物性食物中钠的含量高于植物性食物。人体钠的主要来源为食盐（氯化钠），也可来源于味精（谷氨酸钠）、小苏打等。

5. 磷 是人体必需的元素。人体内约 85% 的磷以羟磷灰石结晶 $[Ca_{10}(PO_4)_6(OH)_2]$ 的形式存在于骨骼和牙齿中，其余主要以有机磷酸酯的形式存在于软组织中，细胞外液中仅约 2g，以磷脂和无机磷酸盐形式存在。

（1）生理功能：构成骨骼和牙齿；是核酸、磷蛋白等的组成成分；是磷脂的组成成分，参与细胞膜结构；是多种酶的构成成分或调节因子，调节机体糖类、脂肪及蛋白质代谢；是体内主要的碱性缓冲离子 $H_2PO_4^-$ 和 $H_2PO_4^{2-}$ 的组成成分，维持机体的酸碱平衡；是高能磷酸化合物三磷酸腺苷的组成成分，参与能量代谢。

（2）吸收与代谢：磷的吸收主要在小肠，摄入混合膳食时，吸收率达 60%～70%。吸收形式为磷酸盐，在酸性环境下易吸收，Ca^{2+}、Mg^{2+}、Fe^{2+} 等与磷酸形成不溶性的盐，因而影响磷的吸收。钙、磷比例不恰当也会影响磷的吸收，成人最适比例为 1:（1～2）。与钙相似，磷的吸收也受甲状旁腺激素、$1,25-(OH)_2-VitD_3$ 的调节。磷主要经肾脏排出体外，少量磷也可由汗液排出。

（3）缺乏与过量：由于磷来源广泛，体内对磷的需要量从正常膳食中可得到满足，一般不会缺乏。临床常见磷缺乏的患者多是长期使用大量抗酸药物氢氧化铝或禁食者。磷缺乏会增加佝偻病、骨质疏松症等发生的风险。磷过量主要发生在某些疾病情况下，如肾功能衰竭。

（4）供给量与食物来源：根据《中国居民膳食营养素参考摄入量（2018）》，18～49 岁成人膳食磷的 RNI 为 720mg/d，UL 为 3500mg。不同人群磷的参考摄入量见附录七。

磷广泛存在于各种食物中，其中豆类、花生、瘦肉、核桃、蛋黄中磷的含量比较丰富。谷类及大豆中的磷主要以植酸盐形式存在，不易被人体消化，预先通过发酵或将谷粒、豆粒浸泡在热水中，植酸能被酶水解成肌醇与磷酸盐，可提高磷的吸收率。

（三）微量元素

1. 铁 是人体必需微量元素中含量最多的一种，成年人体内含铁 3～5g，其含量随性别、年龄、体重、营养和健康状况的不同而有较大的个体差异。成年人体内约 75% 的铁为功能性铁，主要存在于血红蛋白、肌红蛋白和含铁酶中；其余 25% 的铁是贮存铁，以铁蛋白和含铁血黄素的形式存在于肝、脾和骨髓中。

（1）生理功能

①维持正常造血功能，参与氧的运输和贮存。红细胞的血红蛋白是氧的运输载体，铁在骨髓造血组织中进入幼红细胞，与卟啉结合形成血红素，后者再与珠蛋白结合成血红蛋白。缺乏铁时，由于血红蛋白合成不足，新生红细胞的血红蛋白含量下降，红细胞体积小、颜色淡，从而影响氧的运输。铁还参与肌红蛋白的合成，肌红蛋白也是一种含血红素的蛋白质，其基本功能是在肌肉组织中转运和贮存氧。

②参与能量代谢。铁是细胞色素酶以及电子传递链的主要复合物的重要组成部分。细胞色素酶是身体内复杂的氧化还原过程中所不能缺少的物质，有了它才可完成电子传递，使在三羧酸循环里脱下的氢原子和由血红蛋白从肺运来的氧结合生成水，同时释放出能量，以供给机体的需要。

③与某些金属酶的合成与活性密切相关。铁参与过氧化物酶、过氧化氢酶、单胺氧化酶等的合成，并与琥珀酸脱氢酶、细胞色素 C 还原酶等的活性密切相关。

④其他重要功能。催化 β-胡萝卜素转化为维生素 A，参与嘌呤与胶原的合成、脂类转运及肝脏解毒等。缺铁还可导致身体内其他无机盐，如锌、铜等的代谢障碍。铁与机体免疫功能有关，铁的过

剩与铁的缺少均可以使机体的感染机会增多。

（2）吸收与代谢：铁的吸收主要在十二指肠和空肠上段进行。无机铁以 Fe^{2+} 形式吸收，络合物铁的吸收大于无机铁。对铁的吸收能力与机体对铁的需要有关，当机体缺铁时，吸收铁的能力增强。铁在酸性环境中易溶解而便于吸收。

膳食中的铁可分为血红素铁和非血红素铁两种。血红素铁主要存在于动物性食物中，与血红蛋白、肌红蛋白中的卟啉结合，直接被肠黏膜细胞吸收，故吸收率一般可达 10% ~ 20%。

非血红素铁主要存在于植物性食物中，一般以 Fe^{3+} 形式存在。三价铁被还原为二价铁，或与某些物质形成络合物后才能被机体吸收。非血红素铁的吸收率一般只有 3% ~ 5%。促进非血红素铁吸收的主要因素包括维生素 C、维生素 A、胡萝卜素、维生素 B_2、果糖以及某些氨基酸等。维生素 C 除能与铁螯合促进铁的吸收外，还能在肠道内将三价铁还原为二价铁，从而促进铁的吸收。抑制非血红素铁吸收的主要因素包括谷物和蔬菜中的植酸、草酸；茶叶中的鞣酸及多酚类物质等；胃酸缺乏和抗酸药物的使用，会影响二价铁的形成，因而也会阻碍铁的吸收。

成人每天需要 20 ~ 30mg 铁用于红细胞生成，其中 95% 以上来自体内铁的再利用。再利用的铁主要来自衰老的红细胞。机体内铁的丢失主要是由于胃肠黏膜细胞脱落和失血所致，也有因皮肤细胞脱落而丢失。妇女在月经期损失铁较多，月经期间每天约损失铁 2mg，每个月经周期损失铁 8 ~ 10mg，因此应适当增加铁供给量。此外，孕妇铁的需要量也会增加。

（3）缺乏：铁缺乏是一种很常见的营养缺乏病。婴幼儿、孕妇和乳母对铁的需要量相对较大，尽管每天膳食中含铁量不低，但吸收率低，故易造成铁缺乏。青春期少女和育龄妇女因月经失血，也易处于铁缺乏状态。

铁缺乏的症状由轻到重一般可分为三个阶段：第一阶段为铁减少期，此阶段体内铁贮存减少，血清铁蛋白减少，但无任何临床表现；第二阶段为红细胞生成缺铁期，其特征是血清铁蛋白、血清铁及运铁蛋白浓度都下降，但红细胞、血红蛋白值在正常范围，无临床表现，故称为无贫血的铁缺乏期（或隐性缺铁期）；第三阶段为缺铁性贫血期，此时血红蛋白和红细胞的数量、压积均下降，并伴有缺铁性贫血的临床表现。

最常见和最早出现的症状为疲乏、困倦、软弱无力；皮肤、黏膜苍白（一般观察睑结膜、手掌大小鱼际及甲床的颜色）；皮肤干燥、角化和萎缩，毛发易折与脱落；指甲不光整、扁平甲、反甲和灰甲；口角炎与舌炎、食欲减退、异食癖、腹部胀气、恶心、便秘等；心悸为最突出的症状之一；严重贫血时，可引起心绞痛、心脏扩大、心力衰竭；头晕、头痛、耳鸣、注意力不集中、嗜睡等均为常见症状；贫血严重时可出现晕厥，特别是老年患者；铁缺乏的婴幼儿和青少年儿童常表现呆滞，对周围的事物不感兴趣，易烦躁，注意力不易集中，学习能力和记忆力下降，严重时可影响机体的正常生长发育。女性常有月经失调，如闭经或月经过多；男女两性性欲减退。妊娠妇女缺铁与早产、低出生体重儿及胎儿死亡有关。铁缺乏时机体抗感染能力降低，易患感染性疾病。

（4）过量：正常膳食情况下不会有铁过量的情况出现，铁摄入过量主要见于服用铁制剂者。铁摄入过量会造成大量的铁在机体内蓄积。当正常的铁贮存机制不能容纳总的机体铁时，过量的铁会导致组织炎症、多器官的损伤和纤维化。研究发现，体内铁的贮存过多与多种疾病如心脏和肝脏疾病、糖尿病、某些肿瘤有关。

（5）营养状况的评价指标

①血红蛋白：血红蛋白是贫血最常用的评价指标，贫血的判定标准是：男性的血红蛋白低于 120g/L，女性低于 110g/L，孕妇低于 100g/L。

②血清铁蛋白：血清铁蛋白的测定是估计铁贮存状态的一种敏感方法。在缺铁早期，体内贮存的铁含量减少，即可导致铁蛋白降低，此时血红蛋白可能正常，因此，有条件的医疗保健机构，对容易缺铁的重点人群（妇女和儿童，尤其是孕妇）要注意监测铁蛋白水平，及时发现和早期干预铁缺乏。当血清铁蛋白小于 12μg/L 时可诊断为缺铁。

③血清铁：当血清铁小于 500μg/L、总铁结合力大于 4500μg/L 和运铁蛋白饱和度小于 15% 时，可诊断为缺铁。由于正常人血清铁水平会受炎症、妊娠、服用避孕药等影响，所以血清铁一般不单独作为诊断缺铁的指标。

④红细胞游离原卟啉（FEP）：在缺铁进程的中期，随着骨髓贮存铁的耗竭，红细胞内血红蛋白合成过程中部分原卟啉分子无法与铁结合形成血红素，导致 FEP 增高。

⑤网织红细胞计数：是判断骨髓红系造血功能的一项经典指标。缺铁性贫血红系代偿致网织红细胞增多。

（6）供给量与食物来源：根据《中国居民膳食营养素参考摄入量（2018）》，18～49 岁成人铁的 RNI 分别为男性 12mg/d，女性 20mg/d；男女性 UL 均为 42mg/d。孕早期妇女 RNI 为 20mg/d、孕中期妇女为 24mg/d、孕晚期妇女为 29mg/d、哺乳期为 24mg/d。不同人群铁的参考摄入量见附录。

膳食中铁的良好来源为动物肝脏、动物全血、畜禽肉类和鱼类。此外，桂圆、大枣、鹿茸、地黄、细辛、当归等含铁多。蔬菜、蛋类、牛奶及奶制品铁含量不高，且吸收率低。动物性食品铁的吸收率一般高于植物性食物。

2. 锌　主要存在于骨骼，其次在皮肤、肌肉、牙齿中。此外，人体的肝、肾、心、胰、脑、肾等器官也含有一定量的锌，尤以视网膜和前列腺为多。

（1）生理功能

1）维持机体正常代谢和促进生长发育：锌参与多种含锌金属酶的构成，已知含锌的酶有 200 多种，如碳酸酐酶、碱性磷酸酶、羧肽酶、胸腺嘧啶核苷酸酶、DNA 和 RNA 聚合酶等，与核酸和蛋白质的生物合成、细胞的生长、分裂和分化等过程有关。因此锌对维持机体正常代谢和促进机体生长发育有重要作用。

2）维持皮肤的正常功能：锌与胶原蛋白和角蛋白合成有关，对维持上皮和黏膜组织正常、防御细菌和病毒侵入、促进伤口愈合、减少痤疮等皮肤病变有重要作用。

3）促进器官和性功能的正常发育：锌与精子的形成及功能有关，男性前列腺、睾丸与精液中锌含量较多，特别是精液中含量比血浆高 50 倍以上，缺乏将影响男性的性器官发育和性腺成熟，可致男性不育。女性缺乏时可出现月经初潮推迟。

4）促进食欲：锌可通过参与构成一种含锌蛋白（即唾液蛋白），从而对味觉和食欲发生作用。

5）促进维生素 A 的代谢和生理作用：锌在体内可促进视黄醛的合成和构型转化；参与肝中维生素 A 的动员，使血浆维生素 A 的浓度保持恒定，对于维持正常暗适应能力有重要作用。

6）参与免疫功能：锌可促进淋巴细胞的增殖和维持其活动能力。

7）与脑组织发育和智力有关。

（2）吸收与代谢：锌主要在小肠吸收。吸收的锌一般与血浆中的白蛋白或转铁蛋白结合，随血液分布于全身各组织。食物中锌的吸收率一般为 20%～30%。促进膳食锌吸收的因素有组氨酸、半胱氨酸、柠檬酸、维生素 D 等。抑制锌吸收的因素有植酸、膳食纤维以及过量的铁、钙、铜等。锌代谢后主要通过粪便排出，仅有少量随尿排出。

（3）缺乏

1）原因。锌存在于各种食物中，一般情况下膳食中的锌完全可以满足人体对锌的基本需求而不会引起缺乏。但国内孕妇及儿童锌缺乏发生率高达 30%。

2）锌缺乏的临床表现主要有以下几个方面。

①生长发育障碍。孕妇缺锌，可致胎儿成为无脑畸形儿、早产儿、低体重儿。儿童发生慢性锌缺乏病时，主要表现为生长停滞。

②性发育障碍。青少年缺锌会使器官发育不全、性成熟推迟、第二性征发育不全等；成人缺锌可致性功能障碍以及不孕、不育。

③味觉、嗅觉、视觉障碍。不论儿童或成人缺锌，均可引起味觉减退及食欲缺乏，出现异食癖，

常见为食土癖。严重缺锌时，即使肝脏中有一定量的维生素 A 储备，亦会出现暗适应能力降低。

④影响皮肤。容易出现复发性口腔溃疡，痤疮，皮肤干燥、粗糙等症状。急性锌缺乏病主要表现为皮肤损害和秃发病，也会伴有腹泻、嗜睡、抑郁症和眼损害等症状。

⑤肠原性肢体皮炎。肠原性肢体皮炎为地方性遗传性疾病，我国湖北仙桃地区 1979～1988 年共发现 89 例。此病多有家族史，患者多在幼儿母乳喂养停止后发病，病因主要是小肠吸收锌功能不全（异常）。临床特征有：进展性的肢端、口腔、肛门、生殖器部位的大脓疱皮炎，同时伴有甲沟炎和秃发；慢性腹泻、体瘦、角膜浑浊等也是常见的症状。通过补锌可使 80% 以上的患者痊愈。

（4）过量：锌过量会损害免疫功能，主要是影响中性粒细胞吞噬功能和抑制细胞杀伤能力。但日常膳食不会导致锌的过量。

（5）营养状况的评价指标：一般采用血清锌、发锌和唾液锌等作为锌营养状况评价的参考指标。但缺锌的诊断目前还没有特异性方法。由于血清锌指标不稳定，发锌可作为慢性锌缺乏的参考指标。

（6）供给量与食物来源：根据《中国居民膳食营养素参考摄入量（2018）》，成年男性、女性锌的 RNI 分别为 12.5mg/d 和 7.5mg/d，不同人群锌的参考摄入量参见附录八。

锌主要来源于动物性食物，贝壳类海产品、红色肉类、动物内脏类等都是锌的良好来源。另外干果类、谷类胚芽等也富含锌。中药补骨脂、杜仲、何首乌、人参、五味子、山药等含锌较多，蔬菜、水果中锌的含量较低。

3. 碘　是人体必需的微量元素之一。人体中甲状腺的含碘量最高，占全身碘的 70%～80%。甲状腺的碘以一碘酪氨酸、二碘酪氨酸、三碘甲状腺原氨酸（T3）和甲状腺素（T4）的形式存在，其余的碘分布于皮肤、骨骼、淋巴结和脑组织中。

（1）生理功能：碘的生理作用主要通过甲状腺素来完成。甲状腺素的主要生理功能如下所述。

①促进生物氧化：甲状腺素参与磷酸化过程，调节能量的转换，促进物质的分解代谢，加强产热作用。甲状腺激素分泌过多，会导致基础代谢增高，表现为体温增高、怕热多汗、消瘦无力等。

②调节蛋白质、碳水化合物和脂肪代谢：当蛋白质摄入不足时，甲状腺素可促进蛋白质合成；但当摄入蛋白质充足时，甲状腺素可促进蛋白质分解。它可促进糖和脂肪代谢，包括促进三羧酸循环和生物氧化，促进糖的吸收，加速肝糖原分解，促进周围组织对糖的利用；通过肾上腺素促进脂肪的分解和氧化等。

③促进生长发育：甲状腺素有促进蛋白质合成的作用，对人体的生长发育具有重要意义。促进神经系统的发育、组织的发育和分化，这些作用对胚胎发育期和出生后的早期尤为重要。

④调节水盐代谢：甲状腺素缺乏时可引起组织内水盐潴留，从而导致黏液性水肿。

⑤促进维生素的吸收和利用：甲状腺素能促进烟酸的吸收和利用，促进胡萝卜素转变为维生素 A。

（2）吸收与代谢：食物中的碘进入胃肠道后被迅速吸收，3 小时内可完全被吸收，并迅速转运至血浆，遍布于各组织中，但只有甲状腺能利用碘合成甲状腺素。肾是碘排出的主要途径，此外还可由粪便排出，但很少从汗液排出。

（3）缺乏：碘缺乏病的主要原因是环境缺碘，通过生物链的作用可导致生活在该地区的人群缺碘。不同时期碘缺乏病的临床表现如下所述。

①胎儿期：流产、死胎、先天畸形、围产期死亡率增高、婴幼儿期死亡率增高；缺碘使甲状腺激素合成不足，严重影响胎儿中枢神经系统，尤其是大脑的分化与发育。胎儿期或出生不久即已发生的甲状腺功能减退症，可导致呆小病（又称克汀病），克汀病的临床表现是呆、小、聋、哑、瘫；神经运动功能发育延迟。

②新生儿期：新生儿甲状腺肿、甲状腺功能减退，严重者可致克汀病。

③儿童期和青春期：表现为甲状腺肿、青春期甲状腺功能减退、亚临床型克汀病、智力发育障碍、体格发育障碍、单纯聋哑等，最严重为克汀病。

④成人期：成人缺碘主要表现为甲状腺肿。由于碘缺乏引起的甲状腺肿常具有地区性特点，故称为地方性甲状腺肿。严重缺碘可引起甲状腺功能减退。从 1993 年开始，我国采用食盐加碘的措施来改善人群碘缺乏的状况。

（4）碘过量：碘过量会增加甲状腺疾病的发生风险，如高碘甲状腺肿、高碘性甲状腺功能亢进症等。根据我国高碘性甲状腺肿的发病来看，当人群尿碘水平达 $800\mu g/L$ 时，则可造成高碘性甲状腺肿。缺碘地区在食盐加碘后的 1～3 年内，高碘性甲状腺功能亢进症的发病率升高，而后才逐渐下降至加碘前的水平。严重缺碘地区人群碘的摄入量不宜过高或过快地提高，其尿碘的适宜水平为 100～$200\mu g/L$。

碘过量通常发生在饮水和食物中含碘量高的地区。按市售碘盐中每克盐含碘 20～$50\mu g$ 计算，中国人每天摄碘量达到 220～$850\mu g$，远远超过 WHO 划定的 $200\mu g/d$ 的安全线。特别是在沿海地区，除进食加碘盐外，还有较多海产品的摄入，因此更应注意碘过量问题。

（5）营养状况的评价指标

①垂体－甲状腺轴系激素：T_3 及 T_4 或 FT_4 下降、TSH 升高均提示碘缺乏；TSH 可作为筛查评估婴幼儿碘营养状况的敏感指标。

②尿碘：碘主要经肾脏排出体外，尿碘的含量反映体内碘的营养状况。尿碘测定宜用 24 小时尿样本，其次为空腹晨尿。尿碘常以尿碘与尿肌酐比值表示。

③儿童甲状腺肿大率：甲状腺肿大率大于 5%，提示该人群碘营养不良。

④其他：儿童生长发育指标，如身高、体重、性发育、骨龄等，可反映过去与现在的甲状腺功能。通过检测智商及其他神经系统功能，可了解碘缺乏对脑发育的影响。

（6）供给量与食物来源：根据《中国居民膳食营养素参考摄入量（2018）》，成人碘的 RNI 为 $120\mu g/d$，孕妇为 $230\mu g/d$，乳母为 $240\mu g/d$，UL 为 $600\mu g/d$。其他人群碘的参考摄入量参见附录八。

海产品如海带、紫菜、鱼类等含碘丰富，是碘的良好食物来源。动物性食物碘的含量大于植物性食物。加碘盐是我国居民主要膳食碘的来源。

4. 硒　是人体必需的微量元素，广泛分布于所有的组织和器官中，肝、胰、肾、心、脾、牙釉质和指甲中浓度较高，脂肪组织中硒的浓度最低。

（1）生理功能

①抗氧化：硒是谷胱甘肽过氧化物酶（GSH－PX）的组成成分，该酶能促进过氧化物（如过氧化氢、超氧阴离子、脂酰游离基等）还原为羟基化合物，从而保护细胞膜及组织免受过氧化物损伤，维持细胞的正常功能。

②促进生长、保护视觉器官以及抗肿瘤：硒是机体生长必需的微量元素，补硒可减少视网膜的氧化损伤，提高视力，白内障及糖尿病性失明者补硒后，视觉功能有所改善。

③保护心血管和心肌：硒能降低心血管病的发病率，保护心肌，我国以心肌损害为特征的克山病与缺硒有密切关系。

④解毒：硒可与汞、镉、铅等重金属结合形成金属硒蛋白复合物，使之排出体外，从而达到解毒的效果。

⑤增强免疫力：动物实验证实，硒缺乏时，吞噬细胞和中性粒细胞的功能减弱，合成的免疫球蛋白减少。硒缺乏地区肿瘤发病率明显升高。

（2）吸收与代谢：硒主要在小肠中被吸收，吸收率大于 60%。硒的吸收率与化学结构、溶解度有关。有机硒比无机硒更易吸收。硒主要由尿排出，占总量的 50%～60%。少量的硒可从肠道排出，汗液和呼出气体也可排出极少量的硒。

（3）缺乏：缺硒与克山病的发生有关，临床上主要表现为心脏扩大、心力衰竭或心源性休克、心律失常等。实验室检查可见血硒和 GSH－PX 活力下降。大骨节病是以发育期的儿童软骨变性坏死为主要病理特征的地方病。此种病区常与克山病病区重叠，其发病率亦与硒含量呈负相关，补硒可预防并有一定的疗效。

（4）过量：硒过量会导致中毒，中毒症状为指甲变形、头发脱落、肢端麻木、抽搐，严重者偏瘫、死亡。

（5）营养状况的评价指标

①硒含量：通过测定血、发、尿、指（趾）甲等组织的硒含量，可评价人体硒的营养状况。红细胞硒反映的是远期膳食硒的摄入情况，因为人的红细胞寿命为120天；血浆（血清）硒反映的是近期膳食硒的摄入情况；血小板硒反映的是最近膳食硒的摄入情况，因为人血小板的寿命为7~14天。头发硒和指（趾）甲硒与血硒有很好的相关性，头发硒能反映较远期的硒状态。

②GSH－PX活性：GSH－PX代表了硒在体内的活性形式，通常测定全血的GSH－PX活性（一般红细胞中的GSH－PX活性占全血GSH－PX活性的90%以上）来进行人体硒的营养状况评价。与血硒相似，红细胞、血浆、血小板的GSH－PX活性分别代表远期、近期、最近硒状态的变化。

（6）供给量与食物来源：根据《中国居民膳食营养素参考摄入量（2018）》，14岁以上我国居民成人膳食硒的RNI为60μg/d，UL为400μg/d，不同人群硒的参考摄入量参见附录八。

海产品和动物内脏是硒的良好食物来源，鱼子酱、海参、牡蛎、蛤蜊和动物肝脏、肾等含硒丰富。黄芪、母乳含硒多。食物的含硒量随地区不同而异。

5. 铬　是人体内必需的微量元素。在人体中含量甚微，骨骼、大脑、肌肉、皮肤和肾上腺中铬含量较高。

（1）生理功能：铬能增强胰岛素的作用，促进葡萄糖的利用及葡萄糖到脂肪的转化；铬还具有降低血清胆固醇的作用；铬与核酸结合可调节细胞的生长。

（2）吸收与代谢：铬可与有机物结合成为具有生物活性的复合物，从而提高铬的吸收率。草酸盐和植酸盐可干扰铬的吸收，而维生素C促进铬的吸收。铬主要经肾脏排泄，少量铬由胆汁排泄。

（3）缺乏与过量：铬缺乏时会出现糖耐量降低或血糖升高、尿糖升高，且对胰岛素治疗不敏感。铬中毒多发生在制革工业的从业者中，中毒症状为过敏性皮炎。

（4）供给量与食物来源：根据《中国居民膳食营养素参考摄入量（2018）》，铬的成人AI为30μg/d，不同人群铬的AI参见附录八。

动物性食物中，肉类和海产品（牡蛎、海参、鳗鱼等）含铬较多。植物性食物，如谷物、豆类、坚果类、黑木耳、紫菜等，含铬也很丰富，啤酒酵母和动物肝脏中的铬以葡萄糖耐量因子的形式存在，吸收利用率较高。

6. 铜　是人体必需的微量元素，广泛分布于生物组织中，大部分以有机复合物的形式存在。

（1）生理功能：铜是铜蓝蛋白的构成成分，铜蓝蛋白和亚铁氧化酶Ⅱ可氧化铁离子，使铁离子结合到运铁蛋白，对促进铁的吸收和转运，促进血红素和血红蛋白的合成均具有重要作用；铜对维护中枢神经系统的完整性有重要意义；铜还参与构成赖氨酰氧化酶，能促进骨骼、皮肤和血管中胶原蛋白和弹性蛋白的交联；铜还是超氧化物歧化酶的重要成分，超氧化物歧化酶能催化超氧离子生成氧和过氧化氢，从而保护细胞免受超氧离子引起的损伤。

（2）吸收与代谢：铜在小肠被吸收，主要经胆汁由肠道粪便排出，少量的铜可从尿、皮肤、头发和指甲排出。

（3）缺乏与过量：铜缺乏症比较少见。如摄入过多可致中毒，主要表现为蓝绿粪便、唾液以及行动障碍等。

（4）供给量与食物来源：根据《中国居民膳食营养素参考摄入量（2018）》，成年人铜的RNI为0.8mg/d，UL为8.0mg/d，不同人群铜的参考摄入量参见附录。铜广泛存在于各种食物中，牡蛎、贝类、动物肝、肾、豆类等均是铜的良好来源，奶类和蔬菜中铜的含量较低。

7. 钴　是人体必需的微量元素，肝、肾及骨骼中含量较高。

（1）生理功能：钴的生理功能主要是参与构成维生素B_{12}，从而促进红细胞的成熟；钴可以影响甲状腺的代谢，并可调节铁、铜、硒等微量元素的代谢。

（2）缺乏与过量：钴缺乏较少见，钴缺乏与甲状腺肿大有关。钴过量会引起食欲减退、体重下降、贫血甚至死亡。钴在肉类、海产品和绿叶菜中含量丰富。

六、维生素

维生素是维持人体生命活动所不可缺少的一类营养素，在机体的物质代谢和能量代谢中起着十分重要的作用。

（一）概述

1. 维生素命名和共同特点

（1）命名：维生素的命名有三种方式：一是按发现顺序以英文字母顺序命名，如维生素 A、维生素 B、维生素 C、维生素 D、维生素 E 等；二是按化学结构命名，如视黄醇、核黄素、硫胺素等；三是按生理功能命名，如抗坏血酸、抗干眼症因子等。同一种维生素可以有两种或三种命名方法，如维生素 C 又称抗坏血酸。

（2）维生素的共同特点：①存在于天然食物中；②在机体内不提供能量；③一般不是机体的构成成分；④机体只需要极少的数量即可满足维持正常生理功能的需要，但绝对不可缺少；⑤虽然机体自身可合成部分维生素，但一般不能充分满足机体需要，所以必须经常由食物来供给。

2. 分类 根据维生素的溶解性可将其分为两大类，即脂溶性维生素和水溶性维生素。

（1）脂溶性维生素：指不溶于水而溶于脂肪及有机溶剂的维生素，包括维生素 A、维生素 D、维生素 E 和维生素 K 四种。除具有一般维生素的特点外，脂溶性维生素的共同特点有以下几个方面：①在食物中它们经常与脂类共存，其吸收与脂类的吸收有关；②与其他脂类一起贮存于脂肪组织中，通过胆汁缓慢排出体外；③长期过量摄入会在体内蓄积而导致中毒，但若摄入不足会缓慢出现缺乏；④用一般血液指标不易查出脂溶性维生素的短期缺乏。

（2）水溶性维生素：指可溶于水的维生素，主要有 B 族维生素和维生素 C。B 族维生素包括维生素 B_1、维生素 B_2、维生素 B_6、维生素 B_{12}、烟酸、叶酸、泛酸和生物素等。除具有一般维生素的特点外，水溶性维生素的共同特点有以下几个方面：①一般以前体形式存在于天然食物中，易溶于水，排泄率高，绝大多数随尿液排出，在体内仅有少量贮存，大剂量摄入不会发生蓄积，毒性小；②大多数以辅酶或辅基的形式参加各种酶的催化反应，参与机体糖、蛋白质、脂肪等多种物质的代谢及能量代谢；③用血或尿样中的标记物可检测其代谢状况；④若摄入不足，可较快地出现缺乏表现。

（二）脂溶性维生素

1. 维生素 A 及类胡萝卜素 维生素 A 又称视黄醇或抗干眼症因子，是一类具有视黄醇生物活性的物质，包括维生素 A_1 和维生素 A_2。维生素 A_1 存在于哺乳动物及咸水鱼的肝脏中；维生素 A_2 存在于淡水鱼肝脏中，活性较低。通常所说的维生素 A 是指维生素 A_1。

维生素 A 耐高温和耐酸碱，但在高温、光照条件下易被氧化。天然存在于动物性食物中的维生素 A 是比较稳定的，一般烹调和罐头食品加工不易破坏。当食物中含有磷脂、维生素 E、维生素 C 或其他抗氧化物质时，有助于保持维生素 A 和 β-胡萝卜素的稳定性。但当油脂酸败时，其中的维生素 A 会被严重破坏。

类胡萝卜素是一类重要的天然色素的总称，属于类萜化合物，普遍存在于动物、植物、真菌、藻类中的黄色、橙红色或红色的色素之中。自 19 世纪初分离出胡萝卜素，至今已经发现的天然类胡萝卜素达 600 多种，如 α-胡萝卜素、β-胡萝卜素、γ-胡萝卜素、叶黄素、玉米黄素、番茄红素以及 β-隐黄素等。类胡萝卜素不溶于水，溶于脂肪和有机溶剂。α-胡萝卜素、β-胡萝卜素、γ-胡萝卜素可在人体内转化为维生素 A，因此被称为维生素 A 原。其中 β-胡萝卜素的转换效率最高。β-胡萝卜素有 20 余种异构体，主要是全反式，不溶于水，微溶于植物油，在脂肪族和芳香族的烃中有中等溶解性，易溶于氯仿，化学性质不稳定，易在光照和加热时发生氧化反应。

人体从食物中摄取的维生素 A 和各种类胡萝卜素的总量用视黄醇活性当量（RAE，μg）来表示，指包括视黄醇和 β–胡萝卜素在内的具有维生素 A 活性的物质相当于视黄醇的量。视黄醇活性当量（μg）＝膳食或补充剂来源全反式视黄醇（μg）＋1/2 补充剂纯品全反式 β–胡萝卜素（μg）＋1/12 膳食全反式 β–胡萝卜素（μg）＋1/24 其他膳食维生素 A 原类胡萝卜素（μg）。

（1）生理功能

①构成视觉细胞内的感光物质，维持正常暗视觉：维生素 A 参与人视网膜杆状细胞内视紫红质的合成。视紫红质是由视蛋白和 11–顺式视黄醛组成的复合蛋白质，对光敏感，可感受弱光或暗光。当视紫红质感光时，其中的 11–顺式视黄醛在光异构作用下转变成全反式视黄醛，并与视蛋白分离，同时引发神经冲动，传到大脑后产生视觉。人从明处进入暗处，因视紫红质已耗竭，所以暂时无法看清物体，只有在足够的视紫红质重新合成后才能看清物体，这一过程称为暗适应。

②参与糖蛋白的合成，维持上皮细胞的完整性和机体免疫力：维生素 A 参与糖蛋白的合成，细胞膜的功能与细胞表面的糖蛋白密切相关，维生素 A 可以调节上皮组织细胞的生长与分化，维持上皮组织的正常形态与功能。当维生素 A 缺乏时，会引起糖蛋白合成异常，使上皮组织干燥、增生和角化。免疫球蛋白也是糖蛋白，当体内维生素 A 缺乏时，机体免疫功能降低，易引起呼吸道和消化道感染。

③促进生长发育：促进蛋白质的生物合成和骨细胞的分化，促进机体的生长和骨骼的发育。婴幼儿缺乏维生素 A 会出现生长发育迟缓或停止。孕妇缺乏维生素 A 会直接影响胎儿发育，甚至发生死胎。

④促进铁吸收：维生素 A 和类胡萝卜素在肠道内可以和铁络合，使铁保持溶解状态，防止植酸、草酸等与铁形成不溶性的络合物，促进铁的吸收利用。

⑤抑制肿瘤细胞生长：研究表明，维生素 A 的摄入量与肿瘤的发生呈负相关，可能与其具有阻止恶性肿瘤形成的抗启动基因活性有关。

⑥β–胡萝卜素的功能：除可转化为维生素 A 外，β–胡萝卜素在体内能直接清除自由基，具有抗氧化作用。大量研究证实，胡萝卜素具有解毒、抗癌、预防心血管疾病、防治白内障和保护肝脏等作用。

（2）代谢：食物中视黄醇主要是与脂肪酸结合成视黄醇酯的形式存在，在小肠水解为视黄醇，被吸收后重新合成视黄醇脂，以脂蛋白的形式贮存于储脂细胞内。

维生素 A 与 β–胡萝卜素的吸收过程是不同的。维生素 A 的吸收为主动吸收，需要能量，吸收速率比 β–胡萝卜素快。β–胡萝卜素的吸收为物理扩散，其吸收量与摄入量多少相关。胡萝卜素的吸收部位在小肠，小肠黏膜细胞内含有胡萝卜素加氧酶，在其作用下进入小肠黏膜细胞的 β–胡萝卜素被分解为 2 分子视黄醛或视黄醇。

（3）缺乏：维生素 A 缺乏的原因主要是摄入不足。长期对脂肪的吸收不良，如患有消化系统疾病、胃肠部分切除等，往往导致维生素 A 缺乏。维生素 A 缺乏主要表现在以下几方面。

①夜盲症：早期表现为暗适应能力下降，即当从光亮的环境突然进入到黑暗处时，人的眼睛看清楚暗处物体的时间延长。严重者在暗光下无法看清物体，成为夜盲症，俗称"雀目眼"。

②干眼症：结膜角化、泪腺分泌减少形成干眼症，进一步发展可出现角膜溃疡、穿孔、失明，还可出现结膜皱褶和毕脱斑。

③皮肤改变：大腿和上臂最早出现皮肤干燥，重者可累及整个背部，伴有角化过度性毛囊丘疹，剥之留一小凹陷，称为毛囊角化过度症；还可出现毛发变灰，质脆易脱落；指（趾）甲薄脆，有纵沟、横纹，典型者呈蛋壳甲，甲板透明；汗腺、皮脂腺萎缩，毛发干枯脱落。

④生长发育迟缓：缺乏维生素 A 的儿童生长停滞、发育迟缓、骨骼发育不良。

⑤免疫和生殖功能下降；缺铁性贫血的发生风险增加。

（4）过量：人体摄入过量的维生素 A 会造成中毒，主要表现为以下两个方面。

①急性中毒：一次或连续多次摄入大量的维生素 A，如成人大于 RNI 100 倍或儿童大于 20 倍均可

引起急性中毒，症状为恶心、呕吐、眩晕、视物模糊、肌肉活动失调。婴儿可出现厌食、乏力、嗜睡等症状。

②慢性中毒：当长期摄入超过 RNI 10 倍的维生素 A 时可引起慢性中毒，表现为头痛、脱发、肝脾肿大、皮肤瘙痒和干燥等；孕妇在怀孕早期若长期摄入 RNI 3~4 倍的维生素 A，可引起流产或胎儿畸形。绝大多数维生素 A 中毒是由于服用过量的维生素 A 制剂（如鱼肝油）所致，食用大量动物肝脏也可导致中毒。

只有当有需要时，人体才会将 β – 胡萝卜素转换成维生素 A。这一个特征使 β – 胡萝卜素成为维生素 A 的一个安全来源，不会有因过量摄食而造成维生素累积中毒现象。大量摄入富含胡萝卜素的食物，可出现皮肤变黄，但一般不会产生毒副作用，停止食用后，上述现象会慢慢消失。

（5）营养状况的评价指标

①视觉暗适应能力测定：维生素 A 缺乏最早的症状是暗适应能力降低。暗适应能力测定标准如下：超过 30 秒，称为暗适应能力降低；超过 120 秒，称为夜盲症。

②血清维生素 A 水平测定：成人血清维生素 A 的正常含量范围为 430~860μg/L，低于 200μg/L 可以诊断为维生素 A 缺乏。

③其他：维生素 A 营养状况的评价指标还有相对剂量反应试验、改进的相对剂量反应试验、血浆视黄醇结合蛋白测定等。

（6）供给量与食物来源：根据《中国居民膳食营养素参考摄入量（2018）》，成年男性、女性维生素 A 的 RNI 分别为 800μgRAE/d、700μgRAE/d，UL 为 3000μgRAE/d，其他人群参考摄入量参见附录九。

维生素 A 的良好来源是各种动物肝脏、鱼肝油、奶油、鸡蛋等。植物性食物提供类胡萝卜素，其中 β – 胡萝卜素在深绿色或红黄色的蔬菜和水果中含量丰富，如胡萝卜、红心红薯、芒果、辣椒和柿子等，一般越是颜色鲜艳的水果或蔬菜，β – 胡萝卜素含量越丰富。药食同源食物车前子、防风、紫苏、藿香、枸杞子等含有丰富的胡萝卜素。实验表明，如果烹调时采用压力锅炖，因为减少了胡萝卜素与空气的接触，β – 胡萝卜素的保存率可高达 97%。β – 胡萝卜素的消化、吸收率与烹调时所用的油脂量密切相关，用足量食油烹调后的熟食消化、吸收率可达 90%。

2. 维生素 D 又称为抗佝偻病维生素，主要包括维生素 D_2（麦角钙化醇）和维生素 D_3（胆钙化醇）。维生素 D_2 可由酵母和植物油中的麦角固醇经紫外线作用后转化生成。在人体内，胆固醇可转变为 7 – 脱氢胆固醇，贮存在皮下，在紫外线作用下转化为维生素 D_3。因此，7 – 脱氢胆固醇和麦角固醇被称为维生素 D 原。

维生素 D 为脂溶性维生素，易溶于脂肪和有机溶剂，在碱性条件下对热稳定，如在 130°C 环境中加热 90 分钟，仍能保持其活性，故在加工烹调中一般不易被破坏。光及酸能促使维生素 D 异构化。维生素 D 的油溶液加抗氧化剂后稳定。

（1）生理功能：1, 25 – $(OH)_2$ – $VitD_3$ 是维生素 D 的活性形式，作用于小肠、肾、骨等靶器官。维生素 D 的生理功能表现在以下几个方面。

①调节血钙平衡：维生素 D_3 与甲状旁腺素、降钙素共同调节血钙的平衡。血钙浓度低时，诱导甲状旁腺素分泌，甲状旁腺素促使 25 – (OH) – $VitD_3$ 转化为有活性的 1, 25 – $(OH)_2$ – $VitD_3$，使未成熟的破骨细胞转变成成熟的破骨细胞，骨钙溶出增加，并释放钙进入血液；同时，它促进远端肾小管对钙的重吸收，抑制近端肾小管对磷的重吸收，使血钙水平升高。当血钙增高时，降钙素分泌增加，降钙素可抑制破骨细胞的活性，抑制骨吸收，阻止钙从骨中动员出来；同时，降钙素可抑制近端肾小管对钙的重吸收，从而降低血钙水平。

②促进小肠钙和磷的吸收转运：当血钙水平偏低时，维生素 D_3 的生成增加，诱导小肠黏膜细胞合成钙结合蛋白，钙结合蛋白在小肠黏膜细胞内促进钙的吸收；维生素 D_3 还能增加碱性磷酸酶的活性，促进磷酸酯键的水解和磷的吸收。

（2）代谢：食物中的维生素 D 在小肠被吸收后，加入乳糜微粒经淋巴入血，在肝脏经 25 - 羟化酶催化转变为 25 -（OH）- VitD$_3$，再在肾脏经 1α - 羟化酶的作用生成维生素 D 的活性形式 1，25 -（OH）$_2$- VitD$_3$。25 -（OH）- VitD$_3$ 是维生素 D 在肝内贮存及血液运输的形式，在肝内可与葡萄糖醛酸结合，随胆汁排入肠道。人体自身合成的维生素 D 循相同的活化过程活化。

（3）缺乏：日光照射不足和膳食供给不足是导致维生素 D 缺乏的主要原因。维生素 D 缺乏会造成肠道吸收钙、磷减少，肾小管对钙、磷的重吸收减少，影响骨钙化。婴幼儿缺乏维生素 D 会引起佝偻病；孕妇、乳母和老人缺乏维生素 D 会引起骨质软化症和骨质疏松症。

（4）过量：维生素 D 摄入过多可引起中毒。轻度中毒主要表现为消化道症状（食欲缺乏、恶心、呕吐、便秘或腹泻交替出现）；头痛、口渴、多尿、发热；皮肤瘙痒、肌肉乏力、关节疼痛等。中、重度中毒可引起软组织转移性钙化，这是由于钙可以在软组织内（如心脏、血管、肾小管等）沉积，以至发展成动脉、心肌、肺、肾、气管等软组织转移性钙化；增加肾结石的发生风险并可导致肾衰竭等。

通常人体自身合成和膳食来源不会导致维生素 D 过量。

（5）营养状况的评价指标：维生素 D 在血浆中主要以 25 -（OH）- VitD$_3$ 的形式存在，其正常值为 25~150nmol/L。血浆中 25 -（OH）- VitD 的半衰期是 3 周，因此它可特异地反映人体几周到几个月内维生素 D 的贮存情况。

（6）供给量与来源：根据《中国居民膳食营养素参考摄入量（2018）》，我国 18~49 岁成人居民维生素 D 的 RNI 为 10μg/d，UL 为 50μg/d。其他人群维生素 D 的参考摄入量见附录。维生素 D 的计量单位也可用 IU 表示，与 μg 的换算关系为：1μg 维生素 D$_3$ = 40IU 维生素 D$_3$。

维生素 D 的主要来源是人体自身皮肤合成。经常晒太阳是人体获得充足维生素 D$_3$ 的最好来源，如婴儿暴露面部和前臂，每天户外活动 2 小时，可获得充足的维生素 D。

含脂肪高的海鱼和鱼卵、动物肝脏、蛋黄等均是维生素 D 良好的食物来源。鱼肝油是维生素 D 的丰富来源，含量高达 8500IU/100g，作为婴幼儿维生素 D 的补充剂，在防治佝偻病上有很重要的意义。瘦肉、奶含量较少，故许多国家在鲜奶和婴儿配方食品中强化维生素 D。

植物类食物不含维生素 D。

3. 维生素 E 又名生育酚，是指具有 α - 生育酚生物活性的一类物质。自然界共有 8 种具有维生素 E 活性的化合物，即 α - 生育酚、β - 生育酚、γ - 生育酚、δ - 生育酚四种生育酚和 α - 生育三烯酚、β - 生育三烯酚、γ - 生育三烯酚、δ - 生育三烯酚四种生育三烯酚，其中以 α - 生育酚的活性最高。人体从食物摄取的维生素 E 的总量用 α - 生育酚当量来表示。

膳食中总的 α - 生育酚当量（α - TE，mg）= 1 × α - 生育酚（mg）+ 0.5 × β - 生育酚（mg）+ 0.1 × γ - 生育酚（mg）+ 0.02 × δ - 生育酚（mg）+ 0.3 × α - 三烯生育酚（mg）

维生素 E 溶于脂肪和乙醇，对热、酸稳定，对碱不稳定；对氧十分敏感，易自身氧化；油炸食物时维生素 E 活性明显降低。

（1）生理功能

①抗氧化作用：维生素 E 是体内最重要的抗氧化剂。它与超氧化物歧化酶、谷胱甘肽过氧化物酶等一起保护细胞膜上的不饱和脂肪酸，并使蛋白质的巯基免受自由基攻击。在抗氧化过程中，维生素 E 与硒在抗氧化过程中发挥协同作用。维生素 E 也可防止维生素 A 和维生素 C 的氧化。

②促进生殖：动物缺乏维生素 E 时会出现睾丸萎缩和上皮细胞变性，导致孕育异常。但人类尚未发现因维生素 E 缺乏所致的不育症。临床上常用维生素 E 治疗先兆流产和习惯性流产。

③提高免疫能力：能保护 T 淋巴细胞，从而提高人体免疫功能。

④抗肿瘤：亚硝酸盐在胃内可以转化为亚硝胺，这是胃癌的患病危险因素之一。维生素 E 可在胃中阻断亚硝胺生成，较维生素 C 作用更强。

⑤抑制血小板的聚集：维生素 E 可抑制磷脂酶 A$_2$ 的活性，减少血小板血栓素 A$_2$ 的释放，从而

抑制血小板的聚集。维生素 E 缺乏时血小板聚集和凝血作用增强，可增加心肌梗死及脑梗死的危险性。

⑥保护红细胞：维生素 E 可延长红细胞的寿命。

⑦降低胆固醇水平：维生素 E 能抑制体内胆固醇合成限速酶，从而降低血胆固醇水平。

（2）缺乏：维生素 E 缺乏症较为少见。维生素 E 缺乏多见于早产儿，可导致早产儿发生溶血性贫血。成年人发生维生素 E 缺乏大多是因脂肪吸收不良的疾病所致，表现为红细胞数量减少、寿命缩短。缺乏维生素 E 还可使患某些癌、动脉粥样硬化、白内障及其他老年退行性病变的概率增加。

（3）过量：在脂溶性维生素中，维生素 E 的毒性相对较小，每天摄入 800mgα-TE 以上有可能出现中毒症状，如肌无力、视物模糊、恶心、腹泻等。过多的维生素 E 还会影响血液凝固，增加脂肪在肝脏中的沉积，降低其他脂溶性维生素的吸收等。

（4）营养状况的评价指标

①血浆 α-生育酚浓度：血浆 α-生育酚浓度可直接反映人体维生素 E 的贮存情况，是目前评价维生素 E 营养状况的主要指标。健康成人若其血脂正常，则血浆 a-生育酚的范围为 $12 \sim 46\mu mol/L$（$5 \sim 20mg/L$），儿童与婴儿较成年人低，尤其是早产儿，其血浆 α-生育酚浓度仅为成人的一半。

②红细胞溶血试验：红细胞与 $2\% \sim 2.4\%$ H_2O_2 溶液温育后出现溶血，测红细胞的溶血率，可反映维生素 E 的营养状况。红细胞的溶血率为 $10\% \sim 20\%$ 时提示维生素 E 水平偏低，大于 20% 时提示维生素 E 缺乏。

（5）供给量与食物来源：根据《中国居民膳食营养素参考摄入量（2018）》，我国成人以及孕妇维生素 E 的 AI 为 14mgα-TE/d，UL 为 700mgα-TE/d。其他人群维生素 E 的 AI 见附录。

维生素 E 广泛存在于动植物食物中。维生素 E 含量丰富的食物有麦胚、大豆、坚果和植物油（橄榄油、椰子油除外）。我国居民日常膳食摄入的维生素 E 中约 70% 来自植物油，其余来自谷物、水果和蔬菜、鱼、肉类动物性食物。动物油脂中几乎不含维生素 E。

（三）水溶性维生素

1. 维生素 B_1 又称硫胺素、抗神经炎因子。维生素 B_1 在酸性环境中较稳定，加热不易分解；但在碱性溶液中极不稳定，易被氧化而失去活性；遇光和加热时效价下降，故应置于遮光、阴凉处保存，不宜久贮。高温烹调和碱性烹调可以造成维生素 B_1 的损失。维生素 B_1 在体内主要以焦磷酸硫胺素（TPP）的形式存在，广泛分布于骨骼肌、心肌、肝脏、肾脏和脑组织中。

（1）生理功能

1）辅酶功能：TPP 是硫胺素的主要辅酶形式，是碳水化合物代谢时所必需的辅酶。在体内参与两个重要的反应，即 α-酮酸的氧化脱羧反应和磷酸戊糖途径的转酮醇作用，从而影响能量代谢。在正常情况下，神经组织主要靠糖的有氧氧化供能，维生素 B_1 缺乏致糖的有氧氧化受阻，机体供能不足，可影响神经细胞膜髓鞘磷脂合成，导致末梢神经炎及其他神经病变。

2）非辅酶功能：硫胺素在维持神经、肌肉特别是心肌的正常功能方面有明显的作用。维生素 B_1 有抑制胆碱酯酶活性的作用，缺乏维生素 B_1 时此酶活性过高，乙酰胆碱（神经递质之一）大量破坏使神经传导受到影响，可造成胃肠蠕动缓慢、消化液分泌减少、食欲缺乏、消化不良等。

（2）缺乏：导致维生素 B_1 缺乏的主要原因包括：①摄入不足：多因食物加碱、母乳喂养未及时添加辅食、粮食蔬菜不当的精细加工等所致，全胃肠外营养也是目前临床上常见的摄入不足原因之一。一般较长时间摄取低维生素 B_1 饮食后出现症状。多见于以大米为主食的地区。新中国成立后已不多见，但近年来由于生活水平提高，食用精白米者增多，在某些地区患病率又有回升。②需要量增加或消耗过多：如妊娠、哺乳、特殊工作环境（高温等）、神经高度紧张等情况下，以及患有某些疾病（如糖尿病、甲状腺功能亢进症等）时，对维生素 B_1 的需要量或消耗量会增加。③机体吸收或利用障碍：如长期服用某些药物、饮酒、腹泻等。

维生素 B_1 缺乏症又称脚气病，一般将其分为成人脚气病和婴儿脚气病两类。

1）成人脚气病。分为干性脚气病和湿性脚气病。

①干性脚气病：以多发性神经炎症状为主，肢体倦怠无力、感觉异常（肢体麻痹、针刺样或烧灼样疼痛）、肌肉酸痛（腓肠肌为主）。呈上升性、对称性，多先发生在下肢，脚趾麻木，呈袜套状分布。神经系统症状还表现为烦躁不安、容易激动、头痛等。消化道症状为食欲缺乏、恶心、呕吐、腹痛、腹泻或者便秘、腹胀。

②湿性脚气病：以水肿和心脏症状为主，这是由于维生素 B_1 缺乏导致心血管系统功能障碍，出现水肿、心悸、气促、心律失常、心前区疼痛等表现。

2）婴儿脚气病。常见于出生 2 ~ 5 个月的婴儿，且多是患有维生素 B_1 缺乏症的乳母所喂养的婴儿。发病突然，病情急。早期表现为食欲缺乏、呕吐、心动过速、气促，严重时可出现发绀、心脏扩大、心力衰竭，常在症状出现 1 ~ 2 天突然死亡。

（3）过量：维生素 B_1 对肾肾功能正常者几乎无毒性。摄入超过 RNI 100 倍以上剂量的维生素可出现头痛、心律失常等中毒表现，但十分少见。

（4）营养状况的评价指标

1）维生素 B_1 负荷试验：让受试者清晨口服 5mg 维生素 B_1，然后收集 4 小时以内排出的尿液，测定其中维生素 B_1 的含量。判断标准为 4 小时尿中排出的维生素 B_1 大于等于 200μg 为正常，100 ~ 199μg 为不足，小于 100μg 为缺乏。

2）尿维生素 B_1 和肌酐含量比值的测定：取受试者清晨空腹尿样，测定其中的维生素 B_1 和肌酐含量，并以 μg 维生素 B_1/g 肌酐比值来评定维生素 B_1 的营养状况。μg 维生素 B_1/g 肌酐比值大于等于 66 为正常，27 ~ 65 为不足，小于 27 为缺乏。

3）红细胞转酮醇酶活力系数或焦磷酸硫胺素效应：焦磷酸硫胺素（TPP）效应大于 15% 为不足，大于 25% 为缺乏。红细胞转酮醇酶活性系数可以反映机体贮存硫胺素的情况，用于早期诊断。

（5）供给量与食物来源：维生素 B_1 是人体能量代谢，特别是糖代谢所必需的，故人体对硫胺素的需要量通常与摄取的能量有关。当人体的能量主要来源于糖类时，维生素 B_1 的需要量大。我国居民维生素 B_1 的参考摄入量见附录十。

维生素 B_1 主要存在于种皮、糊粉层和胚芽中，膳食主要来源为未经精加工的谷类食物。杂粮、硬果及豆类中维生素 B_1 含量较高，瘦肉、动物内脏中也较丰富，而蛋类、乳类中维生素 B_1 含量较低。谷类的加工、食物的烹调（如加碱）等对维生素 B_1 的摄入量有明显影响。某些鱼类及软体动物体内含有硫胺素酶，生吃可以造成其他食物中维生素 B_1 的损失。

2. 维生素 B_2 又称核黄素，呈棕黄色，水溶性较差，故临床应用的维生素 B_2 多采用口服而非静脉注射。维生素 B_2 在中性和酸性溶液中对热稳定，在碱性条件下易分解。游离维生素 B_2 对光特别是紫外光敏感，所以人工合成的核黄素应存放于深色玻璃瓶中。

（1）生理功能：维生素 B_2 在体内通常以黄素腺嘌呤二核苷酸（FAD）和黄素单核苷酸（FMN）两种形式参与氧化还原反应。

①参与体内生物氧化与能量代谢：FAD 和 FMN 与特定蛋白结合形成黄素蛋白，黄素蛋白是机体中许多黄素酶的重要辅基，参与体内氧化还原反应与能量代谢，与碳水化合物、蛋白质、脂肪的代谢有关。

②参与维生素 B_6 和尼克酸的代谢：FAD 和 FMN 作为辅基参与维生素 B_6 转化为磷酸吡哆醛、色氨酸转化为尼克酸的过程。

③参与机体的抗氧化防御体系：FAD 作为谷胱甘肽还原酶的辅酶，参与维持体内还原型谷胱甘肽的正常水平，与机体的抗氧化防御体系密切相关。

④与铁的吸收、贮存及动员有关。

（2）缺乏：维生素 B_2 缺乏的主要原因包括：①摄入不足。营养调查显示，我国居民平均摄入量只有供给量标准的 1/2。②吸收障碍。主要发生于胃肠道疾病情况下。③需要量增加或消耗过多，如发热、高温作业、妊娠、乳母等需要增加，糖尿病等排出增加。④某些药物影响。维生素 B_2 半衰期为 60~180 天，膳食供应不足 2~3 个月发生缺乏症状。

维生素 B_2 缺乏的主要表现如下所述。

①口腔生殖器综合征：①眼部症状。怕光、流泪、视物模糊、结膜充血、角膜周围增生等。②唇炎、口角炎、舌炎等，唇炎表现为微肿、脱屑、开裂，口角炎为口角呈乳白色、糜烂，舌炎则表现为疼痛、肿胀及"地图舌"等。③皮肤炎症。鼻翼两侧皮肤常见脂溢性皮炎，阴囊炎也较为常见。

②其他：维生素 B_2 缺乏还可影响铁的吸收，导致儿童缺铁性贫血。妊娠期缺乏核黄素可致胎儿骨骼畸形。

（3）过量：过量摄入维生素 B_2 一般不会引起中毒。

（4）营养状况的评价指标

①红细胞谷胱甘肽还原酶活性系数：这是评价核黄素营养状况的一个灵敏指标，该酶的活性系数 AC<1.2 为正常，AC>1.4 为缺乏。

②尿中维生素 B_2 与肌酐的比值：测任意一次尿维生素 B_2 与肌酐的比值，80~269 为正常，27~79 为不足，小于 27 为缺乏。

③维生素 B_2 负荷试验：让受试者清晨口服 5mg 维生素 B_2，然后收集 4 小时以内排出的尿液，测定其中维生素 B_2 的含量。判断标准为 4 小时尿液中维生素 B_2 排出量≤400μg 为维生素 B_2 缺乏，400~799μg 为不足，800~1300μg 为正常。

（5）供给量与食物来源：维生素 B_2 的需要量随能量需要量的增加而增加。我国居民维生素 B_2 的参考摄入量见附录十。

维生素 B_2 广泛存在于植物与动物性食物中，动物性食物中维生素 B_2 含量比植物性食物高，肝、肾、心、蛋黄和乳类中含量丰富，谷类、大豆和绿叶蔬菜也含有一定数量的维生素 B_2，是我国居民维生素 B_2 的重要来源。谷类的加工、食物的烹调（如加碱）等对维生素 B_2 的摄入量有明显影响。

3. 维生素 B_6 包括吡哆醇（PL）、吡哆醛（PN）、吡哆胺（PM）三种衍生物，在动物组织内多以吡哆醛和吡哆胺的形式存在，而植物中则以吡哆醇形式为主。维生素 B_6 易溶于水及乙醇，在酸性溶液中稳定，在碱性溶液中易被破坏，在中性和碱性环境中对光敏感；吡哆醇耐热，吡哆醛和吡哆胺不耐高温。

（1）生理功能：维生素 B_6 主要以磷酸吡哆醛（PLP）的形式参与体内氨基酸、糖原和脂肪的代谢。维生素 B_6 还参与一碳单位代谢，影响核酸和 DNA 的合成。维生素 B_6 是催化血红素合成限速酶的辅酶，影响血红蛋白的合成。维生素 B_6 还涉及神经系统中许多酶促反应，使 γ-氨基丁酸（一种抑制性神经递质）的水平升高，常用于小儿惊厥和妊娠呕吐的治疗。另外，色氨酸转变为尼克酸亦需要维生素 B_6。

（2）缺乏：由于维生素 B_6 在食物中分布相当广泛，缺乏并不常见。维生素 B_6 缺乏多见于食用配方奶的新生婴儿、中老年人和酒精中毒者、使用口服避孕药的妇女、服用抗结核药物异烟肼者等。维生素 B_6 缺乏的临床表现如下所述。

①皮肤改变：当食用缺乏维生素 B_6 的膳食，每天又服用维生素 B_6 拮抗剂时，几周内即可产生眼、鼻和口部皮肤脂溢样皮肤损害，伴有舌炎和口腔炎。服用维生素 B_6 后，皮肤损害迅速消失。

②神经系统改变：周围神经炎，伴有滑液肿胀和触痛，特别是腕滑液肿胀（腕管病）。腕管病是由于缺乏维生素 B_6 所致，用大剂量维生素 B_6 治疗可奏效。

③高同型半胱氨酸血症：同型半胱氨酸是由蛋氨酸转化而成，是一种含硫氨基酸，维生素 B_6、维生素 B_{12} 和叶酸缺乏使同型半胱氨酸不能转变为谷胱甘肽和 S-腺苷蛋氨酸而在血中堆积。谷胱甘肽和 S-腺苷蛋氨酸是体内非常重要的两种物质，与肝脏解毒、体内自由基的清除、修复 DNA 有着密切的关系，这两种物质缺乏会给人体健康带来很大的损害。同型半胱氨酸也可以通过多种机制损害人体健康，包括损伤血管壁导致血管阻塞、损伤血管内皮细胞、促进血小板激活、增强凝血功能、促进平滑

肌增生、细胞毒化作用和刺激低密度脂蛋白氧化等。同型半胱氨酸是心脑血管病的独立危险因素，测定血浆同型半胱氨酸可以预知动脉粥样硬化的危险性。

④营养性贫血：维生素 B_6 缺乏，致催化血红素合成的限速酶活性降低，影响血红蛋白的合成。因维生素 B_6 参与一碳基团和维生素 B_{12} 与叶酸的代谢，缺乏时可引起巨幼红细胞贫血。

（3）过量：维生素 B_6 的毒性相对较低，经食物来源摄入大量的维生素 B_6 没有不良反应。

（4）营养状况的评价标准

①色氨酸负荷试验：让受试者口服负荷剂量的色氨酸 0.1g/kg，收集 24 小时内排出的尿液，测定其中的黄尿酸含量，计算黄尿酸指数（XI），XI = 24 小时尿中黄尿酸排出量（mg）/色氨酸给予量（mg）。XI 为 0 ~ 1.5 时表示维生素 B_6 的营养状况良好，XI 大于 12 时表示维生素 B_6 不足。

②尿中 4 - 吡哆酸含量：4 - 吡哆酸是维生素 B_6 代谢的最终产物，其排出量约占维生素 B_6 摄入量的 50%，可反映近期膳食中维生素 B_6 摄入量的变化。

③血浆磷酸吡哆醛（PLP）：血浆 PLP 是肝脏维生素 B_6 的主要存在形式，可反映组织中维生素 B_6 的贮存情况。血浆 PLP 的正常含量为 3.6 ~ 18ng/ml，若低于 3.6ng/ml 表示维生素 B_6 不足。

（5）供给量与食物来源：中国居民维生素 B_6 的参考摄入量见附录。维生素 B_6 广泛存在于动植物性食物中，含量最高的食物为白色肉类（如鸡肉和鱼肉），其他良好的食物来源为肝脏、豆类、坚果类等，水果、蔬菜也是较好的来源。柠檬类水果、奶类含量最少。

4. 维生素 B_{12} 又称钴胺素，是唯一含有金属元素的维生素。维生素 B_{12} 易溶于水和乙醇，在弱酸（pH 值 4.5 ~ 5.0）环境中稳定，在强酸（pH 值 < 2）和强碱环境中容易分解，遇热可受一定程度的破坏，但短时间的高温损失小，普通烹调过程损失量约 30%。遇氧化剂、紫外线或强光易被破坏。维生素 B_{12} 必须与胃的内因子结合，在回肠被吸收。

（1）生理功能：维生素 B_{12} 在体内以甲基 B_{12}（甲基钴胺素）和辅酶 B_{12}（5 - 脱氧腺苷钴胺素）两种形式参与生化反应。甲基 B_{12} 作为蛋氨酸合成酶的辅因子，与叶酸一起参与转甲基反应，使同型半胱氨酸甲基化形成蛋氨酸，可促进蛋白质的合成；如甲基 B_{12} 缺乏，会影响四氢叶酸的再生，使组织中的游离四氢叶酸含量减少，不能被重新利用来转运一碳单位，影响嘌呤和嘧啶合成，最终导致核酸合成障碍，影响细胞分裂，结果产生巨幼红细胞性贫血；辅酶 B_{12} 是一种脂肪酸合成酶的辅酶，缺乏会影响脂肪酸的合成，导致神经髓鞘生成异常。维生素 B_{12} 参与神经组织中一种脂蛋白的形成，缺乏维生素 B_{12} 时，可引起神经障碍、脊髓变性，并可引起严重的精神症状。维生素 B_{12} 还参与脂肪、碳水化合物及蛋白质的代谢，对婴幼儿的生长发育有重要作用。

（2）缺乏：正常膳食者极少发生维生素 B_{12} 缺乏症，偶见于有严重吸收障碍疾病、胃大部分切除术后及长期素食者。维生素 B_{12} 缺乏临床表现为巨幼红细胞贫血和高同型半胱氨酸血症；维生素 B_{12} 缺乏还可引起弥漫性的神经脱髓鞘，出现四肢震颤以及痛觉异常、精神抑郁、记忆力下降等神经症状。小儿缺乏维生素 B_{12} 的早期表现是情绪异常、表情呆滞、反应迟钝，后期出现贫血。

（3）过量：膳食中摄入大量的维生素 B_{12} 无不良反应。

（4）营养状况的评价指标

①血清全转钴胺素 II：是反映维生素 B_{12} 负平衡的早期指标。一般当血清全转钴胺素 II 小于 29.6pmol/L 时判定为维生素 B_{12} 负平衡。

②血清全结合咕啉：结合咕啉是循环中维生素 B_{12} 的贮存蛋白质，血清全结合咕啉与肝脏维生素 B_{12} 的贮存相平衡，血清全结合咕啉小于 110pmol/L 表示肝脏维生素 B_{12} 贮存缺乏。

③血清维生素 B_{12} 浓度：血清维生素 B_{12} 浓度小于 1.1pmol/L 表示维生素 B_{12} 缺乏。

（5）供给量与食物来源：我国居民维生素 B_{12} 的参考摄入量见附录。维生素 B_{12} 广泛存在于动物性食品中，主要来源为畜禽鱼肉类、动物内脏、贝壳类及蛋类，乳及乳制品中含量少。植物性食物基本上不含维生素 B_{12}，但自然界中的维生素 B_{12} 都是微生物合成的，因此经发酵的豆制品中维生素 B_{12} 含量丰富。

5. 维生素PP 又名烟酸、尼克酸、抗癞皮病因子。色氨酸是烟酸的前体，在体内可转化为烟酸。烟酸溶于水和乙醇，对酸、碱、光、热均稳定，一般烹调对其破坏甚少。烟酸在体内主要转化为烟酰胺，烟酰胺是辅酶Ⅰ（NAD）和辅酶Ⅱ（NADP）的组成部分，广泛分布于体内各组织中，以肝脏中浓度最高。

（1）生理功能：烟酰胺是构成辅酶Ⅰ和辅酶Ⅱ的重要成分，二者均为脱氢酶的辅酶，在体内参与碳水化合物、脂肪和蛋白质的合成与分解，与DNA复制、修复和细胞分化有关；参与脂肪酸、胆固醇以及类固醇激素的生物合成。大剂量的烟酸还有降低血三酰甘油、总胆固醇以及扩张血管的作用。

（2）缺乏：当烟酸缺乏时，体内辅酶Ⅰ和辅酶Ⅱ合成受阻，机体某些生理过程不能顺利进行，会引起烟酸缺乏症，俗称癞皮病，典型症状是皮炎（dermatitis）、腹泻（diarrhea）和痴呆（dementia），即所谓"三D"症状。癞皮病早期表现为食欲缺乏、体重减轻、失眠、疲劳、记忆力减退，随后出现皮肤、消化系统和神经系统症状。

①皮炎：多呈对称性，分布于身体暴露和易受摩擦部位，初始表现为皮肤红肿、水泡及溃疡，随后皮肤转为红棕色，表皮粗糙、脱屑、过度角化、色素沉着。

②消化系统症状：表现为食欲减退、消化不良、腹泻。

③神经系统症状：肌肉震颤、腱反射亢进或消失、烦躁、焦虑、抑郁、健忘、表情淡漠，甚至痴呆。少数患者精神失常。

（3）过量：临床上采用大剂量烟酸治疗血脂异常患者时，可能会引起不良反应，主要表现为黄疸、转氨酶升高等肝功能异常以及葡萄糖耐量的变化。

（4）营养状况的评价指标

①烟酸负荷试验：让受试者口服负荷剂量的烟酸50mg，收集4小时以内排出的尿，测定其中的N-甲基烟酰胺排出量，N-甲基烟酰胺排出量低于2.0mg为缺乏，2.0～2.9mg为不足，3.0～3.9mg为正常。

②尿中2-吡啶酮与N-甲基烟酰胺的比值：正常情况下，成人尿中烟酸的代谢产物N-甲基烟酰胺占20%～30%，2-吡啶酮占40%～60%。当烟酸摄入不足时，尿中2-吡啶酮的含量减少，故2-吡啶酮与N-甲基烟酰胺的比值可反映机体烟酸的营养状况，一般认为该比值在1.3～4.0之间为正常，小于1.3表示烟酸缺乏。

③红细胞NAD含量：红细胞NAD含量可作为烟酸缺乏的灵敏指标。红细胞NAD与NADP比值小于1.0时表示有烟酸缺乏的可能。

（5）供给量与食物来源：膳食中烟酸的参考摄入量用烟酸当量（NE，mg）表示，烟酸当量（NE，mg）=烟酸（mg）+1/60色氨酸（mg）。

烟酸广泛存在于各种食物中，动物性食物以烟酰胺为主，植物性食物以烟酸为主。烟酸和烟酰胺在肝、肾、瘦肉、鱼及花生中含量丰富。玉米中烟酸含量也不低，但主要为结合型，不能被人体吸收利用，烹调时如加碱（小苏打等）处理，能使结合型烟酸分解为游离型，可被机体利用。

6. 叶酸 又称蝶酰谷氨酸，由蝶啶、对氨基苯甲酸和L-谷氨酸三种成分组成。叶酸微溶于水，不溶于乙醇、乙醚等有机溶剂，其钠盐易溶于水。叶酸对热、光线、碱均不稳定。

（1）生理功能：叶酸在体内的活性形式是四氢叶酸，它是一碳单位的载体，一碳单位是合成核苷酸的重要材料。叶酸在嘌呤、胸腺嘧啶核苷酸的合成，甘氨酸与丝氨酸的相互转化，组氨酸向谷氨酸转化以及同型半胱氨酸向蛋氨酸转化的过程中充当一碳单位的载体。因此，叶酸不仅可以通过腺嘌呤、胸腺嘧啶影响DNA和RNA的合成，而且还可以通过蛋氨酸代谢影响血红蛋白的合成。

（2）缺乏

①巨幼红细胞贫血：叶酸缺乏影响细胞增殖速度较快的组织，如血细胞。可使红细胞分裂增殖过程停留在巨幼红细胞阶段而成熟受阻，细胞变形增大，发生巨幼红细胞贫血。

②对胎儿的影响：孕妇怀孕早期缺乏叶酸可导致胎儿发生神经管畸形，孕前3个月开始补充叶酸

可明显降低胎儿神经管畸形的发生率。

③对孕妇的影响：叶酸缺乏还使孕妇先兆子痫、胎盘早剥的发生率增高。

④高同型半胱氨酸血症：叶酸缺乏使同型半胱氨酸转变成蛋氨酸的过程受阻，导致高同型半胱氨酸血症，引起血管内皮细胞损伤，血小板黏附聚集。高同型半胱氨酸血症是引起动脉粥样硬化的危险因素之一。

⑤癌症：叶酸缺乏与结肠癌、直肠癌、乳腺癌以及宫颈癌的发生有关。

（3）过量：大剂量服用叶酸可能产生毒副作用，如影响锌的吸收等。

（4）营养状况的评价指标

①血清叶酸含量：血清叶酸含量可反映近期膳食叶酸的摄入状况，其值低于 3ng/ml 为缺乏，3 ~ 6ng/ml 为不足，高于 6ng/ml 为正常。

②红细胞叶酸含量：红细胞叶酸含量反映肝脏叶酸的贮存情况，其值低于 140ng/ml 为缺乏，140 ~ 160ng/ml 为不足，高于 160ng/ml 为正常。

③亚胺甲基谷氨酸的排出量：让受试者口服 2 ~ 5g 的组氨酸，测定 6 小时内排出的尿液中亚胺甲基谷氨酸的排出量，正常是 5 ~ 20mg，而叶酸缺乏时，尿中亚胺甲基谷氨酸的排出量是正常值的 5 ~ 10 倍。

（5）供给量与食物来源：叶酸的摄入量以膳食叶酸当量（DFE）表示，叶酸当量（DFE，μg）= 天然食物来源叶酸（μg）+ 1.7 × 合成叶酸（μg）。根据《中国居民膳食营养素参考摄入量（2018）》，我国成人叶酸的 RNI 为 400μgDFE/d，孕妇为 600μgDFE/d，乳母为 550μgDFE/d，合成叶酸的 UL 为 1000μg/d。其他不同人群叶酸的参考摄入量见附录。

叶酸含量丰富的食物有动物肝、肾、禽肉及蛋类、坚果、谷类，也富含于新鲜水果、绿叶菜等中。但食物中的叶酸易被破坏，如蔬菜贮藏 2 ~ 3 天后叶酸损失 50% ~ 70%；煲汤等烹饪方法会使食物中的叶酸损失 50% ~ 95%；盐水浸泡过的蔬菜，叶酸也会损失很大。

7. 维生素 C 又称抗坏血酸。维生素 C 溶于水，不溶于乙醇和脂肪，极易氧化，在铜离子存在或碱性条件下易被破坏，在酸性条件下较稳定。

（1）生理功能

①促进胶原组织的合成：胶原组织是体内结缔组织、骨及毛细血管的重要构成成分。当缺乏维生素 C 时，羟化酶活性下降，胶原纤维合成受阻，致使伤口愈合缓慢，血管壁脆性增强，牙齿易松动等。

②抗氧化作用：维生素 C 是机体内一种很强的还原剂，它可直接与氧化剂作用，保护维生素 A、维生素 E、胡萝卜素、必需脂肪酸等免受氧化破坏。维生素 C 还可使双硫键（–S–S–）还原为巯基（–SH），在体内与其他还原剂一起清除自由基。

③参与机体的造血功能：维生素 C 能使难以吸收的三价铁还原为易于吸收的二价铁，提高机体对铁的吸收，预防营养性贫血；另外，维生素 C 还具有将叶酸转变成活性型（四氢叶酸）的能力，对预防巨幼红细胞贫血有重要作用。

④预防恶性肿瘤：维生素 C 可清除自由基，阻止某些致癌物的形成，如腌渍和熏制食品含亚硝酸盐，亚硝酸盐与胺在胃中结合形成致癌物亚硝酸铵，维生素 C 能阻断这一过程，所以多食用富含维生素 C 的蔬菜和水果，可降低胃癌以及其他恶性肿瘤发生的危险性。

（2）缺乏：维生素 C 缺乏可致坏血病。起病缓慢，自饮食缺乏维生素 C 至发展成坏血病历时 4 ~ 7 个月。我国北方地区冬季新鲜水果、蔬菜比南方少，故维生素 C 缺乏病较南方更为多见。

①非特异性症状：倦怠乏力、食欲减退、体重减轻及面色苍白等，也会出现呕吐、腹泻等消化紊乱症状。

②出血：表现为毛细血管脆性增加，易出血，如牙龈肿胀与出血、皮肤瘀点与瘀斑、关节腔出血、鼻衄、便血、月经过多等。

③其他：维生素 C 缺乏可致胶原合成受阻，出现伤口愈合不良、骨骼有机质形成不良等表现。维

生素 C 缺乏还会影响铁的吸收，导致贫血。

（3）过量：由于维生素 C 的治疗作用非常广泛，因此滥用维生素 C 的情况也比较严重。尽管维生素 C 毒性很低，但一次口服数克可能会出现腹泻、腹胀等症状，长期大剂量服用可导致下列情况：

①尿路结石：维生素 C 可在体内转变为草酸，显著增加尿中草酸盐的排泄。患有草酸结石的患者，维生素 C 摄入量≥1000mg/d 时即可能增加尿路结石发病的危险性。但正常摄入量的维生素 C 不会导致结石形成。

②容易引起不孕：妊娠期间服用大量维生素 C 可能影响胚胎发育。处于生长期的儿童容易患骨骼疾病。

③可使血栓发生率明显增高，同时也可影响血小板的结构和功能。患有葡萄糖 – 6 – 磷酸脱氢酶缺乏的患者接受大量维生素 C 静脉注射或一次口服维生素 C 大于 6g 时可能发生溶血。

④长期大量服用维生素 C 后，一旦突然停药，仍会出现坏血病症状。

（4）营养状况的评价指标

①毛细血管脆性试验（束臂试验）：这是诊断维生素 C 缺乏的简单方法。试验的原理是通过压迫静脉增大毛细血管的压力，以测定毛细血管壁的抗压能力。目前测定束臂试验的方法是在前臂屈侧肘窝下 4cm 画一直径 5cm 的圆圈（先把已有的出血点标出），然后在上臂用压脉带加压至收缩压与舒张压之间，持续 8 分钟后解除压迫。5 分钟后在充足的自然光线下数出新出的血点数目，超过 20 个为阳性，这表明受试者缺乏维生素 C。

②血浆（或全血）维生素 C 浓度：该值只能反映近期维生素 C 的摄入情况，不能反映机体内维生素 C 的贮存水平。正常情况下，血浆维生素 C 的浓度可达 12 ~ 15mg/L，血浆维生素 C 的浓度低于 4mg/L 时表明维生素 C 缺乏，低于 2mg/L 时会出现坏血病症状。

③白细胞维生素 C 浓度：该值反映机体内维生素 C 的贮存水平。白细胞维生素 C 浓度小于 10μg/10^8 为缺乏，11 ~ 19μg/10^8 为不足，20 ~ 30μg/10^8 为正常。

④尿中抗坏血酸的排出量：让受试者清晨口服 500mg 维生素 C，收集 4 小时内排出的尿液，测定其中抗坏血酸的排出量，抗坏血酸的排出量大于 10mg 为正常，小于 3mg 为缺乏。

（5）供给量与食物来源：根据《中国居民膳食营养素参考摄入量（2018）》，成人和孕早期妇女维生素 C 的 RNI 为 100mg/d，孕中、晚期妇女为 115mg/d，乳母为 150mg/d，PI 为 200mg/d。其他不同人群维生素 C 的参考摄入量见附录十。

维生素 C 的主要食物来源为新鲜蔬菜和水果，含量较丰富的蔬菜有辣椒、菠菜、油菜和花菜等。新鲜大枣、柑橘、柠檬、柚子、猕猴桃、草莓等水果维生素 C 含量均较高。野生的苋菜、刺梨、沙棘、酸枣等维生素 C 含量也很丰富。干的豆类及种子不含维生素 C，但当豆类发芽后则可产生维生素 C。

七、水

水作为人体的重要组成成分，是人体维持生命活动最基本的物质基础，是人体所需营养素中含量最高的物质。一个人在只供水而不给任何食物条件下可存活数周；如果不提供饮水，一般数日即会死亡。

（一）水的摄入与排泄

在正常情况下，水的摄入量与排出量大致相等，以保持体液的恒定。

人体内水的来源包括饮水、食物中的水及内生水三大部分。体内营养素被氧化后产生的水又称内生水，内生水主要来源于蛋白质、脂肪和碳水化合物的代谢，每克蛋白质产生的代谢水为 0.41ml，脂肪为 1.07ml，碳水化合物为 0.6ml，每日膳食代谢产生的内生水约 300ml。

体内水的排泄主要通过肾，约占 60%，其次通过肺、皮肤和粪便。在温和气候条件下，轻度身体活动水平的成年人一日水的摄入量和排出量维持在 2000 ~ 3000ml。在特殊情况下，机体丢失的水分可能大量增加，从而致使机体脱水。

（二）生理功能

1. 细胞和体液的重要组成成分 水是人体细胞和体液的重要组成成分，广泛分布在组织细胞的内外，构成人体的内环境。不同组织或器官的含水量不同，如血浆的含水量可达 83%，而牙齿只为10%。体液总量因年龄、性别、胖瘦而不同。新生儿体内的水含量可高达 80%，随着年龄的增长，水的含量下降。正常成年男性体内水的含量约占总体重的 60%，成年女性为 50%～55%。体液总量随脂肪的增加而减少，脂肪组织含水量为 10%～30%，而肌肉组织含水量为 25%～80%，因此肥胖的人体液总量占体重的比例比瘦的人少，瘦人对缺水有更大的耐受性。

2. 调节体温 水的比热大，1g 水上升需要 4.18J 的热量，比同量的固体或其他液体所需热量多；水的蒸发吸收热量大，在 37℃体温条件下蒸发 1g 水可带走 2.4kJ 的热量。

因此在高温环境下，人体通过蒸发汗液，可带走大量的热量，维持体温；水的流动性大，水能随血液迅速分布至全身，而且细胞间液及细胞内液之间水的交换也非常迅速，故物质代谢产生的热量能在体内迅速分布。体温在水的调节下，可保持稳定，维持产热和散热的平衡。

3. 参与物质代谢 水是一切生化反应的必需物质，其本身参与水解、水化、加水脱氧等重要反应过程。一切营养素和代谢产物都以水为溶剂，水不仅将营养物质输送到全身各处发挥复杂的生理功能，同时水还将细胞的代谢废物，如二氧化碳、尿素，带到肾脏、肺、皮肤排出体外。

4. 润滑作用 水在关节、脏器、组织之间起着润滑、缓冲、保护的功效。如泪液可防止眼球干燥而有利于转动，唾液可保持口腔和咽部湿润而有利于吞咽。

（三）水的需要量

人体水的需要量取决于人体的失水量。人体每日失水量主要受代谢情况、年龄、身体活动、环境温度和膳食等因素影响，故水的需要量变化很大。为更好地保证身体健康，中国营养学会推荐，在温和气候条件下，轻度身体活动水平的成人男性、女性饮水的 AI 分别为 1.7L/d、1.5L/d，成人水的总摄入量 AI 男性为 3.0L/d、女性为 2.7L/d。

（四）人体水的缺乏与过量

1. 水缺乏 水摄入不足或水丢失过多会引起体内缺水。

缺水的临床症状可分为：①轻度缺水，失水量占体重的 2%，表现为口渴、尿量减少；②中度缺水，失水量占体重的 6%，表现为口干、少尿、心情烦躁；③重度缺水，失水量占体重的 7% 以上，表现为幻觉、狂躁、眼眶下陷、皮肤失去弹性、全身无力、体温与脉搏增加、血压下降；④失水超体重的 20% 时，会引起死亡。

因水摄入不足引起的缺水，适当补充水即可；因水丢失过多引起的缺水，可能同时出现电解质缺乏，应注意监测，在补充水分时补充适量的电解质。

2. 水过量及中毒 正常人极少出现水中毒。在疾病状况下，如果水摄入量超过肾脏排出的能力，会引起体内水过多或引起水中毒。

（五）常见饮用水

目前我国居民的饮用水主要包括白开水、管道直饮水、矿泉水和纯净水等。《食品安全国家标准（包装饮用水）》（GB 19298 - 2014）规定瓶装饮用水只有天然矿泉水、纯净水和其他饮用水三类。

1. 白开水 指将达到了国家生活饮用水标准的自来水煮沸后可以饮用的水。从经济和卫生的角度考虑，白开水是我国居民方便、安全的饮用水。

2. 管道直饮水 这是"管道优质直接饮用水"的简称。它以分质供水的方式，在居住的小区建设生产直饮水的水处理中心，去除水中的有害物质，保留对人体有益的微量元素和矿物质，同时采用优质管材将净化后的优质水输送给用户，供人们直接饮用。

3. 矿泉水 天然矿泉水是贮存于地下深处自然涌出或人工采集的水，未受污染且含有偏硅酸、锶、锌、溴等一种或多种微量元素（达到限量值），经过过滤等净化工艺制成。它除含有上述特定的元素外，还含有较多的溶解性矿物质。由于地质结构和岩层形成年代的不同，各种矿泉水中所含矿物质的量及种类存在非常大的差异。优质矿泉水通常低钠，矿物质含量适中，含有一种或几种特征性微量元素，这种矿泉水既有利于身体健康，水质的口感也较好。此外，市场上的人工矿化水是在纯水中加入某些微量元素，使其某一微量元素达到天然矿泉水的限量值。

4. 纯净水　指以符合生活饮用水卫生标准的水为水源，采用蒸馏法、电渗析法、离子交换法、反渗透及其他适当的加工方法，除去水中的矿物质、有机成分、有害物质及微生物等加工制成的饮用水。

从健康考虑，理想的饮用水应该保留天然化学特性，即含有适量的矿物质；如构成硬度的钙、镁含量太高，可导致结石，而含量太低是心血管疾患的危险因素。又如氟化物含量高可导致氟斑牙甚至氟骨症，含量太低可引发龋齿。但纯净水在去除细菌、杂质的同时，也去除了对人体有益的微量元素和无机矿物质，长期饮用可能造成体内营养失衡。美国营养学家 Martin Fox 在综合研究了各国饮用水与健康的文献后提出硬度 170mg/L、总溶解固体 300mg/L、偏碱性的水是最适于饮用的。

八、膳食纤维

WHO 将膳食纤维定义为：膳食纤维是指 10 个和 10 个以上聚合度（DP）的碳水化合物聚合物，且该物质不能被人体小肠内的酶水解，并对人体具有健康效益。中国医药卫生标准（GB/Z 21922）对膳食纤维定义为：植物中天然存在的、提取的或合成的碳水化合物聚合物，其聚合度≥3DP，不能被人体小肠消化、吸收且对人体有健康意义。膳食纤维包括纤维素、半纤维素、木质素、果胶、树胶和植物黏胶、藻类多糖等。另外，也普遍认为功能性低聚糖（低聚果糖、低聚半乳糖等）、抗性淀粉属于膳食纤维。

（一）分类

膳食纤维主要来自植物细胞壁成分，按溶解性可分为可溶性和不溶性膳食纤维。

1. 可溶性膳食纤维　包括果胶、树胶、藻类多糖、部分半纤维素等。

（1）果胶：是一种无定形的物质，存在于粗粮、水果和根茎类蔬菜的软组织中，可在热溶液中溶解，在酸性溶液中遇热形成胶态。果胶也具有与离子结合的能力。

（2）树胶：可分散于水中，具有黏稠性，可起到增稠剂的作用。

2. 不溶性膳食纤维　包括纤维素、木质素和一些半纤维素。

（1）纤维素：纤维素由数千个葡萄糖分子所组成。纤维素不能被人体胃肠道的酶所消化。它具有亲水性，在消化道内可以大量吸收水分。

（2）半纤维素：半纤维素是由多种糖基组成的一类多糖。在人的大肠内，半纤维素比纤维素易于被细菌分解，它可与离子结合。半纤维素中的某些成分具有可溶性，例如在谷类中的可溶性半纤维素可形成黏稠的水溶液并可阻滞胆固醇的吸收。半纤维素大部分为不溶性，但也具有一定的生理作用。

（3）木质素：木质素具有复杂的三维结构。因为木质素存在于植物细胞壁中，难以与纤维素分离，人和动物均不能消化木质素。

（二）生理功能

1. 改善肠道功能　膳食纤维的吸水膨胀性有利于增加食糜的体积，刺激胃肠道的蠕动，促进排便，并软化粪便、防止便秘，减少粪便在肠道中的停滞时间及粪便中有害物质与肠道的接触，从而减少和预防肠道疾病。膳食纤维可以改善肠道菌群，维持体内的微生态平衡，有利于某些维生素的合成。

2. 降低血糖及胆固醇　膳食纤维能够推迟可消化性糖类如淀粉等的消化，延缓葡萄糖的吸收，避免进餐后血糖急剧上升。膳食纤维中某些成分可结合胆固醇和胆酸，减少胆固醇吸收，有利于降低血清胆固醇。

3. 控制体重和减肥　水溶性膳食纤维具有很强的吸水膨胀性能。吸水后膨胀，既能增加饱腹感，又能减少食物中脂肪的吸收，相对降低膳食的总能量，有利于控制体重和减肥。

4. 预防恶性肿瘤　研究表明，膳食纤维或富含膳食纤维食物的摄入量与结肠癌危险性成负相关。膳食纤维对人体也有副作用。膳食纤维会增加肠蠕动和产气量，服用大量的膳食纤维后可致腹胀；还可影响人体对蛋白质、维生素和微量元素的吸收。一般每天摄入 30～40g 以下，对维生素和微量元素吸收的影响较小。另外，有些疾病患者不宜过多进食膳食纤维，如各种急慢性肠炎、伤寒、痢疾、结肠憩室炎、肠道肿瘤、消化道出血、肠道手术前后、肠道食管管腔狭窄、食管静脉曲张等。

（三）供给量与食物来源

中国成人膳食纤维的适宜摄入量为 25～30g/d。膳食纤维主要来自植物性食物，如粮谷类的麸皮、豆类的豆皮含有大量的纤维素、半纤维素和木质素；燕麦和大麦含有丰富的膳食纤维；柠檬、柑橘、苹果、菠萝、香蕉等水果和卷心菜、苜蓿、豌豆、蚕豆等蔬菜含有较多的果胶。膳食纤维的含量与食物种类有关，如蔬菜中的嫩茎和叶膳食纤维含量较高，而含淀粉较高的根茎类则膳食纤维含量较低；植物成熟度越高，膳食纤维含量也越高；谷类加工越精细则所含膳食纤维就越少。

九、植物化学物质

植物化学物质是植物中含有的活跃且具有保健作用的物质。卡尔·宏邦认为天然植物的浓缩提取物中蕴含人类所需的营养，他称之为植物营养素。后来人们发现植物中除了含有丰富的基本营养素之外，还有种类繁多的非营养素类生物活性物质，学术界便将其称为植物化学物质。研究证实，这些植物化学物质，如番茄红素、大蒜素、玉米黄酮等，具有显著的抑制自由基、增强机体免疫力、防治慢病等功效。植物化学物质是近年来人类一大重要发现，其重要意义可与抗生素、维生素的发现相媲美。

人们日常通过食用水果、蔬菜、谷物、豆类等摄入植物化学物质。但现代工业化、城市化带来的人类生产方式、生活方式的巨大转变，使得人类远离了原本健康自然的生存状态，于是在热量摄入充足甚至过剩的同时，植物化学物质摄入量严重不足，成为威胁人类健康的重要因素。科学研究发现，一些植物提取物在保健方面有着不可替代的功能。

目前熟知的植物化学物质有多种形式，如生物黄酮类、胡萝卜素类、芥子油苷、有机硫化物、植物雌激素、黄酮类、吲哚类、异黄酮类、柠檬苦素类化合物、番茄红素、对香豆酸、酚及多酚类、植物固醇类、萜烯等。其实，植物食品中含有上千种的植物化学物质，所有植物性食品中都含有植物化学物质，包括中药的治疗作用，现在也认为是植物化学物质所发挥的功能。植物提取物做成的保健产品已经在众多国家广泛使用，并在心脑血管病、癌症等慢病防治方面显现很好的效果。

美国营养学家 David Richardson 博士强调，对植物化学物质的研究是全球范围内发展最快速的一个领域，同样植物化学物质在营养学界也是非常令人兴奋的一个新兴领域。他说：“流行病学研究得到相关结论，以全谷物、蔬菜和水果为主的膳食结构对于降低慢性非传染性疾病的风险性有益，目前在欧盟的实验室中，科学家们正在努力地研究这种益处的作用机制。”同时一些国家的政府也在积极资助这类研究的开展，借此为本国制订与营养和健康宣称有关的法律法规找到翔实的科学依据。

近年来，随着植物化学物质识别、分离、提纯等技术的发展，国际上关于植物化学物质的生物学作用、构效关系、剂量反应关系、安全性评价等方面的研究也取得了长足进展。目前植物化学物质或植物营养素最新的研究方向包括：①明确可提供最丰富植物营养素来源的植物品种；②对摄取量的限定；③最大程度地保留植物中的植物营养素，不会因为不当的收割方式而使其流失；④最大程度地保持植物化学物质的生物活性；⑤生物利用率和新陈代谢的问题；⑥肠道微生物和活性代谢产物的生成；⑦对健康和降低疾病风险的影响。

附　自由基与慢病

（一）概述

自由基化学上也称为“游离基”，是指化合物的分子在光热等外界条件下，共价键发生均裂而形成的、具有不成对电子的原子或基团。有机化合物发生化学反应时，总是伴随着一部分共价键的断裂和新的共价键生成。例如酪氨酸自由基，共价键的断裂可以有两种方式：均裂和异裂。所形成的碎片有一个未成对电子，如 H·、CH_3·、Cl· 等。由于自由基有未成对电子，故自由基和自由原子非常活泼，通常无法分离得到。许多反应中自由基和自由原子以中间体的形式存在，这样的反应称为自由基反应。

　　自由基是由氧化反应产生的对身体有害的物质。空气中的氧气会使铁钉生锈、油漆褪色、切开的苹果变成褐色，这些过程都属于氧化反应，氧化反应过程中会形成极不稳定的有害化学物质——自由基。

　　重要的自由基有：①超氧阴离子自由基（$\cdot O_2$）；②羧自由基（$ROO\cdot$）；③脂氧自由基；④一氧化氮自由基（$NO\cdot$）；⑤硝基自由基（$\cdot ONOO-$）；⑥羟自由基（$\cdot OH$）。由于特殊的电子排列结构，氧分子（O_2）极容易形成自由基。这些由氧分子（O_2）形成的自由基统称为氧自由基。氧自由基 H_2O_2、单线态氧和臭氧，统称为活性氧（ROS）。

　　目前有关人体衰老与疾病的学说有 300 多种，包括程序学说、交联学说、免疫学说、误差学说和氧自由基学说等。程序学说或 DNA 学说认为，动物发育到衰老和生病，机体预先有个程序安排。机体已在信息之源 DNA 上编写程序，动物的发育、分化、成熟、衰老、生病到死亡都是按一定的程序进行的。某些类别的生物，如乌龟和有些树的寿命比较长，人们希望能克隆到这些物种的长寿基因来延缓人的衰老，防止疾病。交联学说认为，体内胶原交联增加，会使正常的 DNA 复制中断，引起突变式细胞死亡，从而导致衰老和生病。免疫学说认为，随着年龄的增加，免疫系统逐渐衰老，免疫功能降低，不能进行有效的免疫监视，衰老加速、出现疾病。在以上众多学说中，氧自由基学说也即氧化压力理论是得到最广泛认同的理论，是最多研究资料支持的理论，也是全球公认的最科学和最合理的理论体系。

　　氧气是所有动植物生命的基础，也是人类最重要的营养物质，人类每时每刻每个细胞都需要氧气。没有氧气，我们就无法从食物中获得充足的能量，并无法驱动身体的所有反应。但是氧气的化学特性很活跃，在正常的生物化学反应中，氧气会变得很不稳定，连续不断地生成活性氧种即"氧自由基"，并能够"氧化"邻近的分子，从而引起细胞损伤，导致衰老以及疾病的发生和发展。

　　任何对组织细胞构成伤害的因素称为压力，因而"氧自由基"对身体的伤害称之为"氧化压力"。许多研究证明，氧化压力可能是所有慢性退行性疾病产生和发展的根本原因，也是衰老的根本原因。

　　氧化压力理论认为慢性疾病和衰老，都是由自由基反应引起的，都与体内自由基的产生以及抗氧化防御系统和修复系统的失衡有关。有关自由基对细胞大分子物质 DNA、脂类和蛋白质损伤的研究，以及降低能量代谢的实验研究和转基因动物的研究资料，均支持自由基引起的氧化损伤是衰老过程和慢性疾病发生发展的直接原因。

（二）自由基的来源

　　细胞内线粒体生成的活性氧是自由基的最主要来源，体内自由基生成系统和抗氧化系统示意图请参见附图 1。

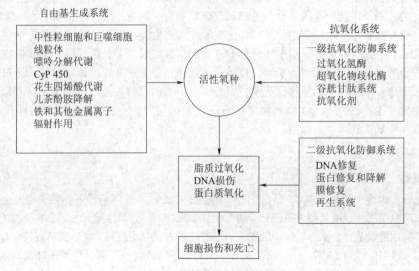

附图 1　自由基生成系统和抗氧化系统

（三）自由基的作用及危害

1. 自由基的作用　一般情况下，生命体内的自由基是与生俱来的，生命是离不开自由基活动的。我们的身体每时每刻都在燃烧着能量，而负责传递能量的搬运工就是自由基。生命本身具有平衡自由基、清除多余自由基的能力。当这些帮助能量转换的自由基被封闭在细胞里不能乱跑乱窜时，它们对生命是无害的。少量并且控制得当的自由基是有用的。例如白细胞利用自由基（超级氧、一氧化氮）来杀死外来的微生物，体内一些分解代谢的反应需要自由基来催化，血管的舒张和部分神经、消化系统讯号的传导要借助于自由基（一氧化氮），基因经由自由基的刺激而得以产生突变以适应环境的变化。

2. 自由基的危害　物种的进化是由自由基引起的，个体发育和细胞分化是由自由基参与调控的。细胞分化赋予细胞专门化的功能，为了执行专门化的功能细胞需要较多的能量，也就需要较多的氧代谢，由此增加了自由基的生成。自由基过多生成加快细胞和个体的衰老，即所谓的细胞分化以衰老为代价，或者说细胞分化伴随着衰老。这种"生伴随着死"对个体来说不是好事，但对物种整体来说却是自然规律，它促使物种时代更替，促进了物种的优胜劣汰。

瞬时波动的氧自由基，可行使重要的调节功能；但高剂量和持续水平的自由基，却可导致 DNA、蛋白质和脂类的严重损伤。有氧细胞连续不断地生成自由基，过量自由基能引发大分子物质的氧化损伤。自由基对体内大分子物质的损伤，主要是指对维持生命活动具有重要作用的蛋白质和 DNA 的氧化作用，也可以是间接通过脂质过氧化作用和糖化氧化作用产生新的羰基对蛋白质和 DNA 进行修饰。在细胞水平，氧化损伤会引发广泛的反应，从细胞增殖到成长遏制、衰老及死亡的整个生命过程都会受到很大的影响。体内自由基的不同效应主要取决于自由基的种类、剂量、作用时间和细胞类型，详细机制请参见附图 2。

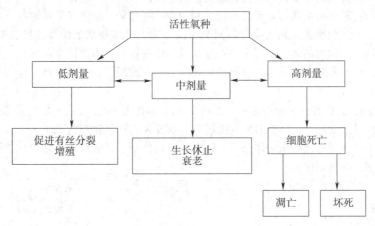

附图 2　体内自由基的不同效应

在高等生物体，外界累积有害物质的影响，已成为长寿命分化细胞如肌肉细胞、神经元细胞和干细胞的特别损伤源。氧化压力理论认为慢性疾病是细胞成分长期累积性氧化损伤的结果。

需氧生物在不断进化过程中，逐渐形成了一套完整的抗氧化系统，包括预防性的、阻断性的和修复性的；也即一级和二级抗氧化防御系统；分别在不同水平发挥着防御作用。一级抗氧化防御系统也称为初级抗氧化防御系统，分为抗氧化酶和抗氧化剂。能够使自由基失效的化学物质称为"抗氧化剂或抗氧化酶"。抗氧化剂和抗氧化酶是清除氧自由基或阻止、抑制自由基产生过氧化物的物质。抗氧化酶系统包括超氧化物歧化酶、过氧化氢酶、谷胱甘肽过氧化物酶、谷胱甘肽转硫酶、髓过氧化物酶、细胞色素 C 过氧化物酶、抗坏血酸过氧化物酶等。抗氧化非酶系统，也即抗氧化剂，包括两大类，一类是人体必需的抗氧化剂，包括维生素 E、维生素 C、类胡萝卜素、锌、硒、铜、锰、半胱氨酸、蛋氨酸、色氨酸、组氨酸、铜蓝蛋白、转铁蛋白、乳铁蛋白等；另一类是人体非必需的抗氧化剂，如生物类黄酮、花色素、番茄红素和叶黄素等。自由基生成、危害及其防治参见附图 3。

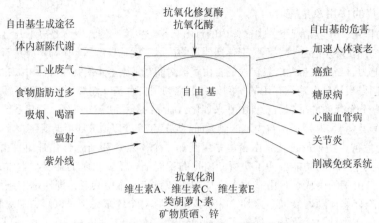

附图3　自由基生成、危害及其防治示意图

脂质、蛋白质和核酸是氧自由基攻击的主要靶目标。在正常情况下，虽然初级抗氧化防御系统通过各种抗氧化剂和抗氧化酶能有效地防止活性氧对靶分子的作用，但是由于细胞能不断地生成氧自由基，特别是在病理条件下以及衰老时活性氧的生成量大大增加，生成的活性氧特别是活性羰基超过了细胞抗氧化防御能力，由此引起蛋白质和DNA的氧化损伤。为了对受损的蛋白质和DNA进行修复，机体形成了二级抗氧化防御系统，即所谓的抗氧化修复系统。抗氧化修复酶如谷胱甘肽还原酶、蛋氨酸硫氧化物还原酶A等，在机体抗氧化损伤方面也起着重要作用。

在生理条件下即使是健康年轻的动物，氧化损伤也可以检测到。这说明体内经常存在氧自由基过多的情况，细胞的抗氧化机制和修复系统不能达到100%的效率，即使在正常情况下细胞也显示出一定程度的氧化应激；当物种衰老和疾病时不同组织的生物大分子物质如脂类、蛋白质和DNA的损伤程度则呈指数级增加。体内的氧化反应主要在细胞线粒体内进行，由此产生的氧自由基对身体细胞造成破坏；氧化损伤的不断积累，就会导致慢性疾病的发生和发展。对慢性疾病最坚强的防御就是我们体内的抗氧化防御系统。

美国加州大学的分子生物学教授Lester Packer博士是国际抗氧化研究领域最著名的专家之一。Packer教授的研究团队发现，在众多的抗氧化剂中，有五大强抗氧化剂构成了一个互相支援的核心抗氧化网络防御体系。完备的网络防御体系具有强大的协同作用，其抗氧化效果要比单一抗氧化剂强大许多倍甚至几百倍。详见附图4。

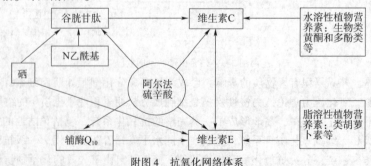

附图4　抗氧化网络体系

由于慢性退行性疾病都是由于氧自由基导致的，故氧化压力就是慢性疾病发生的根本原因；那么要有效防治慢性疾病，就要及时释放体内的氧化压力，减轻氧化损伤。

科学家通过对抗氧化剂、抗氧化酶、活性氧水平、氧化损伤程度及自氧化速率的比较研究，发现活性氧是寿限的最重要决定因子，而且抗氧化剂和抗氧化酶也是寿限的重要决定因子。由此推断，延长寿命有两种有效方法，一是减少氧自由基的产生，二是使用抗氧化剂和抗氧化酶对抗氧自由基，减少自由基对身体的伤害。

要减少体内氧自由基的产生，需要改变不良的生活方式，少接触容易产生自由基的物质，如煎炸或烧焦的食物、排出的废气烟雾、强烈的阳光等；不吸烟，因为吸 1 支烟可以产生 3 万亿个自由基；不熬夜；学会及时释放压力。不吃得太饱也可以减少自由基的产生，也有助于延长寿命。已经有大量的研究说明，通过适当限制食物摄入等方法可以降低能量代谢，减少线粒体对氧的利用和降低线粒体呼吸功能，由此减少线粒体活性氧的生成和延长动物的平均寿命及最高寿限。有研究发现，给老鼠吃半饱，寿命可以翻倍。很多科学研究说明，能量限制能使动物衰老的更慢，活得更长。因为食物限制能减少体内氧自由基的生成，并增加人体对氧化应激的耐受力和增强机体抗氧化应激的能力。

延长寿命的另一种方法是使用抗氧化剂和抗氧化酶对抗氧自由基，减少自由基对身体的伤害。Culter RG 等科学家认为自由基通过改变细胞的分化状态而引起衰老和慢性疾病，提出抗氧化剂是寿命的决定因子。抗氧化剂延长物种平均寿命的作用已有很多报道，主要是由于抗氧化剂抑制了外部环境来的氧化源或是抑制了体内参与病理过程的自由基反应而起作用的。

随龄氧化和抗氧化的失衡会导致大分子物质氧化损伤的逐步积累，从而产生与慢性疾病有关的病理变化。因此，机体的抗氧化防御和修复系统在衰老和慢性疾病发生发展的过程中起着至关重要的作用。增加或降低机体的抗氧化能力将对慢性疾病的过程产生重要的影响。机体抗氧化系统，除了非酶性抗氧化剂外，起主要作用的是抗氧化酶系统和抗氧化修复酶系统。自由基与疾病的关系及其防治要点，参见附图 3。

由此可见，几乎所有慢性疾病都与自由基有密切关系，自由基才是慢性疾病产生和发展的根本原因。要健康长寿，我们至少有三件事可以做，一是改变不良的生活方式，可以显著减少氧自由基的产生；二是不要吃得太饱，通过适当限制食物摄入等方法，也能减少氧自由基的产生；三是长期足量使用抗氧化剂，以对抗氧自由基、减少自由基对身体的伤害。

美国斯全德博士认为，采用最佳剂量的营养补充可以对患者的健康状况起到明显的帮助，而这些最佳剂量都是远远高于国家推荐膳食营养素供给量水平的。只要按照符合健康要求的最佳剂量去补充营养，人们的健康状况都会明显好转，甚至疾病可以完全痊愈。

医疗行业只是忙于治疗疾病，而没有时间去教育人们改变生活方式的重要性，没有时间去教育人们营养均衡的重要性。这项非常重要的工作，可能主要靠众多的医院外专业人士如慢病调理师等来完成，而政府的重视程度对这项工作的影响力最大。

各级医生保健意识、防病意识需要大大加强，强化预防胜于治疗的观念，要知道身体的神奇自愈能力防治疾病的效果最好，要把药物当做治疗疾病的最后一招而不是第一选择，要建议患者改变不良的生活方式，采取更积极的方式去改善健康，优先采用自然疗法来防治疾病。

练习题

一、理论练习题

（一）单项选择题（选择一个正确的答案）

1. 在机体中承担消化食物、吸收营养物质和排出代谢产物等功能的是（A）。
   A. 消化系统 　　　　B. 吸收系统 　　　　C. 排泄系统 　　　　D. 循环系统
2. 描述消化系统功能不正确的是（D）。
   A. 消化 　　　　　　B. 吸收 　　　　　　C. 排泄 　　　　　　D. 循环
3. 胰高血糖素是由（D）分泌的。
   A. 胰腺外分泌部 　　B. 肝脏 　　　　　　C. 胆囊 　　　　　　D. 胰腺内分泌部
4. （B）是胰腺内分泌部分泌的。
   A. 消化酶 　　　　　B. 胰岛素 　　　　　C. 胆汁 　　　　　　D. 免疫球蛋白

5. 食物在消化道内被分解为小分子物质的过程叫作（C）。
　　A. 排泄　　　　　　　　B. 吸收　　　　　　　　C. 消化　　　　　　　　D. 混合

6. （D）不是促进胃排空的因素。
　　A. 胃内食物量　　　　　　　　　　　　　　B. 胃泌素
　　C. 食糜的理化性状和化学组成　　　　　　　D. 胰岛素

7. 胃排空最快的是（A）。
　　A. 淀粉类　　　　　　　B. 高蛋白食物　　　　　C. 油腻的食物　　　　　D. 混合食物

8. （C）激活胃蛋白酶原，使其转变为有活性的胃蛋白酶。
　　A. 内因子　　　　　　　B. 胃泌素　　　　　　　C. 胃酸　　　　　　　　D. 胰岛素

9. 胰液缺乏，不受影响的是（D）。
　　A. 碳水化合物的消化　　B. 蛋白质的消化　　　　C. 脂肪的消化　　　　　D. 维生素 A 的吸收

10. 人体合成 B 族维生素和维生素 K 的主要部位是（A）。
　　A. 大肠　　　　　　　　B. 肝脏　　　　　　　　C. 胰腺　　　　　　　　D. 小肠

11. 除（C）外，以下结构能使小肠的吸收面积增加约 600 倍达到 $200m^2$ 左右。
　　A. 环形皱褶　　　　　　B. 绒毛　　　　　　　　C. 黏膜下层　　　　　　D. 微绒毛

12. （D）不是小肠的吸收方式。
　　A. 单纯扩散　　　　　　B. 易化扩散　　　　　　C. 主动转运　　　　　　D. 吞噬作用

13. 钾、镁、磷、碘、钙、铁等是通过（C）方式吸收的。
　　A. 单纯扩散　　　　　　B. 易化扩散　　　　　　C. 主动转运　　　　　　D. 胞饮作用

14. 影响钙吸收的因素，（D）除外。
　　A. 胃酸　　　　　　　　B. 脂肪酸　　　　　　　C. 维生素 D　　　　　　D. 碳水化合物

15. 蛋白质吸收的主要部位是（B）。
　　A. 大肠　　　　　　　　B. 小肠　　　　　　　　C. 食管　　　　　　　　D. 胃

16. 维生素 B_{12} 是在（A）被吸收的。
　　A. 回肠　　　　　　　　B. 空肠　　　　　　　　C. 食管　　　　　　　　D. 胃

17. （C）不属于自由基的危害。
　　A. 基因突变　　　　　　　　　　　　　　　　B. 造成细胞功能丧失
　　C. 扰乱机体代谢　　　　　　　　　　　　　　D. 细胞的结构受到破坏

18. 与自由基有关的疾病不包括（C）。
　　A. 糖尿病　　　　　　　B. 冠心病　　　　　　　C. 脚气病　　　　　　　D. 癌症

19. 关于基础代谢描述错误的是（B）。
　　A. 基础代谢是指人体为了维持机体各器官进行最基本的生理功能所消耗的能量，如维持正常体温、血液流动、呼吸运动、骨骼肌的张力及腺体的活动等。
　　B. 基础代谢的测量一般在清晨进行，测量前禁食 8 小时。
　　C. 测量前静卧 30 分钟以上，精神放松，测量时采取平卧姿势，清醒，全身肌肉放松。
　　D. 环境安静，室温保持在 18 ~ 25℃。

20. 属于必需氨基酸的是（D）。
　　A. 甘氨酸　　　　　　　B. 谷氨酸　　　　　　　C. 精氨酸　　　　　　　D. 色氨酸

21. 谷类的限制性氨基酸是（B）。
　　A. 亮氨酸　　　　　　　B. 赖氨酸　　　　　　　C. 组氨酸　　　　　　　D. 色氨酸

22. （D）不是蛋白质的主要功能。
　　A. 构成机体的重要成分
　　B. 构成体内多种具有重要生理功能的物质
　　C. 维持和调节体内的酸碱平衡及血浆胶体渗透压
　　D. 供给能量

23.（B）不是胆固醇的生理功能。
    A. 组成细胞膜和细胞器膜　　　　　　　B. 产能
    C. 类固醇激素和维生素 D 的前体物质　　D. 促进脂类消化和吸收

24. 下列说法不正确的是（D）。
    A. 必需脂肪酸是指人体不可缺少而自身又不能合成，必须通过食物供给的脂肪酸。
    B. n－3 系列的 a－亚麻酸和 n－6 系列的亚油酸是人体必需的两种脂肪酸。
    C. 必需脂肪酸是合成前列腺素的前体。
    D. DHA 是二十碳五烯酸的英文缩写。

25.（A）中，全部属于双糖。
    A. 蔗糖、乳糖、麦芽糖　　　　　　　　B. 葡萄糖、麦芽糖、蔗糖
    C. 乳糖、果糖、麦芽糖　　　　　　　　D. 乳糖、葡萄糖、果糖

26. 具有调节肠道菌群作用的是（B）。
    A. 麦芽糖和果糖　　B. 棉子糖和水苏糖　　C. 乳糖和麦芽糖　　D. 乳糖和棉子糖

27. 下列说法错误的是（C）。
    A. 果糖和半乳糖在肝中可转变为葡萄糖
    B. 在血糖降低时，肝糖原可在肝脏内分解为葡萄糖补充进血
    C. 在血糖降低时，肌糖原可在肌肉内分解为葡萄糖补充进血
    D. 人体储备的糖原是有限的，禁食 18～24 小时即可将糖原耗尽

28. 具有节氮作用的是（A）。
    A. 碳水化合物　　B. 脂肪　　　　C. 蛋白质　　　　D. 氨基酸

29. 下面说法正确的是（B）。
    A. 在钙离子存在的情况下，成纤维蛋白可溶性纤维蛋白原转变，抑制凝血
    B. 1，25－$(OH)_2$－$VitD_3$ 能够促进钙的吸收
    C. 18～49 岁成人和孕早期妇女钙的 RNI 为 1000mg/d
    D. 乳糖抑制钙的吸收

30. 关于铁的吸收说法正确的是（B）。
    A. Fe^{3+} 的吸收率大于 Fe^{2+}
    B. 络合物铁的吸收率大于无机铁
    C. 植物铁的的吸收率大于动物铁
    D. 非血红素铁的吸收率大于血红素铁

31. 缺碘会导致（C）。
    A. 贫血　　　　　　B. 骨质疏松　　　　C. 甲状腺功能减退　　D. 脚气病

32.（D）是谷胱甘肽过氧化物酶（GSH－PX）的组成成分，该酶能促进过氧化物还原为羟基化合物，从而保护细胞膜及组织免受过氧化物的损伤，维持细胞的正常功能。
    A. 铁　　　　　　　B. 锌　　　　　　　C. 碘　　　　　　　D. 硒

33. 具有增强胰岛素作用的微量元素是（C）。
    A. 铁　　　　　　　B. 锌　　　　　　　C. 铬　　　　　　　D. 硒

34. 关于脂溶性维生素的描述错误的是（D）。
    A. 在食物中它们经常与脂类共存，其吸收与脂类的吸收有关
    B. 与其他脂类一起贮存于脂肪组织中，通过胆汁缓慢排出体外
    C. 长期过量摄入会在体内蓄积而导致中毒；但若摄入不足会缓慢出现缺乏
    D. 用一般血液指标比较容易查出脂溶性维生素的短期缺乏

35. 关于水溶性维生素描述错误的是（C）。
    A. 一般以前体形式存在于天然食物中，易溶于水，排泄率高，绝大多数随尿液排出，在体内仅有少量贮存，大剂量摄入不会发生蓄积，毒性小

B. 大多数以辅酶或辅基的形式参加各种酶的催化反应，参与机体糖、蛋白质、脂肪等多种物质的代谢及能量代谢

C. 用血或尿样中的标记物比较难检测其代谢状况

D. 若摄入不足，可较快地出现缺乏表现

36. 对维生素 D 描述错误的是（D）。

    A. 1, 25 – （OH）$_2$ – VitD$_3$ 是维生素 D 的活性形式

    B. 维生素 D 可以调节血钙平衡

    C. 维生素 D 促进小肠钙和磷的吸收转运

    D. 蛋黄和牛奶中富含维生素 D

37. （B）与超氧化物歧化酶、谷胱甘肽过氧化物酶等一起保护细胞膜上的不饱和脂肪酸，并使蛋白质的巯基免受自由基攻击。

    A. 维生素 C   B. 维生素 E   C. 维生素 K   D. 维生素 A

38. 缺乏会导致同型半胱氨酸在血中堆积的是（B）。

    A. 维生素 B$_1$ B. 维生素 B$_6$ C. 维生素 B$_2$ D. 维生素 C

39. 关于膳食纤维描述错误的是（C）。

    A. 膳食纤维可以改善肠道功能，降低血糖及胆固醇

    B. 膳食纤维或富含膳食纤维的食物摄入量与结肠癌危险性呈负相关

    C. 肠道肿瘤患者应该多进食膳食纤维

    D. 一般每天摄入 30～40g 以下，对维生素和微量元素吸收的影响较小

（二）判断题（正确的在后面的括号内填 A，错误的填 B）

1. 胰高血糖素一方面促进细胞对氨基酸的摄取和蛋白质的合成，一方面抑制蛋白质的分解，因而有利于生长。   （B）

2. 大米第一限制氨基酸是色氨酸，如果将大米和富含色氨酸的玉米混合食用，将大大提高其蛋白质的生物价，此作用称为"蛋白质互补"。   （B）

3. 锌可促进淋巴细胞的增殖和维持其活动能力，提高免疫力。   （A）

4. 机体需要较多维生素才可满足维持正常生理功能的需要，虽然自身可合成部分维生素，但一般不能充分满足机体需要，所以必须经常由食物来供给。   （B）

5. 植物化学物质是人体必需营养素，具有抗癌、抗微生物、抗氧化、抗血栓、调节免疫、抑制炎症过程等作用。   （B）

二、技能练习题

1. 请简述人体能量消耗的几个主要途径。

参考答案：

（1）基础代谢：维持人体最基本生命活动必需的最低能量消耗。即人体在安静和恒温（18～25℃），禁食12小时后，静卧、放松而又清醒时的能量消耗。

（2）体力活动：是构成人体总能量消耗的一部分，取决于体力活动的强度和时间。

（3）食物热效应：指人体摄食过程中引起的能量消耗。食物消耗本身能量的比例为糖5%～6%、脂肪4%～5%、蛋白质30%。

（4）生长发育：婴幼儿、儿童、青少年需要额外增加生长发育所需能量。孕妇需要增加子宫、胎盘、胎儿、乳房和体脂储备所需能量。乳母需要增加合成和分泌乳汁所需能量。

2. 请简述 n－3 多不饱和脂肪酸的作用、食物来源，并举出三种常见的 n－3 多不饱和脂肪酸。

参考答案：

（1）n－3 不饱和脂肪酸的作用

①具有降低三酰甘油和低密度脂蛋白胆固醇的作用，甚至在某种程度上能够升高高密度脂蛋白，阻碍三酰甘油掺入到肝中，使分泌到血液循环中的三酰甘油减少。

②n－3 系长链脂肪酸正常生长发育不可缺少，尤其是在脑和视网膜的发育与功能完善中具有不可替代的作用。

③具有抗血小板凝集、抗心律失常、免疫调节和抗炎作用。

（2）n－3 多不饱和脂肪酸的食物来源

①深海鱼，如三文鱼、金枪鱼等。

②一些植物油，如亚麻籽油、紫苏油富含 α－亚麻酸。

（3）三种常见的 n－3 多不饱和脂肪酸：α－亚麻酸、二十碳五烯酸（EPA）和二十二碳六烯酸（DHA）。α－亚麻酸是 n－3 脂肪酸的母体，EPA、DHA 是其衍生物。深海鱼中直接含 EPA、DHA。食用油中一般含 α－亚麻酸。

3. 请简述氧自由基的危害。

参考答案：

（1）削弱细胞的抵抗力，使身体易受细菌和病毒感染；

（2）产生破坏细胞的化学物质，形成致癌物质；

（3）阻碍细胞的正常发育，干扰其复原功能，使细胞更新率低于枯萎率；

（4）破坏体内的遗传基因（DNA）组织，扰乱细胞的运作及再生功能，造成基因突变，演变成癌症；

（5）破坏细胞内的线粒体（能量储存体），造成氧化性疲劳；

（6）破坏细胞膜，干扰细胞的新陈代谢，使细胞膜丧失保护细胞的功能；

（7）侵袭氨基酸，干扰体内系统的运作，其连锁反应可导致自由基危害遍及全身；

（8）破坏蛋白质和体内的酶，导致炎症和衰老；

（9）破坏脂肪，使脂质过氧化，导致动脉粥样硬化，引发心脑血管疾病；

（10）破坏碳水化合物，使透明质酸降解，导致关节炎等。

4. 请简述人体抗氧化防御系统。

参考答案：人类在不断进化过程中，逐渐形成了一套完整的抗氧化防御系统，包括酶促系统（抗氧化酶）和非酶促系统（抗氧化剂）。

（1）酶促系统

①超氧化物歧化酶（SOD）：催化两个氧自由基转变为 H_2O_2 和 O_2 的反应。

②过氧化氢酶：催化 H_2O_2 转变为 H_2O 和 O_2 的反应。

③谷胱甘肽过氧化物酶：催化 H_2O_2 转变为 H_2O 和 O_2 的反应。

④辅酶类：如 α－硫辛酸、辅酶 Q_{10} 等。

（2）非酶促系统

①维生素 E：脂溶性，接收细胞膜上氧自由基的电子，让自己暂时成为一自由基。

②维生素 C：水溶性，可让维生素 E 自由基恢复其抗氧化能力。

③谷胱甘肽：细胞内最重要的抗氧化物，其巯基（SH）可以接收自由基的电子。

④其他小分子抗氧化剂：如胆红素、尿酸、类黄酮、类胡萝卜素等。

5. 请简述高同型半胱氨酸血症的产生原因及其主要危害。

参考答案：

（1）同型半胱氨酸是一种含硫氨基酸，是由蛋氨酸转化而成，维生素 B_6、维生素 B_{12} 和叶酸缺乏使同型半胱氨酸不能转变为谷胱甘肽和 S－腺苷蛋氨酸而在血中堆积，导致高同型半胱氨酸血症。

（2）谷胱甘肽和 S－腺苷蛋氨酸是体内非常重要的两种物质，与肝脏解毒、体内自由基的清除、修复 DNA 有着密切的关系，这两种物质缺乏会给人体健康带来很大的损害。

（3）同型半胱氨酸也可以通过多种机制损害人体健康，包括损伤血管壁导致血管阻塞、损伤血管内皮细胞、促进血小板激活、增强凝血功能、促进平滑肌增生、细胞毒化作用和刺激低密度脂蛋白氧化等。

（4）同型半胱氨酸是心脑血管病的独立危险因素，测定血浆同型半胱氨酸可以预知动脉粥样硬化的危险性。

6. 请简述植物化学物质的常见类型，并举例说明深色蔬果中的植物化学物。

参考答案：

（1）目前熟知的植物化学物质有许多类型，如生物类黄酮、胡萝卜素类、有机硫化物、植物雌激素、黄酮类、吲哚类、异黄酮类、酚及多酚类、植物固醇类、萜烯等。

（2）深色蔬果富含植物化学物质。比如深色蔬果富含胡萝卜素类家族，这个家族的成员超过 600 种，其中包括了胡萝卜素、蕃茄红素、黄体素等。胡萝卜素具有保护眼睛，避免紫外线伤害等功效。缺乏蕃茄红素可能与胰岛腺癌、前列腺癌和膀胱癌的发生有关。根据研究，体内黄体素含量高的人，罹患肺癌的概率较体内黄体素含量低的人低。

（赵泳谊）

第三章

食物营养和膳食结构

第一节　食物营养价值

一、概述

（一）分类

人类依靠摄入食物以获得生命活动所需的各种营养素和能量，食物是人类生存和繁衍的物质基础。人类摄取的食物种类繁多，按其来源和性质大致可以分为三类：①动物性食物：包括畜禽肉类、动物内脏及蛋类、乳类、水产品等；②植物性食物：包括粮谷类、豆类、油料、薯类、坚果类以及蔬菜、水果等；③以上述两类天然食物为原料加工制作的食品，包括各种糖、油、酒、罐头和糕点等。

食物依营养素的含量特性分为五大类食物：第一类是谷类和薯类：包括米、面、杂粮、土豆、红薯、山药等，主要提供碳水化合物、蛋白质、膳食纤维及 B 族维生素；第二类是动物性食物：包括肉、鱼、鸡、鸭、蛋、奶等，主要提供蛋白质、脂肪、矿物质、维生素 A 和 B 族维生素；第三类是豆类及其制品：包括大豆（黄豆）、蚕豆、芸豆、绿豆等，主要提供蛋白质、脂肪、膳食纤维、矿物质和 B 族维生素；第四类是蔬菜和水果：包括鲜豆、根茎、叶菜、茄果等，主要提供膳食纤维、矿物质、维生素 C 和胡萝卜素；第五类是纯热能食品：包括烹调用油、肥肉、糖果、奶油等，主要提供能量。

（二）定义

食物的营养价值是指食物中所含营养素和能量可以满足人体营养需要的程度。食物中营养素的种类、数量、相互之间的比例以及消化率、吸收率、利用率等决定了食物营养价值的高低。不同食物营养素的构成不同，营养价值也各异。如粮谷类的米、面及油脂类食品，其营养价值在于可以提供较多的能量、碳水化合物以及脂肪，却是蛋白质营养价值较低的食物；乳类、蛋类是蛋白质营养价值较高的食物，但铁的营养价值较低；同样，蔬菜、水果可以提供丰富的维生素、矿物质及膳食纤维，对这些营养素而言营养价值较高，但对蛋白质、脂肪而言营养价值却较低。食物的营养价值不仅表现在食物的种类差异，而且对同一种食物而言，由于其品系、部位、产地、成熟程度以及加工、烹调方法的不同，其营养价值也存在一定的差别。

1. 食物营养价值的评定内容

（1）营养素的种类及含量：评定某种食物的营养价值，首先应分析它所含营养素的种类，并测定其含量；食物所提供营养素的种类和含量与人体需要越接近，营养价值越高。在研究工作中，经常采用化学分析法、仪器分析法、微生物法、酶分析法等测定食物中营养素的种类和含量；在日常工作中，一般通过查阅食物成分表来评定食物的营养价值。

（2）营养素的质量：评定食物的营养价值时，营养素的质量也是非常重要的。质的优劣主要体现在营养素可被消化利用的程度上。乳蛋白、小麦蛋白、玉米蛋白都是蛋白质，但它们促进机体生长的作用明显不同，其原因就在于三者质的不同，乳蛋白为完全蛋白质，可以使机体健康生长、体重增加，小麦蛋白中赖氨酸含量低，而玉米蛋白不仅赖氨酸含量低，色氨酸水平也很低，仅能维持体重或使体重下降。

2. 食物营养价值的评定指标 营养质量指数（index of nutrition quality，INQ）：是近年来推荐采用的评定食物营养价值的指标，营养质量指数是营养素密度（某营养素占供给量的比）同能量密度（该食物所含能量占能量供给量的比）之比。不同进食对象的营养素需要量和能量需要量不同，同一食品在不同进食人群的营养价值也不同。在没有特定进食对象的情况下，一般以成年男子轻体力劳动推荐摄入量标准计算。

某种食物 INQ 的公式可写成：INQ = 该食物某种营养素密度/该食物能量密度

其中：该食物某种营养素密度 = 100 克食物某种营养素含量/某人群相应营养素的推荐摄入量（按《中国居民膳食营养素参考摄入量》）。

能量密度 = 某种食物 100g 提供的能量/某人群的能量推荐摄入量

例 3 - 1 成年男子轻体力劳动者能量推荐摄入量标准为 2250kcal，蛋白质推荐摄入量为 65g，查食物成分表可知 100g 鸡蛋中含有蛋白质 12.8g、能量 153kcal。

计算：鸡蛋 INQ（蛋白质） = （12.8/65 [查表]） / （153/2250 [查表]） = 2.90

INQ 的临床意义：INQ = 1，说明该食物中某种营养素与能量供给可使摄入个体的营养需要达到平衡；INQ > 1，说明该食物中某种营养素的供给量高于能量供给，营养价值高；INQ < 1，说明该食物中某种营养素的供给量低于能量供给，营养价值低，如长期食用此食物，可致该营养素不足或能量过剩。

INQ 法评估各种（类）食物的营养质量很直观，在减肥和其他需要控制能量摄入的过程中，可借助 INQ 值大小来选择那些相同能量而营养素高的食物，有利于保证营养供给、防止能量摄入过多。但是，食物中产生能量的脂肪和碳水化合物不适合用 INQ 计算与评价。对于处于生长发育和特殊生理阶段的人群（比如孕妇、儿童等）也不适合根据 INQ 选择食物。INQ 也不适于日常生活中对某种营养素每日摄入量的精确计算和营养食谱的编制。

3. 评定食物营养价值的意义

（1）通过评定食物的营养价值，可以全面了解各类食物含有的天然组成成分，包括营养素、非营养素类物质、抗营养因子等，提出现有主要食物的营养缺陷，解决抗营养因子的问题，指出开发新食品的方向，充分利用食物资源。

（2）通过评定食物的营养价值，可以了解食物中营养素在烹调加工过程中的变化和损失情况，以便采取相应的措施，尽可能保护食物中营养素，提高食物的营养价值。

（3）通过对食物营养价值的评定，可以指导人们科学地选购食品，配备合理的平衡膳食，促进健康和预防疾病的发生。

二、各类食物营养价值

（一）谷类食物

谷类食品包括小麦、大米、玉米、小米、高粱等。我国居民经常食用的是大米和面粉。谷类种子的结构基本相似，由谷皮、糊粉层、胚乳、胚芽等四个主要部分组成。

谷类蛋白质含量为 6% ~10%，虽然蛋白质含量不高，但由于其食用量比较大，所以谷类食物仍是膳食中蛋白质的重要来源。一般谷类蛋白质的必需氨基酸组成不平衡，所以蛋白质的营养价值低，生物价为 50% ~60%。

谷类食物所含营养素主要是碳水化合物，其中平均 70% 为淀粉，其利用率在 90% 以上，是人类最理想、最经济的能量来源。我国膳食中 50% ~70% 能量来自谷类食物，谷类中还含有 2% ~3% 的纤维素和半纤维素，是膳食纤维的良好来源。

谷类中脂肪含量很少，一般为 1% ~2%，加工时容易转入到副产品中。从玉米和小麦胚芽中提取的麦胚油营养价值高，主要为不饱和脂肪酸，占 80% 以上，其中亚油酸为 60%；还含有较多的维生素 E，具有降低血清胆固醇和防止动脉粥样硬化的作用。

谷类含矿物质一般为 1.5% ~ 3.0%，以磷的含量最高，但不容易被人体充分吸收利用；钙含量很少，铁的生物利用率也很低。

谷类是 B 族维生素的重要来源，其中以维生素 B₁、维生素 B₂ 和尼克酸含量较多，但不含脂溶性维生素、维生素 C 和维生素 B₁₂。

谷类中所含的 B 族维生素和无机盐主要分布在皮层和胚部，其含量随加工精度的提高而减少。但如果谷类加工粗糙，出粉率虽然高，营养素保留也较多，但却不利于消化、吸收，还会影响其他营养素的吸收，不利于被机体利用。

常见谷类的营养特点见表 3 - 1。

表 3 - 1 常见谷类的主要营养成分比较（每 100g 可食部）

谷类	蛋白质 (g)	脂肪 (g)	膳食纤维 (g)	碳水化合物 (g)	维生素 B₁ (mg)	维生素 B₂ (mg)	烟酸 (mg)	维生素 E (mg)	钙 (mg)	磷 (mg)	铁 (mg)
稻米	7.4	0.8	0.7	77.9	0.11	0.05	1.9	0.46	13	110	2.3
小米	9.0	3.1	1.6	75.1	0.33	0.10	1.5	3.63	41	229	5.1
小麦	11.9	1.3	10.8	75.2	0.40	0.10	4.0	1.82	34	325	5.1
玉米	8.1	3.3	5.6	75.2	0.26	0.09	2.3	3.80	22	196	3.2
荞麦	9.3	2.3	6.5	73.0	0.28	0.16	2.2	4.40	47	297	6.2

（二）薯类食物

薯类包括马铃薯、甘薯（红薯）、木薯等。薯类食物中含有丰富的淀粉、膳食纤维，以及多种维生素和矿物质。据分析，每 100g 鲜红薯中含蛋白质 2.0g、糖类 29.5g、粗纤维 0.8g、钙 28mg、磷 50mg、铁 0.6mg、胡萝卜素 1.31mg 以及其他维生素。红薯还具有维持人体心血管壁的弹性、阻止动脉硬化发生的功能，同时可使皮下脂肪减少，预防胶原病发生，对呼吸道、消化道和关节腔有很好的润滑作用。红薯中含有较多淀粉和纤维素，可以预防便秘，减少肠癌的发生。另外，红薯是一种生理碱性食品，对调节人体的酸碱平衡有积极意义。

由于红薯中含有氧化酶和粗纤维，在胃肠中会产生大量 CO_2；同时，由于含糖量高，红薯会在胃内产酸，引起胃胀、烧心；所以，应吃熟的红薯，且一次不能吃得过多，最好与米、面搭配食用。

（三）豆类及其制品

豆类食品是植物性蛋白质的主要来源，在我国居民膳食中占有重要地位。豆类的品种很多，按营养成分，可分为大豆类（黄豆、黑豆和青豆）和其他豆类（豌豆、蚕豆、绿豆、芸豆等）。

1. 大豆的营养特点

（1）蛋白质：大豆含有 30% ~ 40% 的蛋白质，含量超过肉、蛋类食品，而且大豆蛋白质的氨基酸组成接近人体氨基酸模式，为优质蛋白，具有较高的营养价值。大豆蛋白质富含谷类蛋白质较为缺乏的赖氨酸，但蛋氨酸较少，与谷类蛋白质互补，混合食用可提高营养价值。

（2）碳水化合物：大豆碳水化合物含量为 25% ~ 30%，其中约一半为膳食纤维，主要存在于大豆细胞壁中，主要为棉籽糖和水苏糖等低聚糖，能够促进益生菌的生长，低聚糖和膳食纤维具有润肠通便的作用。

（3）脂肪：大豆含有 15% ~ 20% 的脂肪，其中不饱和脂肪酸占 85%，且以亚油酸最多，高达 50% 以上。此外，大豆还含有亚麻酸 2% ~ 10%，磷脂 1.64%。

（4）矿物质：大豆中钙、磷、钾、镁，微量元素铁、锌和硒含量丰富，其中钙、铁含量最为丰富，100g 大豆含钙 367mg 和铁 11mg。大豆中还含有铜、锰等。

（5）维生素：大豆含有丰富的 B 族维生素，其维生素 B_1、维生素 B_2 和叶酸的含量在植物性食物中相对较高，大豆还含有较多胡萝卜素和维生素 E。

（6）其他：大豆中还含有其他活性成分，如大豆异黄酮，其功能有以下两个方面。

①降低血脂：临床研究结果表明，每天平均摄入 25g 大豆蛋白（每百克大豆含异黄酮 128mg），使血浆 LDL 降低 12.9%，提高 HDL。大豆异黄酮可减少体内脂质的过氧化，抑制 LDL 的氧化，从而减少冠心病的发病率。

②雌激素样作用：异黄酮能激活雌激素受体，雌激素能直接促进钙吸收，还能增加维生素 D 受体在十二指肠内的表达，通过对维生素 D 受体的调节而促进对钙的吸收，可直接刺激骨的形成、抑制骨的再吸收，从而防止骨质疏松。大量研究证实，经常摄取富含大豆及大豆异黄酮食物的人群，其乳腺癌、前列腺癌、结肠癌、骨质疏松症的发病率明显低于摄入大豆及大豆异黄酮量少的人群。

2. 其他豆类的营养特点　其他豆类主要包括豌豆、蚕豆、绿豆、芸豆等，其他豆类含有较高的碳水化合物，占 55%～65%；中等量的蛋白质，蛋白质含量不如大豆多，占 20%～30%，但为完全蛋白质；脂肪含量低于 5%；此外，还含有钙、磷、铁和 B 族维生素。

3. 豆类的抗营养因素

（1）胰蛋白酶抑制剂：加热 30 分钟或大豆浸泡至含水量 60% 时，水蒸 5 分钟即可除去胰蛋白酶抑制剂。

（2）植物红细胞凝集素：食用植物红细胞凝集素未被破坏的大豆，会引起恶心、呕吐等症状，严重者甚至引起死亡。加热可除去植物红细胞凝集素。

（3）脂肪氧化酶：脂肪氧化酶可以水解大豆脂肪，使其变成低级脂肪酸、醛和酮类物质，构成豆腥味。去除豆腥味的方法为：95℃ 以上加热 10～15 分钟；乙醇处理后减压蒸发；钝化大豆中的脂肪氧化酶；用酶或微生物进行脱臭等。

（4）植酸：植酸能与钙、铜、锌、铁、镁等元素螯合，影响它们的吸收。

4. 豆制品的营养特点　豆制品包括非发酵性豆制品，如豆浆、豆腐、豆腐干、腐竹等，以及发酵豆制品如腐乳、豆豉、臭豆腐等。豆制品在加工过程中，所含的胰蛋白酶抑制剂被破坏；大部分纤维素、植酸被去除；大豆蛋白质的结构从密实变成疏松状态，蛋白酶易进入分子内部，因此消化、吸收率明显提高，如大豆蛋白质消化率只有 65%，而豆浆蛋白质消化率为 85%，豆腐蛋白质消化率为 92%～96%。

5. 豆类及豆制品的合理利用

（1）豆浆中的抗营养因子：豆浆含有抗营养因子，如胰蛋白酶抑制剂、红细胞凝集素等，喝生豆浆或者未煮开的豆浆会出现恶心、呕吐、腹胀、腹痛和腹泻等，通过加热处理可以去除这些抗营养因子，所以生豆浆必须先用大火煮沸后文火维持 5 分钟，使这些有害物质被彻底破坏。

（2）大豆加工成豆制品后营养成分的变化：大豆加工过程中，大豆中蛋白质经发酵被分解，蛋白质的消化、吸收率提高。加工也使大豆某些营养素含量增加。如大豆经过发酵制成豆豉的过程中，由于曲霉的作用可合成维生素 B_2，所以豆豉的维生素 B_2 含量高于未经加工的大豆，每 100g 豆豉中维生素 B_2 含量可达 0.61mg。

（3）大豆发芽后营养成分的变化：大豆在 19～25℃ 下室温中用水浸湿，经过 3 天，促使其发芽，经发芽后大豆蛋白质量有所减少，但种类没有变化，游离氨基酸增多，赖氨酸含量减少；脂类含量也减少；膳食纤维被部分降解；豆芽中植酸酶活性大大升高，植酸被分解，使原来被植酸螯合的矿物质释放出来，变成可被人体利用的状态，提高了钙、锌、铁、镁等元素的利用率；干豆类不含维生素 C，但经发芽后，维生素 C 增加较多，用绿豆或黄豆制作的豆芽，其维生素 C 的含量为 6～8mg/100g，发芽大豆中维生素 B_1、维生素 B_2 和烟酸的含量均有增加。因此，发芽大豆在部分程度上调整了大豆的营养结构，减少了抗营养因子，增加了矿物质和维生素的含量或生物利用率。冬季缺少蔬菜的地区，可利用干豆发芽当作蔬菜。

（四）蔬菜水果类

1. 蔬菜类食物　蔬菜类按其结构及可食部分的不同可分为叶菜类、根茎类、茄果类和鲜豆类等。叶菜类包括白菜、菠菜、油菜、卷心菜、韭菜、芹菜及蒿菜等。根茎类包括萝卜、马铃薯、藕、山药、芋头、洋葱、蒜和竹笋等。茄果类包括冬瓜、南瓜、西葫芦、丝瓜、黄瓜、茄子、番茄（西红柿）、辣椒等。鲜豆类包括毛豆、蚕豆、扁豆、豇豆、四季豆和豌豆等。

蔬菜是一大类重要的烹饪原料，是人类膳食所必不可少的重要组成部分。蔬菜由许多不同的化学物质组成，这些物质大多是人体所需要的营养物质。蔬菜中的成分主要有水分、矿物质、糖类、有机酸、维生素、色素、挥发油和含氮物质等。这些物质的存在与蔬菜的烹饪加工、食用价值和营养价值密切相关。

2. 水果类食物　水果可分为鲜果类和干果类。鲜果类包括苹果、香蕉、梨、杏、菠萝、橘子、西瓜和猕猴桃等。干果类指由新鲜水果加工制成的果干等食品，如葡萄干、杏干、蜜枣和柿饼等。水果类食物主要提供维生素和矿物质，是膳食中胡萝卜素、维生素 C、维生素 B_2、钙、铁的主要来源。

富含维生素 C 及胡萝卜素的蔬菜和水果见表 3–2、表 3–3。

表 3–2　富含维生素 C 的蔬菜和水果（以每 100 g 可食部计）

蔬菜名称	维生素 C（mg）	水果名称	维生素 C（mg）
辣椒（红，小）	144	刺梨［茨梨、木梨子］	2585
甜椒［灯笼椒、柿子椒］	130	酸枣	900
彩椒	104	冬枣	243
萝卜缨（白）	77	枣（鲜）	243
芥蓝［甘蓝菜，盖蓝菜］	76	沙棘	204
芥菜（大叶）［盖菜］	72	黑醋栗［黑加仑］	181
油菜薹［菜薹］	65	中华猕猴桃［毛叶猕猴桃］	62
小白菜［青菜］	64	红果［山里红、大山楂］	53
羽衣甘蓝	63	草莓［洋莓、凤阳草莓］	47
菜花［花椰菜］	61	桂圆	43
辣椒（青，尖）	59	荔枝	41
苦瓜［凉瓜、癞瓜］	56	红毛丹	35
西兰花［绿菜花］	56	橙	33
豆瓣菜［西洋菜、水田芥］	52	木瓜［番木瓜］	31
西兰花［绿菜花］	51	柿	30
香菜［芫荽］	48	柑橘（均值）	28
苋菜（绿）	47	醋栗［灯笼果］	28
水萝卜［脆萝卜］	45	葡萄（均值）	25
芦笋［石刁柏，龙须菜］	45	蒲桃	25
藕［莲藕］	44	柚	23

*引自杨月欣．中国食物成分表 2002，中国食物成分表 2004。

表3-2 富含胡萝卜素的蔬菜和水果（以每100g可食部计）

蔬菜名称	胡萝卜素（μg）	水果名称	胡萝卜素（μg）
豆瓣菜［西洋菜、水田芥］	9550	沙棘	3840
西兰花［绿菜花］	7210	刺梨［茨梨、木梨子］	2900
冬寒菜［冬苋菜、冬葵］	6950	芒果（大头）	2080
羽衣甘蓝	4368	哈密瓜	920
胡萝卜	4107	柑橘（均值）	890
芥蓝［甘蓝菜、盖蓝菜］	3450	木瓜［番木瓜］	870
薤［蕌头］	3360	海棠果［楸子］	710
芹菜叶	2930	西瓜（均值）	450
菠菜［赤根菜］	2920	杏	450
荸荠［荸荠菜、菱角菜］	2590	荷柿	440
茴香［小茴香］	2410	樱桃	210
小白菜［青菜］	1853	橙	160
蕹菜［空心菜、藤藤菜］	1713	李子	150
芥菜（大叶）［盖菜］	1700	中华猕猴桃［毛叶猕猴桃］	130
小白菜	1680	柿	120
韭菜	1596	红果［山里红、大山楂］	100
南瓜（栗面）	1518	葡萄（均值）	50
茼蒿［蓬蒿菜、艾菜］	1510	布朗	46
苋菜（紫）［红苋］	1490	梨（均值）	33
芥菜（小叶）［小芥菜］	1450	桑葚（均值）	30

*引自杨月欣. 中国食物成分表2002，中国食物成分表2004。

（五）动物性食物

动物性食物包括畜、禽、鱼肉、蛋类和奶类等。从营养价值方面来看，动物性食物蛋白质含量高、质量好。动物性食物中脂肪的含量也较高，并含有脂溶性维生素和矿物质。另外，动物内脏的营养价值比一般畜禽肉高，除了供给优质蛋白质外，所含的重要矿物质和维生素比畜禽肉多许多倍。

1. 肉类食物 主要有畜肉类、禽肉类和鱼类等。畜肉类包括猪肉、牛羊肉等及其制品。禽肉类包括鸡肉、鸭肉、鹅肉等及其制品。鱼类包括带鱼、黄花鱼、鲅鱼等海水鱼和鲤鱼、草鱼等淡水鱼，以及其他水产动物，如虾、蟹等。

肉类食物主要供给蛋白质、脂肪、无机盐和维生素。禽肉类食品经适当加工烹调，不仅味道鲜美，饱腹作用强，而且易于消化、吸收。畜禽肉蛋白质含量达10%～20%，人体必需氨基酸丰富，蛋白质营养价值很高，生物学价值在80%左右。脂肪含量在畜体的不同部位差异较大，主要成分是饱和脂肪酸，胆固醇在动物肥肉和内脏中含量较高。其中猪肉属于高脂肉，牛羊肉属于中脂肉，禽肉和内脏属于低脂肉。

肉类无机盐含量为0.6%～1.2%，以磷、铁较多，并含有少量的铜。肉中铁的生物利用率高。动物肝含铁尤其丰富，每 100g 中含铁 22.6mg，并且吸收率较高，是膳食中铁的良好来源。每 100g 肉中钙含量为 7~10mg，鸡肉含钙量要高于一般的畜禽肉。

肉类含丰富的 B 族维生素，特别是动物肝，富含维生素 A、核黄素，但不含维生素 C 和膳食纤维。每 100g 猪肝和羊肝中维生素 A 的含量分别约为 5mg、21mg，远远高于肉中的含量。

畜肉、禽肉脂肪含量及脂肪酸组成比较见表 3-4、表 3-5。

表 3-4　畜肉脂肪的含量及脂肪酸组成比较 （g/100g 可食部计）

名称	脂肪	饱和脂肪酸	单不饱和脂肪酸	多不饱和脂肪酸
猪肉（后臀尖）	30.8	10.8	13.4	3.6
牛肉（均值）	4.2	2.0	1.7	0.2
羊肉（均值）	14.1	6.2	4.9	1.8
驴肉（瘦）	3.2	1.2	1.1	0.6
马肉	4.6	1.6	1.5	1.1

*引自杨月欣.中国食物成分表 2002。

表 3-5　禽类脂肪的含量及脂肪酸组成比较 （g/100g 可食部计）

名称	脂肪	饱和脂肪酸	单不饱和脂肪酸	多不饱和脂肪酸
鸡	9.4	3.1	3.7	2.2
鸭	19.7	5.6	9.3	3.6
鹅	19.9	5.5	10.2	3.1
鸽	14.2	3.3	8.3	1.8
鹌鹑	3.1	1.1	1.0	0.8
鸡肝	4.8	1.7	1.1	0.6
鸡心	11.8	2.7	4.0	2.7
鸭皮	50.2	14.9	27.7	4.7
鸭肝	7.5	2.8	2.0	0.8
鸭心	8.9	2.2	3.7	1.1
鹅肝	3.4	1.6	0.5	0.3

*引自杨月欣.中国食物成分表 2002。

2. 奶类　包括牛奶、羊奶和马奶及其制品，如奶粉、酸奶、奶油、炼乳等。奶类是一类营养最完全的食品，包含人体所必需的营养素，富含完全蛋白质和易被吸收利用的钙。牛奶中脂肪组成的特点是富含熔点较低的脂肪酸和不饱和脂肪酸，同时其颗粒分散、较细小，易被消化、吸收；牛奶中矿物质包括钙、钾、钠、镁等，其中钙特别容易被吸收。奶中几乎含有一切已知的维生素，其中突出的是维生素 A 和维生素 B_2。

3. 蛋类　包括鸡蛋、鸭蛋、鹅蛋、鹌鹑蛋、鸽蛋及其制品，如咸蛋、松花蛋、鸡蛋粉等。蛋类蛋白质中必需氨基酸的组成和含量较肉类食物更理想，是优质蛋白质。蛋中的脂肪绝大部分存在于蛋黄中，易被人体吸收。蛋黄中还含有丰富的钙、铁、维生素 B_1 和维生素 B_2。

常见动物性食物蛋白质和胆固醇含量比较见表 3-6、表 3-7。

表 3 – 6　常见动物性食物蛋白质含量比较（g/100g 可食部计）

食物名称	含量	食物名称	含量	食物名称	含量
猪肉（肥瘦）	13.2	牛脑	12.5	鸡蛋黄	15.2
猪肉（肥）	2.4	猪肾	15.4	咸鸭蛋	12.7
猪肉（瘦）	20.3	鸡	19.3	鲤鱼	17.6
牛肉（肥瘦）	19.9	鸭	15.5	青鱼	20.1
牛肉（瘦）	20.2	鹅	17.9	带鱼	17.7
羊肉（肥瘦）	19.0	鸡肝	16.6	海蟹	18.8
羊肉（瘦）	20.5	鸭肝	14.5	对虾	18.6
猪肝	19.3	鹅肝	15.2	海蟹	13.8
牛肝	19.8	鸡蛋	12.7	赤贝	13.9
猪脑	10.8	鸭蛋	12.6	乌贼	15.2

*引自杨月欣. 中国食物成分表 2002。

表 3 – 7　常见动物性食物胆固醇含量（mg/100g 可食部计）

食物名称	含量	食物名称	含量	食物名称	含量
猪肉（肥瘦）	80	牛脑	2447	鸭蛋	565
猪肉（肥）	109	猪肾	354	咸鸭蛋	647
猪肉（瘦）	81	鸡（均值）	106	鲤鱼	84
牛肉（肥瘦）	84	鸭（均值）	94	青鱼	108
牛肉（瘦）	58	鹅	74	海鳗	71
羊肉（肥瘦）	92	鸡肝	356	带鱼	76
羊肉（瘦）	60	鸭肝	341	对虾	193
猪肝	288	鹅肝	285	海蟹	125
牛肝	297	鸡蛋	585	赤贝	144
猪脑	2571	鸡蛋黄	1510	乌贼	268

*引自杨月欣. 中国食物成分表 2002。

（六）纯热能食物

纯热能食物包括动物油、植物油、淀粉、食用糖和酒类，主要提供能量。动物油包括猪油、牛油、羊油等。植物油包括花生油、豆油、棉籽油、橄榄油、棕榈油、香油等。淀粉包括大豆淀粉、土豆淀粉、玉米淀粉、粉皮、粉丝、凉粉、藕粉等。食用糖包括白糖、冰糖、红糖、奶糖、巧克力、麦芽糖、棉花糖等。酒类包括白酒、果酒、黄酒、露酒和啤酒等。酒是纯能量食物，每克酒精产能 7kcal。常见酒精饮料中能量含量见表 3 – 8。

表 3 – 8　酒精饮料中能量含量

名称	酒精度（g/100g）	100g 中的能量（kJ）	100g 中的能量（kcal）
啤酒	3.4	159	38
葡萄酒	8.9	282	67
38°白酒（剑南春）	31.6	929	222
52°白酒（五粮液）	44.4	1301	311
56°白酒（二锅头）	48.2	1413	338

*引自杨月欣. 中国食物成分表 2002。

三、食品营养标签解读

食品营养标签是食品标签的重要内容，它显示食品的营养特性和相关营养学信息，是消费者了解食品营养组分和特性的主要途径。

（一）食品营养标签的内容

根据《食品营养标签管理规范》的定义：营养标签是指向消费者提供食品营养成分信息和特性的说明，包括营养成分表、营养声称和营养成分功能声称。

1. 营养成分表 是标有食品营养成分名称和含量的表格，表格中可以标示的营养成分包括能量、营养素、水分和膳食纤维等。

2. 营养声称 是指对食物营养特性的描述和说明，包括：①含量声称：指描述食物中能量或营养素含量水平的声称。声称用语包括"含有""高""低或无"等；②比较声称，指与消费者熟知同类食品的营养成分含量或能量值进行比较后的声称，声称用语包括"增加"和"减少"等。

3. 营养成分功能声称 是指某营养成分可以维持人体正常生长、发育和正常生理功能等作用的声称。

（二）食品标签营养素参考值

食品标签营养素参考值（nutrient reference values，NRV）是食品营养标签上比较食品营养素含量多少的参考标准，是消费者选择食品时的一种营养参照尺度，是消费者判断食品属于健康食品还是垃圾食品的一个有用指标。

营养素参考值是依据我国 RNI 和 AI 来制定的，详见表 3-9。中国营养学会制定的中国营养素参考值能量为 8400kJ，蛋白质为 60g，脂肪<60g，碳水化合物 300g，钙 800mg，钠 2000mg。

表 3-9 中国营养素参考值（NRV）

营养成分	NRV	营养成分	NRV
能量	8400kJ	泛酸	5mg
蛋白质	60g	生物素	30μg
脂肪	<60g	胆碱	450mg
饱和脂肪酸	<20g	钙	800mg
胆固醇	<300mg	磷	700mg
碳水化合物	300g	钾	2000mg
膳食纤维	25g	钠	2000mg
维生素 A	800μgRE	镁	300mg
维生素 D	5μg	铁	15mg
维生素 E	14mgα-TE	锌	15mg
维生素 K	80μg	碘	150μg
维生素 B$_1$	1.4mg	硒	50μg
维生素 B$_2$	1.4mg	铜	1.5mg
维生素 B$_6$	1.4mg	氟	1mg
维生素 B$_{12}$	2.4μg	铬	50μg
维生素 C	100mg	锰	3mg
烟酸	14mg	钼	40μg
叶酸	400μgDFE		

营养素参考值百分比（NRV%）是用来比较和描述某种食品能量或营养成分含量占中国营养素参考值的百分数（NRV%），是评价食品营养价值的实用指标。NRV%计算公式为：

$$NRV\% = \frac{100g\ 某食品能量（kJ）}{能量营养素参考值（kJ）} \times 100\%$$

表 3 – 10 是某食品的营养成分表。

表 3 – 10 某食品营养成分表

项目	每 100 克	营养素参考值（%）
能量	2269 千焦	27%
蛋白质	8.0 克	13%
脂肪	31.6 克	53%
反式脂肪酸	0 克	
碳水化合物	56.7 克	19%
钠	200 毫克	10%

从表 3 – 10 可以看出该食品 100g 含能量 2269kJ，占能量营养素参考值（%）的 27%，计算公式为：

$$NRV\% = \frac{2269（kJ）}{8400（kJ）} \times 100\% = 27\%$$

该食品 100g 含蛋白质 8g，占蛋白质营养素参考值的 13%；含脂肪 31.6g，占脂肪营养素参考值的 53%；含碳水化合物 56.7g，占碳水化合物营养素参考值的 19%；含钠 200mg，占钠营养素参考值的 10%。分析此营养成分表中的营养素参考值（%），可知该食品是高脂肪、高能量食品，可以为消费者提供许多有价值的食品营养信息，指导消费者科学选择食品。

第二节 膳食结构与膳食指南

膳食是指经过加工、烹调处理后的食物，即把食物加工成人们可进食的饮食。膳食结构亦称膳食模式，是指膳食中各类食物的数量及其在膳食中所占比重。人们可以根据组成该膳食的各类食物所能提供的能量及各种营养素的数量及其能满足人体需要的程度来衡量该膳食模式是否合理。膳食结构的影响因素包括各个国家或地区的人口、农业生产、食物流通、食品加工、消费水平、饮食习惯、文化传统和科学知识等。

一、膳食结构的类型及特点

膳食结构划分最重要的依据是动物性食物和植物性食物在膳食构成中的比例。根据膳食中动植物性食物所占的比重，以及能量、蛋白质、脂肪和碳水化合物的供给量作为划分膳食结构的标准，可将世界不同地区的膳食结构分为以下四种类型。

（一）动植物食物平衡的膳食结构

动植物食物平衡的膳食结构类型主要以日本、新加坡为代表；又称为日本模式或营养型模式，膳食中动物性食物与植物性食物比例比较适当。

膳食特征：年人均消费粮食约 94kg，平均每天消费 258g；年人均消费动物性食物约 63kg，平均每天消费 173g，其中海产品占 50%；平均每天能量摄入约 2000kcal。能量来源中碳水化合物约占 58%，脂肪约占 26%，蛋白质约占 16%。其中动物蛋白占总蛋白的 43%。

这种膳食结构类型，能量能够满足人体需要又不至于过剩。蛋白质、脂肪、碳水化合物的供能比例合理。来自于植物性食物的膳食纤维和来自于动物性食物的营养素如铁、钙等均比较充足，同时动物脂肪又不高，有利于避免营养缺乏病和营养过剩性疾病，已成为世界各国调整膳食结构的参考模式。

（二）动物性食物为主的膳食结构

动物性食物为主的膳食结构主要分布于西方发达国家，属于营养过剩型的膳食，以高能量、高脂肪、高蛋白质、低膳食纤维为主要膳食特点。

膳食特征：粮谷类食物年人均消费小，人均每年只有 60～75kg，平均每天消费 164～205g。肉类年人均消费 100kg 左右，平均每天消费 274g；奶和奶制品人均每年 100～150kg，平均每天消费 274～411g；蛋类人均每年消费 15kg，平均每天消费 41g；食糖人均每年消费 40～60kg，平均每天消费 110～164g。能量高达 3300～3500kcal，属于典型的高能量（3300～3500kcal/d）、高脂肪（130～150g/d）、高蛋白质（超过 100g/d）膳食。

营养不平衡表现为某些营养素（如三大宏量营养素）摄入过多，而另一些营养素（如膳食纤维）则摄入严重不足。这种膳食结构带来的健康问题是肥胖病、高脂血症、高血压病、糖尿病及恶性肿瘤。

（三）植物性食物为主的膳食结构

植物性食物为主的膳食结构主要分布于发展中国家，也称温饱模式。膳食结构以植物性食物为主，动物性食物为辅。

膳食特征是：谷类食品消费量大，年人均消费谷类 200kg，平均每天消费 548g；动物性食品消费量小，年人均消费 10～20kg，平均每天消费 27～55g。膳食能量基本可满足需要，但植物性食物提供的能量占近 90%，蛋白质及脂肪摄入量均较低，动物性蛋白质仅占蛋白质总量的 10%～20%，低者不足 10%。膳食纤维充足。营养缺乏病是这类膳食结构人群的主要营养问题，其体质较弱，健康状况不良，劳动生产率较低，但由于膳食纤维充足，动物性脂肪较低，有利于冠心病和高脂血症的预防。

（四）地中海膳食结构

地中海膳食结构是居住在地中海地区的居民所特有的膳食模式。以意大利、希腊等国为代表。突出特点是饱和脂肪摄入量低，膳食含大量复合碳水化合物，蔬菜、水果摄入量较高。

膳食特征：①富含植物性食物，包括水果、蔬菜、土豆、谷类、豆类、果仁等；②食物的加工程度低，新鲜度较高，以当季、当地的食物为主；③橄榄油是主要的食用油，脂肪提供能量占膳食总能量比值在 25%～35%，饱和脂肪所占比例较低，在 7%～8%；④每天食用适量的奶酪和酸奶；⑤每周食用适量鱼、禽、蛋；⑥以新鲜水果作为典型的每天餐后食品，较少食用甜食；⑦每月食用几次红肉（猪肉、牛肉和羊肉及其产品）；⑧大部分成年人有饮用葡萄酒的习惯。

采用该膳食结构的地中海地区居民心脑血管疾病发生率很低，许多国家参照这种膳食模式改进自己的膳食结构。

二、中国居民膳食营养素参考摄入量

中国居民膳食营养素参考摄入量是为了保证人体合理摄入营养素而设定的每日平均膳食营养素摄入量的一组参考值。中国营养学会 2013 年开始修订，2016 年正式发布了《中国居民膳食营养素参考摄入量表（DRIs 2013）》，其中能量和许多营养素的推荐摄入量（RNI）或适宜摄入量（AI）有所改变。例如能量、蛋白质、碳水化合物、锌等的推荐摄入量有调整；对胆固醇摄入量上限解除；饱和脂肪、糖和盐等上限制定等。DRIs 的主要用途在于评价膳食和计划膳食两个方面。

（一）平均需要量

平均需要量（estimated average requirements，EAR）是指某一特定性别、年龄及生理状况群体中的所有个体对某种营养素需要量的平均值。摄入量达到 EAR 时可以满足群体中 50% 个体对该营养素的需要，但不能满足另外 50% 个体的需要，见图 3－1。EAR 是制定 RNI 的基础。针对人群，EAR 可以用于评估群体中摄入不足的发生率。针对个体，可以检查其摄入不足的可能性。由于某些营养素的研究尚缺乏足够的人体需要量资料，因此，并非所有的营养素都能制定出 EAR。

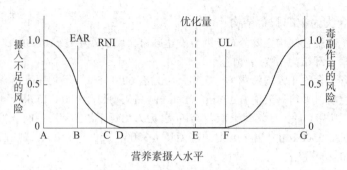

图 3 - 1 营养摄入水平与摄入不足风险及毒副作用风险关系图

（二）推荐摄入量

推荐摄入量（RNI）是指可满足某一特定性别、年龄及生理状况群体中绝大多数个体（97%～98%）需要量的某种营养素摄入水平。长期摄入 RNI 水平，可以维持组织中有适当的储备。RNI 是健康个体的膳食营养素摄入量目标，RNI 是以 EAR 为基础制定的，RNI = EAR + 2SD，SD 为标准差。如果关于需要量变异的资料不够充分，不能计算标准差时，一般设定 EAR 变异系数为 10%，为了满足大部分个体的需要，以平均需要量加上变异系数的 2 倍作为推荐摄入量，即 RNI = EAR + 2 × （10% EAR）= 1.2EAR。

RNI 是根据某一特定人群在正常范围的个体需要量而设定的，对个别身高、体重超过此范围较多的个体，需按照每天每千克体重的需要量调整其摄入量。

（三）能量需要量

能量需要量（EER）是指能长期保持良好的健康状态，维持良好的体型和机体构成以及理想的身体活动水平的个体或群体，达到能量平衡时所需要的膳食能量需要量。

群体的能量摄入量直接等同于该群体的能量 EAR，而不是像蛋白质等其他营养素那样等于 EAR 加 2 倍标准差。所以，能量的推荐摄入量不用 RNI 表示，而直接使用 EER 来描述。

EER 的制定需要考虑性别、年龄、体重、身高和身体活动水平的不同。

成人 EER 的定义：一定年龄、性别、体重、身高和身体活动水平的健康群体中，维持能量平衡所需要摄入的膳食能量。儿童 EER 的定义：一定年龄、体重、身高、性别（3 岁以上）的个体，维持能量平衡和生长发育所需要的膳食能量摄入量。孕妇的 EER 要包括胎儿组织增长所需要的能量；乳母的 EER 要包括泌乳所需要的能量。

（四）适宜摄入量

适宜摄入量（AI）是通过观察或实验获得的健康人群某种营养素的摄入量。AI 应能满足目标人群中几乎所有个体的需要。AI 的准确性远不如 RNI，可能高于 RNI，当某种营养素的个体需要量研究资料不足而不能计算 EAR 时使用。

AI 主要用作个体的营养素摄入目标。当健康个体营养素摄入量达到 AI 时，出现营养缺乏的危险性很小。

（五）可耐受最高摄入量

可耐受最高摄入量（UL）是健康个体平均每天可摄入该营养素的最高量。这个量对一般人群中的几乎所有个体的健康均不至于造成损害。但并不表示达到此摄入水平对健康是最有益的。UL 的主要用途是检查个体摄入量过高的可能，避免发生中毒。当摄入量超过 UL 时，发生毒副作用的危险性会增加，见图 2 - 5。在大多数情况下，UL 包括膳食、强化食物和添加剂等各种来源的营养素之和。

（六）优化量

"优化量"是最近二十年国外提出的新概念。优化量就是要达到最佳营养效果所需要的剂量，是要达到身体最佳健康状况需要的营养素量，理论上这个剂量可以满足身体所有细胞的营养需要。

优化量主要用作个体营养素摄入的最佳目标值。从理论上讲，按照营养素优化量摄入，个体营养素摄入既不会少，也不会多，更不会中毒，刚好满足身体的需要。优化量介于推荐摄入量（RNI）和可耐受最高摄入量（UL）之间，详见图3-1。现将图3-1中几个关键点作一解释。

（1）B点：平均需要量（EAR），是营养素需要量的平均值，可以满足50%的个体需要。

（2）C点：推荐摄入量（RNI），相当于传统使用的RDA量，可以满足绝大多数（97%～98%）个体的需要。

（3）F点：可耐受最高摄入量（UL），是健康个体平均每日可以摄入某营养素的最高量。

（4）E点：优化量，就是达到最佳营养效果和最佳健康效果需要摄入的营养素量。优化量常游走于RNI和UL之间，不同的人优化量可能不同；同一个人在不同的时间、不同的压力或不同的劳动强度下优化量也可能不同。

从图3-1中可以直观地看出来，当营养摄入量到达B点时，满足了50%的个体需要；到C点时满足97%的个体需要；到D点时所有人都没有营养缺乏症了，但没有营养缺乏症并不意味着达到了最佳营养效果；当营养摄入量达到E点时才达到最佳摄入量（优化量）；到F点时达到可耐受最高摄入量，这一摄入水平一般是可以耐受的，对一般人群中的几乎所有个体都不会损害健康，都没有副作用；到G点时毒副作用达至最大。

营养摄入量从A点的0摄入到C点的RNI，对人体的健康会有显著的改善；从C点增加到D点能够使所有的人不再有营养缺乏症；再从D点到E点，人体的健康得到最大益处，健康状况改善从量变到质变，此时还没有毒副作用；从F点至G点则毒副作用逐渐增大，所以营养摄入一般不超过UL，超过UL可能没有更多的健康益处反而会有毒副作用出现，得不偿失。

图3-2以维生素E为例，来说明营养摄入水平与摄入不足概率及摄入过高概率的关系图，这张图也可以说是营养摄入水平与营养缺乏风险及毒副作用风险的关系图，其中采用的维生素E优化量取自陈仁惇教授主编的书籍《营养组方》。表3-12将营养摄入量（RNI、UL）与优化量作了直观的比较。

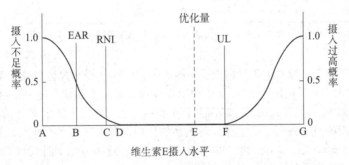

图3-2　维生素E摄入水平与摄入不足概率及摄入过高概率关系图

表3-11　营养摄入量（RNI、UL）与优化量比较表

成分分类		单位	中国RNI	陈仁惇优化量	中国UL	M-W's优化量	美国UL
维生素	维生素A	IU	2666	10000	9900	5000	10000
	维生素D	IU	400	400	2000	400	2000
	维生素K	μg	80	100	ND	180	无确定量
	维生素C	mg	100	500～1000	2000	1500	2000
	维生素E （α-生育酚）	IU	20	600	1200	600	1467
	生物素	μg	40	300	ND	250	无确定量

续表

成分分类		单位	中国 RNI	陈仁惇优化量	中国 UL	M-W's优化量	美国 UL
	叶酸	μg	400	800	1000	600	1000
	V_{B1}（硫胺素）	mg	1.4	50	50	55	无确定量
	V_{B2}（核黄素）	mg	1.4	50	ND	45	无确定量
	V_{B3}（烟酸）	mg	15	10	35	28	35
	V_{B5}（泛酸）	mg	5	100	ND	75	无确定量
	V_{B6}（吡哆醇）	mg	1.4	50	100	63	100
	V_{B12}（钴胺素）	μg	2.4	300	ND	175	无确定量
矿物质	钙	mg	800	1200	2000	800	2500
	铬	μg	30	150	500	238	无确定量
	铜	mg	0.8	3	8	2	10
	碘	μg	120	225	600	100	1100
	铁	mg	15	18	42	NR	45
	镁	mg	350	750~1000	700	280	350
	锰	mg	4.5	10	11	7	11
	钼	μg	100	30	900	65	2000
	钾	mg	2000	ND	ND	215	无确定量
	硒	μg	60	200	400	150	400
	锌	mg	12.5	50	40	25	40

ND：没有数据，NR：不适用。信息来源：《中国居民膳食营养素参考摄入量》2013 年版，《营养组方》陈仁惇主编 2006 年版。

表 3-11 比较了两个来源的优化量标准，包括中国陈仁惇教授和美国权威专家 L. Mac William 博士，以及中国的 RNI、UL 和美国的 UL；从表中可以看出，维生素的优化量一般都比中国的 RNI 高，但多数都低于中国的 UL，但也有例外，如维生素 A 和镁。近十年各国维生素 D 的各项标准都有明显提高，国外最近几年的研究表明，维生素 D 有更多的作用，需要有更多的补充，美国在 2010 年就已经把维生素 D 的 UL 提高了很多倍，达到 2000IU。仔细看矿物质标准，几个有抗氧化作用的重要矿物质，如硒、铬等元素的优化量也明显超过了 RNI 标准。

陈仁惇教授在《营养组方》书中提到，使用优化量不仅可以防止这种营养素缺乏，而且可以加强身体免疫能力，防治慢性疾病的发生和发展。国外也有很多营养专家做了有关优化量的系统研究。

（七）宏量营养素可接受范围

宏量营养素可接受范围（AMDR）是指蛋白质、脂肪和碳水化合物理想的摄入量范围，该范围可以提供人体对这些必需营养素的需要，并且有利于降低慢病的发生危险，常用占能量摄入量的百分比表示。

蛋白质、脂肪和碳水化合物都属于在体内代谢过程中能够产生能量的营养素，属于人体的必需营养素，三者的摄入比例影响微量营养素。另一方面，当产能营养素摄入过量时又可能导致机体能量储存过多，增加慢性非传染性疾病（NCD）的发生风险。因此有必要提出 AMDR，以预防营养素缺乏，同时减少因摄入过量而导致慢病的风险。

AMDR 显著的特点之一是具有上限和下限。如果一个个体的摄入量高于或低于推荐的范围，可能导致罹患慢病的风险增加，或导致必需营养素缺乏的可能性增加。目前制定了 AMDR 的营养成分主要有总碳水化合物、添加糖、总脂肪、饱和脂肪、n-6 多不饱和脂肪酸、n-3 多不饱和脂肪酸、EPA + DHA 等。

（八）预防非传染性慢病的建议摄入量（PI-NCD，简称建议摄入量，PI）

膳食营养素摄入量过高或过低导致的慢病一般涉及肥胖、糖尿病、高血压、血脂异常、脑中风、心肌梗死以及某些癌症。PI-NCD 是以慢病的一级预防为目标，提出的必需营养素的每日摄入量。当慢病易患人群某些营养素的摄入量接近或达到 PI 时，可以降低他们发生慢病的风险。目前制定了 PI 的营养素主要是钾、钠和维生素 C。

（九）特定建议值（SPL）

近几十年的研究证明了营养素以外的某些膳食成分，其中多数属于植物化合物，具有改善人体生理功能、预防慢性疾病的生物学作用。《中国居民膳食营养素参考摄入量（2013 版）》提出的特定建议值（SPL），是指某些疾病易感人群膳食中这些成分的摄入量达到或接近这个建议水平时，有利于维护人体健康。目前制定了 SPL 值的膳食成分主要是膳食纤维、植物甾醇、番茄红素、叶黄素、大豆异黄酮、花色苷、氨基葡萄糖、硫酸或盐酸氨基葡萄糖等。

三、平衡膳食

平衡膳食（balanced diet）是指机体的营养需要与膳食供给之间需要保持平衡状态，即：①营养素的平衡：氨基酸平衡、能量平衡、酸碱平衡以及各种营养素摄入量之间的平衡；②机体摄取的能量及各种营养素能满足人体生长发育、生理及体力活动的需要，且各种营养素之间保持适宜比例以利于营养素的吸收和利用；③养成良好进食的习惯和行为，做到合理烹调食物，鼓励愉快进餐，保持食品安全和就餐环境安静。

可供人类摄取的食物种类虽多，除母乳外，任何单一食物都不能在质和量上满足人体对营养素的需要。因此，将不同种类的食物合理搭配，来满足机体对各种营养素的需求即为合理营养。平衡膳食是实现合理营养的根本途径，要求膳食中所含的营养素种类齐全，数量充足，比例适当，膳食中所提供的营养素与人体的需要能保持平衡以利于营养素的吸收和利用，达至合理营养。平衡膳食包括合理的膳食结构、多样化的食物种类与良好饮食习惯等内容。

（一）平衡膳食的要点

1. 食物品种　必须包括谷类（米、面、杂粮）及薯类（马铃薯、甘薯、木薯等）；动物性食物（畜、禽、鱼、奶、蛋等）；豆类（大豆及制品、其他豆类）和坚果（花生、核桃、杏仁等）；蔬菜、水果类和菌藻类。

2. 能量来源比例合理　一般以谷类食物为主，合理配给动物性食物、奶类、蛋类等；其次是三大供能营养素的比例要合理，通常正常成年人膳食中碳水化合物、蛋白质、脂肪的摄入量应各占供能总量的 55% ~ 65%、10% ~ 15%、20% ~ 30%。

3. 蛋白质来源组成合理　膳食中优质蛋白应占 30% ~ 50%，理想的膳食蛋白质应包含比例合理的 9 种必需氨基酸，全蛋和奶是最好的氨基酸平衡食品。

4. 脂肪来源合理　植物性脂肪和动物性脂肪的摄入比例应恰当，以保证必需脂肪酸的供给量，饱和脂肪酸不应超过总能量的 10%。

5. 其他营养素的来源合理　膳食中各种矿物质的含量应有合适的比例，各维生素之间保持平衡，各营养素均达到参考摄入量为宜，还要考虑其来源合理，如动物性食物来源铁吸收效率比植物性食物来源铁高，因此，膳食中要注意动物性食物来源铁的摄取。

（二）食物搭配原则

1. 提供数量充足的食物　所供膳食应满足人体需要的能量、蛋白质、脂肪以及各种矿物质和维生素；不仅品种要多样，而且数量要充足，膳食既要满足就餐者的需要，又要防止过量。对于一些特定人群，如儿童和青少年、孕妇和乳母、老年人，还要注意容易缺乏营养素如钙、铁、锌等的供给。

2. 确保各营养素间比例适宜　膳食中能量来源及其在各餐中的分配比例要合理。要保证膳食蛋白质中优质蛋白质占适宜的比例。要以植物油作为油脂的主要来源，同时还要保证碳水化合物的摄入。各矿物质之间也要配比适当。

3. 注意食物的合理搭配　充分了解当地、当季可供选择的食物原料及其营养特点，注意主食与副食、杂粮与精粮、荤与素等食物的平衡搭配。

4. 完善膳食制度和加工方法　一般应该定时定量进餐，成人一日三餐，儿童、老年人三餐之外可加一次点心。在可能的情况下，既要使膳食多样化，又要照顾就餐者的膳食习惯。注意烹调方法和就餐环境，注意食物的色、香、味。

四、中国居民膳食指南

膳食指南是健康教育和公共政策的基础性文件，是国家推动食物合理消费、提升国民科学素质、实施健康中国 – 合理膳食行动的重要措施。新修订的《中国居民膳食指南（2022）》于 2022 年 4 月 26 日发布。

指南由一般人群膳食指南、特定人群膳食指南和中国居民平衡膳食实践三个部分组成。同时推出了中国居民膳食宝塔（2022）、中国居民平衡膳食餐盘（2022）和儿童平衡膳食算盘等三个可视化图形，指导大众在日常生活中进行具体实践。

一般人群膳食指南适用于 2 岁以上的健康人群。2022 年版本膳食指南提炼出了平衡膳食八准则。

准则 1　食物多样，合理搭配

（1）坚持谷类为主的平衡膳食模式。

（2）每天的膳食应包括谷薯类、蔬菜水果、畜禽鱼蛋奶和豆类食品。

（3）平均每天摄入 12 种以上食物，每周 25 种以上，合理搭配。

（4）每天摄入谷类食物 200～300g，其中包含全谷物和杂豆类 50～150g；薯类 50～100g。

准则 2　吃动平衡，健康体重

（1）各年龄段人群都应天天进行身体活动，保持健康体重。

（2）食不过量，保持能量平衡。

（3）坚持日常身体活动，每周至少进行 5 天中等强度身体活动，累计 150 分钟以上；主动身体活动最好每天 6000 步。

（4）减少久坐时间，每小时起来动一动。

准则 3　多吃蔬果、奶类、全谷、大豆

（1）蔬菜水果、全谷类和奶制品是平衡膳食的重要组成部分。

（2）餐餐有蔬菜，保证每天摄入不少于 300g 的新鲜蔬菜，深色蔬菜应占 1/2。

（3）天天吃水果，保证每天摄入 200～350g 新鲜水果，果汁不能代替鲜果。

（4）吃各种各样的奶制品，摄入量相当于每天 300ml 以上液态奶。

（5）经常吃全谷物、大豆制品，适量吃坚果。

准则 4　适量吃鱼、禽、蛋、瘦肉

（1）鱼、禽、蛋和瘦肉摄入要适量，平均每天 120～200g。

（2）每周最好吃鱼 2 次或 300～500g，蛋类 300～350g，畜禽肉 300～500g。

（3）少吃深加工肉制品。

（4）鸡蛋营养丰富，吃鸡蛋不弃蛋黄。

（5）优先选择鱼，少吃肥肉、烟熏和腌制肉制品。

准则 5　少盐少油，控糖限酒

（1）培养清淡饮食习惯，少吃高盐和油炸食品。成人每天食盐不超过 5g，烹调油 25～30g。

（2）控制添加糖的摄入量，每天摄入不超过 50g，最好控制在 25g 以下。

（3）反式脂肪酸每天摄入量不超过 2g。

（4）不喝或少喝含糖饮料。

（5）儿童青少年、孕妇、乳母以及慢性病患者不应饮酒。成人如饮酒，一天饮用的酒精量不超过 15g。

准则 6　规律进餐，足量饮水

（1）合理安排一日三餐，定时定量，不漏餐，每天吃早餐。

（2）规律进食，饮食适度，不暴饮暴食、不偏食挑食、不过度节食。

（3）足量饮水，少量多次。在温和气候条件下，低身体活动水平成年男性每天喝水 1700ml，成年女性每天喝水 1500ml。

（4）推荐喝白水或茶水，不喝或少喝含糖饮料，不用饮料代替白水。

准则 7　会烹会选，会看标签

（1）在生命的各个阶段都应做好健康膳食规划。

（2）认识食物，选择新鲜的、营养素密度高的食物。

（3）学会阅读食品标签，合理选择预包装食品。

（4）学习烹饪、传承传统饮食，享受食物天然美味。

（5）在外就餐，不忘适量与平衡。

准则 8　公筷分餐，杜绝浪费

（1）选择新鲜卫生的食物，不食用野生动物。

（2）食物制备生熟分开，熟食二次加热要热透。

（3）珍惜食物，按需备餐，提倡分餐不浪费。

（4）做可持续食物系统发展的践行者。

五、中国居民膳食宝塔内容

中国居民平衡膳食宝塔（以下简称"宝塔"）是根据《中国居民膳食指南（2022）》的准则和核心推荐，把平衡膳食原则转化为各类食物的数量和所占比例的图形化表示。中国居民平衡膳食宝塔形象化的组合，遵循了平衡膳食的原则，体现了在营养上比较理想的基本食物构成。宝塔共分 5 层，各层面积大小不同，体现了 5 大类食物和食物量的多少。5 大类食物包括谷薯类、蔬菜水果、畜禽鱼蛋奶类、大豆和坚果类以及烹调用油盐。食物量是根据不同能量需要量水平设计，宝塔旁边的文字注释，标明了 1600～2400kcal 能量需要量水平时，一段时间内成年人每人每天各类食物摄入量的建议值范围，见图 3 - 3。

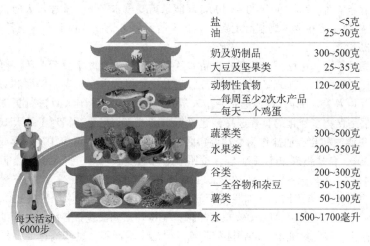

图 3 - 3　中国居民平衡膳食宝塔

（一）中国居民膳食宝塔的结构

1. 第一层 谷薯类食物 是膳食能量的主要来源（碳水化合物提供总能量的 50% ~ 65%），也是多种微量营养素和膳食纤维的良好来源。膳食指南中推荐 2 岁以上健康人群的膳食应做到食物多样、合理搭配。谷类为主是合理膳食的重要特征。在 1600 ~ 2400kcal 能量需要量水平下的一段时间内，建议成年人每人每天摄入谷类 200 ~ 300g，其中包含全谷物和杂豆类 50 ~ 150g；另外，薯类 50 ~ 100g，从能量角度，相当于 15 ~ 35g 大米。

谷类、薯类和杂豆类是碳水化合物的主要来源。谷类包括小麦、稻米、玉米、高粱等及其制品，如米饭、馒头、烙饼、面包、饼干、麦片等。全谷物保留了天然谷物的全部成分，是理想膳食模式的重要组成，也是膳食纤维和其他营养素的来源。杂豆包括大豆以外的其他干豆类，如红小豆、绿豆、芸豆等。我国传统膳食中整粒的食物常见的有小米、玉米、绿豆、红豆、荞麦等，现代加工产品有燕麦片等，因此把杂豆与全谷物归为一类。2 岁以上人群都应保证全谷物的摄入量，以此获得更多营养素、膳食纤维和健康益处。薯类包括马铃薯、红薯等，可替代部分主食。

2. 第二层 蔬菜水果 是膳食指南中鼓励多摄入的两类食物。在 1600 ~ 2400kcal 能量需要量水平下，推荐成年人每天蔬菜摄入量至少达到 300g，水果 200 ~ 350g。

蔬菜水果是膳食纤维、微量营养素和植物化学物的良好来源。蔬菜包括嫩茎、叶、花菜类、根菜类、鲜豆类、茄果瓜菜类、葱蒜类、菌藻类及水生蔬菜类等。深色蔬菜是指深绿色、深黄色、紫色、红色等有颜色的蔬菜，每类蔬菜提供的营养素略有不同，深色蔬菜一般富含维生素、植物化学物和膳食纤维，推荐每天占总体蔬菜摄入量的 1/2 以上。水果多种多样，包括仁果、浆果、核果、柑橘类、瓜果及热带水果等。推荐吃新鲜水果，在鲜果供应不足时可选择一些含糖量低的干果制品和纯果汁。

3. 第三层 鱼、禽、肉、蛋等动物性食物 是膳食指南推荐适量食用的食物。在 1600 ~ 2400kcal 能量需要量水平下，推荐每天鱼、禽、肉、蛋摄入量共计 120 ~ 200g。

新鲜的动物性食物是优质蛋白质、脂肪和脂溶性维生素的良好来源，建议每天畜禽肉的摄入量为 40 ~ 75g，少吃加工类肉制品。目前我国汉族居民的肉类摄入以猪肉为主，且增长趋势明显。猪肉含脂肪较高，应尽量选择瘦肉或禽肉。常见的水产品包括鱼、虾、蟹和贝类，此类食物富含优质蛋白质、脂类、维生素和矿物质，推荐每天摄入量为 40 ~ 75g，有条件可以优先选择。蛋类包括鸡蛋、鸭蛋、鹅蛋、鹌鹑蛋、鸽子蛋及其加工制品，蛋类的营养价值较高，推荐每天 1 个鸡蛋（相当于 50g 左右），吃鸡蛋不能丢弃蛋黄，蛋黄含有丰富的营养成分，如胆碱、卵磷脂、胆固醇、维生素 A、叶黄素、锌、B 族维生素等，无论对多大年龄人群都具有健康益处。

4. 第四层 奶类、大豆和坚果 奶类和豆类是鼓励多摄入的食物。奶类、大豆和坚果是蛋白质和钙的良好来源，营养素密度高。在 1600 ~ 2400kcal 能量需要量水平下，推荐每天应摄入至少相当于鲜奶 300g 的奶类及奶制品。在全球奶制品消费中，我国居民摄入量一直很低，多吃各种各样的乳制品，有利于提高乳类摄入量。

大豆包括黄豆、黑豆、青豆，其常见的制品如豆腐、豆浆、豆腐干及千张等。坚果包括花生、葵花子、核桃、杏仁、榛子等，部分坚果的营养价值与大豆相似，富含必需脂肪酸和必需氨基酸。推荐大豆和坚果摄入量共为 25 ~ 35g，其他豆制品摄入量需按蛋白质含量与大豆进行折算。坚果无论作为菜肴还是零食，都是食物多样化的良好选择，建议每周摄入 70g 左右（相当于每天 10g 左右）。

5. 第五层 烹调油和盐 油盐作为烹饪调料必不可少，但建议尽量少用。推荐成年人平均每天烹调油不超过 25 ~ 30g，食盐摄入量不超过 5g。按照 DRIs 的建议，1 ~ 3 岁人群膳食脂肪供能比应占膳食总能量 35%；4 岁以上人群占 20% ~ 30%。在 1600 ~ 2400kcal 能量需要量水平下脂肪的摄入量为 36 ~ 80g。其他食物中也含有脂肪，在满足平衡膳食模式中其他食物建议量的前提下，烹调油需要限量。按照 25 ~ 30g 计算，烹调油提供 10% 左右的膳食能量。烹调油包括各种动植物油，植物油如花生油、大豆油、菜籽油、葵花籽油等，动物油如猪油、牛油、黄油等。烹调油也要多样化，应经常更换种类，以满足人体对各种脂肪酸的需要。

我国居民食盐用量普遍较高，盐与高血压关系密切，限制食盐摄入量是我国长期行动目标。除了少用食盐外，也需要控制隐形高盐食品的摄入量。酒和添加糖不是膳食组成的基本食物，烹饪使用和单独食用时也都应尽量避免。

6. 身体活动和饮水 身体活动和水的图示包含在可视化图形中，强调增加身体活动和足量饮水的重要性。水是膳食的重要组成部分，是一切生命活动必需的物质，其需要量主要受年龄、身体活动、环境温度等因素的影响。低身体活动水平的成年人每天至少饮水 1500~1700ml（7~8 杯）。在高温或高身体活动水平的条件下，应适当增加饮水量。饮水过少或过多都会对人体健康带来危害。来自食物中水分和膳食汤水大约占 1/2，推荐一天中饮水和整体膳食（包括食物中的水，汤、粥、奶等）水摄入共计 2700~3000ml。

身体活动是能量平衡和保持身体健康的重要手段。运动或身体活动能有效地消耗能量，保持精神和机体代谢的活跃性。鼓励养成天天运动的习惯，坚持每天多做一些消耗能量的活动。推荐成年人每天进行至少相当于快步走 6000 步以上的身体活动，每周最好进行 150 分钟中等强度的运动，如骑车、跑步、庭院或农田的劳动等。一般而言，低身体活动水平的能量消耗通常占总能量消耗的 1/3 左右，而高身体活动水平者可高达 1/2。加强和保持能量平衡，需要通过不断摸索，关注体重变化，找到食物摄入量和运动消耗量之间的平衡点。

（二）中国居民膳食宝塔的应用

1. 确定适合自己的能量水平。膳食宝塔中建议的每人每日各类食物适宜摄入量范围适用于一般健康成人，在实际应用时要根据个人年龄、性别、身高、体重、劳动强度、季节等情况适当调整。青春期少年处于生长发育高峰期，学习任务繁重，身体活动强度大，因此所需能量较成年人高，应适当多吃些主食。对于正常成人，体重是判定能量平衡的最好指标，每个人应根据自身的体重及变化适当调整食物的摄入，主要应调整的是含能量较多的食物。

2. 食物同类互换，调配丰富多彩的膳食。应用膳食宝塔可把营养与美味结合起来，按照同类互换、多种多样的原则调配一日三餐。

3. 要因地制宜充分利用当地资源。我国幅员辽阔，各地的饮食习惯及物产不尽相同，只有因地制宜充分利用当地资源才能有效地应用膳食宝塔。如牧区奶类资源丰富，可适当提高奶类摄入量；渔区可适当提高鱼及其他水产品摄入量；农村山区则可利用山羊奶以及花生、瓜子、核桃、榛子等资源。在某些情况下，由于地域、经济或物产所限无法采用同类互换时，也可以暂用豆类代替乳类、肉类；或用蛋类代替鱼、肉；不得已时也可用花生、瓜子、榛子、核桃等坚果代替大豆或肉、鱼、奶等动物性食物。

4. 要养成习惯，长期坚持。膳食对健康的影响是长期的结果。应用平衡膳食宝塔需要自幼养成习惯，并坚持不懈，才能充分体现其对健康的重大促进作用。

练习题

一、理论题

（一）单项选择题（选择一个正确的答案）

1. 下列选项中，评定食物营养价值的意义不在于（C）。
   A. 了解各类食物的成分，提出现有食品的营养缺陷
   B. 了解烹调加工过程中营养素的变化和损失
   C. 了解食物中营养素的代谢
   D. 为人们配制营养平衡膳食提供依据

2. 在下列选项中，谷类蛋白质氨基酸组成中相对含量最少的是（A）。
   A. 赖氨酸　　　　　 B. 苏氨酸　　　　　 C. 色氨酸　　　　　 D. 蛋氨酸

3. 在下列选项中，谷类营养价值特点描述错误的是（C）。
    A. 蛋白质营养价值低于动物性食物　　　　B. 脂肪以不饱和脂肪酸为主
    C. 脂肪以饱和脂肪酸为主　　　　　　　　D. 碳水化合物主要为淀粉

4. 在黄豆加工成豆芽的过程中，正确的是（A）。
    A. 维生素 C 的含量增加　　　　　　　　B. 维生素 C 的含量降低
    C. 维生素 B_1 的含量降低　　　　　　　D. 维生素 B_2 含量降低

5. 在下列蔬菜加工操作中，从保护水溶性维生素的角度，错误的是（B）。
    A. 洗菜：先洗后切
    B. 浸泡：切好的菜需经过长时间浸泡
    C. 切菜：随切随炒，切忌切好后久置
    D. 烹饪：急火快炒

6. 下列选项中，有关大豆的描述，错误的是（D）。
    A. 大豆中有抗胰蛋白酶因子可影响蛋白质消化
    B. 蛋白质的氨基酸构成中富含赖氨酸
    C. 大豆类含异黄酮有利于健康
    D. 大豆中的不饱和脂肪酸以 α–亚麻酸含量最多

7. 在下列选项中，有关大豆蛋白质氨基酸组成特点描述，正确的是（D）。
    A. 蛋氨酸含量丰富
    B. 赖氨酸相对缺乏
    C. 氨基酸组成与人体氨基酸组成完全相同
    D. 大豆蛋白质氨基酸组成与谷类蛋白质氨基酸组成互补

8. 在下列选项中，不属于抗营养因子的是（D）。
    A. 胰蛋白酶抑制剂　　　B. 植物红细胞凝集素　　C. 脂肪氧化酶　　　　　D. 大豆异黄酮
    答案：D

9. 在下列选项中，牛乳蛋白质的营养特点是（C）。
    A. 蛋白质含量与人乳相似
    B. 牛乳蛋白质以乳清蛋白质为主
    C. 牛乳蛋白质以酪蛋白为主
    D. 牛乳蛋白质构成中酪蛋白与乳清蛋白的构成比接近人乳

10. 在下列选项中，畜类内脏脂类含量特点正确的是（D）。
    A. 饱和脂肪含量高　　　B. 不饱和脂肪含量高　　C. 卵磷脂含量高　　　　D. 胆固醇含量高

11. 在下列选项中，茶油含量最高的是（D）。
    A. α–亚麻酸　　　　　　B. 花生四烯酸　　　　　C. 亚油酸　　　　　　　D. 油酸

12. 在下列选项中，高脂血症患者不宜选择的烹调用油是（D）。
    A. 花生油　　　　　　　B. 菜籽油　　　　　　　C. 茶籽油　　　　　　　D. 猪油

13. 在下列选项中，与血压关系密切的是（B）。
    A. 胡椒面　　　　　　　B. 食盐　　　　　　　　C. 醋　　　　　　　　　D. 五香粉

14. 在下列选项中，有关膳食结构的描述，错误的是（A）。
    A. 食物的种类可以衡量膳食结构的合理性
    B. 各类食物所提供的能量可以衡量膳食结构的合理性
    C. 各种营养素的数量可以衡量膳食结构的合理性
    D. 各种营养素的比例可以衡量膳食结构的合理性

15. 在下列选项中，有关动植物食物平衡型膳食结构的描述，正确的是（A）。
    A. 膳食能量摄入高　　　　　　　　　　　B. 三大营养素供给能量的比例合适
    C. 膳食纤维比较丰富　　　　　　　　　　D. 蛋白质中动物性蛋白质占 50% 以上

16. 在下列选项中，有关以植物性食物为主的膳食结构的描述，错误的是（D）。
    A. 植物性食物提供的能量占总能量近 90%。
    B. 蛋白质的摄入量低。
    C. 脂肪的摄入量低。
    D. 蛋白质来源中动物性蛋白比例高。

17. 在下列选项中，有关地中海膳食结构的描述，错误的是（B）。
    A. 膳食含大量复合碳水化合物
    B. 膳食含大量饱和脂肪酸
    C. 膳食含大量新鲜蔬菜
    D. 膳食含大量新鲜水果

18. 在下列选项中，对老人来说，补钙主要可以（D）。
    A. 预防佝偻病
    B. 提高骨密度
    C. 提高骨矿物质
    D. 减缓骨矿物质丢失的速度

19. 在下列选项中，作为肉类的最佳替代食物是（D）。
    A. 谷类食物　　　　　　B. 蔬菜　　　　　　C. 水果　　　　　　D. 豆类食物

20. 膳食营养素参考摄入量（DRIs）是为了保证人体合理摄入营养素，避免缺乏和过量的一组每日平均膳食营养素摄入量的参考值，其主要内容不包括（A）。
    A. RDA　　　　　　　　B. 宏量营养素可接受范围
    C. 预防非传染性慢病的建议摄入量和特定建议值
    D. EAR、RNI、AI 和 UL

21. 关于 RNI 描述错误的是（C）。
    A. 推荐摄入量（RNI）是指可以满足某一特定性别、年龄及生理状况群体中绝大多数个体（97% ~ 98%）需要量的某种营养素摄入水平
    B. 长期以 RNI 水平摄入某一营养素，可以满足机体对该营养素的需要，维持组织中有适当的营养素储备和机体健康
    C. RNI 和传统意义上的 RDA 不一样
    D. RNI 的主要用途是作为个体每日摄入该营养素的目标值，如某个体摄入量低于 RNI，可以认为有摄入不足的危险；如某个体平均摄入量达到或超过 RNI，可以认为该个体没有摄入不足的危险

22. 既能预防营养素缺乏，同时又减少摄入产能营养素过量导致慢病风险的指标是（A）。
    A. AMDR　　　　　　　B. PAL　　　　　　　C. SPL　　　　　　　D. PI

23. 关于我国食物营养标签中 NRV 表述，错误的是（D）。
    A. 是指营养素参考值，用于比较食品营养成分含量的高低，专用于食品营养标签
    B. 是表示能量相当于 2000kcal，蛋白质、脂肪、碳水化合物供能分别占总能量的 13%、27% 与 60% 时，该食物含有营养素的参考值
    C. NRV 适用于所有预包装食品，是评价营养素含量的统一标准
    D. NRV 基于 DRIs，基本等于 DRIs

（二）判断题（正确的在后面的括号内填 A，错误的填 B）

1. 谷类中钙磷含量的特点是低钙和低磷，多以植酸盐的形式存在。　　　　　　　　　　（B）
2. 叶菜类蔬菜中橙色蔬菜胡萝卜素含量较低。　　　　　　　　　　　　　　　　　　（B）
3. 鲜果类食物中缺乏胡萝卜素。　　　　　　　　　　　　　　　　　　　　　　　　（B）
4. 大豆中的碳水化合物约 50% 为大豆低聚糖，人体不能消化、吸收，对人体没有营养意义。（B）
5. 牛乳中铁含量高，铁的吸收率也较高，是婴儿铁的良好食物来源。　　　　　　　　　（B）

6. 食品标签就是食品的一张"身份证"，它显示了食品的特征、作用、保存条件和期限、食用方法等相关信息。（A）

7. PI 是以非传染性慢病的一级预防为目标而提出的必需营养素的每日摄入量。当非传染性慢病易感人群某些营养素的摄入量达到或接近 PI 时，可降低他们发生非传染性慢病的风险。（A）

二、技能练习题

1. 请写出"一般人群膳食指南"的内容和使用对象。

参考答案：

一般人群膳食指南共有六条，适合于 6 岁以上的健康人群。

（1）食物多样，谷类为主。

（2）吃动平衡，健康体重。

（3）多吃蔬果、奶类、大豆。

（4）适量吃鱼、禽、蛋、瘦肉。

（5）少盐少油，控糖限酒。

（6）杜绝浪费，兴新食尚。

2. 请按照由下至上的顺序说出"中国居民膳食宝塔"的内容及适用对象，并说明膳食宝塔中所标示的各类食物建议量的上限和下限的能量水平。

参考答案：

（1）"中国居民膳食宝塔"的内容

第一层：谷薯类 250~400g。全谷物和杂豆 50~150g，薯类 50~100g。

第二层：蔬菜类 300~500g，水果类 200~350g。

第三层：畜禽肉 40~75g，水产品 40~75g，蛋类 40~50g。

第四层：奶及奶制品 300g，大豆及坚果类 25~35g。

第五层：盐 <6g，油 25~30g。

其他内容：每天活动 6000 步，每天饮水 1500~1700ml。

（2）"中国居民膳食宝塔"的适用对象　适用于一般健康人群。

（3）膳食宝塔各类食物建议量的能量范围　下限能量水平 1600kcal/d，上限能量水平 2400kcal/d。

3. 某中老年奶粉 100 克含有能量 1804kJ、蛋白质 30.0g。请计算该中老年奶粉蛋白质的营养质量指数，并评价其蛋白质的营养价值（假设为 65 岁、轻体力劳动男性食用，查表可知其 EER 为 2050kcal/d、蛋白质 RNI 为 65g）。

参考答案：

（1）蛋白质营养质量指数计算：从题目中已知，该产品 100 克含有能量 1804kJ、蛋白质 30.0 克；该 65 岁男性的能量推荐摄入量为 2050×4.184=8577（kJ），蛋白质 RNI 为 65 克。

蛋白质的 INQ = 营养素密度/热能密度

$$INQ = \frac{某营养素含量/该营养素国家供给量标准}{所产生的热能/能量国家供给量标准} = (30.0÷65)/(1804÷8577) = 0.462/0.210 = 2.2$$

（2）对该奶粉蛋白质进行营养评价：奶粉中蛋白质含量为 30.0g/100g，蛋白质含量高；奶粉属动物蛋白质，属优质蛋白质，必需氨基酸含量高，生物利用率高；并通过计算 INQ 为 2.2，大于 1，故该奶粉蛋白质的营养价值较高。

4. 某中老年奶粉，每份（100g）含能量 1800kJ、碳水化合物 56g、蛋白质 22g、脂肪 10g、膳食纤维 2g、钙 960mg、钠 400mg。请完成下列操作。

（1）计算该产品能量及营养素的 NRV%。

（2）为该产品设计一种基本格式的营养成分表。

附：中国食品标签营养素参考值（NRV）

营养成分	NRV	营养成分	NRV
能量	8400kJ	膳食纤维	25 克
蛋白质	60 克	钠	2000 毫克
脂肪	<60 克	钙	800 毫克
碳水化合物	300 克		

参考答案：

（1）计算该产品能量及营养素的 NRV%（以每份 100 克计）

能量（kJ）　　　　　（1800÷8400）×100%＝21.4%

碳水化合物（g）　　（56÷300）×100%＝18.7%

蛋白质（g）　　　　（22÷60）×100%＝36.7%

脂肪（g）　　　　　（10÷60）×100%＝16.8%

膳食纤维（g）　　　（2÷25）×100%＝8.0%

钙（mg）　　　　　（960÷800）×100%＝120%

钠（mg）　　　　　（400÷2000）×100%＝20.0%

（2）为该产品设计营养成分表

营养成分	每份 100 克	NRV%
能量	1800kJ	21.4%
蛋白质	22g	36.7%
脂肪	10g	16.8%
碳水化合物	56g	18.7%
膳食纤维	2g	8%
钠	400mg	20%
钙	960mg	120%

5. 现有某营养麦片的食品标签，标注有以下主要内容。

营养麦片，每100g营养成分见下表。

营养成分	每100 克平均含量	每份（25g）平均含量
能量（kJ）	1554	390
脂肪（g）	5.6	1.4
蛋白质（g）	6.7	1.7
碳水化合物（g）	72.5	18.1
膳食纤维（g）	≥3.0	≥0.75
低聚糖（g）	≥3.0	≥0.75
维生素 D（U）	≥80	≥20
钙（mg）	600	150

营养麦片富含9种维生素、6种矿物质，富含膳食纤维，添加培保因子（水溶性膳食纤维），有丰富钙质及帮助钙质吸收的维生素 D_3，低糖分。

有益消化系统健康，可防止便秘，有益骨骼健康。

配料：全小麦粉、大米、大麦麦芽精、白砂糖、玉米粉、食盐、植脂末、稳定剂、低聚糖、矿物质、各种维生素、香兰素。

请指出该产品已表达的营养标签信息。

参考答案：该产品已表达的营养标签信息如下所述。

（1）营养成分表　标有食品营养成分名称和含量的表格。如每 100g 平均含量：能量 1554kJ、脂肪 5.6g、蛋白质 6.7g、碳水化合物 72.5g、膳食纤维≥3.0g、低聚糖≥3.0g、9 种维生素、6 种矿物质。

（2）营养声称　指营养标签上对食物营养特性的确切描述和说明，包括含量声称和比较声称。如富含膳食纤维，添加培保因子（水溶性膳食纤维），有丰富钙质及帮助钙质吸收的维生素 D_3，低糖分。

（3）营养成分功能声称　是指某营养成分可以维持人体正常生长发育和生理功能等作用的声称。如该麦片有益消化系统健康，可防止便秘，有益骨骼健康。

6. 请简述豆类食品抗营养因子的种类及其处理方法。

参考答案：

（1）胰蛋白酶抑制剂　加热 30 分钟或大豆浸泡至含水量 60% 时，水蒸 5 分钟即可除去胰蛋白酶抑制剂。

（2）植物红细胞凝集素　食用植物红细胞凝集素未被破坏的大豆，会引起恶心、呕吐等症状，严重者甚至引起死亡。加热可除去植物红细胞凝集素。

（3）脂肪氧化酶　脂肪氧化酶可以水解大豆脂肪，使其变成低级脂肪酸、醛和酮类物质，构成豆腥味。去除豆腥味的方法为：95℃ 以上加热 10 ~ 15 分钟；乙醇处理后减压蒸发；钝化大豆中的脂肪氧化酶；用酶或微生物进行脱臭等。

（4）植酸　植酸能与钙、铜、锌、铁、镁等元素螯合，影响它们的吸收。

7. 男，69 岁，身高 165cm，体重 42kg，糖尿病 5 年，中段食管癌早期无转移，进行性进食困难，欲手术，检验白蛋白 31.5g/L，血红蛋白 93g/L，根据上述资料，请制定该男子的营养支持计划。要求：

（1）简述该患者手术前的营养支持方案。

（2）简述术前营养支持方案的适应证。

（3）简述该患者手术后早期的营养支持方案。

（4）简述该患者手术后早期营养支持方式可能发生的并发症。

参考答案：

（1）该患者手术前的营养支持方案　该患者进行性进食困难，且 BMI 为 15.4kg/m²，属于严重营养不良、手术前蛋白质热能不足，术前应进行营养支持，鉴于病情所限，选择经外周静脉的肠外营养。

（2）术前经外周静脉进行营养支持的适应证

①短期肠外营养（<2 周）、营养液渗透压低于 1200mOsm/LH₂O 者。

②中心静脉置管禁忌或不可行者。

③导管感染或有脓毒症者。

（3）该患者手术后早期的营养支持方案：食管癌术后早期首选经鼻胃管营养支持方式。患者有糖尿病，选择糖尿病专用整蛋白型肠内营养，最好采用细硅胶管连续滴注，速度从低开始，视患者情况逐渐增加。

（4）手术后鼻饲肠内营养可能发生的并发症

①机械性并发症：如鼻咽部损伤。

②胃肠道并发症：如腹泻，它是肠内营养支持中最常见的并发症。

③代谢性并发症：如血糖过高等。

④感染性并发症：如吸入性肺炎，它是肠内营养支持中最严重的并发症。

⑤精神心理方面并发症：如抑郁、焦虑等。

（胡志庚）

第四章

营养状况评估与营养干预

第一节 营养调查与评价

营养调查是运用科学手段来了解某一个体或人群的膳食和营养水平，以此判断其膳食结构是否合理和营养状况是否良好的重要手段。营养状况评价主要是从膳食调查、体格测量、营养相关实验室检测以及临床检查等方面入手，对机体营养状况进行全面的评价，并分别采用不同的方法、指标进行分析总结，发现个体及人群存在的营养问题，并提出解决措施。营养状况评价是营养调查的重要组成部分。营养调查与评价是调理师开展工作的基础，是其必须掌握的一项基本技能。

一、膳食调查和膳食评价

膳食摄入不足或过量是造成营养低下或营养过剩的常见原因，可导致营养缺乏或过量的表现，以及生化指标的改变等。膳食调查是采集被调查对象在一定时间内，通过膳食所摄取的能量和各种营养素的数量和质量，以此来评定该调查对象正常营养需要能否得到满足及满足的程度。膳食调查通常采用的方法有称重法、24 小时回顾法、记账法、食物频率法等。

（一）膳食调查方法

1. 称重法 又称食物记录法，是运用各种测量工具对食物量进行称重或估计，从而了解该家庭或集体食堂当前食物消耗的情况，由调查对象或带养人在一定时间内完成。通常按季节、食物供给的不同每季度调查一次，调查时间以一周为宜，最短不少于 3 天。优点是准确细致，能获得可靠的食物摄入量；但此法只能得到全家或集体人均的摄入量，且实际操作较繁杂，不适合大规模调查。

称重法的具体调查步骤包括以下几个方面。

（1）记录每餐各种食物和调味品的名称。

（2）逐日逐餐称取每餐所用食物的生重、烹调后的熟重、用餐结束时再称出剩余食物的重量。最后计算出各种食物的实际消耗重量（熟重）。实际消耗量（熟重）＝烹调后熟重－熟食剩余量。

（3）换算生熟比值。计算公式为：生食物重量/熟食物重量＝生熟比；根据生熟比计算出每种食物熟食量相于生食物的重量，即实际消耗食物生重＝实际消耗食物熟重/生熟比。

（4）精确统计每餐用餐人数。

（5）将调查期间所消耗的食物按品种分类、综合，求得每人每天的食物消耗量。平均摄入量＝每种食物实际消耗量（生重）/总人数。

（6）查食物成分表就可计算出每人每天各种营养素的摄入量。

2. 24 小时回顾法 属于食物询问法，是目前最常用的一种回顾性膳食调查方法，是通过询问调查对象，回顾过去 24 小时、48 小时或数天内所有食物和液体的摄入情况，并对其摄入量进行计算和评价的一种方法。为使所收集的资料和数据尽量准确完整，通常需配备一些食物模具或图谱，指导被调查者或其监护人能够准确描述摄入量。食物回顾法具有省时、依从性高等优点；但其有效性有赖于调查对象的记忆。当食物摄入不足时，回忆的摄取量比称重的摄取量倾向于偏高；当摄入量充足的时候，倾向偏低。24 小时回顾法适用于个体调查及特殊人群的调查，不适宜年幼儿童和高龄老人使用。

3. 记账法 是由调查对象或研究者称量记录一定时期内的食物消耗总量，研究者通过检查这些记录，并根据同一时期进餐人数，计算每人每天各种食物的平均摄入量。此方法可以调查较长时期的膳食，如 1 个月或更长时间。该方法适合于家庭调查、单位、部队、托幼机构、中小学校的调查。若食物消耗量随季节变化较大，不同季节进行多次短期调查的结果则比较可靠。其优点在于操作较简便，适用于大样本调查；但调查结果只能计算全家或集体人均的摄入量，难以分析个体膳食摄入情况。

记账法的具体调查步骤包括以下几个方面。

（1）调查前准备。准备好调查统计表。

（2）记录食物消耗量。即调查前称量家庭结存或集体食堂库存的食物，然后详细记录每天购入的各种食物和每天各种食物的废弃量；在调查结束后称量剩余食物量。

（3）登记用餐人数，并根据主食的消耗量来折算就餐总人日数。总人日数 =（早餐就餐人数 × 早餐餐次比）+（中餐就餐人数 × 中餐餐次比）+（晚餐就餐人数 × 晚餐餐次比）。根据中国的膳食习惯，三餐食物消耗量比例分别为 1/5、2/5、2/5；或 30%、40%、30% 均可。

（4）计算平均每人每天食物消耗量，即调查期间消耗的食物总量/总人日数。

（5）查阅中国食物成分表，计算出每人每天各种营养素的摄入量。

4. 食物频率法   是通过问卷形式，了解被调查者每天、每周、每月甚至每年食用各种食物的次数或数量，来评价膳食营养状况的一种方法，包括定性、定量和半定量三种调查方法。食物频率法能了解一定时间内食物的平时摄入量，常用于研究既往膳食习惯和某些慢性疾病的关系。主要优点是能够迅速得到平时食物摄入的种类和摄入量，反映长期营养素摄取模式；但由于需要对过去的食物进行回忆，故准确性差。

每种膳食调查方法都有不足和局限，并且很难真正对食入量及质量进行准确评价。因此，在某些情况下，应几种方法结合，以提供更全面和准确的膳食评价。

（二）膳食评价

通过详细的膳食调查，经查阅中国食物成分表或通过营养软件来进行膳食计算，计算能量和各种营养素的摄入量，再与相应性别、年龄组的每日膳食能量标准和 DRIs 进行比较，评价被调查者的膳食是否平衡以及需要解决的营养问题。膳食调查对于个体膳食评价来说是比较其日常摄入量和需要量；而对群体的评价主要是评估人群中摄入不足或摄入过多的流行情况。膳食调查结果的评价包括以下几个方面。

1. 膳食结构的评价   一般可以参考平衡膳食宝塔的模式来进行。评价要特别注意膳食中是否包括五大类食物和各类食物之间的比例是否合适，要注意有没有做到食物多样化。

2. 能量和营养素摄入量的评价   应用 "中国居民膳食营养素参考摄入量（DRIs）" 对个体和群体的能量和营养素摄入量来进行评价。一般每天摄入总能量 ≥ 供给量的 90% 为正常，80%～89% 为不足，长期超过推荐量的 50% 可引起肥胖。每天摄入蛋白质及其他营养素 ≥ RNI 的 80% 以上为正常，一般不发生营养缺乏；70%～79% 为不足，体内贮存下降，偶可发生营养缺乏；＜70% 为低下，常发生营养缺乏。

3. 能量来源分布评价   能量来源分布评价一般包括食物来源和营养素来源分布评价。慢病调理师一般需要评价能量的三大营养素来源分布。

4. 蛋白质的来源分布评价   对膳食蛋白质的评价不但要考虑其数量，还要对其质量进行分析评价。一般认为，成人蛋白质摄入量应达 RNI 的 80% 以上，摄入的优质蛋白质（动物性蛋白及大豆类蛋白）占总蛋白量的 30% 以上。

5. 能量餐次分配评价   我国居民的饮食习惯大部分为一日三餐，一般认为成人三餐能量分配的适宜比例范围为早餐 20%～30%、午餐 35%～45%、晚餐 25%～35%。

二、体格测量指标与评价

从身体形态和人体测量指标资料中可以较好地反映机体的营养状况。体格测量的数据是评价群体或个体营养状况的有用指标。常用的体格测量指标包括身高、体重、腰围和臀围等，由于简便易行、无创且可以较好地反映机体营养状况，因此，广泛应用于人体营养状况的评价。

（一）体格测量指标和方法

身高、体重等主要反映机体、肌肉、内脏发育和潜在能力，而体格围度反映人体局部生长发育情况和营养状况。

1. 身高　是指从足底到颅顶的高度。由于骨关节病或某些神经系统疾病无法直立的患者，也可以用坐高或身长等来代替。

（1）测量意义：身高是反映个体营养状况的重要指标，综合反映蛋白质、能量以及其他一些营养素的摄入、利用和储备情况。

（2）测量仪器：包括机械身高坐高计或电子身高坐高计。使用前应校对零点，以钢尺测量基准板平面红色刻线的高是否为 10.0cm，误差不得大于 0.1cm。同时应检查立柱是否垂直，连接处是否紧密，有无晃动，零件有无松脱等情况并及时加以纠正。

（3）测量方法：①赤足、立正姿势，站于身高计上，上肢自然下垂，足跟并拢，足尖分开成 60°，足跟、骶骨部及两肩胛间区与立柱相接触，躯干自然挺直，头部正直，两眼平视前方，耳屏上缘与两眼眶下缘最低点呈水平。②测试人员站在被测者右侧，将水平压板轻轻沿立柱下滑，轻压于被测者头顶。以厘米（cm）为单位，精确到小数点后 1 位，如 170.1cm。

（4）注意事项：①测量时间：身高一天波动 1~2cm，宜在上午 10 时测量。②身高坐高计应选择平坦靠墙的地方放置，立柱的刻度尺应面向光源。③测量人员每天测试前检查身高坐高计，进行校正。④严格掌握"三点靠立柱""两点呈水平"的测量姿势要求，测量人员读数时两眼一定与压板等高，两眼高于压板时要下蹲，低于压板时要垫高。⑤水平压板与头部接触时，松紧要适度，头发蓬松时要压实、头顶的发辫、发结要放开，饰物要取下。⑥读数完毕，立即将水平压板轻轻推向安全高度，以防碰坏。

2. 体重

（1）测量意义：体重（BW）是人体营养状况评价中最简单、直接而又可靠的方法。体重是指机体脂肪组织、瘦组织群、水和矿物质等的重量之和。如身高一样同是综合反映蛋白质、能量以及其他一些营养素摄入、利用和储备情况的指标。

（2）测量工具：体重计（杠杆秤或电子秤）。使用前需检验其准确度和灵敏度。准确度要求误差不超过 0.1%（即每百千克误差小于 0.1kg）。其检验方法是：以备用的 10kg、20kg、30kg 标准砝码，分别进行称量，检查指示读数与标准砝码误差是否在允许范围。灵敏度检查方法是：置 100g 重砝码观察刻度尺抬高了 3mm 或游标向远处移动 0.1kg 而刻度尺维持水平位则达到要求。也可以使用电子体重计。

（3）测量方法：①测量时，杠杆秤应放在平坦地面上，调整零点至刻度尺呈水平位。②被测者踏上台面，于秤中央站稳。③测试人员放置适当砝码并移动游码至刻度尺平衡，读数以千克（kg）为单位，精确到小数点后一位。记录员复诵后将读数填入记录表内。测量误差不超过 0.1kg。如果使用电子体重计，直接显示重量值，测量结束，按键关机。④现在一般用电子身高体重计同时测量身高、体重。

（4）注意事项：①体重存在季节改变，一般秋季显著增加；每日随运动、排泄、出汗改变。②宜在早晨空腹排便后进行，群体可在上午 10 点进行。③体重测量，要注意是否有水肿情况存在，还要注意是否为肌肉发达者（运动员、健美运动员），并记录。④长期不用人体电子体重计，应取出电池，防止腐蚀。⑤每天使用时，要观察杠杆秤是否有螺丝松动，并及时拧紧。⑥每天使用前均需校正杠杆秤。测试人员每次读数前都应校对砝码重量避免差错。⑦被测者站在秤台中央，上下杠杆秤动作要轻，不能晃动。称量前脱去鞋帽和外衣，仅穿背心和短裤，或估计衣物重量。⑧测量体重前被测者不得进行体育活动或体力活动。

3. 腰围

（1）测量意义：腰围是指腰部周径的长度。目前公认腰围是衡量脂肪在腹部蓄积（即中心型肥胖）程度最简单和实用的指标。对于成人超重和肥胖的判断非常重要，能很好地反映腹部脂肪是否增多，可预测代谢综合征。腹部脂肪增加（即腰围大于界值）是慢病如高血压、糖尿病等的独立危险性预测因子。中心性肥胖对健康有更大的危害。

（2）测量工具：无伸缩性材料制成的卷尺，一般使用塑料带尺，刻度需读至0.1cm。使用前经钢卷尺校对。

（3）测量方法：①被测者自然站立，平视前方。②要两名测试员配合。测试员甲选肋下缘最底部和髂前上嵴最高点的连线中点，以此中点将卷尺水平围绕腰一周，在被测者呼气末、吸气末开始时读数。测试员乙要充分协助，观察卷尺围绕腰的水平面是否与身体垂直，并记录读数。见图4-1。

（4）注意事项：①被测者勿用力挺胸或收腹，要保持自然呼吸状态。②测量误差不超过1cm。

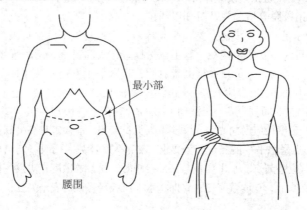

图4-1 腰围的测量

4. 臀围

（1）测量意义：臀围是指臀部向后最突出部位的水平围度，臀围反映髋部骨骼和肌肉的发育情况，与腰围一起可以很好地评价和判断腹型肥胖。

（2）测量工具：无伸缩性材料制成的卷尺，一般使用塑料带尺，刻度需读至0.1cm。使用前经钢卷尺校对。

（3）测量方法：①被测者自然站直，双手下垂，臀部放松，平视前方。②要两名测量者配合，测试员甲将软尺置于臀部向后最突出部位，以水平围绕臀一周测量。测试员乙要充分协助，观察卷尺围绕臀部水平面是否与身体垂直，并记录读数。见图4-2。

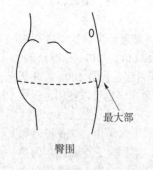

图4-2 臀围的测量

（4）注意事项：①被测者要放松两臀，保持自然呼吸状态。②测量误差不超过1cm。

（二）体格测量指标的评价

1. 体质指数 身高、体重的测量是体格测量的主要内容。体质指数（body mass index，BMI）能在一定程度上反映机体的概略营养状况。BMI是评价18岁以上成人营养状况的常用指标，它反映体型胖瘦程度较为敏感。体质指数的计算公式为：$BMI = 体重（kg）/ [身高（m）]^2$

（1）WHO对成人BMI的划分：18.5~24.9为正常范围，<18.5为低体重（营养不足），≥25.0为超重，一级肥胖30.0~34.9，二级肥胖35.0~39.9，三级肥胖≥40.0，这一标准为世界各国广泛采用。

（2）亚太地区BMI：世界卫生组织肥胖专家顾问组针对亚太地区人群的体质及其与肥胖有关疾病的特点，在2002年提出亚洲成年人BMI<18.5为体重过低，18.5~22.9正常，≥23.0为超重，23.0~24.9

肥胖前期，25.0~29.9为一级肥胖，≥30.0为二级肥胖。这一标准很少人采用。

（3）中国BMI：国际生命科学学会中国办事处中国肥胖问题工作组提出对中国成人判断超重和肥胖程度的界限值，BMI<18.5是体重过低，18.5~23.9为体重正常，24.0~27.9为超重，≥28为肥胖。

为了便于进行国际间的相互比较，各国推荐使用WHO对成人BMI的分级标准。

2. 腰围和腰臀比 腰围和腰臀比也是判断成人营养状况的实用指标。亚洲成人的标准腰围，男性<90cm、女性<80cm。若男性≥90cm、女性≥80cm则为中央型肥胖。腰臀比=腰围/臀围，正常成人男性<0.9、女性<0.85；超过此值为中央型肥胖（又称腹内型、内脏型）。腰臀比要比腰围更实用和准确。

腰臀比可提示脂肪区域性分布情况。腰围/臀围比值越大，腹型肥胖程度越高；比值越小，说明越健康。这是预测一个人是否肥胖及是否面临患心脏病风险的较佳方法，比目前普遍使用的测量体质指数的方法要准确3倍。腰围尺寸大，表明脂肪存在于腹部，是危险较大的信号；而一个人臀围大，表明其下身肌肉发达，对人的健康有益。此指标的测量与评价比较简单，能随时了解自己的健康状态，是日常生活中很有效的健康指标。

3. 标准体重评价法 通过计算实际体重占标准体重的百分比来评价营养状况。标准体重评价法最为简单、方便、易懂，适用于社区居民的宣教。

标准体重的计算公式为：标准体重（kg）=身高（cm）-105。

标准体重百分比的计算公式：

标准体重百分比（%）=［（实际体重-标准体重）÷标准体重］×100%。

标准体重评价法的评价标准见表4-1。

表4-1 标准体重评价法的评价标准

体重范围	标准体重百分比	评价
>（标准体重+50%×标准体重）	>50%	重度肥胖
（标准体重+30%×标准体重）~（标准体重+50%×标准体重）	30%~50%	中度肥胖
（标准体重+20%×标准体重）~（标准体重+30%×标准体重）	20%~30%	轻度肥胖
（标准体重+10%×标准体重）~（标准体重+20%×标准体重）	10%~20%	超重
（标准体重-10%×标准体重）~（标准体重+10%×标准体重）	-10%~10%	正常体重
（标准体重-20%×标准体重）~（标准体重-10%×标准体重）	-20%~-10%	轻度营养不良
（标准体重-30%×标准体重）~（标准体重-20%×标准体重）	-30%~-20%	中度营养不良
<（标准体重-30%×标准体重）	<-30%	重度营养不良

三、营养相关的检查

（一）血清蛋白测定

血清蛋白测定是临床评价蛋白质营养状况的常用指标，其灵敏度受半衰期、代谢库大小的影响。目前常用的指标有白蛋白、前白蛋白和视黄醇结合蛋白，其中白蛋白是评价蛋白质营养状况的最常用生化指标，持续低白蛋白血症是判断营养不良的可靠指标之一。一般而言，连续多次的蛋白质测定要比单独一次检测更能反映实际情况，检测的间隔时间应根据蛋白质的半衰期而定。血清白蛋白半衰期较长，为18~20天，不易发现边缘性蛋白营养不良；前白蛋白和视黄醇结合蛋白的半衰期短，前白蛋白半衰期为2~3天、视黄醇结合蛋白半衰期为12小时，故其测定对体内蛋白质储备评价的敏感性更高，在疾病稳定期或长期营养支持时则是较理想的动态观察指标。

（二）简易免疫功能检测

营养与免疫间的关系已经得到广泛证实。当长期蛋白质-能量营养不良时，可表现为血清免疫球蛋白（如 IgA、IgG、IgM）和外周血总淋巴细胞计数下降，迟发性皮肤过敏试验反应低下等免疫功能检查指标异常。

（三）其他营养相关的实验室检查指标

其他与营养相关的实验室检查指标，包括血清总胆固醇、血清总三酰甘油、游离脂肪酸和磷脂；锌、铜、铁、硒等微量元素；维生素 B_{12}、叶酸、维生素 D_3、维生素 A、维生素 E 和 β-胡萝卜素；血常规、尿常规、大便常规等。

（四）与慢病相关的物理检查

1. 人体成分分析仪检测　人体成分分析仪可以对人体成分进行检测和分析，检测参数包括体重、身体脂肪率、内脏脂肪水平、肌肉量、骨骼量、水分含量等，可以较好地反映检测者身体的营养状况和健康状况。通过对人体成分分析仪检测得到的结果进行分析，有助于慢病调理师判断咨询者的营养状况，合理制定膳食改善计划，也有助于对咨询者调理前后进行对照，从而判断调理的效果，找到身体状况改善的轨迹，进而更科学地调整饮食和运动计划。

2. 体脂肪计检测　利用体脂肪计可以测出体脂率，它是指人体内脂肪重量占总体重的百分比，反映人体内脂肪含量的多少。近几年的仪器一般都用生物电阻测量法，可以在很短的时间内获得颇准确的测量值，适合在家庭及咨询门诊使用。

3. 双能 X 线吸收测量法　双能 X 线检测是通过 X 线球管，经过一定的装置获得两种能量，即低能和高能光子峰。此种光子峰穿透身体后，扫描系统将所接受的信号送至计算机进行数据处理，得出物质含量。该仪器可测量全身任何部位的骨量和脂肪量，精确度高，对人体危害较小，检测一个部位的放射剂量相等于一张胸片的 1/30，QCT 的 1%，且不存在放射源衰变的问题。

双能 X 线测得的数据准确，在国内外均作为诊断结果为患者治疗提供依据，其中扫描方式不同，测试时间有区别，笔束型扫描方式速度较慢，锥形扫描方式速度较快，测试时间一般一个部位几秒到几分钟不等。

（1）骨密度测量：骨密度全称"骨骼矿物质密度"。骨密度是骨质量的一个重要标志，可反映骨质疏松程度，是预测骨折危险性的重要依据。骨密度仪是测定人体骨矿并获得各项相关数据的医疗检测仪器，骨密度仪测试的数据结果以 T 值为主，还包括 Z 值、骨密度、骨量等数据，骨密度仪以双能 X 线方式测试的结果较准确，是世界卫生组织（WHO）采用的骨密度诊断金标准，21 世纪初市场上主流的骨密度仪就是双能 X 射线骨密度仪。

骨密度测量参数：①T 值：将测得值与正常年轻人的骨峰值比较得出的值；可用于诊断骨质疏松，预测骨折风险，监测疗效。WHOT 值诊断标准：T 值在 -1SD 或以上为正常；T 值在 -2.5~-1SD 为骨质减少；T 值在 -2.5SD 以下为骨质疏松症。②Z 值：将测得值与同年龄的人群比较得出的值；用于判断骨质疏松危害程度及青少年成长评估。

（2）脂肪测量：双能 X 线吸收测量法是一种利用身体不同组织（矿物质、瘦组织、脂肪）对 X 光吸收率不同的原理来测量体内脂肪含量的方法。测试中采用小步距对两个低辐射源同步检测，这种方法是相对较新的方法，精度较高，但测试费用昂贵，测试时间长（每人 10~20 分钟），只能供高级实验室使用，无法在实验外进行。

4. 腹部 B 超检查　B 超是将声波转换为图像的一种医疗检测仪器，通过超声探头得到各个检测脏器的二维或多维图像。B 超比较适用于肝、胆、肾、膀胱、子宫、卵巢等多种脏器疾病的诊断。B 超检查的价格比较便宜，又无不良反应，可反复检查。通过 B 超检查，可以准确判断有无脂肪肝等疾病。

5. 食物中维生素和微量元素等特殊营养成分含量的测定　有关检测机构需要通过国家计量认证，并获得国家认可的检测资格，其检测报告才具有法律效应。一般是通过大型分析测试仪器和经验丰富的分析测试人员，来对食品、保健品、食品添加剂、水和空气等进行检测和分析，并出具国家认可的报告。

有关食品、保健品的具体检测项目，包括功能性糖类、脂类、有机酸、黄酮皂角、维生素、活性微量元素等；食品添加剂检测项目包括色素、防腐剂、维生素、抗氧化剂、甜味剂、多聚磷酸盐、硝酸盐、亚硝酸盐、有机酸、糖类、三聚氰胺、重金属、理化指标等；此外还包括农药残留、兽药残留、药品残留等检测项目；以及水（生活饮用水、地下水、废水等）、气（室内空气和环境空气、工业废气等）和土壤等有毒有害物质的检测。这些有关摄入食品、保健品和水等的检测报告，有助于慢病调理师准确判断个体营养摄入情况和毒素摄入情况。

四、慢病营养缺乏相关的体征

严重的营养缺乏易于发现，而轻度、慢性或亚急性营养缺乏的征象常无特异性，很容易被忽视。详细的病史询问及对提示某种营养素缺乏或过剩的症状和体征应尽量详细记录，并由体格测量、营养检查及膳食调查结果证实。因此，慢病调理师必须熟悉每种营养素缺乏或过剩所致的征象。WHO专家委员会建议特别要注意以下的体征，如头发、面色、眼、唇、舌、齿、龈、面（水肿）、皮肤、指甲、心血管系统、消化系统和神经系统等。

营养缺乏的发病过程经历营养储存不足、生理生化改变、功能异常和组织形态改变四个阶段。在功能变化阶段以前，患者主诉或体检不易发现明显的异常，属于亚临床缺乏。营养缺乏的临床表现与人体对营养素需要量的适应性有关。长期处于低营养供给水平，人体对营养素的需求可产生适应性，即可以降低其最低需要量和延迟缺乏症状的出现。反之，如长期处于高营养供给水平，则一旦降低，虽未达到最低需要量之下，也易出现缺乏。

应该注意的是，在体检中发现的许多体征，其病因并不唯一。例如，维生素C缺乏并非皮下出血的唯一原因，凡可影响毛细血管脆性的疾病均可造成这种表现；再如，水肿可能是蛋白质、维生素B_1缺乏，也可能是肾性、肝性等多种因素引起。同时，多种营养素缺乏往往同时存在，发现某一种营养素缺乏的表现时，应考虑是否伴有其他营养素缺乏的可能。常见营养缺乏病的临床体征见表4-2。

表4-2　常见营养缺乏病的临床体征

营养缺乏病	临床体征
蛋白质-能量营养不良	皮下脂肪减少或消失，体重降低，颧骨突起，水肿等
维生素A缺乏	结膜、角膜干燥，夜盲症，毕脱斑，皮肤干燥、毛囊角化等
维生素B_1缺乏	外周神经炎，皮肤感觉异常或迟钝，体弱、疲倦、失眠，胃肠症状，心动过速，心衰和水肿等
维生素B_2缺乏	口腔-生殖系综合征，口角炎、唇炎、舌炎、口腔黏膜溃疡，脂溢性皮炎，阴囊皮炎及会阴皮炎等
烟酸缺乏	皮炎，舌炎，舌裂，胃肠症状，失眠头痛，精神不集中，肌肉震颤，有些患者甚至精神失常等
维生素C缺乏	齿龈炎，齿龈出血，全身点状出血，皮下、黏膜出血，重者皮下、肌肉和关节出血，血肿出现等
维生素D缺乏	幼儿佝偻病：骨骺肿大，串珠肋，前囟未闭，颅骨软化，肌张力过低等；儿童：前额凸出，"O"形或"X"形腿，胸骨变形（哈氏沟，鸡胸）；成人：骨质软化，骨痛、肌无力和骨压痛，骨质疏松等
碘缺乏	地方性甲状腺肿：甲状腺增生肥大，巨大肿块压迫气管可有呼吸困难；克汀病：有智力低下和精神发育不全
锌缺乏	生长迟缓、食欲不振、皮肤创伤不易愈合。性成熟延迟、第二性征发育障碍、性功能减退、精子产生过少等
硒缺乏与克山病	心脏扩大、急性心源性休克及严重心律紊乱，可引起死亡

第二节　营养干预

慢病调理师的主要工作是发现营养问题，解决营养问题。通过健康调查、膳食调查、生活方式调查、体格测量及有关检查，采集资料、收集信息，运用专业人士的经验和专业知识进行分析，准确判断咨询者的营养健康状况，发现他存在的营养问题。

发现营养问题主要是为了解决营养问题。解决营养问题就是营养干预，也叫营养调理或营养治疗。营养干预的目标是协助咨询者做到营养均衡。而做到均衡营养有三种方法，一是正确地选择食物和合理加工食物；二是合理补充营养保健品；三是保持良好的生活方式，减少营养的耗损和需求。营养主要来自食物，慢病调理师需要根据咨询者的营养问题有针对性地指导膳食，让咨询者知道要增进健康应该吃什么、怎么吃和吃多少，让他们真正懂得科学选择食物。不够的营养素可以通过营养保健品来补充，要防病抗衰老也需要额外补充营养保健品。

一、正确选择和合理加工食物

全球著名的医学杂志《柳叶刀》的研究报告提到，2000 年全球早逝群体中，有 47% 源于饮食失衡。我们的健康来自食物，我们的疾病也来自食物。由此可见，学会吃、学会选择健康食物非常重要。但是健康食物没有统一的标准。一般认为活性食物，粗糙食物，低脂、低糖、低盐、富含纤维的食物为健康食物；而高脂、高糖的食品虽然味道很好，但一般都是垃圾食品。垃圾食品只含有我们身体多余的营养素，我们最缺的营养素如蛋白质、维生素、矿物质和纤维素等没有或含量很少，食用后不但没有好处，反而会加重营养不均衡，有损健康，应尽量少吃或不吃。

（一）正确选择食物

选择食物的原则尽量参照中国营养学会制定的《中国居民膳食指南》和《中国居民平衡膳食宝塔》，其中食物多样化最重要，因为除母乳外，任何一种天然食物都不能提供人体所需的全部营养素，日常膳食必须由多种食物组成。中国营养学会建议每天吃到 12 种以上的食物，这样就比较容易做到均衡营养。日常食物中主食很重要，首先主食要多样化，可用 3~5 种粗粮、杂粮、杂豆、红薯等混合在一起煮，多加一点水、多煮 10 分钟，味道就很好。副食也要多样化，有些菜可以杂炒。尽量选择当地、当季、盛产的食物。

食物选择除了注意色、香、味、形态和质地等感官性状外，更应该注意其营养价值。掌握食物选购的基本知识，有助于慢病调理师指导居民正确选用适宜的食品，有效实现均衡营养、促进机体健康的目标。

1. 主食食品　以大米为例。大米分为籼米、粳米和糯米。要选择营养安全又健康的大米，需要经过四个步骤：一看，二闻，三摸，四选。①看：看外包装是否标明厂名、厂址、生产日期、保质期、质量等级等内容，以及包装是否完好。对于编织袋包装的产品，看包装封口线是否有拆开重新使用的痕迹，若有则为假冒产品。②闻：正常的大米具有米香味。若有异味或霉味则可能因储藏不当或超过保质期，或遭到外部环境污染已变质。③摸：用手摸一摸，看手触时是否有油留在手上。如果有，则为问题产品。④选：要根据不同的用途选择大米品种。如煮粥建议选东北大米，容易煮，米汤更加黏稠；炒饭建议选瘦长形的大米，不容易黏块，方便炒制。

优劣大米的区别：①优质大米：米粒饱满，洁净，有光泽，纵沟较浅。掰开米粒，断面呈半透明白色。闻起来有清新气味，蒸熟后米粒油亮，有嚼劲，气味喷香。②劣质大米：米粒不充实，瘦小，纵沟较深。掰开米粒，其断面残留褐色或灰白色。发霉的米粒多呈绿色、黄色、赤褐色，且光泽差、组织疏松，有霉味或其他异味。吃起来口味淡、粗糙。

2. 大豆及豆制品

（1）大豆：大豆可从色泽、组织状态两个方面加以挑选。①色泽：皮色呈各种大豆固有的颜色，洁净有光泽。脐色呈黄白色或淡褐色。②组织状态：颗粒饱满、整齐均匀，无虫蛀，无杂质，无霉变。

（2）豆芽：①色泽：优质豆芽颜色洁白，根部显白色或淡褐色，头部呈淡黄色，色泽鲜艳有光泽；劣质豆芽，色泽发暗，根部呈褐色或黑色，无光泽。②外观：优质豆芽芽身挺直，长短合适，芽脚不软，芽身脆嫩，无烂根、烂尖现象。劣质豆芽长短不一，粗细不均，芽身枯萎或霉烂。③气味：优质豆芽具有豆芽固有的鲜嫩气味，无异味。劣质豆芽，有腐烂味、酸臭味、农药味、化肥味及其他不良气味。

近年来，有些不法商贩为了催生豆芽，缩短豆芽的生长期，并使其粗壮，往往在育芽过程中，往豆芽中施放化肥，如尿素、硫酸铵、硝酸铵等。这些浸泡豆芽的化肥，都是含胺类化合物，它们在细菌的作用下，可以转变成亚硝胺，而亚硝胺是一种致癌物质。用化肥浸泡的豆芽粗壮，色泽灰白，芽杆粗胖，根短、无根或少根，豆粒发蓝；如将豆芽折断，则断面有水分冒出，有的还残留有化肥的气味，如带有氨臊味。

（3）豆腐：豆腐含有较多水分，在高温下容易变质。因此，凡有酸臭味、变色、发黏的豆腐均为变质豆腐，不能食用。

（4）腐竹：①色泽：优质腐竹呈淡黄色，有自然的光泽。劣质腐竹色泽较暗或洁白，呈灰黄色、深黄色、暗黄色，无光泽。②外观：优质腐竹条状折断有空心，无霉斑、杂质、虫蛀。劣质腐竹有较多实心条，或有霉斑、杂质、虫蛀。③气味：应有腐竹固有的香味，无霉味、酸臭味及其他任何异味。④滋味：可取样品用热水浸泡至柔软，细细咀嚼品尝其滋味，应具有腐竹固有的鲜香滋味，无苦味、涩味或酸味等不良滋味。

国务院有关部门明文禁止在粮油食品中使用"吊白块"、硼砂等非食用添加物。"吊白块"是一种工业用漂白剂，加入食品后，会使食品外观靓丽，有半透明感；添加了硼砂的腐竹色泽光亮、韧性强、吃时爽口。"吊白块"加热至60℃~70℃时，会分解出致癌物甲醛，使人产生过敏、肠道刺激等不良反应，严重者会出现中毒，损坏人体肾脏、肝脏，甚至会导致癌变。10g"吊白块"即可致人死亡。硼砂也是一种致癌物，短时大剂量摄入可导致急性中毒，轻者出现头晕、头痛等症状，重者出现呕吐、腹泻、昏迷等症状。长期过量摄入硼，对人体生殖、内分泌系统有毒害作用。

3. 肉类、蛋类

（1）鲜猪肉：新鲜猪肉表面有一层微干或微湿的外膜，呈淡红色，有光泽，切断面稍湿无黏手。变质猪肉表面干燥或黏手，肉色发暗，脂肪缺乏光泽，指压后的凹陷恢复慢或不能完全恢复，有氨味或酸味，甚至有臭味。

几种常见的劣质猪肉的鉴别：①注水猪肉：注水后的猪肉缺乏光泽，表面有水淋淋的亮光。手触弹性差，无黏性。切面有水顺刀流出。如果是冻肉，肌肉间还有冰块残留。除外观外，还可以用试纸法进一步鉴别。第一种方法是用普通薄纸贴在肉面上。正常的新鲜猪肉有一定黏性，贴上的纸不容易撕下；注了水的猪肉，没有黏性，贴上的纸容易撕下。第二种方法是用卫生纸贴在刚切开的切面上。新鲜的猪肉，纸上没有明显的浸润；注水的猪肉则有明显的湿润。②PSE猪肉：苍白、柔软、多汁的猪肉。这种肉的后腿肌肉和腰肌肉呈淡红色或灰白色，脂肪缺乏光泽；肉质松软，缺乏弹性，手触不易恢复原状；用刀切开，肉的切面上有浆液流出。③硼砂猪肉：肉类食品中加入硼砂后，可使色泽增亮，韧度高。但硼砂会危害人体健康，早已被国家禁止作为食品添加剂。在肉的表面撒了硼砂后，鲜肉失去原有光泽，比正常猪肉的颜色要深一些、暗一些。还可以用试纸法进一步鉴别：将广泛pH试纸贴到肉上，如果试纸变成蓝色，说明肉中含有硼砂。④老母猪肉：老母猪肉的皮厚，多皱褶、毛囊粗；老母猪瘦肉肉色暗红，肉丝粗，用手按压无弹性，也无黏性；老母猪的肉膘（脂肪）看上去非常松弛，呈灰白色，膘面没有油的光亮感。

（2）鲜光鸡（白条鸡）：新鲜光鸡眼球饱满，皮肤有光泽，呈各自不同品种特有的颜色；鸡肉切面有光泽，外表微干或微湿润，不黏手。变质光鸡眼球干缩凹陷，晶状体浑浊；体表无光泽，头颈部常带有暗褐色；鸡肉表面干燥，新切面发黏；体表和腹腔内均有不愉快气味甚至臭味。

（3）蛋：可通过以下几种方法判断。①眼看：蛋壳清洁、完整、无光泽，壳上有一层白霜，色泽鲜明。蛋壳不应有裂纹或破损、蛋清外溢或霉斑。②手摸：蛋壳粗糙、重量适当，有压手的感觉。③耳听：蛋与蛋相互碰击声音清脆，手握蛋摇动无声。④鼻嗅：不应有霉味、臭味等不良气味。⑤光照：鸡蛋透亮，蛋黄轮廓清晰，不应有阴影，或黑色、粉红色斑点。⑥水浸：正常鸡蛋密度大，沉入水底；变质鸡蛋密度降低，浮在水面。

（4）鲜鱼：在进行鱼的选购时，应先观察其眼睛和腮，眼睛角膜应透明清亮、有弹性，腮呈鲜红色，黏液透明；然后检查其全身和鳞片，肌肉应坚实有弹性，鳞片有光泽、不易脱落。

4. 鲜乳及乳制品

（1）鲜乳：正常的鲜乳呈乳白色或稍带微黄色，呈均匀的流体状，无沉淀、凝块和机械杂质，无黏稠和浓厚现象；具有乳特有的乳香味，无其他任何异味；具有鲜乳独具的纯香味，滋味可口而稍甜，无其他任何异常滋味。

（2）奶粉：乳粉应色泽均匀一致，呈淡黄色；粉粒大小均匀，手感疏松，无结块、无杂质；具有纯正的乳香味，无其他异味。

（二）食品的合理烹饪与加工

选择好食物后，正确地加工食物也非常重要。不合理的加工，会损失食物中的营养素，还可能会在加工过程中产生一些对身体有害的物质，如致癌物等。这样的加工食物吃到体内后，不但对身体没有好处，可能还有害处。

1. 烹饪的概念 烹饪的本义是加热食物使之成熟，一般特指制作菜肴和饭食。

2. 烹饪学定义 烹饪学是研究菜肴等食品原料和制作工艺的一门学科。烹饪学包括原料知识、原料加工、刀工、配菜、调味、火候和工艺等内容。

3. 烹饪原料的分类

（1）按来源分为植物性原料（陆生、水生），动物性原料（陆生、水生），非生物性原料如水、盐，发酵原料如酱油、醋、泡菜。

（2）按作用分为主配料、调味料、佐助料。

4. 烹饪的加工过程和烹饪方法

（1）烹饪原料的初加工：对原料进行初步加工，如鲜活料的宰杀、整理、洗涤等，使原料变为净料。

（2）烹饪原料的初步熟处理：前期热处理使其成为半成品，包括水加热、油加热、汽蒸热处理工艺。

（3）原料成形，包括自然成形、刀工成形、模具成形等。

（4）热菜的烹调方法，包括油熟法，如炸、炒、煎；水熟法如熬、炖、煨；汽熟法如蒸、酿；特殊熟法如烤。

（5）冷菜的烹调方法，包括炝拌、煮烧、汽蒸。

（6）调味。常用各种调味品和调味手段影响原料，使菜肴具有多样风味。调味是决定菜肴风味质量的最主要因素。

5. 烹调过程产生的有害物质及营养素流失 烹饪过程中经常产生一些有害物质，比如油脂过氧化，但温度＜200℃时一般不会产生；丙烯醛，常由甘油高温下生成；致癌物质苯丙芘等，油炸食物时可产生。不同的烹调方法营养素损失量会有很大不同。煮蒸对营养素的损失相对比较小；炸由于温度高，对一切营养素都有不同程度的破坏，蛋白质因高温而严重变性，脂肪也因炸而失去其功用；烤不但使维生素 A、维生素 B、维生素 C 受到相当大的损失，而且也使脂肪受到损失，用明火直接烤，还会使食物产生苯并芘等致癌物质。

同样的食材用不同的方式烹调，产生的营养结构可能也会不同。比如一个鸡蛋做成煎蛋和水煮蛋会有全然不同的结果，煎蛋含有过多的脂肪，而水煮蛋却不会。瑞典国家食品管理局的研究发现，富含淀粉的高温油炸食品或微波食物，如薯条、油条、泡面等只要超过130℃烹调，就会产生丙烯硫胺类致癌物质，若温度到160℃以上会大量出现，同时也会让蛋白质变性，这项研究结果相继得到美国、英国等国家的证实。如果购买了一块有机无毒的优良鸡肉，但是却选择用高温的方法把它炸成香鸡排，那么还能说这块鸡肉吃了是无毒健康的吗？

二、合理使用膳食营养补充剂

（一）概念

膳食营养补充剂是作为饮食的一种辅助手段，用来补充人体所需的氨基酸、必需脂肪酸、微量元素、维生素、矿物质等。它可以是由一种或多种成分组成。产品形式一般为片剂、胶囊、冲剂或口服液。

根据《中国营养素补充剂申报与审评规定（试行）》：营养素补充剂是指以补充维生素、矿物质而不以提供能量为目的的产品，是以现代营养学、预防医学和循证医学等为其理论基础，以维生素、矿物质及其他构效关系相对明确的提取物为主要原料，通过口服补充人体必需的营养素和生物活性物质，调整人们饮食中各项营养元素或生物活性物质的摄入量，借助膳食营养干预作用，达到增强体质、改善机能、平衡代谢和降低疾病发生风险的目的。其作用是补充膳食供给的不足，预防营养缺乏和降低发生某些慢性退行性疾病的危险性，一般以片剂或胶囊剂等浓缩形态存在。添加了营养素或生物活性物质的传统形态的食品，如袋泡茶、软饮料、酒、乳品等不以补充营养物质为主要目的，不属于膳食营养补充剂。

常见成分有蛋白质（蛋白质粉）、鱼油（DHA）、维生素（维生素 A、B 族维生素、维生素 C、维生素 D 和维生素 E 等）、矿物质（如钙、铁、锌、硒）和膳食纤维等。

（二）分类

1. 营养素补充剂 是为补充机体营养素的不足或其他特殊需要的制剂。它可以是由氨基酸、多不饱和脂肪酸组成，也可以是一种或多种维生素或矿物质组成。经批准的营养素补充剂不得以提供能量为目的，只能宣传补充某营养素，不得声称具有其他特定保健功能。营养素补充剂产品形式一般为片剂、胶囊、冲剂或口服液，冲剂每日食用量不得超过 20 克，口服液每日食用量不得超过 30 毫升。

2. 膳食补充剂 是指为补充膳食不足或特殊需要的制品。除了可含有膳食中上述营养素成分外，还可含有非营养素的其他成分，尤其是可以含有某些药草如人参、车前草等。

3. 膳食营养补充剂 ①是作为膳食以外的补充；②量较少；③不以补充能量为目的；④包括某些保健品（功能性食品）；⑤口服，不同于静脉营养制剂；⑥剂型包括片剂、胶囊、冲剂、口服液（不同于强化食品，载体并非食物）。

在我国，营养素补充剂属于保健食品中的一个类别。

（三）适宜人群

1. 孕妇 准备怀孕或者孕期女性应当食用强化叶酸的食物，或在食用富含叶酸食物的同时额外摄入叶酸补充剂，以降低胎儿出现某些严重的先天性缺陷的危险性。

2. 儿童 儿童在生长发育时期对营养素的需求增多，可以适当补充营养素，尤其是钙、铁、锌等微量元素，必需氨基酸等各类营养素。对于食欲不振、厌食、生长发育迟缓、个子矮小、易发生感染的儿童可食用含锌丰富的食品或适量服用锌膳食补充剂。

3. 中小学生 由于处在生长发育的关键时期，日常学习量较大，可以适当补充营养素。

4. 素食者 严格素食者往往因为缺乏肉类食物的摄入而缺乏铁元素、维生素 B_{12} 等。

5. 挑食偏食者、出差旅游者 这类饮食比较单调，为了保持良好状态可以适当补充。

6. 胃肠功能不良者 有些老年人存在吸收、消化功能严重减弱，再加上食欲不佳，导致多种营养素缺乏。

7. 过度节食的减肥者 过度节食会导致多种营养素的缺乏。

8. 某些疾病 胃肠道的疾病、肝病、手术、癌症等会导致营养素消耗增加或摄入不足。

9. 使用某些药物 一些药物如抗酸剂、抗生素、缓泻剂和利尿剂等干扰营养素的吸收，这些人应当考虑使用营养补充剂。

10. 其他 如过度运动者、缺乏运动者和经常吃快餐者等。

（四）膳食营养补充剂的选择原则

（1）营养补充剂不能代替正常的三餐饮食。首先应当做到吃好三餐，从平衡的膳食中获取所需的营养素。一些人群由于某种原因对营养素吸收差，或者对营养素需求量增大时应当适当补充营养素。由于人体基因的特异性，生活习惯和环境不同，每个人对营养的需求是不同的，营养补充剂要有针对性补充。

（2）应当在专业人士指导下补充营养素。要补充缺乏的营养素。

（3）不同食物含有各种营养素的比例差别很大，需要针对性选择合适的食物，如缺锌时应当多吃富含锌的食物，如牡蛎、动物内脏等。如果食疗改进后仍然缺乏营养，再选择合适的营养补充剂为妥。

（4）补充维生素或微量元素时要注意它们之间的比例，如补钙的同时注意其他微量元素的补充，这样有助于它们的吸收和在体内的利用。

（5）对于平时缺乏运动的城市人群，补充营养素的同时应当适当增加体育活动以促进营养素的吸收。

（6）补充营养素量要适当，不是越多越好，任何东西都有一个适当的度，超过这个范围就会引起一些毒副作用。

因此，在选择营养补充剂的时候，需要注意健康人摄入剂量不能超过该营养素可耐受最高摄入量。患慢病的人，可能在调理阶段，多数为半年左右，需要服用较高剂量的营养素，应该由有经验的专业人士来进行评估和指导使用才比较安全。

三、慢病营养干预实操分析

营养咨询就是慢病调理师对咨询者进行营养分析、评价和指导的一个过程。这个过程是对慢病调理师的理论与实践经验的考核。咨询者可以通过咨询过程获得改善营养和健康的信息，进而达到改善营养和健康的目的。所以，营养咨询需要慢病调理师有比较强的专业知识和实际操作能力，并且能够遵从主流营养学说、理解医学与营养学相辅相成的作用才能更好地从事营养咨询。下面举例说明慢病营养咨询和营养干预的实操步骤。

例4-1 刘女士，59岁，退休干部，平常在家带孙子，体检发现血脂和血糖升高，于2015年1月15日前来营养门诊咨询。自述食量不大，要求给予膳食指导。请慢病调理师为刘女士做营养咨询，并列出营养咨询的步骤。

慢病营养咨询的具体步骤如下所示。

（一）建档

设计客户基本资料登记表，如表4-3，按表询问咨询者基本情况、疾病病史，及时填写基本资料登记表，建立客户档案。

（二）膳食调查和评价

设计客户膳食调查和膳食评价表，如表4-4、表4-5，按表询问咨询者。应用24小时回顾法进行膳食调查，及时将膳食调查结果填入表4-4中，并使用膳食软件进行膳食计算及膳食评价，结果见表4-5刘女士膳食评价表。

（三）体格测量

对刘女士进行人体测量，包括身高、体重等，并把体格测量结果及时填入表4-3中。

（四）人体成分分析

使用人体成分分析仪进行人体成分检测，分析并评价结果，并把相关数据及时填入表4-4中。

表4-3 营养咨询基本资料登记表

姓名： 刘×× 　　档案号： M15011502 　　籍贯： 广东广州

年龄： 59 岁 　民族：汉族 　家庭住址或单位： 广东省广州市越秀区×路×号706房

联系电话：1517×××××× 　　职业：退休干部 　劳动强度：☑轻□中□重

食物过敏史： 无 　　　　　药物过敏史： 无

遗传病家族史： 父亲有2型糖尿病史 　　既往疾病史：胃炎

身高： 151 cm 体重： 50.7 千克 BMI 22.2kg/m² 基础血压： 112/85 mmHg

皮褶厚度： 18.5 mm 上臂围： 12.8 cm 腰围：82.6cm

表4-4 刘女士膳食调查表

1. 基本情况 姓名：刘×× 档案号： M15011502

餐次：一日 3 正餐 　是否有加餐习惯□否 ☑是

☑早 　☑午 　☑晚 　　　有无口味偏好☑无 □有

有无偏食习惯 ☑无 □有 　　　是否爱吃零食□否 ☑是

最近/患病前后食物摄入种类的变化： 无 　　食欲变化： 无

咀嚼、吞咽功能、胃容量的变化： 无 　　胃肠道症状： 无

运动习惯： 无

药物使用情况： 无

其他实验室检查结果：三酰甘油2.3mmol/L，总胆固醇6.7mmol/L，空腹血糖8.6mmol/L。

临床诊断：高脂血症、糖尿病。

2. 人体成分分析仪检查结果

体重：□低体重 ☑正常体重 □超重 　体型：☑虚弱型□健康型□肌肉型□肥胖型

肌肉量：☑低值 □正常 □超标准 　骨矿物含量：□低值 ☑正常 □超标准

体脂百分比： 37.3 % 　内脏脂肪： 124.2 cm² 　基础代谢率： 1057 kcal

3. 膳食调查结果

		谷薯类	蔬菜类	水果类	肉蛋豆类	奶类	油脂类
一日总量	份数	8	0.6	0.5	1	1.5	4
早餐	内容	馒头、粥或包子				牛奶250ml	
	份数	2				1.5	
早点	内容						
	份数						
午餐	内容	米饭或面条	各种瓜菜		瘦肉、排骨、鱼		烹调油
	份数	3	0.3		0.5		1
午点	内容			各种水果			
	份数			0.5			
晚餐	内容	米饭	各种瓜菜		瘦肉、排骨、鱼		烹调油
	份数	3	0.3		0.5		2
晚点	内容						花生、瓜子等
	份数						1

备注：1. 每周煲1次老火汤，喝汤不吃汤渣。2. 经常外出就餐，周六日早上喜欢到茶楼喝茶。

表4－5 刘女士膳食评价表

1. 总热量与三大营养素评价

	总热量	碳水化合物		蛋白质		脂肪	
	kcal	g	%	g	%	g	%
适宜摄入量	1380	204	59	55	16	38	25
实际摄入量	1404	191.7	54.6	40	11.4	50.5	32.4

2. 均衡膳食评价

谷薯类	肉蛋豆类	奶类	蔬菜类	水果类	油脂类
适当	不足	适当	不足	不足	过量

3. 总体评价 总热量适宜，但三大产能营养素比例不均衡，脂肪供能比过高。

（五）制定营养目标及膳食计划

根据上述膳食调查资料及评价结果，确定咨询者的营养目标，并制定膳食计划。设计刘女士个性化营养指导方案表格，如表4－6，按表填写资料。

（六）制定食谱

根据综合分析及《中国居民膳食指南》及膳食宝塔，应用食品交换份法为刘女士编制营养食谱（具体步骤参见本书相关章节）。按刘女士营养目标确定每日的饮食安排，确定每日的食物种类和份数，并将食物合理分配于各餐中，结果见表4－6。

表4－6 刘女士个性化营养指导方案

姓名：　刘××　　专科档案号：　M15011502　　体重：　50.7　kg

身高：　151　cm　　BMI：　22.2kg/m²　　理想体重：　46～50.6　kg

膳食状况：　一般　　营养相关疾病或异常：　高脂血症、糖尿病

建议减/增重：　0　kg　每周减/增重：　0　kg

1. 刘女士的营养目标 合理供给，做到营养均衡。

2. 个性化1日饮食安排 每天需吃15份食物，总能量1350kcal，其中：谷薯类7.5份，肉蛋豆类2.5份，奶类1.5份，蔬菜类1份，水果类1份，油脂类1.5份。建议一日3餐两点。各餐具体安排如下：

		谷薯类	蔬菜类	水果类	肉蛋豆类	奶类	油脂类
早餐	份数	2份			0.5份	1.5份	
	举例	面包/包子/土豆 面条/米粉/粥/麦片			鸡蛋0.5个	脱脂牛奶250ml	
早点	份数						
	举例						
午餐	份数	3份	0.5份		1份		0.5份
	举例	饭/馒头/土豆/番薯/ 芋头/玉米/面条/粉	瓜菜5两		肉/鱼/豆1两		烹调油0.5匙
午点	份数			1份			
	举例			水果1个			

		谷薯类	蔬菜类	水果类	肉蛋豆类	奶类	油脂类
晚餐	份数	2.5 份	0.5 份		1 份		0.5 份
	举例	饭/馒头/土豆/番薯/芋头/玉米/面条/粉	瓜菜 5 两		肉/鱼/豆 1 两		烹调油 0.5 匙
晚点	份数						0.5 份
	举例						坚果 0.5 份

3. 膳食指导原则

（1）限制总热量，达到并维持理想体重或适宜体重。

（2）限制膳食胆固醇的摄入量小于 300mg/d。

（3）限制每日脂肪摄入量，脂肪供能比 20%～25%。

食疗处方：见表 4-6 饮食安排。

随诊建议：1 周后带饮食日记复诊，1 个月后复查人体成分检查，3 个月后复查血脂、血糖。

慢病调理师签名：赵××

2020 年 12 月 15 日

（七）膳食指导、丰富食谱

指导咨询者掌握《中国居民膳食指南》、《中国居民平衡膳食宝塔》及食物交换份法的使用。参照食物交换份表，同一类食物可以以份为单位进行交换，这样就可以快速编制出一周的食谱，做到一周不重复，丰富每天的食谱。

（八）运动方案的制定并进行运动指导

根据刘女士身体状况、运动喜好及运动目标来制定运动处方，考虑安排抗阻运动和耐力运动相结合。分别设计抗阻运动和耐力运动处方用的表格，见表 4-7、4-8，按表进行运动指导。

表 4-7 抗阻力性运动处方

姓名： 刘×× 年龄： 59 岁 性别： 女 档案号： M15011502

1. 运动部位 左下肢、右下肢。

2. 运动种类 坐位双下肢负重锻炼、弹力带、靠墙深蹲等。

3. 运动强度 根据身体的实际情况调整（第一阶段每个动作 5 次，轮换做 3 组）。

4. 运动频率 每周 3～5 次。

5. 运动指导

（1）运动前后应做充分准备活动及放松整理运动。

（2）慢性疾病患者，运动量应控制在运动处方范围内。

（3）运动时应保持正确的身体姿势。

（4）经常检修设备器械，以确保安全。

（5）运动时应选择宽松舒适的衣物，糖尿病患者应避免衣物摩擦人体带来损伤。

（6）老年人、高血压患者尽量不做或少做幅度较大的弯腰、低头等动作。

（7）糖尿病患者运动，应避开降糖药物血浓度达到高峰时间，以避免出现低血糖。

（8）糖尿病患者运动，可准备一份糖果，一旦出现低血糖症状应及时服用。

（9）慢性心脏病急性发作时（心肌梗死后不稳定期、严重的高血压、不稳定的血管栓塞性疾病、急性心包炎、心肌炎、心内膜炎等），不应继续执行运动处方。

（10）第一阶段为期 1 个月，1 个月后在专业人士指导下调整运动方案。

2021 年 1 月 15 日

表 4 - 8　耐力性运动处方

姓名：<u>刘××</u>　年龄：<u>59 岁</u>　性别：<u>女</u>　档案号：<u>M15011502</u>

1. 运动种类　步行、慢跑、走跑交替、游泳、自行车、步行车等。

2. 运动强度　自感稍喘气，靶心率为<u>110</u> 次/min。

3. 持续时间　30 ~ 60 分钟

4. 运动频率　每周 4 ~ 5 次

5. 运动指导

（1）运动前应做充分准备活动。

（2）慢性疾病患者，运动量应控制在运动处方范围内。

（3）糖尿病患者运动，应避开降糖药物血浓度达到高峰时间，以避免出现低血糖。

（4）糖尿病患者运动，可准备一份糖果，一旦出现低血糖症状应及时服用。

（5）运动中出现无力、头晕、气短，运动中或运动后出现关节疼痛或背痛应停止运动，并咨询专业人士。

（6）运动禁忌证：病情不稳定的心力衰竭和严重的心功能障碍，急性心包炎、心肌炎、心内膜炎，严重的心律失常，不稳定型心绞痛，心肌梗死后不稳定期，严重的高血压，不稳定的血管栓塞性疾病。

2021 年 1 月 15 日

（九）指导客户书写饮食运动日记

设计一周饮食运动日记表，见表 4 - 9，指导客户书写饮食、运动日记，要求客户每天按表据实填写，客户监测自己的营养状况及慢病的疾病状况，如体重、血糖水平等。

表 4 - 9　刘女士一周饮食运动日记

日期	餐次	谷薯类种类/数量	蔬果类种类/数量	禽肉类种类/数量	蛋奶类种类/数量	油脂类种类/数量	运动种类/时间
周一	早餐						
	早点						
	午餐						
	午点						
	晚餐						
	晚点						
周二	早餐						
	早点						
	午餐						
	午点						
	晚餐						
	晚点						

备注：

1. 记录食物种类/分量时，请将进食食物的种类（如米饭、馒头、猪肉、牛腩、鸡蛋等）以及进食量（如 1 两、1 颗、1 杯等）等具体数量进行详细记录。

2. 记录运动时请将运动种类（如跑步、快走、游泳、广场舞等）以及运动时间（如 30 分钟、40 分钟等）进行详细记录。

（十）个案跟踪随诊

设计营养咨询随诊一览表，见表 4 - 10，要求客户每次就诊按表据实填写。

定期跟踪客户，要求客户按时随诊。随诊时要调出并查看客户档案，检查客户的饮食运动日记，了解营养干预后咨询者的身体状况和营养状况有无好转，必要时可以重复做人体成分分析检查、体格测量及必要的实验室检查，以便综合评价干预效果和合理调整膳食营养、运动等方案，并预约下次复查时间。

表4-10　刘女士营养咨询随诊一览表

诊次	日期	问题	处理	调理师	复诊预约
首诊	2015 年 1 月 15 日	糖尿病 高脂血症	☑①膳食调查☑②营养检查☑③干预评估 ☑④膳食指导☑⑤食疗处方☑⑥营养补充	赵××	2015 年 1 月 22 日
2	2015 年 月　日		□①膳食调查□②营养检查□③干预评估 □④膳食指导□⑤食疗处方□⑥营养补充		2015 年 月　日
3	2015 年 月　日		□①膳食调查□②营养检查□③干预评估 □④膳食指导□⑤食疗处方□⑥营养补充		2015 年 月　日

练习题

一、理论题

（一）选择题（选择一个正确的答案）

1. 关于称量法，（B）的描述是正确的。
    A. 称量法是对某一伙食单位（集体食堂或家庭）或个人一日三餐中每餐各种食物的食用量进行称重，计算出每人每天各种营养素的平均摄入量，调查时间为1个月
    B. 生熟比，即烹调前每种食物原料可食部分的重量与烹调后熟食的重量之比
    C. 在大多数膳食调查时并非所有东西都要称量，例如，实际调查时不需要把三餐之外所摄入的水果、糖果和点心、花生、瓜子等零食称重
    D. 称量法的优点是能测定食物份额的大小或称重，比其他方法准确细致；能准确反映被调查对象在家内外的食物摄取情况，也能看出一日三餐食物分配情况

2. 由受试者尽可能准确地回顾调查前一段时间，如前一日至数日的食物消耗种类和消耗量，这一膳食调查方法称之为（A）。
    A. 询问法　　　　　B. 记账法　　　　　C. 称重法　　　　　D. 频数法

3. （B）膳食模式有以下特点：①以高能量、高脂肪、高蛋白质、低纤维为主要特点。②营养过剩是此类人群所面临的主要健康问题。③心脏病、脑血管病和恶性肿瘤已成为此类人群的三大死亡原因。
    A. 地中海式　　　　　　　　　　　B. 以动物性食物为主
    C. 以植物性食物为主　　　　　　　D. 动植物食物平衡

4. 能较早期地发现营养素缺乏的是（D）。
    A. 体格检查　　　　　B. 物理检查　　　　　C. 膳食调查　　　　　D. 实验室检查
    答案：D

5. 关于血清铁蛋白描述错误的是（B）。
    A. 血清铁蛋白测定是一种判断体内缺铁还是铁负荷过量的灵敏且可靠的指标
    B. 血清铁蛋白降低，但血红蛋白正常，表示体内不缺铁
    C. 血清铁蛋白可作为儿童营养不良流行病学调查指标
    D. 血清铁蛋白升高与肿瘤有关，是一种肿瘤标志物

6. （C）半衰期最长，所以不是一个灵敏的指标。
    A. 前白蛋白　　　　　B. 转铁蛋白　　　　　C. 白蛋白　　　　　D. 视黄醇结合蛋白

7. 以下关于人体成分分析描述错误的是（C）。

    A. 人体成分分析仪是一种用测量生物电阻抗方法确定人体成分的仪器

    B. 人体成分分析仪能够获得细胞内液、细胞外液、体内总水分、体脂肪、体蛋白、肌肉、瘦体重、矿物质等 8 种成分的数据

    C. 人体成分分析仪能直接测量出机体的肌肉和脂肪量

    D. 人体成分分析的测定能够准确全面评价患者的营养状况，更好地实施临床营养支持

8. 营养干预的目标人群首先要选择（B）。

    A. 目标人群可以随意选择

    B. 建议健康行为改变的实施对象

    C. 对健康行为改变的实施对象有重要影响的人，如卫生保健人员、家族成员、关系较好的同事

    D. 决策者、领导者和提供资助者

9. 关于食品选择正确的是（C）。

    A. 北方馒头粉是低筋粉，吃起来口感韧性好、筋道；南方馒头粉的筋度一般属于高筋粉，口感松软

    B. 籼米一般呈长椭圆或细长形，米粒吸水性强，胀性较大，米饭煮熟后黏性较小，米粒间容易松散。糯米一般为椭圆形，米粒吸水性差，胀性较小，米饭煮熟后黏性较大。粳米一般呈长圆形或椭圆形，米粒呈乳白色，不透明或半透明状，黏性大

    C. 添加入"吊白块"加热至 60～70℃ 时，会分解出致癌物甲醛，使人产生过敏、肠道刺激等不良反应，严重者还会出现中毒，损坏人体肾脏、肝脏，甚至会导致癌变。10g "吊白块"即可致人死亡

    D. 质量好的粉条透明度好、富有弹性、入口有咬劲、不易咬断

10. （C）不是膳食营养补充剂的特点。

    A. 膳食营养补充剂所用原料主要取自天然物种，或通过化学或生物技术生产的安全可靠的物质

    B. 膳食补充剂在我国是一个横跨了保健食品、普通食品的产品，其原料必须是人体必需的营养素，或者构效关系相对明确的生物活性物质

    C. 膳食营养补充剂必须以食物为载体而存在

    D. 普通食品身份的膳食营养补充剂可以遵循 2008 年原卫生部颁行的《食品营养标签管理规范》的要求，在产品标签上标注营养或营养成分功能声称

（二）判断题（正确的在后面的括号内填 A，错误的填 B）

1. 营养调查是宏观的营养信息分析和社会性营养措施的制定与推行，是要搜集分析对居民营养状况有制约作用的因素和条件，预测居民营养状况在可预见的将来发生的动态变化，并及时采取补充措施，引导这种变化向公众期望的方向发展。 （B）

2. 记账法的调查结果只能得到全家或集体中人均摄入量，难以分析个体膳食摄入情况。 （A）

3. 定性的食物频率法调查，通常是指得到每种食物特定时期内所吃的次数，同时收集食物的量、份额大小的资料。 （B）

4. 营养干预常针对特殊营养问题的不同危险因素而选择不同的干预活动。营养干预方案的设计指制订干预方案，不包括设计实施和效果评价。 （B）

5. 骨密度测定以双能 X 线方式测试的结果较准确，是世界卫生组织（WHO）采用的骨密度测定的金标准。 （A）

二、技能练习题

1. 白领，女性，28 岁，身高 1.60cm，体重 70kg，体检报告显示：血三酰甘油 1.6mmol/L；血胆固

醇 6.8mmol/L。膳食调查：蛋白质：**80g/d**（其中肉类和大豆蛋白 40g），脂肪：**100g/d**，碳水化合物：**260g/d**，盐 **10g/d**。早餐能量 452kcal，午餐能量 678kcal，晚餐能量 1130kcal。根据上述资料，要求：

（1）计算体质指数并做出评价；

（2）评价实验室检查结果；

（3）计算膳食总能量并做出评价（要求根据城市女性能量平均需要量的修正值进行评价）；

（4）计算膳食能量的三大产能营养素所占比例并做出评价；

（5）计算蛋白质的来源并做出评价；

（6）计算能量的餐次分布并做出评价；

（7）评价盐的摄入量。

参考答案：

（1）计算和评价体质指数

①计算：BMI = 70 ÷（1.60）^{2} = 27.3。

②评价：该女性 BMI 为 27.3，大于 24、小于 28，属于超重。

（2）评价实验室检查结果血三酰甘油 1.6mmol/L，正常；血胆固醇 6.8mmol/L，属于高胆固醇血症。

（3）计算膳食总能量并做出评价

①计算：膳食总能量 =（80g/d×4kcal/g）+（100g/d×9kcal/g）+（260g/d×4kcal/g）= 2260kcal/d。

②评价：已知城市女性能量平均需要量为 1800kcal/d，该女性实际膳食总能量为 2260kcal/d，超过城市女性能量平均需要量 460kcal/d，超标达 25.6%。故其膳食摄入能量过多。

（4）计算膳食能量的营养素来源并做出评价

①计算：蛋白质来源比例：[（80g/d×4kcal/g）÷1800kcal]×100% = 17.8%；

脂肪来源比例：[（100g/d×9kcal/g）÷1800kcal]×100% = 50.0%；

碳水化合物来源比例：[（260g/d×4kcal/g）÷1800kcal]×100% = 57.8%。

②评价：蛋白质来源比例稍高（正常值为 10%~15%），脂肪来源比例很高（正常值为 20%~30%），碳水化合物来源比例正常。

（5）计算蛋白质的来源并做出评价

①计算：优质蛋白质比例：（40÷80）×100% = 50%。

②评价：优质蛋白质比例合适（正常为 30% 以上）。

（6）计算能量的餐次分布并做出评价

①计算：早餐（452÷1800）×100% = 25.1%；

午餐（678÷1800）×100% = 37.7%；

晚餐（1130÷1800）×100% = 62.8%

②评价：正常能量餐次分布比例为早餐 30%、午餐 40%、晚餐 30%；故该女士早餐能量摄入偏低，午餐能量摄入稍低，晚餐能量摄入过高。

（7）评价膳食中盐的摄入量。居民每日盐的适宜摄入量为 6g，该女性每日盐摄入量为 10g，超出推荐摄入量 67%，盐摄入过多。

2. 某男性，48 岁，公司经理，身高 172cm，体重 90kg。患有 2 型糖尿病、高血压病。请慢病调理师用 24 小时回顾法对其进行膳食调查和合理干预，并完成下列操作。

（1）设计膳食调查表；

（2）简述膳食调查前的准备内容；

（3）简述膳食调查的具体步骤；

（4）简述膳食调查的注意事项；

（5）简述对该男性进行初步膳食营养指导的步骤。

参考答案：

（1）设计膳食营养调查表

24 小时回顾法膳食营养调查表

姓名：_____　性别：_____，年龄：_____岁，职业：_____，身高：_____cm，
体重：_____kg，联系电话：_____，调查日期_____地址：

膳食调查

基本情况：餐次：一日___餐　　是否有加餐习惯　否　　是　早_____午_____晚_____
有无口味偏好　无　有_____　　　有无偏食习惯　无　有_____
是否爱吃零食　否　　是_____
最近/患病前后食物摄入种类的变化：_____　　　食欲变化：_____
咀嚼、吞咽功能、胃容量的变化：_____　　　胃肠道症状：_____

		谷薯类	蔬菜类	水果类	肉蛋豆类	奶类	油脂类
一日总量	份数						
早餐	内容						
	份数						
早点	内容						
	份数						
午餐	内容						
	份数						
午点	内容						
	份数						
晚餐	内容						
	份数						
晚点	内容						
	份数						

（2）调查前的准备工作
①设计调查表；
②准备食物模型、图谱、各种标准容器，以便估计摄入食物的重量；
③携带食物成分表或营养计算软件；
④培训调查员，调查市场上主副食供应品种和价格，食物的生熟比值，体积重量之间的关系，预约调查时间和地点。
（3）调查步骤
①引导调查对象从最后一餐开始回顾前24小时进餐情况；
②详细询问进食时间、食物名称、原料名称、重量等，通过家用量具、食物模型或图谱进行估计，并填写在调查表内；
③每次调查时间控制在较短时间内。
（4）注意事项
①调查人员必须明确调查目的，语言表达能力强，具有熟练的技能及诚恳的态度；
②调查时应佩带有效证件，遵守预约时间并尊重调查对象的习俗；
③24小时回顾法调查应连续进行3天；
④年龄太小的儿童或年龄太大老人不作为24小时回顾法的调查对象；
⑤核实资料；
⑥引导调查对象准确描述进餐情况，力求不遗漏、不多报或少报。

（5）膳食营养指导步骤

①明确告知，肥胖、糖尿病和高血压是慢性非传染性疾病的危险性因素；

②明确告知，慢性非传染性疾病会导致严重的并发症，如心梗、脑梗、肢体残疾、肾功能不全、末梢神经炎等，后果严重；

③明确告知，合理干预对慢性非传染性疾病的益处；

④为该男性制定合理的膳食计划，编制合理膳食食谱；

⑤为该男性制定合理运动方案，并指导健康的生活方式。

3. 某男性，50 岁，身高 173cm，体重 70kg，腰围 95cm，请做以下工作。

（1）简述腰围的测量步骤及注意事项。

（2）评价该男子的体格状况。

（3）列举两个该男子还需要做的体格检查项目。

参考答案：

（1）腰围的测量步骤及注意事项

①仪器：使用无伸缩性材料制成的卷尺，刻度需读至 0.1cm。

②位置：被测者自然站立，平视前方。

③方法：两名测试员配合，测试员甲选好肋下缘最底部和髂前上嵴最高点的连线中点，在此将卷尺水平围绕腰一周。

④测试员乙协助观察卷尺水平面是否与身体垂直，并记录读数。

⑤注意事项：被测者自然呼吸，在呼气末、吸气末开始时读数。测量误差不超过 1cm。

（2）评价该男子的体格状况

①BMI $= 70 / (1.73^2) = 23.4$，属正常范围；

②男性腰围正常值（亚洲标准）$<90cm$，该男性腰围 95cm，超出正常范围，属于中心性肥胖。

③该男子体格状况为：体重正常的腹型肥胖者。

（3）该男子需要做的体格测量项目有皮褶厚度、臀围测定等。

4. 慢病调理师根据对某成年男性患者的营养评估，要求在晚餐中补充蛋白质 30g，家属根据患者的食物喜好选择"腐竹排骨煲"，请完成下列操作。

（1）如果腐竹和排骨各提供 15g 蛋白质，请问需要这两种食材的市品各多少克？（已知每 100g 排骨可食部 72%，蛋白质含量 16.7%；每 100g 腐竹可食部 100%，蛋白质含量 44.6%）。

（2）请计算"腐竹排骨煲"中可提供的钙和锌的量（已知每 100g 排骨钙含量 14mg，锌 3.36mg；每 100g 腐竹钙含量 77mg，锌含量 3.69mg）。

参考答案：

（1）食品采购量

①排骨（$15 \div 16.7\%$）$\div 72\% \approx 124.98$（g）

②腐竹：（$15 \div 44.6\%$）$\div 100\% \approx 33.63$（g）

（2）食物提供钙和锌的量

①该菜品提供钙的量。

排骨提供的钙量：（$15 \div 16.7\%$）$\times 14\% \approx 12.57$（mg）

腐竹提供的钙量：（$15 \div 44.6\%$）$\times 77\% \approx 25.90$（mg）

该菜品含钙总量：$12.57 + 25.90 = 38.47$（mg）

②该菜品提供锌的量。

排骨提供的锌量：（$15 \div 16.7\%$）$\times 3.36\% \approx 3.02$（mg）

腐竹提供的锌量：（$15 \div 44.6\%$）$\times 3.69\% \approx 1.24$（mg）

该菜品含锌总量：$3.02 + 1.24 = 4.28$（mg）

（赵泳谊）

第五章

慢病调理师的基本工作技能

慢病调理师是调理慢性疾病的专业技术人员，是在一线从事慢病防治工作的职业技术人员。要做好慢病防治工作，慢病调理师需要掌握慢病防治相关的一些基本工作技能，比如常见症状的辨识、化验单阅读、食物成分表查阅、膳食计算和食物重量估计及合理用药等基本技术。

第一节　常见症状的辨识

症状（symptom）是指患者主观感受到的不适或痛苦等异常感觉，或某些客观病态改变。体征是医生客观检查的发现。症状学是医学生必修课程之一，也是慢病调理师需要了解的知识。

一、发热

1. 定义　指机体在致热源作用下或各种原因引起的体温调节中枢的功能障碍时，体温升高超出正常范围。

2. 病因与分类

（1）感染性发热：各种病原体，如细菌、病毒、支原体、真菌等引起的感染，不论是急性、亚急性或慢性，局部或全身性，均可引起发热。

（2）非感染性发热：不是由病原体感染引起的发热，包括血液病、结缔组织病、变态反应性疾病、内分泌代谢疾病、血栓及栓塞疾病、颅内疾病、皮肤病变、恶性肿瘤、物理及化学性质损害（中暑、大手术后、内出血等）、自主神经功能紊乱等。

3. 临床表现

（1）发热分度：以口腔温度为标准，低热 $37.3 \sim 38℃$，中等度热 $38.1 \sim 39℃$，高热 $39.1 \sim 41℃$，超高热 $41℃$ 以上。

（2）临床过程：发热一般分为体温上升期、高热期、体温下降期三个阶段。

二、胸痛

1. 定义　是临床上常见的症状，主要由胸部疾病所致，少数由其他疾病引起，胸痛程度与病情轻重不完全一致。

2. 病因与分类

（1）胸壁疾病：急性皮炎、皮下蜂窝织炎、带状疱疹、肋间神经炎、肋骨骨折、急性白血病、多发性骨髓瘤。

（2）呼吸系统疾病：胸膜炎、胸膜肿瘤、自发性气胸、血胸、大叶性肺炎、支气管肺癌。

（3）心血管疾病：冠心病，心肌病、二尖瓣或主动脉瓣病变、胸主动脉瘤、肺栓塞、肺动脉高压等。

（4）纵隔疾病：纵隔炎、纵隔气肿、纵隔肿瘤等。

（5）其他疾病：痛风、食管癌、肝脓肿等。

3. 临床表现

（1）发病年龄：青壮年胸痛多见于结核性胸膜炎、自发性气胸、心肌炎、心肌病、风湿性心瓣膜病；40 岁以上则需注意心绞痛、心肌梗死和支气管肺癌。

（2）胸痛部位：胸壁疼痛常见于胸壁皮炎、带状疱疹、肋间神经炎、肋骨骨折等。心绞痛呈绞榨样并有重压窒息感，心肌梗死则疼痛更为剧烈并有恐惧濒死感，疼痛多在胸骨后方和心前区或剑突下，可向左肩左臂内侧放射，可达无名指与小指，也可放射于左颈或面颊部。胸膜炎引起的胸痛多在胸侧部。

（3）持续时间：阵发性胸痛常由平滑肌痉挛或血管狭窄缺血所致；持续性疼痛常由于炎症、肿瘤、栓塞或梗死所致。

三、腹痛

1. 定义　是临床常见症状，多数由腹部脏器疾病引起，腹腔外疾病及全身性疾病也可引起。临床上按起病缓急、病程长短分为急性腹痛和慢性腹痛。

2. 病因与分类

（1）腹腔脏器慢性炎症：慢性胃炎、十二指肠炎、慢性胆囊炎及胆道感染、慢性胰腺炎等。

（2）消化运动障碍：功能性消化不良等。

（3）胃十二指肠溃疡。

（4）腹腔脏器扭转或梗阻：慢性胃扭转、肠扭转、慢性肠梗阻。

（5）脏器包膜的牵张：肝瘀血、肝脓肿、肝癌等。

（6）中毒与代谢障碍：铅中毒、尿毒症。

3. 临床表现

（1）腹痛部位：一般腹痛部位多位于病变部位。如胃、十二指肠和胰腺疾病疼痛多在中上腹部；胆囊炎、胆结石和肝脓肿疼痛多在右上腹部；急性阑尾炎疼痛多在右下腹麦氏点；小肠疾病疼痛多在脐部或脐周；结肠病疼痛多在下腹或左下腹部；膀胱炎、盆腔炎及异位妊娠破裂疼痛也在下腹部。

（2）诱发因素：胆囊炎或胆石症发作前常有进食油腻食物史，急性胰腺炎发作前常有酗酒和（或）暴饮暴食，部分机械性肠梗阻多与腹部手术有关；腹部受暴力作用引起的剧痛并有休克者可能是肝、脾破裂所致。

（3）疼痛的性质和程度：突发的中上腹剧烈刀割样痛或烧灼样痛多为胃十二指肠溃疡穿孔；中上腹持续隐痛多为慢性胃炎或胃、十二指肠溃疡；上腹部持续钝痛或刀割样疼痛呈阵发性加剧多为急性胰腺炎；持续性广泛性剧烈腹痛伴腹壁肌紧张或板样强直，提示急性弥漫性腹膜炎。

（4）发作时间：餐后疼痛可能由胆胰疾病，胃部肿瘤或消化不良所致；周期性、节律性上腹痛见于胃、十二指肠溃疡；子宫内膜异位者腹痛与月经来潮有关；卵泡破裂者腹痛发生在月经期。

（5）与体位的关系：反流性气管炎患者烧灼痛在躯体前屈时明显，直立时减轻；胃黏膜脱垂患者左侧卧位疼痛可减轻。

四、头痛

1. 定义　指头颅内外各种性质的疼痛，一般指眉以上至枕区的头颅上部的疼痛。

2. 病因与分类

（1）颅脑疾病：脑膜炎、脑炎、脑出血、脑肿瘤、脑挫伤等。

（2）颅外疾病：颅骨肿瘤、颈椎病、三叉神经痛等。

（3）全身性疾病：流感、肺炎、高血压、铅中毒、低血糖、贫血等。

（4）精神心理因素：抑郁症、焦虑症等。

3. 临床表现

（1）发病情况：急性起病并有发热者常为感染性疾病；急剧头痛持续不断，并有不同程度的意识障碍而无发热，提示颅内血管性疾病；长期反复性头痛或搏动性头痛多为血管性头痛（如偏头痛）或神经官能症；慢性进行性头痛并有颅内压增高的症状（呕吐、缓脉、视神经乳头水肿）注意颅内占位性病变；青壮年慢性头痛，无颅内压增高，常因焦急、情绪紧张而发病，多为肌肉收缩性头痛（紧张性头痛）。

（2）头痛部位：偏头痛及丛集性头痛多在一侧；颅内病变的头痛常为深在弥散，深部病变的头痛部位不一定与病变部位一致，但疼痛多向病灶同侧放射；高血压引起的头痛多在额部或整个头部；全身性或颅内感染性疾病的疼痛多为全头痛；蛛网膜下隙出血或脑脊髓膜炎除头痛外还有颈痛；眼源性头痛为浅在性且局限于眼眶、前额或颞部；鼻源性或牙源性也多为浅表性疼痛。

（3）头痛的性质与程度：头痛的程度一般分轻、中、重三种，但与病情的轻重并无平行关系。三叉神经痛、偏头痛及脑膜刺激的疼痛最为剧烈；脑肿瘤的痛多为中度或轻度；神经功能性头痛也颇为剧烈；高血压、血管性及发热性疾病的头痛，往往带有搏动性；神经痛多呈电击样或刺痛；肌肉收缩性头痛多为重压感、紧箍感或钳夹样痛。

（4）头痛出现的时间与持续时间：颅内占位性病变多在清晨加剧；鼻窦炎头痛也常发生于清晨或上午；丛集性头痛常在晚间发生；由血压增高引起的头疼多发生在白天觉醒之时。

（5）加重减轻的因素：丛集性头痛可在直立时缓解；咳嗽、打喷嚏、摇头、俯身可使颅内压增高性头痛、血管性头痛、颅内感染性头痛及脑肿瘤性头痛加剧；偏头痛在服用麦角胺后可获得缓解；慢性或职业性的颈肌痉挛所致的头痛可因活动按摩颈肌逐渐缓解；颈肌急性炎症所致的头痛可因颈部运动而加剧。

五、咳嗽与咳痰

1. 定义　咳嗽是一种反射性防御动作，通过咳嗽可清除呼吸道分泌物及气道异物。痰是支气管、气管的分泌物或肺泡内的渗出液，借助咳嗽将其排出称咳痰。

2. 病因与分类

（1）呼吸道疾病：呼吸道感染是引起咳嗽、咳痰最常见的原因。

（2）胸膜疾病：胸膜炎，自发性气胸或胸腔穿刺等均可引起咳嗽。

（3）心血管疾病：各种心脏疾病所致的左心衰竭引起肺瘀血或肺水肿时的渗出物可引起咳嗽；右心或体循环静脉栓子脱落造成肺栓塞也可引起咳嗽。

（4）中枢神经因素：脑炎、脑膜炎时可发生咳嗽；皮肤受冷刺激后可引起反射性咳嗽。

（5）其他因素所致的慢性咳嗽：如药物性咳嗽，习惯性咳嗽等。

3. 临床表现　咳嗽无痰或痰量极少称为干性咳嗽；咳嗽有咳痰称为湿性咳嗽。见于肺炎等。按痰的性质可分为黏液性、浆液性、脓性、血性。痰量多常见于支气管扩张、肺结核等，脓性痰常见于肺炎、肺脓肿、支气管扩张等。

六、咯血

1. 定义　喉及喉部以下的呼吸道及肺任何部位的出血，经口腔咯出。

2. 病因与分类

（1）支气管疾病：常见的有支气管扩张、支气管肺癌、支气管结核、慢性支气管炎。

（2）肺部疾病：见于肺结核、肺炎、肺脓肿。在我国，引起咯血的首要原因是肺结核。

（3）心血管疾病：较常见于二尖瓣狭窄，其次是先天性心脏病所致的肺动脉高压或原发性肺动脉高压。

（4）其他：如血液病，某些急性传染病，风湿性疾病，或气管、支气管子宫内膜异位症。

3. 临床表现

（1）年龄：青壮年咯血常见于肺结核、支气管扩张、二尖瓣狭窄等。40岁以上有长期吸烟史，应高度注意支气管肺癌的可能性。

（2）咯血量：小量：每日咯血量在100ml以内；中等量：每天100~500ml；大量：每天500ml以上或一次咯血100~500ml。

（3）颜色和性状：鲜红色，见于肺结核、支气管扩张、肺脓肿、出血性疾病；铁锈色血痰，见于典型肺炎球菌肺炎、肺吸虫病、肺泡出血。

七、眩晕

1. 定义　患者感到自身或周围环境物体旋转或摇动的主观感觉障碍，常伴客观的平衡障碍，一般无意识障碍。

眩晕需与以下类似症状进行鉴别。

（1）头昏：头脑不清，常表现为持续的头脑昏昏沉沉、不清晰感为主症，多伴头重、头闷、头胀、健忘、乏力和其他神经症或慢性躯体性疾病的症状，劳累时加重。

（2）头晕：不稳的感觉，常以间歇性或持续头重脚轻和摇晃不稳感为主症，多于行立起坐中或用眼时加重。

（3）晕厥：指一过性广泛脑供血不足所致短暂的意识丧失状态。一般为突然发作，迅速恢复，不留后遗症。

2. 病因与分类

（1）周围性眩晕：又称耳性眩晕，如梅尼埃病、迷路炎、晕动病、危害性眩晕。

（2）中枢性眩晕：又称脑性眩晕，如脑动脉粥样硬化、椎－基底动脉供血不足、小脑出血、听神经瘤、小脑脓肿、癫痫等。

（3）全身疾病性眩晕：高血压、低血压、心律失常、病态窦房结综合征、贫血、出血、重症糖尿病等。

（4）眼源性眩晕：先天性视力下降、屈光不正、青光眼、看电脑时间过长引起的屏幕性眩晕。

（5）神经精神性眩晕：见于神经官能症、更年期综合征、抑郁症等。

3. 临床表现　根据病因的不同，一些患者表现为真性眩晕，一些为一般性眩晕。

八、皮肤黏膜出血

1. 定义　是由机体止血或凝血功能障碍所引起，通常以全身性或局部性皮肤黏膜自发性出血或损伤后难以止血为临床特征。

2. 病因与分类

（1）血管壁功能异常：毛细血管无法正常收缩发挥止血作用而致皮肤黏膜出血。见于过敏性紫癜、单纯性紫癜等疾病。

（2）血小板异常：血小板在止血过程中起重要作用，数量或功能异常时可引起皮肤黏膜出血。

（3）凝血功能障碍：任何一个凝血因子缺乏或功能不足均可引起凝血障碍，导致皮肤黏膜出血。见于凝血因子缺乏、凝血酶原缺乏、维生素 K 缺乏等疾病。

3. 临床表现　血液淤积于皮肤或黏膜下，形成红色或暗红色斑，压之不褪色。视出血面积大小可分为瘀点（直径 >2mm）、紫癜（直径 3~5mm）和瘀斑（直径 >5mm）。

九、水肿

1. 定义　人体组织间隙有过多液体积聚使组织肿胀。

2. 病因与分类

（1）全身性水肿：液体在体内组织间隙呈弥漫性分布。

（2）局部性水肿：液体积聚在局部组织间隙。

（3）体腔积液：液体积聚在体腔内，如胸腔积液、腹腔积液等。

3. 病因和临床表现

（1）全身性水肿

①心源性水肿：主要是右心功能衰竭引起。首先出现于身体低垂部位，水肿为对称性、凹陷性，可并有胸水、腹水。

②肾源性水肿：见于各型肾炎和肾病。多种原因使肾排钠水减少，钠水潴留，细胞外液增多，引

起水肿。疾病早期时眼睑与颜面水肿，以后很快发展为全身水肿。

③肝源性水肿：主要见于肝硬化。表现为腹水，也可首先出现于足踝部，头面部及上肢常无水肿。

④内分泌代谢所致水肿：见于甲状腺功能亢进症、甲状腺功能减退症、糖尿病等。

⑤营养不良性水肿：常由低蛋白血症、维生素 B_1 缺乏引起。水肿发生前常有体重减轻，常从足部开始到全身。

⑥妊娠性水肿：妊娠后期可出现不同程度的水肿，多数属于生理性水肿。

⑦其他原因引起的水肿：包括变态反应性水肿、结缔组织疾病所致水肿、药物所致水肿、经前期紧张综合征、特发性水肿和功能性水肿等。

（2）局部性水肿：①炎症性水肿，由疖肿、痈等炎症引起；②淋巴或静脉回流障碍性水肿，见于丝虫病等；③血管神经性水肿；④神经源性水肿；⑤局部黏液性水肿。

十、呼吸困难

1. 定义　患者主观感觉到空气不足、呼吸费力，客观表现为呼吸运动用力，严重时可出现张口呼吸、鼻翼扇动、端坐呼吸，甚至发绀，呼吸辅助肌参与呼吸运动，并有呼吸频率、深度、节律的改变。

2. 病因

（1）呼吸系统疾病：气道阻塞、肺部疾病、胸壁胸廓胸膜腔疾病、神经肌肉疾病、膈运动障碍。

（2）循环系统疾病：见于各种原因所致的左心和（或）右心衰竭、心脏压塞、肺栓塞和原发性肺动脉高压等。

（3）中毒：糖尿病酮症酸中毒、吗啡类药物中毒、有机磷药物中毒、亚硝酸盐中毒和急性一氧化碳中毒。

（4）神经精神性疾病：脑出血、脑外伤、脑肿瘤、脑膜炎、脑脓肿等引起呼吸中枢功能障碍，精神因素所致的呼吸困难，如焦虑症、癔症。

（5）血液病：重度贫血、高铁血红蛋白血症、硫化血红蛋白血症等。

3. 分类及临床表现

（1）肺源性呼吸困难：因通气、换气功能障碍导致缺氧和（或） CO_2 潴留引起。

①吸气性呼吸困难：表现为吸气显著费力，严重者有三凹征，见于喉部、气管、大支气管狭窄阻塞。

②呼气性呼吸困难：表现为呼气费力，呼气缓慢，呼吸时间明显延长，常伴呼气期哮鸣音。见于慢性支气管炎、慢性阻塞性肺炎、支气管哮喘、弥漫性泛细支气管炎。

③混合性呼吸困难：表现为呼气、吸气均感费力，频率加快，深度浅可伴病理性呼吸音。见于重症肺炎、重症肺结核、大面积肺梗死、气胸、大量胸腔积液。

（2）心源性呼吸困难：由左心衰竭和（或）右心衰竭，尤其是左心衰竭引起常有引起左心衰竭的基础疾病，呈混合型呼吸困难。

（3）中毒性呼吸困难：主要是由于代谢性酸中毒、药物中毒、化学毒物中毒等引起。常有尿毒症等基础疾病或中毒史。代谢性酸中毒呈深大呼吸，药物中毒则呈潮式呼吸或间停呼吸。

（4）神经精神性呼吸困难：主要是由于神经系统疾病和精神因素引起。神经系统疾病引起者呼吸慢而深，常伴呼吸节律改变；精神因素引起者呼吸快而浅，伴叹息样呼吸或手足抽搐。

（5）血源性呼吸困难：呼吸浅、心率快，如重度贫血、高铁血红蛋白血症。

十一、呕血

1. 定义　呕血是上消化道疾病或全身性疾病所致的上消化道出血，血液经口腔呕出。常伴有黑便，严重时可有低血压休克的表现。

2. 病因与分类

（1）消化系统疾病

①食管疾病：反流性食管炎、食管癌、食管异物、食管损伤等。

②胃十二指肠疾病：消化性溃疡、急性糜烂性出血性胃炎、胃癌等。

③肝硬化门静脉高压引起的食管 – 胃底静脉曲张破裂，可造成大量呕血，危及生命。

（2）上消化道邻近器官或组织的疾病：胆道结石、胆道蛔虫、胆囊癌、胆管癌、壶腹癌出血，均可引起大量血液流入十二指肠导致呕血。

（3）全身性疾病

①血液系统疾病：血小板减少性紫癜、过敏性紫癜、白血病、血友病、霍奇金淋巴瘤等。

②感染性疾病：流行性出血热、钩端螺旋体病、登革热、暴发性肝炎、败血症等。

③结缔组织病：系统性红斑狼疮、皮肌炎、结节性多动脉炎累及上消化道。

④其他：尿毒症、肺源性心脏病、呼吸功能衰竭等。

呕血上述病因以消化性溃疡最常见，其次是食管或胃底静脉曲张破裂，再次为急性糜烂性出血性胃炎和胃癌。

3. 临床表现

（1）呕血与黑便：呕血呈鲜红色或暗红色，常混有凝血块。

（2）失血性周围循环衰竭：当出血量达到循环血容量的 30% 以上时，可神志不清、面色苍白、心率加快、脉搏细弱、血压下降、呼吸气促等急性循环衰竭的表现。

（3）其他：大量呕血可出现氮质血症、发热，化验血红蛋白降低。

十二、恶心与呕吐

1. 定义

（1）恶心：为上腹部不适和紧迫欲吐的感觉，可伴迷走神经兴奋症状，如皮肤苍白、出汗、流涎、血压降低和心动过缓，常为呕吐前奏。

（2）呕吐：通过胃的强烈收缩迫使胃或部分小肠内容物经食管口腔排出体外的现象。

2. 病因与分类

（1）反射性呕吐：如吸烟、剧咳、胃炎、溃疡病、幽门梗阻、肠梗阻、肝病。

（2）中枢性呕吐：如脑炎、脑膜炎、脑出血、脑栓塞、颅内血肿、尿毒症等。

（3）前庭障碍性呕吐：常伴有听力障碍、眩晕，如梅尼埃病、晕动病等。

3. 临床表现

（1）呕吐时间：晨起呕吐见于育龄妇女、尿毒症、慢性酒精中毒或功能性消化不良，鼻窦炎患者也可在晨起时恶心、干呕；晚上或夜间呕吐见于幽门梗阻。

（2）呕吐与进食关系：进食过程中或餐后即刻呕吐见于幽门管溃疡或精神性呕吐；餐后 1 小时以上呕吐为延迟性呕吐，见于胃张力下降或胃排空延迟；餐后较久或数餐后呕吐见于幽门梗阻，呕吐物可有隔夜宿食；餐后近期呕吐，特别是集体发病多为食物中毒。

（3）呕吐特点：喷射状呕吐多为颅内高压性疾病；进食后立刻呕吐，恶心很轻或缺如，吐后又可进食，长期反复发作而营养状态不受影响，多为神经官能性呕吐。

（4）呕吐物性质：带发酵、腐败气味提示胃潴留；带粪臭味提示小肠梗阻；不含胆汁说明在十二指肠乳头以上，含多量胆汁提示在此平面以下；上消化道出血为咖啡色样呕吐物；含有大量酸性液体，多有胃泌素瘤或十二指肠溃疡，无酸味者可能为贲门狭窄或贲门失弛缓症。

十三、便血

1. 定义　指消化道出血，血液由肛门排出，便血可呈鲜红色、暗红色或黑色。少量出血不造成粪便颜色改变，需经隐血试验才能确定者，称为隐血。

2. 病因与分类

（1）下消化道疾病：如肠结核、肠伤寒、肠套叠、细菌性痢疾、血吸虫病、结肠癌、结直肠息肉、直肠癌、痔疮、肛裂等。

（2）上消化道疾病：如溃疡病、食管癌、胃癌、胆道疾病等，也可表现为便血或黑便。

（3）全身系统疾病：如白血病、血友病、维生素C及维生素K缺乏症、严重的肝脏疾病、尿毒症、流行性出血热、败血症等。

3. 临床表现 便血多为下消化道出血，可表现为急性大出血、慢性少量出血及间歇性出血。出血量多、速度快则为鲜红色；出血量少、速度慢，在肠道停留时间长为暗红色。

粪便可全为血液或混合有粪便，也可仅黏附于粪便表面或于排便后肛门滴血。一般的隐血试验虽敏感度高，但有一定的假阳性。

十四、腹泻

1. 定义 指排便次数增多，粪质稀薄或带有黏液、脓血或未消化的食物。如解液状便，每日3次以上；或每天粪便总量大于200g，其中含水量大于80%则可认为是腹泻。腹泻时间 >2月为慢性腹泻。

2. 病因与分类

（1）消化系统疾病：如慢性萎缩性胃炎、肠结核、慢性细菌性痢疾、慢性阿米巴痢疾、血吸虫病、克罗恩病、溃疡性结肠炎、结肠多发性息肉、肠道恶性肿瘤、慢性胰腺炎、胰腺癌、肝硬化、慢性胆囊炎和胆石症等。

（2）全身性疾病：如甲状腺功能亢进症、胃泌素瘤、系统性红斑狼疮、硬皮病、尿毒症、药物副作用、肠易激综合征等。

3. 临床表现

（1）起病及病程：急性腹泻起病急骤，病程较短，多为感染或食物中毒所致。慢性腹泻疾病缓慢，病程较长，多见于慢性感染、吸收不良、消化功能障碍。

（2）腹泻次数及粪便性质：急性感染性腹泻，常有不洁饮食史，于进食后24小时内发病，每天排便次数甚至数十次，多呈糊状或水样便，少数为脓血便。慢性腹泻表现为每天排便次数增多，可为稀便，亦可带黏液、脓血。阿米巴痢疾的粪便呈暗红色或果酱样。便中带黏液而无异常发现者见于肠易激综合征。

（3）腹泻与腹痛的关系：急性腹泻常伴腹痛，尤其是感染性腹泻较为明显。小肠疾病的腹泻多在脐周疼痛，便后不缓解。结肠病变疼痛多在下腹部，便常可缓解。分泌性腹泻往往无明显腹痛。

十五、便秘

1. 定义 指大便次数减少，一般每周少于3次，伴排便困难、粪便干结，是临床上常见的症状，多长期存在，病因多样，以肠道疾病最为常见。

2. 病因

（1）功能性便秘

①进食量少，食物缺乏纤维素或水分不足，对结肠运动的刺激减少。

②因工作紧张、生活节奏过快、工作性质和时间变化、精神因素等干扰了正常排便。

③结肠运动功能紊乱：常见于肠易激综合征，部分患者表现为便秘与腹泻交替。

④腹肌及盆腔肌张力差，排便动力不足，难以将粪便排出体外。

⑤滥用泻药，形成药物依赖，造成便秘。

⑥老年体弱，活动少，胃肠动力下降或肠痉挛致排便困难。

（2）器质性便秘

①直肠与肛门病变引起肛门括约肌痉挛、排便困难，造成惧怕排便，如痔疮、肛裂、直肠炎。

②局部病变导致排便无力：如大量腹水、膈肌麻痹、系统性硬化。

③结肠完全或不完全梗阻：如结肠良、恶性肿瘤，各种原因引起的肠粘连、肠扭转、肠套叠。

④腹腔或盆腔内肿瘤压迫：如子宫肌瘤。

⑤全身性疾病使肠肌松弛、排便无力：如尿毒症、糖尿病、甲状腺功能减退症、脑血管意外、皮肌炎等。

⑥药物副作用：如吗啡类、抗胆碱能药、钙通道阻滞剂等。

3. 临床表现

（1）急性便秘者多有腹痛、腹胀甚至恶心，见于各种原因的肠梗阻。

（2）慢性便秘多无特殊表现，部分诉食欲减退、腹胀、下腹不适等。

（3）严重者排出粪便坚如羊粪，排便时可有左腹部或下腹痉挛及下坠感，可在左下腹触及痉挛的乙状结肠。

（4）长期便秘者可因痔疮加重及肛裂而有大便带血或便血，可有紧张、焦虑。

十六、尿频、尿急、尿痛

1. 定义　尿频是指单位时间内排尿次数增多。正常成人白天排尿 4~6 次，晚上 0~2 次。尿急是指患者一有尿意就迫不及待需要排尿，难以控制。尿痛是指患者在排尿时感觉耻骨上区、会阴部和尿道内疼痛或烧灼感。尿频、尿急和尿痛合称膀胱刺激征/尿路刺激征。

2. 病因与临床表现

（1）尿频

①生理性尿频：因饮水过多、紧张、寒冷时排尿次数增多，属正常现象。每次尿量不少，不伴尿痛、尿急等其他症状。

②病理性尿频：如糖尿病、尿崩症、急性肾功能衰竭的多尿期；膀胱炎、尿道炎引起的炎症性尿频；中枢神经系统病变引起的神经性尿频；膀胱癌等引起的膀胱容量减少性尿频；尿道口周围病变引起尿频。

（2）尿急：见于急性膀胱炎、尿道炎、急性前列腺炎、尿道结石和异物刺激、膀胱癌和前列腺癌、高温环境下尿液高度浓缩等情况。

（3）尿痛：引起尿急的原因几乎都可以引起尿痛。疼痛部位多在耻骨上区、会阴部和尿道内，性质可为灼痛或刺痛。前尿道炎多在排尿开始时痛，后尿道炎、膀胱炎和前列腺炎常出现终末性尿痛。

第二节　常见化验单阅读

现代医学是精准医学和循证医学，特别重视实验室检查结果或数据，若结合其他临床资料，可广泛应用于临床诊断、病情观察和疗效监测，对疾病的诊断和治疗具有重要作用。慢病调理师的主要工作是调理慢性疾病，而一般慢性患者都会在医院做很多化验，慢病调理师需要会看一些常见的化验单，这对掌握患者的病情及评价营养调理的效果均具有重要意义。

每个医院的实验室检查设备可能会不一样，检查结果包括正常值可能都会有一定的差异。慢病调理师看化验单时应该对照就诊医院检验报告单的正常值参考范围来作判断，切不可根据教材上的参考范围来作判断，教材上化验单的参考范围仅适用于学习用。在一些化验单上，如果一些项目后面写了"＋"号，在医学上叫做阳性结果；相反"－"号就叫阴性结果。化验单上由↑或↓箭头，一般代表结果高于或低于正常值。由于本书篇幅所限，仅介绍一些常用检查，即使是本书要介绍的检查，有时也只介绍检查中的最有用指标，比如血常规检查就包括二十多项，本书就只介绍血常规中最有用的几项，也就是医生看病时会重点关注的几项，其他一些不重要的项目用途不大，限于篇幅本书就不作详细介绍，工作时需要查阅更多的临床检验参考值请翻阅诊断学书籍。

一、血常规

血常规化验现在一般取指尖血，检查内容包括血红蛋白浓度、红细胞计数、白细胞计数和分类、血小板计数等，均用英文字首缩写表示。

（一）参考值

血常规参考值见表 5 – 1。

表 5 – 1　血常规参考值

项目	正常参考值
血红蛋白（HB）	男性 120 ~ 160g/L，女性 110 ~ 150g/L，新生儿 170 ~ 200g/L
红细胞数（RBC）	男性（4.0 ~ 5.5）×10^{12}/L，女性（3.5 ~ 5.0）×10^{12}/L，新生儿（6.0 ~ 7.0）×10^{12}/L
白细胞计数（WBC）	成人（4 ~ 10）×10^9/L，新生儿（15 ~ 20）×10^9/L
中性粒细胞百分比（NEUT%）	成人为 50% ~ 70%
淋巴细胞百分比（LY%）	20% ~ 40%
嗜酸性粒细胞（E%）	0.5% ~ 5%
单核细胞（M%）	3% ~ 8%
血小板计数（PLT）	（100 ~ 300）×10^9/L

（二）临床意义

1. 血红蛋白（HB）　如果 HB 值男性低于 120g/L，女性低于 110g/L，可诊断为贫血，应该进一步检查是什么性质的贫血。

（1）HB 增多：①生理性增多：见于高原居民、胎儿和新生儿、剧烈活动、恐惧、冷水浴等。②病理性增多：见于严重的先天性及后天性心肺疾患、血管畸形及携氧能力低的异常血红蛋白病等；也见于某些肿瘤或肾脏疾病。

（2）HB 减少：①生理性减少：老年人由于骨髓造血功能逐渐降低，可导致红细胞和血红蛋白含量下降。②病理性减少：骨髓造血功能衰竭，如再生障碍性贫血、骨髓纤维化所伴发的贫血；造血原料缺乏，如缺铁性贫血、叶酸及维生素 B_{12} 缺乏所致的巨幼细胞性贫血；因红细胞膜、酶遗传性缺陷或外来因素所致红细胞破坏过多而导致的贫血，如遗传性球形红细胞增多症、地中海性贫血、异常血红蛋白病、免疫性溶血性贫血或某些生物化学性因素所致的溶血性贫血；急性或慢性失血所致的贫血。

2. 红细胞数（RBC）　①RBC 增多：可见于真性红细胞增多症、肺源性心脏病、肺气肿、高原缺氧等。②RBC 降低：见于各种贫血、血液稀释等。

3. 白细胞计数（WBC）　白细胞是人体防御系统的重要组成，相当于国家的军队。

（1）WBC 增多：常见于急性细菌性感染和化脓性炎症，严重组织损伤，急性出血、中毒（如糖尿病酸中毒、尿毒症）、恶性肿瘤、白血病及手术后等。

（2）WBC 降低：常见于某些传染病（如伤寒、疟疾、病毒感染等）、某些血液病、自身免疫性疾病、过敏性休克、脾功能亢进、恶病质、放疗或化疗后及再生障碍性贫血等。

4. 中性粒细胞百分比（NEUT%）　中性白细胞比例增高多意味着感染存在，特别是细菌感染。中性粒细胞百分比增多和减少的临床意义与白细胞计数相同。

5. 淋巴细胞百分比（LY%）

（1）LY% 增多：常见于某些病毒或细菌所致的传染病（麻疹、风疹、水痘、流行性腮腺炎、病毒性肝炎、结核病等）、传染性淋巴细胞增多症、某些慢性感染和结核病恢复期及淋巴细胞性白血病、白血病性淋巴肉瘤等。

（2）LY% 减少：常见于接触放射线，应用肾上腺皮质激素、抗淋巴细胞球蛋白治疗。

6. 嗜酸性粒细胞（E%）

（1）E% 增多：常见于过敏性疾病，如支气管哮喘、荨麻疹、食物过敏、血管神经性水肿；寄生虫病（急性血吸虫病、钩虫病、绦虫病、旋毛虫病、肺吸虫病等）、某些皮肤病、某些恶性肿瘤（如霍奇金病、淋巴系统恶性疾病等）。

（2）E%减少：常见于长期应用肾上腺皮质激素治疗时，也可见于大手术后及某些传染病的早期。

7. 单核细胞（M%）

（1）M%增多：常见于某些感染（如亚急性细菌性心内膜炎）、急性感染的恢复期、单核细胞性白血病、活动性结核病、淋巴瘤及骨髓增生异常综合征等。

（2）M%减少：无重要临床意义。

8. 血小板计数（PLT）　PLT减少时容易发生出血，增高时容易发生血栓形成。

（1）PLT增多（$>400 \times 10^9$/L）：①骨髓增生综合征：见于慢性粒细胞性白血病、真红细胞增多症等。②急性反应：急性感染、失血、溶血等。③其他：脾切除术后。

（2）PLT降低（$<100 \times 10^9$/L）：①生成障碍：见于再生障碍性贫血、急性白血病、急性放射病。②破坏过多：见于原发性血小板减少性紫癜、脾亢。③消耗过多：见于弥漫性血管内凝血（DIC）。④家族性血小板减少：巨大血小板综合征。

二、尿常规

（一）参考值

尿常规参考值见表5-2。

表5-2　尿常规参考值

项目	正常参考值
尿蛋白（PRO）	正常定性为阴性，定量为0~80mg/24h
尿糖（GLU）	正常定性为阴性，定量为0.56~5.0mmol/24h
红细胞（RBC）	正常0~3/HPF，定量检查0~5个/μl
白细胞（LEU）	正常0~5/HPF，定量检查0~10个/μl
酮体（KET）	正常阴性
尿胆元（URO）	正常定性为弱阳性/阴性，定量为≤10mg/L
胆红素（BIL）	正常定性为阴性，定量为≤2mg/L
尿病理管型	正常阴性

（二）临床意义

1. 尿蛋白（PRO）　阳性见于肾小球肾炎、肾动脉硬化、多发性骨髓瘤和高热等疾病。

2. 尿糖（GLU）　①尿糖定性试验：GLU"+~+++"，尿糖阳性为诊断糖尿病的重要线索，但轻度糖尿病患者空腹或饭前可呈阴性，饭后尿糖常阳性，故可查饭后2小时尿糖；老年糖尿病患者尿糖检查均可阴性。②尿糖定量测定：24小时尿糖定量测定可观察糖尿病的治疗效果。③甲状腺功能亢进症、肢端肥大症、脑肿瘤等也可出现尿糖升高。

3. 红细胞（RBC）　尿中大量红细胞（RBC+~+++），见于肾脏结石、肿瘤、急性肾炎、膀胱炎或泌尿系统外伤。

4. 白细胞（LEU）升高　尿液中WBC增多见于泌尿系统感染，如肾盂肾炎、膀胱炎、尿道炎及前列腺炎。

5. 酮体（KET）　酮症酸中毒时尿酮体为阳性，常见于糖尿病患者饥饿、呕吐、腹泻时。

6. 尿胆元（URO）　在病毒性肝炎早期黄疸出现前，尿胆元可增高；溶血性黄疸时呈阳性或强阳性。

7. 胆红素（BIL）　如果是阳性，提示有黄疸，需进行检查。

8. 病理管型　如果尿中化验出病理管型阳性，那就表示肾脏有一定损伤，常见于急慢性肾炎、肾盂肾炎和肾病综合征等。

三、大便常规

（一）参考值

1. 粪便颜色　成人呈黄褐色，婴儿为黄色或金黄色。

2. 粪便形态　成形软便。

3. 粪便细胞　红细胞 0/HP，白细胞偶见/HP。

4. 粪便虫卵　阴性，未见人体寄生虫卵。

5. 粪胆素　阴性。

6. 粪便胆红素　阴性。

7. 粪便隐血试验　阴性。

8. 粪便细菌培养　阴性，培养无致病菌。

（二）临床意义

粪便显微镜检查是临床常规检查的主要内容，用于检查各种有形成分，如细胞、寄生虫、结晶、细菌、真菌等。

1. 粪便颜色的临床意义

（1）鲜血便：多是下消化道出血，如痔疮、肛裂及直肠癌等，或者是食用过多的西瓜、西红柿。

（2）柏油样或黑色便：见于上消化道出血，或服用活性炭、铋剂、动物血、肝脏或口服铁剂。

（3）白陶土样便：各种原因引起的胆道梗阻，导致胆红素无法随大便排出。

（4）黏液脓性血便：见于肠道下端病变，如细菌性痢疾、溃疡性结肠炎、结肠及直肠癌等。

（5）酱色黏液便：多见于阿米巴痢疾。

2. 粪便形态的临床意义

（1）水样、蛋花样便及稀糊样便：见于多种感染性或非感染性腹泻，如急性肠胃炎、小肠疾患等。

（2）黏液稀便：见于肠壁受刺激或者发炎时，如肠炎、痢疾和急性血吸虫病等。

（3）球形硬便或细条样便：前者便秘时可见，后者见于直肠狭窄。

（4）米泔水样便：可见于重症霍乱、副霍乱。

3. 粪便细胞的临床意义　消化道出血每日在 5ml 以下者，无肉眼可见的粪便颜色改变，见于结肠癌、直肠癌、克罗恩病、肠炎等。小肠炎症等感染时白细胞数量会明显增加。

4. 粪便虫卵　许多寄生虫感染的疾病均可以在粪便中查到病原体，如寄生虫卵或虫体。用常规涂片镜检法或集卵法检查，粪便中常见的虫卵和虫体有蛔虫、蛲虫、钩虫、绦虫、鞭虫、阿米巴原虫或包囊、血吸虫、肺吸虫、肠滴虫等。

5. 粪胆素　阳性意味着可能有阻塞性黄疸。游离胆红素经肝转化生成的葡萄醛酸胆红素随胆汁进入肠道，在回肠末端和结肠内细菌作用下，脱去葡萄醛酸，并还原生成胆素原，粪胆素原氧化而成为粪胆素。

6. 粪便胆红素　肠炎腹泻患者，肠道内容物迅速排出时，可查出胆红素。

7. 粪便隐血试验的临床意义　粪便隐血检查对消化道出血的诊断有重要价值。消化性溃疡、药物致胃黏膜损伤、肠结核、克罗恩病、溃疡性结肠炎、结肠息肉、钩虫病及胃癌、结肠癌、直肠癌等消化肿瘤时，粪便隐血试验均常为阳性，故须结合临床其他资料进行鉴别诊断。消化道癌症时，阳性率可达95%，呈持续性阳性，故粪便隐血试验常作为消化道恶性肿瘤诊断的一个筛选指标。尤其对中老年人早期发现消化道恶性肿瘤有重要价值。

8. 粪便细菌培养　正常阴性，培养无致病菌。

四、肝功能

（一）参考值

肝功能参考值见表5-3。

表5-3 肝功能参考值

项目	正常参考值
谷丙转氨酶（ALT）	5~40U/L 速率法
谷草转氨酶（AST）	8~40U/L 速率法
碱性磷酸酶（ALP）	男性45~125U/L，女性30~135U/L
r-转肽酶（GGT）	男性11~50U/L，女性7~32U/L
总胆红素（STB或TBIL）	成人3.4~17.1μmol/L
结合胆红素（CB或DBIL）	0~6.8μmol/L
非结合胆红素（UCB，UBIL）	1.7~10.2μmol/L

（二）临床意义

（1）ALT、AST是主要反映肝功能的指标，如两个指标均明显增高且AST/ALT<1，支持急性病毒性肝炎的诊断。急性心肌梗死AST也可显著升高。其他肝病ALT、AST也可有不同程度的升高。

（2）ALP主要分布在肝脏和骨骼，胆道梗阻性疾病ALP明显升高。血清GGT主要来自于肝胆系统，胆道梗阻性疾病时GGT可明显升高，病毒性肝炎、肝硬化时GGT也可有一定程度的升高。

（3）STB、CB、UCB升高，提示有黄疸，对推断黄疸病因、判断黄疸类型也有较大意义。

（4）血清胆红素、ALT和ALP同时测定有助于黄疸的鉴别诊断。

（1）溶血性黄疸：非结合胆红素升高，CB/STB比值<20%，提示为溶血性黄疸。溶血性黄疸主要是由于过多红细胞溶解破裂引起。

（2）肝细胞性黄疸：结合胆红素升高，ALT活性很高，CB/STB比值在20%~50%之间，ALP正常或稍高，常为肝细胞性黄疸。主要由肝炎等肝病引起。

（3）梗阻性黄疸：结合胆红素明显升高，CB/STB比值>50%，ALP和GGT明显升高，ALT仅轻度升高，提示梗阻性黄疸。主要是由于胆道结石、胆道蛔虫症、胆道肿瘤等引起的胆道阻塞或胰头肿瘤压迫、侵犯胆总管所致。

五、心肌酶

心肌酶是存在于心肌的多种酶的总称，包括天门冬氨酸氨基转移酶（AST）、乳酸脱氢酶（LD或LDH）、肌酸激酶（CK）及同工酶、a-羟丁酸脱氢酶（a-HBD）等，急性心肌梗死时因心肌细胞坏死而释放出心肌内多种酶，因此测定血清中心肌酶对诊断急性心肌梗死和评价溶栓后效果有一定的价值。

（一）参考值

1. CK 速率法，男性50~310U/L，女性40~200U/L。

2. CK同工酶 CK-MM为94%~96%，CK-MB<5%。

3. LDH 速率法，120~250U/L。

4. a-HBD 比色法：61~155U/L（37℃）；连续监测法：72~182U/L（37℃）。

（二）临床意义

1. 肌酸激酶（CK）及其同工酶

（1）CK增高

①急性心肌梗死（AMI）：血清CK水平明显升高，于心肌梗死发病后3~8小时即开始升高，10~36

小时达到高峰，3~4 天即可恢复正常。AMI 患者 CK 增高以 CK-MB 为主，CK-MB 对 AMI 早期诊断的灵敏度明显高于总 CK，其阳性检出率可达 100%，且具有较高特异性。CK-MB 一般在 AMI 发病后 3~8 小时增高，9~30 小时达高峰，2~3 天恢复正常，且增高程度与梗死面积大小基本一致。

②心肌炎和心脏手术：如心绞痛、心包炎、心脏手术、射频消融和安装心脏起搏器等 CK-MB 也可增高。

③肌肉疾病：进行性肌营养不良、多发性肌炎、骨骼肌损伤和全身性惊厥时 CK 增高，主要以 CK-MM 为主。

④剧烈运动后血清 CK 升高。

（2）CK 减低：长期卧床、甲状腺功能亢进、激素治疗等 CK 可减低。

2. 乳酸脱氢酶

（1）LDH 增高

①主要见于急性心肌梗死、病毒性肝炎、肝硬化、肺梗死、骨骼肌病、白血病，尤其是急性淋巴细胞型白血病及恶性贫血等。在诊断 AMI 时，LDH 于发病后 24~72 小时达高峰，并能持续升高达 6~10 天。

②恶性肿瘤发展到严重阶段 LDH 可升高，肿瘤所致的胸水、腹水中 LDH 可升高。

③慢性肾小球性肾炎、系统性红斑狼疮、膀胱及肾恶性肿瘤时患者尿中 LDH 升高达正常人的 3~6 倍。

④蛛网膜下隙出血、脑血管血栓形成并出血者，脑脊液中 LDH 升高。

（2）LDH 下降：无意义。

3. α-羟丁酸脱氢酶（α-HBDH）

（1）急性心肌梗死患者血清 α-HBDH 增高，发病后 12~18 小时开始升高，2~3 天达峰值。为正常值的 2~3 倍，持续 7~20 天后恢复正常。

（2）α-HBDH、LDH、AST、CK 及 CK-MB 一起构成了心肌酶谱，对诊断心肌梗死有重要意义。

（3）活动性风湿性心肌炎、急性病毒性心肌炎、溶血性贫血等，α-HBDH 也可增高。

（4）肝脏疾病患者 α-HBDH 不升高，肝病时则 α-HBDH/LDH < 0.6，故当 LDH 升高而难于确定为心肌梗死或肝病时，测定 α-HBDH 有助于鉴别。

六、肾功能检查

肾脏是人体最重要的器官之一，其功能主要是分泌和排泄尿液、废物、毒物和药物，调节和维持体液容量和成分，维持机体内环境的平衡。每日经肾小球滤过的血浆大约有 180L。

变态反应、感染、肾血管病变、代谢异常、先天性疾病、全身循环和代谢性疾病、药物、毒素对肾脏的损害，均可影响肾功能，主要表现为肾功能检查指标的异常，在临床诊断和治疗上具有重要的意义。

临床常用于检查肾功能的指标是血尿素氮、肌酐、β_2-微球蛋白及尿酸等。

（一）参考值

1. 血尿素氮（BUN） 速率法，成人为 3.2~7.1mmol/L，婴儿、儿童 1.8~6.5mmol/L。

2. 血肌酐（Cr） Taffe 法，男性为 62~115μmol/L，女性 53~97μmol/L。

3. 血 β_2-微球蛋白（β_2-MG） 血清：2.14~4.06mg/L。检测方法不同，参考值不同。

4. 血尿酸（UA） 男性为 150~416μmol/L，女性为 89~357μmol/L。

（二）临床意义

1. 血尿素氮 是人体蛋白质的代谢产物，主要是经肾小球滤过而随尿液排出体外，当肾实质受损害时，肾小球滤过率降低，致使血液中尿素氮浓度增加，因此通过测定尿素氮，可了解肾小球的滤过功能。

（1）血清 BUN 增高

①肾脏疾病：如慢性肾炎、严重的肾盂肾炎等。肾功能轻度受损时，尿素氮检测值可无变化。当此值高于正常时，说明有效肾单位超过 50% 已受损害。因此，尿素氮测定不能作为肾病早期肾功能的测定指标，但对肾衰竭尤其是氮质血症的诊断有特殊的价值。

②泌尿系统疾病：如泌尿道结石、肿瘤、前列腺增生、前列腺疾病使尿路梗阻等引起尿量显著减少或尿闭时，也可造成血清尿素氮增高。

③其他：高蛋白饮食、脱水、蛋白质分解代谢增高、腹水、水肿、胆道手术后、上消化道出血、妊娠后期妇女、磷砷等化学中毒等，心输出量减少或继发于失血或其他原因所致的肾脏灌注下降均会引起 BUN 升高。

（2）血清 BUN 降低：见于中毒性肝炎、急性肝萎缩、类脂质肾病等。

2. 血肌酐 血清肌酐浓度可在一定程度上准确反映肾小球滤过功能的损害程度。肾功能正常时，肌酐排出率恒定，当肾实质受到损害时，肾小球的滤过率就会降低。当滤过率降低到一定程度后，血肌酐浓度就会急剧上升。

（1）Cr 增高：血 Cr 增高主要见于急、慢性肾小球肾炎等肾脏疾病。早期或轻度肾功能损害时，由于肾的储备力和代偿力很强，血肌酐浓度可以表现为正常，当肾小球滤过功能下降到 30% ~50% 时，血肌酐数值才明显上升。在正常肾血流条件下，血肌酐 176 ~355μmol/L 时，提示有中度至严重肾损害。血肌酐和尿素氮如同时增高，提示肾功能损害很严重。

（2）Cr 降低：见于进行性肌肉萎缩、白血病、贫血、肝功能障碍及妊娠。

3. 血 β$_2$ – 微球蛋白 是由淋巴细胞、血小板、多形核白细胞产生的一种小分子蛋白，其绝大部分在近端肾小管吸收。增高见于以下情况。

（1）肾功能减退：如各种急性或慢性肾炎、肾衰竭、糖尿病肾病、肾肿瘤、肾移植排斥反应等。在评估肾小球滤过功能方面，比血肌酐更灵敏。

（2）恶性肿瘤：如原发性肝癌、肺癌、胃癌、多发性骨髓瘤和恶性淋巴瘤等。

（3）自身免疫性疾病：如系统性红斑狼疮、类风湿关节炎、自身免疫性溶血性贫血等。

4. 血尿酸 尿酸是体内嘌呤代谢的产物，主要经肾脏排泄，因而测定血尿酸能够了解肾脏的功能。

（1）血尿酸增高

①痛风：血清尿酸增高是诊断痛风的主要依据。

②肾脏病变：如急性或慢性肾炎、肾盂肾炎、肾结核等可使血清尿酸升高。

③恶性肿瘤：各种恶性肿瘤都可导致血清尿酸升高。

（2）血尿酸降低：较少见，见于恶性贫血、乳糜泻等。

七、淀粉酶检测

血清淀粉酶（AMY）是水解淀粉和糖原的酶类总称，主要由胰腺和唾液腺分泌。血清淀粉酶属水解酶类，能催化淀粉和糖原水解，对食物中多糖化合物的消化起重要作用。血清淀粉酶主要有两种同工酶，来自胰腺的为淀粉酶同工酶 P（P – Amy），来自唾液腺的为淀粉酶同工酶 S（S – Amy）。血清淀粉酶测定主要用于急性胰腺炎的诊断。出现腹痛、腹胀、恶心、呕吐、发热的人需要检测淀粉酶。

血清淀粉酶检查的适应证：①急、慢性胰腺炎；②胰管阻塞；③出现腹部不适、厌食和食欲亢进等症状时；④腮腺炎；⑤逆行胆胰管造影后的随访。

（一）参考值

（1）血液 AMY：35 ~135U/L。

（2）24 小时尿液 AMY：<1000U/L。随机尿 10 ~490U/L。

（二）临床意义

1. 血液 AMY

（1）增高：见于急性胰腺炎、胰腺肿瘤、流行性腮腺炎、唾液腺化脓、急性腹膜炎、阑尾炎等。

（2）降低：见于肝硬化、肝功能衰竭等。

2. 尿 AMY 尿淀粉酶较血清淀粉酶增高较迟，于急性胰腺炎起病后 12 ~ 24 小时开始增高，下降亦较慢，多持续 3 ~ 10 天。慢性胰腺炎急性发作时，可有中等程度增高。

八、肝炎病毒系列检查

目前发现的人类肝炎病毒有甲型、乙型、丙型、丁型、戊型和庚型病毒。

肝炎病毒系列检查包括甲型肝炎病毒抗原检测、甲型肝炎病毒抗体检测、乙肝三对检查、丙型肝炎病毒 RNA 测定、丙型肝炎病毒抗体测定、丁型肝炎病毒抗原测定、丁型肝炎病毒抗体测定、戊型肝炎病毒检测、庚型肝炎病毒检测。

（一）参考值

全部为阴性。用 ELISA 等方法。

（二）临床意义

1. 甲型肝炎病毒抗原检测（HAVAg） 粪便中 HAV 或 HAV 抗原颗粒检测可作为甲肝急性感染的证据。HAVAg 一般于发病前 1 ~ 15 天可从粪便中检出，发病第一周粪便的阳性率为 42.9%，1 ~ 2 周为 18.3%，2 周后消失。

2. 甲型肝炎病毒抗体检测（HAV 抗体） 机体感染 HAV 后可产生 IgM、IgA 和 IgG 抗体。HAV - IgM 是病毒衣蛋白抗体，HAV - IgA 是肠道黏膜分泌的局部抗体，HAV - IgG 病愈后可长期存在。

（1）抗 HAV - IgM：阳性说明机体正在感染 HAV，是早期诊断甲肝的特异性指标。甲肝患者在发病后 2 周抗 HAV - IgM 的阳性率为 100%，随后快速下降，1 年时可为阴性。

（2）抗 HAV - IgA：是早期诊断甲肝的指标之一。甲肝早期和急性期，由粪便中测得抗 HAV - IgA 呈阳性反应。

（3）抗 HAV - IgG：阳性出现于恢复期且持久存在，是获得免疫力的标志，提示既往感染，可作为流行病学调查的指标。

3. 丙型肝炎病毒 RNA 测定 丙型肝炎病毒（HCV）为黄病毒属、单链正股 RNA 病毒。丙型肝炎病毒 RNA（HCV - RNA）测定阳性提示 HCV 复制活跃，传染性强；若 HCV - RNA 转阴提示 HCV 复制受抑，预后较好。连续观察 HCV - RNA，结合抗 HCV 的动态变化，可作为丙肝的预后判断和干扰素等药物疗效的评价指标。

4. 丙型肝炎病毒抗体测定

（1）抗 HCV - IgM 抗体：持续阳性常可作为慢性丙肝的指标，或是提示病毒持续存在并有复制。主要用于早期诊断，抗 HCV - IgM 抗体一般在发病的 2 ~ 4 天出现，持续 1 ~ 3 个月。

（2）抗 HCV - IgG 抗体：阳性表明已有 HCV 感染，但不能作为感染的早期指标。输血后肝炎有 80% ~ 90% 的患者抗 HCV - IgG 阳性。经常接受血制品治疗的患者可以合并 HCV 的感染，易使病变转为慢性、肝硬化或肝癌。

5. 丁型肝炎病毒抗原（HDVAg）测定 HDVAg 出现较早，但仅持续 1 ~ 2 周。由于检测不及时，往往呈阴性反应。HDVAg 与 HBsAg 同时阳性，表示丁型和乙型肝炎病毒同时感染，患者可迅速发展为慢性或急性重症肝炎。

6. 丁型肝炎病毒抗体（HDV 抗体）测定 HDV 抗体分为抗 HDV - IgG 和抗 HDV - IgM 两型。

（1）抗 HDV - IgG：阳性只能在 HBsAg 阳性的血清中测得，是诊断丁型肝炎的可靠指标，病愈后仍可存在多年。

（2）抗 HDV - IgM：出现较早，一般持续 2 ~ 20 周，可用于丁型肝炎的早期诊断。HDV 和 HBV 同时感染，抗 HDV - IgM 一过性升高；重叠感染时，抗 HDV - IgM 持续升高。

7. 戊型肝炎病毒（HEV）检测

（1）抗 HEV - IgM：95% 的急性期患者呈阳性反应，8 个月后全部消失。抗 HEV - IgM 的持续时间较短，可作为急性感染的诊断指标。

（2）抗 HEV – IgG：恢复期抗 HEV – IgG 效价超过或等于急性期 4 倍，提示有 HEV 新近感染。

（3）HEV RNA：患者血清、胆汁和粪便中的 HEV RNA 阳性可诊断为急性戊型肝炎，急性期血清中 HEV RNA 的检出率可达 70%。此外，HEV RNA 在对抗体检测结果进行确证、判断患者排毒期限、分子流行病学研究等方面也具有重要意义。

8. 庚型肝炎病毒（HGV）检测

（1）抗 HGV：阳性表示曾感染过 HGV，多见于输血后肝炎或使用血液制品引起 HGV 合并 HCV 感染的患者。

（2）HGV RNA：阳性表明有 HGV 存在。HGV 可能是人类肝炎的一种病原体，且在重型肝炎中起一定作用。HGV 感染者多缺乏或仅有轻微肝损害，一般不导致慢性肝损害。

九、乙肝六项检测

（一）参考值

乙肝六项检测参考值见表 5 – 4。

表 5 – 4　乙肝六项检测参考值

项目	正常参考值
乙肝表面抗原（HBsAg）	阴性
乙肝表面抗体（抗 – HBs）	阴性或阳性
乙肝 e 抗原（HBeAg）	阴性
乙肝 e 抗体（抗 – HBe）	阴性
乙肝核心抗原（HBcAg）	阴性
乙肝核心抗体（抗 – HBc）	阴性

（二）临床意义

乙肝六项检测的是乙型肝炎病毒（HBV）感染的标记物。如 HBsAg、HBeAg 及抗 – HBc 三项指标阳性即为"大三阳"；而 HBsAg、抗 – HBe 及抗 – HBc 三项阳性即为"小三阳"。

1. HBsAg　是乙肝病毒的外壳，不含 DNA，故 HBsAg 本身不具传染性。HBV 感染者和携带者，HBsAg 均可呈阳性。

2. 抗 – HBs　是保护性抗体，可阻止 HBV 穿过细胞膜进入新的肝细胞。抗 – HBs 阳性提示机体对乙肝病毒有一定程度的免疫力。抗 – HBs 阳性有以下三种可能：①处于急性乙肝的恢复期，一般在发病后 3～6 个月才出现抗 – HBs，可持续多年；②既往有过 HBV 的隐性感染，疾病已痊愈，病毒已被清除；③接种乙肝疫苗或抗 – HBs 免疫球蛋白者，抗 – HBs 可呈现阳性反应。

3. HBeAg　阳性表明处于乙肝活动期，并有较强的传染性。孕妇阳性可引起垂直传播。HBeAg 持续阳性，表明肝脏损害较重，且可转为慢性乙肝或肝硬化。

4. 抗 – HBe　阳性表示大部分乙肝病毒被消除，复制减少，传染性降低，但并非无传染性。

5. HBcAg　阳性提示患者血清中有感染性的 HBV 存在，含量较多，复制活跃，传染性强，预后较差。

6. 抗 – HBc　本抗体有 IgM、IgG 和 IgA 三型。目前常检测抗 – HBc 总抗体，主要是抗 – HBcIgG。抗 – HBc 比 HBsAg 更敏感，在 HBsAg 阴性者中仍有 6% 左右的阳性率，可作为 HBV 感染的敏感指标。抗 – HBcIgM 阳性表示目前或近期感染乙肝病毒，抗 – HBcIgG 表示曾经或远期感染乙肝病毒。抗 – HBcIgG 对机体无保护作用，其阳性可持续数十年甚至终身。

十、乙肝病毒 DNA 测定

（一）参考值

实时荧光定量 PCR 法为阴性。

（二）临床意义

乙肝病毒 DNA（HBV－DNA）是指乙肝病毒基因，是乙型肝炎的直接诊断依据，阳性表明 HBV 复制及有传染性。HBV－DNA 越高表示病毒复制越厉害，传染性越强。

乙肝病毒 DNA 定量检查，不仅能够了解患者体内的病毒数量和传染性的强弱问题，还能根据检测的结果来选择治疗用药及评估疗效。

1. HBV－DNA 定性检查

（1）"＋"表示阳性，提示体内病毒存在复制。大约对应于定量检查 HBV－DNA＞100（1×10^3，IU/ml 或 copies/ml）。

（2）"－"表示阴性，提示病毒的复制程度低于检测限。大约对应于定量检查 HBV－DNA＜100（1×10^3，IU/ml 或 copies/ml）。

2. HBV－DNA 定量检查　HBV－DNA 定量一般采用 PCR 聚合酶链反应，进行体外扩增。HBV－DNA 定量单位在报告单上通常用"copies/ml"、"拷贝数/ml"或"IU/ml"表示，表示每毫升的血清或血浆中病毒基因组的个数，该数据越大表明病毒在人体的复制越多。

HBV－DNA 定量检查结果的数值差异可能会很大，所以必须用科学计数法来表示。一般用小数乘以 10 的 n 次幂来表示，比如 10 的 5 次幂，即为 10 乘以 10 乘以 10 乘以 10 乘以 10，用式子表示为 $10 \times 10 \times 10 \times 10 \times 10 = 100000$（10 万）。

判断血清或血浆中病毒含量多少，主要看"$\times 10^b$copies/ml"式中的 b 的大小，b 代表次幂数，次幂 b 越大，表示病毒含量越高；治疗过程中次幂 b 变小说明病毒的复制得到控制，治疗有效。如果病毒含量下降至次幂 b＜3，说明病毒基本得到控制；如果病毒含量降至"0"，则说明病毒在血清或血浆中不存在，病毒的复制已被抑制。

（1）"HBV－DNA = 4.3×10^3copies/ml"代表每毫升血清中有 4.3 乘以 10 的 3 次幂，写成等式为 $4.3 \times 1000 = 4300$ 个乙肝病毒，上式次幂 b 为 3，也就是 10 的三次方，病毒数量以千为单位。一般把数值大于 10 的 2 次幂定为阳性，3～5 次幂认为是低量复制，5～7 次幂为中等量复制，大于 7 次幂为大量复制。

（2）"HBV－DNA = 5.6×10^7copies/ml"代表每毫升血清中有 5.6 乘以 10 的 7 次幂，写成等式为 $5.6 \times 10000000 = 56000000$ 个乙肝病毒，即 5600 万个乙肝病毒，体内病毒数量非常大，需要使用高效抗病毒药物治疗。

十一、血脂检查

（一）参考值

血脂检查参考值见表 5－5。

表 5－5　血脂检查参考值

项目	合适水平	边缘水平	异常
三酰甘油（TG，mmol/L）	0.56～1.70	1.70～2.30	＞2.30
总胆固醇（TC，mmol/L）	＜5.2	5.20～6.20	＞6.20
低密度脂蛋白（LDL，mmol/L）	≤3.4	3.4～4.1	＞4.1
高密度脂蛋白（HDL，mmol/L）	＞1.04	1.03～2.07	≤1.0
载脂蛋白 A（apoA I ）	男性（1.42±0.17）g/L，女性（1.45±0.14）g/L		
载脂蛋白 B（apoB）	男性（1.012±0.21）g/L，女性（1.07±0.23）g/L		

如果血清总胆固醇超过 6.20mmol/L，三酰甘油超过 2.30mmol/L，则可以分别诊断为"高胆固醇血症"和"高三酰甘油血症"，两者均异常升高为"混合型高脂血症"。高密度脂蛋白胆固醇如果低于 1.0mmol/L，称为"低高密度脂蛋白血症"；低密度脂蛋白胆固醇如果超过 4.1mmol/L，称为"高低密度脂蛋白血症"，两者均属血脂代谢紊乱。

（二）临床意义

1. 三酰甘油　是机体恒定的供能来源，直接参与胆固醇的合成，是动脉粥样硬化的危险因素之一。

（1）三酰甘油增高：见于：①冠心病；②原发性高脂血症、动脉粥样硬化症、肥胖症、糖尿病、痛风、甲状腺功能减退症、肾病综合征、高脂血症和胆汁淤积性黄疸等。

（2）三酰甘油减低：见于：①低 β 脂蛋白血症和无 β 脂蛋白血症；②严重的肝脏疾病、吸收不良、甲状腺功能亢进症等。

2. 总胆固醇　是动脉粥样硬化的一种危险因素。

（1）总胆固醇增高：见于：①动脉粥样硬化所致的心脑血管疾病；②各种高脂蛋白血症、胆汁淤积性黄疸、糖尿病、甲状腺功能减退症、肾病综合征等；③长期吸烟、饮酒、精神紧张和血液浓缩等；④应用某些药物，如糖皮质激素、阿司匹林、口服避孕药、β 肾上腺素阻滞剂等。

（2）总胆固醇减低：见于：①甲状腺功能亢进症；②严重的肝脏疾病，如肝硬化和重症肝炎；③贫血、营养不良和恶性肿瘤等；④应用某些药物，如雌激素、甲状腺激素、钙拮抗剂等。

3. 低密度脂蛋白　是富含胆固醇的脂蛋白，是动脉粥样硬化的危险因素之一。临床上以低密度脂蛋白胆固醇（LDL－C）的含量来反映低密度脂蛋白水平。

（1）低密度脂蛋白增高：①判断发生冠心病的危险性；②其他：如遗传性高脂蛋白血症、胆汁淤积性黄疸、甲状腺功能减退症、肾病综合征、肥胖症及应用雄激素、糖皮质激素和 β 受体阻滞剂等低密度脂蛋白也增高。

（2）低密度脂蛋白减低：常见于无 β 脂蛋白血症、甲状腺功能亢进症、吸收不良、肝硬化、低脂饮食和运动。

4. 高密度脂蛋白　蛋白质和脂质各占 50%，高密度脂蛋白水平增高有利于外周组织清除胆固醇，从而防止动脉粥样硬化的发生，是抗动脉粥样硬化因子。一般检测高密度脂蛋白胆固醇（HDL－C）的含量来反映高密度脂蛋白水平。

（1）高密度脂蛋白增高：对防止动脉粥样硬化和冠心病有重要作用。

（2）高密度脂蛋白减低：常见于动脉粥样硬化、糖尿病、肾病综合征等。

5. 载脂蛋白 A　脂蛋白是血液中运输脂肪的工具，脂蛋白中的蛋白部分称为载脂蛋白（apo），载脂蛋白一般分为 apoA、apoB、apoC、apoE 等几种类型。apoA 是 HDL 的主要结构蛋白，以 apoA Ⅰ 浓度最高，常作为临床检测指标。

（1）apoA Ⅰ 增高：apoA Ⅰ 可以直接反映 HDL 水平，是较灵敏指标。

（2）apoA Ⅰ 减低：见于冠心病、糖尿病、肾病综合征和脑血管病等。

6. 载脂蛋白 B　apoB 是 LDL 中含量最多的蛋白质，90% 以上的 apoB 存在于 LDL 中。apoB 的作用成分是 apoB－100。

（1）apoB 增高：apoB 可以直接反映 LDL 水平，可用于评价冠心病的危险性和降脂治疗效果等，且其在预测冠心病的危险性方面优于 LDL 和 CHO。高 β 载脂蛋白血症、糖尿病、肾病综合征、甲状腺功能减退症和肾衰竭等 apoB 也增高。

（2）apoB 减低：见于低 β 脂蛋白血症、无 β 脂蛋白血症、apoB 缺乏症、恶性肿瘤、甲状腺功能亢进症、营养不良等。

十二、血糖检测及葡萄糖耐量试验

（一）空腹血糖检测

空腹血糖（FBG/FPG）是诊断糖代谢紊乱最常用和最重要的指标。

1. 参考值 成人空腹血浆（血清）葡萄糖：3.9～6.1mmol/L。

2. 临床意义 血糖检测是目前诊断糖尿病的主要依据，也是判断糖尿病病情和控制程度的主要指标。

（1）FBG 增高：FBG 增高而又未达到诊断糖尿病的标准时，称为空腹血糖受损（IFG）；FBG 增高超过 7.0mmol/L 时称为高糖血症。根据 FBG 水平将高糖血症分为 3 度：FBG7.0～8.4mmol/L 为轻度增高；FBG8.4～10.1mmol/L 为中度增高；FBG 大于 10.1mmol/L 为重度增高。当 FBG 超过 9mmol/L（肾糖阈）时尿糖即可阳性。

1）生理性增高：餐后 1～2 小时、高糖饮食、剧烈运动、情绪激动等。

2）病理性增高：①各型糖尿病；②内分泌疾病，如甲状腺功能亢进症、巨人症、肢端肥大症、皮质醇增多症、嗜铬细胞瘤等；③应激性因素：如颅内压增高、颅脑损伤、中枢神经系统感染、心肌梗死、大面积烧伤、急性脑血管病等；④药物影响：如噻嗪类利尿剂、口服避孕药、泼尼松等；⑤肝脏和胰腺疾病：如严重的肝病、坏死性胰腺炎、胰腺癌等；⑥其他：如高热、呕吐、腹泻、脱水、麻醉和缺氧等。

（2）FBG 减低：FBG 低于 3.9mmol/L 时为血糖减低，FBG 低于 2.8mmol/L 称为低糖血症。

1）生理性减低：饥饿、长期剧烈运动、妊娠期等。

2）病理性减低：①胰岛素过多：如胰岛素用量过大、口服降糖药、胰岛 β 细胞增生或肿瘤等。②对抗胰岛素的激素分泌不足：如肾上腺皮质激素、生长激素缺乏等。③肝糖原贮存缺乏：如急性重型肝炎、急性肝炎、肝癌、肝淤血等。④急性乙醇中毒。⑤先天性糖原代谢酶缺乏：如 I、Ⅲ 型糖原贮积症等。⑥消耗性疾病：如严重营养不良、恶病质等。⑦非降糖药物影响：如磺胺药、水杨酸、吲哚美辛等。⑧特发性低血糖。

（二）口服葡萄糖耐量试验

葡萄糖耐量试验（GTT）是检测葡萄糖代谢功能的试验，主要用于诊断症状不明显或血糖升高不明显的可疑糖尿病。现多采用 WHO 推荐的 75g 葡萄糖标准口服葡萄糖耐量试验（OGTT），分别检测 FPG 和口服葡萄糖后 2 小时的血糖和尿糖。

1. 参考值

（1）FPG 3.9～6.1mmol/L。

（2）餐后 2 小时血糖＜7.8mmol/L。

（3）尿糖均为阴性。

2. 临床意义 OGTT 是糖尿病和低糖血症的重要诊断性试验。

（1）诊断糖尿病：以下三条至少有一条符合可确诊。

①FPG≥7.0mmol/L。

②OGTT 2 小时血糖（PG）≥11.1mmol/L。

③有糖尿病症状，随机血糖≥11.1mmol/L。

（2）判断 IGT：FPG＜7.0mmol/L，2 小时 PG 7.8～11.1mmol/L。IGT 常见于 2 型糖尿病、肢端肥大症、甲状腺功能亢进症、肥胖症及皮质醇增多症等。

（三）糖化血红蛋白检测

糖化血红蛋白（GHB）分为 HBA1a、HBA1b、HBA1c 三种，其中 HBA1c 含量最高，占 60%～80%，是目前临床最常检测的部分。

1. 参考值 HBA1c 4%～6%，HBA1 5%～8%。

2. 临床意义 HBA1c 水平反映了近 2～3 个月的平均血糖水平。

十三、甲功五项

甲状腺的生理功能主要为促进三大营养物质代谢，调节生长发育，提高组织的耗氧量，促进能量代谢，增加产热和提高基础代谢效率。当甲状腺功能紊乱时，会发生甲状腺功能亢进症或甲状腺功能减退症。

（一）参考值

（1）甲状腺素（TT_4）：65~155nmol/L。

（2）三碘甲状腺原氨酸（TT_3）：1.6~3.0nmol/L。

（3）游离T4（FT_4）：10.3~25.7pmol/L。

（4）游离T3（FT_3）：6.0~11.4pmol/L。

（5）促甲状腺激素（TSH）：2~10mU/L。

（二）临床意义

1. 甲状腺素（TT_4）

（1）TT_4增高：甲状腺功能亢进症、亚急性甲状腺炎、慢性淋巴性甲状腺炎的早期、大量服用甲状腺素或误食动物甲状腺时T_4增高。

（2）TT_4减低：甲低时TT_4减低，且TT_4的降低先于TT_3的降低，配合TSH的测定能较好地及早发现甲状腺功能低下患者。甲状腺缺乏或先天发育不全、甲状腺全切后，血中TT_4缺乏。

血中甲状腺素结合球蛋白（TBG）增高时，T_4增高；TBG降低时，TT_4降低。

2. 三碘甲状腺原氨酸（TT_3）　　临床意义基本同TT_4。T_3的测定对甲状腺功能亢进症的诊断，对甲状腺功能亢进症治疗后复发的监测，比TT_4灵敏，它是T_3型甲状腺功能亢进症的特异性诊断指标。甲状腺功能低下患者血中TT_3的降低滞后于TT_4的降低。TT_3的测定同样受TBG的影响。

3. 游离T_3（FT_3）　　FT_3是反映甲状腺功能的灵敏指标，其测定不受TBG影响。甲状腺功能亢进时T_3增高，甲状腺功能低下时FT_3降低；非甲状腺疾病导致低T_3综合征时，FT_3一般不降低。

4. 游离甲状腺素（FT_4）　　FT_4测定不受TBG影响，是反映甲状腺功能的灵敏指标。甲状腺功能亢进时FT_4增高，甲状腺功能低下时FT_4降低；非甲状腺疾病病情严重时TT_4降低，但FT_4不降低。

5. 促甲状腺激素（TSH）

（1）TSH增高：见于原发性甲低、克汀症、切除甲状腺后甲状腺功能低下、放疗、抗甲状腺药物治疗后甲状腺功能低下、垂体性甲状腺功能亢进、下丘脑性甲状腺功能亢进、慢性淋巴细胞性甲状腺炎、单纯性甲状腺肿、组织对甲状腺素不敏感综合征。

（2）TSH减少：见于原发性甲状腺功能亢进、自主性甲状腺腺瘤、席汉综合征、垂体性或下丘脑性甲低、垂体肿瘤、糖尿病、使用糖皮质激素或多巴胺等药物、抑郁症等。

十四、免疫五项

免疫五项指的是IgA、IgG、IgM、补体C3和C4，其浓度在不同年龄段有差异。在某些疾病情况下，这些指标的浓度将出现升高或降低，从而具有疾病诊断的价值。

（一）参考值

1. IgA　成人血清IgA 0.7~3.5g/L。

2. IgG　7.0~16.6g/L。

3. IgM　成人0.5~2.6g/L。

4. 补体C3　成人0.8~1.5g/L。

5. 补体C4　0.2~0.6g/L。

（二）临床意义

1. IgA

（1）IgA增高：在慢性肝病、亚急性或慢性感染性疾病（如结核、真菌感染等）、自身免疫性疾病（如系统性红斑狼疮、类风湿关节炎）、囊性纤维化、家族性嗜中性粒细胞减少症、乳腺癌、IgA肾病、IgA骨髓瘤等情况下，IgA会增高。

（2）IgA 降低：在遗传性或获得性抗体缺乏症、免疫缺陷病、选择性 IgA 缺乏症、无 γ - 球蛋白血症、蛋白丢失性肠病、烧伤、抗 IgA 抗体综合征、免疫抑制剂治疗、妊娠后期等情况下，IgA 会降低。

2. IgG

（1）IgG 增高：患慢性肝病、亚急性或慢性感染、结缔组织疾病、IgG 骨髓瘤、无症状性单克隆 IgG 病等，会出现 IgG 增高。

（2）IgG 降低：在遗传性或获得性抗体缺乏症、混合性免疫缺陷综合征、选择性 IgG 缺乏症、蛋白丢失性肠病、肾病综合征、强直性肌营养不良、免疫抑制剂治疗等情况下，会出现 IgG 降低。

3. IgM

（1）IgM 增高：在胎儿宫内感染、慢性或亚急性感染、疟疾、传染性单核细胞增多症、支原体肺炎、肝病、结缔组织疾病、巨球蛋白血症，无症状性单克隆 IgM 病等情况下，IgM 会增高。

（2）IgM 降低：在遗传性或获得性抗体缺乏症、混合性免疫缺陷综合征、选择性 IgM 缺乏症、蛋白丢失性肠病、烧伤、抗 Ig 抗体综合征、免疫抑制等情况下，IgM 会降低。

4. 补体 C3

（1）补体 C3 增高：见于各种炎症性疾病、阻塞性黄疸、急性心肌梗死、溃疡性结肠炎、糖尿病、急性痛风、急性甲状腺炎、急性风湿热、皮肌炎、多发性肌炎、混合性结缔组织病、结节性动脉周围炎等。

（2）补体 C3 降低：见于 SLE 和 RF 活动期、大多数肾小球肾炎、慢性活动性肝炎、肝硬化、肝坏死、先天性补体缺乏等，它们或是由于消耗或丢失过多，或是由于合成能力减低造成。

5. 补体 C4

（1）补体 C4 增高：见于各种传染病、急性炎症（急性风湿热、皮肌炎、多发性肌炎、混合性结缔组织病、结节性动脉周围炎）和组织损伤等。

（2）补体 C4 降低：见于自身免疫性肝炎、狼疮性肝炎、SLE、1 型糖尿病、胰腺癌、多发性硬化症、类风湿关节炎、IgA 肾病、遗传性 IgA 缺乏病。

十五、肿瘤标志物

肿瘤标志物又称肿瘤标记物，是指特征性存在于恶性肿瘤细胞，或由恶性肿瘤细胞异常产生的物质，或是宿主对肿瘤的刺激反应而产生的物质，并能反映肿瘤发生、发展，监测肿瘤对治疗反应的一类物质。肿瘤标志物存在于肿瘤患者的组织、体液和排泄物中，能够用免疫学、生物学及化学的方法检测到。

（一）参考值

（1）血清癌胚抗原（CEA）：$<5\mu g/L$。

（2）甲胎蛋白（AFP）：$<25\mu g/L$。

（3）前列腺特异抗原（PSA）：$t - PSA < 4.0\mu g/L$，$f - PSA < 0.8\mu g/L$，$f - PSA/t - PSA$ 比值 >0.25。

（4）糖链抗原 199（CA199）：<3.7 万 U/L。

（二）临床意义

1. CEA　CEA 升高主要见于胰腺癌、结肠癌、直肠癌、乳腺癌、胃癌、肺癌等患者。一般病情好转时 CEA 浓度下降，病情加重时可升高。结肠炎、胰腺炎、肝脏疾病、肺气肿、哮喘及大量吸烟等也可见 CEA 轻度升高。

2. AFP　AFP 是最早发现的肿瘤标志物，是诊断原发性肝癌的常用检查项目，68% ~ 74% 的原发性肝癌患者增高且呈不断增加的趋势。生殖腺胚胎肿瘤（睾丸癌、卵巢癌、畸胎瘤等）、胃癌或胰腺癌，病毒性肝炎、肝硬化时血中 AFP 含量也可升高，但通常 $<300\mu g/L$。

3. PSA　前列腺癌时 60%～90% 患者 t–PSA 水平明显升高，手术切除后 90% 的患者 t–PSA 水平明显降低，若切除术后无明显降低或再次升高，提示肿瘤转移或复发。前列腺增生或前列腺炎等良性疾病 t–PSA 也可轻度升高，一般在 4.0～10.0μg/L 范围。当 t–PSA 处于 4.0～10.0μg/L 时，f–PSA/t–PSA 比值对诊断更有价值，若 f–PSA/t–PSA 比值 <0.1 提示前列腺癌。

4. CA199　CA199 为消化系统较为敏感的肿瘤标志物，对胰腺癌敏感性最好，是胰腺癌首选肿瘤标志物。胰腺癌早期诊断特异性为 95%，敏感性可达 80%–90%。诊断胆囊癌、胆管癌阳性率为 85% 左右。胰腺癌、肝胆系癌、胃癌、结直肠癌的 CA199 水平分别是正常均值的 683、535、279、115 倍。卵巢癌、淋巴瘤、胃癌、肝癌、食管癌、乳腺癌的阳性率较低。连续检测对病情进展、手术疗效、预后估计及复发诊断有重要价值。CA199 低浓度增高、一过性增高可见于慢性胰腺炎、胆石症、肝硬化、肾功能不全、糖尿病等。

十六、风湿十项

风湿性疾病病因各异，血液中存在多种不同的自身抗体，化验检查在风湿性疾病的诊断中有重要地位。此外，由于风湿病病程长，药物不良反应较多，治疗时间也长，定期门诊检测血液中相关指标，对判断疾病活动性以及监测治疗药物的不良反应等有重要的意义。

（一）类风湿因子

类风湿因子（RF）是由于细菌、病毒等感染因子，引起体内产生的以变性 IgG 为抗原的一种自身抗体；主要为 IgM 型，也有 IgG、IgA、IgD 和 IgE 型，用乳胶凝集法测出的主要是 IgM 型；主要存在于类风湿关节炎患者的血清和关节液内，所以被命名为类风湿因子。其实凡是存在变性 IgG，并能产生抗变性 IgG 自身抗体的人，在其血清或病变中均能测出类风湿因子，说明类风湿因子并不是类风湿关节炎的特异性自身抗体。

1. 参考值　阴性（<20U/L）阴性（乳胶凝集法）。

2. 临床意义　阳性：类风湿性疾病 RF 的阳性率可高达 70%～90%。其他自身免疫性疾病，如滑膜炎、血管炎、多发性肌炎、硬皮病、干燥综合征、SLE 等也可见 RF 阳性。低滴度的 RF 也偶尔见于传染性单核细胞增多症、急性感染性疾病和老年人。

（二）红细胞沉降率

红细胞沉降率（ESR），简称血沉，是指红细胞在一定条件下沉降的速度。将抗凝的血静置于垂直竖立的小玻璃管中，由于红细胞的比重较大，受重力作用而自然下沉，正常情况下下沉十分缓慢，常以红细胞在第一小时末下沉的距离来表示红细胞沉降的速度，称 ESR。健康人的血沉数值波动在一个较窄的范围，许多病理情况可以使血沉明显增快，红细胞沉降率是多种因素互相作用的结果。测定血沉可以了解疾病和观察疾病的发展和变化，需要与其他化验结果和临床资料结合分析，才能对疾病诊断有所帮助。

1. 参考值（魏氏法）　男 <15mm/h，女 <20mm/h。

2. 临床意义

（1）生理性加快：见于婴幼儿、经期、妊娠 3 个月到产后等，可能与疾病无关。

（2）病理性加快：见于急性炎症、活动性结核、风湿病活动期、组织严重破坏、贫血、恶性肿瘤等。

（三）血清抗链球菌溶血素"O"试验

溶血素"O"是 A 群溶血性链球菌产生的具有溶血活性的代谢产物，相应抗体称抗链球菌溶血素"O"（抗 O 或 ASO）。

1. 参考值　阴性。

2. 临床意义　阳性表示患者近期有 A 型溶血性链球菌感染，常见于活动性风湿热、风湿性关节炎、风湿性心肌炎、急性肾小球肾炎、急性上呼吸道感染、皮肤和软组织感染等。

（四）C 反应蛋白

C 反应蛋白（CRP）是急性炎症反应极灵敏的指标。CRP 的临床意义与血沉相同，但不受红细胞、HB、脂质和年龄等因素的影响，是反映炎症感染和疗效的较好指标。

1. 参考值 ＜2.87mg/L（速率散射比浊法）。

2. 临床意义 ①CRP 升高：见于化脓性感染、组织坏死、恶心肿瘤、结缔组织病、器官移植急性排斥等；②鉴别细菌性和非细菌性感染；③鉴别风湿热活动期和稳定期，前者升高，后者不升高；④鉴别器质性和功能性疾病：前者升高，后者不升高。

（五）抗核抗体

经典的抗核抗体（ANA）是指针对真核细胞核成分的自身抗体的总称，广义的 ANA 的靶抗原不再局限于细胞核内，而是扩展到整个细胞成分，包括细胞核和细胞质。ANA 的类型主要是 IgG，也有 IgM 和 IgA。

检测方法为间接免疫荧光法，在荧光显微镜下可观察到 ANA 的荧光强度和荧光核型。

1. 参考值 阴性。

2. 抗核抗体的荧光核型

（1）均质型：与抗 DsDNA、抗组蛋白和核小体抗体有关。

（2）核膜型：主要有抗核孔复合物和抗板层素两种抗体。

（3）颗粒型：与抗 U1RNP、抗 Sm、抗 SSA、抗 SSB 等抗体有关。

（4）核点型：①少核点型，即 p80 盘曲蛋白抗体；②多核点型，即 Sp100 抗体。

（5）着丝点型：与着丝点抗体有关。

（6）核仁型：与针对核糖体、U3RNP、RNA 聚合酶的抗体、抗 Scl－70 抗体、PM－Scl 抗体、抗原纤维蛋白抗体有关。

3. 临床意义 ANA 阳性提示风湿病可能，但没办法明确到底是哪一种风湿病，因此需要进一步检查其他自身抗体。此外，部分健康人群、肝炎患者、内分泌疾病患者及肿瘤患者也可出现 ANA 阳性。

（六）抗 DNA 抗体

抗 DNA 抗体分为抗双链 DNA（dsDNA）抗体、抗单链 DNA（ssDNA）抗体和抗 ZDNA 抗体。抗 DsDNA 抗体的靶抗原是细胞核中 DNA 的双螺旋结构，它的检测有重要的临床价值。

1. 参考值 阴性。

2. 临床意义

（1）抗 DsDNA 抗体阳性：抗 DsDNA 抗体可视为系统性红斑狼疮（SLE）的标记性抗体。见于活动期 SLE，阳性率为 70%～90%。本试验特异性较高，但敏感性较低。目前认为，能结合补体的抗 DsDNA 抗体，在 SLE 特别是并发狼疮性肾炎患者的发病机制中起重要作用。在其他风湿病中抗 DsDNA 也可阳性，如干燥综合征、药物性狼疮、混合性结缔组织病等，但阳性率低，抗体效价也低。

（2）抗 ssDNA 抗体阳性：见于 SLE，阳性率 70%～95%，尤其是合并有狼疮性肾炎。还可见于一些重叠结缔组织病、药物诱导的狼疮和慢性活动性肝炎等，但不具特异性。

（七）抗组蛋白抗体（AHA）

组蛋白是细胞核内的一种碱性核蛋白，抗组蛋白抗体即是以组蛋白为靶抗原的一种自身抗体，是抗核抗体的一种。

1. 参考值 阴性。

2. 临床意义 主要与药物性红斑狼疮、系统性红斑狼疮、类风湿关节炎有关。

（八）抗可提取性核抗原抗体

可提取性核抗原（ENA）又称可溶性核抗原，指的是细胞核在盐水中可以溶解的一部分抗原成分。抗 ENA 抗体，属于抗非组蛋白抗体，包括 6 种抗体，即抗 Sm 抗体、抗 RNP 抗体、抗 SSA 抗体、抗 SSB 抗体、抗 Scl－70 抗体和抗 Jo－1 抗体。常用免疫双扩散法和免疫印迹法进行检测。不同的抗 ENA 抗体在各种弥漫性结缔组织病中的阳性率有明显差异，有些自身抗体属某些疾病的标记性抗体或特异性抗体，对自身免疫性疾病的诊断与鉴别诊断有极为重要的意义。

1. 参考值　阴性。

2. 临床意义　抗可提取性核抗原抗体的检测是诊断自身免疫性结缔组织疾病重要的血清学依据。抗 Sm 抗体为系统性红斑狼疮的标志性抗体，抗 U1－RNP 抗体在混合性结缔组织病中高滴度阳性，抗 SSA、SSB 抗体多出现在系统性红斑狼疮和干燥综合征患者中，抗 rRNP 抗体与狼疮脑病相关。

第三节　药物相关知识与合理用药

药物的使用是临床治疗疾病的重要手段，也是慢病调理师需要了解的内容。

根据药品品种、规格、适应证、剂量及给药途径的不同，我国对药品按处方药和非处方药分别进行管理。处方药必须凭执业医师或执业助理医师处方才可调配、购买和使用；非处方药则不需要凭执业医师或执业助理医师处方即可自行判断、购买和使用，简称 OTC 药。OTC 药品制度的实施强化了普通人群掌握药品知识的重要性。

合理用药是指安全、有效、经济、适当地使用药物。慢病调理师要了解一些有关药物在人体内的代谢过程以及药物不良反应的知识，提高对合理用药重要性的认识，帮助服务对象合理用药。

一、药物在人体内的代谢

药物进入机体后的变化可归纳为两大方面：一是药物在体内位置的变化，即药物的转运，如吸收、分布、排泄；二是药物化学结构的改变，即药物的转化（又称生物转化），亦即狭义的代谢。由于转运和转化的作用，形成了药物在体内量或浓度的变化。众所周知，药物对机体的作用或效应是依赖于药物的体内浓度，因而上述各个过程对于药物的作用都具有重要的意义。

（一）药物的吸收

药物由给药部位进入血液循环的过程称为药物吸收，其过程受多种因素的影响，从而导致血中药物浓度的变化。影响药物吸收的因素有以下几个方面。

1. 药物本身的理化性质　脂溶性药物因可在生物膜的类脂质中溶解扩散，故较易吸收；小分子的水溶性药物可自由通过生物膜的膜孔而被吸收。有些药物如硫酸根，它既不溶于水又不溶于脂肪，虽大量口服也不致引起吸收中毒，故可用于胃肠造影。改变吸收部位环境的 pH 值，使水溶性药物离解部分的浓度提高时，吸收就会增加，例如用碳酸氢钠使胃液 pH 值升高时，可使碱性药物在胃中的吸收增加，而酸性药物的吸收则减少。

2. 给药的途径　在组织不破损的情况下，除静脉给药（直接进入血流）外，吸收由快到慢顺序如下：气雾吸入－舌下给药－肌内或皮下注射－口服－皮肤给药。口服药物因可能存在的"首过效应"，进入血液循环的药量相应减少，因此相对于其他服药方法，口服时给药剂量要大些。

3. 药物浓度、吸收面积以及局部血流速度　一般来说，药物浓度大、吸收面积广、局部血流快，可使吸收加快。胃肠道淤血时，药物吸收速度就会减慢。

（二）药物的分布

药物吸收入血后随血液循环向全身分布，有的分布均匀，有的分布并不均匀。有些药物对某些组织有特殊的亲和力，例如碘浓集于甲状腺中；汞、砷等重金属在肝、肾中沉积较多，故在中毒时这些器官常首先受害。

药物分布至作用部位，必须透过不同的屏障，如毛细血管壁、血脑屏障、胎盘等。对于毛细血管壁，脂溶性或水溶性小分子易于透过；非脂溶性药物透过的速度与其分子大小成反比；解离型药物较难透过。对于血脑屏障，水溶性化合物难以通过，脂溶性物质则易于通过。对于胎盘，高脂溶性药物如巴比妥类易于通过，而水溶性或脂溶性低的药物透过率则很低，孕妇用药时必须考虑药物会不会通过胎盘进入胎儿体内而造成不良后果。

（三）药物的转化

药物的转化是指药物在体内多种药物代谢酶（尤其是肝药酶）的作用下，化学结构发生改变的过程，多数药物在体内都要经过不同程度的结构变化，主要通过氧化、还原、分解、结合等方式进行。多数药物经过代谢转化，其药理作用可被减弱或完全丧失。也有少数药物只有经过体内转化才能发挥有效作用。

药物在体内主要的转化场所是肝脏。肝功能不良时，药物转化必然受到影响，容易引起药物中毒。因此，对肝病患者用药，需特别注意选择对肝脏功能损伤小的药物并掌握适当剂量。

肝脏微粒体的细胞色素 P-450 系统是肝脏代谢转化药物的主要酶系统，简称肝药酶。肝药酶具有活性有限、个体差异大、易受药物诱导与抑制的特点。某些药物如螺内脂、利福平、苯巴比妥、苯妥英钠等可增加肝药酶的活性，加快其他药物的代谢转化过程；某些药物如异烟肼、西咪替丁、对氨基水杨酸等可减弱肝药酶的活性，从而减慢其他药物的转化过程，延长其作用时间。因此，在同时使用这些药物时，应注意其他药物的使用剂量和间隔时间，以提高效果和减少不良反应。

（四）药物的排泄

药物的排泄是指药物最终从机体排出的过程。药物排泄主要经肾脏途径。当存在肾功能不全时，肾脏排泄药物的能力大大减弱，因此必须酌减药物用量与给药次数。在给予具有显著毒副作用的药物时，特别要注意患者的肾、肝功能。

各种药物排泄的快慢很不一致。一般来说，水溶性药物比非水溶性药物排泄快，挥发性药物比不挥发药物排泄快。药物的排泄速度，可以用半衰期（药物血浆浓度下降一半所需的时间）来衡量，同时也可依据半衰期确定药物的给药间隔时间。

药物排泄除经肾脏外，也通过其他途径。口服后未被吸收的药物多随粪便排泄。被吸收的药物有的经肝脏排入胆汁，再随胆汁进入肠道中，随粪便排泄；进入肠道中的药物可部分地被重新吸收，形成"肠肝循环"，使药物排泄缓慢，作用延长，因此在此类药物中毒时，可采用阻断肠肝循环等措施以减少吸收，达到解毒的目的。部分药物可通过汗腺排泄，也有部分药物通过乳腺排泄，授乳妇女用药时需注意可能对婴幼儿造成的影响。

二、药物不良反应

药物不良反应是指药品在预防、诊断、治疗疾病或调节生理功能的正常用法、用量下，出现的有害和意外的反应。因错误用药、无意或故意超剂量用药、使用假药等所引起的反应称为药品不良事件。世界卫生组织统计资料显示，各国住院患者药物不良反应发生率为 10%～20%。各种药品都可能存在不良反应，只是程度不同，或是在不同人身上发生的概率不同；中药也不例外，尤其是中药注射剂，由于对其成分不完全清楚，更应该注意其不良反应。患者用药时，一定要仔细阅读说明书，出现药品不良反应时也不必过于惊慌，如果出现了较严重或说明书上没有标明的不良反应，应及时就医。

（一）药物不良反应的类型

1. 副作用　在治疗剂量时出现的与治疗无关的不适反应，可以预知但是难以避免。一种药物常具多种作用，在正常的用法和用量下，出现与用药目的无关的反应称为副作用。一般较轻微，停药后很快消失，例如阿托品具有解痉止痛的作用，应用后出现心跳加快、口干等反应即为副作用。

2. 毒性反应　是药物剂量过大或蓄积过多时机体发生的危害性反应，比较严重，可以预知避免，是药物引起机体发生较严重的生理、生化功能或结构异常的反应。毒性反应可发生在人体各组织、器官。毒性反应严重程度与药物剂量有关，剂量越大，毒性反应越强。药品毒性反应造成的功能障碍和器质性病变在停药后恢复较慢，有的终身不愈。例如氨基糖苷类抗生素损害颅神经引起听力减退甚至永久性耳聋。

3. 变态反应 是机体接受药物刺激后发生的不正常的免疫反应，又称过敏反应。是少数具有过敏体质的人在使用常量甚至低于常量的药物时发生，是患者对药物的特殊反应，此反应严重者可威胁生命。此类反应与药物的药理作用无关，而是将药物或药物在体内的代谢产物作为抗原，引起人体内产生特异性抗体而发生的反应。主要表现为用药后患者出现皮疹、红斑、血管神经性水肿、哮喘，甚至出现过敏性休克。如青霉素所致过敏性休克。

4. 继发反应 不是药品本身的效应而是间接引起的结果。例如大量或长期使用广谱抗生素造成正常菌群失调而发生的继发感染（假膜性肠炎、真菌感染）。

5. 停药反应 是突然停药后原有疾病加剧的现象，又称反跳。如 β 受体阻滞剂长期应用突然停药可导致心动过速、血压升高、心绞痛和心律失常加重，甚至引起猝死，在停药时应逐渐减量，否则可能出现反跳。

6. 药物的相互作用 不同药物同时使用，药物在体内发生相互作用，可能有益，也可能有害。

（二）导致药物不良反应的原因

1. 药物方面的原因 ①药理作用：例如长期大量使用糖皮质激素能使毛细血管变性出血，以致皮肤、黏膜出现瘀点、瘀斑，同时出现类肾上腺皮质功能亢进症；②药物的杂质：药物生产中可能混入微量高分子杂质，亦常渗入赋形剂等，如胶囊的染料常会引起固定性皮疹；③药物的污染：由于生产或保管不当，使药物污染，常可引起严重反应；④药物的剂量：用药量过大，可发生中毒反应，甚至死亡；⑤剂型的影响：同一药物剂型不同，制造工艺和用药方法不同，往往会影响药物的吸收与血中药物的浓度，亦即生物利用度有所不同；⑥药物的质量问题。

2. 机体方面的原因 ①种族差别：白人和有色人种之间对药物的反应有相当的差别；②性别：如药物性皮炎中男性发病者多于女性，其比例约为 3:2；③年龄：老年人、少年、儿童对药物反应与成年人不同，例如青霉素，成年人的半衰期为 0.55 小时，而老年人则为 1 小时；④个体差异：不同个体对同一剂量的相同药物有不同反应，这是正常的"生物学差异"现象，巴比妥类药物在一般催眠剂量时，对大多数人可产生催眠作用，但对个别人，不但不催眠甚至引起焦躁不安、不能入睡；⑤病理状态：病理状态能影响机体各种功能，因而也能影响药物作用。例如腹泻时，口服药的吸收差、作用小；肝肾功能减退时，可以显著延长或加强许多药物的作用，甚至引起中毒。

3. 给药方法的影响 ①医护人员处方配伍不当，患者滥用药物等均可发生不良反应。②用药途径：给药途径不同，关系到药物的吸收、分布，也会影响药物发挥作用的快慢、强弱及持续时间，如静脉用药直接进入血液循环，立即发生效应，较易发生不良反应；口服刺激性药物可引起恶心、呕吐等。

4. 用药持续时间 长期用药易发生不良反应，甚至发生蓄积而中毒。

5. 药物相互作用 联合用药不当，药物之间可以产生相互作用，不良反应的发生率亦随之增高。

6. 减药或停药 减药或停药也可引起不良反应，例如治疗严重皮疹，停用皮质激素或减药过快时，会产生反跳现象。

三、合理用药

随着社会的发展，如何安全、有效、合理用药已成为社会关注的热点。WHO 提出合理用药的标准是：①处方药应为适宜的药物；②在适宜的时间，以公众能支付的价格保证药物供应；③正确地调剂处方；④以准确的剂量、正确的用法和用药日数服用药物；⑤确保药物质量安全有效。

临床上对药品的要求不仅仅局限于对疾病的治疗作用，同时也要求所使用的药品应当尽可能少地出现药物不良反应。近年来关于药物不良反应的报道和讨论比较多，已引起了各方面的注意。根据 WHO 报告，全球有 1/3 患者是死于不合理用药，而不是疾病本身。在我国，不合理用药情况也相当严重，每年由于滥用抗生素引起的耐药菌感染所造成的经济损失达百亿元以上。不合理用药危害人类健康与生命安全，不但浪费了有限的社会资金和增加了个人经济负担，也使人类生存空间和资源日益匮乏。

不合理用药形式多样，例如选药不当、不合理的剂量和疗程、使用无确切疗效的药物、给药方案不合理、联合用药不合理和忽略配伍禁忌等。另一方面，患者因素也是重要原因之一，如凭经验自行购买 OTC 药，随意增减药物用量、不按时服药、不分疗程乱服药、因治病心切大剂量频繁服药等。

第四节　中国食物成分表的内容及使用方法

中国食物成分表（附录十四）是慢病调理师的工具书。在实际工作中经常需要查阅食物成分表，所以每位慢病调理师都要学会。

中国食物成分表所列食物品种是我国居民的主要食品，包括主食和副食。每种食物的营养素含量是具有全国代表性的数值，它不是含量最高的也不是含量最低的数值，而是一个适中的数值，也就是说全国各地的人都可以采用此数值，而不至于过高或过低地估计。

1. "中国食物成分表"基本知识

（1）食物编码："中国食物成分表"所列食物以原料为主，包括 1000 多种食物的营养成分数据，每条食物名录前均有基于"食物类和亚类"的食物编码，方便将膳食调查数据录入计算机。"中国食物成分表"的食物编码由 6 位数组成，其中前两位数字是食物的类别编码，第 3 位数字是食物的亚类编码，最后 3 位数字是食物在亚类中的排序号。如鸡蛋的食物编码为"11 - 1 - 103"，其中前两位数字"11"是食物的类别编码，第 3 位数字"1"是食物的亚类编码，最后 3 位数字"103"是食物在亚类中的排序号。

（2）市品与食部：直接从市场上买回来的食物称为市品。从市场上购买的食物有些具有不可食的部分。从市场上购买的食物，按照通常的加工、烹调方法和食用习惯去掉其中不可食部分，剩余的即为可食部分，简称为食部。例如，市场购买的香蕉一般是带有香蕉皮的，香蕉剥皮后的重量为食部的重量。食物成分表中"食部"一栏的系数表示某一食物中可食部分占市品的百分比（即每 100g 市品中有多少克是可食的）。

（3）营养成分含量："中国食物成分表"中各营养成分含量是指每 100g 可食部分的营养成分含量。

2. 各种营养素的计算方法和说明

（1）能量："能量"不是直接测定的，而是由蛋白质、碳水化合物和脂肪的含量计算出来的，每 1 克蛋白质或 1 克碳水化合物在身体内可产生 4 千卡（kcal）能量，而每 1 克脂肪可产生 9 千卡能量。每 1 千卡相当于 4.184 千焦耳（kJ）。过去习惯地以 kcal 表示"能量"的计量单位，而现在国际通用的计量单位为 kJ，故本表中"能量"一栏列出两种计量单位，即 kcal 和 kJ。

（2）蛋白质：表中"蛋白质"一栏是指粗蛋白，它除了蛋白质以外，还含有一点其他的含氮物质，故不是纯蛋白质。但各国食物成分表中均以"蛋白质"表示，而不用"粗蛋白"表示。人们在计算食物中蛋白质时可按表中所列数据值计算。

（3）碳水化合物：不是直接测定的值，而是计算出来的，成分表中均以 100g 可食部计算，因此 100g 食物中的碳水化合物的计算即：

碳水化合物（g）=［100 -（水分 + 蛋白质 + 脂肪 + 膳食纤维 + 灰分）］g

（4）膳食纤维：膳食纤维是植物细胞壁的组成成分，它不是由一种成分构成的，它包括很多组分，如纤维素、半纤维素、木质素等不可溶纤维，另外还有果胶、树脂等可溶性纤维。本表中所列的数据为不可溶性纤维，不包括可溶性纤维。可溶性纤维在水果和豆类中含得较多，略少于不可溶性纤维，而谷类食品中只含少量可溶性纤维，主要含不可溶性纤维。

（5）维生素 A（VA）、胡萝卜素和视黄醇当量：维生素 A 学名为视黄醇，维生素 A 和胡萝卜素的含量以视黄醇当量（微克）为计量单位，这是因为胡萝卜素在人体内可转变成维生素 A，但 1 微克胡萝卜素在人体内只起到相当于 0.167 微克维生素 A 所起到的作用。而 1 微克 VA 起到的作用相当于 1 微克视黄醇，所以在表示维生素 A 和胡萝卜素的含量时都以视黄醇当量计算。动物性食物一般只含有 VA 而不含有胡萝卜素，但植物性食物中只有胡萝卜素而不含 VA。为了以它们的生理功效计算含量，就将 VA 的含量折合成含多少微克的视黄醇当量。

$$1 微克 VA = 1 微克视黄醇当量，1 微克胡萝卜素 = 0.167 微克视黄醇当量$$

（6）B 族维生素：B 族维生素有很多种，本表中仅列出了维生素 B_1（VB_1，又称硫胺素）和维生素 B_2（VB_2，又称核黄素）。它们都是可溶于水的维生素，故又称为水溶性维生素。

（7）维生素 C（VC）：又称抗坏血酸。表中只列出食物中总抗坏血酸的含量，它包括氧化型地和还原型的 VC。水果中含有还原型 VC。两种类型的 VC 在体内均起到相同的生理作用。

（8）元素钙（Ca）：是身体内需要较多的元素，称之为常量元素。铁（Fe）、锌（Zn）和碘（I）是人体内含量较少的元素，称之为微量元素。但它们都是人体所必需的元素，而且必须从食物中取得。本表中只列出了这四种最为重要的元素。

（9）脂肪：脂肪是由三酰甘油和脂肪酸构成的。

（10）酒类：酒类的主要成分是乙醇（酒精），它为人体提供的营养主要是能量，每 1 克酒精在身体内可提供 7 千卡（kcal）能量。酒的度数是由酒中含有的乙醇毫升（ml）数决定的，例如每 100ml 酒中有 58ml 是酒精则此酒的度数即为 58 度，但所含酒精的重量，实际上则只有 50 克，因此只产生 350 千卡能量。白酒只供给能量，其他种类的酒中所含营养素也很少；啤酒中含有少量的 B 族维生素和蛋白质。因为酒类和其他食物相比含营养素很少，因此表中未列出其他营养素的含量。

3. 表中符号的说明　食物成分表中所用符号有以下几种。

（1）"…"表示"未检出"，就是说这种营养素未能检测出来，但不表示这种食物中绝对没有这种营养素，而是含量太少了，测不出来。

（2）"－－－"表示未测定，即这种营养素未做检测，但不表示该食物中没有这种营养。

（3）"微量"表示测出的营养素含量太少，由于表格位置的限制无法将具体数值列入表中。

（4）"0"表示该食物中不含这种营养素。

第五节　常见食物的份量和重量估计

估计常见食物的份量和重量是慢病调理师一个比较重要的基本功，需要练习和掌握。

"量化"食物是理解和实践膳食指南的重要手段。在学术上我们通常用"克""千克"等单位来表达食物的量；传统上，大家也常用到"斤"或"两"等计量单位购买食物；生活中，大家常常模糊描述如"一把""一碗""一个"等估计食物的量。为了更好地结合生活实践，2016 版膳食指南特别提出"食物标准份量"的概念，力求使其相对"量化"和"形象"化，达到食物定量的效果。"份量"为居民更好地理解和实施膳食指南提供了新手段，在选择食物的基础上，更容易把握食物用量和平衡膳食。

1. 食物份和份量确定原则　食物份（portion）是消费者日常膳食包括在家和在外就餐时，一次食物的摄入单位。2016 版膳食指南制定了食物份量（serving size），指标准化的一份食物可食部分的数量，用于膳食指南的定量指导。

食物份量的确定，主要根据能量或蛋白质含量换算，也参考了全国膳食调查中食物摄入量统计结果，以及其他国家的份量确定方法。确定食物份量的目的是帮助慢病调理师估计食物重量，定量饮食，更好地实现膳食指南推荐食物量的目标，更好地控制每天摄入食物的量和总能量，有助于控制体重。

推荐的食物份量首先确定代表性食物份量，然后再用代表性食物换算为常见食物的份量，其确定方法如下所述。

（1）能量一致原则：对于谷类、薯类、禽畜肉、蛋类、坚果、某些碳水化合物含量较高的鲜豆类和根类蔬菜、糖分高的水果等，食物之间以含有相同的能量进行折算。

（2）蛋白质等量原则：在能量一致的原则下，对于乳制品、豆类及豆制品同类产品要同时考虑食物所提供的蛋白质应该与同一类食物的含量水平近似。例如液态奶为代表性食物，当与酸奶折算时，应在能量相当的情况下，根据蛋白质含量与酸奶之间进行折算。

（3）份量参考：通过中国居民营养与健康调查中的膳食摄入量统计分析，确定此习惯摄入量为代表性食物的份量基础，然后参考和比较其他国家及地区的份量。通过修约如尽量取整数、避免小数、与实际包装一致等方法来修正和确定最终的食物标准份量。

2. 量具和参照物　为了将份量与实际生活相关联，经过技术工作组调研，确定了常见标准量具式物品及手势作为参照物，希望通过不断探索经验，熟悉食物份量和掌握估量食物的方法。推荐的标准物品规格和用途见表 5 - 1、表 5 - 2。

表 5 - 1　标准物品定义和用途

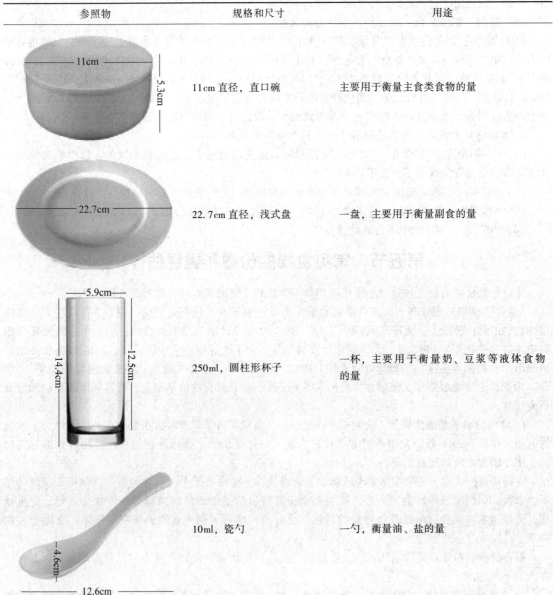

参照物	规格和尺寸	用途
	11cm 直径，直口碗	主要用于衡量主食类食物的量
	22.7cm 直径，浅式盘	一盘，主要用于衡量副食的量
	250ml，圆柱形杯子	一杯，主要用于衡量奶、豆浆等液体食物的量
	10ml，瓷勺	一勺，衡量油、盐的量

续表

参照物	规格和尺寸	用途
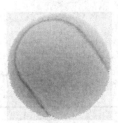 乒乓球		比较鸡蛋、奶酪和肉的大小
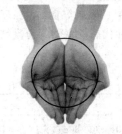 网球		比较水果大小

表 5－2　参考手势的定义和用途

参照物	规格和尺寸	用途
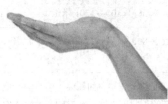	两手并拢，一捧可以托起的量	双手捧，衡量蔬菜类食物的量
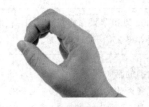	一只手可以捧起的量	单手捧，对于大豆、坚果等颗粒状食物，单手捧为五指弯曲与手掌可拿起的量
	示指与拇指弯曲接触可拿起的量	一把，衡量叶茎类蔬菜的量；一手抓起或握起的量，衡量水果的量
	一个掌心大小的量	一个掌心，衡量片状食物的大小

续表

参照物	规格和尺寸	用途
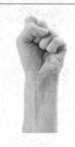 五指向内弯曲握拢的手势的大小的量	一拳，衡量球形、块状等食物的大小	
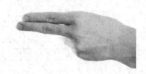 两指厚长	两指，衡量肉类、奶酪等	

* 以中等身材成年女性的手为参照

3. 食物标准份量 根据中国居民膳食指南建议的五类食物和多个食物组，在每组食物中，选取消费频率高或消费量大、对营养素贡献权重大的食物作为该类食物中的代表性食物。

例如谷类食物，选择馒头、米饭作为代表性食物，其份量值是以等同能量（700～750kJ 或 160～180kcal）来确定，相当于面粉、大米 50～60g 为"一份"。对于蔬菜、水果、坚果等食物，由于种类多，则按照嫩叶茎类、富含碳水化合物或能量值等原则来划分类别，11 种代表性食物的份量结果见表 5－3。

表 5－3 常见食物的标准份量（以可食部计）

食物类别		g/份	能量（kcal）	备注
谷类		50～60	160～180	面粉 50g ＝ 70～80g 馒头 大米 50g ＝ 100～120g 米饭
薯类		80～100	80～90	红薯 80g ＝ 马铃薯 100g（能量相当于 0.5 份谷类）
蔬菜类		100	15～35	高淀粉类蔬菜，如甜菜、鲜豆类，应注意能量的不同，每份的用量应减少
水果类		100	40～55	100g 梨和苹果，能量相当于高糖水果如枣 25g，柿子 65g
畜禽肉类	瘦肉（脂肪含量 ＜10%）	40～50	65～80	瘦肉的脂肪含量 ＜10% 肥瘦肉的脂肪含量为 10%～35% 肥肉、五花肉脂肪含量一般超过 50%，应减少食用
	肥瘦肉（脂肪含量 10%～35%）	20～25	65～80	
水产品类	鱼类	40～50	50～60	鱼类蛋白质含量 15%～20%，脂肪 1%～8%，虾贝类蛋白质含量 5%～15%，脂肪 0.2%～2%
	虾贝类		35～50	

食物类别		g/份	能量（kcal）	备注
蛋类（含蛋白质7g）		40～50	65～80	一般鸡蛋50g，鹌鹑蛋10g，鸭蛋80g左右
大豆类（含蛋白质7g）		20～25	65～80	黄豆20g＝北豆腐60g＝南豆腐110g＝内酯豆腐120g＝豆干45g＝豆浆360～380ml
坚果类（含油脂5g）		10	40～55	淀粉类坚果相对能量低，如葵花籽仁10g＝板栗25g＝莲子20g（能量相当于0.5份油脂类）
乳制品	全脂（含蛋白2.5%～3%）	200～250ml	110	200ml液态奶＝20～25g奶酪＝20～30g奶粉
	脱脂（含蛋白质2.5%～3%）	200～250ml	55	全脂液态奶脂肪含量约3%脱脂液态奶脂肪含量约<0.5%
水		200～250ml	0	

注：1. 谷类按能量一致原则或40g碳水化合物进行代换。薯类按20g碳水化合物等量原则进行代换，能量相当于0.5份谷类。

2. 蛋类和大豆按7g蛋白质，乳类按5～6g蛋白质等量原则进行代换。脂肪不同时，能量有所不同。

3. 畜禽肉类、鱼虾类以能量为基础进行代换，参考脂肪含量区别。

4. 坚果类按5g脂肪等量原则进行代换，每份蛋白质大约2g。

第六节　食物营养成分的计算

食物营养是身体发育和维系健康最重要的条件。人都是由一个小细胞生长发育而来的，食物营养是人体物质的源泉，人摄取食物主要是为了获得食物中的营养。食物的营养成分主要包括蛋白质、脂肪、碳水化合物、维生素、无机盐类和水等，其中三大产能营养素可以提供身体细胞需要的能量。

慢病调理师需要懂得计算每天通过膳食摄入的营养，这是营养师做膳食评价的基础，是营养师的基本功之一，必须掌握。

在实际工作中，食物能量和营养成分的计算常有两种方法，即用手工和膳食软件来计算。

一、手工计算

根据膳食调查所得的个体食物摄入量，通过查阅《中国常见食物成分表》中各种食物的能量及营养素的含量来进行计算。在计算时要注意以下两点。

（1）调查的食物是生重还是熟重，因为食物成分表中绝大多数食物指的是生重食物，若记录的是熟重，须利用生熟比换算为生重，再按食物生重查表来计算营养含量。

例5-1　100g大米加水1000g煮成大米粥800g，请计算大米粥的生熟比值；某人吃了大米粥300g，请计算其实际摄入大米多少克。

生熟比值＝生食总量/熟食总量＝100g÷800g＝0.125

某人实际摄入大米量＝实际摄入熟食量×生熟比值＝300×0.125＝37.5（g）

（2）调查的食物是市品重量还是可食部分重量。注明可食部分或实际摄入量都是以100%计算；注明是市品则需要用食部进行换算。

①计算一定量市品所含能量的公式为：

某食物能量含量＝市品重量×食部（%）×100g该食物能量含量（%）。

例 5 - 2 请计算 50g 鸡蛋所含的能量。

查阅中国食物成分表可知，鸡蛋食部为 88%，100g 鸡蛋含热量 156kcal。

50g 鸡蛋可提供的能量 = 50g×88%×156%（kcal/100g）= 68.6（kcal）。

②计算一定量市品中的某营养成分含量的公式为：

某营养成分含量 = 市品重量×食部（%）×营养成分含量（%）。

例 5 - 3 请计算 50g 鸡蛋的蛋白质含量。

查阅中国食物成分表可知，鸡蛋食部为 88%，100g 鸡蛋含蛋白质 12.8g。

50g 鸡蛋可提供的蛋白质 = 50g×88%×12.8% = 5.6（g）。

例 5 - 4 请计算 200g 河虾中蛋白质的含量。

查中国食物成分表可知河虾的食部为 86%、蛋白质含量为 16.4%。

200g 河虾中蛋白质的含量 = 200g×86%×16.4% = 128.2（g）。

二、软件计算

目前国内有多种膳食计算软件，有条件的个人和单位可以购买膳食软件来做膳食计算等工作。目前使用膳食软件来进行膳食计算、膳食评价和食谱编制，已经成为众多膳食机构最普遍的工作方式。在使用软件进行膳食调查分析时，只要收集生食总量、熟食总量、剩余量即可完成操作。

一般的膳食计算软件集合了膳食调查、膳食计算、膳食评价和食谱制定几个模块，大大简化了以往手工计算的繁琐过程，并能科学合理地评价膳食级别，为疾病防治提供合理的膳食餐单，对许多膳食机构而言是进行膳食管理最为科学的模式，提升了膳食管理的质量。

（一）使用膳食软件进行膳食调查

膳食调查包括了就餐人数登记、每日食物用料登记以及膳食调查报告等模块，通过对调查期间人数统计后台完成人日数的计算，每日各类食物实际生食量的统计，最后分析生成调查机构每人每日实际摄入食物的营养分析及评价报告。该模块可设置成称重法和记账法。

（1）就餐人数登记是要求将每天就餐人数进行登记。见图 5 - 2。

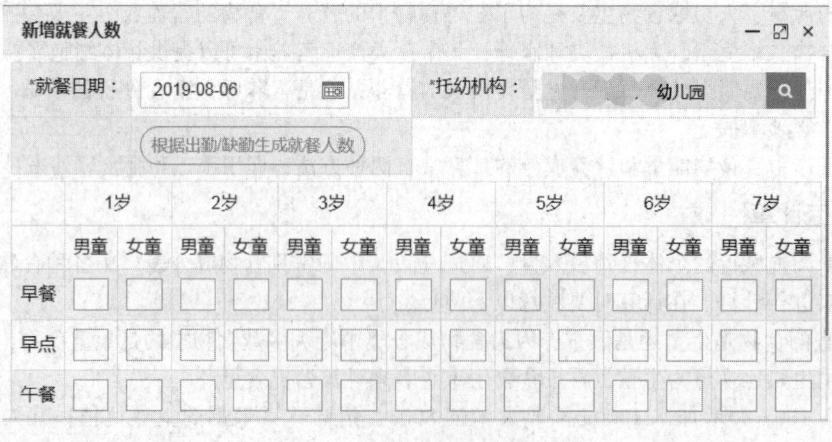

图 5 - 2　就餐人数登记截图

（2）每日食物用料登记：主要功能在于对每日的食物用料情况进行登记，以便计算混合 DRIs。该功能快捷录入的模式是通过点击"读取日期食物用料"的按钮，系统会根据带量食谱自动生成食物用料登记的数据，方便操作者就食物的熟食量和剩余量数据的录入。见图 5 - 3。

（3）膳食调查报告：如图 5 - 4，该模块是在完成上两步对就餐人数登记及食物用料登记后，最后统计计算出的混合人均膳食摄入量。通过点击查询，选择所做膳食调查的时间，即可获得膳食调查的膳食统计表。图 5 - 5 为膳食调查结果综合表。

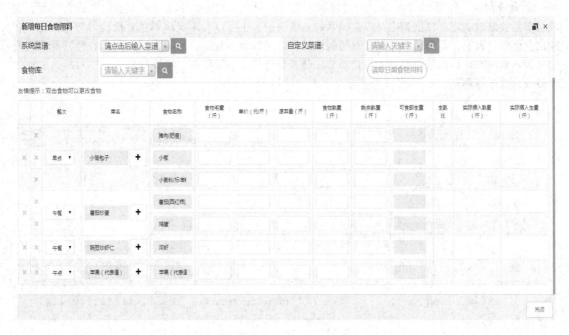

图 5 – 3　每日食物用料登记截图

日期	餐次	1岁男童	1岁女童	2岁男童	2岁女童	3岁男童	3岁女童	4岁男童	4岁女童	5岁男童	5岁女童	6岁男童	6岁女童	7岁男童	7岁女童
							就餐人数清单								
2019-08-05	早点					1		1				1			
2019-08-05	午餐					1		1				1			
2019-08-05	午点					1		1				1			

食物用料清单

食物名称	数量(公斤)	食物名称	数量(公斤)	食物名称	数量(公斤)
薹活(鲜薹)	3	花生油	0.021	猪肉(肥瘦)	0.054
小白菜青菜	0.15	牛乳	0.36	精盐	0.006
河虾	0.03	豌豆(带荚)(回回豆)	0.06	稻米(代表值)	0.195
苹果	0.21				

营养素占参考摄入量的百分比

	热量(千卡)	热量(千焦)	蛋白质(克)	脂肪(克)	视黄醇当量(微克)	维生素A(微克)	胡萝卜素(微克)	维生素B1(毫克)	维生素B2(毫克)	维生素C(毫克)	钙(毫克)	锌(毫克)	铁(毫克)	钠(毫克)
摄入量	716.3	2997.5	40.8	19.6	36.2	122.3	106.3	1	1	54	278.8	11.5	14.7	999.7
推荐量	691.7	2894.6	15.8	23.1	-	171.7	-	0.4	0.3	23.3	366.7	2.5	4.8	416.7
摄入百分比	103.6%	103.6%	257.5%	84.6%	-	71.3%	-	278.5%	306.4%	231.6%	76%	458.2%	305%	239.9%
评价	正常	正常	高	正常	-	正常	-	高	高	高	正常	高	高	高

三大营养素热量占总热量的百分比		脂肪		蛋白质		碳水化合物		优质蛋白质		
		要求	现状	要求	现状	要求	现状	要求	豆类	动物性食物
摄入量	(千卡)	214.9-250.7	176	86-107.4	163.1	358.1-429.8	425.4	摄入量(克) ≥20.4	0(0%)	7.4(18.1%)
	(千焦)	899.3-1049.1	736.7	359.7-449.6	682.5	1498.8-1798.5	1780.2			
占总热量%		30-35	24.6	12-15	22.77	50-60	59.39	占蛋白质总量% ≥50	7.4(18.1)偏低	

图 5 – 4　膳食调查报告截图

（二）使用膳食软件制定食谱

食谱制定包括就餐对象管理、食谱制订、食谱查询打印三个模块，帮助完成机构每周带量食谱。

1. 就餐对象管理　如图 5 – 6 所示，可以定义餐次，如早餐、早点、午餐、午点，以及人群结构和数量，如 3 岁女童 20 人，3 岁男童 30 人，4 岁女童 50 人等。成人也要定义餐次。设定好就餐对象以后，就可以开始进行食谱制定了。

2. 食谱制定　如图 5 - 7 所示，通过对每天定义的早/中/晚餐次中菜谱库或食物库进行选择，完成对带量食谱的制定。食谱制定可以选择系统自带菜谱，也可以自定义编辑膳食机构的特色菜谱。在制定食谱的过程中，系统会自动实时对所制定的食谱进行营养分析，分析食谱中所含各种营养素的配比是否达到国家推荐的量以及三大热量百分比是否合理等。如需微调，可在带量食谱中对所选食物的种类或数量进行调整。

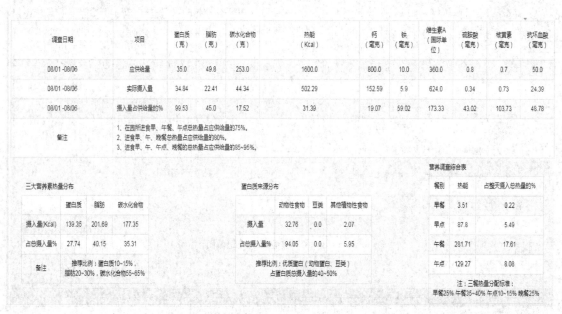

调查日期	项目	蛋白质（克）	脂肪（克）	碳水化合物（克）	热能（Kcal）	钙（毫克）	铁（毫克）	维生素A（国际单位）	硫胺酸（毫克）	核黄素（毫克）	抗坏血酸（毫克）
08/01 -08/06	应供给量	35.0	49.8	253.0	1600.0	800.0	10.0	360.0	0.8	0.7	50.0
08/01 -08/06	实际摄入量	34.84	22.41	44.34	502.29	152.59	5.9	624.0	0.34	0.73	24.39
08/01 -08/06	摄入量占供给量的%	99.53	45.0	17.52	31.39	19.07	59.02	173.33	43.02	103.73	48.78
备注	1、在园所进食早、午餐、午点热量占应供给量的75%。2、进食早、午、晚餐总热量占应供给量的80%。3、进食早、午、午点、晚餐的总热量与应供给量的85~95%。										

三大营养素热量分布

	蛋白质	脂肪	碳水化合物
摄入量(Kcal)	139.35	201.69	177.35
占总摄入量%	27.74	40.15	35.31
备注	推荐比例：蛋白质10~15%，脂肪20~30%，碳水化合物55~65%		

蛋白质来源分布

	动物性食物	豆类	其他植物性食物
摄入量	32.76	0.0	2.07
占总摄入量%	94.05	0.0	5.95
备注	推荐比例：优质蛋白（动物蛋白、豆类）占蛋白质总摄入量的40~50%		

营养调查综合表

餐别	热能	占整天摄入总热量的%
早餐	3.51	0.22
早点	87.8	5.49
午餐	281.71	17.61
午点	129.27	8.08

注：三餐热量分配标准：
早餐25% 午餐35~40% 午点10~15% 晚餐25%

图 5 - 5　膳食调查结果综合表

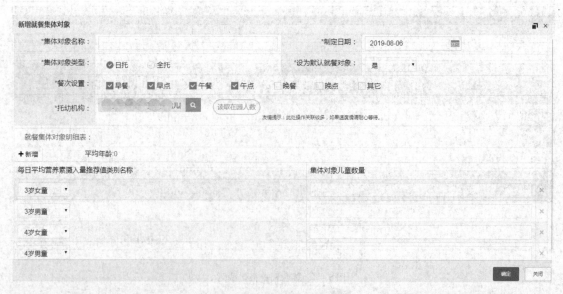

图 5 - 6　就餐对象管理软件截图

3. 食谱查询打印　如图 5 - 8 所示，点击查询后选择所需打印食谱的时间，即可获得想要的食谱，既可导出成 excel 文件，方便编辑和保存；也可直接打印预览后打印出来粘贴在工作栏中方便查看。此功能还可以打印出一周食谱的营养分析报告，也可生成采购用料清单，方便食物采购人员确认每天采购物品的品种和数量。

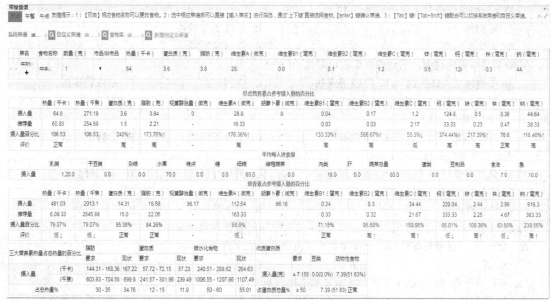

图 5-7　带量食谱制定截图

图 5-8　食谱查询打印截图

练习题

一、理论练习题

（一）选择题（选择一个正确的答案）

1. 出现持续压榨性或窒息性胸部闷痛，最可能的诊断是（A）。
   A. 急性心肌梗死　　　　B. 肋间神经痛　　　　C. 食管炎　　　　D. 自发性气胸

2. 反复发作的上腹部饭后疼痛，服碱性药物可缓解，提示（A）。
   A. 胃溃疡　　　　　　　B. 十二指肠溃疡　　　C. 食管炎　　　　D. 胆囊炎

3. 下列哪项是引起头痛的全身性疾病？（C）
   A. 贫血　　　　　　　　B. 偏头痛　　　　　　C. 脑供血不足　　D. 脑外伤后遗症

4. 胸痛多在休息时发生，活动时或转移其注意力可消失，最可能的诊断是（D）。
   A. 急性心肌梗死　　　　B. 急性心包炎　　　　C. 胸膜炎　　　　D. 心脏神经症

5. 咳大量脓臭痰最常见的疾病是（A）。
    A. 肺脓肿   B. 慢性支气管炎
    C. 大叶性肺炎   D. 支气管哮喘

6. 咳嗽与咳痰疾病中，下列哪些疾病最常见？（B）
    A. 中枢神经系统疾病   B. 呼吸道疾病   C. 胸膜疾病   D. 心血管疾病

7. 5 岁男孩，在家中玩耍时突然出现呼吸困难，面部青紫，"三凹征"阳性，并听到单一高调的哮鸣音，最可能的诊断是（A）。
    A. 气管异物   B. 急性喉炎   C. 支气管哮喘   D. 急性支气管炎

8. 呕吐大量隔夜宿食可见于（D）。
    A. 急性胃炎   B. 慢性胃炎   C. 消化性溃疡   D. 幽门梗阻

9. 呕血最常见的疾病是（B）。
    A. 消化性溃疡   B. 食管静脉曲张破裂出血
    C. 胃癌   D. 急性胃黏膜病变

10. 女 45 岁，排便疼痛伴鲜红色血便 3 天，出血最可能来自（B）。
    A. 胃   B. 直肠   C. 空肠   D. 降结肠

11. 下列引起腹泻的疾病中哪项是肠道非感染性病变？（D）
    A. 肠结核   B. 慢性阿米巴痢疾   C. 伤寒   D. 溃疡性结肠炎

12. 心源性水肿者，其水肿常先出现于（D）。
    A. 腹腔   B. 眼睑   C. 胸腔   D. 人体的最低部位

13. 青壮年咯血最常见于（C）。
    A. 支气管炎   B. 二尖瓣狭窄   C. 肺结核   D. 肺癌

14. 膀胱刺激征最常见于下列哪种疾病？（C）
    A. 尿毒症   B. 急性肾炎   C. 急性肾盂肾炎   D. 慢性肾炎

15. 引起白细胞总数增高的病因，不包括（D）。
    A. 急性感染   B. 急性大出血   C. 急性中毒   D. 剧烈劳动

16. 外周血中性粒细胞核左移常见于（C）。
    A. 恶性肿瘤晚期   B. 缺铁性贫血   C. 急性化脓性感染   D. 巨幼细胞贫血

17. 大三阳一般是指（C）。
    A. HBsAg 阳性
    B. HBsAg 阳性、抗 – HBe 阳性
    C. HBsAg 阳性、HBeAg 阳性、抗 – HBc 阳性
    D. HBsAg 阳性、抗 – HBc 阳性、抗 HBe 阳性

18. 四种肝炎病毒中，核心为 DNA 基因组而外壳为 HBsAg 的是（B）。
    A. HAV   B. HBV   C. HCV   D. HDV

19. 以下（B）说法是不正确的。
    A. 急性病毒性肝炎 ALT 会显著升高
    B. 急性病毒性肝炎 AST 一般会明显下降
    C. 急性心梗时，肌酸激酶显著增高
    D. 急性胰腺炎时，血淀粉酶会显著升高

20. 血清甲种胎儿球蛋白（AFP）测定，主要用于诊断（A）。
    A. 原发性肝癌   B. 继发性肝癌   C. 肝炎   D. 肝硬化

21. 临床怀疑痛风的患者，应当选择的检查是（C）。
    A. 血肌酐   B. 血尿素氮   C. 血尿酸   D. 血肌酸

22. 能降低血糖，同时促进糖原、脂肪、蛋白质合成的激素是（A）。
    A. 胰岛素   B. 胰高血糖素   C. 糖皮质激素   D. 甲状腺素

23. 葡萄糖耐量试验对诊断（C）有重要意义。

    A. 隐匿型糖尿病　　　　　　　　　　　　B. 1 型糖尿病

    C. 2 型糖尿病　　　　　　　　　　　　　D. 肾上腺皮质功能减退

24. 尿中出现白细胞管型，常提示（B）。

    A. 急性肾小球肾炎　　B. 肾盂肾炎　　　　C. 膀胱炎　　　　　　D. 肾病综合征

25. 尿中结晶体大量增多并伴有较多红细胞时，可能的疾病为（B）。

    A. 肾结核　　　　　　　　　　　　　　　B. 尿路结石

    C. 急性肾炎　　　　　　　　　　　　　　D. 慢性肾炎的急性发作

26. 女性 18 岁。急性起病，发热、左下腹疼痛，里急后重，腹泻 12 次/天，粪便以黏液和脓为主；镜检发现大量白细胞，并可见红细胞和吞噬细胞。最可能的诊断是（D）。

    A. 急性胃肠炎　　　　B. 急性阑尾炎　　　C. 溃疡性结肠炎　　D. 细菌性痢疾

27. 大便常规检查发现红细胞，可见于（A）。

    A. 结肠或直肠炎症　　B. 食管癌　　　　　C. 钩虫病　　　　　　D. 肝硬化

28. 有关药物的组织分布下列叙述正确的是（C）。

    A. 一般药物与组织结合是不可逆的

    B. 亲脂性药物易在脂肪组织蓄积，会造成药物消除加快

    C. 当药物对某些组织具有特殊亲和性时，该组织往往起到药物贮库的作用

    D. 药物制成制剂后，其在体内的分布与原药完全相同

29. 药物在体内以原形不可逆消失的过程是属于（D）。

    A. 吸收　　　　　　　B. 分布　　　　　　C. 代谢　　　　　　　D. 排泄

30. 药物除了肾排泄以外的最主要排泄途径是（A）。

    A. 胆汁　　　　　　　B. 汗腺　　　　　　C. 唾液腺　　　　　　D. 泪腺

31. 肠肝循环发生在（B）。

    A. 肾排泄　　　　　　B. 胆汁排泄　　　　C. 乳汁排泄　　　　　D. 肺部排泄

32. 引起药物不良反应的原因不包括（C）。

    A. 药物方面的原因　　B. 机体方面的原因　C. 肾脏方面的原因　D. 给药方法的影响

33. 药物不良反应的类型不含（B）。

    A. 继发反应　　　　　B. 过度作用　　　　C. 过敏反应　　　　　D. 停药反应

34. 合理用药的原则不包括（C）。

    A. 诊断明确　　　　　　　　　　　　　　B. 根据药理学特点选药

    C. 选副作用小的药物　　　　　　　　　　D. 强调个体化

35. 影响药物吸收的因素不含（C）。

    A. 给药的途径　　　　　　　　　　　　　B. 药物本身的理化性质

    C. 肝功能　　　　　　　　　　　　　　　D. 药物浓度、吸收面积以及局部血流速度

36. 有关中国食物成分表所列食物营养素含量的说法，不正确的是（D）。

    A. 它是具有全国代表性的数值

    B. 它不是含量最高的也不是含量最低的数值

    C. 它是一个适中的数值

    D. 它是一个平均值

37. 有关食物份量的描述，不正确的是（C）。

    A. 食物份是消费者日常膳食一次食物的摄入单位

    B. 食物份量指标准化的一份食物可食部分的数量

    C. 食物份量不宜用于膳食指南的定量指导

    D. 确定食物份量的目的是帮助体重管理师估计食物重量，定量饮食，更好地实现膳食指南推荐食物量的目标。

（二）判断题（正确的在括号内填 A，错误的在括号内填 B）

1. 出现黑便提示下消化道出血。 （B）

2. 咳嗽是一种反射性防御动作。 （A）

3. 非前庭系统性眩晕一般表现有旋转感、摇晃感和移动感等。 （B）

4. 腹痛伴呕吐、反酸提示食管、胃肠病变。 （A）

5. 便秘是指大便次数减少，一般每天少于 1 次。 （B）

6. 症状是指患者主观感受到的不适或痛苦等异常感觉。 （A）

7. 病毒感染时，白细胞计数常常会减少。 （A）

8. 一患者乙肝标志物检查报告单显示表面抗体阳性，其余均为阴性，提示患者一定曾感染过乙肝病毒。 （B）

9. 粪便隐血检查对消化道出血的诊断有重要价值。 （A）

10. 丙型肝炎病毒 RNA（HCV－RNA）测定阳性提示 HCV 复制活跃，传染性强。 （A）

11. 甲状腺的生理功能主要为促进三大营养物质代谢，调节生长发育，促进能量代谢效率。 （A）

12. 肿瘤标记物是指特征性存在于恶性肿瘤细胞或由恶性肿瘤细胞异常产生的物质，或是宿主对肿瘤的刺激反应而产生的物质，并能反映肿瘤发生、发展，监测肿瘤对治疗反应的一类物质。 （A）

13. 抗核抗体（ANA）阳性不但提示风湿病可能，而且有助于判断风湿病的种类。 （B）

14. 用药要遵循能口服不肌注、能输液不肌注的原则。 （B）

15. 任何药物都有不良反应。 （A）

16. 阅读药品说明书是正确用药的前提，特别要注意药物的禁忌、慎用、注意事项、不良反应和药物间的相互作用等事项。 （A）

17. 抗菌药物可以自行购买和使用。 （B）

18. 老年人各组织器官功能都有不同程度的退化，会影响药物在体内的吸收、分布、代谢和排泄。（A）

19. 合理用药是指安全、有效、经济、适当地使用药物。 （A）

20. 药物的转化是指药物在体内肾脏的作用下，化学结构发生改变的过程。 （B）

21. 药物的不良反应是指药品在治疗疾病过程中因错误用药出现的有害和意外的反应。 （B）

22. 中国食物成分表是营养师的工具书，每位营养师都要学会查阅。 （A）

23. 估计常见食物的份量和重量是慢病调理师一个比较重要的基本功，需要练习和掌握。 （A）

24. 直接从市场上买回来的食物称为市品。 （A）

25. 从市场上购买的食物，按照通常的加工、烹调方法和食用习惯去掉其中不可食部分，剩余的即为可食部分，简称为食部。 （A）

26. 中国食物成分表中各营养成分含量是指每 50g 可食部分的营养成分含量。 （B）

27. 食物份量是指标准化的一份食物可食部分的数量，用于膳食指南的定量指导。 （A）

二、技能练习题

1. 请简述头痛的常见病因。

参考答案： 头痛的常见病因有以下几类。

（1）颅脑疾病：脑膜炎、脑炎、脑出血、脑肿瘤、脑挫伤等。

（2）颅外疾病：颅骨肿瘤、颈椎病、三叉神经痛等。

（3）全身性疾病：流感、肺炎、高血压、铅中毒、低血糖、贫血等。

（4）精神心理因素：抑郁症、焦虑症等。

2. 请简述咳嗽与咳痰的常见原因。

参考答案：

（1）呼吸道疾病：呼吸道感染是引起咳嗽、咳痰最常见的原因。

（2）胸膜疾病：胸膜炎、自发性气胸等均可引起咳嗽。

（3）心血管疾病：各种心脏疾病所致的左心衰竭引起肺瘀血或肺水肿时的渗出物可引起咳嗽。

（4）中枢神经因素：脑炎、脑膜炎时可发生咳嗽；皮肤受冷刺激后可引起反射性咳嗽。

（5）其他因素所致的慢性咳嗽：如药物性咳嗽、习惯性咳嗽等。

3. 请简述便秘的常见原因。

参考答案：

（1）功能性便秘

①进食量少，食物缺乏纤维素或水分不足，对结肠运动的刺激减少。

②因工作紧张、生活节奏过快、工作性质和时间变化、精神因素等干扰了正常排便。

③结肠运动功能紊乱：常见于肠易激综合征，部分患者表现为便秘与腹泻交替。

④腹肌及盆腔肌张力差，排便动力不足，难以将粪便排出体外。

⑤滥用泻药，形成药物依赖，造成便秘。

⑥老年体弱，活动少，胃肠动力下降，或肠痉挛致排便困难。

（2）器质性便秘

①直肠与肛门病变引起肛门括约肌痉挛、排便困难造成惧怕排便，如痔疮、肛裂、直肠炎。

②局部病变导致排便无力：如大量腹水、膈肌麻痹、系统性硬化。

③结肠完全或不完全梗阻：如结肠良、恶性肿瘤，各种原因引起的肠粘连、肠扭转、肠套叠。

④腹腔或盆腔内肿瘤压迫：如子宫肌瘤。

⑤全身性疾病使肠肌松弛、排便无力：如尿毒症、糖尿病、甲状腺功能减退症、脑血管意外、皮肌炎等。

⑥药物副作用：如吗啡类、抗胆碱能药、钙通道阻滞剂等。

4. 请简述乙肝六项的临床意义。

参考答案：

（1）HBsAg：是乙肝病毒的外壳，不含 DNA，故 HBsAg 本身不具传染性。HBV 感染者和携带者，HBsAg 均可呈阳性。

（2）抗－HBs：是保护性抗体，可阻止 HBV 穿过细胞膜进入新的肝细胞。抗－HBs 阳性提示机体对乙肝病毒有一定程度的免疫力。

（3）HBeAg：阳性表明处于乙肝活动期，并有较强的传染性。HBeAg 持续阳性，表明肝脏损害较重，且可转为慢性乙肝或肝硬化。

（4）抗－HBs：阳性表示大部分乙肝病毒被消除，复制减少，传染性降低，但并非无传染性。

（5）HBcAg：阳性提示患者血清中有感染性的 HBV 存在，含量较多，复制活跃，传染性强，预后较差。

（6）抗－HBc：抗－HBcIgM 阳性表示目前或近期感染乙肝病毒，抗－HBcIgG 表示曾经或远期感染乙肝病毒。抗－HBcIgG 对机体无保护作用。

5. 请简述血清总胆固醇检查的临床意义。

参考答案：

（1）TC 增高：见于：①动脉粥样硬化所致的心脑血管疾病；②各种高脂蛋白血症、胆汁淤积性黄疸、糖尿病、甲状腺功能减退症、肾病综合征等；③长期吸烟、饮酒、精神紧张和血液浓缩等；④应用某些药物，如糖皮质激素、阿司匹林、口服避孕药、β肾上腺素阻滞剂等。

（2）TC 减低：见于：①甲状腺功能亢进症；②严重的肝脏疾病，如肝硬化和重症肝炎；③贫血、营养不良和恶性肿瘤等；④应用某些药物，如雌激素、甲状腺激素、钙拮抗剂等。

6. 请简述空腹血糖升高的临床意义。

参考答案：

血糖检测是目前诊断糖尿病的主要依据，也是判断糖尿病病情和控制程度的主要指标。空腹血糖（FBG）增高的临床意义如下所述。

（1）FBG 生理性增高：餐后 1～2 小时、高糖饮食、剧烈运动、情绪激动等。

（2）FBG 病理性增高：①各型糖尿病；②内分泌疾病，如甲状腺功能亢进症、巨人症、肢端肥大症、皮质醇增多症、嗜铬细胞瘤等；③应激性因素：如颅内压增高、颅脑损伤、中枢神经系统感染、心肌梗死、大面积烧伤、急性脑血管病等；④药物影响：如噻嗪类利尿剂、口服避孕药、泼尼松等；⑤肝脏和胰腺疾病：如严重的肝病、坏死性胰腺炎、胰腺癌等；⑥其他：如高热、呕吐、腹泻、脱水、麻醉和缺氧等。

7. 请简述血常规检查血红蛋白测定的临床意义。

参考答案：如果血红蛋白（HB）值男性低于 120g/L，女性低于 110g/L，可诊断为贫血，应该进一步检查是什么性质的贫血。

（1）HB 增多：①生理性增多：见于高原居民、胎儿和新生儿、剧烈活动、恐惧、冷水浴等；②病理性增多：见于严重的先天性及后天性心肺疾患、血管畸形及携氧能力低的异常血红蛋白病等；也见于某些肿瘤或肾脏疾病。

（2）HB 减少：①生理性减少：老年人由于骨髓造血功能逐渐降低，可导致红细胞和血红蛋白含量下降。②病理性减少：骨髓造血功能衰竭，如再生障碍性贫血、骨髓纤维化所伴发的贫血；造血原料缺乏，如缺铁性贫血、叶酸及维生素 B_{12} 缺乏所致的巨幼细胞性贫血；因红细胞膜、酶遗传性缺陷或外来因素所致红细胞破坏过多而导致的贫血，如遗传性球形红细胞增多症、地中海性贫血、异常血红蛋白病、免疫性溶血性贫血或某些生物化学性因素所致的溶血性贫血；急性或慢性失血所致的贫血。

8. 请用肝功能检查相关指标来对黄疸作鉴别诊断。

参考答案：血清胆红素、谷丙转氨酶（ALT）和碱性磷酸酶（ALP）同时测定有助于黄疸的鉴别诊断。

（1）溶血性黄疸：非结合胆红素升高，结合胆红素（CB）与总胆红素（STB）比值 <20%，提示为溶血性黄疸。溶血性黄疸主要是由于过多红细胞溶解破裂引起。

（2）肝细胞性黄疸：结合胆红素升高，ALT 活性很高，CB/STB 比值在 20%～50% 之间，ALP 正常或稍高，常为肝细胞性黄疸。主要由肝炎等肝病引起。

（3）梗阻性黄疸：结合胆红素明显升高，CB/STB 比值 >50%，ALP 明显升高，ALT 仅轻度升高，提示梗阻性黄疸。主要是由于胆道结石、胆道蛔虫症、胆道肿瘤等引起的胆道阻塞，或胰头肿瘤压迫、侵犯胆总管所致。

9. 请简述导致药物不良反应的药物方面原因。

参考答案：

（1）药理作用：例如长期大量使用糖皮质激素会使毛细血管变性出血，以致皮肤、黏膜出现瘀点、瘀斑，同时出现类肾上腺皮质功能亢进症。

（2）药物的杂质：药物生产中可能混入微量高分子杂质，亦常渗入赋形剂等，如胶囊的染料常会引起固定性皮疹。

（3）药物的污染：由于生产或保管不当，使药物污染，常可引起严重反应。

（4）药物的剂量：用药量过大，可发生中毒反应，甚至死亡。

（5）剂型的影响：同一药物剂型不同，制造工艺和用药方法不同，往往会影响药物的吸收与血药浓度，亦即生物利用度有所不同。

（6）药物的质量问题。

10. 请简述世界卫生组织提出的合理用药标准。

参考答案：

（1）处方药应为适宜的药物。

（2）在适宜的时间，以公众能支付的价格保证药物供应。

（3）正确地调剂处方。

（4）以准确的剂量、正确的用法和用药日数服用药物。

（5）确保药物质量安全有效。

11. 请简述合理用药的基本原则。

参考答案：

（1）疾病诊断要明确：要针对药物的适应证选择药物，这是合理用药的前提。尽量了解疾病性质和病情严重程度，对因、对症并举，选择有针对性的药物和合适的剂量。

（2）根据药理学特点选药：根据初步选定拟用药物的药效学和药动学知识，全面考虑可能影响药物作用的各种因素，扬长避短，制订包括用药剂量、给药途径、投药时间、疗程长短、是否联合用药等内容的用药方案。

（3）及时完善用药方案：用药过程中既要认真执行已定的用药方案，又要密切观察用药后的反应，判定药物的疗效和不良反应，并及时调整剂量或更换药物。

（4）强调用药个体化：任何药物的作用都有两面性，既有治疗作用，又有不良反应；同时还有药物的相互作用。不同患者对药物作用的敏感性也不同，从而使用药情况更为复杂。因此，用药方案要强调个体化。

（5）适当观察随访：观察是否达到治疗目的，以及是否存在不良反应等。强调定期检查、追踪。

12. 请简述老年人的用药特点。

参考答案：

（1）严格掌握用药指征，合理选择药物，增强药物费用和效果意识。

（2）用药种类尽量少，以减少药物相互作用造成的复杂关系；多病并存者，用能兼顾各种疾病的药，避免重复使用相同或类似的药。

（3）选择最合适的药物、剂量、疗程。老年人用药剂量应比青年人少，一般70岁减少30%，90岁仅用青年人剂量的1/3～1/2；并且应从小剂量开始，根据年龄、体重、肝肾功能及病情，考虑个体化剂量。

（4）给药途径以口服为主，静脉注射慎用。尽量不用损害肝肾的药物，并严密监测肝肾功能。

（5）不宜长时期用一种药物（除终身用药的慢病）。

（6）简化用药方案，勤随访，及时评价疗效、修订方案，加强用药指导和监测，避免忘服、漏服、错服药品。

13. 请计算200g鸡蛋的能量和蛋白质含量，要求写出计算公式。查阅中国食物成分表可知，鸡蛋食部为88%，100g鸡蛋含热量156kcal、蛋白质12.8g。

参考答案：

（1）计算一定量市品所含能量的公式为：

某食物能量含量＝市品重量×食部（%）×100g该食物能量含量（%）

200g鸡蛋可提供的能量＝200g×食部88%×156%（kcal/100g）＝274.4（kcal）。

（2）计算一定量市品中的某营养成分含量的公式为：

某营养成分含量＝市品重量×食部（%）×营养成分含量（%）

200g鸡蛋可提供的蛋白质＝200g×食部88%×12.8%（g/100g）＝22.4（g）。

14. 请计算400g河虾中蛋白质的含量，要求写出计算公式。查食物成分表可知河虾的食部为86%、蛋白质含量为16.4%。

参考答案：

计算一定量市品中的某营养成分含量的公式为：

某营养成分含量＝市品重量×食部（%）×营养成分含量（%）

400g河虾蛋白质含量＝400g×食部86%×16.4%＝56.4（g）。

15. 请简述食物份量确定的原则。

参考答案：

食物份量的确定和换算，主要根据能量或蛋白质含量来进行。

确定食物份量的目的是帮助慢病调理师估计食物重量，定量饮食，更好地实现膳食指南推荐食物量的目标，更好地控制每天摄入食物的量和总能量。

（1）能量一致原则：对于谷类、薯类、禽畜肉、蛋类、坚果、某些碳水化合物含量较高的鲜豆类和根类蔬菜、糖分高的水果等，食物之间以含有相同的能量进行折算。

（2）蛋白质等量原则：在能量一致的原则下，对于乳制品、豆类及豆制品同类产品要同时考虑食物所提供的蛋白质应该与同一类食物的含量水平近似。例如以液态奶为代表性食物，当与酸奶折算时，应在能量相当的情况下，根据蛋白质含量与酸奶之间进行折算。

（3）份量参考：通过中国居民营养与健康调查中的膳食摄入量统计分析，确定此习惯摄入量为代表性食物的份量基础，然后参考和比较其他国家及地区的份量。通过修约如尽量取整数、避免小数、与实际包装一致等方法来修正和确定最终的食物标准份量。

（吴为群）

第六章
营养支持体系

第一节　医院膳食

医院膳食是根据人体的基本营养需求和各种疾病的治疗需要而制定的住院患者膳食，是住院患者获取营养的主要途径。医院常用的膳食种类包括基本膳食、治疗膳食、代谢膳食和试验膳食等，各种膳食的食谱应按膳食常规要求进行设计和配制。在医院对于大多数患者通常选用的膳食是基本膳食和治疗膳食。

一、基本膳食

医院膳食中常用的基本膳食有四种：普通膳食、软饭、半流质和流质。这四种是按质地及加工方法而分的，呈阶梯状，除普通饭与健康人饮食基本相似外，其余几种膳食都是依据不同病情，按加工后食物的性质而制订的。由于住院患者的病情轻重不同、疾病的病因各异、消化、吸收功能不一，故必须按不同情况供给不同饮食，尽量适合病情需要和治疗原则。

（一）普通膳食

普通膳食简称普食，是医院膳食的基础，要求总热量、蛋白质、矿物质、维生素、纤维素和水等均应全面充分地供应，达到平衡膳食的要求，使患者在住院期间不至于因膳食配制不当而致体重减轻或某一营养素缺乏。普食与健康人膳食基本相似，但少用煎炸加工的食物、辛辣食物、刺激性大的食物。一般医院中50%以上的住院患者采用此类膳食，大多数治疗膳食都是在此类膳食基础上衍化而来。

1. 适用范围　应用范围广，占所有膳食的50%~65%。主要适用于在治疗上对膳食无特殊要求的患者；咀嚼和吞咽功能正常、消化功能正常、体温正常或接近正常的患者及恢复期患者等，如外科、妇产科、五官科等非消化道手术前后或恢复期；以及内科非消化道疾病、非危重患者或恢复期患者等。

2. 膳食原则和要求

（1）膳食配制应以均衡营养和接近正常膳食为原则：各种营养素种类齐全和数量充足，相互间的比例合理恰当，能满足大部分患者的营养和治疗的需要。

一般每日膳食总热量宜为2000kcal。蛋白质供给应占总热能的12%~14%，为60~70g，其中动物蛋白质最好达总蛋白的30%，包括动物蛋白和豆类蛋白在内的优质蛋白质共占40%以上为好。脂肪应占总热量的25%~30%，即60~70g，包括主、副食中的膳食脂肪及20g左右烹调油。碳水化合物应占总热量的55%~65%，约为300g/d（275~325g/d）。注意维生素、矿物质和微量元素的补充。每天宜进食300~500g蔬菜，其中黄绿色蔬菜>50%。住院患者视病情确定水的摄入量，通常水的出入量应保持平衡。每天水的需要量随体重、年龄、气候和工作而有差异，一般1500~2000ml/d。

（2）满足饱腹感：每餐膳食应有适当的体积，以满足患者的饱腹感。

（3）注意食物多样化和烹调方法：各餐中主副食多种多样，避免单调；烹调时保持色、香、味、形和美观可口，从而增进食欲。注意有些患者由于疾病口味发生变化，常有各种不适，故应根据具体情况而定，尽量满足患者的口味。

（4）适当分配各餐膳食和热能：将全天的膳食适当地分配于各餐，并符合全日热能分配比例，即早餐 25%～30%，中餐 40%，晚餐 30%～35%。

（5）少用食物：刺激性食物，如尖辣椒等；强烈的调味品，如芥末、胡椒、咖喱等；难以消化的食物，如油炸食物等；过分坚硬的食物，如硬果等；产气过多的食物，如糖类等。

（二）软饭

软饭是一种比普食质地更软、易消化的膳食，是半流质过渡到普食的过渡性膳食，因此食物必须注意改进烹调方法，使之少渣，便于咀嚼，易于消化。注意食物制作时切碎或煮烂，容易造成维生素和无机盐的丢失，故不宜长期使用。如需长期用，应进行必要维生素和无机盐的补充。

1. 适用范围　适用于轻度发烧、消化不良、咀嚼或吞咽不便的患者，老人及 3～4 岁小儿，痢疾、急性肠炎等恢复期患者，肛门、结肠及直肠等手术后患者。

2. 膳食原则

（1）供给平衡膳食：总热量宜为 1800kcal，各种营养素种类齐全和数量适当，相互间的比例合理恰当，尽量符合其相应的热能和营养素推荐摄入量要求，既能保持膳食的平衡，又能满足机体营养和治疗的需要。

（2）食物要求：应供给细软、易咀嚼、易消化的食物，食物须切碎煮烂。主食方面要求米饭、面条等要比普食软而烂，尽量选用馒头、包子、饺子和馄饨等；副食方面肉类选瘦嫩的肉类，如鸡、鱼、虾、肝脏、瘦嫩的猪肉和羊肉，可焖烂食，也可剁成肉末做馅、肉丸子或肉饼；蔬菜和水果选含粗纤维少的，如番茄、瓜类、嫩青菜、香蕉和苹果等，应去皮切碎，可做成菜泥、果泥或汁类；豆类须加工成豆腐、粉丝、粉皮、凉粉或豆腐脑等。

（3）注意补充菜汁、果汁：因软饭中的蔬菜和肉类制作时常需切碎或煮烂，容易造成维生素和无机盐的丢失，故应注意补充。

（4）适当加餐，在两正餐之间或在睡前适当加餐。

（5）禁用食物：油煎炸的食物：炸猪排、炸油条等；生的凉拌菜及含粗纤维的蔬菜：豆芽菜、芹菜、韭菜、甘蓝菜、榨菜、洋葱和青豆等；硬果类食物：如花生、核桃、杏仁和榛子等，但加工成花生酱、杏仁酪和核桃酪等即可食；禁用强烈的调味品：如辣椒粉、芥末、胡椒、咖喱等。

（三）半流质

半流质介于软饭与流质之间，外观呈半流体状态，比软饭更易消化，是限量、多餐的一种饮食。一般半流质由于热能和营养素供给不足，故不宜长期使用。如咀嚼和吞咽有困难者或其他疾病，需长期使用时应按照其膳食摄入量增加膳食数量。

1. 适用范围　一般半流质适用于发烧较高者，身体虚弱者，口腔疾病、耳鼻咽喉部手术者，咀嚼和吞咽有困难者，消化道疾病如腹泻、消化不良者。

2. 膳食原则

（1）供给合理平衡的膳食：总热能每日宜为 1500kcal，全日供给蛋白质 45～56g，脂肪 41～50g，碳水化合物 240g，分别占总能量比例为 12%～15%，25%～30%，60%～65%。各种营养素种类齐全，相互间的比例合理恰当，尽量保持膳食的平衡，满足机体最基本的营养需要。

（2）食物要求：食物必须呈半流体状态、易咀嚼、吞咽和消化，主食全天不超过 300g，可采用米粥、面条、面片、包子、花卷、馒头、馄饨、面包、烤面包片、蛋糕、饼干、苏打饼干、藕粉和营养素等。副食用瘦嫩肉类制成肉泥和小肉丸、蛋类、乳类、加工后的豆类、果汁、少量碎嫩菜叶等。注意食物干稀搭配，甜咸间隔；品种多样化，并注意制作方法，增进食欲和避免营养素丢失。

（3）少量多餐，每天 5～6 餐，其中两餐之间为加餐，能量分配为早餐 25%，加餐 5%，午餐 35%，加餐 5%，晚餐 30%，加餐食物总容量为 300ml 左右。

（4）禁用食物：大块蔬菜、大量肉类、蒸饺、油炸食品如熏鱼和炸丸子等均不可食用。蒸米饭、烙饼等硬而不易消化的食物亦不宜吃。刺激性调味品等均不宜食用。

（四）流质

流质是极易消化、含渣很少、呈流体状态的一种饮食。所供的热量、蛋白质及其他营养素均易缺乏，故不宜长期使用。常用流质可分为普通流质、清流质、浓流质、冷流质、不胀气（忌甜）流质五种。

1. 适用范围 高热、急性传染病、病情危重及一般手术后患者宜进普通流质；食管及胃肠道大手术前后者进食清流质；口腔手术后吞咽困难者进浓流质；喉部或扁桃体手术者进冷流质；腹部手术后进不胀气流质（忌甜）。

2. 膳食原则

（1）能量供给：每天总热量 800kcal 左右，全日供给蛋白质 20～30g，脂肪 30g，碳水化合物130g。如需长期使用应增加供给量，增加膳食种类和数量，或采用匀浆膳和要素膳。

（2）食物形式：食物均为流体，易吞咽，易消化，配制咸甜相间，增进食欲。注意食物品种多样化和制作方法，增进食欲和避免营养素丢失。

（3）少量多餐，每天 6～7 餐，每餐 250ml 左右，每日总量 2000ml 左右。

（4）适量加脂肪：为增加患者饮食中的热量，在病情允许的情况下，可给予少量的、易消化的脂肪，如奶油、黄油、花生油、芝麻油等。

（5）五种流质的具体要求

①流质：常用米汤、蛋花汤、蒸蛋、麦乳精、牛奶、菜汁、果汁、各种肉泥汤、藕粉等。如需高热量或需长期使用，应选用浓缩的食品，如鸡蓉汤、奶粉、可可粉，以及营养素、匀浆膳和要素膳等。常用于肺炎等高热患者，外科甲状腺切除术及一般手术后患者。

②清流质：选用不含任何渣滓及产气的液体食物，如过筛肉汤、菜汤、米汤和很薄的藕粉等，禁用牛奶、豆浆及过甜的食物。

③浓流质：以无渣较稠的食物为宜，如鸡蛋薄面糊、较稠的藕粉、牛奶、鸡蓉汤、奶粉、可可粉，以及营养素、匀浆膳和要素膳等。

④冷流质：可用冰淇淋、冷牛奶、冰砖、冷米汤等。

⑤不胀气流质：即忌甜流质，除忌用蔗糖、牛奶、豆浆等产气食物外，其余同流质。

二、治疗膳食

治疗膳食是根据疾病治疗的需要，在总热能和个别营养素的配比方面加以适当地调整，从而辅助治疗，达到治疗目的的一种饮食。

（一）高蛋白膳食

提高每日膳食中的蛋白质含量，供给量在保障所需能量的基础上以标准体重计算，每日每千克标准体重 1.2～2g，蛋白质供能占总能量的 15%～20% 为宜。

1. 适用范围 各种原因引起的营养不良、低蛋白血症；代谢亢进性疾病和慢性消耗性疾病，如甲状腺功能亢进、烧伤、结核病、神经性厌食、抑郁症、肿瘤等；重度感染性疾病，如肺炎、伤寒、重度创伤、脓毒血症；大手术前后。

2. 膳食原则

（1）在供给充足热量的基础上，增加膳食中的蛋白质，但以不超过总能量的 20% 为宜，每日总量 90～120g，其中蛋、奶、鱼、肉等优质蛋白质占 1/2～2/3。选择畜肉类注意同时增加的脂肪量，以鱼、虾、禽类和大豆类为宜。碳水化合物占总能量不低于 50%，才能保证蛋白质充分吸收利用。能量估算与实际需要及患者的接受程度往往有差距，要合理调整。

（2）对食欲良好的患者可在正餐中增加蛋、肉、奶等优质蛋白质丰富的食物。对食欲欠佳的患者可采用含 40%～90% 蛋白质的高蛋白配制剂，如酪蛋白、大豆分离蛋白、乳清蛋白等制品，以增加其蛋白质的摄入。

（3）原则上一日三餐，食欲差、儿童、老年人等可增加餐次。久禁食、食管疾病、神经性厌食、儿科疾病等患者，因长期处于饥饿或半饥饿状态，不宜立即供给高蛋白饮食，应从低蛋白流食开始，每次 200～300ml。一日 5～6 次，适应 2～3 天后，逐步增加。对于老年人、胃肠功能差和营养不良病程较长的患者，增加蛋白质要多次少量、循序渐进，并注意观察肾功能。

（4）食物选择要多样化，制作清淡。适当增加含钙丰富的食物。

（二）低蛋白膳食

控制膳食中的蛋白质含量，以减少含氮的代谢产物，减轻肝、肾负担，在控制蛋白质摄入量的前提下，提供充足的能量、优质蛋白质和其他营养素，以改善患者的营养状况。要根据患者的肾功能损伤情况，决定其蛋白质的摄入量，一般每日蛋白质总量在 20～40g 之间。

1. 适用范围

（1）肾脏疾病：急性肾炎、急性肾功能衰竭、慢性肾功能衰竭、肾病综合征、尿毒症。

（2）肝脏疾病：肝性脑病各期。

2. 膳食原则 根据肝、肾功能情况，确定每日膳食中的蛋白质量。

（1）每日膳食中的热能应充足供给，碳水化合物供能比不低于 55%，必要时可采用纯淀粉及水果食品以增加能量。适量采用麦淀粉制品来代替部分主食，必要时可采用肾病低蛋白配方膳、低蛋白大米等特殊医学用途食品。

（2）肾功能不全者在蛋白质定量范围内选用优质蛋白质，如鸡蛋、牛奶、瘦肉和鱼虾。

（3）肝功能衰竭患者应选用高支链氨基酸（亮氨酸、异亮氨酸、缬氨酸）、低芳香族氨基酸（苯丙氨酸、酪氨酸）、以豆类蛋白为主的食物，要避免肉类蛋白质，增加膳食纤维摄入量，可减少氨基酸类吸收或增加排出，制作方法要细、软、烂，预防消化道出血。

（4）维生素、矿物质等营养素应供给充分。

（三）低盐膳食

食盐是居民生活中重要的调味品，食盐的化学成分是氯化钠，钠是人体必需的矿物元素，钠的适宜摄入量为 1500mg/d，预防非传染性慢病的建议摄入量（PI）为 2000mg/d。过量摄入钠与高血压及其相关疾病有密切关系，临床上各种原因引起的水、钠潴留患者与钠的过量摄入密切相关，限钠（盐）膳食是纠正水、钠潴留的一项治疗措施。食盐是钠的主要来源，因此限钠实际是以限盐为主。每克食盐含钠 393mg。本膳食限制膳食中食盐量，全日膳食供钠 2000mg 左右，一般限制食盐量在 3～5g/d。

1. 适用范围 高血压，心力衰竭，急性肾炎，妊娠高血压，各种原因引起的水、钠潴留患者。

2. 膳食原则

（1）食盐量以克为单位计算，限制每日膳食中的含盐量在 3～5g。

（2）根据具体病情确定每日膳食中的具体食盐量。

（3）此类膳食的用盐量在食物准备和烹调前使用台秤称量后加入。

（4）已明确含盐量的食物先计算并称重配制，其他营养素按正常需要供给。

（5）不用和少用含钠高的食物：油饼、咸大饼、油条、咸豆干、咸花卷、咸面包、咸饼干及一切盐腌食物、含盐量不明的含盐食物和调味品。

（四）无盐膳食

全日膳食供钠 1000mg 左右，除限制低盐膳食中的食盐和酱油外，其他同低盐膳食。在食物选择和烹调加工过程中免加食盐、酱油和其他钠盐调味。

1. 适用范围 同低盐膳食：高血压，心力衰竭，急性肾炎，妊娠高血压，各种原因引起的水、钠潴留并发水肿的患者。

2. 膳食原则

（1）一般只能短期使用。

（2）使用期间观察患者血钠情况，以防止出现低钠血症。

（3）在膳食配制过程中禁用食盐和高盐调味品，免用盐腌食品，如咸蛋、咸肉、火腿、咸菜、乳腐、腊味等。

（4）必要时可用钾盐酱油代替食盐。

（五）低钠膳食

全日供钠控制在 500mg 左右。除无盐膳食的要求外，还要限制一些含钠丰富的蔬菜（每 100 克蔬菜含钠 >100mg），如油菜、芹菜、茴香以及一些食碱制作的发面蒸食等。此膳食需在医务人员的监测下短期使用。

1. 适用范围　同低盐膳食。

2. 膳食原则

（1）除禁用食盐和含盐调味品外，还应免用含钠高的食物，包括用碱做成的馒头、面条，用苏打粉做成的糕点等。

（2）按规定计算每日膳食的含钠量。

（3）参照食物的含钠量选用含钠低的食物。

（4）使用期间密切观察血钠情况，注意防止低钠血症。

（5）除参照低盐、无盐膳食外，皮蛋、海参等含盐、含钠高的食物和调味料，刺激性调味品皆应避免使用。

（6）目前市场上的低钠盐可根据说明适当选用。市售无盐酱油是以氯化钾代替氯化钠，故高钾患者不宜食用。

（六）限制脂肪膳食

控制膳食中脂肪的摄入总量和饱和脂肪酸摄入量，以改善脂肪代谢和吸收不良而引起的各种疾患，根据患者病情不同，脂肪摄入的控制量也有所不同。一般可分为轻度限制、中度限制和严格限制，其中饱和脂肪酸占总能量 <10%。

1. 适用范围　急慢性肝炎、肝硬化、脂肪肝、胆囊疾患、胰腺炎、高脂血症、冠心病、高血压病、肥胖症。

2. 限制脂肪膳食分类

根据疾病治疗需要将限制脂肪膳食分为四类。

（1）轻度限制：脂肪供能比占总能量的 25% 以下，膳食的脂肪总量（包括食物所含及烹调用油）每日不超过 50g。要定期计算膳食的脂肪含量。

（2）中度限制：脂肪供能比占总能量的 20% 以下，脂肪总量控制在 30g/d 以下。如胆囊炎的恢复期、脂肪吸收不良患者。

（3）严格限制：每日脂肪摄入量在 15g 以下。如急性胰腺炎、急性胆囊炎等患者。

（4）无脂膳食：完全不含脂肪的纯碳水化合物膳食。如急性重度胰腺炎的急性期患者。

3. 膳食原则

（1）食物配制以清淡为原则。

（2）限制膳食脂肪量。

（3）烹调用油限制使用。

（4）烹调方法以蒸、煮、炖、烩为主。

（5）奶制品应选用低脂或脱脂奶。

（6）限用含脂肪高的食物，如肥肉、全脂奶、奶油、肥禽、核桃等，免用油酥或奶油点心，免用油炸的食物。

（七）低胆固醇膳食

在低脂膳食的前提下，控制每日膳食中的胆固醇含量在 300mg 以下，饱和脂肪酸占总能量 <10%。

1. 适用范围 高血压病、冠心病、胆结石、高脂血症。

2. 膳食原则

（1）适当控制总热能，使体重控制在适宜的范围内。

（2）控制脂肪总量，由脂肪提供的能量在总能量的25%以下，或全日脂肪供给量不超过50g。较理想的脂肪酸供给比例为饱和脂肪酸：单不饱和脂肪酸：多不饱和脂肪酸=1:1:1。在低脂肪膳食的基础上，限制饱和脂肪酸和胆固醇高的食物，如油炸食物、肥肉、猪（牛、羊）油、肥禽、蟹黄、脑、肝、肾等动物内脏，以及鱼子、金枪鱼等含胆固醇高的食物。

（3）限制胆固醇的同时，要保证摄入充足的蛋白质，可用优质植物蛋白代替部分动物蛋白。

（4）多用香菇、木耳、豆制品、橄榄菜等有助于降血脂食物。

（5）适当增加膳食纤维的含量，有利于降低血胆固醇。

（八）控制膳食纤维膳食

膳食纤维是植物中一部分并不被人体消化的一大类糖类物质，对人体健康的多个方面具有显著的健康效应，例如在维持人体肠道功能，调节血糖、血脂以及降低心血管疾病风险等方面起着重要作用。2010~2012年调查显示，我国居民每标准人的膳食纤维摄入量为10.9g/d。

2006年WHO报告的人群膳食目标推荐：每日至少要在包括水果、蔬菜和全谷物的膳食中摄入25g膳食纤维，中国营养学会制订DRIs（2013）中成年人膳食纤维的适宜摄入量为25g/d。大部分国家（地区）膳食纤维的推荐摄入量为20~30g/d范围内。膳食纤维摄入过少或者过多对人体将产生影响。研究显示，当膳食纤维的摄入量少于12g/d，粪便重量将少于100g/d，且常伴随着便秘和肠道疾病的发生；当膳食纤维摄入过多时（75~80g/d），会引起胃肠胀气和腹胀，同时影响人体对脂肪、碳水化合物和矿物质的吸收等。有研究提示，每日45g麦麸类膳食纤维可引起多数人的不适。然而，在有些疾病的治疗中，往往需要控制膳食纤维的摄入量，以达到促进疾病康复或治疗疾病的目的。住院患者中常用的控制纤维膳食包括少渣膳食和高纤维膳食两大类。

1. 少渣膳食 少渣膳食（低纤维膳食）需要限制膳食中的粗纤维，包括植物纤维、肌肉和结缔组织，减少膳食纤维的总量，少渣膳食中膳食纤维的量没有公认的定量，一般认为膳食中膳食纤维的量<10g/d，其目的是减少对消化道的刺激，减少粪便的量。

（1）适用范围：咽喉部疾病、食管狭窄、食管炎、食管静脉曲张及消化道手术；结肠过敏、腹泻、肠炎恢复期、伤寒、肠道肿瘤和消化道出血等。

（2）膳食原则

①所有食物需切小制作成细、软、烂，蔬菜去粗纤维后制成泥状。

②同时给予低脂膳食。

③主食宜用白米、白面等细粮。

④少食多餐，根据病情可用少渣半流食或少渣软饭。

⑤避免各种粗粮、大块肉类、油炸食物、刺激性调味品、硬坚果、多膳食纤维的蔬菜水果，如芹菜、豆芽、豆苗、韭菜、菠萝等。

2. 高纤维膳食 增加膳食中的膳食纤维，目的是增加粪便体积及含水量、刺激肠道蠕动、降低肠腔内的压力，促进粪便中胆汁酸和肠道有害物质的排出。一日膳食中的膳食纤维总量应不低于30g。

（1）适用范围：便秘、肛门手术后恢复期、心血管疾病、糖尿病、肥胖症、胆囊炎、胆结石等。

（2）膳食原则

①在普通饭基础上，增加含粗纤维丰富的食物，如韭菜、芹菜、豆芽、粗粮、麦麸等，每天膳食中膳食纤维总量不低于30g。

②鼓励患者多饮水，每天饮水量在2000ml以上，空腹可饮用淡盐水或温开水，以刺激肠道蠕动。

③膳食中增加膳食纤维困难时，也可在条件许可下采用膳食纤维制剂。

④少用精细食物，不用辛辣调味品，一般食物均可选用，如粗粮、玉米、玉米渣、糙水、全麦面包、各种豆类、芹菜、豆芽、豆苗、韭菜、笋、香菇、魔芋、海带等。

5）避免摄入过量引起对身体的不适。

（九）控制钾的膳食

钾是一种必需营养素，在体内对人体正常生理功能的发挥起着重要作用。正常成年人钾的适宜摄入量为 2000mg/d，预防非传染性慢病（PI）的建议摄入量为 3600mg/d。

在某些疾病状态下，为了治疗需要增加或减少膳食钾的摄入量，常见控制钾的膳食包括高钾膳食和低钾膳食。

1. 高钾膳食 提高每日膳食中钾含量在 4000mg 以上。

（1）适用范围：低钾血症、失钾性肾炎。

（2）膳食原则

①在原有膳食基础上多选用含钾丰富的食物，如鱼类、瘦肉、蛋、土豆、绿叶蔬菜、茶、谷物、蘑菇、香蕉、橘子、杏、梅等。

②应记录或计算每日膳食的含钾量。

③必要时可用含钾丰富的菜汁、果汁作饮料以增加钾的摄入。

④忌用含钠高的食物，以防止竞争性失钾；少用可致排钾的药物。

2. 低钾膳食 控制膳食中的钾量低于正常供应量，每日小于 1000mg。

（1）适用范围：高钾血症。

（2）膳食原则

①控制每日膳食中的钾，不用含钾多的食物，严禁摄入钾盐。忌用豆类、瘦肉、蔬菜、水果等含钾丰富的食物。可选用每 100g 含钾量在 100mg 以下的食物，如蛋类、藕粉、凉粉、南瓜、甘蔗、植物油等。

②在普通膳食的基础上，用含钾低的食物替换含钾高的食物，计算膳食的含钾量，控制在 1000mg/d 以内。少吃含钾高的蔬菜，如南瓜、红萝卜、竹笋、芹菜、番茄、芥蓝等，并且避免生食，青菜先用水煮过再炒（汤丢弃），可降低青菜的含钾量。少吃含钾高的水果，如枇杷、柑橘、葡萄、柿子、桃子、水梨、香蕉、木瓜、杨桃、芒果、龙眼等。

③不可使用食盐的代用品，如无盐酱油、低盐酱油。

④咖啡、茶含钾量高，需限量饮用。

⑤吃火锅时，因汤为多种食物的浓缩物，含钾量高，应避免喝汤。

（十）高热能膳食

能量供给按 35~40kcal/（kg·d），总能量在 2000kcal 以上，满足营养不良和高代谢患者的需要。

1. 适用范围 体重过低、贫血；结核病、伤寒恢复期、甲状腺功能亢进症；烧伤恢复期患者，常与高蛋白饮食同时使用。

2. 膳食原则

（1）在均衡膳食的原则下，鼓励患者增加食物量。

（2）除正常膳食外，可另行配制热能高的食物或以加餐的方法提高热能的供给量。

（3）对胃纳欠佳者，可用部分配方营养剂来增加总的热能和相关营养素的摄入量。

（十一）糖尿病膳食

医学营养治疗（MNT）是糖尿病治疗的基础，是糖尿病自然病程中任何阶段预防和控制必不可少的措施。它包括对患者进行个体化营养评估、营养诊断，制定相应的营养干预计划，并在一定时期内实施及监测。MNT 通过调整营养素结构，控制能量摄入，有利于血糖控制、纠正已发生的代谢紊乱，改善肠促胰岛素分泌，减轻胰岛 β 细胞负荷，维持理想体重，并预防营养不良发生，从而延缓并减轻糖尿病并发症的发生和发展，进一步提高其生活质量。

1. 适用范围 各种类型的糖尿病。

2. 膳食原则

（1）热能：应根据年龄、性别、身高、体重、血糖、尿糖及有无并发症等的病情变化，劳动强度、活动量大小等因素计算总热能的供给量，以能维持略低于理想体重为宜。成年糖尿病患者的每天热能供给量系数见表6-1。

表6-1 成年糖尿病患者每天热能供给量系数（kcal/kg）

体型	卧床休息	轻体力劳动
消瘦	20~25	35
正常	15~20	30
肥胖	15	20~25

注：消瘦低于正常体重20%，肥胖大于正常体重20%。

（2）碳水化合物供给：如碳水化合物的来源为低GI食物，可占总热能的50%~60%，以复合碳水化合物为主。不推荐常规摄入蔗糖或在糖尿病饮食中添加大量果糖作为甜味剂，过量果糖不利于血脂代谢。

（3）脂肪和胆固醇供给：脂肪占总热能的25%~35%，对超重或肥胖患者脂肪供能比应控制在30%以内。其中饱和脂肪酸的摄入量不应超过供能比的10%，单不饱和脂肪酸宜大于总能量的12%，多不饱和脂肪酸不宜超过总能量的10%。胆固醇小于300mg/d。

（4）蛋白质供给：肾功能正常的糖尿病患者推荐蛋白质占总热能的15%~20%，动物蛋白质应不低于30%，并应补充一定量的豆类制品。

（5）膳食纤维的推荐量为25~30g/d，或10~14g/1000kcal。

（6）维生素和无机盐供给充足：B族维生素、α-硫辛酸、维生素C、维生素E、锌、镁、钙等应适量补充，食盐不宜过高。

（7）合理安排餐次：少食多餐，定时定量。三餐的分配比例可参考饮食习惯、血糖、尿糖情况。早、午、晚餐各占1/3；或早餐1/5，午、晚餐各占2/5，也可采用2/7、2/7、2/7、1/7分配，睡前加餐。注射胰岛素或口服降糖药时易出现低血糖，可在两餐中加点心或睡前加餐。

（8）根据食物血糖指数选择食物，尽量选择低GI食物，如中晚餐主食选用低GI的杂粮饭。

3. 特殊情况下营养治疗

（1）妊娠糖尿病：妊娠早期3个月营养素供给量与正常人相似；中间3个月需要量较非孕期每天增加热能300kcal，最后3个月则较非孕期增加450kcal。

（2）糖尿病肾病：热能的供给应能满足机体需要，根据尿量、尿蛋白丢失情况及氮质血症严重程度供给蛋白质，蛋白质不宜过高。肾病早期0.8g~1g/kg体重，血尿素氮大于25mmol/L时蛋白质供给量为0.5g/kg体重或全日30g左右，以蛋、乳、瘦肉等动物蛋白质为主，也可用麦淀粉制品。如蛋白尿过多，每日增加鸡蛋一只（约含7g蛋白质）或蛋清2只。必要时补充肾病氨基酸。

（3）急重症的糖尿病：按医嘱供给流质或半流食。进食量少者可补充适量甜食以满足热能和碳水化合物的需要。凡不能进食者，应从静脉补充葡萄糖液，预防酮症出现。

（4）酮症酸中毒昏迷：除临床静脉补液外，按医嘱鼻饲给予牛奶、豆浆、米汤等，待病情好转后可用糖尿病半流质或普食。

4. 膳食分型治疗 根据病情及血糖、尿糖变化，结合糖尿病的常见并发症，采用膳食分型治疗，见表6-2所示。

表 6 – 2　糖尿病膳食分型

分型	体征	碳水化合物（%）	蛋白质（%）	脂肪（%）
A	轻型 DM	60	16	24
B	血糖尿糖偏高	55	18	27
C	合并高胆固醇血症	60	18	22
D	合并高三酰甘油	50	20	30
E	合并慢性肾衰竭	66	8	26

5. 注意事项

（1）称重：治疗膳食的一切食物包括主食、副食、蔬菜和烹调油，均应去皮、根、骨等不能食用部分，洗净、控水、称重，然后再加工烹调，食盐不用称重。

（2）膳食禁忌：烹调时不可加糖，葱、姜可加适量。禁食葡萄糖、蔗糖、麦芽糖、蜂蜜、甜点心等纯糖食品。土豆、山芋、芋艿、粉丝、荸荠等原则上不用，水果慎用。若需食用含碳水化合物高的食物，应减少主食与等量碳水化合物交换。

（3）不得随意加量：若患者饥饿，可在营养师指导下，添加含热能低、体积大的食物，如青菜、白菜、黄瓜、西红柿和冬瓜等。

6. 加强对患者的营养知识教育　举办各种类型的学习班，或在住院期间进行营养知识教育，使患者了解节制饮食的重要性与目的，主动配合膳食治疗。出院前给患者一份回家后的膳食单及等值互换表。

（十二）低嘌呤饮食

正常人日常膳食中嘌呤的摄入量在 600 ~ 1000mg/d 之间。限制膳食中嘌呤的摄入量目前没有明确的标准，建议在 150 ~ 250mg/d，减少外源性嘌呤的摄入，降低血清尿酸的水平，痛风急性期发作期的患者应该严格限制嘌呤摄入在 150mg/d 以下，同时多饮水及多摄入呈碱性食品，可增加尿酸排出。

1. 适用范围　痛风、高尿酸血症、尿酸性结石。

2. 膳食原则

（1）结合个体状况适当限制热能：使体重控制在理想体重的下限，一般为 1500 ~ 1800kcal/d 或 25kcal/（kg·d），并应适当增加体力活动。

（2）蛋白质的供给：按理想体重计算为 1.0g/（kg·d），全日 50 ~ 65g，优质蛋白质选用不含或少含核蛋白的奶类、鸡蛋、干酪。限制肉类、鱼、虾、禽类等核蛋白含量较高的食物。

（3）低脂肪：脂肪供给量占总能量 20% ~ 25%，高脂肪不利于尿酸排出和减轻体重。

（4）碳水化合物应作主要热能来源，但应减少精糖摄入量。

（5）维生素及无机盐：宜供给充足 B 族维生素和维生素 C，痛风患者易患高血压和高脂血症等，食盐以每日 2 ~ 5g 为宜。

（6）水：无肾功能不全时宜多喝水，每日摄入水量保持 2000 ~ 3000ml，以增加尿酸的排出。

（7）以谷类和蔬菜为主，含嘌呤低的精白米、富强粉、黄瓜、西红柿等。病轻者可用适量瘦肉类、鱼类、禽类预煮熟后弃汤食肉。少选用 100g 食物中嘌呤含量在 75mg 以上的食物，如鸡、牛肉、蘑菇、黄豆。禁止食用每 100 克食物中嘌呤含量在 150 ~ 1000mg 的食物，如肝、肾、胰、心、脑、浓肉汁、肉精、沙丁鱼、凤尾鱼等。

（十三）麦淀粉膳食

以麦淀粉为主食，部分或全部替代谷类食物，减少植物蛋白质，目的是减少体内含氮废物的积聚，减轻肝肾负担，根据肝肾功能限定摄入的优质蛋白质量，改善营养状况，使之接近或达到正氮平衡，纠正电解质紊乱，维持患者的营养需要，增加机体抵抗力。

1. 适用范围　肝、肾功能不全，肝肾功能衰竭。

2. 膳食原则

（1）热量：按 30～35kcal/（kg·d）充足供给，其目的是充足的能量可节约蛋白质，保证蛋白质的充分利用，同时还可减少体蛋白的分解。

（2）蛋白质：根据肾功能受损的程度确定蛋白质的摄入量，优质蛋白质占 50% 以上。肾功能不全，蛋白质 0.7～1.0g/（kg·d）或按 40～60g/d；早期尿毒症 0.5～0.6g/（kg·d）或按 35～40g/d；尿毒症期 0.4～0.5g/（kg·d）或按 25～35g/d；晚期尿毒症每日 0.3～0.4g/kg 体重或按 20～25g/d；儿童蛋白质不低于 1.0～1.2g/（kg·d）。肝功能衰竭者，根据血氨水平调整蛋白质摄入量。

（3）钾与钠：合并高血钾时，每日摄入钾应低于 600～2000mg。每日尿量大于 1000ml 时，血钾正常，可不必限钾。若每日尿量大于 1500ml 同时血钾低时，还应补充钾的摄入。合并浮肿和高血压时应限制钠盐，视病情选用少盐或无盐饮食。若患者服用利尿剂或伴有呕吐、腹泻时，可不限钠，应根据血钠变化调整钠盐。

（4）钙与磷、镁：当患者合并低血钙、高血磷时，膳食中适当补充含钙丰富的食物注意限制磷的摄入量，每日 700～800mg。合并高镁血症时，应限制镁的摄入量。

（5）水：水的摄入量要视尿量、呕吐和腹泻等情况来考虑。患者每日摄入液体量应结合前 1 日排尿量再加 500ml 左右水作补充参考。当合并发热、呕吐、腹泻等症状时，应增加水分的补充。病情缓解后，入液量每日可在 1200ml 左右。

（6）维生素：注意补充多种维生素。

（7）食物选择：可选麦淀粉、土豆、白薯、山药、荸荠、芋艿、藕粉、粉丝等，除限钾患者外，蔬菜和水果可不加限制，蔗糖、植物油适量。鸡蛋、牛奶、瘦肉、鱼、大豆及其制品要适量限制。

（8）肝性脑病常伴有静脉曲张，慎用含膳食纤维高的食物及刺激性调味品等。

（十四）低铜膳食

限制膳食中铜的摄入量。

1. 适用范围　肝豆状核变性。

2. 膳食原则

（1）限制摄入含铜量高的食物，虽无明确规定，一般认为应不超过 1～2mg/d，且不能用铜制器皿来烹调食物和烧煮饮用水。

（2）肝豆状核变性常伴有肝硬变，故应供给充足热能及蛋白质的膳食，并需补充维生素 B_6、锌、钙和维生素 D，贫血时补给铁剂。但也要避免过高能量的摄入，保持理想的体重。

（3）可用食物如细粮、乳类、蛋清、水果等都可食用。适量食用的食物如蛋黄、瘦肉、禽、鱼、水果；忌食粗粮、动物肝、动物血、猪肉、虾、蟹、贝壳类、乌贼鱼、鱿鱼、牡蛎、豌豆、蚕豆、干豆类、玉米、硬果类、蕈类、干蘑菇、可可、巧克力、芝麻、椰子、明胶、樱桃等。少吃含铜高的蔬菜，如芥菜、菠菜、油菜、芥菜、茴香、芋头、龙须菜等。

（十五）急性肾功能衰竭膳食

急性肾功能衰竭以急性循环衰竭、急剧发生肾小球滤过率减低和肾小管功能降低为主。合理膳食能有益受损伤肾功能的恢复，维持和改善患者的营养状况。

1. 适用范围　急性肾功能衰竭患者。

2. 膳食原则

（1）热量的供给：少尿期碳水化合物应占总热量的 85%，能量按 35～40kcal/（kg·d），且以麦淀粉膳食为主。恢复期按 30～35kcal/（kg·d）。进食量少时可以进行肠外营养。

（2）蛋白质的供给：少尿及无尿期应严格限制蛋白质的摄入量。当少量排尿，病情有好转时，每日可摄入 16～20g 高生物价蛋白质。多尿期氮质血症减轻时，每日蛋白质 0.5～0.8g/kg 体重，约 45g。恢复期每日蛋白质 1g/kg（体重）。

（3）钠的供给：少尿及无尿期水肿明显，或高血压严重者每日钠摄入量控制在 500mg。多尿期按每排 1000ml 尿补充氯化钠 2g。

（4）钾的供给：少尿及无尿期应严格控制钾的摄入，甚至给无钾膳食。多尿期应多食富含钾的新鲜水果、蔬菜等。钠、钾的供给需结合血钠、血钾化验指标补给。

（5）水分：少尿及无尿期应严格限制水分，一般估计饮水量按前一日尿量＋500ml。如有发热、呕吐及腹泻时，可酌情增加饮水量。

（6）限用食品，如咸菜、香肠、火腿、咸肉等；青蒜、大葱、蒜头、韭菜、辣椒、猪肝、猪肾等。

（十六）透析时的膳食

血透或腹透均为清除体内代谢毒性产物的方法，但也相应增加了组织蛋白及各种营养素的丢失。膳食中营养成分的补充应结合透析方法、次数、透析时间、消耗程度及病情而定。

1. 适用范围 血液透析、腹膜透析。

2. 膳食原则

（1）血液透析

①蛋白质：凡进行 6 小时血液透析时每日应供 30g 优质蛋白质；定期血液透析的患者每日至少摄入 50g 蛋白质；若每周进行 30 小时血液透析时，膳食中蛋白质可不予限量，其中优质蛋白质应占 50% 以上。

②热能：每日应供给 30～35kcal/（kg·d），凡超重及体重不足者，应结合具体情况减少或增加热能。

③钠与钾：钠一般限制在 1500～2000mg/d，少尿时应严格控制钠盐的摄入。每日钾摄入量为 2000mg，还应根据病情变化补钾。糖尿病肾病患者透析时，更要慎重控制钾摄入量，当尿量大于 1000ml 时，不须再限钾。

④磷与钙：应结合血液化验结果调整，必要时可适量补充钙剂和维生素 D 以预防血磷过高。

⑤碳水化合物和脂肪：透析患者可能有 40%～60% 合并高三酰甘油血症和高血糖，因此脂肪应占总热能的 30% 左右，并避免摄入过多的含单糖食品。

⑥维生素：除膳食中补充外，还应口服维生素制剂，如 B 族维生素、叶酸等。

⑦水分：一般每日不少于 1000ml，或按前一日尿量加 500ml。

（2）腹膜透析

①蛋白质：每日 1.2～1.5g/kg，优质蛋白质占 60%～70%。

②热能：每日 35～45kcal/kg。

③钠与钾：钠每日摄入量 2000～3000mg；钾每日摄入量 2000～3000mg；亦可结合血液检验结果调整用量。

④碳水化合物、脂肪、维生素、钙、磷及水分与血液透析相同。

⑤食盐、果汁及含钾丰富的蔬菜和水果应慎用；动物脂肪、带刺激性的食物应忌用。

（十七）肝功能衰竭膳食

肝功能衰竭时患者血浆中支链氨基酸明显下降，芳香族氨基酸明显升高。通过供给含支链氨基酸丰富而芳香族氨基酸少的低蛋白膳食，有助于血浆氨基酸谱恢复正常。

1. 适用范围 肝性脑病、肝功能衰竭。

2. 膳食原则

（1）蛋白质：有轻度或中度血氨增高而无神经系统症状时，可用低蛋白膳食，每日蛋白质 0.5g/kg，待病情好转，每日蛋白质可增加至 0.8g/kg；血氨明显增高同时存在神经系统症状，给予完全无动物蛋白的膳食，每日以 0.2～0.3g/kg 供给，每日蛋白质低于 20g。病情好转时，可选用少量乳类蛋白和大豆蛋白，以后视病情适量增加，每次增加量低于 10g，每日总量≤0.8g/kg。病情反复时，更应严格地限制蛋白质，且调整速度要慢。

（2）能量及碳水化合物：热量每日宜不低于 1800kcal，其中碳水化合物 400g 左右，肝昏迷无食管静脉曲张者，可鼻饲低蛋白饮食。如有发热、烦躁时，应适当增加热量。

（3）脂肪：每日 30~40g，必要时可采用脂肪乳化剂点滴。

（4）维持水及电解质与酸碱平衡：钾、钠限制或补充应结合血液检验结果、有无腹水及严重程度、排尿量、体重变化等加以调整，水分应参考前一日排出的尿量，一般为 1000ml 左右。如需限制者，可用浓缩食品。肝功能衰竭常易发生锌、镁、钙、铁等的缺乏，应根据临床血液检验指标给予补充。

（5）注意多种维生素的补充：如维生素 B_1、维生素 B_2、维生素 B_6、维生素 B_{12}、维生素 C、维生素 A、维生素 E、维生素 K、叶酸、泛酸、生物素、烟酸等的合理补充。

（6）膳食纤维：供给适量质软而无刺激性的膳食纤维，但所有新鲜蔬菜及去皮水果应切碎煮烂，并应除去粗糙纤维。

（7）宜少量多餐：每日 4~6 餐，每次摄入量不可过多。危重患者不能耐受蛋白质，可输注高浓度的支链氨基酸液，亦可用肝功能衰竭治疗的要素膳。凡胃肠功能正常者最好采用肠内营养。

（8）可用食物：除葡萄糖、不含氮的食物可食外，产氨少的食物均可食用，如大米、麦淀粉、苹果、香蕉、豆腐、菠菜、扁豆等。乳类、蛋类产氨少于肉类，植物性食品含蛋氨酸低可适当食用。鱼肉和鸡肉所含支链氨基酸比畜肉多，可酌量采用。注意必需氨基酸和非必需氨基酸应保持在 1:1 的比例。

（9）忌用食物：忌用油煎炸的、粗纤维多的、坚硬的、刺激性强的、带刺多的鱼类及带碎骨的禽类等。

三、诊断和代谢膳食

（一）诊断膳食

诊断膳食是通过特定的饮食达到辅助临床诊断，即在短期试验过程中，对患者限制或添加某种营养素，并结合临床检验和检查结果，以达到帮助临床明确诊断的目的。

1. 潜血试验膳食 适用于辅助诊断消化道隐性出血。一般试验期为 3 天，该试验膳食的目的是消除食物中铁的来源，测出粪便中含少量的铁元素，即可疑有隐性出血。

（1）适用对象：各种原因引起的消化道出血、胃癌、疑有消化道溃疡出血、伤寒症肠出血、原因不明的贫血患者。

（2）膳食原则

1）在试验前，应向患者说明膳食的目的和要求，取得患者的配合。前两日为准备期，第三日为试验日。

2）按患者病情需要选择潜血试验膳食，如潜血半流质、潜血软饭、潜血普食。

3）期间禁用含血红素铁的鱼、虾、瘦肉、禽、动物血的食物，绿色蔬菜、水果及含铁元素高的药物。

2. 胆囊造影检查膳食 检查胆囊和胆管功能是否正常。试验期为 2 天，造影前一日午餐进食高脂肪膳食，晚餐进食无脂肪低蛋白低膳食纤维膳食，基本为纯碳水化合物膳食，晚 8 时服碘造影剂，服药后禁水、禁食。当日早禁食，先照片显示胆囊形象，然后按指定时间进食高脂肪餐，再照片检查胆囊是否有收缩、排空功能。

（1）适用对象：慢性胆囊炎、胆石症、疑有胆囊疾病者，检查胆囊、胆管功能。

（2）膳食原则

①高脂肪餐中脂肪含量不得少于 30g，可选高脂牛奶、煎鸡蛋、肥肉、奶油巧克力糖、脂肪乳化剂等。在检查日第一次拍片后服用。

②无脂肪低蛋白低膳食纤维膳食，除了主食外，一般不得添加烹调油和含蛋白质的食物。当餐禁食蔬菜。

3. 内生肌酐试验膳食 通过控制外源性肌酐的摄入，观察机体对内生肌酐的清除能力，以检查肾功能是否正常及辅助诊断重症肌无力。试验期三日，前两日为准备期，后一日为试验期，试验期均食无肌酐膳食。

（1）适用对象：肾盂肾炎、肾小球肾炎、尿毒症、重症肌无力等各种疾病伴有肾功能损害者。

（2）膳食原则

①低蛋白膳食3天，全日蛋白质摄入量不超过40g。

②试验期间的主食量有限制，不超过350g/d。

③蔬菜、水果、淀粉、藕粉及植物油均按需供给，若有饥饿感可添加藕粉、水果等。

④试验当日忌饮茶和咖啡，停用利尿剂，并避免剧烈运动。

4. 碘试验膳食

通过控制食物中碘的摄入量，辅助放射性核素甲状腺功能检查。试验期2周，忌食含碘食物，以及其他影响甲状腺功能的药物和食物，使体内避免过多地贮存碘。

（1）适用对象：甲状腺功能检查。

（2）膳食原则

①试验期间忌食各种海产动植物食物，如海鱼、海虾、虾米、海虾仁、虾皮、海蜇、海带、发菜、紫菜、海参等。

②凡烹调海产品食物的锅勺等用具均不能做免碘膳食。试验期间不用加碘食盐。

③凡吃过海蜇、海带、紫菜、淡菜等海味要停吃2个月才能做此检查。凡吃过海蛏、梭子蟹、毛蚶、干贝、蛏子等海味要停吃2周才能做此试验。凡吃过带鱼、黄鱼、鲳鱼、鳌鱼、乌贼鱼、虾皮等海味要停吃1周才能做此试验。

④可用的食物：米、面等谷类食物；山芋、土豆等薯类；各种水果、各种豆类及豆制品；各种蔬菜；河鱼、河虾、肉、禽、蛋、奶及奶制品。

（二）代谢膳食

代谢膳食是临床用于诊断疾病、观察疗效或研究机体代谢反应等情况的一类方法，是一种严格的称重膳食。配制代谢饮食的方法有两种，一是按照《食物成分表》计算膳食，此法简单，但不够准确；一是食物分析法，此法较复杂，但较精确，多用于需要精确计算的代谢研究。

1. 钾、钠代谢膳食 代谢期为10天，前3~5天为适应期，后5~7天为试验期，以辅助诊断原发性醛固酮增多症。3~5天后测一次血钾量和二氧化碳结合力及尿钾、钠和酸碱度，以后口服安体舒通，每隔三天再测一次，如血钾上升，症状有所纠正，即可诊断。

（1）适用对象：诊断原发性醛固酮增多症。

（2）膳食原则

1）代谢膳食中每日含钾量1950mg，钠3450mg。

2）在计划食谱时，应先选用含钾高的食物，并进行计算，然后再计算钠的含量，钠不足部分可以用食盐来补充。

3）用蒸馏水烹制食物，严格称重，并密切观察患者进餐情况。

4）应照顾患者饮食习惯，以保证每餐都能吃完，使之能够达到预期的要求。

5）禁用加碱和含发酵粉制作的面食、盐腌食物。

2. 钙、磷代谢试验膳食

（1）低钙、正常磷代谢膳食：特点是调整饮食中的钙、磷含量，观察甲状旁腺功能。代谢期为5天，为称重膳食，前3天为适应期，后2天作为代谢期。收集试验前及代谢最后24小时的尿液，测定尿钙排出量。

1）适用对象：需要检测甲状旁腺功能者，观察肾小管重吸收功能者。

2）膳食原则

①代谢期膳食中每日钙供给量应小于150mg，磷为600~800mg。

②宜选食含低钙高磷的食物。

③试验期间，蛋白质脂肪总能量应固定。患者有饥饿感时，可添加纯碳水化合物食物，并可适量增加脂肪。

④食物可用米、面粉、鸡蛋、番茄、莴苣、粉皮、粉丝、黄瓜、土豆、凉粉等。而禁用牛奶、豆类、小虾皮、芝麻酱等，食盐称重使用，避免用酱油，还须禁饮茶。

（2）低蛋白、正常钙磷膳食：试验期为 5 天，前 3 天为适应期，后 2 天为试验期，为一种严格的称重代谢膳食。

1）适用对象：需要检测甲状旁腺功能者、测定肾小管重吸收磷的功能者、测定血与尿中肌酐及磷含量者。

2）膳食原则

①除按代谢膳食规定配制及烹调外，每日供给蛋白质小于 40g。

②避免食用肉类蛋白：在蛋白质限量范围内，宜补充适量鸡蛋与牛乳等优质蛋白质。

③注意充足摄入非氮能量以保证能量的充足供给。若进食少可以添加高碳水化合物的配方。

④每日膳食中钙为 600～800mg，磷为 600～800mg。

⑤食物可用精白米、精白面粉及其制品，含钙高的蔬菜，如油菜、芹菜、小白菜等，限量范围内的牛奶、蛋及豆制品；而禁用瘦肉、动物内脏、鱼、虾、禽等动物性食品。

3. 氮平衡试验　计算膳食摄入和营养补充蛋白质和排出的氮量，观察患者体内的蛋白质营养状况。

（1）适用对象：严重烧伤、大面积创伤及危重患者等需要评定蛋白质营养状况的患者。

（2）膳食原则

1）试验期一般为 5～7 天，采用称重膳食，要精确计算膳食中每日蛋白质及能量，每天进食量要固定，摄入的食物应称重计算。

2）患者从静脉或其他途径摄入的含氮营养物应计算在内。

3）用测定尿尿素氮的方法，来计算氮的排出，可采用简要公式。

第二节　肠内营养

一、定义

肠内营养（enteral nutrition，EN）是指经口摄入，经鼻胃管、鼻肠管或胃肠造瘘管输入营养制剂。只要胃肠道功能允许时，应首先采用肠内营养。

二、肠内营养途径及输注方式的选择

（一）肠内营养投给途径

肠内营养投给途径的选择决定于疾病本身、喂养时间长短、精神状态、胃肠道功能及有无误吸可能等因素。肠内营养补充途径有口服肠内营养制剂，经鼻胃管饲（简称鼻饲）、经胃造口管饲（胃造瘘）和经空肠造口管饲（空肠造瘘）制剂。口服肠内营养制剂适合于能经口进食但日常膳食摄入量不足者。鼻饲又分为经鼻胃管饲、经鼻空肠管饲。最常用的管饲途径是鼻饲管，管端可置于胃、十二指肠或空肠等处。主要用于短期患者（一般≤4 周），优点是并发症少，价格低廉，容易放置。此法也可作为长期患者的临时措施。经皮胃镜下胃造口术－PEG 无须全麻，创伤小，术后可立即灌食，可置管数月至数年，满足长期喂养的需求。对于营养支持时间需超过 30 天或胃十二指肠远端有梗阻而无法置管者，则采用空肠造口术。

1. 经口　若患者合作，能够吞咽，消化功能正常或基本正常，无梗阻，应首选经口膳食。适合于能口服摄食但摄入量不足者。

2. 鼻胃管饲

（1）适应证：胃肠道完整，代谢需要增加，短期应用；昏迷（短期应用）；需要恒速输注时（如腹泻、糖尿病）；补充能量（厌食、炎性肠道疾病、癌、生长迟缓）；早产儿（孕期<34周）。

（2）禁忌证：严重反复呕吐，胃反流；食管炎，食管狭窄。

（3）并发症：反流，吸入性肺炎；鼻腔损伤，鼻孔坏死（鼻胃管引起）。

管饲置管示意图，见图6-1。

3. 鼻十二指肠（鼻空肠）或空肠造口途径 鼻十二指肠管或鼻空肠管是指导管尖端位于十二指肠或空肠，可基本避免营养液的反流或误吸。

（1）适应证：胃或十二指肠连续性不完整（胃瘘、幽门不全性梗阻、十二指肠瘘、十二指肠不全性梗阻等）；胃或十二指肠蠕动动力障碍（术后、早产儿、婴儿、老年人）。

（2）禁忌证：远端肠道阻塞；小肠吸收不良；小肠运动障碍。

（3）并发症：肠道穿孔（因采用硬质聚氯乙烯喂养管）；倾倒综合征（高渗肠内营养）；吸收不良（因与胰液及胆汁混合不全）；移位至胃。

4. 食管造口途径

（1）适应证：头、颈部癌，上颌面部创伤或先天性畸形。

（2）禁忌证：胸部食管阻塞。

（3）并发症：感染、出血。

5. 胃造口途径

（1）适应证：昏迷（长期应用）；吮吸或吞咽不全；先天性畸形（食管闭锁，气管食管瘘）；长期高代谢，热量与蛋白质需要增加。

（2）禁忌证：严重食管或胃反流、胃癌、胃溃疡、恶心、呕吐；胃淤积。

（3）并发症：幽门梗阻（包括由于喂养管位移造成的扭结）；倾倒综合征，反流。

胃造瘘示意图，见图6-2。

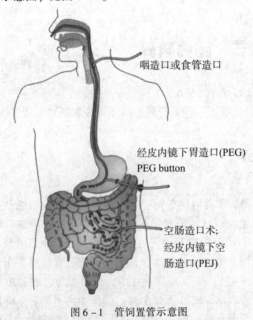

咽造口或食管造口

经皮内镜下胃造口(PEG)
PEG button

空肠造口术;
经皮内镜下空
肠造口(PEJ)

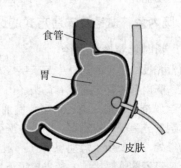

食管

胃

皮肤

图6-1 管饲置管示意图

图6-2 胃造瘘示意图

——鼻胃管 － － －鼻十二指肠管 ••••••••鼻空肠管

（二）肠内营养输注方式

1. 分次灌注法 一般灌饲4~5次/天，300~350ml/次，最多不超过400ml，总量1500~2000ml/d。

注意事项如下所述。

（1）速度：输注速度不宜过快，15～20分钟/次。

（2）浓度：浓度由稀到浓，起始选择较低浓度，然后根据患者的适应情况逐渐增加浓度。

（3）量：输注营养液的量由少到多。

（4）温度：营养液输注前的温度不能过低或过高，一般以37～40℃为宜。

（5）体位：营养液输注前应注意抬高患者头部，一般抬高头部的角度以30°～45°、输注后保持抬高体位维持30分钟为宜。

2. 缓慢滴注法　以细硅胶管滴注，可以间断分次滴注或连续滴注，用量2000～2300ml/d，滴速25～125ml/h。优点：营养液容易消化、吸收，不易造成腹泻、腹胀和胃潴留，减少反流和误吸，还可降低血糖和尿糖。

三、肠内营养制剂分类

肠内营养制剂按氮源分为三大类：氨基酸型、短肽型（前两类也称为要素型）、整蛋白型（也称为非要素型）。上述三类又可各分为平衡型和疾病专用型。此外，尚有组件型制剂，如单纯氨基酸/短肽/整蛋白组件、糖类制剂组件、长链（LCT）/中链脂肪（MCT）制剂组件、维生素制剂组件、矿物质制剂组件等。

（一）氨基酸型

1. 平衡型　包括18种氨基酸，如肠内氨基酸营养粉。

2. 疾病专用型　适用于某些特定疾病，如苯丙氨酸代谢障碍等。

（二）短肽型肠内营养

此类制剂所含蛋白质源为蛋白水解物，低聚肽经小肠黏膜刷状缘的肽酶水解后进入血液，容易被机体利用。吸收好，低渣，需少量消化液吸收，排粪便量少。适用于有胃肠道功能或部分胃肠道功能的患者。剂型有乳剂、混悬液、粉剂三种，如肠内营养混悬液以及粉剂类型等。

（三）整蛋白型

剂型有乳剂、混悬液、粉剂三种。

1. 平衡型普通整蛋白肠内营养　常见的有肠内营养制剂、肠内营养乳剂等。该型制剂进入胃肠道后可刺激消化腺体分泌消化液，帮助消化、吸收，在体内消化、吸收过程同正常食物，可提供人体必需的营养物质和能量的需要。

2. 疾病专用型整蛋白肠内营养　如糖尿病型肠内营养制剂、肿瘤适用型肠内营养乳剂、高蛋白、高能量肠内营养乳剂等。

四、肠内营养适应证和禁忌证

（一）适应证

临床上有以下多种情况适合肠内营养。

1. 经口摄食不足或禁忌

（1）经口摄食不足：有因营养素需要量增加而摄食不足，如大烧伤、创伤、脓毒病、甲状腺功能亢进症、癌症及化疗和放疗时；或因厌食、抑郁症、恶心或呕吐等原因而摄食不足。心脏病恶病质时，当经口摄入的热量不足1000kcal/d，应进行补充性肠内营养；如低于500kcal/d则采用全肠内营养以维持其代谢需要。

（2）不能经口摄食：因口腔或咽部重大手术、食管肿瘤手术后不能经口摄食。

（3）吞咽障碍：中枢神经系统功能紊乱、昏迷、脑血管意外以及咽反射丧失而不能吞咽者。

2. 胃肠道疾病　各种原发性胃肠道疾病，采用肠内营养对治疗有利。这些疾病主要有以下几种。

（1）短肠综合征：短肠综合征患者在胃肠功能部分代偿期适当采用部分肠内营养，完全代偿期采用全肠内营养，更有利于肠道发生代偿性增生与适应。

（2）胃肠道瘘：胃肠道瘘的患者营养支持非常重要，研究显示，慢性胃肠瘘未进行营养支持的死亡率为 30% ~ 50%，进行营养支持的死亡率降至 5% ~ 8%。肠内营养适用于瘘口流出量较小的患者。要素型肠内营养制剂比非要素型肠内营养制剂更能降低瘘液的排出量，适用于低位小肠瘘、结肠瘘及远端喂养的胃十二指肠瘘。高位胃和十二指肠瘘应由空肠造口给予要素肠内营养。近端至少有 100cm 功能良好小肠的小肠瘘，可以由胃内喂养。

（3）炎性肠道疾病：溃疡性结肠炎与克罗恩病待病情缓解，小肠功能恢复至可耐受要素肠内营养时，可审慎地采用连续管饲提供充分的热量与蛋白质。

（4）胰脏疾病：胰腺炎有并发症而需开腹时，或病情不严重的胰腺炎患者在麻痹性肠梗阻消退后，采用空肠喂养是恰当的，因其可减轻胰液外分泌，并可给予营养支持。

（5）结肠手术与诊断准备：要素型肠内营养制剂无渣，可使肠道干净、菌丛改变及降低感染，适用于结肠手术或结肠镜检查与放射照像的准备。

（6）其他憩室炎、胆盐腹泻、吸收不良综合征及顽固性腹泻。

3. 术前或术后营养补充　需要择期手术的营养不良患者，于术前行两周肠内营养，可使代谢状况得到改善。在腹部手术后 24 小时，小肠蠕动及吸收功能逐渐恢复正常可进行肠内营养试喂。

4. 肝功能与肾功能衰竭　采用相应疾病专用型肠内营养，如 Hepatic – Aid 与 Amin – Aid 等。

5. 其他　如先天性氨基酸代谢缺陷病。

（二）肠内营养禁忌证

肠内营养不宜或慎用于下列情况。

1. 年龄小于 3 个月的婴儿　因不能耐受高张液体肠内营养的喂养，应采用等张的婴儿肠内营养，使用时应注意可能产生的电解质紊乱，并补充足够的水分。年龄大于 1 周岁的婴儿才可应用肠内营养。

2. 小肠广泛切除后　小肠广泛切除后的患者在胃肠功能尚未代偿期，应先行 6 ~ 8 周肠外营养支持，在胃肠功能代偿期采用逐步增量的肠内营养。

3. 胃部分切除后　因不耐受高渗糖的肠内营养灌注，易产生倾倒综合征，但可耐受缓慢滴注。

4. 空肠瘘的患者　由于缺乏足够的小肠吸收面积，不论在瘘的上端或下端喂养，均有困难。

5. 严重吸收不良综合征及衰弱的患者　在肠内营养以前，应给予一段时间的静脉营养，以改善其小肠酶的活动力及黏膜细胞的状态。

6. 先天性氨基酸代谢缺陷病的儿童　不能采用一般的肠内营养。

7. 其他　处于严重应激状态、麻痹性肠梗阻、上消化道出血、顽固性呕吐、腹膜炎或腹泻急性期中，均不宜给予肠内营养。

五、并发症的预防和处理

根据患者的疾病情况、喂养时间长短、精神状态、胃肠道功能及有无误吸可能等因素选择合适的途径、方法及制剂。

（一）机械性并发症

1. 喂养管放置不当　主要发生在经鼻进行胃、十二指肠及空肠置管时，将喂养管误插置入气管、支气管内，严重者可穿破肺组织及脏层胸膜，引起气胸、血气胸、脓胸、气管胸膜瘘及肺出血。

（1）预防：严格插管的操作程序和原则，鼻饲管（鼻肠或鼻胃管）放置后，抽吸、注气听诊或 X 线等证实导管尖端是否在消化道内。

（2）处理：一旦发现喂养管有误插，应立即将导管拔出，并观察有无气胸、血胸等表现，及时作相应处理。

2. 鼻、咽及食管损伤　主要是长期放置粗而硬质的喂养管，压迫鼻、咽部或食管壁，造成黏膜糜烂和坏死。所以插管时应选用质地软、合适口径的聚氨酯和硅胶导管，操作过程中应仔细轻柔，遇有阻力应查明原因，不可贸然硬插。亦可改选用胃造口或空肠造口进行肠内营养。

3. 喂养管堵塞 常见原因是喂养管内径小，营养液黏稠，膳食残渣和粉碎不全的药片碎片黏附于管腔内或是药物膳食不相溶造成混合液凝固等。预防的主要措施为每次输注或每输注 2 ~ 8 小时用 20 ~ 50ml 清水冲洗，如发现阻力大随时冲洗。选择合适口径的喂养管，应用营养泵持续匀速输注。

4. 喂养管拔出困难 长期使用硬质喂养管，喂养管停留在胃肠壁上，并嵌入胃肠黏膜中，导致喂养管拔出困难。可改用胃造口或空肠造口方式。空肠造瘘管与肠壁或腹壁脏层缝合结扎固定过紧造成喂养管拔除困难或阻力很大时，可剪断造口管，使其远端由肠道排出。

5. 喂养管移位和脱出 喂养管固定不牢或长期置管、固定导管的缝线松脱及患者神志不清、躁动不安或严重呕吐均可导致喂养管脱出，致使肠内营养不能进行，如造口喂养管移位和脱出有引起腹膜炎的可能。所以置管后应牢固固定导管，加强护理与观察，严防导管脱出。

6. 造口并发症 胃造口并发症主要是造口出血和溢出胃内容物，发生腹膜炎，继而发生伤口不愈、造口旁疝等。空肠造口并发症主要有造口漏肠液，喂养管脱出，造口出血，造口周围皮肤糜烂、感染等。如果出现造口管与胃/肠壁的固定不紧，通常需再次手术妥善固定，平时应注意造口旁腹壁皮肤消毒、护理，局部可用氧化锌软膏保护皮肤，及时更换敷料。同时注意消化道远端有无梗阻，营养液灌注应减少或停用。

（二）胃肠道并发症

1. 恶心、呕吐

（1）原因

①与肠内营养配方及选择有关：流质食物注入速度过快、过量、温度过低，营养液的渗透压高导致潴留，营养液中乳糖含量高，脂肪比例高，营养液的气味难闻等。

②与患者情况相关：胃排空障碍、胃肠道缺血、肠麻痹、胃十二指肠周围炎症等。胃排空障碍是恶心、呕吐的最主要原因。

（2）预防

①鼻饲前抬高床头 30° ~ 45°。

②保持营养液的适宜滴注温度：应在 37 ~ 40℃。

③控制输注量：宜从小量开始逐渐达到全量。先增高容量后提高浓度。

④速度的控制：微量控制均速输注，先从小剂量开始，比如 10 ~ 20ml/h，使用 1 ~ 2 小时后患者耐受良好可调节速度为 30 ~ 40ml/h，以此类推，逐渐加量至 100 ~ 125ml/h。

⑤检查胃充盈度和胃内残留量，如胃内残留 > 100 ~ 150ml，应减慢或停止输注，并及时处理。

（3）处理

①保持营养液的适宜滴注温度：应在 37 ~ 40℃。

②控制营养液的浓度：从低浓度开始输注。

③控制输注量和速度：宜从小量开始逐渐全量。

④避免营养液污染变质：应现配现用，保持无菌，每天更换输注管、袋或瓶。

⑤用药护理：某些药物应稀释后再输注。

⑥如由胃排空障碍所致，改用低脂肪含量的制剂，并适当应用促胃动力药物。

2. 腹泻 是肠内营养支持中最常见的并发症。一般来说，每日粪便排出量 > 500ml 或每日排便次数 > 3 次，连续超过两天，即可认为是腹泻。

（1）原因：引起腹泻的原因可分为营养液、患者和喂养不当三种。

①全身情况的改变或乳糖酶的缺乏，影响人体的肠道吸收能力。

②营养液被污染而引起感染性腹泻，或由于大量使用广谱抗生素，使肠道菌群失调而引起腹泻。

③肠道吸收和分泌功能异常。

④流质内含脂肪过多引起脂肪泻。

⑤患者低白蛋白血症引起肠道水肿而导致的腹泻。

（2）预防：营养液要现配，低温保存，肠内营养液开瓶后可在常温下保存 8 小时，低温保存 12 小时，使用不超过 24 小时。应随时调整胃肠营养液的浓度，以改变营养液的渗透压，便于肠道适应。选用无乳糖的营养液，并给患者口服胰酶，这样可以防止因缺乏乳糖酶和脂肪酶而致的腹泻。纠正低白蛋白血症，增加绒毛的吸收能力，可以减少腹泻的发生。一旦出现腹泻，应鉴别腹泻的原因并做相应的处理。

（3）处理

①及时查找原因，积极地对症治疗和护理。

②先减慢输注速度、减少输注浓度和总量，继续观察胃肠道反应。

③调整营养制剂：①选用低渗或等渗配方；②选用易消化、吸收的蛋白、脂肪组合：如水解蛋白，低脂配方或加中链脂肪酸等；③含可溶性膳食纤维如低聚果糖、菊粉的配方或混合膳食纤维配方。

④如腹泻严重，则暂时停用肠内营养，改用肠外营养支持。

⑤对于感染性腹泻，应做好消毒隔离，工作人员接触患者后加强手部的清洁消毒，对于患者的物品应单独消毒处理，预防交叉感染。

3. 腹胀　是肠内营养常见的并发症。

（1）胃肠道功能减弱或者紊乱导致的腹胀：多发生在 60 岁以上的老人或长期卧床的患者，胃肠功能减弱，肠道蠕动慢，胃肠道菌群失调，肠道积气造成腹胀。处理措施：①热敷、按摩腹部，以增进胃肠蠕动，促进排便、排气、减轻腹胀；②促进肠道蠕动：遵医嘱给予胃肠动力药，或同时机械刺激、针灸增强疗效；③鼓励患者进食纤维丰富的食物，保持大便通畅。

（2）气体吸入引起的腹胀：神经外科患者常有不同程度的意识障碍，可出现不同程度的舌根后坠现象，患者张口呼吸，气体经口腔直接经食管吸入胃内；应用面罩或鼻导管进行无创性通气，气体经食管进入胃肠道。有创通气治疗过程中，气管导管气囊充气不足，封闭不严，气体从旁逸出至口咽部，引起吞咽反射亢进，将气体咽入胃内。

处理措施：患者取侧卧位（侧卧位能减轻软腭下榻，减轻患者舌根后坠的程度），尽量闭合口腔，以减少气体从口腔吸入胃肠道内。行气管切开的患者气管导管套囊充气要充足，避免气体从旁逸出至口咽部而被咽入胃内。

（3）低钾血症导致的腹胀：利尿剂和脱水药的使用；高渗液体的使用，特别是与糖皮质激素合用时更易发生低钾血症；钾摄入量不足：吞咽障碍、长期禁食等原因可导致腹胀。缺钾可引起肠蠕动减弱。

处理措施：①立即减药或停药，并严密监测血钾浓度；②根据低钾血症的严重程度给予口服或静脉补钾，当血钾浓度低于 $3.0 \sim 3.5\text{mmol/L}$ 时，可在停用利尿药或减量的同时口服补钾。

（4）鼻饲方法不当导致的腹胀：鼻饲物的温度低；鼻饲时未回抽，未检查胃肠道消化情况及胃内是否有残存气体；鼻饲操作不当，使气体与鼻饲液同时经胃管注入胃内。

处理：①合理胃肠营养，适当减少摄食量，待腹胀缓解后可增加食物摄入量至正常需要量；②注意鼻饲液温度，一般在 $37 \sim 40℃$ 较好；③每次鼻饲前回抽测定有无残留食物，如残留超过 200ml 时应减少肠内营养的输注速度和输注量，必要时暂停肠内营养支持；④每次抽吸鼻饲液时应排尽注射器内的气体后再注入胃内；⑤鼻饲时及鼻饲后 30 分钟内适当抬高床头 $30° \sim 45°$，使气体自食管自然排出。

（三）代谢性并发症

1. 水代谢异常　最常见的是高渗性脱水，在临床上有 $5\% \sim 10\%$ 的发生率。多发生在气管切开的患者、昏迷和虚弱的老年患者以及年幼的患儿中。

处理：注意口渴症状及程度、液体出入量的平衡、血生化（电解质的变化）。

2. 糖代谢异常 常见高血糖。接受高热卡喂养者，或应激状态下糖耐量下降、糖尿病均可导致高血糖症或糖尿，主要是因糖尿病和胰岛素相对缺乏所致。处理：监测血、尿糖，静脉输注生理盐水，使用适量胰岛素或降糖药物。

3. 电解质和微量元素异常 最常见的是血钾异常，主要为某些营养液中钾含量过高，或患者肾功能欠佳而引起高钾血症。低钾血症常见于分解代谢状态、机体瘦组织群消耗、代谢性碱中毒或因使用胰岛素而未能及时补充钾。在应用大剂量利尿剂、ADH 水平增高的时候，应注意预防低钠血症的发生。

4. 酸碱平衡紊乱 酸碱平衡紊乱在肠内营养时较少见，主要是与应用不适当的制剂或原发疾病有关。慢性阻塞性肺部疾病患者或刚停止机械辅助通气而二氧化碳排出困难的患者，摄入过高热量或高碳水化合物，可发生高碳酸血症。因此，对于上述患者应避免过度喂养，同时选择肺部疾病专用制剂，增加脂肪的热量比例，降低碳水化合物的热量比例。

5. 肝功能异常 在进行胃肠内营养支持时，常伴有转氨酶升高。这种转氨酶升高呈非特异性，可能是营养液中的氨基酸在肝内代谢，对肝细胞产生毒性，或因肝酶系统的激活所致。一旦停用胃肠内营养支持，肝功能即能恢复。

6. 再喂养综合征 是消耗状态下提供营养支持后出现的代谢、生理改变现象，表现为低磷、低镁、低钾及糖代谢异常和水平衡失调，并进一步导致机体各脏器和系统异常。对再喂养综合征最好的处理方法就是预防，在营养支持前要先纠正电解质紊乱，逐渐恢复循环容量，密切监测心脏衰竭的表现；而后开始营养支持，从低剂量开始，循序渐进，同时密切监测水、电解质及代谢反应。

（四）感染性并发症

1. 吸入性肺炎 是肠内营养支持中最严重的并发症，常见于幼儿、老年人及意识障碍的患者。鼻饲进行肠内营养支持的患者，发生吸入性肺炎的可能性要比经胃造瘘或空肠造瘘进行肠内营养支持者大许多。吸入性肺炎的临床症状和预后取决于吸入营养液的量和性质。

肠内营养的使用者均应评估误吸风险，并使用降低误吸风险和吸入性肺炎的措施。防止胃内容物潴留及反流是预防吸入性肺炎的根本措施，首先注意体位，鼻饲前抬高床头 30°～45°；误吸风险高的患者可采用幽门后营养通路进行喂养；对高风险以及对胃内推注式肠内营养不耐受的人使用持续滴注。

一旦发现患者有误吸时的处理方法：①立即停止肠内营养液的输注，并吸尽内容物；②改用肠外营养，输入一定量的白蛋白，减轻肺水肿；③必要时行机械通气支持；④鼓励患者咳嗽，咳出误吸的液体；⑤应用抗生素防治肺部感染。

2. 营养液污染 临床上常用鼻胃管进行胃肠内营养，插管时就可能将咽部细菌带入胃内，在胃内繁殖生长，进而导致胃炎、腹泻甚至更为严重的全身感染。营养液和输送管道器械在配液时和更换管道时也有可能被污染，主要是操作不符合规范所致。局部管道不及时清洗，配成的营养液在空气中暴露时间长也是引起营养液污染的一个重要环节。一般来说，营养液在室温下可保持 12 小时不发生细菌生长。在营养液配置和肠内营养支持插管时，应严格遵守操作规范，避免因不规范操作引起的污染。

（五）精神心理方面并发症

肠内营养通常采用置入鼻胃管的方式，部分患者对此不易接受。患者自感口渴、失去对味觉的体会或是对营养液味道感觉异常都会引起患者对胃肠内营养支持耐受力的下降。由于管饲患者失去咀嚼食物、吞咽食物的感觉，限制了咀嚼运动，见到食物后有饥饿感。由于鼻胃管的存在，患者常经口呼吸，引起口干，流鼻涕。鼓励用鼻呼吸，改进置管的方式和管的质量。在营养液中加一些佐料，使其有一种特殊的可口味道。病情允许时应鼓励患者进行咀嚼运动，多活动，以满足心理要求。

第三节　肠外营养

一、定义及概述

肠外营养（PN）是经静脉途径供应患者所需要的营养要素，包括热量（碳水化合物、脂肪乳剂）、必需和非必需氨基酸、维生素、电解质及微量元素。肠外营养的途径有周围静脉营养和中心静脉营养。肠外营养分为完全肠外营养和部分补充肠外营养，目的是使患者在无法正常进食的状况下仍可以维持营养状况、增加体重和创伤愈合，幼儿可以继续生长、发育。静脉输注途径和输注技术是肠外营养的必要保证。肠外营养支持这种有效的治疗手段已广泛地应用于临床。

二、肠外营养适应证

（一）强适应证

1. 胃肠道梗阻　如贲门癌、幽门梗阻、高位肠梗阻、新生儿胃肠道闭锁等。

2. 胃肠道吸收功能障碍

（1）广泛小肠切除术后（短肠综合征）：切除70%以上小肠的患者，在胃肠功能尚未代偿的时期，应行肠外营养支持。80%～90%小肠被切除者，其胃肠功能难以完全代偿，需终生通过肠外营养提供一部分营养物质，以补充胃肠吸收功能的不足。

（2）小肠疾病：一些疾病可影响小肠的运动与吸收功能，如系统性红斑狼疮等免疫系统疾病、不宜手术的小肠缺血、多发肠瘘、广泛的不宜手术切除的克罗恩病等。

（3）放射性肠炎：严重的放射性肠炎，可使肠道的吸收功能明显减退，造成放疗后患者的营养不良。对于严重的放射性肠炎，小肠已发生一定程度的纤维化及狭窄且难以逆转，这类患者需要长期的院内或家庭肠外营养支持。

（4）严重腹泻：不论是原发于胃肠道疾病所致的严重腹泻，还是由于病毒或细菌性肠炎所致的严重腹泻，在经口进食充足前，均应给予肠外营养支持。对于长期慢性的严重腹泻，应给予家庭肠外营养支持。

（5）顽固呕吐：各种原因所致的长期顽固性恶心、呕吐＞7天，在呕吐原因明确以前及呕吐未能有效控制的情况下，均需肠外营养支持。

3. 大剂量放疗、化疗或接受骨髓移植患者　常由于治疗反应产生严重的恶心、呕吐、厌食及腹泻而进食不足，肠外营养支持可维持患者的营养。

4. 中、重症急性胰腺炎　治疗包括消化道休息、胃肠减压及抑制消化液分泌等，手术常加重营养不良，对于病程恢复较慢，特别是并发腹腔脓肿或肠梗阻的患者，往往需要较长时间禁食，应及早给予肠外营养支持。

5. 严重营养不良伴胃肠功能障碍　蛋白质-热量缺乏型营养不良常伴胃肠功能障碍，无法耐受肠内营养，就需要肠外营养支持。

6. 高分解代谢状态　如大面积烧伤、严重的复合伤、破伤风、大范围的手术、败血症等，这类患者处于强烈的应激状态，代谢旺盛；同时消化功能受到抑制，不能经胃肠道补充足够的能量及营养。对这类患者应给予肠外营养支持。多系统功能衰竭并非肠外营养支持的禁忌证，但需要仔细调整营养液的组成、注意输注速度。

（二）中等适应证

1. 大手术、创伤及复合性外伤大手术　预计术后5～7天胃肠功能不能恢复者，应及早给予肠外营养支持。这类手术包括全结肠切除术、全胃切除术、胰十二指肠切除术、盆腔广泛淋巴结清扫术、前路脊椎融合术等。肠外营养支持一般应于术后48小时内开始，直至患者已有充足的肠内营养。

2. 中度应激状态　如胃肠功能7天内不能恢复，应给予肠外营养支持。这类患者包括中度手术或创伤、30%～50%体表面积的烧伤、中度急性胰腺炎、神经系统外伤及其他类似的应激状态。

3. 肠瘘　高位、高流量小肠瘘，由于所进食物会从瘘口排出造成营养物质吸收障碍，大量消化液丢失，患者易发生脱水及电解质紊乱，肠瘘患者常伴有腹腔感染及脓肿，短期内即可导致营养不良。肠外营养支持既可供给充足的营养，还可使消化道得到休息，大大减少消化液的分泌，提高组织愈合能力。在瘘口远端无梗阻、窦道内无异物、肠管连续性无中断的情况下，随着患者全身营养状况的改善，经过一定的时间，瘘口可不需手术而自行闭合。对于腹腔内粘连严重，无法手术治疗的多发性肠瘘，长期的消化道休息及长期的家庭人工胃肠支持可能收到较好的治疗效果。

4. 炎性肠道疾病　肠外营养支持2～4周后，可使临床症状明显改善，一部分对药物治疗控制不满意的肠道炎性疾病患者对药物的敏感性增加，从而避免了外科手术。于肠道炎性疾病活动期出现生长发育停滞的儿童，在给予充分的肠外营养支持后，能够恢复正常的生长发育。

5. 妊娠剧吐或神经性厌食　妊娠剧吐严重影响进食，可能使胎儿易于发生畸形。短期的妊娠呕吐不需要营养支持，但妊娠剧吐超过5～7天，应给予肠外营养支持，以保护孕妇及胎儿。神经性厌食可以引起严重营养不良，特别是消化道分泌受抑制、营养不良不易纠正，最好用胃肠外营养支持。

6. 需接受大手术或强烈化疗的中度营养不良　胃肠功能不全伴中度营养不良的患者应于大手术前7～10天或强化疗及其他药物治疗时都应给予肠外营养支持，可有效维持患者的营养状况，防止进一步恶化，从而降低手术及药物治疗的死亡率。

7. 其他原因导致的营养不良　入院后7～10天内不能建立充足的肠内营养，加上摄食不足很易发生营养不良，这类患者应予肠外营养，如可能的话可同时行肠内营养。

8. 炎性粘连性肠梗阻　术前4～6周的肠外营养支持可使肠道休息，有助于粘连带的软化，从而使梗阻缓解，或能减少手术时分离粘连的困难。

（三）弱适应证

肠外营养支持对此类患者无明确益处，但也有例外，需根据具体患者的临床情况决定。

（1）营养良好的患者处于轻度应激及创伤情况下，而消化道功能于10天内可以恢复。例如，小于20%体表面积的烧伤、轻度急性胰腺炎及局限性软组织损伤等。

（2）肝脏、小肠等脏器移植后功能尚未恢复期间。

三、肠外营养的禁忌证

（1）无明确治疗目的，或已确定为不可治愈、无复活希望而继续盲目延长治疗者，如已广泛转移的晚期恶性肿瘤伴恶病质的患者。

（2）心血管功能紊乱或严重代谢紊乱期间需要控制或纠正者。

（3）患者的胃肠道功能正常可以适应肠内营养者。当胃肠功能正常或可利用时，应首先考虑肠内营养。如果消化道近端有梗阻，如位于食管、胃或十二指肠等，应于梗阻远端放置造瘘管，进行肠内营养支持。对所有接受肠外营养支持的患者，都应注意观察胃肠功能的恢复情况，适时安全地由肠外营养支持过渡到肠内营养支持。

（4）患者一般情况好、只需短期肠外营养，预计需要的时间少于5天者。

（5）原发病需立即进行急诊手术者，不宜强求于术前行肠外营养支持，以免延误对原发病的治疗。如需手术引流的腹腔脓肿患者或需急诊手术的严重腹部创伤、完全性肠梗阻患者等。

（6）预计发生肠外营养并发症的危险性大于其可能带来的益处者。

四、肠外营养输注途径的选择

选择合适的肠外营养输注途径取决于患者的血管穿刺史、静脉解剖条件、凝血状态、预期使用肠外营养的时间、护理的环境（住院与否）以及原发疾病的性质等因素。住院患者最常选择短暂的外周静脉或中心静脉穿刺插管；非住院环境的长期治疗患者，以经外周静脉或中心静脉置管，或植入皮下的输液盒最为常用。

（一）经外周静脉的肠外营养途径

1. 适应证　①短期肠外营养（<2周）、营养液渗透压低于$1200mOsmol/LH_2O$者；②中心静脉置管禁忌或不可行者；③导管感染或有脓毒症者。

2. 优缺点　该方法简便易行，可避免中心静脉置管相关并发症，且容易早期发现静脉炎的发生；缺点是输液渗透压不能过高，需反复穿刺，易发生静脉炎，故不宜长期使用。

（二）经中心静脉的肠外营养途径

置管途径：经颈内静脉、锁骨下静脉或上肢的外周静脉达上腔静脉。

1. 适应证　肠外营养超过2周、营养液渗透压高于$1200mOsm/LH_2O$者。

2. 优缺点　经锁骨下静脉置管易于活动和护理，主要并发症是气胸。经颈内静脉置管使转颈活动和贴敷料稍受限，局部血肿、动脉损伤及置管感染并发症稍多。经外周静脉至中心静脉置管：贵要静脉较头静脉宽、易置入，可避免气胸等严重并发症，但增加了血栓性静脉炎和插管错位发生率及操作难度。不宜采用的肠外营养途径为颈外静脉及股静脉，前者的置管错位率高，后者的感染性并发症高。

（三）经中心静脉置管皮下埋置导管输液

经上肢中心静脉置管和经锁骨下中心静脉置管。

五、肠外营养的组成

肠外营养应根据患者年龄、性别、体重或体表面积、实际需要、代谢情况以及病情需要配制成个体化的全营养混合液制剂。肠外营养包括脂肪乳剂、氨基酸制剂、葡萄糖制剂，电解质单体、维生素单体和混合制剂、微量元素混合制剂，并将这些营养素配制成符合标准的静脉输注混合液。

（一）脂肪乳剂

脂肪乳剂主要提供能量和碳原子，还可提供人体必需脂肪酸、三酰甘油和磷脂。脂肪乳与葡萄糖混合使用有节氮作用，单独输注则无此作用。脂肪乳剂包括长链脂肪乳剂（C:14-26）、中长链脂肪乳剂（C:8-12）、单不饱和脂肪乳剂、n-3脂肪乳剂、结构脂肪乳剂等。

长链脂肪乳主要从大豆油、红花油提取，以卵磷脂为乳化剂，含少量甘油以调节渗透压，亚油酸含量较高，抗氧化剂含量较低，在创伤、感染等高代谢状态时，可影响粒细胞活性，导致机体免疫功能受损。中链脂肪乳不在脂肪组织中储存，较少发生肝脏脂肪浸润，但有一定的神经毒性。中、长链脂肪乳有氧化快、利用快、能快速从血液中清除、极少再酯化等优点，适用于某些重症患者（感染、严重创伤、肝功能不全）。橄榄油脂肪乳由20%大豆油和80%的橄榄油组成，比如克凌诺，有良好的安全性和耐受性，能选择性调节免疫应答，减少炎性反应。鱼油脂肪乳富含n-3多不饱和脂肪酸，如尤文，能降低心血管疾病的发生率、减少血栓形成，提高免疫，防止肿瘤生长。

按浓度可分为10%、20%、30%；按容量规格分为500ml、250ml、100ml。常用脂肪乳剂的组成成分见表6-3。

表6-3　常用脂肪乳剂的组成成分

品种	浓度	组成
英脱利匹特	30%	长链脂肪酸
力能	20%	中长链
力保肪宁	20%	中长链
克凌诺	20%	长链脂肪酸

（二）氨基酸制剂

氨基酸制剂包括支链氨基酸制剂、高支链氨基酸制剂、复方肾用氨基酸制剂、平衡氨基酸制剂、肽类氨基酸制剂等，由赖氨酸、色氨酸、苯丙氨酸、蛋氨酸、苏氨酸、亮氨酸、异亮氨酸、缬氨酸这

8 种必需氨基酸及一些非必需氨基酸组成。按浓度分类为 5%、8.5%、10%、10.36%、11.4%；按容量规格分为 500ml、250ml、100ml。

（三）葡萄糖制剂

最常用是葡萄糖注射液（5%、10%、50%）、其他碳水化合物制剂还有果糖溶液、木糖醇溶液。

（四）电解质单体

电解质单体包括氯化钠（0.9% 和 10%）、氯化钾、碳酸氢钠溶液、葡萄糖酸钙、氯化钙、硫酸镁（10%）、磷制剂（10% 格列福斯甘油磷酸钠，每支 10ml 含磷 10mmol）、乳酸钠溶液等。

（五）维生素单体和混合制剂

维生素单体和混合制剂包括脂溶性维生素制剂（VitA、VitD、VitE、VitK）、水溶性维生素制剂（含叶酸、$VitB_1$、$VitB_2$、$VitB_6$、$VitB_{12}$、VitC、生物素、泛酸、烟酰胺）的单体制剂或混合制剂等。

（六）微量元素混合制剂

微量元素混合制剂包括铬、铁、钼、锌等。

六、肠外营养的配制

操作前治疗室要做好消毒、保持清洁、避免人员流动。用物准备齐全，洗手、戴口罩。配制时严格执行无菌技术操作原则，严格执行"三查八对"：床号、姓名、药名、剂量、浓度、时间、用法及药物有效期。严格检查静脉营养输液袋的有效期、外包装、输液袋、输液管道是否密闭，有无破损等。严格核查药物配伍禁忌。最大程度减少维生素 C 及其他还原性维生素的氧化反应，在配置完成以后，要排尽营养袋中残存的空气。在加入脂肪乳前，要仔细观察营养液中是否有沉淀或浑浊现象及加入后有无沉淀或浑浊现象，如有此现象禁止使用。

配制步骤如下所述。

（1）营养液根据当日医嘱配制。

（2）混合顺序

①将电解质溶液、微量元素、胰岛素先加入葡萄糖或氨基酸溶液中。

②再将磷酸盐加入另一瓶氨基酸溶液中。

③将水溶性维生素和脂溶性维生素混合加入脂肪乳中。

④将氨基酸、磷酸盐、微量元素混合液加入脂肪乳中。

⑤最后将脂肪乳、维生素混合加入静脉输液袋中。

⑥轻轻摇动三升袋中的混合物，排气后封闭备用。

⑦电解质不宜直接加入脂肪乳剂中。

⑧避免在肠外营养液中加其他药物。

一般现用现配，24 小时内输完，不用时放入 4℃冰箱内保存。为减少光敏感性维生素的降解，在储存和输注过程中，要注意避光。已破乳的肠外营养液严禁使用。破乳定义：将脂肪乳加入到全胃肠道营养液中以后，有多种因素可能使脂肪乳的油滴相互融合，粒径增大，继而析出肉眼可见的黄色油滴，发生明显的两相分离，此称为脂肪乳的"破乳"。首选上肢与远端的静脉进行穿刺，但儿童除外。应尽可能避免接受放射治疗侧或乳腺切除术等患侧手臂。使用时要注意输液速度（特别是氨基酸、脂肪乳单独使用时），开始 15~20 滴/分，维持速度 35~50 滴/分。

七、并发症的预防和处理

置管手术操作者必须具备置管和输注技术的操作资质，熟练掌握置管和输注技术，严格按照操作规程和解剖标志操作，合理安排输液顺序和控制输注速度，并监测血生化及电解质水平，最初 3 天每日监测血清电解质、血糖水平，3 日后视稳定情况每周监测 1~2 次，维持体液平衡，绝大多数并发症是可以避免的，即使发生一些小的问题，处理得当也不会引起严重的后果。

（一）静脉穿刺置管时的并发症

预防靠加强技能培训，提高插管成功率，避免反复穿刺；插管过程中动作应轻柔，避免反复插管；穿刺后要严密观察患者的呼吸及一般情况。密切观察患者生命体征、血氧饱和度、面色、口唇颜色等，观察神志、瞳孔变化，并遵医嘱予以对症处理。

1. 气胸　当患者于静脉穿刺时或置管后出现胸闷、胸痛、呼吸困难、同侧呼吸音减弱时，应怀疑气胸发生；应立即通知医师并协助处理。

2. 血管损伤　在同一部位反复穿刺易损伤血管，表现为局部出血或血肿形成等，应立即退针并压迫局部。

3. 胸导管损伤　多发生于左侧锁骨下静脉穿刺时。穿刺时若见清亮的淋巴液，应立即退针或拔出导管。

4. 空气栓塞　大量空气进入可立即致死。故锁骨下静脉穿刺，应置患者于平卧位、屏气；置管成功后及时连接输液管道；牢固连接；输液结束应旋紧导管塞。一旦疑及空气进入，立即置患者于左侧卧位，以防空气栓塞。

（二）静脉置管后输液期间的并发症

1. 导管移位　使用固定翼固定导管，防止导管自由出入人体。体外导管须完全覆盖在无菌的透明敷料下以便观察。临床表现为输液不畅或患者感觉颈、胸部酸胀不适、呼吸困难，X线透视可明确导管位置。导管移位引起液体渗漏可使局部组织肿胀；一旦发生导管移位，应立即停止输液、拔管和做局部处理。

2. 感染　长期深静脉置管和禁食、全肠外营养，易引起导管性和肠源性感染，须加强观察和预防。

（1）导管护理：每天清洁、消毒静脉穿刺部位，更换敷料，加强局部护理。若用3M透明胶布贴封导管穿刺处者，胶布表面应标明更换日期并按时予以更换。观察穿刺部位有无红、肿、痛、热等感染征象。若患者发生不明原因的发热、寒战、反应淡漠或烦躁不安，应疑为导管性感染，应及时通知医师，协助拔出导管并作微生物培养和药物敏感试验。避免经导管抽血或输血；输液结束时，可用肝素稀释液封管，以防导管内血栓形成和保持导管通畅。

（2）营养液的配置和管理：营养液应在层流环境、按无菌操作技术配制；保证配制的营养液现配现用，并在24小时内输完。

（3）尽早经口饮食或肠内营养：当患者胃肠功能恢复或允许进食的情况下，鼓励患者经口饮食。

（三）代谢紊乱

1. 糖代谢紊乱　主要表现为血糖异常升高，严重者可出现渗透性利尿、脱水、电解质紊乱、神志改变甚至昏迷。对此，护士应立即报告医师并协助处理，停输葡萄糖溶液或含有大量糖的营养液；输入低渗或等渗氯化钠溶液，内加胰岛素，使血糖逐渐下降；另一种主要表现为脉搏加速、面色苍白、四肢湿冷和低血糖性休克；应立即协助医师积极处理，推注或输注葡萄糖溶液。故肠外营养支持时，葡萄糖的输入速度应小于5mg/（kg.min），当发现患者出现糖代谢紊乱征象时，先抽血送检血糖值再根据结果予以相应处理。

2. 脂肪代谢紊乱　表现为发热、急性消化道溃疡、血小板减少、溶血、肝脾肿大、骨骼肌肉疼痛等。一旦发现类似症状，应立即停输脂肪乳剂。通常20%的脂肪乳剂250ml需输注4～5小时。

3. 氨基酸代谢紊乱

（1）高氯性代谢性酸中毒和高血氨症：现在已很少发生。

（2）肝脏毒性反应：临床上常可发现肠外营养疗程中转氨酶、碱性磷酸酶以及血清胆红素升高等，一般认为是由于患者对氨基酸的耐受性不良所致，但长期应用高糖，小儿较长期应用脂肪乳剂亦可发生，尤其缺乏必需氨基酸时；然而肝毒性反应是可逆的。

（3）谷氨酰胺缺乏：已有复方氨基酸静脉制剂含谷氨酰胺双肽，故现在很少发生。

（四）血栓性浅静脉炎

多发生于经外周静脉输注营养液时，可见输注部位的静脉呈条索状变硬、红肿、触痛，少有发热现象。

预防方法如下所述。

（1）要有过硬的技术，提高一次穿刺成功率。

（2）加强责任心，严格无菌操作。

（3）输入刺激性较强药物时，可于给药后沿静脉走向外敷血管。要在给药前后分别用生理盐水进行静脉冲洗。

（4）输入高渗药物时滴入速度宜慢，使药液在血管内有缓冲时间。

处理：一般需抬高穿刺部位肢体，经局部湿热敷、更换输液部位或外涂可经皮吸收的具抗凝、消炎作用的软膏后可逐步消退。

练习题

一、理论题

（一）选择题（选择一个正确的答案）

1. 在下列选项中，不属于医院膳食中基本膳食是（D）。

　　A. 普食　　　　　　　B. 软饭　　　　　　　C. 半流质　　　　　　D. 低盐膳食

2. 在下列选项中，属于医院膳食中基本膳食是（C）。

　　A. 高蛋白膳食　　　　B. 低盐膳食　　　　　C. 流质膳食　　　　　D. 糖尿病膳食

3. 在下列选项中，不属于治疗膳食的是（C）。

　　A. 高蛋白质膳食　　　B. 低蛋白质膳食　　　C. 半流质膳食　　　　D. 低脂膳食

4. 在下列选项中，普食适用于（A）。

　　A. 非消化道手术后恢复期的患者　　　　　　B. 高热患者

　　C. 消化不良患者　　　　　　　　　　　　　D. 咀嚼不便的老人

5. 在下列选项中，一般普食每日的总热量要求是（C）。

　　A. 1500kcal　　　　　B. 1800kcal　　　　　C. 2000kcal　　　　　D. 2400kcal

6. 在下列选项中，关于普食制作中蛋白质量的要求是（B）。

　　A. 45～55g　　　　　 B. 60～70g　　　　　 C. 75～85g　　　　　 D. 90g～100g

7. 在下列选项中，软饭适用于（C）。

　　A. 腹部手术患者　　　B. 喉部手术患者　　　C. 消化不良患者　　　D. 昏迷患者

8. 在下列选项中，一般软饭每日的总热量要求是（B）。

　　A. 1500kcal　　　　　B. 1800kcal　　　　　C. 2000kcal　　　　　D. 2400kcal

9. 在下列选项中，一般半流质每日的总热量要求是（B）。

　　A. 1200kcal　　　　　B. 1500kcal　　　　　C. 1800kcal　　　　　D. 2000kcal

10. 在下列选项中，不属于流质的是（A）。

　　 A. 蒸水蛋　　　　　　B. 冰激凌　　　　　　C. 牛奶　　　　　　　D. 米汤

11. 在下列选项中，冷流质一般适用于（B）。

　　 A. 食管癌术后　　　　B. 扁桃体术后　　　　C. 胃癌　　　　　　　D. 肝性脑病

12. 在下列选项中，属于不胀气流质膳食的是（C）。

　　 A. 豆浆　　　　　　　B. 牛奶　　　　　　　C. 米汤　　　　　　　D. 浓蔗糖水

13. 在下列选项中，一般流质每日的总热量要求是（D）。

　　 A. 1500kcal　　　　　B. 1200kcal　　　　　C. 1000kcal　　　　　D. 800kcal

14. 在下列选项中，功能性便秘患者的膳食选择是（C）。

    A. 高能量高蛋白膳食　　　　　　　　　　　B. 低脂膳食

    C. 高纤维膳食　　　　　　　　　　　　　　D. 低胆固醇膳食

15. 在下列选项中，蛋白质 - 热能营养不良患者的膳食选择是（A）。

    A. 高能量高蛋白膳食　　　　　　　　　　　B. 低脂膳食

    C. 高纤维膳食　　　　　　　　　　　　　　D. 低胆固醇膳食

16. 在下列选项中，慢性肾功能不全患者应选择（C）。

    A. 高蛋白膳食　　　　B. 低脂肪膳食　　　　C. 低蛋白膳食　　　　D. 低嘌呤膳食

17. 在下列选项中，麦淀粉膳食适用于（B）。

    A. 胆囊炎患者　　　　B. 尿毒症前期患者　　C. 糖尿病患者　　　　D. 高脂血症患者

18. 在下列选项中，高钾膳食中一日钾供给量要求是（A）。

    A. ≥4000mg　　　　　B. ≥3000mg　　　　　C. ≥2000mg　　　　　D. ≥1000mg

19. 在下列选项中，低钠膳食中一日钠供给量要求是（A）。

    A. ＜500mg　　　　　B. ＜1000mg　　　　　C. ＜1500mg　　　　　D. ＜2000mg

20. 在下列选项中，高胆固醇血症患者应选择的膳食是（D）。

    A. 高蛋白膳食　　　　B. 低蛋白膳食　　　　C. 少盐膳食　　　　　D. 低胆固醇膳食

21. 在下列选项中，低胆固醇膳食要求每日膳食胆固醇应控制在（A）。

    A. ＜300mg　　　　　B. ＜500mg　　　　　C. ＜800mg　　　　　D. ＜1000mg

22. 在下列选项中，低嘌呤膳食适用于（C）。

    A. 肾衰竭　　　　　　B. 肝衰竭　　　　　　C. 痛风　　　　　　　D. 胆石症

23. 在下列选项中，属于代谢试验膳食的是（C）。

    A. 高蛋白膳食　　　　　　　　　　　　　　B. 低脂膳食

    C. 胆囊造影检查膳食　　　　　　　　　　　D. 低渣膳食

24. 在下列选项中，肠内营养支持适用于分次灌注法输注营养液的是（A）。

    A. 鼻胃置管患者　　　　　　　　　　　　　B. 鼻十二指肠置管患者

    C. 鼻空肠置管患者　　　　　　　　　　　　D. 空肠造瘘患者

25. 在下列选项中，食管癌术后早期首选的营养支持途径是（C）。

    A. 中心静脉营养　　　B. 周围静脉营养　　　C. 经鼻胃管　　　　　D. 经口营养

26. 在下列选项中，不属于肠内营养制剂的是（C）。

    A. 要素膳　　　　　　　　　　　　　　　　B. 蛋白质组件

    C. 氨基酸注射液　　　　　　　　　　　　　D. 整蛋白型全营养素

27. 在下列选项中，属于肠外营养制剂的是（C）。

    A. 要素膳　　　　　　　　　　　　　　　　B. 蛋白质组件

    C. 氨基酸注射液　　　　　　　　　　　　　D. 整蛋白型全营养素

28. 在下列选项中，手术后胃肠功能正常的恢复期患者，首选营养支持方式是（D）。

    A. 中心静脉营养　　　　　　　　　　　　　B. 周围静脉营养

    C. 周围静脉营养 + 肠内营养　　　　　　　　D. 肠内营养

29. 在下列选项中，适用于肠内营养支持的是（D）。

    A. 胃肠道功能损伤Ⅳ级患者　　　　　　　　B. 完全性肠道梗阻患者

    C. 严重的腹腔内感染患者　　　　　　　　　D. 肿瘤放疗患者

30. 在下列选项中，肠内营养支持不适用于（D）。

    A. 昏迷患者　　　　　　　　　　　　　　　B. 吞咽困难患者

    C. 因手术而无法经口进食的患者　　　　　　D. 完全性肠梗阻患者

31. 在下列选项中，首选肠外营养支持的是（D）。

    A. 昏迷患者　　　　　　　　　　　　　　B. 吞咽困难患者

    C. 因手术而无法经口进食的患者　　　　　D. 完全性肠梗阻患者

32. 在下列选项中，经鼻胃管营养支持最常见的并发症是（A）。

    A. 腹泻　　　　　　B. 吸入性肺炎　　　　C. 电解质紊乱　　　　D. 鼻咽部损伤

33. 在下列选项中，经鼻胃管营养支持最严重的并发症是（B）。

    A. 腹泻　　　　　　B. 吸入性肺炎　　　　C. 电解质紊乱　　　　D. 鼻咽部损伤

34. 在下列选项中，采用鼻胃管进食的患者如因误吸而致吸入性肺炎，处理错误的是（B）。

    A. 立即停输肠内营养液，吸尽胃内容物　　B. 镇静止咳

    C. 应用抗生素　　　　　　　　　　　　　D. 正压通气

35. 在下列选项中，不用于肠外营养支持的是（C）。

    A. 葡萄糖注射液　　　　　　　　　　　　B. 氨基酸注射液

    C. 整蛋白型全营养液　　　　　　　　　　D. 维生素注射液

36. 在下列选项中，食管癌进食困难术前首选的营养支持途径是（A）。

    A. 外周静脉营养支持　　　　　　　　　　B. 鼻饲营养支持

    C. 经口营养支持　　　　　　　　　　　　D. 胃造瘘营养支持

37. 在下列选项中，完全性肠梗阻患者首选的营养支持方式是（D）。

    A. 经口营养支持　　　B. 鼻饲营养支持　　　C. 胃造瘘营养支持　　　D. 肠外营养

38. 在下列选项中，肠外营养支持不适用于（C）。

    A. 超过 7 天的顽固呕吐　　　　　　　　　B. 长期腹泻

    C. 胫骨骨折患者　　　　　　　　　　　　D. 急性重症胰腺炎

39. 在下列选项中，预期一周以内的肠外营养支持患者首选的途径是（D）。

    A. 经颈内静脉的中心静脉营养支持　　　　B. 经锁骨下静脉的中心静脉营养支持

    C. 经上肢外周静脉的中心静脉营养支持　　D. 经外周静脉的营养支持

40. 在下列选项中，不属于肠外营养制剂的是（C）。

    A. 脂肪乳剂　　　　　　　　　　　　　　B. 18AA 复方氨基酸注射液

    C. 整蛋白型全营养液　　　　　　　　　　D. 葡萄糖注射液

41. 在下列选项中，关于肠外营养液的组成叙述正确的是（B）。

    A. 应每天常规给予脂溶性维生素

    B. 氨基酸是肠外营养的唯一氮源

    C. 无肝肾疾病的住院患者其热氮比为 150～200kcal：1g

    D. 多以葡萄糖作为单一能源

42. 在下列选项中，肠外营养液配制过程中，错误的是（A）。

    A. 微量元素制剂可直接加入脂肪乳剂内

    B. 胰岛素可与各种静脉营养制剂配伍混合

    C. 电解质溶液可加入到氨基酸溶液中

    D. 水溶性维生素和脂溶性维生素的混合液可加入脂肪乳中

43. 在下列选项中，肠外营养支持的并发症不包括（D）。

    A. 气胸　　　　　　B. 肝损害　　　　　　C. 电解质紊乱　　　　D. 腹泻

44. 在下列选项中，肠外营养常见并发症是（A）。

    A. 静脉炎　　　　　B. 腹泻　　　　　　　C. 腹胀　　　　　　　D. 吸入性肺炎

（二）判断题（正确的在后面括号内填 A，错误的填 B）

1. 医院基本膳食可分成普通膳食、软饭、半流质、流质四种。　　　　　　　　　　　（A）

2. 食用软饭的个体，应每日进行维生素和无机盐的补充。 （ B ）

3. 不胀气流质可选用不加糖的豆浆。 （ B ）

4. 肠内营养液输注时的温度最好控制在 37 ~ 40℃。 （ A ）

5. 肠内营养支持最常见的并发症是吸入性肺炎。 （ B ）

6. 肠外营养支持是指经静脉途径给机体输注葡萄糖和氨基酸。 （ B ）

7. 肠外营养支持是指经静脉途径给机体输注脂肪乳。 （ B ）

8. 肠外营养的输注途径有周围静脉营养和中心静脉营养。 （ A ）

9. 肠外营养支持应包含葡萄糖、氨基酸、脂肪乳、维生素、微量元素等制剂。 （ A ）

二、技能练习题

1. 请简述医院常用膳食的种类。

参考答案：

医院常用的膳食种类包括基本膳食、治疗膳食、诊断膳食和代谢膳食。最常用的膳食是基本膳食和治疗膳食。各种膳食的食谱应按膳食常规要求进行设计和配制。

（1）医院常用的基本膳食有四种：普通膳食、软饭、半流质和流质。

（2）治疗膳食包括高蛋白膳食、低蛋白膳食、低盐膳食、无盐膳食、低钠膳食、限制脂肪膳食、低胆固醇膳食、控制膳食纤维膳食、控制钾的膳食、高热能膳食、糖尿病膳食、低嘌呤饮食、麦淀粉膳食、低铜膳食、急性肾功能衰竭膳食、透析时的膳食、肝功能衰竭膳食等多种。

（3）诊断膳食包括潜血试验膳食、胆囊造影检查膳食、内生肌酐试验膳食、碘试验膳食等多种。

（4）代谢膳食包括钾钠代谢膳食、钙磷代谢试验膳食、氮平衡试验等多种。

2. 请简述普通膳食的适用范围、膳食原则和膳食要求。

参考答案：

（1）普食适用范围：主要适用于在治疗上对膳食无特殊要求的慢病患者；咀嚼和吞咽功能正常、消化功能正常、体温正常或接近正常的患者及恢复期患者等，如内科非消化道疾病、非危重患者或恢复期患者，以及外科、妇产科、五官科等非消化道手术前后或恢复期患者。慢病调理师平时接触到的基本上是慢病稳定期患者，这种患者适合选用普食。

（2）普食的膳食原则和要求

①膳食配制应以均衡营养和接近正常膳食为原则：各种营养素种类齐全和数量充足，相互间的比例合理恰当，能满足大部分患者的营养和治疗的需要。

②注意主副食食物多样化和合理的烹调方法。有些患者由于疾病口味发生变化，要尽量满足患者的口味。

③适当分配各餐膳食和热能：一般每日膳食总热量2000kcal；早餐占25% ~ 30%，中餐40%，晚餐30% ~ 35%。

④满足饱腹感：每餐膳食应有适当的体积，以满足患者的饱腹感。每天宜进食300 ~ 500g蔬菜，其中黄绿色蔬菜 >50%。

⑤蛋白质：蛋白质供给应占总热能的12% ~ 14%，即60 ~ 70g/d，其中动物蛋白质最好达总蛋白的30%，包括动物蛋白和豆类蛋白在内的优质蛋白质共占40%以上为好。

⑥脂肪：脂肪应占总热量的25% ~ 30%，即60 ~ 70g/d，包括主、副食中的膳食脂肪及20g左右烹调油。

⑦碳水化合物：应占总热量的55% ~ 65%，即300g/d左右（275 ~ 325g/d）。

⑧其他：注意维生素和矿物质的补充。应保持水的平衡，每天水的需要量为1500 ~ 2000ml/d。

⑨少用食物：刺激性食物，如尖辣椒等；强烈的调味品，如芥末、胡椒、咖喱等；难以消化的食物，如油炸食物等；过分坚硬的食物，如硬果等；产气过多的食物，如糖类等。

3. 何为高蛋白膳食？请简述其适用范围。

参考答案：

（1）高蛋白膳食是指提高每日膳食中的蛋白质含量，供给量以标准体重计算，每日每千克标准体重 1.2～2g，蛋白质供能占总能量的 15%～20%，每日总量 90～120g，其中优质蛋白质占 1/2～2/3，以鱼虾禽类和大豆类为宜。

（2）适用范围：各种原因引起的营养不良、低蛋白血症；代谢亢进性疾病和慢性消耗性疾病，如甲状腺功能亢进症、烧伤、结核病、神经性厌食、抑郁症、肿瘤等；重度感染性疾病，如肺炎、伤寒、重度创伤、脓毒血症；大手术前后。

4. 何为低蛋白膳食？请简述其适用范围。

参考答案：

（1）低蛋白膳食：是指控制膳食中的蛋白质含量，以减少含氮的代谢产物，减轻肝、肾负担。在控制蛋白质摄入量的前提下，提供充足的能量、优质蛋白质和其他营养素，以改善患者的营养状况。要根据患者的肾功能损伤情况，决定其蛋白质的摄入量，一般每日蛋白质摄入总量在 20～40g 之间，宜选用鸡蛋、牛奶、瘦肉和鱼虾等优质蛋白质。

（2）适用范围：①肾脏疾病：急性肾炎、急性肾功能衰竭、慢性肾功能衰竭、肾病综合征、尿毒症；②肝脏疾病：肝性脑病各期。

5. 低盐膳食、无盐膳食和低钠膳食有何不同？请简述其适用范围。

参考答案：

（1）低盐膳食　低盐膳食限制膳食中食盐量，全日膳食供钠 2000mg 左右，一般限制食盐量在 3～5g/d。

（2）无盐膳食　全日膳食供钠 1000mg 左右。一般只能短期使用，以防止出现低钠血症。

（3）低钠膳食　全日膳食供钠控制在 500mg 左右，甚至要限制一些含钠丰富的蔬菜摄入，如油菜、芹菜等。此膳食需在医务人员的监测下短期使用。

（4）适用范围　高血压，心力衰竭，急性肾炎，妊娠高血压，各种原因引起的水、钠潴留患者。依病情轻重决定控制钠摄入的程度，从而选择相应的含钠膳食。

6. 何为高纤维膳食？请简述其适用范围。

参考答案：

（1）高纤维膳食：是指增加膳食中的膳食纤维，目的是增加粪便体积及含水量、刺激肠道蠕动、降低肠腔内的压力，促进粪便中胆汁酸和肠道有害物质的排出。一日膳食中的膳食纤维总量应不低于 30g，增加含粗纤维丰富的食物，如韭菜、芹菜、豆芽、粗粮、麦麸等的摄入，必要时也可采用膳食纤维制剂。每天饮水量在 2000ml 以上。

（2）适用范围：心血管疾病、糖尿病、肥胖症、胆囊炎、胆结石、便秘、肛门手术后恢复期等疾病。

7. 何为肠内营养？请简述肠内营养鼻胃管饲的适应证、禁忌证和并发症。

参考答案：

（1）肠内营养：是指经口摄入，经鼻胃管、鼻肠管或经胃肠造瘘管输入营养制剂。只要胃肠道功能允许时，应首先采用肠内营养。

（2）鼻胃管饲适应证：胃肠道完整，代谢需要增加，短期应用；昏迷（短期应用）；需要恒速输注时（如腹泻、糖尿病）；补充能量（厌食、炎性肠道疾病、癌、生长迟缓）；早产儿（孕期<34 周）。

（3）鼻胃管饲禁忌证：严重反复呕吐，胃反流；食管炎，食管狭窄。

（4）鼻胃管饲并发症：反流，吸入性肺炎；鼻腔损伤，鼻孔坏死（鼻胃管引起）。

8. 请简述肠内营养的适应证和禁忌证。

参考答案：

（1）肠内营养的适应证

①经口摄食不足、不能经口摄食、吞咽障碍、昏迷者。

②胃肠道疾病：各种原发性胃肠道疾病，如胰脏疾病、短肠综合征、胃肠道瘘、炎性肠道疾病等。

③肝功能与肾功能衰竭：采用相应疾病专用型肠内营养制剂。

④术前或术后需要营养补充者。

（2）肠内营养的禁忌证

①严重吸收不良综合征及衰弱的患者：在肠内营养以前，应给予一段时间的静脉营养，以改善其小肠酶的活动力及黏膜细胞的状态。

②处于严重应激状态、麻痹性肠梗阻、上消化道出血、顽固性呕吐、腹膜炎或腹泻急性期中，均不宜给予肠内营养。

③其他情况：小肠广泛切除后未代偿期，胃部分切除后。空肠瘘的患者，由于缺乏足够的小肠吸收面积，不论在瘘的上端或下端喂养，均有困难。

9. 男，69 岁，身高 165cm，体重 42kg，糖尿病 5 年，中段食管癌早期无转移，进行性进食困难，欲手术，检验：白蛋白 31.5g/L，血红蛋白 93g/L，根据上述资料，请制定该男子的营养支持计划。要求：

（1）简述该患者手术前的营养方案。

（2）简述术前营养方案的适应证。

（3）简述该患者手术后早期的营养方案。

（4）简述该患者手术后早期营养支持方式可能发生的并发症。

参考答案：

（1）该患者手术前的营养方案：该患者进行性进食困难且 BMI 为 15.4kg/m²，属于手术前蛋白质 - 热能营养不良，术前应进行营养支持，鉴于病情所限，选择经外周静脉的肠外营养。

（2）术前营养方案的适应证（经外周静脉肠外营养的适应证）

①短期肠外营养（<2 周）、营养液渗透压低于 1200mOsmol/LH₂O 者。

②中心静脉置管禁忌或不可行者。

③导管感染或有脓毒症者。

（3）该患者手术后早期的营养方案：食管癌术后早期首选经鼻胃管营养支持方式。患者有糖尿病，选择糖尿病专用整蛋白型肠内营养，最好采用细硅胶管连续滴注，速度从低开始，视患者情况逐渐增加。

（4）该患者手术后早期营养支持方式可能发生的并发症（鼻饲肠内营养的并发症）

①机械性并发症：如鼻咽部损伤。

②胃肠道并发症：如腹泻，它是肠内营养支持时最常见的并发症。

③代谢性并发症：如血糖过高等。

④感染性并发症：如吸入性肺炎，它是肠内营养支持时最严重的并发症。

⑤精神心理方面并发症：如抑郁、焦虑等。

（胡志庚）

第七章

慢病概述

第一节 慢病防控概论

一、慢病的基本概念

慢病的发生与生物、心理、社会环境因素和个人生活方式等密切相关，其高风险因素主要来自个人行为、生活方式和社会环境。慢病的主要危险因素包括吸烟、不合理膳食、身体活动不足、过量饮酒等，这些因素单独或联合作用直接导致个体血压升高、血糖升高、血脂异常、超重和肥胖，进而引起多种慢病的发生。解决慢病问题，必须采取更有力、更广泛的政治和社会措施，需要政府、全社会及个人共同努力来应对。

慢病是对起病隐匿、病程长、病因复杂且病情迁延不愈的一类疾病的概括性总称。它主要包括心脑血管疾病、恶性肿瘤、慢性呼吸系统疾病、糖尿病、慢性口腔病、骨质疏松症、慢性骨关节病、神经精神疾病、慢性消化系统疾病、慢性肾脏疾病等。世界卫生组织将对人类健康危害较大的慢病称为主要慢病，分为4种：心脑血管疾病（如急性心肌梗死和脑卒中等）、恶性肿瘤、慢性呼吸系统疾病（如慢性阻塞性肺疾病和哮喘等）以及糖尿病。

慢病是长期存在的一种疾病状态，表现为逐渐的或进行性的器官功能降低。随着年龄的增长，慢病的发病率逐年上升，中老年人是慢病的高发人群，但近年来慢病低龄化趋势日益明显。慢病的发生与控制主要与环境、生活方式和危险因素控制有关，预防慢病的根本措施是改变不良行为生活方式、创造良好的生活和工作环境、高危人群和疾病的早期发现和早期控制。

二、慢病的主要危险因素

慢病的危险因素众多，主要的危险因素可以分为四大类：行为因素、环境因素、机体因素和中间危险因素。多种危险因素在慢病的发生、发展过程中亦存在综合作用。

（一）行为生活方式因素

吸烟、过量饮酒、不合理膳食、身体活动不足、药物滥用、睡眠时间不足等健康危险行为是高血压、糖尿病、冠心病、脑卒中、恶性肿瘤、慢阻肺等多种慢病的共同危险因素。

1. 吸烟　烟草烟雾中含有7000多种化学成分，其中数百种为有害物质，至少69种为致癌物。吸烟是肺癌等恶性肿瘤、慢性呼吸系统疾病、冠心病、脑卒中、主动脉瘤和外周血管疾病等多种疾病发生和死亡的重要危险因素。

2. 过量饮酒　有害使用酒精已成为损害个人健康和影响社会发展的全球性问题，是导致200多种疾病和伤害的危险因素。过量饮酒不仅使食欲下降，食物摄入量减少，导致多种营养素缺乏，而且还可能引起急慢性酒精中毒、酒精性脂肪肝，严重时还会造成酒精性肝硬化。此外，过量饮酒会增加心脑血管疾病、痛风、胃溃疡、酒精性胰腺炎、酒精性心肌炎、某些癌症和骨质疏松症等疾病的发生风险，导致意外伤害、各种事故、抑郁症、精神异常。

3. 不合理膳食　不合理膳食包括高脂、高糖、高盐饮食，新鲜蔬菜、水果摄入不足和过快、过烫、暴饮暴食的进食习惯等。WHO指出不合理膳食是慢病的主要危险因素之一。不合理膳食与心脑血管疾病、糖尿病、恶性肿瘤、肥胖等慢病有着密切的关系。

4. 身体活动不足　研究表明，身体活动不足是心脑血管疾病（特别是冠心病）、2 型糖尿病、肥胖等慢病的独立危险因素。每天静坐时间≥4 小时、每天看电视≥3 小时者患糖尿病的风险增加 73%，患脑血管疾病的风险增加 80%。长期静坐生活方式、缺乏运动会影响人体正常功能，导致免疫功能减退，是心血管系统、消化系统和骨关节疾病以及代谢性疾病的重要危险因素，并可增加患直肠癌、乳腺癌、高血压、血脂异常、骨质疏松、抑郁症和焦虑症的危险性。

5. 睡眠时间不足　研究表明，长期睡眠时间不足会引起身体疲劳过度，导致机体生理功能紊乱、免疫力下降，进而引发糖尿病和心脑血管疾病等慢病。睡眠时间不足的人群发生糖耐量受损和患糖尿病的可能性更大，也是造成心脑血管疾病和死亡率增加的一个重要危险因素。

（二）环境因素

1. 生物因素　指病原体和各种有害动物。生物感染可导致癌症、心脑血管疾病、慢性呼吸系统疾病和消化系统疾病等多种慢病的发生或加重。

2. 理化因素　一类理化因素是自然环境因素，如地理、气候、土壤等；另一类理化因素是人类社会的发展造成的室内外环境改变。

3. 社会决定因素　是指在直接导致疾病的因素之外，由于人们居住和工作环境中社会分层的基本结构和社会条件不同所产生的影响健康的因素，是导致疾病的"原因的原因"；包括人们生活和工作的全部社会条件，如贫穷、医疗、教育、社会排斥、居住条件等。健康的社会决定因素既对慢病患病/发病、死亡产生影响，也是导致健康不公平的重要生活和工作环境。

（三）机体因素

从机体角度来看，慢病危险因素主要包括年龄、性别、遗传和心理因素。其中，年龄、性别和遗传因素为不可改变的个体因素，心理因素则可以改变。

1. 年龄　研究表明，除了 1 型糖尿病等极少数慢病发病年龄较早外，大多数慢病的发病率和（或）患病率均随年龄增长而上升。

2. 性别　除了某些女性特有肿瘤和甲状腺癌等肿瘤外，多数恶性肿瘤在男性中的发病率和死亡率均高于女性。

3. 遗传因素　遗传因素与部分慢病的发生存在密切关联。某些慢病发病具有明显的家族聚集性。

4. 心理因素　自古中国便有"怒伤肝""喜伤心""思伤脾""忧伤肺""恐伤肾"之说，心理行为障碍是许多躯体疾病的危险因素。现代医学认为心理因素通过神经－内分泌－免疫调节系统影响躯体健康，许多慢病，如糖尿病、高血压、肿瘤、胃及十二指肠溃疡、神经性皮炎、类风湿疾病、哮喘等的发生、发展与心理因素密切相关。愤怒、恐惧、紧张性焦虑等容易引起大脑皮质功能失调、神经内分泌紊乱、血管收缩、冠状动脉生理与结构发生变化，从而不同程度地引起血压升高。心理因素是冠心病的独立危险因素，对冠心病的发生、发展起重要作用。

（四）中间危险因素

1. 血压升高　高血压是心脑血管疾病的首要危险因素，已成为威胁我国人群生命健康的"头号杀手"，并给社会、家庭和个人造成了巨大的经济负担。目前研究认为，我国高血压的主要并发症是脑卒中。降低高血压患者的血压水平，是减少脑卒中等事件的关键。加强高血压患者规范化管理，定期测量血压，合理用药，提高高血压患者治疗率和控制率是降低心脑血管疾病的有效措施。

2. 血糖升高　糖尿病前期与心脑血管疾病、牙周病、认知功能障碍、微血管疾病、血压异常、阻塞性睡眠呼吸暂停、低睾酮、代谢综合征、脂肪肝和癌症均相关。糖尿病患者血糖高，可引起感染、高渗昏迷、酮症酸中毒等急性并发症，严重者危及生命；可导致冠心病、心梗、脑梗、脑卒中等大血管并发症；可累及微血管，出现眼、肾、神经、皮肤等微血管病变；增加心脑血管疾病和其他相关系统疾病的死亡率。若血糖持续升高，可并发多器官损伤，致残和致死率高，严重影响患者的身心健康，并给个人、家庭和社会带来沉重的负担。

糖尿病可防可控，关键在于早防早治。健康生活方式可有效预防糖尿病，早期发现、早期干预和规范治疗，可以减少和延缓糖尿病并发症的发生，降低疾病负担，提高生命质量。

3. 血脂异常　血脂异常作为脂质代谢障碍的表现，也属于代谢性疾病的范畴。血脂异常对健康的损害主要为心血管系统，是动脉粥样硬化性心血管疾病重要的危险因素。近30年来，随着经济发展、生活方式改变，我国人群血脂水平和血脂异常患病率已快速增高。我国血脂异常以高三酰甘油血症和低高密度脂蛋白胆固醇血症为主，高胆固醇血症和高低密度脂蛋白胆固醇血症相对较少。

定期检测血脂是血脂异常和心血管病防治的重要措施。早期检出血脂异常个体，干预并监测其血脂水平变化，是有效实施心脑血管疾病防治措施的重要基础。

4. 超重与肥胖　肥胖不仅是一种疾病，而且也是一种危险因素。超重和肥胖可导致包括心脑血管疾病（冠心病、脑卒中）、2型糖尿病、肌肉骨骼疾病（骨关节炎等）、消化系统疾病（胆囊疾病）及某些癌症（子宫内膜癌、乳腺癌、结肠癌）在内的诸多疾病，引起并发症及过早死亡。超重和肥胖已成为慢病直接疾病负担的重要原因。加强超重和肥胖预防控制刻不容缓。大力推进全民健康生活方式行动，倡导"吃动两平衡"对预防超重和肥胖具有重要意义。

（五）多种因素相互作用

慢病发生与流行是多种危险因素综合作用的结果。多种危险因素相互作用的模式比较复杂，而且在不同地区、不同人群和不同慢病方面，作用模式有所差异。临床和流行病学研究结果显示，吸烟、过量饮酒、不合理膳食、身体活动不足等危险因素是高血压、多种癌症和糖尿病等慢病共同危险因素；在人群中，通常肥胖、高血压、血脂异常、冠心病等几种慢病共存，这提示多种慢病可能互为危险因素，高血压是心脑血管疾病，也是冠心病、脑卒中等慢病的最常见危险因素；糖尿病也是心脑血管疾病重要的危险因素；超重和肥胖可以引起多种慢病，如冠心病、高血压、脑卒中、糖尿病和乳腺癌等。

在慢病病因与危险因素研究过程中，通常将危险因素划分为不可改变的危险因素和可以改变的危险因素，如个体因素中的遗传因素、年龄、性别通常为不可改变的危险因素，也是难以干预的危险因素；但是行为危险因素、社会决定因素和中间危险因素通常是可以通过干预发生改变的因素。因此，慢病病因和危险因素研究的一个重要意义是为慢病防控提供科学依据，深入研究多种危险因素对不同慢病的作用机制，为制定慢病防控策略和措施提供科学依据，从而开展慢病的精准预防。

第二节　行为生活方式干预

WHO提出，影响人群健康的基本因素有遗传、环境和行为三个方面，其中60%是来自于自身的行为和生活方式。行为生活方式是最容易改变的因素，通过持续的干预，可以有效地促进人群健康行为形成，降低慢病危险因素水平，最终减少由慢病给个人、社会带来的沉重经济负担。我国行为生活方式干预内容主要以平衡膳食、适量运动、戒烟限酒为主，其中平衡膳食强调减油、减盐、减糖三个方面，适量运动则强调规律、适度与渐进原则。

一、戒烟的有效防控策略

1. 建立促进烟草控制的公共政策　建立有效的监测、监督与评价体系，监测烟草使用情况。

2. 创建促进烟草控制的支持性环境　建立全面无烟环境，这是唯一能够保护所有人免遭二手烟危害的有效手段。

3. 提供专业服务　慢病调理师等专业人士可以提供简短的戒烟服务。

（1）简短戒烟干预是指在日常的专业服务中，在患者和专业人士接触的短短3~5分钟之内，医生、护士或慢病调理师等专业人员为吸烟者提供的专业戒烟建议和帮助。

（2）简短戒烟服务的对象应该是每一位吸烟者，即便是尚未准备戒烟者，也应该接受干预，以帮助他们今后考虑戒烟。

（3）戒烟服务的提供者应该是在医院、诊所、初级卫生保健机构或社区服务中心工作的医生、护士、健康管理师或慢病调理师，在每一次接触过程中都实施干预。

（4）简短戒烟干预的基本要点是根据吸烟者所处行为转变的不同时期，分别给予不同的戒烟建议和帮助。

（5）如果吸烟者尚未准备好戒烟，专业人士要进行简短的戒烟动机干预，鼓励其考虑戒烟。一旦吸烟者决定开始戒烟，则专业人士为其提供简短的戒烟建议和帮助。

（6）专业人士还可以根据吸烟者的具体情况，决定是否将其转诊到戒烟门诊或戒烟热线，与戒烟门诊和戒烟热线构成立体网络帮助吸烟者戒烟。

4. 烟草成瘾者自我戒烟

（1）多喝水，促使尼古丁排出体外。

（2）每天洗温水浴，忍不住烟瘾时可立即淋浴。

（3）在戒烟的开始 5 日要充分休息，生活要有规律。

（4）饭后到户外散步，做深呼吸 15～30 分钟。

（5）不可喝刺激性饮料，可吃新鲜蔬果。蔬果汁是碱性饮料，可减轻烟瘾。

（6）要尽量避免吃油炸食物、糖果和甜点。

（7）可服 B 族维生素，能安定神经消除尼古丁上瘾。

要广泛宣传烟草的危害，落实烟草干预的各项有效措施。

二、限酒的防控策略

普及过量饮酒的危害，切实落实各项有效的限酒措施。

1. 制定有效限酒策略

（1）《中华人民共和国广告法》第二十三条规定，酒类广告不得含有下列内容：诱导、怂恿饮酒或者宣传无节制饮酒；出现饮酒的动作；表现驾驶车、船、飞机等活动；明示或者暗示饮酒有消除紧张和焦虑、增加体力等功效。

（2）《中国防治慢病中长期规划（2017 - 2025 年)》指出，开展慢病防治全民教育，包括限酒；完善政策环境，包括研究完善酒类税收政策；严格执行不得向未成年人售酒的有关法律规定，减少居民有害饮酒。

2. 卫生机构的应对行动 卫生机构应当向遭受酒精使用所引起病症影响的个人及其家庭提供防治和干预措施。

3. 社区行动 支持社区利用当地条件，采取有效措施，通过改变集体行为，同时顾及到文化规范、信仰和价值体系，防止和减少有害使用酒精现象。

4. 酒后驾驶的政策和对策 减少与酒后驾驶有关的伤害应当包括威慑措施，目的是减少在酒精作用下驾驶的可能性；还应包括创造更安全驾驶环境的措施，以便能够减少酒后撞车事故的概率，减轻相关伤害的严重程度。

5. 酒精供应 力求通过法律、政策和规划来管理商业或公开酒精供应的公共卫生战略，是降低有害使用酒精一般水平的重要途径。这类战略提供了基本措施，如防止脆弱和高危人群轻易获得酒精。

6. 酒精饮料的推销 减少推销，尤其是对年轻人和青少年带来的影响，是减少有害使用酒精应考虑的一个重要问题。销售酒精的渠道包括日益复杂的广告和各种促销手段，例如将酒精品牌与体育和各种文化活动结合起来，赞助和植入式广告，以及电子邮件、短信和博客、社会宣传和其他新推销手段。酒精推销的内容以及年青人与这种推销的接触量都是重要问题，应当考虑采取防范措施，防止年轻人遭受这类推销手段的影响。

7. 价格政策 提高酒精饮料的价格是减少有害使用酒精最有效的干预措施之一。包括酗酒者和年轻人在内的消费者对酒价的变化很敏感。可以使用价格政策减少未成年人饮酒现象，阻止发展成大量饮酒和（或）反复酗酒状况，并可影响消费者的偏好。

8. 减少饮酒和醉酒的负面后果 包括：①管理饮酒环境，尽量减少暴力和破坏行为，包括使用塑料容器或防碎玻璃杯供应酒精，并在大型公共活动中管理酒精相关问题；②执行法律禁止供应至醉酒状态，并对供应酒精至醉酒状态而引起的后果追究法律责任；③颁布关于在消费场所负责地供应饮料问题的管理政策，并就如何更好地防止、识别和管理喝醉后寻伴闹事的饮酒者对相关部门进行培训；④降低不同饮料类别所含的酒精浓度；⑤为严重醉酒者提供必要的照顾或住所；⑥提供消费者信息，并在酒精饮料上加贴标签说明与酒精相关的危害。

9. 减少非法酒精和非正规生产酒精的公共卫生影响　对市场有良好认识，并且对非正规或非法酒精的组成和生产有深入了解也很重要，同时要有适当的立法框架和积极的执行措施。

10. 积极提倡健康的生活方式　包括：①成年男性一天饮用酒的酒精量不超过 25g，相当于啤酒 750ml，或葡萄酒 250mL，或 38 度的白酒 75g，或高度白酒 50g；成年女性一天饮用酒的酒精量不超过 15g，相当于啤酒 450ml，或葡萄酒 150ml，或 38 度的白酒 50g；②儿童少年、准备怀孕的妇女、孕妇和哺乳期妇女应忌酒；③正在服用可能会与酒精产生作用的药物的人、患有某些疾病（如高脂血症、高血压、冠心病、胰腺炎、肝脏疾病等）及对酒精敏感的人都不应饮酒；血尿酸过高的人不宜大量喝啤酒，以减少痛风症发作的危险；④倡导文明饮酒，不提倡过度劝酒，切忌一醉方休或借酒消愁的不良饮酒习惯；⑤如要饮酒也尽量少喝，最好是饮用低度酒（如啤酒、葡萄酒或黄酒），并限制在适当的饮酒量内；⑥喜欢喝白酒的人要尽可能选择低度白酒，忌空腹饮酒；⑦饮酒时不宜同时饮碳酸饮料；⑧不建议任何处于预防心脏病的人考虑开始饮酒或频繁饮酒；⑨饮酒或者醉酒后驾驶机动车属于违法行为，要受到刑事行政处罚。

三、减盐减糖

食盐、食用油和糖都是日常生活中的必需品，然而我国居民食盐、食用油和糖摄入量均高于《中国居民膳食指南》的推荐量，食盐、食用油以及添加糖摄入过量，均会带来不良的健康影响，因此，过多摄入油、盐和糖是我国居民肥胖和多种慢病发生的重要危险因素。

（一）减盐的防控策略

为实现 2025 年全球人群平均食盐摄入量/钠摄入量相对减少 30% 的目标，WHO 基于科学研究和各国实践，开发了 WHO‒SHAKE "一揽子"减盐技术包，其中包括五大综合干预措施，为世界各国开展减盐项目提供重要参考。

1. 测量和监测盐的用量　主要内容有：①测量和监测人群盐摄入量，包括人群盐摄入量，人们对盐相关知识、态度和行为的信息，饮食中盐的来源等；②测量和监测食物中钠的含量，包括两种方法，一是在商店和餐馆对食品标签含盐量做调查，二是对食物直接进行化学分析；③监测和评价减盐项目的影响。

2. 行业引导　促进食品和餐饮业减盐。主要干预措施是：为食品和餐饮业盐含量设目标，促进实施配方调整策略，其中包括两种方法，最简单的是给每种食品都设置含盐量的最高值，另一种是给每一种食物设置加权平均目标。

3. 建立标准　为有效精确的标签和营销建立标准。主要措施有：①采纳解释性正面包装标签系统，与综合健康教育和市场营销策略一起实施效果最好；②对高盐食品的误导营销手段采取应对策略，避免因食物中含有某些有用的矿物质或者营养元素，而在标签和包装上弱化高盐成分，进而夸大其健康作用。

4. 教育沟通　通过教育交流使个体能够有效减盐。实施综合教育和宣传策略，以提高人们关于盐对健康危害、盐在食物中来源等的认识，最终达到行为改变的目的。针对主要盐摄入量的不同来源，选择最佳目标人群。例如盐摄入量主要来自烹饪饮食，对消费者、厨师等人的宣传和教育就尤显重要；而对于盐摄入量主要来自加工食品的国家，对食品企业和政府决策者的影响就举足轻重。

5. 支持性环境　为促进健康膳食提供支持环境。在学校、工作场所、医院等不同场所，可以开展各种各样的减盐活动，例如在食品销售点设立标签，在学校和工作场所开展健康教育，为学校或者单位食堂制定含盐量的标准等。

6. 减盐经验和技巧

（1）人群减盐经验：目前正在国内外开展的各项减盐行动，为今后其他国家和地区开展该项行动提供了宝贵的经验。

①建立多部门合作机制。由国家卫生或食品管理机构领导和协调，专业技术部门支持，食品生产和销售商、跨国公司、非政府组织、媒体等共同参与。

②收集国家水平数据，包括当前居民食盐摄入水平和主要食盐来源。

③制定合理可行、分步实施的减盐目标。

④制定各部门参与的行动计划，保证充足的资金和人力资源。

⑤采取三个关键减盐措施：①公众宣传教育活动，主要针对大众进行教育；②食品生产和销售商、餐饮业降低食品的含盐量，主要做食品加工企业的工作；③使用食品标签标注食物盐含量，并标明含盐量高、中、低级别，帮助消费者选择低盐食品，促使生产商降低食品含盐量。

⑥监测和评估效果。

（2）家庭减盐适宜技术

①烹调用盐和调味品是我国居民钠摄入的主要来源（约占80%），家庭减盐应重点控制这些来源的钠摄入。限盐勺和控盐罐是标记了刻度的控盐小工具，可以帮助家庭了解和掌握烹调用盐量，是我们推荐的家庭控盐小工具。此外，还可以通过出锅前放盐，凉拌菜吃前放盐，使用醋、辣椒、葱、姜等调味品替代等小技巧，减少烹调用盐量。

②其次，适量使用酱油、酱等含盐高的调味品。限制盐的摄入，不能忽视高盐调味品的控制。目前，市面上有一些低钠的酱油和酱出售，其含量比普通的酱油和酱要低，可以选择使用。

③少食各种咸菜、盐腌食品和高盐加工食品。咸菜、酱菜、香肠、火腿、方便面、速冻食品往往藏了很多"隐形盐"。建议居民应尽量购买新鲜食物自己制作，少选择这些已腌制或已加工过的食物。

④合理使用低钠盐替代普通食盐，也是减少钠摄入的一种方法。低钠盐是用食盐、食用氯化钾或者食用硫酸镁（食用氯化镁）为原料，经科学合理配比加工而成的食盐。与普通盐相比，其钠含量降低，而钾含量则增高。食用低钠盐对于减少钠的摄入，降低血压和保护心脑血管起到积极的作用。

⑤减钠不忘补钾。与钠离子的有害健康效应相反，钾有血管保护作用。增加钾的摄入，能降低血压，减少心脏病和脑卒中发病风险。蔬菜和水果含钾丰富。海带、紫菜、木耳、山药、香蕉、马铃薯、鱼类、西红柿和蘑菇干都是含钾丰富的蔬菜，多吃这些食物，可以增加钾的摄入，帮助维持钠钾平衡。但是肾功能不全的患者，在补钾前要首先检查自己的肾脏功能，避免因肾脏排钾受限，从而引发高钾血症。

（二）减糖

1. 减糖的基本概念

（1）糖：《美国居民膳食指南（2015～2020）》中指出，糖包括单糖（如果糖）和双糖（如蔗糖）。糖包括天然存在于食物和蔬菜中的糖，也包括在加工和保存过程中添加到食物中的糖，此外还包括单独食用的糖。

（2）添加糖：《中国居民膳食指南（2016）》中指出，添加糖是指在加工和制备食品时，添加到食物或者饮料中的糖或糖浆，包括蔗糖（白糖、砂糖、红糖）、葡萄糖、果糖（结晶或非结晶）、各种糖浆等。《美国居民膳食指南2015～2020》指出添加糖包括糖浆和其他食品中加入的有热量的甜味剂。天然存在的糖，如水果和牛奶的糖，不是添加。添加糖包括红糖、玉米甜味剂、玉米糖浆、葡萄糖、果糖、高果糖玉米糖浆、蜂蜜、转化糖、乳糖、麦芽糖浆、麦芽糖、糖蜜、原糖、蔗糖、海藻糖和分离砂糖。

（3）游离糖：游离糖的概念与添加糖类似。在提出糖摄入量时，WHO采用"游离糖"的概念。游离糖的概念在2002年提出，指由厂商、厨师或消费者添加到食品和饮料中的单糖和双糖，以及天然存在于蜂蜜、糖浆、果汁和浓缩果汁中的糖分。

（4）含糖饮料：《中国居民膳食指南（2016）》中指出，含糖饮料指含糖量在5%以上的饮品。《美国居民膳食指南（2015~2020）》中指出，含糖饮料是各种形式的含糖液体。含糖饮料包括含糖苏打水、浓缩果汁、运动饮料、能量饮料、加糖的水、咖啡、加糖的茶饮料等，也被称为热量甜饮料。

2. 防控策略

（1）推荐糖的摄入量标准

①为应对糖摄入增加的挑战，WHO于2015年颁布《成人和儿童糖摄入指南》，强烈建议在整个生命历程中减少游离糖摄入量；强烈建议成人和儿童游离糖摄入量降至总能量的10%以下；条件性建议将游离糖摄入量降至摄入总能量的5%以下，见表7-1。此外还建议低游离糖摄入国家不应增加游离糖摄入量。并指出，增加能量摄入不足个体的能量摄入，若有其他方案，游离糖不是一项适当策略。

表7-1　目前国际上关于添加糖的建议

机构	建议
美国医学研究所（2002）	<25%能量来自添加糖
WHO（2003）	<10%能量来自添加糖
美国心脏学会（2009）	不超过一半的自由支配的能量来自添加糖，其中女性100kcal，男性150kcal
美国农业部膳食指南（2010）	5%~15%总能量来自固体脂肪或者添加糖
WHO条件推荐量（2015）	以<5%总能量来自游离糖为目标
英国营养科学咨询委员会（SACN，2015）	游离糖摄入的供能不超过5%
北欧营养素推荐量（NRR，2012）	添加糖摄入供能比不超过10%
美国膳食指南（2015~2020）	添加糖供能比在10%以内

来源：刘素. 中国居民2002~2012年含糖食物消费情况、变化及其与超重肥胖的关系. 中国疾病预防控制中心，2016.

②《中国居民膳食指南（2016）》建议控制添加糖的摄入量，每天摄入量不超过50g，最好控制在25g以下。多数饮品含糖在8%~10%，由于饮用量大，很容易超过50g的限量，造成不良的膳食习惯和超重、肥胖，建议少喝含糖饮料。

（2）通过财税政策减少消费：WHO指出应针对食品和饮料实行财税政策。一些国家已经采取财税措施保护人民免受不健康的影响。例如，墨西哥对加糖非酒精饮料征收消费税，匈牙利对高糖、高盐或高咖啡因的包装产品征税。目前约有10个国家开始或决定对高糖饮料征税。

（3）鼓励使用有益健康的现有替代品：饮料含糖量过高，主要是因为消费者的喜爱。应鼓励有益健康的替代糖类的甜味物质的研发。目前常用的人工甜味剂包括糖精、甜蜜素、阿斯巴甜、三氯蔗糖、安赛蜜等，天然甜味剂包括木糖醇、甜叶菊等。

（4）提高公众意识，培养饮食习惯，建设健康环境：通过健康教育等措施，提高公众对添加糖危害的认知。培养健康的饮食习惯，减少对添加糖的摄入。WHO于2017年出版的《聪明孩子多喝水：限制在学校内及周边售卖和营销含糖饮料校长指南》中指出，饮用安全的水是儿童保持健康和消除口渴的最佳途径，儿童和青少年的过多糖分都来源于含糖饮料，学校环境对儿童养成健康的饮食习惯至关重要。

3. 国外案例

《美国膳食指南（2015~2020）》限制添加糖能量的摄入，降低含高添加糖食物和饮料的摄入。采用低添加糖的饮食模式。每天限制添加糖能量摄入量在10%以下。该目标的设定是基于饮食模式模型和添加糖能量摄入国际数据展示的公共健康需要，来限制添加糖的摄入，拟在有限的热量范围内满足食物和营养素的需求，并推荐个体可以控制添加糖摄入的方法：①常用的饮料包括含糖饮料、牛奶、风味牛奶、酒精饮料、果汁和蔬菜汁，以及咖啡和茶。总的来讲，饮料占到总能量摄入的20%。大部分的饮料是含糖饮料，涵盖饮料能量的35%。含糖饮料，如软饮料、运动饮料、非全果汁，可导致过量能量的摄入，而不提供关键营养素。如果饮用，需要控制在总能量摄入范围内，以限定添加糖的摄入。选择没有添加糖的饮料（如水），减少含糖饮料的摄入，饮用含糖量低的饮料。低脂肪或无脂肪牛奶、全果汁或蔬菜汁可以用来代替含糖饮料。②限制或降低谷物类或奶类甜点、零食，选择不加糖的水果罐头、果酱和酸奶。

练习题

一、理论练习题

（一）选择题（选择一个正确的答案）

1. 世界卫生组织定义的四种主要慢病，不包括（D）。
   - A. 慢性呼吸系统疾病
   - B. 心脑血管疾病
   - C. 癌症
   - D. 慢性肾病

2. 慢病的主要危险因素不包括（C）。
   - A. 机体因素
   - B. 环境因素
   - C. 经济因素
   - D. 行为因素

3. 慢病危险因素中生活方式因素常不包括（A）。
   - A. 运动过量
   - B. 身体活动不足
   - C. 吸烟
   - D. 不合理膳食

4. 烟草烟雾中含有许多化学物质，其中至少（B）是已知的致癌物。
   - A. 7 种
   - B. 70 种
   - C. 700 多种
   - D. 7000 多种

5. 关于酒精害处的描述，不正确的是（B）。
   - A. 加重骨质疏松症
   - B. 使人消瘦
   - C. 增加患慢性肝病的风险
   - D. 增加患高血压病的风险

6. 吸烟可以导致许多疾病，但不包括（D）。
   - A. 支气管炎、肺气肿
   - B. 肺癌高发
   - C. 心脑血管疾病
   - D. 慢性肝病

7. 烟草戒断综合征一般不含（B）症状。
   - A. 乏力
   - B. 低热
   - C. 失眠
   - D. 反应力变慢

8. WHO 建议使用的有效戒烟药物，不包含（B）。
   - A. 盐酸安非他酮缓释片
   - B. 拉贝洛尔
   - C. 可乐定或去甲替林
   - D. 尼古丁贴片

9. WHO 建议使用的一线戒烟药物尼古丁制剂的剂型不包括（C）。
   - A. 尼古丁贴片
   - B. 尼古丁舌下含片
   - C. 尼古丁粉针剂
   - D. 尼古丁吸入剂

10. 富含钠的食物不包括（A）。
    - A. 矿泉水
    - B. 酱油
    - C. 腌制食品
    - D. 食盐

11. 食盐摄入过多会导致许多疾病，但不包括（D）。
    - A. 肾病
    - B. 肥胖
    - C. 心脑血管疾病
    - D. 胎儿畸形

12. WHO 提倡减糖，但不包括减少（C）。
    - A. 添加糖
    - B. 游离糖
    - C. 水果中的糖
    - D. 含糖饮料

13. 添加糖是指在加工和制备食品时，添加到食物或者饮料中的糖或糖浆，一般不包括（D）。
    - A. 蔗糖
    - B. 葡萄糖
    - C. 果糖
    - D. 牛奶的糖

（二）判断题（正确的在后面括号内填 A，错误的填 B）

1. 慢病是对起病隐匿、病程长、病因复杂且病情迁延不愈的一类疾病的概括性总称。　　　　（A）

2. 身体活动不足是心脑血管疾病、2 型糖尿病、肥胖等慢病的独立危险因素。　　　　（A）

3. WHO 提出影响人群健康的基本因素有遗传、环境和行为三个方面，其中 30% 是来自于自身的行为和生活方式。　　　　（B）

4. 生活方式是人们受社会文化、经济状况、风俗和家庭影响而形成的生活意识和生活习惯。　　（A）

5. 饮酒对高血压、心律失常和出血性卒中都有不利影响。　　　　（A）

6. 烟草使用是癌症、肺部疾病和心血管病等一系列慢病的主要危险因素，是全球重大公共卫生问题之一。　　　　（A）

7. 食盐摄入过多会引起心脑血管疾病、肾病以及肥胖等慢性疾病高发。　　　　（A）

8. 有证据显示消费天然存在于新鲜水果和蔬菜中的内源性糖对健康有害。　　　　（B）

9. 摄入添加糖，尤其是通过饮用含糖饮料，会增加摄入总能量，减少高营养密度食品的摄入。　（A）

二、技能练习题

1. 请简述慢性非传染性疾病的主要危险因素。

参考答案：

（1）行为生活方式因素：吸烟、过量饮酒、不合理膳食、身体活动不足、药物滥用、睡眠时间不足等健康危险行为是高血压、糖尿病、冠心病、脑卒中、恶性肿瘤、慢阻肺等多种慢病的共同危险因素。

（2）环境因素

①生物因素：指病原体和各种有害动物。生物感染可导致癌症、心脑血管疾病、慢性呼吸系统疾病和消化系统疾病等多种慢病的发生或加重。

②理化因素：一类理化因素是自然环境因素，如地理、气候、土壤等；另一类理化因素是人类社会的发展造成的室内外环境改变。

③社会决定因素：包括人们生活和工作的全部社会条件，如贫穷、社会排斥、居住条件等。

（3）机体因素：包括年龄、性别、遗传和心理因素等，与慢病的发生和发展有密切关系。

（4）中间危险因素：包括血压升高、血糖升高、血脂异常、超重与肥胖等，是许多慢病的重要危险因素。

（5）多种因素相互作用：多种危险因素综合作用，甚至可能互为危险因素，容易加重慢病的发生和发展。要重点干预可以改变的危险因素，精准做好慢病的有效防治。

2. 请简述我国慢病行为生活方式干预的主要内容。

参考答案：

我国行为生活方式干预内容主要以平衡膳食、适量运动、戒烟限酒为主，其中平衡膳食强调减油、减盐、减糖三个方面，适量运动则强调规律、适度与渐进的原则。

（1）控制烟草：广泛宣传烟草的危害，落实烟草干预的各项有效措施。

（2）限制酒精摄入：普及过量饮酒的危害，落实减少有害使用酒精的中国及全球策略和具体措施。

（3）减盐减糖控油：过多摄入油、盐和糖是我国居民肥胖和多种慢病发生的重要危险因素。

①减盐：认识盐与健康的关系，从国家和个人两个层面落实有效的减盐技术。

②减糖：熟悉添加糖与健康的关系，切实落实减糖防控策略。

③减油：认识油超标对健康的危害，切实落实控油的各项有效措施。

3. 请简述烟草成瘾者自我戒烟的具体方法。

参考答案：

（1）多喝水，促使尼古丁排出体外。

（2）每天洗温水浴，忍不住烟瘾时可立即淋浴。

（3）在戒烟的开始 5 日要充分休息，生活要有规律。

（4）饭后到户外散步，做深呼吸 15～30 分钟。

（5）不可喝刺激性饮料，可吃新鲜蔬果。蔬果汁是碱性饮料，可减轻烟瘾。

（6）要尽量避免吃油炸食物、糖果和甜点。

（7）可服 B 族维生素，能安定神经，消除尼古丁上瘾。

4. 请简述专业人士可以提供的简短戒烟服务。

参考答案：

（1）简短戒烟干预是指在日常的专业服务中，在患者和专业人士接触的短短 3 ~ 5 分钟之内，医生、护士或慢病调理师等专业人员为吸烟者提供的专业戒烟建议和帮助。

（2）简短戒烟服务的对象应该是每一位吸烟者，即便是尚未准备戒烟者，也应该接受干预，以帮助他们今后考虑戒烟。

（3）戒烟服务的提供者应该是在医院、诊所、初级卫生保健机构或社区服务中心工作的医生、护士、健康管理师或慢病调理师，在每一次接触过程中都实施干预。

（4）简短戒烟干预的基本要点是根据吸烟者所处行为转变的不同时期，分别给予不同的戒烟建议和帮助。

（5）如果吸烟者尚未准备好戒烟，专业人士要进行简短的戒烟动机干预，鼓励其考虑戒烟。一旦吸烟者决定开始戒烟，则专业人士为其提供简短的戒烟建议和帮助。

（6）专业人士还可以根据吸烟者的具体情况，决定是否将其转诊到戒烟门诊或戒烟热线，与戒烟门诊和戒烟热线构成立体网络帮助吸烟者戒烟。

5. 请简述家庭减盐适宜技术。

参考答案：

（1）控制烹调用盐：烹调用盐是我国居民钠摄入的主要来源，约占 80%，是家庭减盐的重点。使用限盐勺和控盐罐，出锅前放盐，凉拌菜吃前放盐，使用醋、辣椒、葱、姜等调味品替代盐等小技巧，可以减少烹调用盐量。

（2）适量减少酱油、酱等含盐高调味品的使用。可以选择使用一些低钠的酱油和酱。

（3）少食各种咸菜、盐腌食品和高盐加工食品。建议居民尽量购买新鲜食物自己制作。

（4）合理使用低钠盐替代普通食盐。低钠盐钠含量降低，钾含量则增高。食用低钠盐对于减少钠的摄入，降低血压和保护心脑血管起到积极的作用。

（5）减钠不忘补钾。钾与钠的效应相反，有血管保护作用。增加钾的摄入，能降低血压，减少心脏病和脑卒中发病风险。蔬菜和水果含钾丰富，海带、紫菜、木耳、山药、香蕉、马铃薯、鱼类、西红柿和蘑菇干都是含钾丰富的蔬菜，可多吃。

（6）肾功能不全患者，在补钾前要检查肾脏功能，避免因肾脏排钾受限，引发高钾血症。

（吴为群）

第八章

呼吸系统疾病的防治与膳食营养指导

呼吸系统与外界环境相通，接触频繁，接触面积大。呼吸系统最重要的功能是通气和换气。呼吸道是氧气进出之路，是体内产生氧自由基较多的器官，是最容易受到氧自由基伤害的器官。在呼吸过程中，外界环境中的粉尘，包括各种微生物、过敏原、有害气体等，均可进入呼吸道及肺引起各种呼吸系统疾病。呼吸道内层的黏液防御系统是呼吸道的高效保护生理机制。呼吸系统是最容易生病的系统之一，呼吸系统疾病死亡占比一直高居前3位，对大众健康构成严重威胁。

第一节 慢性阻塞性肺疾病的防治和膳食营养指导

慢性阻塞性肺疾病（COPD，简称慢阻肺）是一种常见的、可以预防和治疗的疾病，其特征是持续存在的呼吸系统症状和气流受限，通常与显著暴露于有害颗粒或气体引起的气道和（或）肺泡异常有关。肺功能检查对确定气流受限有重要意义，在吸入支气管扩张剂后，第一秒用力呼气容积（FEV_1）占用力肺活量（FVC）之比值（FEV_1/FVC）<70%表明存在持续气流受限。

COPD与慢性支气管炎和肺气肿有密切关系。慢性支气管炎是指在除外慢性咳嗽的其他已知原因后，患者每年咳嗽、咳痰3个月以上并连续2年者。肺气肿是指肺部终末细支气管远端气腔出现异常持久的扩张，并伴有肺泡和细支气管的破坏，而无明显的肺纤维化。当慢性支气管炎、肺气肿患者肺功能检查出现持续气流受限时，则能诊断为COPD；如患者只有慢性支气管炎和（或）肺气肿，而无持续气流受限，则不能诊断为COPD。

COPD是呼吸系统疾病中的常见病和多发病，患病率和病死率均居高不下。2005年世界卫生组织估计全球大约有6亿COPD患者。2018年新发布的中国COPD流行病学调查结果显示，COPD的患病率占40岁以上人群的13.7%，中国现有超过1亿的COPD患者，且COPD患病率有逐渐增高的趋势。

在我国，COPD是导致慢性呼吸衰竭和慢性肺源性心脏病最常见的病因，约占全部病例的80%。因肺功能进行性减退，严重影响患者的劳动力和生活质量。

COPD造成巨大的社会和经济负担，根据世界银行/世界卫生组织发表的研究，预计2020年COPD将占世界疾病经济负担的第五位。

慢性阻塞性肺疾病患者常发生营养不良，而营养不良又可加重病情、延长病期，呈恶性循环。国外文献报道有25%~65%的COPD患者合并营养不良，可导致肺功能损伤加重，增加死亡率，故为COPD患者提供合理的营养支持是非常必要的。

郭松文等研究显示，中国COPD患者营养不良的发生率为25%~71%，60岁以上老年COPD患者营养不良发生率明显高于60岁以下患者；且COPD患者蛋白质缺乏严重，体质指数（BMI）在正常范围内的患者也可能发生蛋白质缺乏，影响肺功能的康复，加快疾病进程。有研究显示41.9%的老年男性COPD患者存在非脂肪组织指数（FFMI）减少，老年男性COPD患者的能量、蛋白质、维生素E和维生素C的摄入少于普通人群。

营养不良是COPD患者预后不良的独立危险因素，COPD患者体重下降与其生存率呈负相关。COPD患者伴营养不良可以对机体产生严重的影响，营养不良加快疾病进程，并增加患者死亡的风险，加重患者及家庭的经济负担。对营养不良的COPD患者进行合理的营养支持治疗，可防止患者营养状况进一步恶化及体质进一步下降，防止病情的恶化，改善免疫功能，提高患者生存质量。

一、COPD 的常见病因及发病机制

（一）COPD 的常见病因

慢性阻塞性肺疾病可能是多种环境因素与机体自身因素长期相互作用的结果。

1. 吸烟 吸烟是最重要的环境发病因素，吸烟者 COPD 的患病率比不吸烟者高 2 ~ 8 倍。烟草中的焦油、尼古丁和氢氰酸等化学物质具有多种损伤效应，如损伤气道上皮细胞和纤毛运动，使气道净化能力下降；促使支气管黏液腺和杯状细胞增生肥大，黏液分泌增多；刺激副交感神经而使支气管平滑肌收缩，气道阻力增加；使氧自由基产生增多，诱导中性粒细胞释放蛋白酶，破坏肺弹力纤维，诱发肺气肿形成等。

2. 职业粉尘和化学物质 接触职业粉尘及化学物质，如烟雾、过敏原、工业废气及室内空气污染等，浓度过高或接触时间过长，均可能促进 COPD 发病。

3. 空气污染 大量有害气体如二氧化硫、二氧化氮、氯气等可损伤气道黏膜上皮，使纤毛清除功能下降，黏液分泌增加，为细菌感染创造条件。

4. 感染因素 病毒、支原体、细菌等感染是 COPD 发生发展的重要原因之一。病毒感染以流感病毒、鼻病毒、腺病毒和呼吸道合胞病毒为常见。细菌感染常继发于病毒感染，常见病原体为肺炎链球菌、流感嗜血杆菌、卡他莫拉菌和葡萄球菌等。这些感染因素同样造成气管、支气管黏膜的损伤和慢性炎症。

5. 其他因素 免疫功能紊乱、气道高反应性、自主神经功能失调、年龄增大等机体因素和气候等环境因素均与 COPD 的发生和发展有关。如老年人肾上腺皮质功能减退，细胞免疫功能下降，溶菌酶活性降低，从而容易造成呼吸道的反复感染。寒冷空气可以刺激腺体增加黏液分泌，纤毛运动减弱，黏膜血管收缩，局部血液循环障碍，有利于继发感染。

（二）COPD 的发病机制

1. 炎症机制 气道、肺实质和肺血管的慢性炎症是 COPD 的特征性改变，中性粒细胞、巨噬细胞、T 淋巴细胞等炎症细胞参与了 COPD 的发病过程。中性粒细胞的活化和聚集是慢阻肺炎症过程的一个重要环节，通过释放中性粒细胞弹性蛋白酶等多种生物活性物质，引起慢性黏液高分泌状态并破坏肺实质。

2. 蛋白酶－抗蛋白酶失衡机制 蛋白水解酶对组织有损伤、破坏作用；抗蛋白酶对弹性蛋白酶等多种蛋白酶具有抑制功能，其中 α_1 抗胰蛋白酶是活性最强的一种。蛋白酶增多或抗蛋白酶不足，均可导致组织结构破坏，产生肺气肿。吸入有害气体或有害物质可以导致蛋白酶产生增多或活性增强，抗蛋白酶产生减少或灭活加快；同时氧化应激、吸烟等危险因素也可以降低抗蛋白酶的活性。

3. 氧化应激机制 许多研究表明 COPD 患者的氧化应激增加。氧化物主要有超氧阴离子、羟根、次氯酸、过氧化氢和一氧化氮等。氧化物可直接作用并破坏许多生化大分子如蛋白质、脂质、核酸等，导致细胞功能障碍或细胞死亡，还可以破坏细胞外基质；引起蛋白酶－抗蛋白酶失衡；促进炎症反应，如激活转录因子 NF－kB，参与多种炎症介质的转录，如 IL－8、TNF－a 以及诱导型一氧化氮合酶（NOS）和环氧合物酶等的转录。

4. 其他机制 如自主神经功能失调、营养不良、气温变化等都有可能参与慢阻肺的发生、发展。

上述机制共同作用，最终产生两种重要病变：①小气道病变，包括小气道炎症、小气道纤维组织形成、小气道管腔黏液栓等，使小气道阻力明显升高。②肺气肿病变，使肺泡对小气道的正常拉力减小，小气道较易塌陷；同时肺气肿使肺泡弹性回缩力明显降低。这种小气道病变与肺气肿病变共同作用，造成慢阻肺特征性的持续性气流受限。

二、COPD 的临床诊断及检查

（一）COPD 高危人群

（1）长期吸烟者、职业暴露者、家族史。

（2）慢性咳嗽、咳痰者。

（3）营养不良者。

（4）反复下呼吸道感染史者。

（5）出生时低体重儿。

（二）COPD 的症状

起病缓慢，病程较长，早期可以没有自觉症状。主要症状包括以下几点。

1. 慢性咳嗽 随病程发展可终身不愈。常晨间咳嗽明显，夜间阵咳或排痰。

2. 咳痰 一般为白色黏液或浆液泡沫性，偶可带血丝，清晨排痰较多。急性发作期痰量增多，可有脓性痰。

3. 气短或呼吸困难 早期在较剧烈活动时出现，后逐渐加重，以致在日常活动甚至休息时也感到气短，是 COPD 的标志性症状。

4. 喘息和胸闷 部分患者特别是重度患者或急性加重时出现喘息。

5. 其他 晚期患者有体重下降，食欲减退等。

（三）COPD 的体征

胸廓前后径增大，肋间隙增宽，剑突下胸骨下角增宽，称为桶状胸。部分患者呼吸变浅，频率增快，严重者可有缩唇呼吸等。

（四）实验室和其他辅助检查

1. 肺功能检查 肺功能检查是判断持续气流受限的主要客观指标。吸入支气管扩张剂后，第一秒用力呼气容积（FEV1）与用力肺活量（FVC）之比值（FEV1/FVC）<70%，可确定为气流受限。肺总量（TLC）、功能残气量（FRC）和残气量（RV）增高，肺活量（VC）减低，表明肺过度充气。

肺通气功能测定主要包括用力肺活量（FVC），第一秒用力呼气容积（FEV1）等，COPD 表现为阻塞性通气功能障碍，而肺纤维化、胸廓畸形、胸腔积液、胸膜增厚或肺切除术后均显示限制性通气功能障碍。这些变化常在临床症状出现之前已存在。上述两种通气障碍的特点，见表 8-1。

表 8-1 阻塞性和限制性通气功能障碍的肺容量和通气功能的特征性变化

检测指标	阻塞性通气功能障碍	限制性通气功能障碍
VC	减低或正常	减低
RV	增加	减低
TLC	正常或增加	减低
RV/TLC	明显增加	正常或略增加
FEV1	减低	正常或减低
FEV1/FVC	减低	正常或增加
MMFR	减低	正常或减低

注：VC 为肺活量，RV 为残气量，TLC 为肺总量，FEV1 为第一秒用力呼气容积，FVC 为用力肺活量，MMFR 为最大呼气中期流速。

2. 胸部 X 线检查 COPD 早期胸片无异常变化；以后可出现肺纹理增粗、紊乱等非特异性改变，也可出现肺气肿。肺气肿 X 线胸片可见胸廓饱满、肋间隙增宽，肺野透亮度增高，中外带肺纹理纤细，心影狭长、膈肌低平。X 线胸片改变对慢阻肺诊断的特异性不高，但对于与其他肺疾病进行鉴别具有重要价值，对于明确自发性气胸、肺炎等常见并发症也十分有用。

3. 胸部 CT 检查 CT 检查可见慢阻肺小气道病变的表现、肺气肿的表现以及并发症的表现，但其主要临床意义在于排除其他具有相似症状的呼吸系统疾病。高分辨率 CT 对辨别小叶中央型或全小叶型肺气肿以及确定肺大疱的大小和数量，有较高的敏感性和特异性，对预估肺大疱切除或外科减容手术等效果有一定价值。

4. 血气检查　对确定发生低氧血症、高碳酸血症、酸碱平衡失调以及判断呼吸衰竭的类型有重要价值。

5. 其他　COPD 合并细菌感染时，外周血白细胞计数增高，核左移。痰培养可能查出病原菌。

（五）COPD 诊断与稳定期病情严重程度评估

1. 诊断　根据吸烟等高危因素史、临床症状和体征等资料，临床可以怀疑 COPD。肺功能检查确定气流受限是慢阻肺诊断的必备条件，吸入支气管扩张剂后，FEV1/FVC < 70% 可确定为气流受限的界限，若能同时排除其他疾病引起的气流受限，则可明确诊断为 COPD。

2. 稳定期病情严重程度评估　目前多主张对稳定期慢阻肺采用综合指标体系进行病情严重程度评估。

（1）肺功能分级：可使用 GOLD 分级，慢阻肺患者吸入支气管扩张剂后 FEV1/FVC < 70%，再依据 FEV1 下降幅度进行气流受限的严重度分级，见表 8 - 2。

表 8 - 2　COPD 患者气流受限严重程度的肺功能分级

肺功能分级	患者 FEV1 占预计值的百分比（% pred）
GOLD1 级：轻度	≥80
GOLD2 级：中度	50 ~ 79
GOLD3 级：重度	30 ~ 49
GOLD4 级：极重度	< 30

（2）症状评估：可采用改良版英国医学研究委员会呼吸困难问卷（mMRC 问卷）评估呼吸困难程度（表 8 - 3）。

表 8 - 3　mMRC 问卷

mMRC	分级呼吸困难症状
0 级	激烈活动时出现呼吸困难
1 级	平地快步行走或爬缓坡时出现呼吸困难
2 级	由于呼吸困难，平地行走时比同龄人慢或需要停下来休息
3 级	平地行走 100 米左右或数分钟后即需要停下来喘气
4 级	因严重呼吸困难而不能离开家，或在穿衣脱衣时即出现呼吸困难

（六）COPD 并发症

1. 慢性呼吸衰竭　常在慢阻肺急性加重时发生，其症状明显加重，发生低氧血症和（或）高碳酸血症，出现缺氧和二氧化碳潴留的临床表现。

2. 自发性气胸　如有突然加重的呼吸困难，并伴有明显发绀，患侧肺部叩诊为鼓音，听诊呼吸音减弱或消失，应考虑并发自发性气胸，通过 X 线检查可以确诊。

3. 慢性肺源性心脏病　由于慢阻肺引起肺血管床减少及缺氧致肺动脉收缩和血管重塑，导致肺动脉高压，右心室肥厚扩大，最终发生右心功能不全。

三、COPD 稳定期医学治疗

COPD 治疗需要达到三项目的：一是增加气道通气量；二是预防和改善 COPD 并发症；三是减轻咳嗽、咳痰、呼吸困难等呼吸道症状，提高患者生活质量。

1. 支气管扩张剂　是现有控制症状的主要措施，可依据患者病情严重程度、用药后患者的反应等因素选用。联合应用不同药理机制的支气管舒张剂可增加支气管扩张效果。

（1）β_2 肾上腺素受体激动剂：短效制剂如沙丁胺醇气雾剂，每次 100～200μg（1～2 喷），雾化吸入，疗效持续 4～5 小时，每 24 小时不超过 8～12 喷；长效制剂如沙美特罗、福莫特罗等，每日吸入 2 次。

（2）抗胆碱药：短效制剂如异丙托溴铵气雾剂，雾化吸入，持续 6～8 小时，每次 40～80μg（每喷 20μg），每天 3～4 次。长效制剂有噻托溴铵粉吸入剂，剂量为 18μg，每天吸入 1 次；噻托溴铵喷雾剂，剂量为 5μg，每天吸入 1 次。

（3）茶碱类药：茶碱缓释或控释片，0.2g，每 12 小时 1 次；氨茶碱，0.1g，每天 3 次。

2. 糖皮质激素 对高风险患者，长期吸入糖皮质激素与长效 β_2 肾上腺素受体激动剂的联合制剂，可增加运动耐量、减少急性加重频率、提高生活质量。

3. 祛痰药 对痰不易咳出者可应用，常用药物有盐酸氨溴索，30mg，每日 3 次；N－乙酰半胱氨酸，0.6g，每日 2 次；或羧甲司坦，0.5g，每天 3 次。后两种药物可以降低部分患者急性加重的风险。

4. 其他药物 磷酸二酯酶－4 抑制剂罗氟司特用于具有 COPD 频繁急性加重病史的患者，可以降低急性加重风险。

5. 康复治疗 可以使因进行性气流受限、严重呼吸困难而很少活动的患者改善活动能力，提高生活质量，是稳定期患者的重要治疗手段，具体包括呼吸生理治疗、肌肉训练、营养支持、精神治疗与教育等多方面措施。

四、COPD 营养不良及营养干预

（一）COPD 引起营养不良的常见原因

COPD 伴营养不良的发病机制主要包括能量消耗增加，能量摄入减少，蛋白质营养不良，炎性细胞因子的作用，遗传易感性等。

1. 能量消耗增加 COPD 患者存在不同程度的气道阻塞，气道阻力增高，使呼吸肌负荷增加、呼吸肌做功增加，耗氧量也增加，从而导致静息能量代谢率（resting energy expenditure，REE）相应增加，使基础能量消耗高于正常人，研究发现 COPD 患者的静息能量消耗比正常人约增加 18%。

2. 能量摄入减少 COPD 患者的能量摄入也低于每天的能量需求。Norden 等研究了 169 例稳定期 COPD 患者食欲的影响因素，其中味觉变化、口干、疼痛和便秘均可导致食欲减低、能量摄入减少。除此之外，COPD 患者通常伴有其他问题，包括食欲差、易疲劳、抑郁、焦虑等，这些都可以导致患者的能量摄入减少。研究表明有 50% 以上 COPD 患者拥有 1 个以上的饮食问题，而这些患者的无脂质量指数（fat－free mass index，FFMI）比那些没有饮食问题的要低（P < 0.01）。

COPD 患者合并心肺功能不全，长期慢性低氧、胃肠道淤血也会影响食欲，损伤胃肠黏膜，表现为食欲不振和影响消化、吸收；使用茶碱及抗生素等药物对胃黏膜刺激也会影响胃肠功能，影响食物的消化、吸收和利用，易引起多种营养素缺乏病。

COPD 的主要病理基础为低氧血症、反复感染和呼吸衰竭等所导致的高代谢和高分解状态。COPD 患者因能量摄入不足及静息能量消耗较正常人升高 10%～20%，如伴有感染、发热等情况，用于呼吸的能量可较正常人升高 10 倍，加上体内抗氧化剂受到破坏，肺泡表面活性物质减少，可表现为营养不良，血清白蛋白减少，体重减轻，免疫功能低下及肺功能进行性损伤。

3. 蛋白质营养不良 COPD 患者机体分解代谢增加。处于严重的应激和高分解状态，药物对蛋白质合成又有抑制作用，从而导致蛋白质能量营养不良，免疫功能低下。

COPD 患者的营养损耗不仅包括脂肪储存的消耗，而且包括肌肉和内脏蛋白的损耗，且肌肉萎缩表现最明显，很多体重正常的 COPD 患者也存在肌肉萎缩。COPD 患者的肌肉含量是比理想体重百分比更好的疾病预测指标，FFMI 是病死率的一个独立预测因子。伴有肌肉萎缩的 COPD 患者 BMI、FFMI 指数较不伴有肌肉萎缩的患者及健康对照组要低。人的骨骼肌可分为 I 型（肌纤维通过氧化获能）

和Ⅱ型，Ⅱ型又可分为Ⅱa型和Ⅱx型（肌纤维通过糖酵解获能），COPD患者肌肉萎缩的特点主要包括Ⅱx型肌纤维横截面积的减少、Ⅰ型肌纤维的比例下降而Ⅱ型肌纤维所占比例升高，自噬小体的形成等。肌纤维类型由Ⅰ型向Ⅱ型的转变使肌纤维从氧化型向酵解型转变，从而使骨骼肌在能量代谢中的ATP产生减少，进而引起骨骼肌的消耗。此外，这种转变也会使骨骼肌的耐力下降，从而使COPD患者运动减少，造成肌肉的失用性萎缩。以上因素均使COPD患者的肌肉能量效率降低，从而引起能量赤字和体重降低。

蛋白质能量营养不良影响呼吸肌包括膈肌的功能，导致肌肉萎缩，呼吸肌肌力和耐力降低，可以削弱肺功能导致呼吸肌疲劳，易引起或加重呼吸衰竭，患者住院次数及死亡率增加，故给予COPD患者合理的营养支持越来越受到人们的重视。

4. 炎性细胞因子 许多研究发现，COPD是一种慢性炎症性疾病，炎症在疾病的发生和发展中起了重要的作用。

COPD患者处于高代谢状态，临床试验表明，系统性炎症增强是导致COPD静息能量消耗升高的主要因素，同时活动和饮食诱导的能量消耗也相应增加。

经过多年的研究，已经发现许多炎性细胞因子（如肿瘤坏死因子、白细胞介素、瘦素、血清肌抑素等）在COPD的发病过程中有着明显的作用。

5. 遗传易感性 有研究者从基因角度探讨遗传易感基因是否参与了COPD患者低BMI和低FFMI的发展，结果发现位于FTO基因（与脂肪量和肥胖相关的基因）第一个内含子的rs8050136与BMI和FFMI显著相关（P分别为4.97×10^{-7}、1.19×10^{-7}），在BMI<21的COPD患者rs8050136的次要等位基因出现的频率较BMI>21的COPD患者要低，提示FTO基因的单核苷酸多态性与BMI、FFMI的这种相关性可以为COPD伴恶病质的机制研究提供线索。

（二）营养不良对COPD患者的影响

1. 对通气功能的影响 营养不良对呼吸系统最显著的影响是减少维持正常通气的动力，主要影响呼吸中枢和呼吸肌。营养不良使得呼吸肌群的储备能力下降。慢阻肺伴营养不良患者的最大吸气压、最大呼气压、最大通气量和肺活量均明显降低。营养不良还影响通气驱动力，降低呼吸中枢对缺氧的反应，对于那些依靠缺氧刺激而维持通气的慢阻肺患者，营养不良可使机体对缺氧的反应能力下降。研究表明，当呼吸肌肌力较正常减低30%时，可发生高碳酸血症性呼吸衰竭。

2. 对肺防御和免疫功能的影响 营养不良可严重损害肺的防御和免疫功能，原因包括：①机体抗氧化剂保护机制受到损害；②肺泡表面活性物质减少；③肺泡上皮细胞再生和修复能力减弱；④损害细胞免疫功能及体液免疫功能等。营养状况差的慢阻肺患者进行机械通气治疗后，发生呼吸机相关性肺炎的概率大大增加。

3. 对预后的影响 研究表明，1/4以上的稳定期慢阻肺患者，体重低于理想体重。还有研究表明，50%以上的住院慢阻肺患者有营养不良表现，这种营养不良所致的高病死率与气道阻塞程度无关。有学者发现，一旦慢阻肺患者出现体重进行性下降，其平均寿命仅为2年。

COPD伴营养不良时，患者存在能量负平衡，极易导致消瘦。呼吸肌的收缩需要不断消耗营养底物，营养不良引起最重要的呼吸肌即膈肌体积缩小、肌肉萎缩，会使呼吸肌肌力下降及影响肺功能，从而使患者活动耐力下降；另外COPD患者多合并有缺氧，缺氧时能量主要由无氧代谢产生，从而使乳酸等代谢产物堆积，会加重肌肉耐力下降。呼吸肌的收缩力及耐力下降会减少维持正常通气的动力，导致肺通气功能下降，使患者的肺功能恶化，加重呼吸困难症状，影响患者的生存质量。营养不良可对COPD患者的各系统功能产生有害影响，使呼吸衰竭过早发生。

研究表明，伴有营养不良的COPD患者肺功能MVV（最大通气量）、FVC（用力肺活量）、第一秒用力呼气量（FEV1）、呼吸困难评分、运动能力、运动耐量均有很明显的降低，对缺氧的耐受能力、心肺储备功能及生活质量总评分也下降，还更容易引起下肢疲劳。除上述影响外，COPD伴营养不良可也使支气管纤毛运动功能减弱，还可损害细胞、体液免疫功能及补体系统活性和吞噬功能，使呼吸道感染发生率增高。

在 COPD 患者中，有 25% 的门诊患者存在营养不良，有 50% 的住院患者存在明显的营养不良，有急性呼吸衰竭的 COPD 危重患者存在营养不良的比例高达 60%。无论自主呼吸或机械通气的呼吸疾病患者，营养不良均损害呼吸肌功能、通气动力、肺防卫机制，最终削弱肺功能。营养不良引起呼吸肌尤其是膈肌强度下降。降低膈肌强度的其他因素包括矿物质和电解质缺乏，如低磷、低镁或低钙血症。

（三）COPD 患者营养状况的评估

应用正确的营养评价方法，对 COPD 患者营养状况进行客观而全面的评估，以发现存在营养不良及潜在营养不良的患者，并及时进行恰当的营养干预，对改善患者营养状况、缓解病情、改善呼吸功能和预后有积极作用。

1. COPD 患者营养状况评估的一般人体测量　一般人体测量主要包括体重、体质指数、上臂中部周径及肱三头肌皮褶厚度等。传统方法是以理想体重的百分数（HBW）作为评价指标，即实测重量与理想体重的比值，低于 90% 提示营养不良。体质指数（BMI）= 体重（kg）/身高（m^2），BMI < $21kg/m^2$ 视为低体重，BMI = $21\sim25kg/m^2$ 为正常体重，BMI > $25kg/m^2$ 为超重。近期的体重下降（在过去 6 个月体重下降 > 10% 或 1 个月下降 5%）被认为是预测死亡的独立相关因素。三头肌皮褶厚度（TSF）是用来评价脂肪储备消耗的指标，上臂围（AC）和上臂中点周径（AMC）是迅速简便推算肌肉蛋白消耗程度的指标。TSF 标准 <（17.35 ± 4.75）mm，AC 正常值为（27.69 ± 2.21）cm，AMC 正常值为（27.14 ± 2.20）cm，与健康人标准值相比，80%~90% 为轻度肌肉蛋白消耗，60%~79% 为中度肌肉蛋白消耗，60% 以下为重度肌肉蛋白消耗。

2. COPD 患者营养状况评估的实验室检测指标　目前实验室检测指标主要有国际公认的肌酐/身高指数、氮平衡及白蛋白、前白蛋白、转铁蛋白、淋巴细胞计数等，见表 8 - 4。氮平衡应用时需定时收集尿标本和仔细记录饮食摄入量；而脏器蛋白可能受到肝肾功能状况和容量状况等诸多非营养因素的影响，但仍然是较为公认的预测风险及预后的重要指标。

表 8 - 4　营养不良的实验室诊断标准

营养实验室指标	正常范围	轻度营养不良	中度营养不良	重度营养不良
肌酐身高指数（正常值的%）	> 90	80~90	60~79	< 60
白蛋白（g/L）	35~50	28~34	21~27	< 21
转铁蛋白（g/L）	2.0~4.0	1.5~2.0	1.0~1.5	< 1.0
前白蛋白（g/L）	> 0.20	0.16~0.20	0.10~0.15	< 0.10
总淋巴细胞计数（$\times10^9$/L）	2.5~3.0	1.8~1.5	1.5~0.9	< 0.9
氮平衡（g/d）	-1~1	-10~-5	-15~-10	< -15

3. COPD 患者营养状况评估量表　上述的指标都是单一指标，且为横断面的变化，而询问病史则可了解其动态的过程，如微型营养评价法（mini nutritional assessment，MNA）、微型营养评价精法（MNA - SF）、营养状况主观评价法（subjective global assessment，SGA）、营养风险筛查（NRS - 2002），这些量表包含了病史的动态变化过程和单一指标，较传统营养测定更全面实用。

COPD 患者营养风险筛查的目的是预测是否因营养因素而导致个体结局出现好或坏的可能性，同时预测营养支持是否影响个体结局。NRS - 2002 有循证医学基础，营养受损程度有明确量化标准，疾病严重程度既涉及现有疾病状态，又涵盖近期可能接受的特殊治疗频度，是灵敏度高而又花费时间短的工具，适合在医院住院的患者使用；而 MNA - SF 简便易行，用时短，准确性亦可靠，适合基层医院和慢病调理师使用，作为 COPD 患者营养状况筛查的方法，更利于早期发现、早期治疗营养不良患者。

（四）COPD 伴营养不良的干预

1. COPD 营养治疗的目的 维持理想体重，增强呼吸肌力，维持有效通气功能，增强机体免疫力，预防和减少急性并发症，使体力和肺功能尽早得到恢复。

2. COPD 膳食营养治疗原则 COPD 患者膳食营养总原则是高蛋白、高脂肪、低碳水化合物。有明显缺氧的 COPD 患者，可在餐前或餐后做吸氧治疗。

（1）供给足够的能量：COPD 患者常处于严重的应激及高代谢状态，能量消耗显著增加。在营养治疗中首先要确定 COPD 患者每天所需总热量，一般根据 Harris – Benedict 方程式计算出其基础能量的需求（BEE）。

男：BEE = 66.473 + 13.7516 × 体重（kg）+ 5.0033 × 身高（cm）− 4.6756 × 年龄；

女：BEE = 66.595 + 9.5634 × 体重（kg）+ 1.896 × 身高（cm）− 4.6756 × 年龄。

COPD 呼吸衰竭者因千克体重耗能增高，应乘上校正系数 C（男性为 1.16，女性为 1.19）。为了使 COPD 患者降低的体重得到纠正，故应在此基础上增加 10% 的 BEE。

（2）高蛋白饮食：60% 的 COPD 患者存在不同程度的蛋白质营养不良。在中等应激状态时，每日按每千克体重给予蛋白质 1.0 ~ 1.5 克即可维持良好的内环境稳态和正氮平衡；重度应激时将蛋白质供给量加至每天每千克 1.6 ~ 2.0 克。蛋白质供能比占 15% ~ 20% 较合理。

（3）高脂肪膳食：脂肪具有较低的呼吸商，能减少二氧化碳产生，对 COPD 患者有利，尤其是有高碳酸血症及通气受限的患者。但是摄入高脂肪膳食时应注意调整脂肪酸的构成，增加单不饱和脂肪酸和 n – 3 多不饱和脂肪酸的摄入，以防止高脂血症的发生。脂肪供能比稳定期为 20% ~ 30%，应激期为 40% ~ 45%。实验研究发现 COPD 患者补充不饱和脂肪酸有利于肺表面活性物质的生成，可减少高糖负荷，节省蛋白质，有利于脂溶性维生素吸收和利用。但若营养支持中脂肪比例过高，会引起高脂血症、血黏度增高、红细胞膜被脂肪覆盖，甚至脂肪栓形成，影响气体弥散及运输，以及形成肺动脉高压。

（4）合理补充碳水化合物：对于有严重通气功能障碍的 COPD 患者，特别是伴高碳酸血症的患者，过高的碳水化合物摄入将引起二氧化碳积蓄，不利于患者血碳酸水平的降低，容易引起呼吸衰竭和肺性脑病。碳水化合物供能比稳定期可占总能量的 50% ~ 60%，发作期供能比应在 40% 以下。增加膳食纤维的摄入量可以降低 COPD 病情发展的危险性。

（5）补充充足的维生素和微量元素：注意纠正电解质平衡，防治低钾、低钙所致呼吸肌力减退，并注意补充维生素和微量元素。抗氧化剂 VitE 对 COPD 患者也很重要。摄入充足的维生素和矿物质，可提高机体代谢能力，增进食欲，保护肺部及血管等组织功能，有利于维持内环境稳定。COPD 患者多存在维生素 D 的缺乏，除了适当增加晒太阳外，需补充适量的维生素 D 和钙等营养素。

（6）少食多餐，合理烹饪。COPD 患者因疲乏、呼吸困难及胃肠功能障碍等影响食欲及食物的消化、吸收，应采用少食多餐的方法，每天可吃 5 ~ 6 餐，每餐不要吃太饱。因为吃多了容易腹胀而影响膈肌的运动，加重呼吸困难。不用煎炸烹饪方法，保持烹调环境的清洁非常重要，因为爆炒或煎炸时产生的刺激性烟雾会加重 COPD 的症状。

（7）饮食清淡易消化，避免油腻，不宜过饱、过咸，对患者消化、吸收是大有益处的。避免使用辛辣刺激性食品，以软食为主；少吃易引起胀气及难以消化的食物，以免引起腹胀，加重喘憋。注意水的平衡，合理补充水分，这样气道分泌物就不会过于黏稠，痰液易于排出。

（8）注意保暖，避免受凉，预防感冒。改善环境卫生，避免烟雾、粉尘和刺激性气体对呼吸道的影响。注意充分休息和适当户外活动，保持精神愉快，情绪乐观．这样也有利于改善食欲，增加营养素的消化、吸收，提高机体营养及代谢水平，增进体质和抵抗力。

3. COPD 膳食营养指导 缓解期和轻症 COPD 患者，应首先选择经口胃肠道营养，对经口摄食困难的患者再采用管饲营养。

（1）COPD 稳定期患者膳食结构要合理，食物品种多样化。讲究科学烹调方法，使饭菜的色、香、味、形俱佳。宜用食物如牛奶、豆浆、果汁、菜汁、粥、面、肉泥、肝泥、鱼丸等。忌（少）用食物如肥肉、油炸食品、酒、辣椒、芥末、洋葱等。

（2）高蛋白膳食。蛋白质供能比达到 20%。适量多吃高蛋白食物，如鸡、鱼、鸡蛋清、豆、瘦肉、牛奶或奶粉等。

（3）高脂肪膳食。每日烹饪用三种食用油，每人每天摄入橄榄油或茶籽油 15ml，亚麻籽油 12ml，其他油 8ml，加上膳食中动物性食物里含有的脂肪，就能做到高脂肪膳食，脂肪供能比达到 30% 以上，饱和脂肪酸:单不饱和脂肪酸:多不饱和脂肪酸之比基本达到 1:1:1，取得最好的健康效应。

（4）适量控制碳水化合物摄入。COPD 稳定期患者碳水化合物供能比占 50% 较好，急性发作期其供能比占 40% 较好。适当多选择些糙米、小米、全谷类食物，增加膳食纤维的摄入量。进食过多的碳水化合物可产生大量的 CO_2，呼吸商增大，加重通气负担。

（5）适当多摄入新鲜蔬菜、水果，摄入充足的维生素和微量元素。COPD 患者应适当多摄入一些富含抗氧化营养素的食物，多摄入一些富含钾、钙和镁的食物。

①富含维生素 C：新鲜蔬菜和水果，如鲜枣、猕猴桃、橙子、柠檬、莲藕等。

②富含类胡萝卜素：黄橙色新鲜蔬菜和水果，如西洋菜、西兰花、红萝卜、南瓜、橙子、柑橘、芒果等，日常蔬菜胡萝卜素含量见表 8－5。

③富含维生素 E：坚果类、植物油、谷物、豆类、深绿色蔬菜等。

表 8－5　日常蔬菜胡萝卜素含量（以 100 克可食部计）

食物名称	胡萝卜素含量（微克）	食物名称	胡萝卜素含量（微克）
西洋菜	9550	甘蓝菜	3450
西兰花	7210	芹菜叶	2930
甘薯叶	5968	菠菜	2920
红萝卜	4130	豌豆苗	2667
枸杞菜	3550	南瓜	890

（6）少食多餐，合理烹饪。每天可吃 5～6 餐，给予温和、软细、易消化、富于营养的饮食，多选用煮、清炖、蒸、焖、熬等烹调方法。

（7）清淡饮食，禁忌烟酒。少吃辛辣食品，如辣椒、花椒、大葱、大蒜、生姜等，不宜吃过热、过冷的食品，少吃易引起胀气及难以消化的食物，每日至少饮水 2500～3000ml。

4. COPD 对症食疗配方举例

（1）黑豆姜汤。材料：黑豆 150 克，生姜 2 片，红糖 10 克。做法：黑豆与生姜洗净，加水 1200 毫升入锅合煮，大火煮沸，小火再煮 30 分钟，滤渣取汤，酌加红糖趁热饮用。

（2）白萝卜蜜水。材料：白萝卜 1 条（400 克），麦芽糖 300 克。做法：白萝卜洗净，去皮刨丝，玻璃罐洗净，用沸水杀菌沥干。白萝卜丝与麦芽糖一起放入玻璃罐，密封静置冰箱内半天便生出蜜水。取蜜水 20～30 毫升，加 200 毫升温开水调匀即可饮用。

（3）止咳莲藕羹。材料：红枣 10 粒，枸杞 30 粒，生姜 2 片，红糖 15 克，纯正藕粉 30 克。做法：食材洗净加水 600 毫升入锅合煮，大火煮沸，小火再煮 20 分钟；藕粉加 100 毫升冷开水调匀后，趁热入锅勾芡，煮熟后要趁热进食。

（4）对症蔬果汁。如胡萝卜苹果汁、高维 C 果汁、圆白菜汁、柠檬汁等，补充丰富润肺维生素，改善症状，有助于排出体内毒素。比较适合夏天饮用。

5. COPD 患者食谱举例　见表 8－6。

表 8 – 6 COPD 稳定期患者半流质参考食谱

早餐	牛奶（250ml），发糕（标准粉50g），蒸蛋羹（鸡蛋50g），炒豆芽（绿豆芽100g）	
加餐	梨汁（鸭梨200g）	
午餐	米饭（籼米100g），肉丝炒金针菜（瘦猪肉100g，金针菜150g），萝卜汤（萝卜100g）	
加餐	豆浆200ml，饼干（标准粉50g）	
晚餐	面片加鸡蛋（标准粉100g，鸡蛋50g），鸡丝油菜胡萝卜（鸡肉50g，油菜100g，胡萝卜50g）	
能量	2058kcal	蛋白质94g（17%）
脂肪	62g（27%）	碳水化合物281g（55%）

注：全日加烹调用油30g。

6. COPD 患者的营养支持治疗　临床上针对 COPD 伴营养不良多采用营养支持作为干预手段。

营养支持是通过消化道或静脉将人体需要的营养物质送入患者体内，以达到平衡所需营养，纠正异常代谢状态，提高身体抵抗力，缩短病程，提高治愈率的目的，是现代综合治疗方法的重要组成部分。

（1）营养支持的途径：包括胃肠道补充营养及全肠外营养。从患者的经济承受能力或生理要求来说，营养支持的途径应首先考虑从胃肠道补充营养。

（2）口服营养液：一项包含了 13 个随机对照临床试验的 Meta 分析，营养干预方法包括合理饮食指导、口服营养液和肠管饲法，结果发现口服营养液能够明显提高 COPD 稳定期患者总摄入量，人体测量指标和手握力。另一项 Meta 分析则补充了营养支持治疗的积极作用，发现营养支持治疗可以显著提高多项功能指标（包括呼吸肌和肢体肌肉的力量）。

Sugawara 等进行的一项前瞻性随机试验调查了营养支持治疗联合低强度的锻炼在 COPD 伴营养不良患者中的疗效，以及这些患者治疗前全身炎症的程度及经上述联合治疗后全身 CRP、TNF – a、IL – 6 和 IL – 8 的变化。结果显示，这种联合治疗可以增加体重，提高能量摄入、运动能力和生存质量，此外静息能量消耗和主要的炎症因子在治疗后都得到明显的下降。以上研究显示了营养支持治疗的积极作用，也表明了肺康复锻炼在 COPD 治疗中的重要性。

牛菁将 100 例 COPD 患者随机分组，给予营养组口服整蛋白液，对照组患者营养膳食由家属自行配制。研究结果发现两组淋巴细胞计数、血清白蛋白、血红蛋白均得到显著改善，但营养组比对照组改善更加明显，且营养组 PaO_2 和 $PaCO_2$ 改善也更明显，临床总显效率高于对照组。合理营养可以有效改善 COPD 患者高能量分解状态，保证患者得到充足的营养，合理供给 COPD 患者对能量的需求，从而达到理想的治疗效果。

（3）静脉营养支持：通常脂肪和碳水化合物有保护蛋白质的作用，供热应主要由它们完成。通气障碍严重的患者饮食结构应以高蛋白、高脂肪和低碳水化合物为宜。研究表明，补充支链氨基酸及脂肪乳剂可以补充蛋白质合成需要的原料，减少蛋白质的供能，减少蛋白质分解，降低蛋白质氧化率和更新率，产生节氮效应；高脂肪、低碳水化合物的静脉营养给予可使二氧化碳的生成减少，PaO_2 显著升高，$PaCO_2$ 降低，达到降低通气量、有效治疗 COPD 的目的，提示高脂肪的肠外营养支持比常规普通饮食更有临床应用价值。对已有水肿者应避免饮入或输入过多的液体。

Ghrelin 脑肠肽能促进生长激素释放和食欲，从而改善身体构成及各项功能，在一个多中心、随机对照试验中，7 例恶病质的 COPD 患者给予静脉注射 Ghrelin 治疗 3 周后，虽然肺功能没有改善，但平均体重、食欲和 6 分钟步行距离都得到明显提高，外周肌和呼吸肌强度也得到增强。在另一项随机双盲安慰剂对照试验中，纳入了 33 位恶病质的 COPD 患者，研究中发现恶病质 COPD 患者 Ghrelin 水平是降低的，在肺康复治疗的基础上试验组采用静脉注射脑肠肽 3 周，对照组使用安慰剂 3 周，两组在治疗前都经单一剂量的脑肠肽预处理，7 周后，虽然两组的 6 分钟步行距离差异无显著性，但治疗组的 SGRQ（St. George Respiratory Questionnaire）症状（$P = 0.049$）和 MRC（Medical Research Council）

呼吸困难评分（P = 0.021）都得到改善。

对低氧较重的COPD患者，进餐前和餐中同时吸氧，有助于进食并增进食欲。胃肠内营养为主和胃肠外营养为辅是近年来营养支持治疗重要进展之一。

综上所述，营养支持疗法是COPD患者一种有效的基础治疗，对营养不良的COPD患者进行营养支持治疗非常重要，营养支持不仅可以显著改善COPD患者呼吸困难的症状，还可以帮助患者减少营养成分的流失，可以改善免疫状况，避免呼吸肌的萎缩，能明显改善肺功能，可以减少住院机会。因此，应根据患者的具体情况提供不同的营养支持方案，合理给予营养物质对提高患者生存质量、改善预后、延长寿命具有重要意义。

7. COPD患者的营养补充方案　大量科学证据显示，氧化压力是COPD的根本原因。由于氧化压力增大和饮食中缺乏抗氧化物质，许多COPD患者肺组织中都严重缺乏抗氧化物质。采用高质量的抗氧化物质作为补充治疗手段，不仅可减少氧化作用直接导致的细胞损伤，而且还能消除COPD发展过程中的关键病因。

COPD患者能量消耗增加，呼吸肌负荷增高，易出现消瘦和蛋白质能量营养不良，各种营养素的需求大量增加。例如，一个70千克的男性COPD患者每天至少需要105克蛋白质，与健康人比较，蛋白质需求量有明显的增加，达到每天每千克体重1.5克。合并感染时，还应进一步提高蛋白质（占30%）和脂肪（占30%）的摄入量。

由于COPD患者是消耗性疾病，且多数胃肠消化、吸收功能差，所以大多数COPD患者，除合理膳食外，还需要额外补充COPD相关的核心营养素。

维生素A参与体内糖蛋白的合成，这对于上皮的正常形成、发育与维持十分重要。研究发现，当维生素A不足或缺乏时，可导致糖蛋白合成中间体的异常，低分子量的多糖—脂堆积，引起上皮基底层增生变厚、细胞分裂加快、张力原纤维合成增多，表面层发生细胞变扁、不规则、干燥等变化；鼻、咽、喉、呼吸道内膜角质化，削弱了防止细菌侵袭的天然屏障结构，而易于发生过敏和感染。所以，合理补充维生素A或其前体类胡萝卜素，对维护COPD患者肺的结构和功能很重要。

维生素C参与了人体多种生化反应，在维持细胞完整性、增加抵抗力、预防感染等方面有着重要作用。研究发现，充分补充维生素C具有抑制COPD肺部炎症反应的作用，有助于改善肺功能、提高免疫力，减少呼吸道感染机会等作用；维生素C也具有抗氧化作用，可以减少自由基对身体包括肺部细胞的损害，有助于抗压力激素的分泌，有助于减压。

维生素E有强抗氧化作用，对抗氧自由基，清除体内的自由基，与维生素C、类胡萝卜素、硒有协同作用，维生素E主要保护细胞膜免受自由基侵害。研究发现，补充维生素E可以增加血液内的抗氧化剂，减少氧自由基对肺部细胞的损伤，可保护肺组织免受空气污染的危害，增强肺呼气量，改善肺功能，还可保护其他易被氧化的物质，如不饱和脂肪酸、维生素A和ATP等。在那些高山攀援者中，每天规律地补充维生素E400 IU的人，不仅耐力好，而且脂质过氧化作用的体征也减少。维生素E对维持正常的免疫功能，特别是对T淋巴细胞的功能很重要。

研究发现，维生素E可以降低细胞的耗氧量，增加身体细胞对缺氧的耐受性，相对减少COPD低氧血症对细胞的伤害。COPD中晚期常合并不同程度的肺纤维化，维生素E有防治肺纤维化的作用，其机制包括降低细胞耗氧量、改善局部血液循环、抑制生成纤维的细胞产生胶原纤维等，维生素E等营养素充足的时候，体内的巨噬细胞经过改良，具有分解多余胶原纤维的作用。

深海鱼油含有n-3多不饱和脂肪酸，可以显著减轻气道慢性炎症，有助于COPD患者的对因治疗。钙镁有助于解除气道痉挛，缓解喘息症状。

研究发现，娃儿藤、栎精、镁、黑升麻、荜拔、辅酶Q_{10}、银杏精华、胡黄连等多种珍贵的天然草本精华及营养素，均有益呼吸道健康，可以强化呼吸系统的功能。

COPD患者应重点补充的核心营养素为抗氧化营养素如维生素C、类胡萝卜素、维生素E；基础营养素如优质蛋白质粉、天然B族维生素、钙镁片；提升抵抗力、防治慢性炎症的营养素如大蒜片、松果菊和深海鱼油等。上述 COPD 核心营养素需要补充充足的剂量才会有比较好的保健效果。

五、COPD 综合干预方法及预防

1. COPD 的防治策略和措施

（1）COPD 防治策略：坚持三级预防策略，一级预防是病因预防，开展禁烟和戒烟活动，进行空气环境综合整治等。二级预防是"三早"，即早发现、早诊断、早治疗。三级预防为临床预防，对症治疗，预防并发症，减少伤残，开展康复工作等。

（2）COPD 防治措施

一级预防：健康宣教、控烟、环境综合治理、控制或减少职业性危害。

二级预防：在 COPD 高危人群中定期进行普查、筛查。

三级预防：继续做好健康宣教工作、规范化管理与治疗、戒烟、康复锻炼、家庭氧疗、避免呼吸道感染。

吸烟者比不吸烟者 COPD 患病率高 2~8 倍，患病率与吸烟时间长短、日吸烟量呈正相关。COPD 患者特别强调戒烟，要非常重视教育和劝导患者戒烟。因职业环境粉尘、刺激性气体所致 COPD 者，应脱离污染环境。不戒烟或不脱离污染环境者很难控制疾病的发展，预后不良。个别实在未能戒烟者，需额外补充维生素 C，有研究发现患者每天吸烟一包需要增加补充 16mg 维生素 C，每天吸烟两包需要增加 32mg 维生素 C，才能维持正常的维生素 C 血液浓度，减少吸烟对肺部的进一步伤害。

2. 长期家庭氧疗　长期家庭氧疗（LTOT）对慢阻肺并发慢性呼吸衰竭者可提高生活质量和生存率，对血流动力学、运动能力和精神状态均会产生有益的影响。LTOT 的使用指征为：①动脉血氧分压（PaO_2）≤55mmHg 或动脉血氧饱和度（SaO_2）≤88%，有或没有高碳酸血症。②PaO_2 为 55~60mmHg，或 SaO_2 <89%，并有肺动脉高压、右心衰竭或红细胞增多症。一般用鼻导管吸氧，氧流量为 1.0~2.0L/min，吸氧时间 >15h/d。目的是使患者在海平面、静息状态下，达到 PaO_2≥60mmHg 和（或）使 SaO_2 升至 90% 以上。

3. 呼吸操　酌情进行呼吸康复训练。可做呼吸操或腹式呼吸，这些动作简便易行，可以锻炼呼吸肌，也不需任何设备和条件，在室内外都可进行，而且效果好。患者若能正确掌握方法，量力而行，循序渐进，坚持锻炼，定能收效。

呼吸操通过增强膈肌活动可以增大肺通气量，改善肺功能。卧位或立位都可进行。

（1）卧位法：仰卧，头部稍垫高，双手自然放在腹部，作腹式呼吸，用鼻吸气，胸壁尽量外挺，用口缩唇（吹口哨嘴型）缓慢呼气。每分钟 8~10 次，每次 3~5 分钟，每日 3~5 次。呼气与吸气的时间比为 2:1 或 3:1。此法可防止呼气时外周小气道过早瘪闭，增大潮气量，降低呼吸频率，能使过度膨胀的肺回缩。

（2）立式法：双足分开，与肩同宽。作深呼气，同时两手压迫上腹部，缓慢将气呼出。吸气时，头向后微仰，尽量挺胸。用鼻缓缓吸气，使腹部鼓起；然后用嘴慢慢呼气，缩唇呼气，同时收腹。动作从容舒适。每天上下午各做 15 分钟。可以增加肺活量。

此外，也可借助一些器械锻炼，如吸气阻力器等。每日锻炼 15~20 分钟，可增强最大吸气肌力和呼吸肌耐力，但需要注意避免呼吸肌过度疲劳。

4. 室内空气净化器　家用室内空气净化器对 COPD 的防治特别重要。

研究表明，COPD、肺气肿患者使用室内空气净化器，取得了很好的保健效果，保护了肺功能，许多轻中症患者病情明显好转，有些甚至完全临床痊愈；一些重症患者也稳住了肺功能，阻断或延缓了疾病的发展，取得了令人满意的效果。在目前中国这样的污染环境里，家用室内空气净化器是 COPD、肺气肿患者必不可少的健康设备。

5. COPD 的预防　COPD 的教育与管理最重要的是劝导吸烟患者戒烟，这是减慢肺功能损害最有效的措施，也是最难落实的措施。慢病调理师自己首先应该不吸烟。对吸烟的患者可采用多种宣教措施。因职业或环境粉尘、刺激性气体所致者，应脱离污染环境。

戒烟是预防慢阻肺最重要的措施，在疾病的任何阶段戒烟都有助于防止慢阻肺的发生和发展。控制环境污染，减少有害气体或有害颗粒的吸入，积极防治婴幼儿和儿童期的呼吸系统感染。流感疫苗、肺炎链球菌疫苗、细菌溶解物、卡介苗多糖核酸等对防止慢阻肺患者反复感染可能有益。加强体育锻炼，增强体质，提高机体免疫力，可帮助改善机体一般状况。此外，对于有慢阻肺高危因素的人群，应定期进行肺功能监测，以尽可能早期发现慢阻肺并及时予以干预。慢阻肺的早期发现和早期干预十分重要。

第二节　支气管哮喘的防治和膳食营养指导

支气管哮喘（bronchial asthma）简称哮喘，是一种以气道慢性炎症和气道高反应性为特征的异质性疾病。主要特征包括气道慢性炎症，气道对多种刺激因素呈现的高反应性，多变的可逆性气流受限，以及随病程延长而导致的一系列气道结构的改变，即气道重构。临床表现为反复发作的喘息、气急、胸闷或咳嗽等症状，常在夜间及凌晨发作或加重，多数患者可自行缓解或经治疗后缓解。根据全球和我国哮喘防治指南提供的资料，经过长期规范化治疗和管理，80%以上的患者可以达到哮喘的临床控制。

哮喘是世界上最常见的慢性疾病之一，全球约有3亿患者，我国约有3000万哮喘患者。各国哮喘患病率从1%~18%不等，我国成人哮喘的患病率为1.24%且呈逐年上升趋势。一般认为发达国家哮喘患病率高于发展中国家，城市高于农村。严重的哮喘发作有时会威胁到生命，哮喘病死率在（1.6~36.7）/10万，多与哮喘长期控制不佳、最后一次发作时治疗不及时有关，其中大部分是可预防的。我国已成为全球哮喘病死率最高的国家之一。

一、哮喘的病因和发病机制

（一）病因

哮喘的发病与遗传及环境两方面因素有关，两者相互影响。

哮喘是一种复杂的、具有多基因遗传倾向的疾病，其发病具有家族集聚现象，亲缘关系越近，患病率越高。具有哮喘易感基因的人群发病与否受环境因素的影响较大。

环境因素包括变应原性因素，如室内过敏原（尘螨、家养宠物、蟑螂）、室外过敏原（花粉、草粉）、职业性变应原（油漆、活性染料）、食物（鱼、虾、蛋类、牛奶）、药物（阿司匹林、抗生素）和非变应原性因素，如大气污染、吸烟、运动、肥胖等。

（二）发病机制

哮喘的发病机制尚未完全阐明，目前可概括为气道免疫-炎症机制、神经调节机制及其相互作用。

1. 气道免疫-炎症机制

（1）气道炎症形成机制：气道慢性炎症反应是由多种炎症细胞、炎症介质和细胞因子共同参与、相互作用的结果。外源性变应原进入机体后，刺激Th2细胞产生白介素激活B淋巴细胞并合成特异性IgE，IgE与肥大细胞和嗜碱性粒细胞表面的受体结合，使机体进入致敏状态。当机体再次与变应原接触时，肥大细胞与嗜碱性粒细胞释放多种活性介质（如组胺等），导致平滑肌收缩、黏液分泌增加、炎症细胞浸润，产生哮喘的症状。

（2）气道高反应性（airway hyperresponsiveness，AHR）：是指气道对各种刺激因子如变应原、理化因素、运动、药物等呈现的高度敏感状态，表现为患者接触这些刺激因子时气道出现过强或过早的收缩反应。AHR是哮喘的基本特征，可通过支气管激发试验来量化和评估，有症状的哮喘患者几乎都存在AHR。目前普遍认为气道慢性炎症是导致AHR的重要机制之一，当气道受到变应原或其他刺激后，多种炎症细胞释放炎症介质和细胞因子，引起气道上皮损害、上皮下神经末梢裸露等，从而导致气道高反应性。长期存在无症状的气道高反应性者出现典型哮喘症状的风险明显增加。然而，出现

AHR 者并非都是哮喘，如长期吸烟、接触臭氧、病毒性上呼吸道感染、慢性阻塞性肺疾病等也可出现 AHR，但程度相对较轻。

2. 神经调节机制 神经因素是哮喘发病的重要环节之一，支气管受复杂的自主神经支配。气道神经调节失衡、神经源性炎症可引起哮喘发作。

有关哮喘发病机制总结于图 8-1。

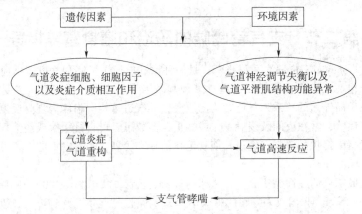

图 8-1 哮喘发病机制示意图

这里特别要注意，皮肤黏膜结构正常者是不会出现过敏性疾病的；只有在正常的细胞结构受到破坏后，外部环境中的过敏原才有机会接触皮下组织内或黏膜下组织内的过敏细胞，才会出现各种各样的过敏。可以说没有支气管黏膜上皮受损，就没有过敏性哮喘。

二、哮喘的临床诊断及检查

（一）临床表现

1. 症状 典型症状为发作性伴有哮鸣音的呼气性呼吸困难，可伴有气促、胸闷或咳嗽。症状可在数分钟内发作，并持续数小时至数天，可经平喘药物治疗后缓解或自行缓解。夜间及凌晨发作或加重是哮喘的重要临床特征。有些患者尤其是青少年，其哮喘症状在运动时出现，称为运动性哮喘。此外，临床上还存在没有喘息症状的不典型哮喘，患者可表现为发作性咳嗽、胸闷或其他症状。对以咳嗽为唯一症状的不典型哮喘称为咳嗽变异性哮喘；对以胸闷为唯一症状的不典型哮喘，有人称之为胸闷变异性哮喘。哮喘的具体临床表现形式及严重程度在不同时间表现为多变性。

2. 体征 发作时典型的体征为双肺可闻及广泛的哮鸣音，呼气音延长。非发作期体检可无异常。

（二）常用检查

1. 痰嗜酸性粒细胞计数 大多数哮喘患者诱导痰液中嗜酸性粒细胞计数增高（＞2.5%），且与哮喘症状相关。诱导痰嗜酸性粒细胞计数可作为评价哮喘气道炎症指标之一，也是评估糖皮质激素治疗反应性的敏感指标。

2. 肺功能检查

（1）通气功能检测：哮喘发作时呈阻塞性通气功能障碍表现，用力肺活量（FVC）正常或下降，第一秒用力呼气容积（FEV1）、1 秒率（FEV1/FVC%）以及最高呼气流量（PEF）均下降；残气量及残气量与肺总量比值增加。其中以 FEV1/FVC% <70% 或 FEV1 低于正常预计值的 80% 为判断气流受限的最重要指标。缓解期上述通气功能指标可逐渐恢复。病变迁延、反复发作者，其通气功能可逐渐下降。

（2）支气管激发试验（BPT）：用于测定气道反应性。常用吸入激发剂为乙酰甲胆碱和组胺，观察指标包括 FEV1、PEF 等。结果判断，通常以使 FEV1 下降 20% 所需吸入乙酰甲胆碱或组胺累积剂量（PD20-FEV1）或浓度（PC20-FEV1）来表示，如 FEV1 下降≥20%，判断结果为阳性，提示存在气道高反应性。BPT 适用于非哮喘发作期、FEV1 在正常预计值 70% 以上患者的检查。

（3）支气管舒张试验（BDT）：用于测定气道的可逆性改变。常用吸入支气管舒张剂有沙丁胺醇、特布他林。当吸入支气管舒张剂 20 分钟后重复测定肺功能，FEV1 较用药前增加≥12%，且其绝对值增加≥200ml，判断结果为阳性，提示存在可逆性的气道阻塞。

（4）呼吸流量峰值（PEF）及其变异率测定：哮喘发作时 PEF 下降。由于哮喘有通气功能时间节律变化的特点，监测 PEF 日间、周间变异率有助于哮喘的诊断和病情评估。PEF 平均每日昼夜变异率（连续 7 天，每日 PEF 昼夜变异率之和/7）＞10%，或 PEF 周变异率｛（2 周内最高 PEF 值－最低 PEF 值）／［（2 周内最高 PEF 值＋最低 PEF 值）×1/2］×100%｝＞20%，提示存在气道可逆性的改变。

3. 胸部 X 线/CT 检查　哮喘发作时胸部 X 线检查可见两肺透亮度增加，呈过度通气状态，缓解期多无明显异常。胸部 CT 检查在部分患者可见支气管壁增厚、黏液阻塞。

4. 特异性变应原检测　外周血变应原特异性 IgE 增高结合病史有助于病因诊断；血清总 IgE 测定对哮喘诊断价值不大，但其增高的程度可作为重症哮喘使用抗 IgE 抗体治疗及调整剂量的依据。体内变应原试验包括皮肤变应原试验和吸入变应原试验。

5. 呼出气一氧化氮（FeNO）检测　FeNO 测定可以作为评估气道炎症和哮喘控制水平的指标，也可以用于判断吸入激素治疗的反应。

（三）临床诊断

1. 哮喘诊断标准

（1）典型哮喘的临床症状和体征：①反复发作喘息、气急、胸闷或咳嗽，夜间及晨间多发，常与接触变应原、冷空气、理化刺激以及病毒性上呼吸道感染、运动等有关；②发作时双肺可闻及散在或弥漫性哮鸣音，呼气相延长；③上述症状和体征可经治疗缓解或自行缓解。

（2）可变气流受限的客观检查：①支气管舒张试验阳性；②支气管激发试验阳性；③平均每日 PEF 昼夜变异率＞10% 或 PEF 周变异率＞20%。

符合上述症状和体征，同时具备气流受限客观检查中的任一条，并除外其他疾病所引起的喘息、气急、胸闷和咳嗽，可以诊断为哮喘。

咳嗽变异性哮喘：指咳嗽作为唯一或主要症状，无喘息、气急等典型哮喘症状，同时具备可变气流受限客观检查中的任一条，除外其他疾病所引起的咳嗽。

2. 哮喘的分期及并发症　哮喘可分为急性发作期、慢性持续期和临床缓解期。

（1）急性发作期：指喘息、气急、胸闷或咳嗽等症状突然发生或症状加重，伴有呼气流量降低，常因接触变应原等刺激物或治疗不当所致。哮喘急性发作时程度轻重不一，病情加重可在数小时或数天内出现，偶尔可在数分钟内即危及生命，故应对病情作出正确评估并及时治疗。

（2）慢性持续期：指患者虽然没有哮喘急性发作，但在相当长的时间内仍有不同频度和不同程度的喘息、咳嗽、胸闷等症状，可伴有肺通气功能下降。

（3）临床缓解期：指患者无喘息、气急、胸闷、咳嗽等症状，并维持 1 年以上。

哮喘严重发作时可并发气胸、纵隔气肿、肺不张；长期反复发作或感染可致慢性并发症，如慢阻肺、支气管扩张、间质性肺炎和肺源性心脏病。

三、哮喘的医学治疗

哮喘长期规范化治疗可使大多数患者达到良好或完全的临床控制。哮喘治疗的目标是长期控制症状、预防未来风险的发生，即不用药物或在使用最小有效剂量药物治疗的基础上，使患者与正常人一样生活、学习和工作。

（一）确定并减少危险因素接触

部分患者能找到引起哮喘发作的变应原或其他非特异刺激因素，使患者脱离并长期避免接触这些危险因素是防治哮喘最有效的方法。

（二）药物治疗

1. 药物分类和作用特点　哮喘治疗药物分为控制性药物和缓解性药物。前者指需要长期使用的药物，主要用于治疗气道慢性炎症而使哮喘维持临床控制，亦称抗炎药。后者指按需使用的药物，通过迅速解除支气管痉挛从而缓解哮喘症状，亦称解痉平喘药。各类药物介绍见表8-7。

表8-7　哮喘治疗药物分类

缓解性药物	控制性药物
短效 β_2 受体激动剂（SABA）	吸入型糖皮质激素（ICS）
短效吸入型抗胆碱能药物（SAMA）	白三烯调节剂
短效茶碱	长效 β_2 受体激动剂（LABA，不单独使用）、缓释茶碱、色甘酸钠
全身用糖皮质激素	抗 IgE 抗体、抗 IL-5 抗体
	联合药物（如 ICS/LABA）

2. 免疫疗法　分为特异性和非特异性两种。特异性免疫治疗是指将诱发哮喘发作的特异性变应原（如螨、花粉、猫毛等）配制成各种不同浓度的提取液，通过皮下注射、舌下含服或其他途径来治疗对该变应原过敏的患者，使其对此种变应原的耐受性增高，当再次接触此变应原时，不再诱发哮喘发作或发作程度减轻，此法又称脱敏疗法或减敏疗法。适用于变应原明确，且在严格的环境控制和药物治疗后仍控制不良的哮喘患者。一般需治疗1~2年，若治疗反应良好，可坚持3~5年。非特异性免疫治疗，如注射卡介苗及其衍生物、转移因子、疫苗等，有一定的辅助疗效。

四、哮喘的营养治疗

（一）哮喘的营养代谢特点

1. 营养不良　患者哮喘发作时，常常会有进食困难，影响营养素的摄入，严重者可发生营养不良。另外，哮喘引起的组织缺氧、二氧化碳潴留、胃肠淤血和低氧血症，长期服用糖皮质激素、抗生素或茶碱类药物等因素均可刺激胃导致消化功能紊乱，影响营养素的消化、吸收和利用，也是发生营养不良的原因。

2. 消耗增加　哮喘患者往往会有不同程度的情绪变化，如焦虑、恐惧，使机体处于高度应激状态，机体内分泌紊乱，能量消耗和尿氮排出量增加，机体处于负氮平衡状态。哮喘患者由于气道阻力增加、呼吸道反复感染等也会引起患者能量消耗较正常人为高，发作期更高。

3. 其他　n-3 多不饱和脂肪酸可降低脂类介的作用，抑制迟发反应。维生素 C 可降低哮喘患者气道对运动或乙酰胆碱吸入反应，减轻哮喘发作。镁有轻微的支气管扩张作用。

（二）哮喘的营养治疗原则

食物过敏引起的哮喘患者应及时调整膳食结构，去除致敏原。轻型哮喘患者，发作期应给予流质或半流质，能量及各种营养素的摄入量可稍低于正常人；而缓解期摄入普食即可，能量及各种营养素的摄入量应同正常人。伴有营养不良者，应给予足够的能量和各种营养素。

1. 能量　能量供给量可按 30~35kcal/（kg·d）或"BEE×应激系数"来计算，应激系数在发作期根据症状轻、中、重可分别选择 1.3、1.5、2.0，缓解期以 1.2 计。

2. 蛋白质　适量的蛋白质摄入量可改善哮喘患者营养状况，增强机体免疫功能。过量的蛋白质可使症状加重，反而不利于患者康复，主要是由于过量蛋白质会增加氧的消耗，增加瞬间通气量，增强呼吸中枢对高碳酸血症的反应。哮喘患者的蛋白质摄入量以占总能量14%~18%为宜，优质蛋白质应占2/3。

3. 脂肪　由于脂肪的呼吸商（0.7）较蛋白质（0.8）和碳水化合物（1.0）低，高脂饮食可以减少 CO_2 的生成，降低 $PaCO_2$ 与每分钟通气量，避免摄食后发生的呼吸急促困难。另外，足量的脂肪还可减少高碳水化合物负荷，节省蛋白质，促进脂溶性维生素的吸收。哮喘患者每日脂肪的供给量应占总能量的 32%～36%，以植物油为主，可适当补充深海鱼油。

4. 碳水化合物　适量的碳水化合物可调节低氧性肺血管收缩反应，但高碳水化合物饮食可提高呼吸商，增加体内 CO_2 的生成，升高 $PaCO_2$，使呼吸系统负荷加重。另外，迅速、大量的碳水化合物摄入，还可引起高血糖症、机体代谢负荷增加，继而引起胰岛素分泌增多，导致因低磷血症发生而出现的呼吸肌无力。因此，哮喘患者每日碳水化合物的供能比例不宜超过 50%，而且应避免过快、过多地进食纯碳水化合物类食物。

5. 矿物质　高钠饮食是气道高反应性的危险因素，可增加气道反应性。流行病学证据提示盐摄入过多与支气管哮喘有关。故哮喘患者每日食盐摄入量不应超过 5g。另外，镁可直接作用于支气管平滑肌，引起气道扩张。同时注意各种微量元素尤其是具有抗氧化作用的微量元素硒的补充。

6. 维生素　补充足够的各种维生素，尤其注意维生素 A、维生素 C、维生素 E 及胡萝卜素等的补充，它们能够有效清除机体产生的氧自由基，减少氧自由基对组织细胞和基因的损害，减少支气管平滑肌的痉挛，从而预防支气管哮喘的发作。

7. 水　重症哮喘患者会因大量出汗丢失很多水分，因此应当注意水分的充分补充，每日饮水应达 2000ml 甚至更多，才能稀释痰液，保持气道通畅，防止气道痰栓形成。

（三）哮喘患者膳食营养指导

1. 忌吃过敏食物　支气管哮喘的发作，多与过敏原有密切关系。有的人过敏原有一两种，有的人多达几十种。要忌吃确定引起过敏性哮喘发作的食物，如虾、螃蟹、牛奶、鸡蛋、鱼、某些水果等。平时生活中要注意寻找过敏原，找到并确认是过敏的食物，以后就尽量不吃，以免诱发哮喘发作。这是哮喘患者最基本的一个膳食原则。

对已确定的致敏食物，除了要避免食用外，还要及时寻找合理的替代品，以保证平衡营养，以免发生营养不良。食物过敏因人因时而异，不同的人有不同的过敏原；同一个人在不同的时间也会有不同的过敏表现。过去过敏的食物，不一定永远过敏。待病情稳定后，也可选择少量致敏食物，进行逐步试探性食用，开展食物的脱敏治疗。

2. 哮喘患者其他饮食宜与忌

（1）忌（少）用食物：辣椒、花椒、胡椒、咖啡、浓茶、酒等刺激性食物，萝卜、韭菜、豆类、薯类等产气食物，过甜、过咸、油腻、生冷的食物及饮料要忌用或少用，患者反应大的要忌用，反应小的可以少量食用。例如酒和过咸食物的刺激，可以加强支气管的反应，加重咳嗽、气喘、心悸等症状，诱发哮喘。但要注意无确定过敏的食物和无明显不适的食物，不必过分强调忌食，否则容易引起营养失衡。

（2）宜用食物：牛奶、豆浆、果汁、菜汁、粥、面片、饼干、肉泥、肝泥、鱼丸等。哮喘患者可以喝豆浆，因为豆浆中含有谷氨酸和天门冬氨酸，这两种物质可以防止气道收缩，对预防哮喘的发作有很好作用。

3. 养成良好的饮食习惯　哮喘患者要依据自身的体质来改善自己的饮食习惯，尽量要取材于天然原料，最好不要进食人为加工的食品，加工食品里面一般都含有添加剂，容易引起哮喘发作。哮喘患者不要暴饮暴食，每餐保持八分饱。哮喘患者要及时补充水分，平时要有意识地多喝水，无论缓解期还是发作期哮喘患者都要有规律地补水，补水充分有利于稀释痰液、保持呼吸道通畅，对哮喘的防治有很好的效果。

4. 必要时进行营养支持　对于较重哮喘不能经口进食及合并 COPD 患者，可采用管饲低碳水化合物营养制剂进行营养治疗。

5. 中医对症药膳　哮喘患者要注意食补和食疗，这是有助于病情恢复的一种有效方法。中医认为哮喘患者的饮食应该以"清补"最好，可以选择健脾补肾、养肺止咳、去痰止喘的一些药食两用的食物，合理搭配熬制成药粥进食最好。有意识地吃一点有润肺化痰、止咳功效的食物，比如蜂蜜白萝卜汤、柚子肉炖鸡等，还可以进行一些中医的对症食疗，比如杏仁、麻黄各 9 克，豆腐 100 克，加水共煮 1 小时，去药渣，吃豆腐饮汤；也可将杏仁捣碎，与等量冰糖混匀，每日早、晚各服 9 克，连服 10 天为一疗程；用冬虫夏草 4 个，鸭子半只切块，放入炖盅内，加水适量，隔水炖 1 小时，调味吃肉喝汤等。

6. 支气管哮喘患者食谱举例　见表 8 - 8。

表 8 - 8　支气管哮喘发作期半流质参考食谱

早餐	甜豆浆（豆浆 200ml），蛋糕 50g，香肠 50g
加餐	麦乳精 30g，奶油饼干 30g
午餐	面片汤（面粉 100g，番茄 100g，瘦猪肉 50g）
加餐	鸡蛋羹（鸡蛋 50g）
晚餐	切面（面粉 100g），茄子卤（茄子 100g，瘦猪肉 30g），大黄鱼 100g
加餐	牛奶 250ml
能量	2023kcal　　　　蛋白质 94.6g（19%）
脂肪	80.6g（37%）　　　碳水化合物 230.0g（44%）

注：全日加烹调油 25g。

（四）哮喘患者营养补充方案

营养防治支气管哮喘的关键是高效抗氧化、消除慢性炎症及改善呼吸道黏膜的致密性。

1. 抗氧化剂　哮喘是一种慢性炎症性疾病，氧化应激在其发生、发展机制中具有重要的作用。氧自由基对细胞和分子造成多种形式的损伤。许多研究发现，哮喘患者体内氧化水平升高，抗氧化机制降低；在哮喘患者或动物模型体内使用一些具有抗氧化作用的物质进行干预可有效预防或拮抗氧化应激损伤，对于哮喘的防治具有重要的意义。

临床研究中看到，哮喘患者呼吸道黏液层的抗氧化物质明显不足；即使在没有发病的时候，黏液层的抗氧化物质如维生素 C、维生素 E 和 β 胡萝卜素的含量都很低。补充 β 胡萝卜素、维生素 C、维生素 E 和葡萄籽精华素等抗氧化物质可以显著减轻氧化压力，可以根据情况选择应用。

补充适量的抗氧化剂，减轻肺内的氧化压力，中和氧自由基，防止肺内慢性炎症反应，有助于消除损伤因素，有效防治哮喘病。

2. 抗炎治疗　减轻正在发生的慢性炎症，有利于防止气道痉挛，缓解喘息症状。亚麻籽油、紫苏籽油富含 α - 亚麻酸，在体内可转化为 EPA、DHA；许多临床研究证明，适量补充深海鱼油，增加体内 n - 3 多不饱和脂肪酸 EPA、DHA，可以显著减轻气道慢性炎症，且 DHA 比 EPA 的抗炎效果更好；大蒜素、松果菊也有较好的抗炎作用。哮喘患者除了应用吸入皮质激素抗炎外，同时应用上述抗炎营养素，会有很好的协同作用，可以取得更好的疗效。

3. 改善黏膜致密性　消除损伤因素，恢复黏膜上皮细胞原有的正常结构，这样过敏原就接触不到黏膜下层的过敏细胞，支气管哮喘就不会发生了。维生素 A、维生素 C、蛋白质和 B 族维生素等营养素对维系黏膜上皮细胞的致密性尤为重要。

维生素 A 参与体内糖蛋白的合成，对于上皮的正常形成、发育与维持十分重要。研究发现，当维生素 A 不足或缺乏时，可导致糖蛋白合成中间体的异常，低分子量的多糖—脂堆积，引起上皮基底层增生变厚，细胞分裂加快，张力原纤维合成增多，表面层发生细胞变扁、不规则、干燥等变化。鼻、咽、喉、呼吸道、胃肠道和泌尿生殖道内膜角质化，削弱了防止细菌侵袭的天然屏障结构，而易于发生过敏和感染。维生素 C 参与羟化反应，促进胶原合成，保持皮肤及黏膜的牢固与强健，维系皮肤黏膜的致密性；还可降低毛细血管脆性，有效防治过敏性疾病和支气管哮喘。

补充适量的蛋白质粉、B 族维生素和维生素 C 等基础营养素，发挥各自的作用，有助于修复支气管黏膜结构；只有这样，才能真正从根本上防治支气管哮喘，才可以临床治愈或控制哮喘。

4. 改善喘息症状　钙镁有助于维持肌肉的正常活动，钙还有维持毛细血管的通透性，防治过敏性疾病的作用。镁是体内的重要辅酶，广泛参与体内多种代谢，是能量制造不可缺少的营养物质；镁还有安神镇静的作用，缺镁会引起肌肉痉挛和营养不良。补充钙镁有助于解除气道痉挛，改善喘息症状。

要真正调理好哮喘需要一定的时间，因为强化患者的抗氧化和免疫系统功能大概要花6个月的时间，不能操之过急。很多患者心情很急，想半个月、1个月治愈，这是不可能的。医生给哮喘患者使用吸入激素抗炎治疗至少都要1~2年，有的需要终身服药，一辈子都吸激素治疗。

支气管哮喘患者的营养调理处方，主要包括维生素C、类胡萝卜素、蛋白质粉、天然B族维生素、维生素E、钙镁片、松果菊、大蒜片和深海鱼油等相关营养素，应根据不同的病情和个体的营养情况合理选择和搭配。

（五）支气管哮喘营养调理案例分析

例8-1　余主任，江西省人民医院主任医师。患严重哮喘病多年，近年每月都要住院1次，需要用激素（甲基强的松龙）静脉点滴、大剂量抗生素才能控制症状，有时还要进ICU病房抢救。多次去北京的大医院看病，病情也没有得到有效控制。2011年底我在江西省人民医院讲课时，余主任由爱人带来找我咨询。体检发现余主任双侧小腿外侧皮肤开裂、粗糙，部分成鱼鳞状，呈现维生素A缺乏的典型表现。维生素A参与体内糖蛋白的合成，缺乏时，可导致皮肤上皮角质化，鼻、咽、喉和呼吸道内膜角质化，削弱了防止细菌侵袭的天然屏障结构，过敏原也容易接触到黏膜下层的过敏细胞，从而易于发生过敏性疾病，包括哮喘。进一步膳食调查，发现余主任膳食结构不合理，日常饮食中很少吃富含维生素A和胡萝卜素的食物，维生素A和维生素C、蛋白质等多种营养素的摄入量严重不足。建议调整饮食结构，多吃炒胡萝卜，常喝胡萝卜汁，并额外补充较大剂量的类胡萝卜素、维生素A、维生素C和蛋白质粉等营养素，3个月后哮喘明显好转，不需住院治疗了，口服一些止喘药就可以控制症状，半年后疾病得到完全控制，取得很满意的调理效果。

五、哮喘综合干预方法及教育

1. 养成良好的生活方式

（1）避免接触过敏原：哮喘的过敏原数以万计，每人可能不同，如花粉、粉尘、皮毛、油漆和药物等。已知的过敏原一定要避免接触，这是最有效的防治方法，需要特别重视。

（2）戒烟：香烟烟雾作为一种刺激物，可能直接诱发哮喘；而作为一种致敏原，则可能引发过敏反应并由此导致哮喘发作。香烟烟雾是已知的最严重刺激物之一，它会麻痹呼吸道黏膜上的微型纤毛。还会降低免疫反应，让吸烟者更易患上呼吸道感染。

（3）管好衣住行：①衣：冬天，哮喘患者要注意保暖，避免受凉感冒以及冷空气刺激诱发哮喘。②住：哮喘患者家里要注意尽量保持室内温暖、干燥，室内陈设力求简单、洁净，注意通风透光，被褥要勤洗勤晒，减少尘螨及真菌滋生。③行：对花粉及植物过敏者要少到花园及植物园，严重花粉过敏者，可考虑异地预防。一天当中，午间及午后是空气中花粉飘散浓度较高的时间，此时，应尽量减少外出。在风沙比较大的地区，出行时要注意天气情况，刮大风时要减少外出，免遭尘土及冷空气的刺激。

（4）合理锻炼：适当锻炼，增强体质。定期进行有氧运动可以加大哮喘患者能够忍受的呼吸量。增加运动量之前，要先做舒缓的热身运动。从简短的练习开始，慢慢增加运动量。至少在开始时，要随身携带一个支气管扩张剂。觉得胸部发紧、无法忍受时，则应使用支气管扩张药。在空气寒冷、干燥的室外锻炼时，可用围巾把鼻子和嘴围起来，以吸进热空气。运动结束时，进行节奏舒缓的整理运动。如果某种运动引起哮喘发作，试一下其他的运动形式。

（5）控制体重：哮喘超重者活动时呼吸会更困难，需要用力深呼吸，迫使心脏更加努力才能将血液输送给肌肉和器官。如果体重超标，减肥将有助于减少心肺负荷。但不幸的是，一些哮喘用药会导致体重增加。如果需要减肥，可以和专业人士一起制定一个饮食和锻炼计划，以在保证必需营养摄入的同时，增加热量消耗、减少热量摄入，控制好体重。

（6）避免服用阿司匹林：阿司匹林会导致某些患者哮喘发作。如果患有哮喘，应避免使用阿司匹林或含有阿司匹林的药物。根据美国国家哮喘教育计划的专家报告，哮喘患者也应避免使用与阿司匹林药效相似的某些非类固醇类抗炎药，而应选用扑热息痛、水杨酸钠或双水杨酯一类的"通常安全代用药物"。

（7）保持良好的心理：保持良好的心态可以防止哮喘发作时惊慌失措，减少与哮喘抗争时的胆怯。激励自己保持良好心情，养成乐观的心态。积极的心态可以增强其他治疗方法的效果。由于压力和心情烦乱会诱发或加重哮喘症状，因此，每天要留出一定的时间来放松，这样对哮喘的控制会有帮助。

2. 哮喘的教育与管理　哮喘患者的教育与管理是提高疗效，减少复发，提高患者生活质量的重要措施。为每位初诊哮喘患者制订长期防治计划，使患者在专业人士的指导下学会自我管理，包括了解哮喘的激发因素及避免诱因的方法，熟悉哮喘发作先兆表现及相应处理办法，学会在家中自行监测病情变化并进行评定，重点掌握峰流速仪的使用方法，坚持记哮喘日记，学会哮喘发作时进行简单的紧急自我处理方法，掌握正确的吸入技术，知道什么情况下应去医院就诊，以及和医生及慢病调理师共同制订防止复发、保持长期稳定的方案。

3. 哮喘的预后　通过长期规范化治疗及管理，儿童哮喘临床控制率可达95%，成人可达80%。轻症患者容易控制；病情重，气道反应性增高明显，出现气道重构，或伴有其他过敏性疾病者则不易控制。若长期反复发作，可并发阻塞性肺气肿、COPD 和肺源性心脏病。

第三节　肺炎的防治和膳食营养指导

呼吸道直通外界环境，容易发生感染。呼吸道感染包括感冒、肺炎、肺脓肿、肺结核、支气管扩张等多种疾病。它是由细菌、病毒等病原体引起，空气污染、营养失衡、免疫功能下降、缺乏运动常为发病诱因。

空气污染物吸入肺部，引起肺部的免疫反应出现，大量白细胞聚集在肺部，以消灭入侵的污染物或生物体，导致肺部的氧化压力增加；随之而来的肺部炎症还会产生更大的氧化压力，此时肺内的氧自由基明显增多，从而破坏肺部组织。所以，氧化压力也是肺部感染性疾病的根本原因。

在众多肺部感染性疾病中，肺炎是最常见的一种。本章以肺炎为例，阐述肺炎的防治与膳食营养指导。

一、肺炎的病因及发病机制

肺炎是一种呼吸系统常见病和多发病，指终末气道、肺泡和肺间质的炎症，可分为细菌性肺炎、病毒性肺炎、立克次体肺炎及衣原体肺炎等多种类型。发病原因很多，如病原微生物感染、理化因素、免疫损伤、过敏及药物等，多为细菌感染所致。四季均可发病，以冬春季为多见，男性多于女性。继发性肺炎多见于儿童及年老体弱者。诱发因素有突然受寒、饥饿、疲劳和醉酒等。

肺炎发病率和病死率高的原因与社会人口老龄化、吸烟、伴有基础疾病和免疫功能低下有关。此外，也与病原体变异、不合理使用抗生素导致细菌耐药性增加有关。

正常的呼吸道免疫防御机制可使下呼吸道保持无菌。是否发生肺炎决定于两个因素：病原体和宿主因素。如果病原体数量多、毒力强和（或）宿主呼吸道局部或全身免疫防御系统损害，即可发生肺炎。病原体可通过空气吸入、血行播散、邻近感染部位蔓延、上呼吸道定植菌的误吸引起肺炎，引发肺泡毛细血管充血、水肿，肺泡内纤维蛋白渗出及细胞浸润。肺炎治愈后多不遗留瘢痕，肺的结构与功能均可恢复。

二、肺炎的临床诊断及检查

（一）主要临床表现

1. 全身症状　大多数患者有发热，常见的细菌性肺炎发病较急，体温在数小时内上升到39～40℃，呈稽留热型，且伴有头痛、衰弱、全身肌肉酸痛等。2～3天后颜面潮红，脉速而充实。

2. 呼吸系统症状　咳嗽频繁，呈刺激性，开始仅有少量黏痰，以后痰中可带血或呈铁锈色，可有胸痛。重症肺炎可表现为呼吸困难、嗜睡，甚至发生呼吸衰竭和急性呼吸窘迫综合征。

3. 消化系统症状　常有食欲减退、恶心、呕吐、腹痛、腹泻等，严重时可发生肠麻痹和消化系统出血。

（二）常用检查

1. 血常规　细菌性肺炎白细胞计数常升高，中性粒细胞多在80%以上并有核左移。年老体弱、酗酒、免疫功能低下者的白细胞计数可不增高，但中性粒细胞百分比仍增高。痰直接涂片作革兰染色及荚膜染色镜检，如发现典型的革兰染色阳性、带荚膜的双球菌或链球菌，即可初步作出肺炎链球菌肺炎的诊断。

2. 病原体检查　对病原体确定有帮助。痰标本要及时送检，在抗菌药物应用之前漱口后采集，取深部咳出的脓痰。聚合酶链反应（PCR）及荧光标记抗体检测可提高病原学诊断率。10%～20%的患者合并菌血症，故重症肺炎应做血培养。如合并胸腔积液，应积极抽取积液进行细菌培养。

3. 胸部X线影像学检查　可见肺纹理增粗，或受累的肺段、肺叶模糊。随着病情进展，可表现为大片炎症浸润阴影或实变影，肋膈角可有少量胸腔积液。老年肺炎病灶消散较慢，容易吸收不完全而成为机化性肺炎。

4. 病毒性肺炎检查特点　白细胞计数正常、稍高或偏低，血沉通常在正常范围，痰涂片所见的白细胞以单核细胞居多，痰培养常无致病细菌生长。病毒培养困难。PCR检测病毒核酸对感染病毒有确诊价值。

（三）临床诊断

根据典型症状与体征，结合胸部X线检查，容易作出初步诊断。临床表现为咳嗽，咳脓痰，部分患者可有胸痛、发热、咯血等不适。胸部X线照片或胸部CT检查，以及痰液细菌学检查有助于诊断。年老体衰、继发于其他疾病或灶性肺炎表现者，临床常不典型，需认真加以鉴别。病原菌检测是确诊本病的主要依据。

（四）并发症

肺炎的并发症近年已很少见。严重脓毒症或毒血症患者尤其是老年人易发生感染性休克甚至多脏器功能衰竭。表现为血压降低、四肢厥冷、多汗、发绀、心动过速、心律失常等，而高热、胸痛、咳嗽等症状并不突出。其他并发症有胸膜炎、脓胸、心包炎、脑膜炎和关节炎等。

三、肺炎的医学治疗

（一）抗病原体治疗

1. 抗菌药物治疗

（1）肺炎链球菌肺炎首选青霉素，用药途径及剂量视病情轻重及有无并发症而定，可肌内注射或静脉点滴。对青霉素过敏或感染耐青霉素菌株者，用氟喹诺酮类、头孢噻肟或头孢曲松等药物治疗。

（2）葡萄球菌肺炎可选用耐青霉素酶的半合成青霉素或头孢菌素，如苯唑西林钠、氯唑西林、头孢呋辛钠等，联合氨基糖苷类如阿米卡星等也有较好疗效。阿莫西林与酶抑制剂组成的复方制剂对产酶金黄色葡萄球菌有效。临床选择抗菌药物时需要参考细菌培养的药物敏感试验。

2. 抗病毒治疗

（1）目前没有特效的抗病毒药物，较为有效的病毒抑制药物有利巴韦林、阿昔洛韦、更昔洛韦、奥司他韦、阿糖腺苷、金刚烷胺等。

（2）保持痰液引流通畅：包括物理排痰和药物祛痰。物理排痰包括体位引流，可配合震动拍击背部协助痰液引流；气道内雾化吸入高渗生理盐水或黏液溶解剂如乙酰半胱氨酸等，可有助于痰液的稀释和排出。

对痰不易咳出者，可应用药物盐酸氨溴索，30mg，每日3次；N-乙酰半胱氨酸，0.6g，每日2次；或羧甲司坦，0.5g，每日3次。

充分饮水对痰液的稀释和排出很重要。有气道痉挛者可适当选用解痉平喘药物。

（3）支持疗法：患者卧床休息，补充足够的蛋白质、热量及维生素。密切监测病情变化，防止休克。剧烈胸痛者，可酌用少量镇痛药。不用阿司匹林或其他解热药，以免过度出汗、脱水及干扰真实热型，导致临床判断错误。鼓励饮水每日1~2L，失水者可输液。中等或重症患者（$PaO_2 < 60mmHg$）应给吸氧。烦躁不安、谵妄、失眠酌用镇静药，但禁用抑制呼吸的镇静药。

（4）并发症的处理：经有效抗病原体治疗后，发热常逐渐下降。若体温降而复升或3天后仍不降者，应考虑肺炎的肺外感染，如脓胸、心包炎或关节炎等；若持续发热应寻找其他原因。少数肺炎伴发胸腔积液，应酌情取胸液检查及培养以确定其性质。若治疗不当并发脓胸时，应积极引流排脓。

四、肺炎的营养治疗

（一）肺炎营养代谢特点

肺炎患者由于感染、摄入不足或吸收不良等原因易造成机体代谢紊乱，出现营养不良，使呼吸肌和通气功能受损。疾病本身原因和治疗因素可导致机体处于高代谢状态，能量消耗增加；蛋白质分解代谢增强，加之食物摄入不足，蛋白质合成代谢减弱，易出现负氮平衡，导致机体免疫功能低下，从而加重感染；体内脂肪动员和氧化分解增强，以供给高代谢所需能量，减少氮丢失，当脂肪贮备耗尽时，蛋白质的丢失明显加快。另外由于感染、摄入减少、吸收不良或腹泻均可导致多数矿物质和维生素的缺乏，尤其是锌、硒、钙、维生素A、维生素C及B族维生素等的缺乏。

（二）肺炎营养治疗原则

1. 能量 患者因长时间高热，体力消耗较严重，故每天供给能量应为2000~2400kcal，或按"BEE×应激系数×活动系数×体温系数"计算，应激系数可取1.3~1.5，活动系数取值同一般疾病患者，持续发热者体温每升高1℃，BEE增加约13%。

2. 蛋白质 供给充足的蛋白质，以1.5g/（kg·d）为宜，其中优质蛋白质比例保证在1/3以上，可给予牛奶、豆制品、蛋类及瘦肉等，以提高机体抗病能力，防止呼吸系统感染转向恶化，维持机体的消耗。

3. 脂肪 由于肺炎患者发热及频繁咳嗽，导致患者食欲减退。故应适当限制脂肪的量，给予清淡易消化的饮食。

4. 碳水化合物 碳水化合物摄入量应充足，以占总能量的50%~60%为宜。

5. 矿物质 由于酸碱失衡是肺炎的常见症状，应多给予新鲜蔬菜或水果，以补足矿物质，有助于纠正水、电解质失衡；给予含铁丰富的食物，如动物心脏、肝肾等；含铜高的食物，如牛肝、芝麻酱、猪肉等；给予虾皮、奶制品等高钙食物。

6. 维生素 注意各种维生素尤其是维生素A、维生素C和B族维生素等的补充。

7. 水 保证充足的水分供给，鼓励饮水，保证每日2000ml，以利湿化痰，稀释痰液，促进排痰，以防止中毒症状加重。

8. 膳食纤维 因缺氧、呕吐、腹泻，甚至有肠麻痹的症状，严重时可能有消化道出血，故膳食纤维不应过高，尤其是不溶性纤维应限制。

（三）肺炎膳食营养指导

肺炎患者需要注意合理选择食物，给予高热量、高蛋白、高维生素、易消化的膳食。

1. 能量和蛋白质要充足　每天摄入谷薯类食物 250～400g，包括大米、面粉、杂粮等；保证充足蛋白质，摄入优质蛋白质类食物（每天 150～200g），如瘦肉、鱼、虾、蛋和大豆等，尽量保证每天一个鸡蛋，300g 的奶及奶制品（酸奶能提供肠道益生菌，可多选）；通过多种烹调植物油增加必需脂肪酸的摄入，特别是富含单不饱和脂肪酸的植物油如茶籽油，总脂肪供能比达到膳食总能量的 25%～30%。

2. 多吃新鲜蔬菜和水果　每天蔬菜 500g 以上，水果 200～350g，多选深色蔬菜。宜用具有清热、止渴和化痰作用的蔬果，多吃富含 B 族维生素、维生素 C、矿物质和膳食纤维等营养素的食物，多选择油菜、菠菜、芹菜、紫甘蓝、胡萝卜、绿豆芽、西红柿及梨、橙橘类、苹果、猕猴桃、柠檬等深色蔬果，菇类、木耳、海带等菌藻类食物。

3. 保证充足饮水量　每天 1500～2000ml，多次少量，主要饮白开水或淡茶水。饭前饭后菜汤、鱼汤、鸡汤等也是不错的选择。

4. 坚决杜绝食用野生动物　少吃辛辣刺激性食物，以免加重咳嗽、气喘等症状。忌油腻食物，忌酒。

5. 适量营养补充　食欲较差进食不足者、老年人及慢病患者，可以使用营养强化食品、特殊医学用途配方食品或营养素补充剂。

6. 保证充足的睡眠和适量身体活动　身体活动时间每天不少于 30 分钟。适当增加日照时间。

7. 较重患者可少量多餐　每日供应 6～7 次利于吞咽和消化的流质食物，以蛋、大豆及其制品、奶及其制品、果汁、蔬菜汁、米粉等食材为主，注意补充足量优质蛋白质。病情逐渐缓解的过程中，可摄入半流质状态、易于咀嚼和消化的食物，随病情好转逐步向普通膳食过渡。

8. 成人肺炎患者食谱举例　见表 8-9。

表 8-9　成人肺炎患者食谱

早餐	豆浆 200ml，鸡蛋羹（鸡蛋 50g），面包（标准粉 100g），冬瓜拌西红柿（冬瓜 50g，西红柿 50g）
早点	鸭梨 200g
午餐	米饭（籼米 150g），胡萝卜炒猪肝（胡萝卜 100g，猪肝 50g），肉片炒莴笋（瘦猪肉 50g，莴笋 100g），紫菜虾皮汤（紫菜 10g，虾 10g）
加餐	橙子（橙子 200g）
晚餐	小米粥（小米 50g），花卷（标准粉 50g），绿豆芽拌鸡丝（绿豆芽 100g，鸡肉 50g）
加餐	牛奶 250ml

能量	2262kcal	蛋白质	95g（17%）
脂肪	58g（23%）	碳水化合物	340g（60%）

注：全日烹调油 30g。

（四）肺炎营养补充方案

适量补充蛋白质以及 B 族维生素和维生素 A、维生素 C、维生素 D 等微量营养素。

肺部炎症导致体内能量消耗增加，蛋白质呈高分解状态，各种炎症介质和细胞因子大量增加，肺内氧自由基明显增多、氧化压力增加，各种营养素需求显著增加。

1. 抗氧化剂　研究发现，充分补充抗氧化物质，包括维生素 C、维生素 E、类胡萝卜素和谷胱甘肽等，可以中和体内的氧自由基，减少其对肺组织的伤害。

有研究表明，大剂量维生素 C 用于细菌性肺炎、支原体肺炎、病毒性肺炎、急性呼吸窘迫综合征、急性肺损伤等疾病的治疗和辅助治疗有明确的治疗效果，也能为患者减轻毒性症状，缓解病情。2020 年武汉大学中南医院彭志勇教授及其团队开展大剂量维生素 C 治疗新冠肺炎临床试验，试验采用的剂量是每日补充维生素 C 24g，每位患者一天用两次，每次 12g，持续 7 天，轻症患者口服，危重症患者采用静脉注射。这个剂量是普通健康成年人维生素 C 每日推荐量的 240 倍。

彭志勇教授表示，维生素 C 在治疗各类肺炎中历史悠久且效果显著，患者致死的主要原因都是急性呼吸窘迫症，以及其他多器官功能衰竭导致的并发症。当病毒导致氧化应激增加，患者出现急性呼吸窘迫症等多器官功能衰竭后，维生素 C 等抗氧化剂可以发挥积极的作用。

国外的相关研究表明，维生素 C 的剂量与治疗效果有很大关系。大剂量维生素 C 不仅可提高抗病毒水平，更重要的是能够预防和治疗急性肺损伤（ALI）和急性呼吸窘迫症（ARDS）。大剂量维生素 C 临床治疗急性呼吸窘迫综合征等肺损害的患者显示良好效果。

2020 年上海市卫生健康委员会向上海各医疗机构发出《关于进一步加强近期临床药品供应保障和安全应用的通知》中，维生素 C 也作为临床应用预防药物被推荐。

2. 抗炎营养素　适量补充抗菌消炎营养素，如大蒜素、松果菊和深海鱼油等，可以提高免疫力，抑制炎症介质和细胞因子的进一步产生，减轻局部的炎症反应。

大蒜素是大蒜中含硫有机化合物的主要有效成分，化学名为二烯丙基三硫化物。近年来大量国内外研究表明，大蒜素具有多种药理学作用，具有抗炎、抗菌、抗氧化作用。Sharifi - Rad 等研究大蒜素、银纳米粒子（Ag NPs）及大蒜素和 Ag NPs 的组合对耐甲氧西林金葡菌（MRSA）诱导小鼠感染的影响，实验表明大蒜素和 Ag NPs 可协同提高 MRSA 感染治疗效果，其可能抗菌作用机制为大蒜素和 Ag NPs 协同产生抗生物膜活性，以抵抗抗生素对 MRSA 菌株耐药性。

松果菊含有多种活性成分，可以刺激人体内的白细胞等免疫细胞的活力，具有增强免疫力的功效，主要提高细胞免疫功能，有较好的抑制病毒、细菌、真菌等病原微生物的作用，可用于治疗感冒、呼吸道感染、念球菌病等疾病，被称为广谱 "植物抗生素"。研究发现，松果菊的多糖结构 "优先占位" 病毒结合细胞的受点，从而使病毒没有机会感染健康细胞，这种受点占用的抗病毒方式非常独特，更有效、更广谱、更安全。松果菊还具有抗氧化作用，对抗自由基，减少氧自由基对身体细胞的伤害。临床试验显示，松果菊服用 6 小时后开始起效，第 4 天吞噬能力提高 4 倍；松果菊升高白细胞的能力是冬虫夏草、灵芝的 2～3 倍；松果菊还对组织生长有激活作用，对哮喘、痰多、便秘、风湿等有明显改善作用；松果菊并有血液纯化能力，能清除血液中的炎性成分、有毒物质、代谢废物，达到净化解毒的目的，而且具有安全、无毒、无耐药、作用持久等特点。

3. 基础营养素　补充基础营养素如蛋白质、B 族维生素，可以抑制体内蛋白质高分解代谢，促进蛋白质的合成代谢；B 族维生素是体内许多细胞生化代谢反应过程中的辅酶，可以显著提高细胞生化代谢的效率，有助于疾病的康复。合理补充这些营养素，可以协助肺内重新建立一套精细复杂的免疫防御系统。

（五）呼吸道感染营养调理案例分析

例 8 - 2　曾先生，59 岁，宁波人，体型显瘦，特别重视养生。反复胸部不适多年，伴慢性咽喉炎、慢性胃炎、胆囊息肉、前列腺肥大，呼吸道特别敏感。2011 年行甲状腺瘤摘除手术。有长期接触化工产品的职业史，不吸烟，很少饮酒。自行服用灵芝孢子粉和冬虫夏草多年。每天走 7000～8000 步。

（1）膳食调查和膳食计算：营养师进行膳食调查发现，曾先生平均每天摄入蔬菜 1.5～2 千克、豆类 25 克左右，每天 1 个鸡蛋，每天摄入的食物约 20 种，不喝牛奶。荤素搭配基本合理。通过膳食营养软件进行膳食计算，发现曾先生营养素每天摄入量蛋白质为 32 克、碳水化合物 124 克、钙摄入量为 519 毫克，均明显不足；B 族维生素摄入也明显不足，不能满足身体的需要。

（2）人体成分检测：体重为 73 千克，其中蛋白质 12.3 千克，脂肪 13.4 千克，骨质量 3.78 千克，体质指数 24.1，体质指数偏高。

（3）膳食合理性评价：膳食不合理。主要是每天摄入的蛋白质太少、蔬菜太多、豆类食品太少，水果摄入种类单一，不喝牛奶。

（4）营养评估：主要存在营养素摄入不均衡，具体表现为蛋白质、碳水化合物、钙和 B 族维生素等多种营养素摄入量严重不足。

（5）营养不均衡与健康问题的关系：曾先生目前的主要不适是胸部剑突里面的气管支气管不适、很痒、敏感，容易咳嗽。从西医角度来讲，曾先生的主要问题是黏膜疾病，包括气管支气管炎、咽喉炎、慢性胃炎，这些都是黏膜病，属于黏膜炎症，可能还有过敏问题夹杂其中。

为什么会有呼吸道黏膜疾病呢？经过膳食分析发现，曾先生每天碳水化合物摄入不够，容易饥饿，需要每天吃大量蔬菜来填饱肚子；每天摄入的蛋白质量也严重不足，其中还有相当部分蛋白质供应能量用掉了；每天吃的菜过多，摄入的纤维过多，也会影响蛋白质和钙等矿物质的吸收，从而加重了体内蛋白质和钙的不足。蛋白质是黏膜细胞的主要合成和修复原料，而黏膜细胞代谢很快、易受损伤、更新换代也快，细胞主要原料严重不足时，很容易引起疾病，包括炎症、过敏等疾病。此外，曾先生呼吸道很敏感，可能还与体内钙镁和维生素 C 的摄入量严重不足有关，因为钙和维生素 C 均有很好的抗过敏作用，摄入不足容易产生过敏。

从中医食疗的角度来看，大部分叶子菜比较寒凉，每天摄入过多可能会影响体质；曾先生年龄近60 岁，一般来讲随着年龄增大体质会逐渐下降、虚弱，寒凉食物加上相对虚弱体质，就容易引起或加重咳嗽。

（6）膳食营养指导原则。建议曾先生科学选择食物，目标是尽量做到营养均衡、原料均衡，发挥人的生命力。食物种类每天尽量达到20 种，蔬菜每天最多 1 斤，每天 1～2 两豆类食品，可以吃豆干、豆腐皮、腐竹；每天摄入 100～150g 荤菜，包括鱼、牛肉、鸡肉等，每天蛋白质摄入量要达到75 克左右，才能满足身体需要。主食多样化，少吃精米精面，多吃五谷豆饭、粗粮杂粮，包括糙米、黑米、红米等。多吃些含 B 族维生素较多的食物，包括酵母、肉类、麦麸、全谷、豆类、鸡蛋、各种绿叶植物。多吃些含钙较多的食物，包括豆类及其制品、虾皮、小鱼、芝麻酱、杏仁、海带、发菜、绿色蔬菜。调理一段时间，比如 3 个月后，可以尝试喝一些进口奶粉。曾先生每天钙的需要量至少要 2000毫克。

（7）营养补充方案。曾先生营养补充的重点是提供均衡的黏膜原料及抗炎营养素，包括类胡萝卜素、蛋白质粉、钙镁片、深海鱼油、B 族维生素等。膳食营养综合调理后半年曾先生胸部不适、呼吸道敏感等不适基本消失，体力明显增强，身上肌肉增多，爬山的速度快了许多，感觉全身轻松健康了，基本达到临床治愈的目标。

五、肺炎的综合干预方法

1. 要劳逸结合，注意休息 肺炎患者代谢率高，身体消耗大，患病期间要注意休息。如果过度劳累，不利于患者组织细胞的修复，会影响治疗效果。

2. 要多饮水，加速体内毒素的排泄 肺炎患者可有发热，呼吸也较平时急促，通过全身皮肤和呼吸道蒸发的水分比平时明显增多；加上代谢率高，细胞代谢消耗的水分也多，故需要比平时多补充一些水分，以白开水为佳。充分补充水分还可以促进肺炎患者体内毒素的排出，减轻毒性症状。如果水分补充不够，则痰液会很黏稠，不容易咳出，易堵塞气道，影响肺通气功能，加重喘息等症状，会显著影响肺炎的康复。

3. 注意保暖，改善环境 肺炎患者体质虚弱，要注意保暖，防止患者再受凉，加重病情。冬天要注意尽量保持室内温暖，注意通风透光，减少室内的病原微生物，有条件的可以使用室内空气净化器，净化室内空气，减少重复感染和交叉感染。

4. 禁烟戒酒 肺炎患者患病期间要绝对禁烟，因为吸烟可立即加重咳嗽等症状，加重对呼吸道黏膜的伤害，不利于肺炎的治疗；患病期间也应戒酒，因为酒精对急性患者的不良影响比健康人大许多。

5. 适当进行呼吸康复锻炼 病情缓解后可以考虑进行呼吸康复锻炼，比如练习深呼吸，尽量慢的速度吸气呼气，吸气时挺腹、呼气时缩唇。这样可以增加肺活量，改善肺泡通气血流比例，提高肺通气效率，防止发生肺不张，有助于肺炎的康复及防止肺炎的并发症。

6. 平时要锻炼身体，增强身体素质 罹患肺炎的人，平时要积极锻炼身体。许多研究表明，过多的久坐行为显著增加全死因死亡的发病风险，每周 150 分钟以上的、中等强度或以上的锻炼活动具有显著的增强身体体质和预防疾病的作用。运动贵在坚持，每周 3~5 次，每次 30 分钟以上的有氧运动具有较好的锻炼心肺功能的作用。通过运动锻炼，增强身体素质，提升免疫力，可以有效防止罹患肺炎等感染性疾病。

练习题

一、理论练习题

（一）单项选择题（选择一个正确的答案）

1. COPD 的特征是持续存在的（A）。
    A. 气流受限   B. 气流缓慢   C. 气流通畅   D. 气流困难

2. COPD 的典型临床表现不包括（B）。
    A. 慢性咳嗽   B. 漏斗胸   C. 喘息或气促   D. 桶状胸

3. COPD 营养不良的发病机制不包括（C）。
    A. 能量摄入减少   B. 遗传易感性   C. 蛋白质供应过多   D. 能量消耗增加

4. COPD 蛋白质营养不良的可能机制不包括（B）。
    A. 药物对蛋白质合成的抑制作用   B. 能量消耗过少
    C. 蛋白质分解代谢增加   D. 蛋白质摄入可能不够

5. 在 COPD 的发病过程中许多炎性细胞因子发挥明显的作用，但不包括（A）。
    A. 遗传因子   B. 肿瘤坏死因子   C. 瘦素   D. 白细胞介素

6. 营养不良对 COPD 患者有很多的影响，但不包括（C）。
    A. 预后   B. 肺防御和免疫功能   C. 体重增加   D. 通气功能

7. COPD 患者膳食营养治疗的总原则不包括（B）。
    A. 高脂肪   B. 高碳水化合物   C. 高能量   D. 高蛋白

8. COPD 的三级防治策略不包括（D）。
    A. 早发现早诊断早治疗   B. 临床预防
    C. 病因预防   D. 优育预防

9. COPD 的有效预防措施不包括（B）。
    A. 控制环境污染   B. 素食   C. 注射特定疫苗   D. 戒烟

10. 有关支气管哮喘营养防治的关键不含（B）。
    A. 改善呼吸道黏膜的致密性   B. 改善喘息症状
    C. 消除慢性炎症   D. 高效抗氧化

11. 使用抗氧化剂调理支气管哮喘的研究证据不含（C）。
    A. 试验性治疗有效   B. 抗氧化机制降低
    C. 肺部抗氧化物质增加   D. 患者氧化水平升高

12. 对慢性炎症不具抗炎作用的营养素是（D）。
    A. 大蒜素   B. DHA   C. α‑亚麻酸   D. 亚油酸

13. 不具有改善呼吸道黏膜致密性的营养素是（B）。
    A. 蛋白质   B. EPA   C. 维生素 A   D. 维生素 C

14. 钙改善支气管哮喘患者喘息症状的机制不含（A）。
    A. 扩张支气管   B. 维持毛细血管通透性
    C. 抗过敏作用   D. 有助于呼吸肌活动

15. 预防过敏性哮喘最有效的方法是（C）。
    A. 合理锻炼   B. 注意保暖   C. 避免接触过敏原   D. 戒烟

16. 有关哮喘患者进行教育与管理的内容不含（D）。

    A. 了解哮喘的激发因素及避免诱因的方法   B. 掌握正确的吸入技术

    C. 学会自行监测病情变化   D. 学会合理使用药物

17. 哮喘或肺炎患者需要多饮水的原因不含（B）。

    A. 通过皮肤蒸发的水分增加   B. 患者代谢率减低

    C. 通过呼吸道蒸发的水分增多   D. 加速体内毒素的排泄

18. COPD 或哮喘患者进行呼吸康复锻炼动作要领不含（A）。

    A. 吸气尽量快   B. 呼气尽量慢   C. 呼气时缩唇   D. 吸气时挺腹

（二）判断题（正确的在后面的括号内填 A，错误的填 B）

1. 呼吸系统最重要的功能是通气和换气。 （A）

2. COPD 患者常发生营养不良，而营养不良又可加重病情。 （A）

3. 营养不良是 COPD 患者预后不良的独立危险因素。 （A）

4. COPD 患者气道阻塞，但气道阻力不变，呼吸肌做功基本不变。 （B）

5. COPD 患者的营养素补充要点之一是充分补充抗氧化剂。 （A）

6. 支气管哮喘有气道高反应性、可逆性气流受限等特点。 （A）

7. 氧化应激在哮喘病的发生发展机制过程中具有重要的作用。 （A）

8. 哮喘患者饮水过少容易形成痰栓，堵塞气道，引起重症哮喘甚至死亡。 （A）

二、技能练习题

1. 请简述 COPD 膳食营养治疗原则。

参考答案：

COPD 患者膳食营养总原则是高能量、高蛋白、高脂肪、低碳水化合物。有明显缺氧的 COPD 患者，可在餐前或餐后做吸氧治疗。

（1）供给足够的能量，满足 COPD 患者的高需求。

（2）高蛋白饮食：每日每千克体重给予蛋白质 1.0 ~ 1.5g。蛋白质供能比占 15% ~ 20% 较合理。

（3）高脂肪膳食：脂肪供能比稳定期为 20% ~ 30%，应激期为 40% ~ 45%。注意调整脂肪酸的构成，增加单不饱和脂肪酸和 n – 3 多不饱和脂肪酸的摄入。

（4）低碳水化合物：碳水化合物供能比稳定期可占总能量的 50% ~ 60%，发作期供给量应在 40% 以下。

（5）摄入充足的维生素和微量元素：注意补充电解质，防治低钾、低钙，并注意充分摄入富含抗氧化剂的食物。

（6）少食多餐，合理烹饪。每天可吃 5 ~ 6 餐，每餐不要吃太饱。不用煎炸烹饪方法，保持烹调环境的清洁非常重要。

（7）饮食清淡、易消化、避免油腻，以软食为主；少吃易引起胀气及难以消化的食物，合理补充水分。

（8）注意保暖，避免受凉，预防感冒。改善环境卫生，避免烟雾、粉尘的刺激。充分休息，适当户外活动，情绪乐观。

2. 请简述 COPD 患者营养调理的处方及选用理由。

参考答案：

（1）抗氧化剂：包括维生素 A、维生素 C、维生素 E 等，除了对抗氧自由基，减少氧自由基对肺部细胞的伤害作用外，还均有提升免疫力的作用，此外还分别有以下作用。

①维生素 A 参与体内糖蛋白的合成，对维系 COPD 患者肺黏膜结构和功能的正常很重要。

②维生素 C 参与了人体多种生化反应，在维持细胞完整性、增加抵抗力、预防感染等方面有着重要作用。

③维生素 E 可以降低细胞的耗氧量，增加身体细胞对缺氧的耐受性，相对减少 COPD 低氧血症对细胞的伤害，也有防治肺纤维化的作用。

（2）补充基本原料。蛋白质：补充细胞合成和修复的重要原料，改善负氮平衡，制造抗体，提升体液免疫功能。蛋白质供能比达 30%。B 族维生素可以促进细胞代谢的效率，提高细胞修复的效率。

（3）抗炎营养素：如深海鱼油、大蒜素、松果菊等，减轻体内慢性炎症。深海鱼油含有 n－3 多不饱和脂肪酸，可以显著减轻气道慢性炎症，有助于 COPD 患者的对因治疗。大蒜素、松果菊也有确定的抗炎作用。

3. 请简述呼吸操（站立位）的作用及基本做法。

参考答案：

（1）作用：呼吸操通过增强膈肌活动可以增大肺通气量，改善肺功能，防止肺不张，提高通气和换气效率。

（2）频率：每日 1～2 次，每次 15 分钟。

（3）站位：双足分开，与肩同宽。

（4）做法：作深呼气，同时两手压迫上腹部，缓慢将气呼出。吸气时，头向后微仰，尽量挺腹。用鼻缓缓吸气，使腹部鼓起；然后用嘴慢慢呼气，缩唇呼气，同时收腹。动作从容舒适。

（5）器械：也可借助一些器械来锻炼，如吸气阻力器等。可增强最大吸气肌力和呼吸肌耐力，但需要注意避免呼吸肌过度疲劳。

4. 请简述支气管哮喘的营养治疗原则。

参考答案：

（1）忌食过敏的食物。应及时调整膳食结构，去除致敏原。

（2）高能量：能量供给量可按 30～35kcal/（kg·d）。

（3）适量蛋白质：适量的蛋白质摄入量可改善哮喘患者营养状况，增强机体免疫功能。哮喘患者的蛋白质摄入量以占总能量 14%～18% 为宜，优质蛋白质应占 2/3。

（4）高脂饮食：足量的脂肪供给可减少高碳水化合物负荷。哮喘患者每日脂肪的供给量应占总能量的 32%～36%，以植物油为主，可适当补充深海鱼油。

（5）稍低碳水化合物：哮喘患者每日碳水化合物的供能比例不宜超过 50%，而且应避免过快、过多地进食纯碳水化合物类食物。

（6）矿物质：高钠饮食是气道高反应性的危险因素，哮喘患者每日食盐摄入量不应超过 5g。增加富含镁和硒的食物摄入。

（7）维生素：补充足够的各种维生素，尤其注意维生素 A、维生素 C、维生素 E 及胡萝卜素等的补充。

（8）水：哮喘患者要注意充分补水，每日饮水应达 2000ml 甚至更多，才能稀释痰液，保持气道通畅，防止气道痰栓形成。

5. 有相当部分支气管哮喘患者疾病的发生、发展与过敏有关，请简述过敏与支气管哮喘的关系及其处理原则。

参考答案：

（1）发病原因：支气管哮喘的发作，多与过敏原有密切关系。

（2）过敏致病：接触过敏原会诱发体内慢性炎症，引起气道高反应性和哮喘发作。

（3）过敏原：平时生活中要注意寻找过敏原，有的人过敏原是一两种，有的人多达几十种，常见的食物有虾、螃蟹、牛奶、鸡蛋、鱼、某些水果等。

（4）忌食过敏食物：找到并确认是过敏的食物，就要忌食，以免诱发哮喘发作。这是哮喘防治最基本的一个膳食原则。

（5）寻找合理的替代品：以保证平衡营养，以免发生营养不良。

（6）脱敏治疗：对一些致敏食物也可选择少量、逐步试探性食用，开展食物的脱敏治疗。

（7）吸入糖皮质激素：激素作用于气道炎症形成过程中的诸多环节，有效抑制气道炎症。

（8）抗炎营养素：如深海鱼油、大蒜素、松果菊等，均有较好的消除体内慢性炎症的作用。

6. 请详述支气管哮喘营养调理方案及作用机制。

参考答案：

支气管哮喘营养调理的关键是高效抗氧化、消除体内慢性炎症及改善呼吸道黏膜的致密性。

（1）抗氧化剂：哮喘是一种慢性炎症性疾病，氧化应激在其发生、发展机制中具有重要的作用。氧自由基对细胞和分子造成多种形式的损伤。许多研究发现，哮喘患者体内氧化水平升高，抗氧化机制降低，补充β胡萝卜素、维生素 C、维生素 E 和葡萄籽精华素等抗氧化物质可以中和氧自由基，显著减轻氧化压力，有助于消除损伤因素，有效防治哮喘病。

（2）抗炎治疗：减轻气道慢性炎症，有利于防止气道痉挛，缓解喘息症状。亚麻籽油、紫苏籽油富含α-亚麻酸，在体内可转化为 DHA；补充深海鱼油，增加体内 n-3 多不饱和脂肪酸 DHA，都可以显著减轻气道慢性炎症。大蒜素、松果菊也有较好的抗炎作用。

（3）改善黏膜致密性：消除损伤因素，恢复黏膜上皮细胞原有的正常结构，过敏原就接触不到黏膜下层的过敏细胞，支气管哮喘就不易发生了。维生素 A、维生素 C、蛋白质和 B 族维生素等营养素对维系黏膜上皮细胞的致密性尤为重要。

（4）改善喘息症状：钙镁有助于维持肌肉的正常活动，钙还有维持毛细血管的通透性，防治过敏性疾病的作用。镁还广泛参与体内多种代谢。补充钙镁有助于解除气道痉挛，改善喘息症状。

7. 请详述肺炎营养治疗原则。

参考答案：

（1）高能量：患者因长时间高热，体力消耗较严重，故每天供给能量应为 2000~2400kcal。

（2）适量蛋白质：供给充足的蛋白质，以 1.5g/（kg·d）为宜，其中优质蛋白质比例保证在 1/3 以上，可给予牛奶、豆制品、蛋类及瘦肉等，以提高机体抗病能力，防止呼吸系统感染转向恶化，维持机体的消耗。

（3）低脂肪：由于肺炎患者发热及频繁咳嗽，导致患者食欲减退。故应适当限制脂肪的量，给予清淡、易消化的饮食。

（4）充足碳水化合物：碳水化合物摄入量应充足，以占总能量的 50%~60% 为宜。

（5）足量矿物质：由于酸碱失衡是肺炎的常见症状，应多给新鲜蔬菜或水果，以补足矿物质，有助于纠正水、电解质失衡。给予含铁丰富的食物，如动物心脏、肝肾等；含铜高的食物，如牛肝、芝麻酱、猪肉等；给予虾皮、奶制品等高钙食物。

（6）丰富维生素：注意各种维生素尤其是维生素 A、维生素 C 和 B 族维生素等的补充。

（7）多饮水：保证充足的水分供给，鼓励饮水，保证每日 2000ml，以利湿化痰，稀释痰液，促进排痰，以防止中毒症状加重。

（8）少膳食纤维：因缺氧、呕吐、腹泻，甚至有肠麻痹的症状，严重时可能有消化道出血，故膳食纤维不应过高，尤其是不溶性纤维应限制。

8. 肺炎患者体内可有两种炎症，一是细菌病毒感染引起的特异性炎症，二是非特异性炎症。慢病调理师在进行营养调理时需要兼顾这两种炎症。请详述肺炎营养调理方案及其作用机制。

参考答案：

肺部炎症导致体内能量消耗增加，蛋白质呈高分解状态，各种炎症介质和细胞因子大量增加，肺内氧自由基明显增多、氧化压力增加，各种营养素需求显著增加。

（1）抗氧化剂：研究发现，充分补充抗氧化物质，包括维生素 C、维生素 E、类胡萝卜素和谷胱甘肽等，可以中和体内的氧自由基，减少其对肺组织的伤害。

维生素 C 等抗氧化剂用于治疗肺炎有两个好处：一是可以抗氧化损伤，二是可以提高免疫力。国外抗新冠病毒肺炎的研究表明，维生素 C 的剂量与治疗效果有很大关系，大剂量维生素 C 不仅可提高抗病毒水平，更重要的是能够预防和治疗急性肺损伤和急性呼吸窘迫症。

（2）抗炎营养素：适量补充抗炎营养素，如大蒜素、松果菊和深海鱼油等，可以提高免疫力、抑制炎症介质和细胞因子的进一步产生、减轻局部的炎症反应，有助于消除两种炎症。

大蒜素具有多种药理学作用，具有抗炎、抗菌、抗氧化作用。松果菊含有多种活性成分，可以刺激人体内的白细胞等免疫细胞的活力，具有增强免疫力的功效，主要提高细胞免疫功能，有较好的抑制病毒、细菌、真菌等病原微生物的作用，可用于治疗感冒、呼吸道感染、念球菌病等疾病，被称为广谱"植物抗生素"。

（3）基础营养素：补充基础营养素如蛋白质、B族维生素，可以抑制体内蛋白质高分解代谢，促进蛋白质的合成代谢；B族维生素有助于提高细胞代谢的效率，有助于疾病的康复。合理补充这些营养素，可以协助肺内重新建立一套精细复杂的免疫防御系统。

9. 徐先生，36岁，广州番禺工作。患过敏性哮喘10年余，每天都需要戴口罩上下班，工作时都要戴，不戴就会胸闷、咳嗽、喘息，由此带来很多不便。特别是非典型肺炎后的一段时间，别人都以为他是非典型肺炎患者，都躲着他、离他远远的，非常尴尬和狼狈，也给他的工作和生意带来不小的影响。请你为徐先生制定一个膳食营养综合调理方案。

参考答案：

（1）忌吃过敏食物，以免诱发哮喘发作。这是哮喘调理最基本的一个膳食原则。

（2）养成良好的饮食习惯。多食用豆浆、果汁、菜汁、粥、面片、饼干、肉泥、肝泥、鱼丸等食物。少吃辣椒、花椒、胡椒、咖啡、浓茶、酒等刺激性食物；少吃过甜、过咸、油腻、生冷的食物及饮料；少吃加工的食品，多饮水。

（3）养成良好的生活习惯。搞好环境卫生，净化室内空气，减少接触尘螨和甲醛的机会。尽量不接触过敏原，如鲜花、花粉、动物毛发等。

（4）对症食疗：哮喘患者的饮食应该以"清补"最好，可以选择健脾补肾、养肺止咳、去痰止喘的一些食物和药物。有意识地吃一点有润肺、化痰、止咳功效的食物，比如蜂蜜白萝卜汤、柚子肉炖鸡等。

（5）抗氧化剂：补充β胡萝卜素、维生素C、维生素E等抗氧化物质可以中和氧自由基，显著减轻氧化压力，有效防治哮喘病。

（6）抗炎治疗：亚麻籽油、紫苏籽油富含α-亚麻酸，在体内可转化为DHA；补充深海鱼油，增加体内n-3多不饱和脂肪酸DHA，都可以显著减轻气道慢性炎症。大蒜素、松果菊也有较好的抗炎作用。可根据情况适量选用。

（7）改善呼吸道黏膜致密性：维生素A、维生素C、蛋白质和B族维生素等营养素对维系黏膜上皮细胞的致密性尤为重要。加强黏膜的致密性，隔绝过敏原和过敏细胞，有助于哮喘的防治。

（8）改善喘息症状：钙、镁有助于维持肌肉的正常活动。钙还有维持毛细血管的通透性，减轻哮喘症状的作用。

（吴为群）

第九章

慢性胃肠道疾病的防治与膳食营养指导

消化道开口于体外，并接受外来的各种各样的食物，甚至包括污染的食物，所以很容易患病，而且慢性胃肠道疾病的药物治疗效果不佳，是医院里较难治的慢性疾病之一，很多人的慢性胃炎治疗了几十年也治不好。

消化系统是由消化道和消化腺两大部分组成。消化道包括口腔、咽、食管、胃、小肠（十二指肠、空肠、回肠）和大肠（盲肠、结肠、直肠、肛管），人体整个消化管道有 8～10 米长。消化腺有小消化腺和大消化腺两种。小消化腺散在于消化管各部的管壁内，大消化腺包括唾液腺、肝和胰。消化系统的基本生理功能是摄取和消化食物，吸收和转运营养，排泄废物。胰腺是人体最重要的消化器官，胰腺分泌的消化酶对食物消化具有重要作用。一般来说，消化系统是人体衰退最快的系统之一。75 岁老人与青年人相比，味觉感受器丧失 80% 以上，消化、吸收功能也显著下降。如果对胃肠没有足够的保护和保养措施，胃肠的损耗和衰老会更加快速。有句广告词说的好"牙好胃口好，身体倍儿棒"。一个人胃口好，消化、吸收好，身体细胞营养才会充足，身体才会健康。

胃肠道疾病是临床常见病、多发病，与膳食、食品安全、细菌感染、生活方式、环境、社会心理和遗传等多种因素有关。由于胃肠道本身就是消化食物、吸收营养和排泄废物的组织器官，所以，胃肠道疾病本身可能会对患者的食物、营养生化过程的多个环节产生不利影响；另一方面，饮食不当也会加重消化道疾病症状，甚至诱发病情反复发作。因此，在针对病因积极治疗的同时，合理营养治疗有助于减轻消化系统负担，缓解病情，并维持患者的营养状况。

第一节　慢性胃炎的防治和膳食营养指导

慢性胃炎是由多种病因引起的胃黏膜的慢性炎症性疾病，临床多见，随着年龄的增加发病率逐渐增高。胃镜检出率为 80%～90%，男性高于女性。临床常见的为浅表性胃炎和萎缩性胃炎。

一、慢性胃炎的常见病因

1. 幽门螺杆菌（Hp）感染　Hp 凭借其产生的氨及空泡毒素导致胃黏膜上皮细胞损伤，促进黏膜上皮细胞释放炎症介质，菌体细胞壁 Lewis X、Lewis Y 抗原引起自身免疫反应，以上多种机制综合作用使炎症反应迁延或加重。Hp 引起胃黏膜炎症发展的转归取决于毒株及毒力、宿主个体差异和胃内微生态环境等多因素的综合作用。大多数慢性 Hp 感染患者终身无症状，而发生慢性胃炎或消化性溃疡病者仅占部分。

2. 压力过大　压力是胃肠道疾病的主要原因之一，压力可以引起各种胃肠疾病，包括慢性胃炎、肠炎和溃疡病。压力对胃肠道有非常大的影响，这种影响远远超过我们的想象。临床经常见到，夫妻俩大吵一架，马上就没有胃口了，即使是面对一桌丰盛的佳肴，由此可见这种影响来的非常快。吵完架很生气，通过神经内分泌系统马上影响胃酸、胃蛋白酶的分泌，影响胃肠蠕动，立即影响到人的食欲和消化、吸收功能。

3. 营养摄入不足　饮食中缺乏蛋白质、B 族维生素，胃肠蠕动能力不够，胃酸及消化酶的分泌不够。与西方国家的人不同，中国人饮食中摄入的蛋白质普遍偏低。临床工作中发现，80% 以上的中国人蛋白质摄入量达不到国家建议的摄入量，故蛋白质缺乏比较普遍。研究发现，部分具有生物活性功能的抗氧化维生素和硒可降低慢性胃炎甚至胃癌发生的危险性；叶酸具有预防胃癌作用，可能与改善慢性萎缩性胃炎有关；茶多酚、大蒜素亦具有一定的预防慢性胃炎甚至胃癌的作用。上述相关营养素摄入不足，容易引起慢性胃炎。

我们身体的器官分为生命器官和非生命器官，所谓生命器官就是没有了人就活不了，像脑、心、肝、肺和肾五大实质性器官；剩下的都是非生命器官，胃肠道也是非生命器官。因为保命要紧，所以身体会不惜一切代价保证生命器官的正常运转。当人体营养素缺乏时，身体会调动非生命器官的营养素给生命器官用；当人体缺乏蛋白质时，身体甚至会调动胃肠道的蛋白质给生命器官使用。就是因为这个原因，临床很多常见的胃肠疾病都很难治愈；当你补充了足够的蛋白质时，胃肠疾病则较快治愈。

4. 食物品质和卫生不佳　胃肠经常接纳各种不健康和不卫生的食物，比如垃圾食品、过期霉变食品，以及附带进入的各种有害毒素和细菌病毒。食物中含有过多硝酸盐，经常食用腌制、熏烤食物等，均可增加慢性胃炎甚至胃癌发生的危险性。

5. 饮食不合理　进食时间不规律，暴饮暴食，过多摄入食盐，长期食用对胃黏膜有损伤的食物，如烫食、咸食、浓茶及酗酒，咀嚼不充分等均能破坏胃黏膜屏障，易导致慢性胃炎。

6. 药物损害　包括多种药物，如阿司匹林、吲哚美辛（消炎痛）等。

7. 胃黏液屏障受损　当人体蛋白质受到压力遭到破坏时，胃壁上的黏液腺也会因受损而无法分泌足够的黏液；胃内黏液屏障是胃黏膜最重要的防卫力量，是最重要的胃黏膜保护剂，当它分泌减少时胃内的强酸就极易侵袭胃黏膜，导致胃病的发生和发展。

8. 其他原因　如胆汁反流、自身免疫反应等。

二、慢性胃炎的营养代谢特点

慢性胃炎时，因病程较长，往往会影响患者的营养状况。一方面消化不良症状影响进食；另一方面胃黏膜损伤，胃液分泌受到影响，从而影响蛋白质的消化及维生素 B_{12} 的吸收。

三、慢性胃炎的主要临床表现

（1）慢性浅表性胃炎，大多数平时无特殊症状，可表现为餐后上腹部不适或腹胀，有时消化不良，伴轻度恶心、反酸、嗳气。

（2）无规律的上腹部隐痛。

（3）萎缩性胃炎可厌食、食欲差，慢性进行性消瘦，贫血，舌萎缩等。

四、慢性胃炎的医学治疗

慢性胃炎的治疗目的是缓解症状和改善胃黏膜组织学变化。治疗应尽可能针对病因，遵循个体化原则。

（一）消除或削弱攻击因子

1. 根除 Hp　适用于有胃黏膜糜烂或萎缩，或有消化不良症状者。

2. 抑酸或抗酸治疗　适用于有胃黏膜糜烂或以烧心、反酸、上腹饥饿痛等症状为主者。根据病情或症状严重程度，选用抗酸剂、H_2-受体拮抗剂或质子泵抑制剂（PPI）。

3. 针对胆汁反流、服用非甾类抗炎药等作相应治疗　动力促进剂多潘立酮、莫沙必利、伊托必利等可消除或减少胆汁反流，米索前列醇、质子泵抑制剂可减轻非甾类抗炎药对胃黏膜的损害。

（二）增强胃黏膜防御能力

适用于有胃黏膜糜烂或症状明显者。药物包括胶体铋、铝碳酸镁制剂、硫糖铝、瑞巴派特、替普瑞酮等。临床使用的药物胃黏膜保护剂，远远比不上胃黏液屏障的保护作用，因此防治胃病的关键是恢复胃内的黏液屏障，而要达到这个目的，只要提供均衡的营养素给胃就行了，胃内的细胞会自己合成并分泌黏液。

（三）胃动力促进剂

适用于有上腹饱胀、早饱等症状者。如多潘立酮、莫沙比利。

五、慢性胃炎的营养治疗

（一）慢性胃炎营养治疗原则

营养治疗是治疗慢性胃炎的重要措施。通过调整膳食的成分、质地及餐次，可减少对胃黏膜的刺激，促进胃损伤黏膜的修复，防止慢性胃炎发作。

1. 能量　能量摄入范围 $104.6 \sim 146.4$ kJ/（kg·d），以维持适宜体重为目标，三大产能营养素配比合理。

2. 蛋白质　蛋白质具有增加胃酸分泌的作用，要避免摄入过多；但也不宜摄入过少，因为受损黏膜细胞的修复需要较多蛋白质。蛋白质的供应与健康人基本一致，每日的摄入量占总能量的 $10\% \sim 15\%$。

3. 脂肪　脂肪具有刺激胆囊收缩素分泌的作用，导致胃排空延缓和胆汁反流。慢性胃炎患者脂肪摄入应适量。脂肪供能占总能量的 $20\% \sim 25\%$。

4. 碳水化合物　复合碳水化合物不影响胃酸分泌，但单糖和双糖可刺激胃酸分泌。碳水化合物供能占总能量的 $55\% \sim 60\%$。少选择富含单糖、双糖的食物。

5. 矿物质　矿物质的供应与健康人基本一致。患者宜摄入天然的矿物质；如出现贫血症状，可直接补充铁剂。

6. 维生素　患者维生素的需要量可参考我国居民膳食营养素参考摄入量（DRIs）中的 RNIs 或 AIs 来确定。患者宜摄入足量的来源于天然食物的维生素，不足的再通过维生素制剂补充。

7. 水　水的需要量与健康人基本一致，应保证每日饮水约 1200ml。患者要减少摄入含咖啡因的食物（如咖啡等），应禁酒。

8. 膳食纤维　患者膳食纤维需求量与健康人基本一致，每日 $20 \sim 35$g。但在慢性胃炎急性发作期应减少膳食纤维摄入量。

（二）慢性浅表性胃炎膳食指导要点

（1）根据病情所处阶段，患者饮食可以是少渣软食、低脂少渣软食、普食；疼痛发作期给予流质、少渣半流或软食。

①流食：如新鲜果汁、藕粉、米汤、鸡蛋汤，以及肠内营养制剂。

②半流：米粥类、水蒸蛋、挂面、面片、馄饨等。

③缓解期可采用软食，并逐步过渡到普食。如软米饭、馒头、花卷、面片、馄饨、包子、面包、鱼肉、虾肉、瘦肉类以及纤维细软的蔬菜，如黄瓜、番茄、茄子、冬瓜、西葫芦、白菜、菠菜等。

（2）按平衡膳食配制食谱。饮食要有规律，忌过饥过饱，并养成细嚼慢咽的饮食习惯。

（3）禁用粗纤维的、坚硬的、多肌腱的食物及煎炸食物。

（4）为减少胃酸分泌，脂肪供能占总能量在 $20\% \sim 25\%$。

（5）应减少食盐用量。

（6）可适量增加发酵加碱的食品。

（7）避免饮用甜饮料、甜点和刺激性食物。对胃酸分泌过多者，应避免食用含氮浸出物高的原汁浓汤；牛乳有中和胃酸的作用，但其中蛋白质会刺激胃酸分泌，可适量饮用。

（8）发作期应少食多餐，缓解期可一日三餐。

（9）烹调宜采用蒸、煮、烩、焖、炖、氽等方法，使食物细软易于消化。

（三）慢性萎缩性胃炎膳食指导要点

萎缩性胃炎是一种癌前期病变。除了胃的幽门螺杆菌感染是引致胃黏膜慢性炎症乃至癌变的重要危险因素外，胃黏膜局部叶酸水平的低下，以及其他若干种维生素（如叶酸、维生素 B_{12}、β - 胡萝卜素）或微量元素硒等的不足均可能是潜在的危险因素。已有研究采用上述维生素与硒进行营养干预处理，结果表明具有促使胃黏膜癌前期病变逆转、干预癌肿发生的作用。

（1）患者饮食可以是低纤维软食或高蛋白半流质。

（2）按平衡膳食原则配制饮食。

（3）能量供给按 126～146kJ/（kg·d），蛋白质供给量 1～1.5g/（kg·d），脂肪供能占总能量 25%。

（4）为刺激胃酸分泌每餐饮用适量去油肉汤、浓鱼汤。

（5）可适当增加糖醋类菜品。

（6）少食多餐。

（7）可防治贫血的食物有：动物肝脏、蛋黄、瘦肉、大枣、猕猴桃等。富含维生素 A（或 β–胡萝卜素）的食物有动物肝脏、瘦肉、胡萝卜、番茄等。

（8）充分摄入或补充其他维生素（如叶酸、维生素 B_{12}）或微量元素硒等。

（四）慢性胃炎忌（少）用食物

（1）发作期病情未稳定时应禁用牛乳、豆浆，并减少蔗精的摄入。

（2）禁食含膳食纤维多的蔬菜、水果，如韭菜、芹菜、葱头和未成熟的水果。

（3）忌食油煎、油炸食物与腌、熏、腊、酱的食物。

（4）忌食糯米饭、年糕、玉米饼等食物。

（5）避免食用生冷、过热、酸辣、粗糙的食物，减少对胃黏膜的刺激。

（6）禁用各种酒、含酒精的饮料、碳酸饮料及刺激性调味品，如辣椒、咖喱、胡椒、葱、蒜、芥末等。

（五）慢性胃炎患者食谱举例

慢性胃炎患者参考食谱举例，见表 9–1。

表 9–1 慢性胃炎患者参考食谱

早餐	白米粥（大米 50g），馒头（标准粉 100g），牛奶 250ml，咸鸭蛋 50g
午餐	软米饭（大米 100g），鲫鱼豆腐汤（鲫鱼 50g、南豆腐 60g），大白菜 100g，调和油 10g
加餐	豆浆 250ml
晚餐	软米饭（大米 100g），西红柿蛋花汤（西红柿 100g、鸡蛋 50g），油菜豆腐皮（油菜 100g、豆腐皮 10g），调和油 10g
加餐	牛奶 250ml

能量	1800kcal	蛋白质 72g（16%）	
脂肪	55g（27%）	碳水化合物 265g（57%）	

（六）慢性胃炎患者的营养补充方案

胃肠道疾病用药物不容易治好，有时慢性胃炎或溃疡病需要治疗几年甚至十几年；而且还很容易复发。但是，胃肠道疾病用营养调理的方法效果却比较好，是临床较容易调理好的疾病之一。因为胃肠道黏膜上皮细胞的再生能力和修复能力都非常强，主要提供充足的营养，胃肠疾病一般都会较快治愈。

大多数疾病都会使身体对营养的需求增加，尤其是消化道疾病，因为它会妨碍消化和吸收，特别需要补充各种营养素。只有消化和吸收功能正常，我们制定的饮食改善计划才能达到预期的目标。

调理慢性胃炎比较重要的营养素，包括蛋白质、消化酶（酵素）、B 族维生素、维生素 A 或类胡萝卜素、钙镁片。

1. 蛋白质和消化酶 蛋白质是胃肠细胞的最主要原料，蛋白质充足才容易发挥胃肠道黏膜上皮细胞的修复能力和再生能力，才可以维持或恢复胃肠道的健康。消化酶的主要合成原料也是蛋白质。所以，充分供给蛋白质对慢性胃炎的康复很重要。

　　H. Santillo 在《神奇的酶素养生法》中指出，补充消化酶及有益于肠道健康的菌群，是消化系统营养供给的最重要内容。酶俗称为"酵素"，每一种酶只有一种作用，体内有成千上万种酶分别履行不同的职责。菠萝、木瓜等水果中含酵素较多，必要时补充消化酶制剂。

　　2. B 族维生素　B 族维生素是细胞代谢过程中最主要的辅酶之一，能促进胃肠细胞的代谢，促进胃肠蠕动，改善胃肠动力，对维持正常胃肠道功能非常重要。

　　3. 维生素 A 或类胡萝卜素　对维系正常上皮细胞功能很重要。维生素 A 是调节糖蛋白合成的一种辅酶，对上皮细胞的细胞膜起稳定作用，协助维持上皮细胞的形态完整和功能健全。维生素 A 缺乏会造成上皮组织干燥，正常的柱状上皮细胞转变为角状的覆层鳞状细胞，导致细胞角化。全身各种组织的上皮细胞都会受到影响，包括胃肠道黏膜上皮细胞，从而产生相应的临床表现和胃黏液屏障功能受损。胡萝卜素是维生素 A 的前体，当体内缺乏维生素 A 时可转化为维生素 A，自身也有很好的抗氧化作用。

　　4. 钙镁片　钙离子直接参与胃肠道平滑肌细胞的收缩舒张活动。在肌肉收缩过程中，当肌肉神经纤维接受刺激后，钙离子流入肌细胞内，此时肌肉中的钙离子浓度是肌肉收缩的基本条件。肌浆网是肌肉中钙的主要储存处，而且是最高度发育的钙运输系统，当肌细胞受到刺激后，肌浆网中大量钙释放出来，细胞外的钙离子也进入细胞内，细胞液中的钙离子浓度显著增加引发肌肉收缩，然后又是在钙泵作用下使肌肉内钙离子排出到细胞外产生肌肉舒张，整个过程迅速而短暂。如果钙在肌肉中的平衡状态遭到破坏，便会引起平滑肌的不正常运动，使胃肠功能出现异常。镁离子具有下泻作用，对推动胃肠内容物排空和前行有用。

　　有研究发现，缺乏镁或维生素 B_6 时，会引起恶心和呕吐。维生素 B_6 不足时，也会使胃部产生灼痛、发胀、腹部疼痛和痉挛，有过多的气体自口中和肛门排出。

　　5. 抗压力营养素　压力是引起胃肠道疾病的主要原因之一，充分补充抗压力营养素是慢性胃炎营养调理成功与失败的关键之一。当身体承受重大压力时，所释放出的肾上腺皮质激素会使体内蛋白质遭到破坏，以致胃壁被侵蚀，引起胃炎、肠炎；胃肠黏膜充血、出血，有明显的炎症，还可出现严重的腹泻。比较重要的抗压力营养素有维生素 C、B 族维生素（包括泛酸、叶酸、烟酸和 B_6 等）和钙镁片，可以根据患者的实际情况选择应用。研究发现，人体遭遇压力时，维生素 C 的需求会大量增加，即使供应正常也会出现不足的情况；如果摄取蛋白质、B 族维生素、维生素 A 过少，可能导致胃内盐酸分泌不足，也会使消化酶分泌减少和胃蠕动减缓，影响胃的消化能力；及时补充这些营养素，上述不适在一两天内即可得到改善。

　　6. 慢性胃炎的营养调理配方

　　（1）蛋白质粉：胃肠道细胞的重要原料。

　　（2）抗压力营养素：B 族维生素、维生素 C、钙镁片。

　　（3）黏膜营养：维生素 A 或胡萝卜素。

　　（4）多种消化酶混合制剂：助消化，调节肠胃功能。

　　（七）慢性胃炎典型案例分析

　　例 9-1　胡女士，31 岁，东莞人。患慢性胃炎十年，有胃痛、反酸、呕吐，胃痛一般在晚上 11 点至次日凌晨 3 点发作。先后做过 5 次胃镜，由浅表性胃炎逐渐加重至糜烂性胃炎。用中药、西药治疗多年，疗效欠佳。2010 年 10 月开始进行细胞营养疗法，加强对症食疗，额外补充缺乏的多种营养素，营养调理 1 个月效果就很明显，但不久病情又有反复，一度对营养调理的作用产生怀疑，经过多次解释，逐渐明白营养素调理需要时间和疗程，遂继续坚持服用，调理 6 个月后胃痛等不适基本痊愈。至今 11 年过去了，胡女士胃肠功能一直很正常，慢性胃炎彻底治愈。

　　例 9-2　周阿姨，女，72 岁，湖南郴州人。患慢性胃炎几十年，怕生冷食物，水果也不能吃，上二楼都觉得很辛苦，腿痛腿软。长期用中药和西药治疗，效果不好。2006 年由熟人带来咨询，愿意试行细胞营养疗法。体检发现周阿姨明显消瘦、体质虚弱，主要是由于胃不好，什么东西都吃不了，慢慢导致恶液质状。调整饮食结构，食疗侧重调节胃的消化、吸收功能，额外补充一些养胃护胃营养素，用量比较小，综合调理半年上述不适消失。一直坚持了六年，身体状况一直保持得较好，慢性胃炎未再反复，彻底治愈。多年以后问起周阿姨为什么愿意坚持营养调理身体？周阿姨说主要是由于调理很有效，所以才会坚持；身体好了，这是她几十年梦寐以求的结果，想象以前真是生不如死，那种感觉太难受了，这是她寻觅几十年才找到的维系胃肠健康的最好方法，她不会犯傻再让自己患病，所以她要尽自己最大的努力做好保健，争取健康长寿。

慢性胃炎属于黏膜疾病，虽然胃肠黏膜细胞再生能力和修复能力均很强，但是如果体内原料不够，强大的修复能力就无法发挥，疾病就很难自愈或治愈。当我们补充营养素到体内时，也是先满足生命器官的供应，然后再供应胃肠道。所以，胃肠疾病营养调理需要的剂量往往比较大，最好达到优化量，才有较多的营养分配到胃肠黏膜细胞，才能较快康复。否则，调理需要的时间很长，效果也没有那么显著。

六、慢性胃炎的综合干预

1. 合理膳食　要充分咀嚼，每一口食物最好咀嚼 30 次以上。充分咀嚼食物可以减轻胃肠的消化负担。人类肠壁能够吸收的食物直径最大约 0.015 毫米，大于这个尺寸的物质，将无法吸收而排出体外。食物经口腔充分咀嚼，胃肠进一步消化成氨基酸、葡萄糖、脂肪酸等微细物质，才比较容易吸收进入体内血液循环。胃肠功能不好者宜少食多餐，可食面制品、稀饭、喝酸奶，按时进餐，避免过度饥饿、暴饮暴食，纠正不良的饮食习惯。

2. 养成良好的生活方式　要戒酒、戒烟，生活起居规律，注意胃部保暖；加强体育锻炼，注意劳逸结合；学会自我调节，及时缓解压力。

七、慢性胃炎的预后

由于绝大多数慢性胃炎是 Hp 相关性胃炎，而 Hp 自发清除少见，因此慢性胃炎可持续存在。少部分慢性非萎缩性胃炎可发展为慢性多灶萎缩性胃炎，其中极少数经长期演变可发展为胃癌。根除 Hp、补充抗氧化剂等综合治疗可在一定程度上预防胃黏膜萎缩、肠化的发生和发展。15% ~ 20% 的 Hp 相关性胃炎可发生消化性溃疡，以胃窦炎症为主者易发生十二指肠溃疡，而多灶萎缩者易发生胃溃疡。

第二节　慢性腹泻的防治与膳食营养指导

腹泻是临床上常见的消化道症状，多指未经完全消化的食物残渣在肠道中运送过速而被排泄出体外，排便次数增加，每天均在两次以上，粪便稀薄或含有脓血、黏液。如果仅有排便次数增加，而粪便成形，不应称为腹泻。

腹泻的病因请参见本书第五章相关内容。

一、慢性腹泻的诊断和治疗

慢性腹泻的临床表现有大便稀薄，次数增加或水样便，腹痛，四肢无力等。较重者还有发热、虚弱、酸中毒等临床症状。

慢性腹泻的诊断旨在明确病因。由于胃肠、肝胆胰及全身诸多疾病都可导致腹泻，可从年龄、性别、起病方式、病程、腹泻次数、粪便特点、腹泻与腹痛的关系、伴随症状和体征、缓解与加重因素等方面收集临床资料，初步判断腹泻病因在小肠抑或结肠，结合其他症状、体征、实验室及影像学资料建立临床诊断。

腹泻是一种症状，根本治疗是病因治疗。腹泻脱水明显的时候要注意对症支持治疗，合理补充水分，维持水、电解质平衡。严重水样泻可短期使用止泻药作为辅助治疗；伴痉挛性腹痛者可用抗胆碱药，如山莨菪碱、丁溴东莨菪碱对症治疗。适量补充益生菌，改善肠道微生态环境。乳糖不耐受症者饮食中需要避免乳制品。胰源性消化不良致腹泻患者，需要补充脂肪酶等胰酶制剂。

二、慢性腹泻营养治疗

(一) 慢性腹泻营养治疗原则

营养治疗的目的是及时纠正水和电解质失衡,减少肠道刺激,缓解症状,促进康复;供给充足的营养,防止营养不良发生。

慢性腹泻患者,饮食原则为少渣、低脂肪、高能量。由于慢性腹泻病程长、消耗大,应给予足够能量;但患者消化、吸收功能差,一次进食量不宜过多,应少食多餐。

1. 能量　与正常人相比,腹泻患者能量需求有所增加。能量摄入在 125.5~167.4kJ/ (kg·d),三大产能营养素配比合理。

2. 蛋白质　慢性腹泻患者的蛋白质需求是增加的,供给也要相应增加,每天每千克体重需要供给 1~1.5g 蛋白质才能维持身体正氮平衡。

3. 脂肪　慢性腹泻患者要控制脂肪的摄入量,采用低脂饮食,脂肪供能比为 15%~20%。膳食脂肪可采用中链脂肪。

4. 碳水化合物　碳水化合物是腹泻患者能量的主要来源,其供能应占总能量的 55%~65%。

5. 矿物质　矿物质的供应与健康人基本一致,需要量可高于我国居民营养素参考摄入量 (DRIs) 中的 RNIs 或 AIs。患者宜摄入足量的来源于天然食物的矿物质。

6. 维生素　富含维生素 A、维生素 B、维生素 C 的食物有助于修复受损的肠黏膜和促进溃疡的愈合。患者维生素的需要量可高于我国居民营养素参考摄入量 (DRIs) 中的 RNIs 或 AIs。患者宜摄入足量的来源于天然食物的维生素。

7. 水　需要量要考虑患者腹泻时排出粪便中的液体量,应该给予充分补充,以维持水和电解质平衡。

8. 益生菌　由于许多食物本身夹带毒素和细菌病毒,加上不合理应用抗生素杀死肠内大量有益菌,肠内有害菌大大增加,肠道内微生态环境失去平衡,引起各种各样的肠道疾病,包括腹泻。益生菌能维持肠内细菌平衡,抑制肠道内的腐败和异常发酵,抑制有害物质和病原菌的增加,避免身体发生肠道感染,防止腹泻和便秘;益生菌自己也能合成 B 族维生素等许多营养素,能促进食物的消化、吸收、代谢利用;它还具有免疫赋活作用,能够帮助身体抵抗疾病。益生菌群中最重要的是双歧杆菌、乳酸杆菌和类杆菌。每次益生菌的服用量应该不低于 10 亿个活菌菌落 (CFU) 才能对人体起作用。

(二) 慢性腹泻患者宜用食物

(1) 急性期的清流质可选用米汤、去油肉汤、稀藕粉等。

(2) 低脂、细软、少油的清淡食物,可选择大米粥、炒米粥、煮烂的面条、饼干、鸡蛋汤、藕粉等,可加用果汁、菜汁汤。

(3) 慢性腹泻患者的主食可选面条、粥类、馄饨、软饭、面包或馒头等提供碳水化合物,蛋白质宜由瘦肉、鱼、虾、鸡、豆制品及禽蛋等提供。

(4) 膳食纤维:会促进肠蠕动,应减少摄入,控制蔬菜和水果的食用量。病情轻者可选用含纤维少的蔬菜、水果,如嫩白菜、去皮和籽的西红柿和茄子、冬瓜、马铃薯以及苹果、橘子等,病情严重者可食用菜汁、菜泥和果汁等。

(5) 维生素的摄取量应充足,如膳食中不够可服维生素制剂。

(6) 烹调应以炖、蒸、烩和余为主,以使食物易于消化、吸收。

(三) 慢性腹泻患者忌 (少) 用食物

(1) 多渣的蔬菜,如青菜、菠菜等不宜食用。

(2) 豆类、萝卜、南瓜等进食后产气的食物,以及刺激性食物也不宜食用。

(3) 由于腹泻的原因很多,饮食安排要结合病情和患者对食物的耐受情况,如系由乳糖不耐受症引起的腹泻，在饮食中要避免食用含乳糖的食物如牛乳等，以免加重症状。

（4）如由过敏性结肠炎引起的腹泻，患者应忌食过敏的食物。

（5）患者应忌高脂食品，因高脂食品不仅会加重消化道负担，而且其润滑作用可加剧腹泻。

（四）慢性腹泻对症食疗举例

1. 炒大米泡水喝　炒大米不仅口感比较好，治疗功效也比较突出，既可以泡水喝，也可以煮成粥喝。在喝水的同时还可以把米一起吃掉，对人体的消化系统有很好的帮助，尤其是对慢性腹泻人群，有缓解、抑制腹泻的功效。大米炒制过程中，炒成黄褐色，淀粉发生变化，生成更多的糊精，并且形成小的碳颗粒。用这种大米进行泡水、煮粥喝，对于胃肠道尤其是小肠的水分具有收敛作用。炒焦后的淀粉可以吸附肠道中的毒素和气体，缓解腹泻问题。

2. 话梅止泻　梅子既是一种可以食用的水果，也是一种药用食物。梅子性温，味道比较甘酸。李时珍在《本草纲目》中写道："梅，血分之果，健胃、敛肺、温脾、止血涌痰、消肿解毒、生津止渴、治久嗽泻痢"。

梅子含有丰富的有机酸，包括柠檬酸、苹果酸、琥珀酸、酒石酸等，还含有多种维生素，及钙、钾、磷等矿物质。对梅子的营养研究证明，梅子有非常高的抗菌功效，乌梅水煎液对炭疽杆菌、白喉和类白喉杆菌、葡萄球菌、肺炎球菌等皆有抑制作用，对大肠埃希菌、宋内痢疾杆菌、变形杆菌、伤寒和副伤寒杆菌、铜绿假单胞菌、霍乱弧菌等肠内致病菌也有效；其乙醇浸液对一些革兰阳性和阴性细菌及人型结核杆菌均有显著抗菌作用；乌梅水煎液在试管内对须疮癣菌、絮状表皮癣菌、石膏样小芽孢菌等致病皮肤真菌均有抑制作用。

乌梅麦冬汤：梅子可以煎汤治疗痢疾，乌梅30g，麦门冬15g，加水煎汤，徐徐服用。本方取乌梅收涩肠道、止泻痢，以麦门冬与乌梅生津止渴，用于泻痢而口干渴者，无泻痢者亦可服。

3. 石榴皮止泻　取鲜石榴皮1000g或干品500g，洗净加水煎煮2次，每次煎30分钟，去渣取汁，将两煎药液混匀，用文火浓缩成膏，加入蜂蜜300g，搅匀至沸停火，晾凉后装瓶备用。此膏适用于久泻久痢、肠炎、菌痢、消化不良引起的腹泻等症。口服，每次10毫升，每日2~3次，白开水冲服。慢性胃炎患者不宜服用。

4. 苹果泥　将苹果切成块并捣成泥，也可以根据个人的口味加入适量的糖和盐，用水煮汤喝。苹果泥含有果酸，能够吸附肠道中的毒素，其所含的鞣酸还有收敛作用，能够治疗腹泻症。

第三节　便秘的防治与膳食营养指导

便秘是指排便次数减少，大便2~3天或更长时间一次，无规律，大便硬结，伴有排便困难的排便过程。由于直肠长时间胀满，可反射性引起头痛、嗜睡、厌食等。食物残渣长时间囤积在大肠，容易腐败产生大量有毒物质，包括苯酚、组胺、粪臭素、吲哚、亚硝基胺、硫化氢等。这些毒素经肠壁吸收，进入血液循环就会损伤身体细胞，导致疾病发生和发展。便秘容易伴发的疾病，包括痔疮、肛裂、胀气、失眠、口臭、粉刺、肥胖、肠息肉、肠癌、急性心肌梗死等，因此对便秘应该积极预防和治疗。

便秘的发生原因参见本书第五章相关内容。

一、便秘的临床表现和治疗

便秘的主要临床表现为大便干硬，排便艰难。患者可有腹痛、腹胀、恶心、食欲减退、疲乏无力及头痛、头昏等症状。排出的大便往往呈羊粪状。排便极端困难者，可有肛门疼痛、肛裂，甚至诱发痔疮和乳头炎及营养不良等表现。

便秘治疗以缓解症状、恢复正常肠动力和排便等生理功能为目的。治疗便秘的药物有刺激性泻剂、高渗性泻剂、容积性泻剂、大便软化剂、电解质液和润滑剂等。刺激性泻剂如大黄、番泻叶等，导泻作用较强，可短期、间歇使用，禁止长期滥用。粪便软化剂如开塞露等也是临床常用的通便手段。胃肠动力药也具有治疗便秘的作用。对有粪便嵌塞或严重出口梗阻的便秘患者，需采用清洁灌肠或洗肠。

二、便秘的营养治疗

（一）便秘营养治疗原则

营养治疗的主要目的是减轻患者的症状，供给充足的营养，纠正营养不良。

1. 能量　患者能量供应与健康人基本一致，即 104.6～146.4kJ/（kg·d），以维持适宜体重为目标，三大产能营养素配比合理。

2. 蛋白质　患者蛋白质的供应与健康人基本一致，每日摄入量占总能量的 10%～15%。

3. 脂肪　患者脂肪的供应与健康人基本一致，每日摄入量占总能量的 20%～25%。可适当增加含脂肪多的食物，如花生、芝麻、核桃、花生油、芝麻油、豆油等，可起到润肠作用。

4. 碳水化合物　患者碳水化合物的供应与健康人基本一致，碳水化合物供能占总能量的 55%～60%。少选用富含单糖、双糖的食物。

5. 矿物质　患者矿物质的供应与健康人基本一致，需要量可参考我国居民营养素参考摄入量（DRIs）中的 RNIs 或 AIs 来确定。患者宜摄入足量的来源于天然食物的矿物质。

6. 维生素　患者维生素的需要量可参考我国居民营养素参考摄入量（DRIs）中的 RNIs 或 AIs 来确定。患者宜摄入足量的来源于天然食物的维生素。

7. 水　患者应增加水的摄入量，应保证每日饮水在 1500ml 以上。要减少摄入含咖啡因的食物（如咖啡等），应禁酒。

8. 膳食纤维　便秘者需要足量的膳食纤维维持大便的体积和肠道传输功能。增加膳食纤维，可提高粪便量，促进肠内有益菌的增殖，增加粪便的体积，加快肠道的传输，使排便更加容易。必要时可通过膳食纤维制剂补充，膳食纤维制剂包括麦麸、甲基纤维素等。但应注意大剂量膳食纤维制剂可导致腹胀，可疑肠梗阻者要禁用。患者膳食纤维要保证在每日摄入 25～35g 以上。

9. 不同类型的便秘需要给予不同的饮食

（1）弛缓性便秘：老年体弱、多次妊娠、营养不良、肥胖以及运动过少等原因导致的无张力便秘，因大肠肌肉失去原有敏感性或紧张力，致使推动粪便的蠕动缓慢，使粪便蓄积。弛缓性便秘的膳食治疗主要是通过饮食调节，增加粪便量，刺激肠蠕动，增强排便能力。应采用多渣饮食为主食，并多摄入富含纤维素的食品，每日增加摄入纤维量在 10g 以上，必要时可食用一些琼脂食品。可多用产气类食品，利用其产气增加肠蠕动，有利于排便。适当多进食脂肪、植物油。维生素摄入不足可影响神经传导，减缓胃肠蠕动，应及时充分补充。

（2）痉挛性便秘：胃肠道疾病或某种神经失调、使用泻药过久等原因导致的痉挛性便秘，因肠道神经末梢刺激过度，使肠壁肌肉过度紧张或痉挛收缩。痉挛性便秘应采用无粗纤维的低渣饮食，多喝开水或水果汁，每日清晨空腹时喝 1～2 杯温热的淡盐水，并食用蜂蜜和适量的油脂或琼脂制品，以保持肠道中粪便的水分和润滑肠腔，或利用琼脂的吸水性，使肠内容物膨胀而增大体积促使肠蠕动，使大便易于排出，同时忌食刺激性食品和避免摄入大量粗糙食物。可选用蛋类、馒头、蛋糕、嫩肉、鱼、牛奶、奶油等，禁食蔬菜及膳食纤维多的水果。

（3）梗阻性便秘：是一种器质性便秘，是因机械性或麻痹性肠梗阻，或因肿瘤压迫肠道而引起肠道不全或完全梗阻引起的阻塞性便秘，关键在于去除病因。不全性梗阻者可给予清淡流质饮食，只能经肠道供给部分能量，并需将食物残渣数量降到最低限度，以肠外营养作为供给机体能量和营养的主要方式；完全性梗阻者需要禁食，以肠外营养作为供给机体能量和营养的唯一方式。

（二）便秘的膳食指导要点

1. 宜用食物　按不同便秘类型，可供选择的食物如下所述。

（1）适用于梗阻性便秘患者的无粗纤维低渣食物，如牛乳、乳制品、细粮和面包。

（2）适用于弛缓性便秘患者的多渣饮食，如糙米、麦片、有皮的水果、有茎叶的蔬菜、笋、瓜果等富含纤维素的食物；可促进肠道蠕动的易产气食物，如生萝卜、生葱、甘薯、生蒜等。

（3）老年人宜经常食用核桃、蜂蜜、芝麻、香蕉、玉米、荞麦、桃、山楂、草莓、梨、甜瓜、西瓜、南瓜、大白菜、冬瓜、西红柿、莴笋、黄瓜、菜瓜、金瓜，有润燥通便的功效。

（4）每天清晨可饮用温开水、淡盐水、菜汤、果汁、豆浆等，以保持肠道中粪便的水分，使大便软润，有利于排出。

2. 忌（少）用食物

（1）忌食柿子、莲子、高粱、石榴等收涩性食物：因为这些食物都比较收敛固涩，便秘患者食入后可使肠蠕动减弱，大便更难以排出。

（2）不要食用太多过甜的食物：因为食太多的糖会减弱胃肠道蠕动，便秘患者食用过多，则大便更难以排出，可加重病情。

（3）禁忌饮用酒精、咖啡、浓茶等刺激性饮料：因为各种酒类、咖啡都属温热性质，这些都可耗伤肠道津液，导致大便干结，加重便秘；而茶叶中所含的鞣酸有收敛作用，可使肠蠕动减弱，大便难以排出。

（4）忌（少）用辛辣刺激、温热性食物：常见的有辣椒、胡椒、花椒等辛辣刺激性食物，还有羊肉、狗肉、荔枝等温热性食物，进食后可加重胃肠燥热，伤津耗液，使大便更加干结，排便困难。

（5）忌食易胀气、不易消化的食物：除弛缓性便秘外，其他便秘忌食易产气的食物。常见的有土豆、洋葱等食物，这些食物在食入后就会产生胃肠胀气，加重便秘患者腹胀、腹痛的症状。

（6）忌（少）食炒货：炒花生、瓜子、大米等各种炒货缺乏水分，进食过多易引发上火；许多食物经过炒制后具有收敛作用，进而引发或加重便秘。

（三）便秘对症食疗举例

木瓜香蕉酸奶。材料：木瓜150克，香蕉1小条，原味酸奶200毫升。做法：木瓜去皮去籽切小块，香蕉剥去外皮、切段，与酸奶一起放入果汁机充分拌匀，即可趁鲜饮用。

（四）便秘患者食谱举例

便秘患者参考食谱举例，见表9-2。

表9-2　便秘患者参考食谱

早餐	米粥（大米50g），馒头（标准粉50g），茭白炒蛋（茭白100g，鸡蛋50g，橄榄油10g）	
午餐	米饭（大米100g），土豆烧牛肉（土豆200g，瘦牛肉100g，调和油10g）	
晚餐	米饭（大米100g），芹菜炒肉丝（芹菜茎200g，肉丝75g，调和油10g）	
加餐	水果（苹果250g）	
能量	1870kcal	蛋白质70g（17%）
脂肪	50g（23%）	碳水化合物285g（60%）

（五）便秘患者的营养补充方案

1. 蛋白质粉　补充优质蛋白质、优质原料，增加胃肠蠕动能力。

2. B族维生素　辅酶、催化剂，提高供能效率，改善肠蠕动功能，增加肠动力。许多便秘都是由于胃肠动力不足引起的，对这类患者蛋白质粉和B族维生素的合理补充最重要。

3. 纤维片　纤维吸水，增加粪便量，可以起到防治便秘的作用；稀释肠中致癌物质，缩短大便通过肠道的时间，预防大肠癌。

4. 钙镁片　有助胃肠肌肉收缩与舒张，改善胃肠动力。镁有缓泻的作用，可以使粪便软化，从而有利于防治便秘。

5. 益生菌胶囊　是一类对宿主有益的活性微生物，是定植于人体肠道、生殖系统内，能产生确切健康功效，从而改善宿主微生态平衡，发挥有益作用的活性有益微生物的总称。

迄今为止，科学家已发现的益生菌按细菌类别的不同，大体上可以分成三大类，包括：①乳杆菌类（如嗜酸乳杆菌、干酪乳杆菌、詹氏乳杆菌、拉曼乳杆菌等）；②双歧杆菌类（如长双歧杆菌、短双歧杆菌、卵形双歧杆菌、嗜热双歧杆菌等）；③革兰阳性球菌（如粪链球菌、乳球菌、中介链球菌等）。此外，还有一些酵母菌与酶亦可归入益生菌的范畴。

当人体有足够的益生菌时，人就容易处于健康的状态，一旦体内菌群失去平衡，比如菌种间比例发生大幅变化或者超出正常数值时，那么腹泻、过敏、胃口不佳、疲倦、免疫力低等一系列病症就会随之而来，人体的健康就会亮起红灯，而这时适当添加益生菌，协助体内恢复菌群平衡，才能让人重回健康状态。

益生菌胶囊适合人群：①便秘或腹泻人群，不论细菌、病毒、原虫引起的感染性腹泻，还是非感染性腹泻，都有肠道菌群失调；②功能性消化不良者表现为反复发作或持续的上腹胀满、厌食、烧心等症状，检查无胃肝胆胰疾病，益生菌可以促进消化、改善症状；③肠炎、溃疡性结肠炎患者，补充益生菌可取得一定疗效；④接受化疗或放疗的肿瘤患者，化疗药物及射线会杀死益生菌，导致肠内菌群失调；表现为腹胀、便秘、营养物质丢失及毒素被吸收，不但影响患者康复，还有可能迫使化疗、放疗中断，益生菌有助于改善症状；⑤想维持肠道健康者。

6. 芦荟软胶囊 是以芦荟为主要原料，运用现代生物技术分离提取芦荟中的营养成分制成芦荟凝胶冻干粉，采用先进生产工艺制成的软胶囊天然食品。

芦荟能通便促进排毒，防治便秘，有抗溃疡和细胞赋活作用；有健胃、缓泻和增强精力的作用；有增强身体抵抗力及抗炎、杀菌作用；还有增强内脏功能，稳定和促进内分泌系统的功能；使体液碱性化和改善胶原等作用。适宜人群：①便秘、宿便、胃肠功能紊乱、口臭者服用，可以消除便秘，排毒润肠；②急、慢性胃炎，十二指肠溃疡，可促进愈合；③女性养颜护肤，增加皮肤弹性，保持水分，消除色斑、粉刺、痤疮，减少皱纹。

（六）便秘典型案例分析

例 9-3 宋女士，46 岁。便秘多年，用过多种方法和多种药物治疗，容易反复。2010 年使用细胞营养疗法调理，在食疗的基础上，重点调理胃肠动力，调理 3 个月便秘即消失，调理一年后得到意外的惊喜，头发致密了许多，脸色也变白了、红润了。证明宋女士的便秘与营养失调有很大关系，营养均衡后胃肠动力增强，便秘即快速改善。

六、便秘的综合干预和预防

1. 培养良好的排便习惯 养成排便习惯，每到排便时间，没有便意也要到厕所去蹲，有意识训练排便，排便时要专心，不要一边看手机、看书，一边排便，这样精力分散，不易排便。

2. 养成良好的饮食习惯 多饮水尤其是蜂蜜水，多喝酸奶，多吃蔬菜、水果。为了有效防治便秘，平时应多吃含纤维素多的食物，既不易被消化又能吸收水分使粪便膨胀，结果使粪便量增加，对直肠壁神经末梢刺激更强。所以多吃芹菜、韭菜、大枣、水果以及有润肠通便作用的食物，如核桃、蜂蜜，常吃玉米面粥、窝头等粗糙食物。少吃精食如精米、精面，少饮酒，避免辛辣食物，不宜吃白砂糖、浓茶和咖啡。莲子有收敛作用，糯米会使粪便坚硬、有碍排便，故便秘患者不宜多吃莲子和糯米。

3. 适量运动 增加体育活动，可使肠蠕动增加，肠道分泌增加。尤其要注重锻炼腹肌。一些腹肌萎缩的人，尤其是老年人，锻炼腹肌可以增加肌肉力量，排便时腹部压力会增加，有助于排便。

便秘最常见的原因是胃肠动力不足、蔬菜摄入少、喝水太少，少数人是由疾病引起的。营养咨询时，要通过健康调查、膳食调查和计算，根据国家的判定标准和自己的经验，来分析和判断咨询者便秘究竟是哪种或哪几种原因引起。如果是由于胃肠动力不足引起，应重点补充蛋白粉和 B 族维生素；如果是蔬菜摄入少、喝水太少，就应该多吃菜和多喝水，补充果蔬纤维片；镁有下泻的作用，补充钙镁片也有助于防治便秘；如果是由于肠癌等疾病引起的，应该找专科医生处理，同时结合营养调理，可以取得更好的疗效。

练习题

一、理论题

（一）单项选择题（选择一个正确的答案）

1. 以下选项（D）不是慢性胃炎的常见病因。
   A. 幽门螺杆菌感染　　　B. 胆汁反流　　　　　C. 阿司匹林　　　　　D. 反酸

2. 以下慢性胃炎营养治疗选项，正确的是（B）。
   A. 油煎炸食物　　　　　B. 少食多餐　　　　　C. 多吃粗纤维　　　　D. 高脂饮食

3. 以下关于慢性腹泻描述，错误的是（A）。
   A. 腹泻达 1 ~ 2 周或时间更长者为慢性腹泻
   B. 胃酸缺乏，食物在胃内消化不良称胃源性腹泻
   C. 小肠或结肠病变导致的腹泻为肠源性腹泻
   D. 慢性腹泻可由急性腹泻发展而来

4. 脂肪泻者一般在饮食上给予（A）。
   A. 高蛋白质食物　　　　B. 高脂肪食物　　　　C. 高渣食物　　　　　D. 煎炸食物

5. 以下关于慢性腹泻的描述，错误的是（B）。
   A. 对乳糖不耐受症者饮食中避免乳制品
   B. 对乳糜泻患者给予麦胶饮食
   C. 小肠细菌过度生长或肠道感染者给予抗生素治疗
   D. 炎症性肠病者应用糖皮质类固醇激素或氨基水杨酸制剂

6. 对慢性腹泻者，饮食原则对的为（A）。
   A. 低脂　　　　　　　　B. 高渣　　　　　　　C. 低能量　　　　　　D. 煎炸食物

7. 以下关于便秘饮食的选项，对的是（B）。
   A. 梗阻性便秘以肠内营养作为供给机体能量的主要方式
   B. 痉挛性便秘应忌食刺激性食品和避免摄入大量粗糙食物
   C. 弛缓性便秘应采用低渣饮食为主食
   D. 弛缓性便秘应少用产气类食品

8. 营养摄入不足是引起胃肠疾病的常见原因，下列营养素中相关性较大的可能是（B）。
   A. 铁离子　　　　　　　　　　　　　　B. 蛋白质和 B 族维生素
   C. 维生素 E　　　　　　　　　　　　　D. 鞣酸

9. 慢性胃炎忌（少）用食物可能不包括（C）。
   A. 禁食含膳食纤维多的蔬菜、水果，如韭菜、芹菜、葱头和未成熟的水果
   B. 忌食油煎、油炸食物与腌、熏、腊、酱的食物
   C. 忌食动物肝脏、蛋黄、瘦肉、大枣、猕猴桃等食物
   D. 忌食糯米饭、年糕、玉米饼等食物

10. 以下营养素中调理胃肠道疾病相对较差的是（C）。
    A. 蛋白质　　　　　　　B. B 族维生素　　　　C. 维生素 D　　　　　D. 类胡萝卜素

11. 蛋白质调理胃肠功能的作用机制可能不包含（B）。
    A. 蛋白质是胃肠道黏膜细胞再生的主要原料
    B. 蛋白质是清除胃肠毒素的主要物质
    C. 蛋白质是修复胃肠道黏膜细胞的主要原料

D. 蛋白质是合成消化酶的主要原料

12. 以下有关慢性腹泻营养原则的描述，选项（C）可能是错误的。

    A. 少渣　　　　　　　B. 低脂　　　　　　　C. 低糖　　　　　　　D. 高能量

13. 益生菌防治慢性腹泻的作用机制可能不包含（D）。

    A. 维持肠内细菌平衡，抑制有害物质和致病菌的增加

    B. 合成 B 族维生素等营养素，能促进食物的消化、吸收、代谢利用

    C. 还具有免疫赋活作用，增强身体抵抗力

    D. 益生菌有直接止泻的作用

14. 慢性腹泻患者忌（少）用食物一般不包括（C）。

    A. 多渣的蔬菜，如青菜、菠菜等不宜食用

    B. 豆类、萝卜等进食后产气的食物

    C. 面条、粥类、馄饨等主食

    D. 高脂食品

15. 收敛性食物较易引起便秘，以下选项（B）不是收敛性食物。

    A. 柿子　　　　　　　B. 土豆　　　　　　　C. 莲子　　　　　　　D. 石榴

（二）判断题（正确的在后面的括号内填 A，错误的填 B）

1. 对慢性腹泻者，饮食原则为少渣、低脂、高能量。　　　　　　　　　　　　　（ A ）

2. 因脂肪过少、营养不良等可导致器质性便秘。　　　　　　　　　　　　　　　（ B ）

3. 痉挛性便秘应采用高渣饮食。　　　　　　　　　　　　　　　　　　　　　　（ B ）

4. 胃内黏液屏障是胃黏膜最重要的防卫力量，是最重要的胃黏膜保护剂。　　　　（ A ）

5. 慢性胃炎可食用糯米饭、年糕等食物。　　　　　　　　　　　　　　　　　　（ B ）

6. 胃肠道疾病用营养调理的方法效果好，是因为胃肠道黏膜上皮细胞的再生能力和修复能力非常强。　　　　　　　　　　　　　　　　　　　　　　　　　　　　　（ A ）

7. B 族维生素对改善胃肠动力无效。　　　　　　　　　　　　　　　　　　　　（ B ）

8. 充分补充抗压力营养素是慢性胃炎营养调理成功与失败的关键之一。　　　　　（ A ）

9. 弛缓性便秘患者适合选用无粗纤维的低渣食物，如牛乳、乳制品、细粮和面包。（ B ）

二、技能练习题

1. 请简述慢性胃炎的营养调理方案。

参考答案：

慢性胃炎用营养调理的方法疗效比较好，是因为胃肠道黏膜上皮细胞的再生能力和修复能力都非常强，主要提供充足的营养，胃肠疾病一般都会较快治愈。

（1）蛋白质：蛋白质是胃肠细胞的最主要建造和修复原料，也是消化酶的主要合成原料。

（2）B 族维生素：能促进胃肠细胞的代谢，促进胃肠蠕动，改善胃肠动力，对维持胃肠道功能正常非常重要。

（3）维生素 A 或类胡萝卜素：对维持黏膜上皮细胞的形态完整和功能健全很重要。维生素 A 缺乏会引起胃黏液屏障功能受损。

（4）钙镁片：钙离子对维持胃肠道平滑肌细胞的收缩和舒张很重要；镁有下泻作用，钙镁对推动胃肠内容物排空和前行有重要作用。

（5）抗压力营养素：压力是引起胃肠道疾病的主要原因之一，比较重要的抗压力营养素有维生素 C、B 族维生素和钙镁片。

2. 请列举慢性腹泻患者应该忌（少）用的食物。

参考答案：

（1）多渣的蔬菜，如青菜、菠菜等不宜食用。

（2）豆类、萝卜、南瓜等进食后产气的食物，以及刺激性食物也不宜食用。

（3）由乳糖不耐受症引起的腹泻，在饮食中要避免含乳糖的食物如牛乳等，以免加重症状。

（4）由过敏性结肠炎引起的腹泻，患者应忌食引起过敏的食物。

（5）患者应忌高脂食品，因高脂食品不仅会加重消化道负担，而且其润滑作用可加剧腹泻。

3. 请简述不同类型便秘的营养治疗原则。

参考答案：

（1）弛缓性便秘：对于老年体弱、营养不良及运动过少导致的无张力便秘，主要通过饮食调节，增加粪便量，刺激肠蠕动，增强排便能力。应采用多渣饮食为主食，并多摄入富有纤维素的食品，必要时可食用一些琼脂食品。多用产气类食品，利用其产气增加肠蠕动，有利于排便。适当多进食脂肪、植物油。充分补充维生素的不足，有助于改善胃肠蠕动。

（2）痉挛性便秘：肠壁肌肉有痉挛收缩，肠腔变小。痉挛性便秘应采用无粗纤维的低渣饮食，多喝开水或水果汁，并食用蜂蜜和适量的琼脂制品，以保持肠道中粪便的水分和润滑肠腔，使大便易于排出。

（3）梗阻性便秘：是一种器质性便秘，是因机械性或麻痹性肠梗阻，或因肿瘤压迫肠道而引起肠道阻塞性便秘，关键在于去除病因。不全性梗阻者可给予清淡流质饮食，只能经肠道供给部分能量，并需将食物残渣数量降到最低限度。以肠外营养作为供给机体能量和营养的主要方式。

4. 请简述便秘患者应该忌（少）用的食物。

参考答案：

（1）忌食柿子、莲子、高粱、石榴等收涩性食物：因为这些食物都比较收敛固涩，便秘患者食入后可使肠蠕动减弱，大便更难以排出。

（2）不要食用太多含甜的食物：因为食太多的糖会减弱胃肠道的蠕动，便秘患者食用过多，则大便更难以排出，会加重病情。

（3）禁忌饮用酒精、咖啡、浓茶等刺激性饮料：因为各种酒类、咖啡都属温热性质，这些都可耗伤肠道津液，导致大便干结，加重便秘；而茶叶中所含的鞣酸具有收敛作用，可使肠蠕动减弱，大便难以排出。

（4）忌（少）用辛辣刺激、温热性食物：常见的有辣椒、胡椒、花椒等辛辣刺激性食物，还有羊肉、狗肉、荔枝等温热性食物，进食后会加重胃肠燥热，伤津耗液，使大便更加干结，排便困难。

（5）忌食易胀气、不易消化的食物：除弛缓性便秘外，其他便秘忌食易产气的食物。常见的有土豆、洋葱等食物，这些食物在食入后就会产生胃肠胀气，加重便秘患者腹胀、腹痛的症状。

（6）忌（少）食炒货：炒花生、瓜子、大米等各种炒货缺乏水分，进食过多易引发上火；许多食物经过炒制后具有收敛作用，进而引发或加重便秘。

5. 请简述益生菌的分类和适宜人群。

参考答案：

（1）益生菌的分类

①乳杆菌类（如嗜酸乳杆菌、干酪乳杆菌、詹氏乳杆菌、拉曼乳杆菌等）。

②双歧杆菌类（如长双歧杆菌、短双歧杆菌、卵形双歧杆菌、嗜热双歧杆菌等）。

③革兰阳性球菌（如粪链球菌、乳球菌、中介链球菌等）。一些酵母菌亦可归入益生菌的范畴。

（2）益生菌的适宜人群

①便秘或腹泻人群，不论细菌、病毒、原虫引起的感染性腹泻，还是非感染性腹泻，都有肠道菌群失调。

②功能性消化不良者，无胃、肝、胆、胰疾病，益生菌可以促进消化、改善症状。

③肠炎、溃疡性结肠炎患者，补充益生菌可取得一定疗效。

④接受化疗或放疗的肿瘤患者，化疗药物及射线会杀死益生菌，导致肠内菌群失调。补充益生菌有助于改善症状。

⑤想维持肠道健康者。

（宋慧东　卢丽琴）

第十章

慢性肝病的防治与膳食营养指导

　　肝脏有着极其重要而复杂的功能，是人体蛋白质代谢、脂肪代谢和糖代谢的管理中心。肝脏是人体最大的腺体，是人体新陈代谢最旺盛的器官。经肠道吸收的营养物质，绝大多数在肝细胞内进行合成、分解、转化和储存。肝脏是人体许多必需营养物质的生产基地，是人体的化工厂，负责解毒、垃圾处理，是全身运输系统（循环系统）的维护者，是人体的物流配送中心。所以有人说，一个好的肝脏就是一个彩色的人生；一个不好的肝脏就是一个黑白的人生。

　　我国是肝病大国。乙肝表面抗原（HBsAg）阳性者超过 1.2 亿，慢性乙肝患者 0.3 亿，还有甲肝、丙肝、戊肝、己肝、庚肝患者无数；酒精性肝病、药物性肝病、肝硬化等肝病都比较多。每年有 11 万人死于肝癌，占全世界死于肝癌人数的 45% 以上。乙型肝炎、丙型肝炎可以发展为肝硬化，再发展到肝癌。严峻的肝病形势，已引起国家和大众的重视，必须加强慢性肝病的预防和治疗。我国常见的慢性肝病包括脂肪肝、肝炎、肝硬化和肝癌等。

　　肝脏的主要功能有以下三种。

1. 肝脏的解毒功能

　　人体从肠道吸收进来的营养物质，不是直接流入心脏，而是先要流入肝脏，然后再输送到血液系统。这样做具有重要意义，因为人体从肠道吸收进来的不单单是营养素，还有很多杂质甚至一些毒物，包括农药、细菌、病毒、食品添加剂、异物和残留药物等。一方面这些有害物质种类繁多，有时甚至多到我们无法想象；另一方面有害物质的量也很大。如果这些东西不去除、流向全身，后果会很严重，甚至危及生命。肝脏首先要做的工作就是去除这些杂质，使营养素可以安全地被人体利用。胃肠道负责消化食物、吸收营养素，而肝脏负责提纯营养素并处理机体自身的废物，两者有机配合。大家都知道，现在的食品安全与卫生问题非常多，肝脏的负担非常重，要做的解毒工作很多，需要大量相关营养素才能保证肝脏解毒功能的正常运转。

2. 肝脏的营养代谢功能

　　（1）肝脏是体内三大营养物质的代谢管理中心。肝脏参与蛋白质、糖和脂肪的合成与利用。说到代谢，它包括两个方面的含义：一方面是这些物质怎样合成的，即为合成代谢；另一方面是这些物质怎样被利用消耗掉的，即为分解代谢。

　　首先，肝脏是体内的蛋白质代谢中心。肝脏本身就需要利用从肠道吸收进来的氨基酸等原料来合成自己所需的蛋白质，肝脏自身就需要大量蛋白质，一方面肝脏要合成蛋白质参与自身细胞的构建；另一方面肝脏需要合成大量的酶来促进三大营养物质的代谢，肝脏功能异常，各种代谢性疾病如糖尿病、痛风等会接踵而来。

　　此外，肝脏也生产大量的输出性蛋白质，其中以白蛋白最多，肝脏每天约生产 12g 白蛋白；血浆中的蛋白质基本上都由肝脏来合成。现在医院输 10g 白蛋白需要支付 500～600 元费用，而只要给肝脏充足的营养，不到 1 天的时间它就生产出来了。通过饮食摄入优质蛋白，不足部分额外补充蛋白质粉，满足身体对原料的需要即可达到合理制造血浆蛋白的目的。自己生产的东西最适合自己身体使用，而且费用极低，性价比非常高。

　　白蛋白很重要，可以说是身兼数职。一方面，它维持我们血液的总容量，就是如果白蛋白低了血液中的水分就留不住了，就会从血管里往外跑、就会出现水肿。另一方面，白蛋白还是许多物质在血管内的运输工具，比如胆红素要和白蛋白结合后才能运到肝脏去处理，如果胆红素单独走就容易跑到大脑里，可以导致昏迷甚至生命危险。此外，白蛋白还运输锌和钙等许多营养素。

肝脏除了合成白蛋白外，还合成多种蛋白质，专门运输各种营养物质。体内大多数营养物质的运输，都需要运输工具来完成。运输工具有两种：一种是公共运输工具，有点像公共汽车；白蛋白就是公共运输工具，它可以运输多种物质。另一种是专车，指定运输特定的东西；如载铁蛋白运输体内的铁，铜蓝蛋白运输铜，载脂蛋白运输脂肪和胆固醇。

除此以外，肝脏还合成许多其他的蛋白质，如促进血液凝固的凝血酶原，促进纤维蛋白溶解的纤维蛋白溶解酶原等。肝脏也制造大量的丙种球蛋白，参与体内的免疫功能。肝脏一方面制造了血液内浩浩荡荡的运输大军；另一方面又要对血液的性状负责，要保持血液最恰当的流动性。

第二，肝脏也是体内脂肪代谢的中心。肝脏是体内合成三酰甘油、胆固醇、载脂蛋白和卵磷脂的地方。卵磷脂有乳化血脂的作用，是血管清道夫。肝脏功能不好时卵磷脂合成减少，血脂更易沉积在血管壁上。肝脏功能不好时很容易发生肥胖。肝脏脂代谢障碍，易引起高脂血症、脂肪肝、血管病和胆道疾病。所以，想彻底治疗冠心病、脑血栓和胆道疾病，必须从护肝入手，恢复肝脏的正常代谢功能。

第三，肝脏还是体内的糖代谢中心，详见本书糖尿病章节。临床很多代谢性疾病的病根都在肝脏。

（2）肝脏还参与许多其他物质的代谢。肝脏参与体内许多激素如甲状腺素、雌激素的代谢和灭活，肝脏如果不能及时灭活这些激素，会使身体内激素积存过多而产生各种病症。肝脏也是体内的加工厂，许多营养素要在肝脏加工，转变成活性形式后才能被利用；如烟酸转变成辅酶Ⅰ、辅酶Ⅱ，泛酸转变成辅酶A，胡萝卜素转变成维生素A等。

（3）肝脏还参与胆汁的合成和分泌。

3. 肝脏是许多营养素的储存场所 肝脏可以储存多种营养素，包括维生素A、维生素E、维生素K和维生素B_{12}等。

由此可以看出，肝脏是人体的物流配送中心，管理着人体内的营养流和物质流。肝细胞有很强的再生和修复能力，肝脏要健康，必须要有足够原料，即足够的优质营养素供给，才有可能达到恢复肝脏健康或维持肝脏健康的目的。

第一节　脂肪肝的防治与膳食营养指导

脂肪肝是一种由多种病因引起脂质（主要为三酰甘油）在肝细胞内大量积聚的病理改变，并不是一个独立的疾病。正常肝内脂肪占肝湿重的2%～4%，若肝内脂肪贮积超过5%时即称为脂肪肝。按脂肪含量多少，又分为轻度（含脂肪5%～10%）、中度（10%～25%）、重度（25%～50%或>30%）。脂肪肝在肝穿刺活检中的检出率约5%。

一、脂肪肝的常见病因和主要危险因素

肝脏在脂质代谢中起重要作用，是脂质合成、利用和转运的代谢器官。正常肝脏不断摄取血中脂肪酸合成三酰甘油，再以脂蛋白的形式输送进入血液内，形成相对的平衡状态。许多病因可以导致平衡失调，脂肪（主要为三酰甘油）便过多积聚于肝内而形成脂肪肝。常见的病因有酒精中毒、营养缺乏或过食、糖尿病，其次为药物或化学物质中毒、慢性肠道疾病、内分泌紊乱、长期皮质类固醇激素治疗及一些遗传代谢障碍性疾病等。

脂肪肝的主要危险因素有以下五点。

（1）能量摄入过多：随着生活水平的提高，我国居民饮食结构和营养组成发生了明显的改变，日常饮食多以荤食为主，动物性食物增加较多，脂肪摄入过多，甜食摄入过多，粮食消耗量呈下降趋势，导致人体热量和某些营养素的摄入增加，来源于脂肪和单糖的能量上升，容易导致热量摄入过剩。

（2）不良的饮食习惯：随着生活水平的提高，人们出现了过量摄食、过多零食、喜欢吃甜食和荤食、经常给吃夜宵以及不吃早餐等不良饮食习惯，可以扰乱身体的代谢动态，为肥胖和脂肪肝的发病提供条件。

（3）酗酒：乙醇进入人体后，要在肝脏进行分解代谢，乙醇及其代谢产物乙醛对肝细胞有一定的毒性，还会引起脂肪代谢紊乱。研究发现，每天摄入乙醇超过 80～160g，则脂肪肝的发生率增长 5～25 倍。酗酒早期通常表现为酒精性脂肪肝，进而可发展成为酒精性肝炎、酒精性肝硬化，严重酗酒时可以诱发广泛肝细胞坏死，甚至肝功能衰竭。对长期酗酒者肝穿刺活检，结果发现高达 75%～95% 酗酒者的肝脏内有脂肪浸润。

（4）活动过少：人体的多余热量，除了转化为脂肪储存外，主要通过体力活动消耗掉。在脂肪肝的形成原因中，活动过少也很重要。由于生活节奏的加快，人们开始以车代步，甚至是久坐不动，不参加体育运动，也不做体力活。同时年长者新陈代谢率降低，长期不运动就容易导致体内过剩的能量转化成脂肪。

（5）营养不良：肝脏是人体最大的腺体，承担着三大产能营养物质的代谢、维生素和激素的代谢、胆汁生成和排泄、解毒、免疫、凝血等众多功能。长期节食、偏食、厌食导致的饥饿也会引起脂肪肝，这是由于人体长期处于饥饿状态时，机体获得的葡萄糖不足，就会将身体其他部位贮存的脂肪、蛋白质动用起来转化为葡萄糖（糖异生）。而这些脂肪、蛋白质都需要通过肝脏这一"中转站"转化成葡萄糖来供应能量。大量的脂肪酸进入肝脏，可是节食或厌食时机体缺少脂肪代谢必需的酶类和维生素，容易导致脂肪在肝脏滞留形成脂肪肝。

二、脂肪肝的临床诊断

（一）临床表现

1. 症状 脂肪肝患者除原发病外，多数无自觉症状，也可有肝区隐痛或沉胀感，同时伴食欲减退、疲乏、恶心、腹胀等，少数患者可见黄疸、腹水，半数患者可有维生素缺乏表现，如周围神经炎、舌炎和口角炎等。

2. 体征 多有肝脏轻度肿大及轻压痛，少数患者出现蜘蛛痣及脾肿大。

（二）实验室检查

1. 肝功能检查 无症状的脂肪肝可有 ALT 轻度升高，中重度脂肪肝可有 A/G 倒置，AKP、γ-GT 上升和胆红素升高等。

2. 血脂检查 血脂可增高，常见 TG、TC 和 LDL 升高。

（三）特殊检查

1. B 超检查 脂肪肝呈强回声、肿大的"明亮肝"，越近前带回声越高，其后呈衰减性回声。

2. 肝脏 CT 检查 肝密度普遍降低，肝实质密度低于水，而血管密度相对增高。

3. 肝穿刺活检 为脂肪肝的确诊方法。可见肝细胞内充满脂肪空泡，且将细胞核推向一边，大量脂肪浸润时，可见局限性炎症及坏死灶。

三、脂肪肝的医学治疗

脂肪肝为可逆性病变，早期治疗可恢复正常。但继发于全身性疾病者，应加强对原发病的治疗。

1. 去除病因 为主要治疗措施之一。依具体病因予以戒酒、纠正营养失衡、减肥、控制糖尿病，避免接触各种化学毒物和长期服用损害肝细胞的药物。

2. 降脂药物 可选用辛伐他汀、阿托伐他汀和非诺贝特等。

四、脂肪肝的营养治疗

脂肪肝的营养治疗是通过控制和调节总热量、脂肪、碳水化合物等营养素的摄入来进行，避免脂肪在肝脏过多沉积，阻止脂肪肝的发展和恶化。在饮食治疗中应供给高蛋白质、适当热量和低碳水化合物、低脂肪的食物并有充裕的维生素。

（一）膳食治疗原则

1. 控制总热量 对体重正常患者，在轻度活动情况下，每日每千克体重供给能量 30kcal；超重者每日每千克体重供给 17~25kcal。体重逐渐减轻，有利于肝功能恢复。

2. 高蛋白质 每日供给患者蛋白质 100~120g 为宜。蛋白质可促使受损肝细胞的恢复和再生，以及提高血浆蛋白量。

3. 低脂肪 每日供给脂肪 40~50g。在肝病时，由于胆汁合成与分泌减少，致使脂肪的消化和吸收受到影响，故脂肪的供给量应予限制，以低脂肪为宜。而摄入脂肪的构成比重要，要提高不饱和脂肪酸的占比。多供给含不饱和脂肪酸较高的植物油，如茶籽油、橄榄油和亚麻籽油等。

4. 低碳水化合物 因高碳水化合物饮食是造成肥胖和脂肪肝的重要因素，故脂肪肝患者要给予低碳水化合物饮食，特别禁食蔗糖、果糖等。每日供给碳水化合物 200~300g 为宜。

5. 低盐饮食 因为食盐能促进食欲，一般每日给予 5~6g 食盐为宜。

6. 严禁酒类 严禁饮酒及饮用含酒精的饮料。

7. 控制餐次 一日进食 3 餐，最好 4 餐。

8. 其他 依据病情给予脂肪肝患者低碳水化合物、低脂肪、软饭饮食或低盐低脂肪半流饮食。

（二）一日饮食中营养素的供给量

每日热量供给 1600~1900kcal，蛋白质 100~120g，脂肪 40~50g，碳水化合物 200~300g，维生素 C 60mg，维生素 E 10mg，食盐 5g。

（三）脂肪肝的营养补充方案

1. 深海鱼油 具有降低三酰甘油和 LDL－C 的作用，以降低三酰甘油的作用为主。深海鱼油对降低肝细胞中蓄积的三酰甘油具有较好效果。

2. 卵磷脂 卵磷脂是一种强乳化剂，可将中性脂肪乳化分解成细微分子，而为身体细胞所利用。研究发现，卵磷脂对脂肪肝的防治有较大帮助。

3. B 族维生素 多种维生素 B 是人体细胞新陈代谢过程中的重要辅酶。多种维生素 B 有增强肝酶活性，维护肝脏健康的作用。维生素 B_{12} 还参与胆碱的合成，缺少胆碱会影响脂肪代谢，容易产生脂肪肝。维生素 B_7（也称为生物素）的主要作用之一是帮助人体细胞把碳水化合物、脂肪和蛋白质转换成能量。B 族维生素对于维护人体健康、预防及治疗多种疾病都有着重要的作用。多种维生素 B 如烟酸、维生素 B_6、胆碱、肌醇有降低血脂的作用，至少 3 种以上维生素 B 有缓解压力的作用，压力是引起肝脏病的常见原因，因此，B 族维生素有很好的护肝作用。

4. 维生素 C 维生素 C 也有很好的护肝作用。维生素 C 能预防肝脏受药物和化学制剂的伤害。缺乏维生素 C 时，肝脏的解毒能力显著降低；大量补充维生素 C 则有惊人的解毒效果。

5. 维生素 E 维生素 E 可以有效防治肝硬化。

五、脂肪肝的其他干预方法

1. 运动疗法 需要根据脂肪肝患者的具体情况，包括性别、年龄、体重、平时活动量的大小，锻炼场所的条件，工作的特殊性以及是否伴有其他疾病等来安排运动。在治疗脂肪肝时最好由专业人士根据患者的具体情况进行综合评估后做出有针对性的运动指导，制定科学的运动处方，在运动的方法、时间、强度、频率和运动量各方面定出具体量化指标，然后再对患者的适应性和疗效进行阶段性评估，不断调整、不断完善。比如说一般以餐后散步为宜，但对一些伴有下肢关节退行性病变的患者来说，则不宜选择类似走路、慢跑、登梯等关节活动度较大的运动。

脂肪肝患者的运动项目应以低强度、长时间的有氧运动为主。以有氧代谢为特征的动力性活动对脂肪肝患者降脂减肥、促进肝内脂肪消退效果较好。如慢跑、中快速步行（115~125m/分钟）、骑自行车、上下楼梯、爬坡、打羽毛球、踢毽子、拍皮球、跳舞、广播体操、跳绳和游泳等，可使交感神经兴奋，血浆胰岛素减少，而儿茶酚胺、胰高血糖素和生长激素分泌增加，抑制三酰甘油的合成，并促进脂肪分解。

强度高的运动持续时间要比较短，如果强度低则持续时间就要长，应按照脂肪肝患者的生活背景和肥胖程度考虑时间和强度的组合。运动量逐渐增加，并做到有恒、有序和有度，每次锻炼时必须完成规定的运动指标。以步行为例，可从每日5000步开始，逐渐增加至每日7000~10000步，进而阶段性增加步行速度、增加运动量，每次步行后脉搏与年龄之和达到170比较合适。

2. 建立良好的生活方式 首先要限酒。对于一般成年男子来说，少量的饮酒（每日50g白酒以内）有一定的益处，但对于脂肪肝患者来说，则应当严格忌酒。

建立良好的饮食习惯，饮食要有节制，定时定量，不暴饮暴食。特别要注意控制晚餐摄入量，餐后除了吃水果外，不再添加任何零食，睡前略感饥饿可喝一杯酸奶，不仅有利于肠道内环境，也可帮助睡眠，降低血糖和血脂水平。控制糖和脂肪的摄入量，少吃果糖、糕点、含糖饮料等各类甜食，控制全天摄入的主食量。忌食过度油腻食物，不吃或尽量少吃动物性脂肪，如动物内脏、无鳞鱼、蛋黄、虾皮和蟹黄等。注意选择食用高蛋白质食物，如鸡肉、瘦肉、鱼、豆制品和蛋清等。还要多食富含各种维生素的食物，如新鲜果蔬。

六、脂肪肝的随访和预后

脂肪肝患者应加强自我监督，每半年测量体重、腰围、血压、血糖、血脂和肝功能；每年做包括肝脏、胆囊、胰腺等在内的上腹部超声检查。建议患者根据实际情况筛查代谢综合征相关终末期器官病变以及肝硬化的并发症。

脂肪肝患者的临床病程和预后取决于基础病因，酒精、药物或有害物质引起的脂肪肝。在戒酒或停止接触有害物质以后，脂肪肝便可以逆转或消退。

第二节 慢性肝炎的防治与膳食营养指导

慢性肝炎是由病毒、药物、酒精和自身免疫等多种原因引起的肝脏炎症，病程至少持续6个月以上。临床上可有相应的症状、体征和肝脏生化检查异常，也可以无明显临床症状，仅有肝组织的坏死和炎症。病程呈波动性或持续进行性，如不进行适当的医学治疗和营养干预，部分患者可进展为肝硬化。

一、慢性肝炎的常见病因

1. 肝炎病毒感染 乙型肝炎病毒和丙型肝炎病毒感染是引起慢性肝炎的主要病因，乙肝病毒携带者约10%发展为慢性肝炎，而丙肝病毒携带者则有8%~32%发展为慢性肝炎。

2. 自身免疫功能紊乱 自身免疫功能紊乱引起慢性肝炎时，血中可查到多种自身免疫抗体、高γ球蛋白血症、血沉加快等。多见于青年女性。

3. 酒精 长期大量饮酒，尤其是白酒，可导致酒精性慢性肝炎。

4. 药物 很多药物可引起慢性肝炎，如异烟肼、利福平、甲基多巴、双醋酚丁、磺胺类、醋氨酚和阿司匹林等。

5. 遗传性疾病 肝豆状核变性（Wilson病）和α_1-抗胰蛋白酶缺乏症。

6. 其他 临床表现及病理学符合慢性肝炎，但病因不明。

二、慢性肝炎的分类

（一）根据病因分类

1. 慢性乙型肝炎 由乙型肝炎病毒感染引起。

2. 慢性丙型肝炎 由丙型肝炎病毒感染引起。

3. 自身免疫性肝炎 由自身免疫功能紊乱引起。

4. 慢性酒精性肝病 由过量酗酒引起。

5. 药物性肝病 又称药物性肝损害，由药物的副作用引起。

（二）根据病情程度分类

依据病情轻重，可以将慢性肝炎分为轻度、中度、重度，以及慢性重型肝炎四类。

三、慢性肝炎营养代谢特点

肝脏是消化系统中最重要的器官之一，是营养素在体内代谢的枢纽，具有合成、分解、排泄和解毒等多种功能。慢性肝炎患者由于食欲下降或长期嗜酒导致进食量减少，能量、蛋白质和维生素摄入不足，引发营养不良。本病的代谢改变与病情有关，轻者没有明显改变，重者可发生明显代谢异常。

1. 蛋白质代谢 肝脏是体内蛋白质合成和降解的重要场所，也是体内蛋白质合成率最高的器官。慢性肝炎时，由于肝细胞功能下降或肝细胞数目减少、膳食中蛋白质摄入不足，使肝脏合成蛋白质的功能发生障碍，制造的凝血因子减少，临床上可能出现低蛋白性水肿、腹水和出血等。

2. 脂肪代谢 肝脏是三酰甘油、磷脂和胆固醇代谢的场所。慢性肝炎时，由于肝内分泌胆汁减少，小肠对脂肪的消化和吸收发生困难。当糖类代谢发生障碍或膳食摄入不足时，机体主要靠脂肪氧化供能，一旦摄入脂肪超过肝脏处理能力，将导致酮体产生，出现酮尿。

3. 碳水化合物 肝脏在糖代谢中的主要作用是维持血糖恒定。慢性肝炎时机体的葡萄糖内稳状态常发生异常变化，表现为：①肝糖原的合成、释放与贮存都发生障碍，使血糖不稳定，进食后可出现一过性高血糖，但饥饿或进食少时，很快发生低血糖；②由于肝脏受损，乳酸不能及时转变为肝糖原或葡萄糖，导致乳酸在体内堆积。

4. 矿物质代谢 因食欲下降、进食量不足和肝功能障碍，容易导致微量元素摄入或利用不足。

5. 维生素代谢 慢性肝炎时，由于肝脏的储备能力下降，加之对脂肪的消化与吸收发生障碍，随之而来的是对脂溶性维生素 A、维生素 D、维生素 E、维生素 K 的吸收减少，并可导致缺乏。

四、慢性肝炎的临床特点和检查

（一）症状

1. 轻度慢性肝炎 症状较轻，乏力、食欲减退、厌油、肝区隐痛不适，可伴腹胀、恶心、腹泻等。

2. 中重度慢性肝炎 症状较重，多有中度黄疸、疲乏无力、纳差、恶心、呕吐、厌油、腹胀、肝区隐痛，严重者可出现腹水、下肢浮肿、出血倾向及肝性脑病。可伴有肝外表现如发热、关节炎、胸膜炎、皮肤病变、肾小球肾炎、闭经等。自身免疫性慢性肝炎全身及肝外表现更多见。

（二）体征

轻度者体征多不明显，肝脏大小正常或稍肿大、质软，有轻度压痛，脾脏多无肿大。中重度者常有黄疸、蜘蛛痣、肝掌、男性乳房发育和皮下出血。肝脏肿大、质地中等，有压痛和叩痛，大多有脾肿大，部分患者伴有腹水。

（三）实验室检查

1. 轻度慢性肝炎 血清转氨酶轻、中度持续性或波动性增高，胆红素多正常或轻度升高，血清蛋白多无异常，血清抗体和免疫球蛋白多正常。BSP 潴留试验可轻度异常。

2. 中重度慢性肝炎 血清转氨酶、胆红素持续或反复升高，白蛋白合成减少，球蛋白升高，凝血酶原时间延长，γ–谷氨酰转肽酶和腺苷脱氨酶也常增高，伴肝内瘀胆时碱性磷酸酶增高。免疫球蛋白增高。

（四）病原学检查

病毒性慢性肝炎有相应病毒血清学标志阳性结果，自身免疫性慢性肝炎有多种自身抗体阳性，如抗核抗体（ANA）、抗平滑肌抗体（ASMA）、线粒体抗体（AMA）、肝细胞膜抗体（LSP 抗体和抗

LMA)，但应注意病毒性慢性肝炎偶尔也可检测到某些自身抗体低浓度升高。

（五）肝脏穿刺活检

有助于确定病因，判断肝实质损害及炎症活动程度，估计预后和评价疗效。

五、慢性肝炎的临床诊断和并发症

有慢性肝炎的临床症状、体征，肝功能异常或反复波动，乙型肝炎或丙型肝炎病原学检测阳性，尤其是存在病毒复制指标，病程在半年以上者可以诊断为慢性肝炎。可有急性肝炎病史。

慢性肝炎并发症较普遍，如慢性胆囊炎、肝性糖尿病、乙肝相关性肾病等。控制肝病稳定，有助于并发症的稳定。在慢性肝炎的基础上，当存在诱因如患者过度劳累、大量饮酒或者重叠感染其他肝炎病毒时，可以出现病情急剧加重，发展成为慢性重型肝炎。此外，如果慢性肝炎病情逐渐发展，会发展成肝硬化。慢性重型肝炎与肝硬化均是由慢性肝炎发展而来，病情严重甚至有生命危险，但不是慢性肝炎严格意义上的并发症。

六、慢性肝炎的医学治疗

（一）轻度慢性肝炎

一般无须特殊治疗。当自觉症状和体征明显时可作一般对症治疗，应强调适当休息及合理营养，禁烟酒，避免滥用药物，重视去除病因。

（二）中、重度慢性肝炎

1. 一般治疗 活动期卧床休息，给予护肝治疗、多种维生素及营养支持治疗。

2. 抗病毒治疗 对有乙肝或丙肝病毒复制的患者，应行积极的抗病毒治疗。抗病毒药物主要有聚乙二醇干扰素 α 和核苷酸类似物两大类。

（1）注射干扰素抗病毒治疗：包括普通干扰素和聚乙二醇干扰素，适用于慢性乙肝以及慢性丙肝患者，疗程至少 1 年。干扰素联合利巴韦林是慢性丙肝的标准治疗方案，疗效取决于 HCV 基因分型以及对治疗的应答快慢。治疗 4 周内出现丙肝病毒低于检测线者（阴转），称为有快速应答，此人群对干扰素治疗效果最好，痊愈率达到 87%。

（2）口服核苷酸类似物抗病毒治疗：这类药物只适用于治疗乙型肝炎，包括慢性乙型肝炎和乙肝肝硬化。现有五种药物：拉米夫定、阿德福韦酯、替比夫定、恩替卡韦和替诺福韦。核苷酸类似物的优点是抗病毒疗效好，副作用小，且服用方便，每日 1 片，在临床上得到广泛的应用，延长了肝硬化患者的生存期，并明显改善了肝硬化患者的生活质量。缺点是需要长期服用，并且有耐药的风险。作为治疗慢性乙肝的特殊药品，必须在医生的指导下应用，并且需要定期复查乙肝病毒定量。若随意服药停药，会促进乙肝病毒耐药的发生及导致病情加重，甚至导致死亡。

3. 免疫调节剂 对自身免疫性慢性肝炎有良好作用。免疫抑制剂主要有泼尼松、硫唑嘌呤。自身免疫性肝炎在肝功能反复时，行肝脏穿刺检查，若提示肝内炎症活动明显，则可使用糖皮质激素或合并使用另一种免疫抑制剂——硫唑嘌呤，常可促进病情的恢复。

国内外有许多研究显示，慢性乙肝长期应用胸腺肽，可以显著提升患者的细胞免疫功能，并调节体内的免疫紊乱，必要时配合核苷酸类抗病毒治疗，具有很好的临床效果。

4. 护肝治疗 常用的保护肝细胞、减少炎症和改善肝功能的药物有多烯磷脂酰胆碱、还原型谷胱甘肽、甘草酸类制剂、熊去氧胆酸和传统中药。

七、慢性肝炎的营养治疗

（一）慢性肝炎营养治疗原则

慢性肝炎营养治疗的目的：通过合理的营养调配，改善患者的营养状况，减轻肝脏代谢负担，促进肝组织和肝细胞的修复，纠正营养不良，预防肝硬化和肝性脑病的发生。

慢性肝炎膳食应供给充足的能量，充足的蛋白质，充足的维生素，适量的脂肪、碳水化合物和矿物质。

1. 能量 能量供给要防止能量过剩和能量不足。能量过剩不仅加重肝脏负担，也易发生脂肪肝、糖尿病和肥胖。卧床患者能量按 20～25kcal/（kg·d）供给，可以从事轻度体力劳动和正常活动者能量按 30～35kcal/（kg·d）供给，酒精性肝病按 35～45kcal/（kg·d）。

2. 蛋白质 供给充足的优质蛋白质，可提高肝内酶的活性，减轻肝内炎性细胞浸润，维持氮平衡，增加肝糖原合成和储备，有利于肝组织修复、改善肝功能。蛋白质供给标准按 1.5～2.0g/（kg·d），需要根据肝功能情况做及时调整。

3. 碳水化合物 碳水化合物对肝细胞有保护作用，适量糖也利于蛋白质利用和组织修复，但过多糖摄入可引起脂肪肝、肥胖和高脂血症。适宜的量是指碳水化合物供能占总能量的 55%～65%。碳水化合物宜采用复合碳水化合物为主，以减轻胰岛素拮抗、改善糖代谢。

4. 脂肪 过多脂肪摄入可引起脂肪肝和高脂血症，食物过度油腻会影响肝病患者的食欲。适宜的量是脂肪供能占总能量的 20%～25%，脂肪摄入每日 40～50g。

5. 维生素和矿物质 增加维生素和矿物质的摄入，尤其是增加有护肝作用的维生素摄入，如维生素 C、B 族维生素等。

6. 水 如无肝功能衰竭出现，饮水量无特殊要求。发生肝硬化腹水时，摄入水量同肝硬化失代偿期。

7. 饮食不宜过于精细 适当补充膳食纤维对于调节血糖、血脂有良好的作用。

（二）慢性肝炎的膳食指导

慢性肝炎的病因与病情不同，其营养治疗方案也不同。由于患者的消化能力减弱，食物加工应体现细软、易消化的特点，少用油煎、油炸的烹调方法。食物种类的选择与食谱的设计宜体现个性化，并采用少量多餐的进餐方式，每日可进 4～5 餐，切忌暴饮暴食。

1. 慢性肝炎宜用食物

（1）各种米面类，如馒头、花卷、米饭和挂面等。

（2）优质蛋白食品类，包括奶类及其制品、瘦的畜禽肉类、鱼虾类、豆类及其制品，其中全脂奶不宜超过 250ml。

（3）蔬菜、水果类，包括各种新鲜蔬菜与水果。

（4）菌藻类，如香菇、蘑菇、平菇、木耳、银耳、螺旋藻、裙带菜等。

（5）植物油。

（6）糖果类，宜适量，以不超过总能量的 10% 为宜。

2. 忌用或少用食物

（1）各种不易消化的主食，如油炸糕、油条、粽子、油酥点心等。

（2）富含脂肪与胆固醇的食品，包括动物油脂、人造奶油、畜禽的肥肉、蟹黄、蛋黄以及炸薯条、炸茄盒、溜肉段等油煎、油炸、滑溜等高脂肪食品。

（3）忌饮酒，尤其是白酒。

（4）辣椒、胡椒、芥末、咖喱粉等辛辣刺激性食品和调味品。

（5）坚硬、不易消化的肉类，包括火腿、香肠、腌肉和腊肠等。

（6）慢性胆汁淤积患者宜少用巧克力、贝壳类海产品与动物肝脏。

3. 慢性肝炎参考食谱举例 见表 10-1。

表 10-1 慢性肝炎患者软食参考食谱

早餐	麻酱卷（面粉 50g、麻酱 5g）；红豆粥（红豆 10g，大米 50g）；煮鸡蛋 1 个；拌菠菜松（菠菜 100g、豆干 20g，冬笋 10g）
加餐	牛奶 200g；蛋糕 30g

午餐	馄饨（面粉 100g、瘦肉末 50g、葱 50g、瓜片 50g）；炝甘蓝胡萝卜腐竹（甘蓝 100g、胡萝卜 25g、鲜腐竹 30g）
加餐	煮苹果 150g；甜豆浆 200g
晚餐	鸳鸯卷（面粉 100g）；金针菇肉丝汤（金针菇 75g、鸡脯肉 25g）；清蒸鲫鱼（鲫鱼 100g）
加餐	香蕉 100g

能量	2062kcal	蛋白质 87g（17%）
脂肪	47g（21%）	碳水化合物 317g（62%）

注：全日烹调用植物油 20g。

（三）慢性肝炎营养补充方案

老百姓都知道，肝病需要营养。合理的营养对肝病的预防和治疗都非常重要。由于肝脏的氧化压力较大，所以营养补充的重点是各种抗氧化营养素和基础营养素。保肝护肝首先需要全面、均衡的营养支持，尤其是 B 族维生素、维生素 C、蛋白质、水飞蓟素、维生素 E、胆碱和肌醇。

研究发现，肝病时身体内的酶和辅酶显著减少。补充 B 族维生素和蛋白质粉，将显著增加肝酶的活性，改善多项肝脏的功能。患者如果持续缺少蛋白质和维生素 E，肝细胞会遭到破坏，并且受损部位会充满瘢痕而无法正常工作；缺乏胆碱和维生素 E，肝细胞在短时间内便会发炎、肿大、脂肪堆积，肝脏会布满瘢痕、发生硬化；大量补充相关营养素后，肝脏的情况快速改善。缺乏维生素 C 时，肝脏的解毒能力显著降低；大量补充维生素 C 则有惊人的解毒效果。此外，维生素 A 和胆碱也能预防肝脏受药物和化学制剂的伤害。

功能性的保肝护肝产品主要目的是提升肝脏的解毒功能。肝脏解毒首先靠的是两种内源性营养素，谷胱甘肽和超氧化物歧化酶（SOD）。SOD 把有害物质分解成过氧化氢，谷胱甘肽把双氧水分解成水排出体外。显然，增加谷胱甘肽和 SOD 就是保肝护肝的有效手段。但是在现代生活中，仅靠内源性营养素还不能够独自应付解毒重任，何况它们在体内的浓度随着年龄的增加还在不断减少，还需要外源性的植物营养素支援，需要额外摄入来补充体内的不足，才能满足身体的需要。

水飞蓟，又称奶蓟，富含水飞蓟素等植物营养素，能帮助肝细胞修复和再生，是优良的护肝植物。由于水飞蓟的枝干切开会流出类似牛奶般的白色苦味汁液，所以又被俗称为牛奶蓟或苦蓟；其有效成分为水飞蓟素，其是存在苦蓟萃取物中多种黄酮素的总称，可以帮助肝脏分泌谷胱甘肽和 SOD，抗氧化清除自由基；它还可以刺激肝细胞的再生，降低酒精肝、脂肪肝及其他肝病受到的伤害；还可以抑制化学致癌物毒性，协同抗癌。水飞蓟素已经被国家药监部门作为护肝营养品收录。水飞蓟主要用于治疗和调理肝脏病、胆结石、黄疸和慢性咳嗽，有清热解毒、保肝护肝、利胆、保脑、抗 X 射线辐射等作用。对急性或慢性肝炎、肝硬化、脂肪肝、代谢中毒性肝损伤、胆石症、胆管炎及胆胆管周围炎等肝胆病均有良好疗效，可使肝脏病患者的自觉症状和生化指数如谷丙转氨酶、血清胆红素等迅速改善。

蒲公英，味甘、微苦、性寒，归肝、胃经，属多年生草本植物，可生吃、炒食、做汤，是药食两用的植物。蒲公英根中含蒲公英醇、蒲公英赛醇、蒲公英甾醇、β-香树脂醇、豆甾醇、β-谷甾醇、葡萄糖苷等多种活性成分，有退黄疸、利胆、利尿、缓泻等功效。蒲公英有抗菌作用，对金黄色葡萄球菌耐药菌株、溶血性链球菌有较强的杀菌作用，对肺炎双球菌、脑膜炎球菌、白喉杆菌、铜绿假单胞菌、痢疾杆菌、幽门螺杆菌、伤寒杆菌等及卡他球菌也有一定的杀菌作用；国内外研究发现蒲公英有较好的利胆作用，临床上治疗慢性胆囊痉挛及结石症有效。蒲公英常用来治疗或调理肝炎、胆囊炎、胆结石、急性乳腺炎、淋巴腺炎、急性扁桃体炎和胃炎等疾病。

研究提示，牛蒡根、欧芹根、印度胡黄连、黑萝卜根、N-乙酰-L-半胱氨酸、三甲基甘氨酸和α-硫辛酸等多种天然草本植物和营养素，也有强效保肝护肝作用，且是全天然产品，无任何毒副作用。

大量补充蛋白质、B族维生素、维生素 C、水飞蓟素和维生素 E，对肝病的疗效非常好，肝细胞再生速度明显加快，许多严重肝病都可以得到不同程度的康复。

总之，要治疗好肝病，除了需要注意休息、有好的心情外，还需要很好的营养，尤其是需要大量基础护肝营养素和抗氧化营养素。有了优质的营养素，有了充分的原材料，肝细胞就能发挥自身强大的修复功能和再生能力，慢性肝病才容易治愈或好转。

慢性肝病营养调理的参考处方如下所述。

（1）B族维生素：重要辅酶，增强酶的活性，护肝。

（2）维生素 C：抗病毒、抗氧化、解毒、增强免疫功能。

（3）蛋白质粉：重要原料，促进肝细胞修复和再生，增强免疫功能。

（4）维生素 E：抗氧化防癌，防治肝硬化，防治脂肪肝。

（5）类胡萝卜素：抗氧化、对抗自由基，防止癌变。

（6）奶蓟护肝片：含较多生物类黄酮，可以有效护肝养肝，促进肝细胞再生和修复。

（四）慢性肝病营养干预案例分析

例 10 - 1 慢性乙型肝炎 男，28 岁，广州某旅行社导游。工作繁忙，经常出差，饮食不规律，多数在外吃快餐。2005 年 8 月开始感到特别疲劳，上腹痛，胃口不好，而且慢慢出现全身发黄。到医院检查，化验发现谷丙转氨酶很高，黄疸指数也很高，乙肝两对半为"大三阳"。诊断为慢性乙肝重度发作。医院使用干扰素等药物治疗半年，没有明显效果。

经朋友介绍，来营养咨询门诊咨询，专家建议他调整用药，并根据他的情况加用护肝的营养治疗，大剂量使用天然 B 族维生素、维生素 C、蛋白质粉、维生素 E 和钙镁片等营养素，1 个月后开始显效，感觉精力明显好转、胃口好转、全身发黄减轻、谷丙转氨酶降低，但仍有腹痛。鼓励他继续坚持，3 个月后上述症状完全消失，除乙肝两对半外其他检查均恢复正常。1 年后复诊，肝脏功能非常稳定，工作生活恢复正常。

八、慢性肝炎综合干预方法

1. 建立良好的生活方式 研究发现，不良生活方式，如酗酒、熬夜、疲劳、抽烟、外食等都对肝功能有很大的不良影响。有学者认为，每天喝大量的软性饮料可能是我国肝病多发的主要原因之一。压力大，也是肝病多发的主要原因之一。要想肝病干预取得较好效果，必须重新建立良好的生活方式。要戒酒、戒烟，保持乐观的情绪。酒最伤肝，有肝病者一定不喝酒。不熬夜，要早睡，最佳养肝时间是凌晨 1 点到 3 点，争取晚上 11 点以前入睡。要学会释放压力，必要时可以合理应用抗压力营养素，如 B 族维生素、维生素 C 和钙镁片。

2. 慢性肝炎的运动疗法 轻中度慢性肝炎患者需要合理安排适量运动。中等强度运动为宜，如快步走、慢跑、骑自行车、游泳、打羽毛球和乒乓球等，以有氧运动为主。重度慢性肝炎或并发肝硬化者，应经专业人员详细评估后才能进行运动锻炼。慢性肝炎患者长期不锻炼，容易发胖，并发脂肪肝，身体素质也会逐渐下降。

3. 慢性肝炎健康教育和自我管理 中国慢性肝炎患者人数多，每年新发病例多，是一种常见的慢病，需要患者掌握慢性肝炎的一些防治知识。慢性肝炎的自我管理，要从健康教育开始。健康教育的内容应包括本章的主要内容。只有通过患者自身的不断学习，不断加强自我管理，慢性肝炎的防治才能取得较好效果，才能有效减少并发肝硬化和肝癌的概率。

九、慢性肝炎患者的监测和营养评价

1. 监测病毒数量 与病毒感染有关的慢性肝炎需要定期监测血液病毒数量，如慢性乙肝患者需要定期监测乙肝病毒 DNA 定量。若病毒数量很高，需要进行有效抗病毒治疗或改变治疗方案。

2. 监测肝功能相关项目 如谷丙转氨酶、血清胆红素、血氨等。

3. 主要营养评价项目　血浆蛋白、血浆运铁蛋白、血红蛋白、红细胞、淋巴细胞、血脂、体重等。

4. 慢性肝炎相关的症状和体征　消化系统症状、慢性肝病的体征及并发症情况等。

第三节　肝硬化的防治与膳食营养指导

肝硬化是一种临床常见的由多种病因引起的慢性、进行性肝脏损害，是各种慢性肝脏疾病的晚期表现。肝硬化是在肝细胞广泛坏死基础上产生肝脏纤维组织弥漫性增生，并形成再生结节和假小叶，导致肝小叶正常结构和血液供应遭到破坏。病变逐渐进展，晚期出现肝功能衰竭、门静脉高压和多种并发症，死亡率高。在我国肝硬化是消化系统常见病，也是后果严重的疾病。年发病率 17/10 万，主要累及 20 ~ 50 岁男性。城市男性 50 ~ 60 岁肝硬化患者的病死率高达 112/10 万。

一、肝硬化常见病因及病理特点

（一）肝硬化常见病因

1. 病毒感染　在我国以病毒性肝炎为主要病因，占肝硬化病因的 60% ~ 80%，可由乙肝病毒（HBV）、丙肝病毒（HCV），或丁肝病毒（HDV）与乙肝病毒重叠感染所致慢性肝炎演变而成，即肝炎后肝硬化。甲型和戊型病毒性肝炎不发展为肝硬化。

2. 寄生虫感染　血吸虫卵沉积在汇管区可刺激结缔组织增生，主要引起肝纤维化。华支睾吸虫偶尔引起继发性胆汁性肝硬化。

3. 酒精中毒　慢性酒精中毒者，由于乙醇及其中间代谢产物的毒性作用，导致肝脏胶原纤维合成增加，久之发展为肝硬化。

4. 胆汁瘀积　肝外胆管阻塞或胆汁瘀积持续存在时，可引起原发性或继发性胆汁性肝硬化。

5. 循环障碍　慢性心力衰竭、缩窄性心包炎、肝静脉及下腔静脉阻塞，可致肝脏长期充血或淤血，肝细胞缺氧、变性、坏死，最终发展为心源性或瘀血性肝硬化。

6. 药物或毒物　长期服用某些药物如双醋酚丁、甲基多巴、四环素等，或接触工业毒物如四氯化碳、磷、砷等，可引起药物性或中毒性肝炎，最后演变为肝硬化。

7. 代谢和遗传性疾病　如血色病、肝豆状核变性、α_1 胰蛋白酶缺乏症等。

8. 营养不良　可降低肝细胞对其他致病因素的抵抗力，降低肝细胞的解毒能力，降低肝细胞强大的修复能力和再生能力，促进肝脏纤维化的快速发展，为肝硬化的重要原因之一。

9. 其他　原因不明隐源性肝硬化。

（二）肝硬化病理特点

肝硬化的病理特点是在肝细胞坏死基础上，小叶结构塌陷，弥漫性纤维化以及肝脏结构的破坏，代之以纤维包绕的异常肝细胞结节（假小叶）和肝内血管解剖结构的破坏。

肝硬化按结节形态分为三种病理类型：①小结节性肝硬化：结节较均匀，一般在 1cm 以内；②大结节性肝硬化。结节粗大不均，一般在 1 ~ 3cm；③大小结节混合型。

二、肝硬化营养代谢特点

肝脏与机体的物质代谢、胆汁生成、凝血因子合成以及免疫功能维持密切相关。肝硬化时，由于肝脏功能受损，机体可出现一系列代谢紊乱，严重者会涉及全身各个系统，甚至危及生命。

（一）蛋白质代谢

肝硬化时，机体蛋白质代谢最重要的改变是白蛋白合成减少、氨基酸的异常代谢和尿素的合成变化。其中氨基酸的代谢异常最为突出。

肝脏是人体蛋白质合成的重要器官，除了免疫球蛋白以外，几乎所有的血浆蛋白都由肝脏制造的。肝硬化时，由于有效肝细胞总数减少和肝细胞代谢障碍，导致血清白蛋白合成下降，出现低蛋白血症，患者常表现为低蛋白血症、血浆胶体渗透压下降，这也是患者出现水肿与腹水的主要原因之一，同时也直接影响到肝细胞的修复与再生。

由于肝脏清除苯丙氨酸、酪氨酸、色氨酸等芳香族氨基酸能力下降，外周组织消耗亮氨酸、异亮氨酸和缬氨酸等支链氨基酸增加，肝硬化时可呈现特有的氨基酸代谢改变，即支链氨基酸下降、芳香族氨基酸升高。

肝硬化时，肝脏合成尿素的能力大大下降，直接影响机体对氨的解毒与 pH 值的调节。

（二）脂肪代谢

肝硬化时，肝脏对脂肪的利用降低，脂肪动用与分解加强，患者可表现为血浆甘油及游离脂肪酸增加。由于卵磷脂胆固醇转酰酶和脂蛋白脂酶活性明显下降，导致脂蛋白代谢异常，胆固醇酯及低密度脂蛋白胆固醇显著下降，且与肝功能受损程度有关。

（三）碳水化合物代谢

糖原的合成与分解受胰高血糖素与胰岛素的双重调节，以维持血糖的稳定。正常情况下肝细胞对胰岛素极为敏感，肝硬化时由于肝细胞大量坏死，肝功能异常，患者常出现高胰岛素血症或胰岛素抵抗等，可表现为葡萄糖耐量异常，部分患者可出现 2 型糖尿病的表现，被称之为肝源性糖尿病。

肝硬化时肝糖原的储备能力下降，但肝脏的糖异生作用仍存在，以此维持正常的血糖浓度。如合并急性肝功能不全，将会丧失糖异生作用，进而导致低血糖症。而重度的低血糖症将会带来严重的后果，甚至威胁生命。

（四）矿物质代谢

1. 铁 由于蛋白质摄入不足、合成减少以及饮酒等因素的影响，使血清铁蛋白降低，铁的运输与代谢受到影响，导致血清铁下降。

2. 锌 肝硬化患者由于锌的摄入不足与吸收减少可导致锌缺乏，而缺锌可引起食欲减退、味觉异常，可促进肝纤维化，并诱发肝性脑病。

3. 硒 由于硒摄入减少，吸收障碍与丢失过多，患者常出现血清硒降低。而缺硒可导致谷胱甘肽过氧化物酶活性下降，使机体易受过氧化物和自由基的侵害，进而加速肝细胞的损伤、坏死、肝功能恶化。

4. 钠 肝硬化腹水患者，由于长期钠摄入不足、长期利尿或大量放腹水导致钠丢失，加之抗利尿激素增多致水潴留大于钠潴留，出现稀释性低钠、低氯血症；而有效血容量不足可激活交感神经系统、肾素－血管紧张素－醛固酮系统等，导致肾小球滤过率下降及钠水重吸收增加，发生钠水潴留。

5. 钾 由于钾的摄入不足，加之呕吐、腹泻和长期应用利尿剂等，均可促使或加重低钾血症。

三、肝硬化的主要临床表现和并发症

（一）肝硬化的主要临床表现

临床常将肝硬化分为肝功能代偿期与失代偿期，但两期之间无明显界限。

肝功能代偿期临床症状多无特异性。早期可有食欲减退、乏力，伴恶心、腹胀、上腹痛等消化道症状。常发生于活动、劳累或其他疾病发病时，经休息或治疗后症状可缓解。此期肝功能正常或轻度异常。

肝功能失代偿期临床表现以肝功能损害和门脉高压为主。患者营养状况差，消瘦、乏力，呈肝病面容（皮肤干枯、面色黯暗、无光泽），可有不规则低热。消化道症状明显，进高脂食物后易腹泻，半数以上患者有轻度黄疸。

肝功能受损的主要表现为：①凝血因子减少：患者有鼻、牙龈、消化道、皮肤出血倾向，多有贫血征；②雌、雄激素平衡失调：肝功能受损导致肝脏对雌激素的灭活作用减弱，雌激素在体内堆积而雄激素减少，男性患者有乳房发育、性欲减退等，女性患者有月经失调、闭经等表现，患者还可出现蜘蛛痣、肝掌；③醛固酮及抗利尿激素增多：肝功能减退导致肝脏对醛固酮和抗利尿激素灭活能力减弱，醛固酮和抗利尿激素增多，患者出现少尿、浮肿等症状；④其他：如低白蛋白血症、皮肤色素沉着等。

肝硬化时，门脉系统阻力增加，血流量亦增多，导致门静脉压力增高。主要表现如下所述。

1. 腹水　是肝硬化的特征性表现。可由门脉压力增高、肝淋巴液生成过多、低白蛋白血症、醛固酮与抗利尿激素增多等因素引起。患者因腹水而腹胀难受，可加重消化、吸收不良。大量腹水时患者腹部膨隆、行走困难，有时可伴胸水。

2. 侧支循环建立并开放　门脉压力增高导致回心血流受阻，门脉系统与腔静脉建立并开放门 – 体侧支循环。有重要临床意义的侧支循环包括：①食管和胃底静脉曲张：曲张静脉破裂，出现大量呕血、黑便或休克；②腹壁静脉曲张：脐周和腹壁可见静脉以脐为中心向上腹、下腹延伸，明显者外观呈水母头状；③痔静脉扩张：可形成痔核，破裂时排出鲜红色血便。

3. 脾肿大　门脉压力增高导致脾脏轻、中度肿大，晚期常伴有脾功能亢进，可加重出血和贫血。

（二）肝硬化的并发症

失代偿期肝硬化常出现严重并发症，主要有以下几种。

（1）上消化道出血：主要为食管、胃底静脉曲张破裂出血，部分患者并发消化性溃疡或急性胃黏膜病变。

（2）肝性脑病。

（3）感染：常见自发性腹膜炎，其他各系统感染均可发生。

（4）功能性肾衰竭：主要表现为自发性少尿或无尿、氮质血症、稀释性低钠血症和低尿钠，肾脏无重要病理改变。

（5）电解质及酸碱平衡紊乱。

（6）原发性肝癌。

四、肝硬化的医学治疗

肝硬化目前无特效药物治疗，在早期主要针对病因或相关因素，并加强一般治疗，使病情缓解，失代偿期主要是综合治疗，防治各种并发症。

肝硬化一般治疗，代偿期应注意休息，失代偿期应强调卧床休息。饮食宜以高热量、高蛋白质及维生素丰富的食物为主，如有肝性脑病先兆，则应限制蛋白质摄入，重症患者应静脉补充能量和多种维生素，并给予支持治疗。

五、肝硬化的营养治疗

（一）肝硬化营养治疗原则

肝硬化营养治疗的目的：通过合理的营养干预，减轻机体代谢负担，降低自由基等有害物质对肝细胞的损害，增强机体抵抗力，改善患者的营养状态，促进肝功能的恢复。

肝功能损害较轻、无并发症的肝硬化患者，应给予"三高三适量"的膳食，即高能量、高蛋白、高维生素，适量的脂肪、碳水化合物与矿物质。

1. 充足的能量　具体标准要根据患者的自然情况、病情及营养状态而定，可按"BEE × 应激系数"或 $30 \sim 35 kcal/ (kg \cdot d)$ 来计算。

2. 充足的蛋白质　可按 $1.5 \sim 2g/ (kg \cdot d)$ 或 $100 \sim 120g/d$ 来供给，具体用量依患者的营养状况以及机体对膳食蛋白质的耐受性而定。注意供给一定量优质蛋白，优质蛋白应占总蛋白的40%以上。高蛋白质膳食是为了促进受损肝细胞修复和再生。硬化的肝脏纤维组织使血循环受影响，出现门脉高压，肠道微血管中水分和电解质扩散至腹腔，造成腹水；血浆蛋白含量降低使血浆胶体渗透压降低，进一步加重腹水形成。高蛋白膳食能纠正低蛋白血症，有利于腹水和水肿消退。但有肝功能衰竭、肝昏迷倾向时，则要限制蛋白质供给。

3. 适宜的脂肪　脂肪供给以 $0.7 \sim 0.8g/ (kg \cdot d)$ 为宜，每天 $40 \sim 50g$，以富含不饱和脂肪酸的

植物油为主。脂肪不宜供给过多，因为肝病时，胆汁的合成和分泌减少，脂肪的消化和吸收功能减退；脂肪摄入过多，超过肝脏代谢能力，则沉积于肝内，影响肝糖原合成，使肝功能进一步受损。但脂肪也不宜过少，过少会影响食物烹调口味，使患者食欲下降。胆汁性肝硬化患者应给予低脂肪、低胆固醇膳食。

4. 适宜的碳水化合物 每日推荐摄入量为 350～450g 为宜。足够的碳水化合物能增加肝糖原储备，防止毒素对肝细胞的损害，起到保肝解毒的功效。同时，能纠正因肝功能受损可能发生的低血糖反应，并且具有节约蛋白质的作用。

5. 充足的维生素 维生素直接参与肝脏的生化代谢过程，能起到保护肝细胞、增强机体抵抗力及促进肝细胞再生的作用。肝硬化患者常有维生素缺乏，其中以维生素 C、维生素 B1、维生素 B6、维生素 B_{12}、叶酸、维生素 A、维生素 D 和维生素 K 等较为明显，在实施营养治疗过程中应多选用富含多种维生素的食物，必要时予以额外补充。

6. 适宜的矿物质 肝硬化时往往伴有不同程度的电解质代谢紊乱，应根据患者的具体情况，注意钾、锌、铁、镁等矿物质的补充。研究发现，肝硬化患者血清锌水平减低，尿锌排出增加，肝内含锌降低，需注意锌的补充。宜多食用瘦猪肉、牛肉、羊肉、蛋类、鱼类等含锌量较高的食物。肝硬化患者常存在镁离子缺乏，应补充含镁量多的食物，如紫菜、莲子汤、绿叶蔬菜、豌豆、乳制品和谷类等食物。

7. 钠盐与水 有水肿或腹水时要适当限制钠盐和水的摄入，根据水肿的程度分别采用低盐或无盐膳食；每天食盐量不超过 2g，严重水肿时宜给无盐膳食，钠限制在每天 0.5g 左右。禁用含钠多的食物，如海产品、火腿、松花蛋、肉松和酱菜等；每天进水量应限制在 1000ml 以内。

8. 少量多餐，注意食物种类与烹调方法的选择 除正常的一日三餐外，可增加两餐点心。应以细软易消化、少纤维、少刺激性、产气少的软食或半流质为主。在烹调加工时注意食物的感官性状，并采用蒸、炖等易于消化的烹调方法。

（二）肝硬化的膳食指导

1. 宜用食物

（1）富含优质蛋白质且易消化的食物：奶类及其制品、豆腐类、蛋类、鱼类、虾类、瘦肉类等。

（2）发酵食品富含 B 族维生素，宜多食用，如包子、面包、馒头和花卷等。

（3）葡萄糖、蔗糖、蜂蜜等易消化的单糖或双糖类可少量选用。

（4）蔬菜宜选用白菜、菠菜、生菜、小白菜、油菜、油豆角、冬瓜、菜瓜、丝瓜、西葫芦、茄子、番茄、草菇、海带等。

（5）选用富含不饱和脂肪酸的植物油，如茶籽油、橄榄油或亚麻籽油等。

2. 忌用或少用食物

（1）忌用各种酒类及含酒精的饮料。

（2）忌用辛辣等刺激性的食品和调味品。

（3）忌用肥肉以及油煎、油炸、滑溜等高脂肪食品。

（4）少用或不用含粗纤维多的食物，如芹菜、韭菜、笋等。

（5）避免食用产气量高的食物，如豆类、薯类、萝卜、碳酸型饮料等。

3. 肝硬化参考食谱举例 见表 10－2。

表 10－2 肝硬化患者膳食参考食谱

早餐	糖三角（面粉 50g、白糖 10g）；绿豆粥（绿豆 10g，大米 50g）；卤鸡蛋 50g；炝拌香椿腐竹（香椿 75g、鲜腐竹 50g）
加餐	甜豆浆 200g
午餐	水饺（面粉 125g、鸡脯肉 50g、鲜香菇 100g、胡萝卜 75g）；海米紫菜汤（海米 5g、紫菜 10g）

加餐	鲜桃150g；冲藕粉（藕粉25g，糖20g）		
晚餐	椒盐花卷（面粉100g）；西红柿蛋花汤（西红柿75g、鸡蛋25g）；葱烧海参（海参75g，葱75g）；拌黄瓜金针菇（黄瓜50g，金针菇75g）		
加餐	脱脂奶200g；苹果150g		
能量	2430kcal		蛋白质104g（17%）
脂肪	48g（18%）		碳水化合物391g（65%）

注：全日用烹调用植物油20g。

（三）肝硬化营养补充方案

肝硬化的营养治疗包括抗纤维化、护肝、预防肝癌等几个方面。

1. 抗纤维化治疗　肝硬化即肝纤维化，是一种境界比较低的修复方式，是在身体营养素不足时，肝脏不得已启用的比较低级的修复方式，是肝脏内非实质细胞过度增生导致的纤维化。补充足够的营养素尤其是维生素E等，有消除纤维瘢痕的作用，肝硬化可以好转甚至治愈。

维生素E防治纤维化的机制，包括降低细胞耗氧量、改善局部血液循环、抑制成纤维细胞产生胶原纤维、分解多余胶原纤维等几方面。研究发现，维生素E等营养素充足的时候，体内的巨噬细胞经过改良，具有分解多余胶原纤维的作用。器官纤维化患者，越早使用维生素E等营养素，治愈或完全缓解的机会越大。

2. 护肝　肝硬化患者肝功能都受到不同程度的损伤，加强保肝护肝比较重要。首先是要给肝脏提供全面均衡的营养支持，尤其是B族维生素、维生素C、蛋白质、水飞蓟素、维生素E、胆碱和肌醇等。

B族维生素是体内最重要的辅酶，补充B族维生素能使肝酶的活性增强，肝脏的各项功能增强，肝脏的解毒能力和自我修复能力增强，有利于肝病的康复。缺乏维生素C，肝脏的解毒能力显著降低。大量补充维生素C则有惊人的解毒效果。水飞蓟含有生物黄酮，能帮助肝细胞修复和再生，对肝硬化患者的调理有较好的作用。

美国戴维斯报道68例患严重肝硬化的患者，每餐吃高蛋白饮食，并补充上述几种维生素和酵母，结果连最严重的患者也康复了；最严重的瘢痕也在几个月内被新生组织取代；如果继续改善饮食营养，则肝病便不再复发。

总之，大量补充蛋白质粉、维生素E、B族维生素、维生素C和水飞蓟素等护肝营养素，对肝病的疗效非常好，肝细胞再生速度会加快，肝硬化患者都可以得到不同程度的康复。

3. 预防肝癌　一般认为，肝硬化患者出现肝癌的年发生率是3%～6%，相对还是比较高的。所以，肝硬化患者都需要积极防癌。有防癌作用的营养素有类胡萝卜素、维生素C、维生素E、葡萄籽精华素和硒等。

4. 肝硬化的营养调理配方

（1）维生素E：抗氧化防癌，延缓纤维化，清除肝细胞脂肪变性。

（2）B族维生素：促进新陈代谢，护肝。

（3）维生素C：抗病毒、解毒、增强免疫功能。

（4）蛋白质粉：促进肝细胞修复再生，增强免疫功能。

（5）类胡萝卜素：防止癌症倾向。

（6）水飞蓟素：含生物黄酮，能帮助肝细胞修复和再生。

（四）肝硬化典型案例分析

例10-2　贾先生，男，57岁，新疆伊犁人。有糖尿病和丙型肝炎病史多年，用过很多药物包括干扰素等治疗，效果均不好，血液丙型肝炎病毒含量仍然非常高，且并发肝硬化；血糖也控制不好，空腹血糖维持在10～11mmol/L，餐后血糖维持在14～17mmol/L。2007年3月在走投无路的情况下，接受营养师的建议，开始试用大剂量的相关营养素，想看看有没有效果。使用的主要营养素有蛋白质粉、维生素C、B族维生素、维生素E、类胡萝卜素、钙镁片和深海鱼油。调理3～4个月开始显示效果，9个月取得非常明显的效果。体质明显好转，精力旺盛，血液丙型肝炎病毒含量减少99%以上，血糖恢复正常，肝硬化也明显好转，与同期住院的患者相比结果有天壤之别，连当地医生都不敢相信这个结果，以为是实验误差，但患者每隔4～5个月就去检查一次，一次比一次好。现在贾先生非常相信营养的神奇作用。

肝硬化是临床很难治疗的一种疾病，是肝病晚期，药物不但疗效不好，而且往往有损害肝脏的副作用。因为肝硬化是肝脏纤维化、瘢痕化，几乎没有有效药物。纤维化是身体在营养素不足时启用的比较低级的修复方式，是营养不良引起的，充分补充缺乏的营养素才能中止纤维化的发展，而且有可能部分逆转纤维化，从而中止疾病的发展甚至减轻疾病，取得很好的调理效果。

六、肝硬化的综合干预方法

养成良好的生活方式。要戒酒，酒最伤肝，有肝硬化者一定不喝酒。中医认为"肝主情志，怒伤肝"，肝硬化患者要力戒暴怒或心情忧郁，保持乐观的情绪，有利于肝病的稳定和康复。生活作息规律，不熬夜，熬夜也很伤肝，熬夜严重影响肝细胞的修复和再生。稳定期要外出活动，多晒太阳，并进行合理运动。较好的是有氧运动，如快走、慢跑、游泳等。主动学习肝病防治的知识，可以提高肝病的防治效果。

七、肝硬化的预防

肝硬化的病因复杂，其中最常见者为病毒性肝炎。在我国乙型病毒性肝炎的发病率仍然比较高，因此防治乙肝是预防本病的关键。新生儿和高危人群应注射乙肝疫苗，对乙肝患者给予积极的抗病毒治疗；严格执行器械的消毒常规，严格选择献血员；节制饮酒；注意合理营养；避免应用对肝有损害的药物；加强劳动保健；避免工农业生产中的各种慢性化学品中毒；定期体格检查等也是预防肝硬化的积极措施。

练习题

一、理论题

（一）单项选择题（选择一个正确的答案）

1. 脂肪肝的常见病因，下列选项（D）是错误的。
   A. 酒精中毒　　　　　B. 营养过剩　　　　　C. 糖尿病　　　　　D. 高血压

2. 脂肪主要是以（A）形式过多积聚于肝内而形成脂肪肝。
   A. 三酰甘油　　　　　B. 胆固醇　　　　　C. 类固醇　　　　　D. 脂肪酸

3. 选项（C）是确诊脂肪肝的检查方法。
   A. B超　　　　　B. CT检查　　　　　C. 肝穿刺活检　　　　　D. 血脂

4. 脂肪肝患者膳食营养原则不应该（B）。
   A. 高蛋白质　　　　　B. 高碳水化合物　　　　　C. 低脂肪　　　　　D. 充足的维生素

5. 脂肪肝患者应该吃（D）。
   A. 蔗糖　　　　　B. 酒精　　　　　C. 非优质蛋白　　　　　D. 优质蛋白

6. 脂肪肝的随访中一般不包括（D）。
   A. 体重　　　　　B. 血糖、血脂　　　　　C. 上腹部超声检查　　　　　D. 头颅CT

7. 慢性肝炎的主要病因是（A）。
   A. 乙肝　　　　　B. 自身免疫　　　　　C. 酒精　　　　　D. 药物

8. 以下药物（C）不会导致慢性肝炎。
   A. 异烟肼　　　　　B. 利福平　　　　　C. 甘利欣　　　　　D. 甲基多巴

9. 以下选项（D）不是轻度慢性肝炎的临床表现。

　　A. 乏力　　　　　　　　B. 食欲减退　　　　　C. 肝区隐痛不适　　　　D. 黄疸

10. 慢性肝炎时以下选项（B）会下降。

　　A. 碱性磷酸酶　　　　　B. 白蛋白　　　　　　C. 血清转氨酶　　　　　D. 胆红素

11. 以下选项（A）不是护肝药。

　　A. 辛伐他汀　　　　　　B. 多烯磷脂酰胆碱　　C. 还原型谷胱甘肽　　　D. 甘草酸类制剂

12. 慢性肝炎患者不宜多吃的食物是（B）。

　　A. 水产品　　　　　　　B. 肥肉　　　　　　　C. 大豆和制品　　　　　D. 绿叶蔬菜

13. 以下选项（D）一般不属于慢性肝炎营养监测的项目。

　　A. 肝功能　　　　　　　B. 血氨　　　　　　　C. 糖耐量　　　　　　　D. 肌酐

14. 选项（C）是属于遗传性疾病的慢性肝病。

　　A. 乙肝　　　　　　　　B. 丙肝　　　　　　　C. 肝豆状核变性　　　　D. 酒精性肝病

15. 选项（C）可能不是慢性肝炎的实验室检查结果。

　　A. 血清转氨酶升高　　　B. 胆红素升高　　　　C. 白蛋白升高　　　　　D. 凝血酶原时间延长

16. 选项（A）不是自身免疫性慢性肝炎患者表达的自身抗体。

　　A. 乙型肝炎病毒表面抗体　　　　　　　　　　B. 抗核抗体

　　C. 抗平滑肌抗体　　　　　　　　　　　　　　D. 线粒体抗体

17. 肝硬化的主要病因是（B）。

　　A. 药物或毒物　　　　　B. 病毒性肝炎　　　　C. 寄生虫感染　　　　　D. 酒精中毒

18. 选项（D）病毒性肝炎不发展为肝硬化。

　　A. 乙型　　　　　　　　B. 丙型　　　　　　　C. 丁型　　　　　　　　D. 甲型和戊型

19. 以下选项（D）不是肝硬化代偿期的临床表现。

　　A. 乏力　　　　　　　　B. 食欲减退　　　　　C. 肝区隐痛不适　　　　D. 腹水

20. 以下选项（C）不是肝硬化失代偿期门脉高压的特有表现。

　　A. 脾肿大　　　　　　　B. 呕血　　　　　　　C. 蜘蛛痣　　　　　　　D. 腹水

21. 以下选项（A）不属于肝硬化的营养治疗原则。

　　A. 高脂肪　　　　　　　B. 高热能　　　　　　C. 高蛋白质　　　　　　D. 高维生素

22. 肝硬化患者饮食不应（B）。

　　A. 易消化　　　　　　　B. 高纤维　　　　　　C. 少刺激性　　　　　　D. 软食

23. 肝硬化营养调理的要点一般不包括（C）。

　　A. 预防肝癌　　　　　　B. 抗纤维化　　　　　C. 利胆　　　　　　　　D. 护肝

24. 有护肝作用的营养素一般不包括（D）。

　　A. B族维生素　　　　　B. 维生素C　　　　　　C. 水飞蓟素　　　　　　D. 纤维片

25. 以下选项中无预防肝癌作用的是（A）。

　　A. 饱和脂肪酸　　　　　B. 类胡萝卜素　　　　C. 维生素E　　　　　　D. 硒

（二）判断题（正确的在后面的括号内填 A，错误的填 B）

1. 肝脏在脂质代谢中起重要作用，是脂质合成、利用、转运的代谢器官。　　　　　　　　　（A）

2. 脂肪肝为不可逆性病变，早期治疗不可恢复正常。　　　　　　　　　　　　　　　　　（B）

3. 脂肪肝患者要高碳水化合物饮食，如蔗糖、果糖等。　　　　　　　　　　　　　　　　（B）

4. 脂肪肝患者的随访必须要做上腹部CT检查。　　　　　　　　　　　　　　　　　　　（B）

5. 脂肪肝患者严禁饮酒及含酒精的饮料。　　　　　　　　　　　　　　　　　　　　　　（A）

6. 长期大量饮酒，可导致酒精性慢性肝炎。　　　　　　　　　　　　　　　　　　　　　（A）

7. 实验室检查可以确定慢性肝炎的病因。　　　　　　　　　　　　　　　　　　　　　　（B）

8. 抗病毒药物主要有聚乙二醇干扰素α和核苷酸类似物两大类。　　　　　　　　　　　　（A）

9. 肝硬化时应大量增加蔬菜的摄入。　　　　　　　　　　　　　　　　　　　　　　　　（B）

10. 肝功能受损导致雌激素减少，雄激素增加。　　　　　　　　　　　　　　　　　　　（B）

11. 肝硬化的营养调理包括抗纤维化、护肝和预防肝癌等几个要点。 　　　　　　　　（ A ）

12. 肝硬化是身体营养素不足时，肝脏不得已启用的比较低级的修复方式，是肝脏内非实质细胞过度增生导致的纤维化。 　　　　　　　　（ A ）

13. 护肝作用较好的营养素包括 B 族维生素、维生素 C、蛋白质、水飞蓟素、维生素 E 等。 　　（ A ）

14. 有防癌作用的抗氧化营养素包括类胡萝卜素、维生素 C、维生素 E、葡萄籽精华素和硒等。 　　（ A ）

15. 慢性肝病有效干预需要建立良好的生活方式，包括戒酒、戒怒、不熬夜和合理运动等。 　　（ A ）

16. 中国肝硬化有效预防的关键是防治乙肝。 　　　　　　　　（ A ）

二、技能练习题

1. 请简述肝脏的主要功能。

参考答案：

（1）肝脏的解毒功能：食物中含有的一些毒物，包括农药、细菌、病毒、食品添加剂、异物和残留药物等，需要肝脏来解毒。肝脏负责提纯营养素并处理机体自身的废物。

（2）肝脏的营养代谢功能

①肝脏是体内三大营养物质的代谢管理中心。肝脏参与蛋白质、糖和脂肪的合成与利用。

②肝脏参与许多其他物质的代谢。如参与体内许多激素如甲状腺素、雌激素的代谢和灭活。肝脏也是体内的加工厂，许多营养素要在肝脏加工，转变成活性形式后才能被利用；如烟酸转变成辅酶 I、辅酶 II、泛酸转变成辅酶 A，胡萝卜素转变成维生素 A 等。

③肝脏还参与胆汁的合成和分泌。

（3）肝脏是许多营养素的储存场所，包括维生素 A、维生素 E、维生素 K、维生素 B_{12} 等。

2. 请简述脂肪肝的营养补充方案。

参考答案：

（1）深海鱼油：具有降低三酰甘油和 LDL – C 的作用，以降低三酰甘油的作用为主。深海鱼油对降低肝细胞中蓄积的三酰甘油有较好效果。

（2）卵磷脂：卵磷脂是一种强乳化剂，可将中性脂肪乳化分解成细微分子，而为身体细胞所利用。研究发现，卵磷脂对脂肪肝的防治有较大帮助。

（3）B 族维生素：多种维生素 B 有增强肝酶活性、促进肝细胞代谢、降低血脂、缓解压力等作用。

（4）维生素 C：维生素 C 能预防肝脏受药物和化学制剂的伤害，有惊人的解毒效果。

（5）维生素 E：维生素 E 可以有效防治脂肪肝、肝硬化。

3. 请简述慢性肝炎患者应该忌用或少用的食物。

参考答案：

（1）各种不易消化的主食，如油炸糕、油条、粽子、油酥点心等。

（2）富含脂肪与胆固醇的食品，包括动物油脂、人造奶油、畜禽的肥肉以及炸薯条等油煎、油炸的高脂肪食品。

（3）忌饮酒，尤其是白酒。

（4）辣椒、胡椒、芥末、咖喱粉等辛辣刺激性食品和调味品。

（5）坚硬不易消化的肉类，包括火腿、香肠、腌肉和腊肠等。

（6）慢性胆汁淤积患者宜少用巧克力、贝壳类海产品与动物肝脏。

4. 请列举慢性肝病营养调理处方，并简述其机制。

参考答案：

（1）B 族维生素：重要辅酶，增强酶的活性，护肝。

（2）维生素 C：抗病毒、抗氧化防癌、解毒、增强免疫功能。

（3）蛋白质粉：肝细胞重要原料，促进肝细胞修复和再生，增强免疫功能。

（4）维生素 E：抗氧化防癌，防治肝硬化，防治脂肪肝。

（5）类胡萝卜素：抗氧化，对抗自由基，防止癌变。

（6）奶蓟护肝片：含较多生物类黄酮，可以有效养肝、护肝，促进肝细胞再生和修复。

5. 请简述肝硬化的营养调理要点。

参考答案：

肝硬化的营养调理包括抗纤维化、护肝、预防肝癌等几个要点。

（1）抗纤维化治疗：肝硬化是身体营养素不足时，肝脏不得已启用的比较低级的修复方式，是肝脏内非实质细胞过度增生导致的纤维化。补充足够的营养素尤其是维生素 E 等，有消除纤维瘢痕的作用，肝硬化可以好转甚至治愈。

维生素 E 防治纤维化的机制，包括降低细胞耗氧量、改善局部血液循环、抑制成纤维细胞产生胶原纤维、分解多余胶原纤维等。研究发现，维生素 E 等营养素充足的时候，体内的巨噬细胞经过改良，具有分解多余胶原纤维的作用。器官纤维化患者，越早使用维生素 E 等营养素，治愈或完全缓解的机会越大。

（2）护肝：肝硬化患者肝功能都受到不同程度的损伤，加强保肝护肝比较重要。首先是要给肝脏提供全面均衡的营养支持，尤其是 B 族维生素、维生素 C、蛋白质、水飞蓟素和维生素 E 等。

（3）预防肝癌：肝硬化患者需要积极防癌。有防癌作用的抗氧化营养素包括类胡萝卜素、维生素 C、维生素 E、葡萄籽精华素和硒等。

6. 请简述轻度肝硬化患者营养治疗的原则。

参考答案：

肝功能损害较轻、无并发症的肝硬化患者，应给予"三高三适量"膳食，即高能量、高蛋白、高维生素，适量的脂肪、碳水化合物与矿物质。

（1）充足的能量：具体标准要根据患者的自然情况、病情及营养状态而定，可按"BEE×应激系数"或 30～35kcal/（kg·d）来计算。

（2）充足的蛋白质：可按 1.5～2g/（kg·d）或 100～120g/d 来供给。注意供给一定量优质蛋白，优质蛋白应占总蛋白的 40% 以上。

（3）适宜的脂肪：脂肪供给以 0.7～0.8g/（kg·d）为宜，每天 40～50g，以富含不饱和脂肪酸的植物油为主。脂肪不宜供给过多。

（4）适宜的碳水化合物：每日推荐摄入量为 350～450g 为宜。

（5）充足的维生素：维生素直接参与肝脏的生化代谢过程，能起到保护肝细胞、增强机体抵抗力及促进肝细胞再生的作用。应充分补充。

（6）适宜的矿物质：注意钾、锌、铁、镁等矿物质的补充。

（7）钠盐与水：有水肿或腹水时要适当限制钠盐和水的摄入。

（8）少量多餐，注意食物种类与烹调方法的选择：可增加两餐点心。应以细软、易消化、少纤维、少刺激性、产气少的软食或半流质为主。

7. 请简述慢性肝炎的常见病因。

参考答案：

（1）肝炎病毒感染：乙型肝炎病毒和丙型肝炎病毒感染是主要的病因。

（2）自身免疫功能紊乱：自身免疫功能紊乱时，血中可查到多种自身免疫抗体、高 γ-球蛋白血症、血沉加快等。多见于青年女性。

（3）酒精：长期大量饮酒尤其是白酒，可导致酒精性慢性肝炎。

（4）药物：很多药物可引起慢性肝炎，如异烟肼、利福平、甲基多巴、双醋酚丁、磺胺类、醋氨酚和阿司匹林等。

（5）遗传性疾病：肝豆状核变性和 α_1-抗胰蛋白酶缺乏症。

（6）其他：临床表现及病理学检查符合慢性肝炎，但病因不明。

（宋慧东 卢丽琴）

第十一章
心脑血管病的防治与膳食营养指导

第一节　心脑血管病概述

心血管系统包括心脏和血管，是由心脏、血管和血液组成的一个封闭的运输系统，主要功能是运输血液，通过血液将氧、营养物质等供给组织，并将代谢废物运走。成年人的心脏重约 300 克，一个人的心脏一生泵血约 3.4 亿升。心脏是人体最重要和最忙碌的器官之一，所以心脏的营养非常重要。心血管系统就是体内的交通运输网络，脑血管是全身血管网络的重要组成部分。

常见的心脑血管病包括冠心病、高血压病、脑血管病和高脂血症等，是现代中国人最常见的疾病，也是中国居民最主要的死亡原因。据《中国心血管病报告（2018）》数据显示：我国当前心脑血管病患者数为 2.9 亿，其中高血压 2.45 亿、冠心病 1100 万、脑卒中 1300 万；心脑血管病死亡（主要是冠心病和脑卒中引起的死亡）占居民疾病死亡构成的 40% 以上，高居所有死因首位；2016 年中国医院心脑血管病出院总人次 2002 万人次，占同期出院总人次的 12.57%，住院总费用超 1000 亿元。因此，心脑血管病已经对社会造成沉重负担，加强其防治工作已经刻不容缓。

1. 高血压方面　据中国高血压调查 2012～2015 年数据，中国 18 岁以上人群高血压患病率达 23.2%，呈逐年上升趋势，北方高于南方，农村高于城市，男性高于女性，同时发病率随年龄增长而增加。但高血压的知晓率仅 51.6%，治疗率 45.8%，控制率 16.8%，治疗控制率 37.5%。同时 18 岁以上居民血压正常高值检出率为 39.1%，这预示着未来仍有大量人口会涌入高血压这个群体。

2. 血脂异常方面　据 2013～2014 年中国慢病与危险因素监测调查数据，我国成人血脂异常总体患病率高达 40.4%，同时儿童青少年高胆固醇血症患病率也有显著升高趋势。而 2010 年的调查数据显示血脂异常知晓率为 31.0%，治疗率为 19.5%，控制率为 8.9%，均有男性低于女性的特点。

3. 冠心病方面　据《中国卫生和计划生育统计年鉴（2017）》数据，2016 年我国冠心病死亡率城市为 113.46/10 万，农村为 118.74/10 万，急性心梗死亡率城市为 58.69/10 万，农村为 74.72/10 万，呈逐年上升趋势，有男性高于女性、农村高于城市特点。

4. 脑卒中方面　据 2016 年全球疾病负担数据，脑卒中已成为我国寿命年损失第一位病因，2016 年缺血性脑卒中发病率为 276.75/10 万，出血性脑卒中发病率为 126.34/10 万，同时缺血性脑卒中患病率为 1762.77/10 万，出血性脑卒中患病率为 406.16/10 万，估计脑卒中患者数达 1200 多万。而《2017 中国卫生和计划生育统计年鉴（2017）》和《中国卫生健康统计提要（2018）》数据显示，2017 年我国城市脑卒中死亡率为 126.48/10 万，农村脑卒中死亡率为 157.00/10 万，脑血管病占居民疾病死亡比例在农村人群为 23.18%、城市人群为 20.52%，估计脑卒中年死亡总人数达 197 万。总体上，脑卒中发病率、患病率呈逐年上升趋势，但值得欣喜的是，缺血性卒中的年龄标化死亡率比 2005 年下降了 22.1%，出血性卒中下降了 37.0%，这离不开专业工作人员多年的持续付出。

第二节　高血压病的防治与膳食营养指导

一、危险因素和营养膳食因素

1. 危险因素　高血压病的病因和发病机制目前尚未完全阐明，已经明确的危险因素包括年龄、高血压家族史、缺乏体力活动、糖尿病、血脂异常、睡眠呼吸暂停低通气综合征、空气污染、高钠低钾饮食、超重和肥胖、过量饮酒、长期精神紧张等。

高血压病具有明显的遗传倾向，遗传决定了人群中 20% ~ 40% 的血压异常。超重和肥胖人群的高血压发病风险是正常人的 1.16 ~ 1.28 倍，中国人平均体质指数与血压呈正相关，基线水平 BMI 每增加 1，高血压病发生的危险性 5 年可增加 9%。另外，精神紧张人群的高血压发病风险是正常人的 1.18 ~ 1.55 倍。

2. 营养膳食因素

（1）钠：膳食中钠盐摄入量与人体血压水平密切相关。人体每天对钠的生理需要量仅为 0.5g（折合成食盐 1 ~ 2g），每天平均摄入量增加 2g，收缩压和舒张压分别增高 2.0mmHg 和 1.2mmHg。而 2012 年全国调查数据显示，我国 18 岁以上成人平均食盐摄入量为 10.5 克，比推荐的食盐摄入量（≤6g）高 75%。

（2）钾：增加钾摄入量有降低成人收缩压和舒张压的作用。研究发现，增加钾摄入量能够降低血压，当钾摄入量增至每日 90 ~ 120mmol（3.5 ~ 4.7g）时，血压降幅最大。WHO 建议成人钾摄入量至少达每日 90mmol，钠与钾的比例约为 1:1，但全球多数人口钾摄入量小于推荐水平，钠与钾摄入比例为 2:1 或更高，这同样增加了高血压的发病风险。

（3）酒精：我国饮酒文化盛行，饮酒对高血压的发病起重要作用。我国 18 岁以上成人饮酒者中，有害饮酒率（男性 60g 以上，女性 40g 以上）为 9.3%。限制饮酒与血压下降呈正相关，酒精摄入量平均减少 67%，收缩压可降低 3.31mmHg，舒张压降低 2.04mmHg。

二、高血压病的临床特点与并发症

1. 症状　大多数起病缓慢，缺乏特殊临床表现，导致诊断延迟，仅在测量血压时或发生心、脑、肾等并发症时才被发现。常见症状有头晕、头痛、颈项板紧、疲劳、心悸等，也可出现视物模糊、鼻出血等较重症状。高血压患者可以同时合并其他原因的头痛，往往与血压水平无关，例如精神焦虑性头痛、偏头痛、青光眼等。如果突然发生严重头晕与眩晕，要注意可能是脑血管病或者降压过度、直立性低血压。高血压患者还可以出现受累器官的症状，如胸闷、气短、心绞痛、多尿等。另外，有些症状可能是降压药的不良反应所致。

2. 体征　早期血压常呈波动性，血压随情绪、昼夜、季节等因素有较大波动，激动、紧张、活动后升高，休息、去除诱因后可下降；夜间血压较低，清晨起床活动后血压迅速升高，形成清晨血压高峰；一般冬季血压较高，夏季较低。随着病情进展，血压逐渐呈持续升高。患者在家中的自测血压值往往低于诊所血压值。高血压的其他体征一般较少。周围血管搏动、血管杂音、心脏杂音等是重点检查的项目。心脏听诊可有主动脉瓣区第二心音亢进、收缩期杂音。

3. 并发症　高血压如果没有得到及时有效控制，病程迁延，全身血管可出现损害，导致并发症的出现。长期的血压高负荷将导致左室心肌代偿性肥厚，称高血压性心脏病，心肌重构持续、心脏失代偿后，将出现心力衰竭。高血压可加速全身动脉粥样硬化，发生于脑血管可表现为脑出血或脑梗死，发生于心脏冠状动脉则称冠心病。长期高血压还将损害肾血管，轻者肾小管重吸收功能障碍，严重者出现尿毒症。此外，高血压还可引起眼底血管病变、主动脉夹层等。

三、高血压病的临床诊断及实验室检查

1. 血压的测量方法　血压准确测量的基础是血压计可靠、血压测量方法标准。

购买血压计应选择通过认证的上臂式医用电子血压计（次选不环保的水银柱血压计）。认证情况可在高血压联盟（中国）网站（http://www.bhli.org.cn）和北京高血压防治协会网站（http://www.chl-bha.org）查询。

测量方法：安静休息 5 分钟后，开始测量坐位上臂血压，袖带置于心脏水平（袖带为标准规格，肥胖或臂围较大者为大规格）。首次测量两上臂血压时，以血压读数较高一侧为准。测量血压时，应相隔 1 ~ 2 分钟重复测量，取两次读数平均值，若收缩压或舒张压的两次读数相差超过 5mmHg，应再

测量一次，取 3 次平均值。

血压测量主要包括诊室血压测量、动态血压监测和家庭血压监测。诊室血压是指由医护人员在标准条件下按统一规范进行测量，为目前诊断高血压的最常用方法。动态血压监测是指使用自动血压测量仪，多次测量，没有测量者误差，可避免白大衣效应，可用于测量夜间睡眠期间血压、鉴别白大衣高血压和检测隐蔽性高血压、诊断单纯性夜间高血压等。家庭血压监测是指患者自我测量血压或由家庭成员协助测量血压，一般用于长期血压监测，也可鉴别白大衣高血压、隐蔽性高血压和难治性高血压。

2. 高血压诊断标准

（1）诊室血压：18 岁以上成人，在未使用降压药物的情况下，非同日 3 次血压，收缩压≥140mmHg 和（或）舒张压≥90mmHg。

（2）动态血压监测：24 小时平均血压≥130/80mmHg；白天≥135/85mmHg；夜间≥120/70mmHg。

（3）家庭血压监测：非同日 3 次≥135/85mmHg。

诊断高血压时还应进行血压水平分类、心血管危险分层，具体可参考表 11-1、表 11-2。

表 11-1　血压水平分类及定义（中国高血压防治指南 2018 版）

分类	收缩压（mmHg）		舒张压（mmHg）
正常血压	<120	和	<80
正常高值	120~139	和（或）	80~89
高血压	≥140	和（或）	≥90
单纯收缩期高血压	≥140	和	<90
1 级高血压	140~159	和（或）	90~99
2 级高血压	160~179	和（或）	100~109
3 级高血压	≥180	和（或）	≥110

注：当收缩压与舒张压所属级别不同时，以较高者为准。

表 11-2　高血压心血管风险分层

其他心血管危险因素和疾病史	血压（mmHg）			
	130~139/85~89	1 级	2 级	3 级
无		低危	中危	高危
1~2 个其他危险因素	低危	中危	中/高危	很高危
≥3 其他危险因素，靶器官损害	中/高危	高危	高危	很高危
临床合并症或合并糖尿病	高/很高危	很高危	很高危	很高危

3. 实验室检查

（1）基本项目：血液生化（钠、钾、空腹血糖、总胆固醇、三酰甘油、高密度脂蛋白胆固醇、低密度脂蛋白胆固醇和尿酸、肌酐）；全血细胞计数、血红蛋白和血细胞比容；尿液分析（蛋白、糖和尿沉渣镜检）；心电图。

（2）推荐项目：24 小时动态血压监测、超声心动图、颈动脉超声、餐后 2 小时血糖、血同型半胱氨酸测定、尿白蛋白定量、尿蛋白定量、眼底检查、胸部 X 线检查等。

动态血压监测（ABPM）是由仪器自动定时测量血压，每隔 15~30 分钟自动测压，连续 24 小时或更长时间。正常人血压呈明显的昼夜节律，表现为双峰一谷，在上午 6~10 时及下午 4~8 时各有一高峰，而夜间血压明显降低。目前认为动态血压的正常参考范围为：24 小时平均血压<130/80mmHg，白天血压均值<135/85mmHg，夜间血压均值<120/70mmHg。动态血压监测可诊断白大衣

高血压，发现隐蔽性高血压，检查是否存在顽固性高血压，评估血压升高程度、短时变异和昼夜节律以及治疗效果等。

4. 继发性高血压的鉴别　确诊高血压病前应排除各种引起高血压的疾病，即继发性高血压，因为原发病治愈后，血压可恢复正常。继发性高血压的最常见病因包括以下 6 种，通过详细的病史询问、查体及适当的检查可增加鉴别成功率。

（1）原发性醛固酮增多症：继发性高血压的最常见病因，凡难治性高血压、高血压合并低钾血症、利尿剂诱发的低钾血症、发作性的肢体乏力均应考虑本病，可通过检测醛固酮与肾素比值来筛查。

（2）嗜铬细胞瘤：血压呈阵发性或持续性升高，可有头痛、心悸、多汗等症状，发作时测血浆游离儿茶酚胺可提高检出率。

（3）库欣综合征：典型表现为向心性肥胖、满月脸、水牛背、皮肤紫纹、糖代谢异常、骨质疏松、高血压伴低钾血症等，可通过 1mg 过夜地塞米松抑制试验来筛查。

（4）肾血管疾病：肾动脉狭窄是继发性高血压的常见病因，女性 30 岁以前和男性 50 岁以后的突发高血压、进展性或难治性高血压、腹部血管杂音、ACEI 或 ARB 治疗后不能解释的氮质血症、不能解释的低钾血症及肾萎缩或双肾大小不一应考虑本病，可通过多普勒超声、CTA、MRA 等排查。

（5）慢性肾脏疾病：往往有肾病史，一般肾病先出现，高血压后出现，可能有水肿等症状，尿检、血肌酐、肾脏彩超能发现异常。

（6）睡眠呼吸暂停低通气综合征：合并打鼾者应考虑排查本病，严重者可表现为白天嗜睡、注意力难以集中、夜间频繁醒，可通过睡眠呼吸检查排查。

四、高血压病的药物治疗

降压治疗的目的主要是降低发生心、脑、肾及血管并发症和死亡的总风险。降压治疗的获益主要来自于血压降低本身，但同时进行其他心血管危险因素的干预才能最大程度获益。根据当前循证医学研究的证据，一般患者血压控制目标在 140/90mmHg 以下，部分有糖尿病、蛋白尿等的高危患者可控制在 130/80mmHg 以下。

降压治疗的时机主要取决于心血管风险。高危及很高危患者如 3 级高血压和伴糖尿病或临床合并症的高血压需及时启动药物治疗，低中危患者如无合并症的 1～2 级高血压可考虑调整生活方式后观察评估是否启动药物治疗。经改善生活方式后，血压仍超过 140/90mmHg 和（或）目标水平的患者应给予药物治疗。

常用降压药物包括钙通道阻滞剂（CCB）、血管紧张素转化酶抑制剂（ACEI）、血管紧张素受体拮抗剂（ARB）、利尿剂和 β 受体阻滞剂五类。

1. 钙通道阻滞剂　主要通过阻断血管平滑肌细胞上的钙离子通道，扩张血管，发挥降压作用。包括二氢吡啶类和非二氢吡啶类。CCB 降压、降低心血管事件的循证证据均充分。

常用的二氢吡啶类包括氨氯地平、非洛地平、硝苯地平等。常见的不良反应包括反射性的心跳加快、面部潮红、脚踝部水肿、牙龈增生等。二氢吡啶类一般没有绝对禁忌证，但心力衰竭患者应谨慎使用。

非二氢吡啶类包括地尔硫䓬和维拉帕米。一般具有抑制心脏传导和负性肌力作用，因此可能出现二至三度房室传导阻滞，心力衰竭患者禁忌使用。

2. 利尿剂　主要通过排钠降低血容量而发挥降压作用。常用的是噻嗪类利尿剂，含噻嗪型利尿剂和噻嗪样利尿剂两类。前者主要是氢氯噻嗪，后者主要包括氯噻酮和吲达帕胺。以上利尿剂均疗效明确，降压证据充分。噻嗪类利尿剂可引起低钾血症，一般小剂量使用，定期监测血钾。

另外，保钾利尿剂如醛固酮受体拮抗剂螺内酯，也可用于控制难治性高血压。使用时应注意高钾血症风险。因其拮抗雄激素，长期使用还可导致男性乳房发育。

3. 血管紧张素转化酶抑制剂　主要通过阻断肾素血管紧张素生成而发挥降压作用，降压证据充分，尤其适用于慢性心力衰竭、冠心病、蛋白尿患者。常见不良反应是干咳，多见于用药初期，停用后可自行缓解，不能耐受者可改用 ARB。常见 ACEI 包括依那普利、贝那普利、福辛普利、培哚普利等。

4. 血管紧张素受体拮抗剂　通过阻断血管紧张素 II 受体亚型 AT_1 发挥降压作用，降压证据充分，尤其适用于慢性心力衰竭、冠心病、蛋白尿的患者。不良反应少见。

上述两种降压药物降压机制类似，长期应用可升高血钾，应注意监测血钾和肌酐水平。双侧肾动脉狭窄、妊娠妇女禁用。常见 ARB 包括氯沙坦、缬沙坦、厄贝沙坦、替米沙坦、坎地沙坦等。

5. β受体阻滞剂　主要通过抑制交感兴奋、抑制心肌收缩力及减慢心率发挥降压作用。尤其适用于伴冠心病、慢性心力衰竭、快速心律失常的高血压患者。常见不良反应有皮肤、肢体冷感等。禁用于哮喘、二/三度房室传导阻滞患者。慢性阻塞性肺疾病慎用。

6. 降压药使用的注意事项　五大类降压药物均可作为初始治疗用药。建议优先选用长效降压药，以有效控制 24 小时血压。对于血压≥160/100mmHg 的高危患者，起始可联合两种降压药物治疗。一般患者采用常规剂量，老年人初始治疗时通常采用较小剂量。冠心病心肌梗死后患者，可优先考虑 ACEI/ARB、β受体阻滞剂。慢性心力衰竭患者可优先考虑 ACEI/ARB、利尿剂、β受体阻滞剂。蛋白尿患者可优先考虑 ACEI/ARB。选择降压药物时应结合患者合并症、个人意愿、生活方式、经济条件、成本/效益比等因素综合分析，个体化治疗。

我国临床常用的优化联合治疗方案包括：二氢吡啶类 CCB + ARB（或 ACEI），ARB（或 ACEI）+ 噻嗪类利尿剂，二氢吡啶类 CCB + 噻嗪类利尿剂，二氢吡啶类 CCB + β受体阻滞剂。三联方案以二氢吡啶类 + ARB（或 ACEI）+ 噻嗪类利尿剂最常用。通常 ARB 不与 ACEI 联用。

五、高血压病的营养治疗

（一）高血压病营养治疗原则

高血压病营养治疗的目标：保证营养均衡，满足机体需要，维持健康体重，降低血压和整体心血管疾病风险。

营养治疗总体原则：平衡膳食、限制能量，以维持健康体重；减少钠盐摄入，每人每天食盐 <6g，适当增加钾盐的摄入；低脂肪、低饱和脂肪酸膳食；不饮或限制饮酒。

1. 平衡膳食、限制能量、控制体重　平衡饮食和限制能量以减轻体重，可降低血压、血脂，对整体心血管风险的控制有利。超重和肥胖者可根据理想体重按 20～25kcal/kg 计算摄入总能量，或在当前水平基础上减少 500～1000kcal，目标一年内减重 5%～10%。营养素供能比可碳水化合物 55%～60%，蛋白质 10%～15%，脂肪 20%～30%。平衡膳食要求食物多样化、粗细搭配，保证各类营养素满足人体需要，推荐以富含食用纤维的全谷物、蔬菜、水果、低脂奶制品、植物来源的蛋白质为主，适当进食禽肉、鱼肉、坚果。

2. 低钠高钾饮食　高钠饮食对血压的影响已经明确。我国居民膳食中 3/4 的钠来自于家庭食用盐，其次是高盐调味品。为预防和降低高血压，钠的摄入量应限制在氯化钠 6g/d 以内。主要措施有：减少食盐及含钠高调味品（味精、酱油）的使用，避免或减少食用含钠高的加工食品（咸菜、火腿、各类炒货和腌制品），使用定量盐勺。

钾存在于日常许多未精制食物中，如坚果、豆类、卷心菜、菠菜和香菜等蔬菜，木瓜、香蕉和枣等水果。食品加工过程中会减少食品的钾含量，加工食品多、新鲜水果和蔬菜少的膳食习惯往往会导致缺钾。因此，应增加新鲜未加工蔬菜、水果的摄入。肾功能正常者还可以选择低钠富钾替代盐。

3. 低脂肪、低饱和脂肪酸膳食　大量研究提示脂肪酸和胆固醇对心血管疾病有影响。摄入过多饱和脂肪容易引起肥胖、高血压。

4. 不饮酒或限制饮酒　酒精对血压的升高作用非常明确。不饮酒者不建议适量饮酒，有饮酒习惯者，男性建议控制在 25g/d 以内（按酒精计算，相当于 50°白酒 50ml），女性减半。

5. 增加钙、镁的摄入　多摄入含钙的食物，如牛奶和豆类等。镁有安神镇静的作用，有稳定血压的作用。多摄入富含镁的食物如紫菜、海参、松子、榛子、西瓜子、黑豆等。

6. 适当多吃蔬菜和水果　研究发现，适量增加蔬菜、水果摄入有降低血压的作用；素食者比肉食者有较低的血压，其降压作用可能是由于水果、蔬菜富含膳食纤维和维生素 C 及低脂肪的综合作用。橘子、大枣、番茄、芹菜叶、油菜、小白菜、莴笋叶等食物均含有丰富的维生素 C，多食有助于高血压病的防治。

总体上，高血压患者的膳食要素结构推荐如表 11－3 所示。

表 11－3　高血压患者膳食要素结构推荐

膳食要素	推荐摄入量
脂肪总量	总能量的 20% ~30%
饱和脂肪酸	<总能量的 10%
反式脂肪酸	<总能量的 1%
单不饱和脂肪酸	总能量的 10% ~20%
多不饱和脂肪酸	总能量的 6% ~10%
碳水化合物	总能量的 55% ~60%
蛋白质	总能量的 10% ~15%
胆固醇	<300mg/d
蔬菜水果	>400g/d
膳食纤维	25 ~30g/d（来自蔬菜、水果）
氯化钠	<6g/d
酒精	不饮酒或男性 <25g/d，女性 <12.5g/d

（二）高血压病膳食营养指导细则

1. 高血压患者食用油选择　根据低脂肪、低饱和脂肪酸膳食的原则，建议限制饱和脂肪酸的摄入，增加不饱和脂肪酸的摄入。因此，推荐日常烹饪用油以植物油为主，可选用富含油酸的茶油、橄榄油、玉米油、米糠油等，搭配富含 n－3 多不饱和脂肪酸的亚麻籽油、紫苏籽油，不用椰子油和棕榈油，同时每人每天烹饪用油总量应限制在 20 ~30g。亚麻籽油、紫苏籽油沸点较低，适合于凉拌，不用于烹饪。每人每天茶籽油或橄榄油 10 ~12ml、亚麻籽油或紫苏籽油 5 ~6ml。另外，应减少制作油炸食品，以控制饱和脂肪酸的摄入。

选用食用油时要注意选择符合国家标准的正规产品。烹饪时，应控制温度和时间，避免油温过高和时间过长导致不饱和脂肪酸氧化、营养成分流失。

2. 高血压患者每天食物选择　见表 11－4。

表 11－4　高血压患者每天食物选择参考

类别	食量（g/d）	推荐品种	限制品种
盐	<6	高钾低钠盐（肾功能正常时）	食盐、酱油、咸菜等高盐调味品
油	20 ~25	橄榄油、茶油、亚麻籽油、玉米油、豆油、花生油、芝麻油、葵花籽油	猪油、牛油、羊油、棕榈油、椰子油、奶油、黄油
谷类	250 ~400	标准粮（米、面）、杂粮	精粮、油炸食品
肉类	50 ~100	瘦肉、鱼肉、去皮禽肉	肥肉、加工肉、鱿鱼、动物内脏
蛋类	隔天 1 个	鸡、鸭蛋清	蛋黄
奶类	200 ~300	脱脂或低脂奶、酸奶	全脂奶、奶粉、乳酪

续表

类别	食量（g/d）	推荐品种	限制品种
豆类	30～50	黄豆、豆腐、豆干	油豆腐、豆腐泡
新鲜蔬菜	400～500	深绿叶菜、黄绿色及紫色蔬菜	
新鲜水果	100～200	各种新鲜水果	加工果汁饮料

3. 高血压患者宜用与忌用的食物

（1）宜用食物

①多食用能保护血管和具有降血压、降血脂作用的食物。有降压作用的食物有芹菜、胡萝卜、番茄、荸荠、黄瓜、木耳、海带、香蕉等。降脂食物有山楂、大蒜，以及香菇、平菇、蘑菇、黑木耳、银耳等蕈类食物。

②多食用含钙丰富的食物。如乳类及其制品、豆类及其制品、鱼、虾等。

③多食富含维生素的新鲜蔬菜、水果。如青菜、小白菜、芹菜叶、莴笋、柑橘、大枣、猕猴桃、苹果等。

（2）忌（少）用食物

①限制能量过高的食物，尤其是动物油脂和油炸食物。清淡饮食有利于高血压病的防治，油腻食物过量导致消化不良，还可发生猝死。限制能量摄入，使体重减轻，血压会有一定程度的降低。

②限制所有过咸的食物。如腌制品、哈贝类、虾米、松花蛋、含钠量高的绿叶蔬菜等。

③高血压患者宜少量多餐。每天4～5餐为宜，每餐避免过饱。

④少用烟、酒、浓茶、咖啡以及辛辣刺激性食品。

4. 食谱编制　食谱编制方法有多种。在计算总能量的基础上，用食物交换份的方法来分配能量是一种食谱制定的简便方法。交换份法将食物按照来源、性质分成4大类（8小类），同类食物在一定重量内所含的蛋白质、脂肪、碳水化合物和能量相近。每份均提供90千卡的能量。所有食物均指可食部分，即去除皮、籽、核、骨头等。几类常见食物的食物交换份表，见表4-12～表4-20。

高血压患者的食谱编制用食物交换份法制定相对简便，首先评估患者身高、体重水平、体力活动情况、应激情况，计算患者维持健康体重所需的每日总能量和食物交换份，然后根据高血压病营养治疗的原则分配食物种类并选择具体食物。

例11-1　某男，身高1.75m，超重、轻体力活动、无发热等应激状态的高血压患者，其理想体重为175-105=70kg，每日需要总能量为70×（20～25）=1400～1750kcal，换算为食物份数为：（1400～1750）/90=15.6～19.4份，取中位值为每天17份。

然后按前述膳食原则，碳水化合物约占一半，可谷薯类8份（谷薯类略少，因1份蔬菜+1份水果含碳水化合物≈2份谷薯类），副食9份，副食按平衡膳食原则，蔬菜类1份、水果类1份、奶类1份、油脂类2份、蛋类1份、肉类2份、豆类1份，共9份。

最后按大多数人早上略少、中晚稍多的饮食习惯分配三餐，其食谱安排可见表11-5。

表11-5　高血压病参考食谱

早餐 （谷薯1份、蛋1份、奶1份、水果1份）	中餐 （谷薯3份、蔬菜0.5份、豆1份、肉1份、油脂1份）	晚餐 （谷薯4份、蔬菜0.5份、肉1份、油脂1份）
玉米1个 鸡蛋1个 牛奶250ml 苹果200g（两餐间）	大米75g 芹菜炒香干（豆干50g、芹菜250g、玉米油10g） 清蒸黄鱼（大黄鱼80g）	大米100g 大白菜炒肉（瘦猪肉50g、大白菜250g、玉米油10g）
362kcal	585kcal	585kcal

通过查表进行膳食计算，碳水化合物供能比约占 61%，蛋白质 12%，脂肪 27%，大体合理，无须修改。每周食谱可在此基础上按份交换（置换）同类的不同食物，增加食物的多样性。

5. 代餐疗法 代餐食品，泛指部分或全部取代正餐的食品，有代餐粉、代餐饼干、代餐汤、代餐粥等形式，其营养素因不同目的而有不同配比，共同特点是高纤维、低热量、易饱腹、营养均衡、食用简单等。对于工作繁忙、体重超标又没有足够精力按食谱进行精细配餐的高血压患者，高血压减肥代餐不失为一种可供替代的较好选择。

但代餐作为食品工业的量产商品，其产品无法做到个体化，患者选择代餐时应计算自身所需热量，适当进行调整补充，尤其代餐中蛋白质含量往往不足以满足人体需要，应该进行适当补充。

6. 参考食谱举例 高血压患者参考食谱举例，见表 11 - 6。

表 11 - 6　高血压患者参考食谱

早餐	低脂牛奶 250ml，小米粥（小米 50g），麦麸面包（50g）
午餐	米饭（大米 125g），清蒸鲈鱼（鲈鱼 150g），木耳青菜（木耳 5g，青菜 100g），蒜泥拌海带丝（大蒜头 10g，海带丝 100g，香蕉 100g）
晚餐	米饭（大米 125g），肉末豆腐（瘦猪肉 50g，豆腐 150g），拌黄瓜 100g，番茄冬瓜汤（番茄 50g，冬瓜 100g）

能量	7.7MJ（1834kcal）	蛋白质	73g（16%）
脂肪	43g（21%）	碳水化合物	289g（63%）
钠	2119mg	钾	1947mg

注：全日加烹调用油 20g、盐 4g。

（三）高血压的营养调理方案

1. 抗压力 压力是引起高血压的主要原因之一。压力大时，交感神经紧张兴奋，小血管会收缩，引起血压升高。有效抗压力是高血压患者营养调理的常用方法。维生素 C、B 族维生素和钙、镁是抗压力作用最好的营养素，应该根据患者的具体情况给予充分的补充。

2. 改善血管弹性 高血压发生的根本原因是血管壁动脉粥样硬化，血管的弹性变差了。血管壁弹性变差主要是血管壁的结构受到损伤或在组成成分出现了变化，那就给血管提供改建或复原所需的营养素就行了。将营养素给足后，血管壁包括血管内皮细胞就会依赖其自身的修复能力将自己修补好。血管结构好了，弹性恢复了，高血压也就自然而然地好转或临床治愈了。

用营养素调理高血压，患者临床治愈所需的时间常有很大出入。每个高血压患者的血管损伤情况不一样，有的人半年就行了，有的人要 1 年多，还有的人需要几年甚至更长的时间，也有部分人可能很长时间也调理不好；这主要取决于血管壁的损伤程度和可逆程度，损伤轻者所需的修复时间就短，损伤重者所需的修复时间就长。如果血管壁已经完全机化成为陈旧性瘢痕，则可能永远修复不了。全身血管系统非常庞大，严重受损时需要大量的营养素来修复，耗时也需要很长。用营养素调理高血压，即使在短期内血压没有明显下降，也具有特别重要的意义，因为随着营养素的不断使用，患者血管的柔韧性就会逐渐改善，就不容易发生脑溢血，可以阻止并进一步缓解高血压眼底病变、高血压肾病等严重并发症。

高血压应重点增补合成血管壁胶原蛋白的原料，以改善血管弹性、舒缓血压，比如蛋白质粉、维生素 C 等。蛋白质和维生素 C 是血管壁胶原蛋白的主要合成原料；维生素 C 还可以预防血管硬化，减少中风机会，防止血栓形成。如果是由于动脉粥样硬化、血管变窄引起的高血压，则应重点补充防治动脉硬化的营养素，如 B 族维生素、维生素 E 和茶多酚。

3. 保持血流通畅 血液黏稠，血流缓慢，血管不通畅，也是引起高血压的原因之一。深海鱼油、大蒜片、卵磷脂、维生素 E、银杏等营养素具有抗凝的功效，可减少脂肪和各种凝血因子在血管内壁的滞留时间、降低血液黏稠度，加快血液循环速度，提高血液运输效率，减少血管堵塞，改善微循环，有效防治高血压。

4. 补充辅酶 Q$_{10}$保护血管 辅酶 Q$_{10}$ 对高血压的治疗是有益的。阿根廷神经科学研究所的研究显示，高血压患者 1 小时内口服 100mg 的辅酶 Q$_{10}$ 可增强大脑的敏捷性。一项有 109 位原发性高血压患者参与的研究，发现平均每天补充 225mg CoQ$_{10}$ 可改善功能状况，使一半的患者停止了降血压药物的治疗，使心脏收缩压平均从 159 到 147mmHg，舒张压从 94 降至 85mmHg。

高血压病的营养调理配方，应根据不同的疾病及不同个体的需要，分别选用维生素 C、蛋白质粉、钙镁片、卵磷脂、大蒜素、深海鱼油、B 族维生素、CoQ$_{10}$、维生素 E 和银杏等营养素。

六、高血压病的其他干预方法

1. 高血压病的运动疗法 研究发现，高血压患者定期锻炼，不仅可以改善血压水平，还可以降低心血管死亡风险和全因死亡风险。建议除日常活动外，高血压患者每天锻炼 30 ~ 60 分钟，每周 5 天以上，中等强度运动为宜，如步行、慢跑、骑自行车、游泳、羽毛球、乒乓球等，以有氧运动为主，无氧运动为辅。严重心肺功能不全者应经专业人员详细评估后才能进行康复锻炼。

2. 其他干预方法 吸烟是心血管疾病的主要危险因素之一，主动吸烟和被动吸烟都显著增加心血管病风险，同时让降压药的疗效变差，高血压患者均应戒烟，戒烟的益处已经十分肯定。但戒烟并非易事，合理戒烟才能增加戒烟的成功率，建议丢弃所有烟草相关物品减少吸烟联想，以餐后食用水果、散步、咀嚼无糖口香糖等替代饭后一支烟的习惯，安排打球、钓鱼、游泳等活动缓解压力、转移注意力，坚决杜绝再吸最后一口烟、改吸电子烟等错误想法。戒烟困难者可考虑求助于戒烟门诊和戒烟热线咨询。

舒缓压力对高血压有积极的作用。高血压患者应保持乐观向上的心态，处理好与家人及同事的关系，正视困难，必要时求助他人。良好的睡眠同样对血压稳定起重要作用。睡眠欠佳者应在舒缓压力的基础上，寻找睡眠呼吸暂停低通气综合征等影响睡眠的因素，必要时寻找医生帮助，给予助眠药物治疗。

七、高血压病健康教育和自我管理

高血压病作为一种慢病，需要维持终身治疗，不仅需要医务人员的治疗建议，也需要患者自身正确认识高血压、掌握高血压的防治知识。医患交流的时间毕竟有限，只有通过患者自身的不断学习，加强自我管理，才能保障高血压的长期疗效。

高血压的自我管理，从健康教育开始，是医生指导患者进行的自我疾病管理。健康教育的形式包括健康教育讲课、视频节目播放、网络科普等，应根据患者年龄、喜好等推广受患者欢迎的形式。健康教育的内容应常规包括：什么是高血压，高血压的危害，高血压的危险因素，高血压非药物治疗内容如限盐、禁酒、减重、运动等，常用降压药的种类、用法、不良反应、注意事项等，家庭自测血压的方式，如何进行高血压随访，糖尿病、高脂血症等相关疾病治疗的重要性等。自我管理小组是一种较好的管理方式，通过医生指导、患者交流互助，有助于培养患者高血压防治的主人翁意识和信息，对高血压的长期管理起重要作用。

八、高血压病监测和干预评估

1. 监测 家庭自测血压推荐使用经过认证的上臂式电子血压计，避免使用水银血压计。推荐血压不稳定者每日早晚测一次血压，连续测 7 天；血压稳定者每周测 1 天，早晚各一次，并做好记录供医生随访使用。家庭自测血压避免了医院环境影响，具有更好的真实性和可靠性。

2. 干预评估

（1）初诊方案：高血压患者首次进行医学营养治疗前，应重点了解患者简要病史、血压控制情况、饮食习惯、文化水平、劳动强度、应激情况等，测量身高、体重，以指导制定其营养治疗目标和膳食方案，适当指导运动治疗。初次方案应重点抓对血压影响较大的膳食要素结构（尤其限盐）、体重目标及运动治疗，有利于患者理解和接受。

（2）复诊方案：在患者复诊时，应重点评估患者经营养治疗后血压、体重变化，营养治疗的依从性，遇到的问题，运动治疗坚持情况，指导患者不断改进，争取达到并维持治疗目标。复诊方案应在解决重点问题的基础上，逐次逐步解决其他营养治疗问题及其他心血管危险因素的干预问题，降低治疗难度，提高患者的依从性。

九、高血压病营养干预典型案例分析

例 11-2　王先生，41 岁，外企高管，2013 年 6 月因胸闷、高血压前来咨询。

1. 临床诊断　高血压病（舒张压升高为主、心动过速），脂肪肝，高脂血症（三酰甘油、LDL-C 均高），高尿酸血症，失眠，高度近视、视疲劳、视网膜脱离治疗后，骨关节炎。

2. 膳食营养合理性评价　膳食不合理。主要是每天摄入的食物种类少，膳食结构不合理，豆类、蔬菜、薯类太少，红肉、白米饭摄入太多；三餐分配比例不合理，午餐食物种类少、质量太差，晚餐吃的太多、吃的太好；烹调方法不当，主要吃熟食；每天食物总量太多，食物比例不当，能量摄入过多，超过身体需要，导致肥胖。

3. 营养评估　中央型肥胖（体重超标 12 千克、BMI 26.6、腰围 100 厘米、体脂含量 28.3%）；营养素摄入不均衡；人体营养组成不合理，体内脂肪超标 10 千克，骨质量约低 0.75 千克，蛋白质正常偏低值，体内钙等矿物质构成比不足。

4. 膳食营养指导　科学选择食物，食物种类每天要超过 12 种，一周超过 25 种。多选用热量低、血糖生成指数（GI）低、纤维含量多、体积大及有饱腹感的食物。近期每天吃 1 斤蔬菜；多吃豆腐等豆制品，每天 2 两以上；每天吃 3 种水果，水果总量要控制，每天 4~8 两。1 周吃两次鱼，不吃或少吃红肉、虾蟹，最多 1 周吃 1 次红肉（牛肉最佳），不吃猪肉和羊肉，不吃动物的皮。禁食高热量、高脂肪及纯能量食物。吃粗粮、杂粮，包括糙米、黑米、红米等，晚餐不吃主食。先吃果蔬后吃饭，饥饿时可以吃些黄瓜和西红柿。每天喝 3 杯蔬果汁。蔬果汁常用的较好食材有西红柿、胡萝卜、芦笋、芹菜、甜菜根、蓝莓、樱桃、草莓、枸杞、蔓越橘、杏仁、亚麻籽、芝麻、姜、蒜头等。合理烹饪，少油煎、油炸，多用蒸、煮或凉拌等烹调方法。控制进餐速度，细嚼慢咽。早餐要吃好，早餐要摄入较多纤维和蛋白质。每天走 1 万步，用计步器计数。合理补充缺乏的营养素。

5. 随访结果　经过 1 个多月的膳食营养干预，胸闷明显好转，精力增加。体重减轻 5kg（89 至 84），腰围缩小 4cm（100 至 96），化验三酰甘油从 4.4mmol/L 减至 2.4mmol/L，LDL-C 恢复正常，尿酸从 560 减至 440。调理第一阶段取得较好效果。营养调理 1 年的时候，王先生身体指标完全恢复正常，胸闷等症状完全消失，重新过上了健康而又忙碌的金领生活。

例 11-3　赵某，男，51 岁，公务员，身高 1.70m，体重 85kg，工作压力较大，应酬多，饮酒多年，就诊前平均每日饮白酒约 200~250g，不吸烟，无运动习惯，高血压病史 3 年，口服氨氯地平治疗，平时监测血压 140~150/80~90mmHg，体检发现脂肪肝、谷丙转氨酶和谷草转氨酶升高。

就诊时与患者详细交谈及体格测量，发现患者目前存在的主要问题有：肥胖症、精神压力大、饮酒过量、血压控制欠佳。引导患者调整生活环境、减轻压力、限制饮酒量，同时重点改正以前大鱼大肉、高油高盐的饮食方式，鼓励坚持中等强度运动帮助减轻体重。

约 5 个月后患者复诊，面貌焕然一新，体重减轻了 15kg，复查转氨酶正常，脂肪肝消失了，降压药没有换，但血压能基本稳定在 120/70mmHg 左右。患者自诉这段时间更换了新环境，休养了一段时间，基本没怎么应酬喝酒，每天坚持健步走 1.5 万步以上，饮食中大量增加蔬菜摄入，少油、少盐、少肉，体重保持了平稳的下降。

约 5 年后，患者已戒酒，血压监测在 100~110/60mmHg 左右，停止降压药治疗后血压一直维持110/60mmHg 左右，达到临床治愈。

分析：患者成功治愈脂肪肝乃至高血压病，其关键在于严格执行了比较合理的膳食结构方式、坚持了运动治疗、最后戒酒并成功减重。由此不难看出营养治疗、运动治疗等对于高血压病治疗的重要意义。

第三节　高脂血症的防治与膳食营养指导

一、血脂概述

1. 流行病学　2012 年我国调查数据显示，中国成人血脂异常总体患病率高达 40.40%，其中高胆固醇血症患病率为 4.9%，高三酰甘油血症患病率为 13.1%，低高密度脂蛋白血症患病率为 33.9%，同时儿童青少年高胆固醇血症患病率也呈显著升高趋势，这预示未来我国血脂异常患病及相关疾病负担将持续加重。

2. 脂蛋白分类及作用　血脂是指血清中胆固醇（TC）、三酰甘油（TG）和类脂（如磷脂）等的总称。脂质不溶于水，均以脂蛋白的形式在血浆中运输。脂蛋白是由载脂蛋白、TC、TG 和磷脂组装成的复合体，分为乳糜微粒（CM）、极低密度脂蛋白（VLDL）、中间密度脂蛋白（IDL）、低密度脂蛋白（LDL）、高密度脂蛋白（HDL）和脂蛋白（a）[Lp（a）]。脂蛋白功能和特性如表 11 – 7 所示，脂蛋白示意图见图 11 – 1。检测时，一般以低密度脂蛋白胆固醇（LDL – C）和高密度脂蛋白胆固醇（HDL – C）分别代表 LDL 和 HDL。

表 11 – 7　脂蛋白的功能和特性

分类	主要成分	主要载脂蛋白	来源	功能
CM	TG	B48、A1、A2	小肠合成	将食物中的 TG 和 CH 从小肠运输至其他组织
VLDL	TG	B100、E、Cs	肝脏合成	运输内源性 TG 至外周，经脂酶水解后释放游离脂肪酸
IDL	TG、TC	B100、E	VLDL 中 TG 经脂酶水解形成	LDL 前体，部分经肝脏代谢
LDL	TC	B100	VLDL、IDL 经脂酶水解形成	胆固醇的主要载体，经 LDL 受体介导被外周摄取利用，与动脉粥样硬化性心血管疾病直接相关
HDL	磷脂、TC	A1、A2、Cs	肝脏、小肠合成	促进胆固醇从外周运输至肝脏或其他组织，与动脉粥样硬化性心血管疾病负相关
Lp（a）	TC	B100、(a)	肝脏载脂蛋白（a）通过二硫键与 LDL 复合形成	可能与动脉粥样硬化性心血管疾病有关

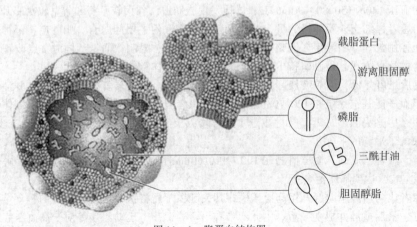

图 11 – 1　脂蛋白结构图

二、血脂异常的分类和防治目标水平

1. 血脂异常的分类　按照病因血脂异常可分为继发性高脂血症和原发性高脂血症。继发性高脂血症是指由于糖尿病、肾病综合征、甲状腺功能减退症、肝病、骨髓瘤、系统性红斑狼疮、库欣综合征等引起的血脂异常。原发性高脂血症大部分由单基因或多基因突变引起，同时还与高脂、高糖、高能量饮食及过量饮酒等不良生活方式相关。

临床分类相对简便实用，分为高胆固醇血症（TC 升高，TG 不高）、高三酰甘油血症（TG 升高，TC 不高）、混合型高脂血症（TC、TG 同时升高）和低高密度脂蛋白血症（单 HDL 降低）。

2. 不同疾病人群防治目标水平　血脂异常的危害主要在于增加动脉粥样硬化性心血管疾病的发病风险，其防治目标也依据风险来制定。

对于尚无动脉粥样硬化性心血管疾病的一般人群，建议 TC < 5.2mmol/L，LDL - C < 3.4mmol/L，HDL - C≥1.0mmol/L，TG < 1.7mmol/L 为合适水平。

而已有高血压、糖尿病、冠心病等慢病的患者，治疗以低密度脂蛋白胆固醇 LDL - C 作为首要干预目标。建议极高危人群（如冠心病、缺血性脑卒中患者）控制 LDL - C < 1.8mmol/L，高危人群（如高血压合并吸烟或肥胖，糖尿病 40 岁以上合并 1.8mmol/L≤LDL - C < 4.9mmol/L）控制 LDL - C < 2.6mmol/L，低中危人群（如高血压合并 0 ~ 1 个危险因素）控制 LDL - C < 3.4mmol/L。

三、高脂血症的临床诊断

1. 高脂血症的临床表现　高脂血症患者大多无明显症状，仅体检时发现血脂异常。

少数血脂异常显著者可出现皮肤真皮内脂质沉积，称为黄瘤病，表现为皮肤局部隆起，常见于眼睑周围。但高脂血症的最主要危害在于，脂质会沉积于血管内皮，病变随时间推移而加重，由脂质点、粥样斑块缓慢演变为纤维斑块、复合病变，最终导致各种动脉粥样硬化性疾病，如周围血管病、冠心病、脑卒中。

还有部分患者可因乳糜微粒栓子阻塞胰腺毛细血管而发生胰腺炎。

2. 高脂血症的实验室检查特点　高脂血症的检出主要依靠实验室检查，主要表现为 TC、TG、LDL - C 的不同程度升高和（或）HDL - C 的降低，严重高三酰甘油血症可表现为肉眼可见的血标本脂浊。

血脂检查前，应空腹 12 小时以上（可少量饮水）行静脉采血检查。前两周应保持平时饮食习惯，排除应激因素（如感染、外伤等），24 小时内不饮酒、避免剧烈运动。

3. 高脂血症的临床诊断　详细询问病史，包括饮食习惯和生活习惯、相关病史、引起血脂异常的用药史及家族史。

临床诊断主要根据血脂检查的几项指标异常，并达到中国成人血脂异常防治指南（2016 修订版）诊断标准（血脂异常分层标准见表 11 - 8），则可确定高脂血症的诊断。原发性高脂血症的诊断应在排除继发性高脂血症的基础上才能确定。

表 11 - 8　中国动脉粥样硬化性心血管疾病一级预防人群血脂合适水平和异常分层标准（mmol/L）

分层	TC	LDL - C	TG	HDL - C	非 - HDL - C
理想水平		< 2.6			< 3.4
合适水平	< 5.2	< 3.4	< 1.7		< 4.1
边缘升高	5.2 ~ 6.1	3.4 ~ 4.0	1.7 ~ 2.2		4.1 ~ 4.8
升高	≥6.2	≥4.1	≥2.3		≥4.9
降低				< 1.0	

注：非 - HDL - C = TC - HDL - C。

四、高脂血症的药物治疗

目前常用的降脂药物包括三大类，即以降低胆固醇为主的他汀类、胆固醇吸收抑制剂和以降低三酰甘油为主的贝特类。

1. 他汀类 能抑制胆固醇合成限速酶 HMG – CoA 还原酶活性，减少胆固醇合成，能显著降低血清 TC、LDL – C 和 Apo B 水平，也能降低血清 TG 水平和轻度升高 HDL – C 水平。常见有洛伐他汀、辛伐他汀、普伐他汀、氟伐他汀、匹伐他汀、阿托伐他汀和瑞舒伐他汀。他汀可在任何时间段每天服用 1 次，但在晚上服用时 LDL – C 降低幅度可能增加。他汀应用取得预期疗效后应继续长期应用，如能耐受应避免停用。偶有不良反应包括肝功能异常，肌肉不良反应如肌痛、肌炎和横纹肌溶解，以及增加糖尿病发病风险。但他汀类对心血管疾病的总体益处远大于增加的糖尿病危险，有他汀类适应证均应坚持服用此类药物。

2. 胆固醇吸收抑制剂 主要是依折麦布，通过抑制肠道胆固醇的吸收降低血胆固醇水平。一般与他汀联用，可增强降脂效果。安全性、耐受性良好，不良反应轻且多为一过性，多表现为头疼和消化道症状。

3. 贝特类 通过激活过氧化物酶体增殖物激活受体 α 和激活脂蛋白脂酶来降低 TG 水平和升高 HDL – C 水平。常见有非诺贝特和苯扎贝特。偶有的不良反应与他汀类药物类似，包括肝脏、肌肉和肾毒性等，血清肌酸激酶和谷丙转氨酶升高的发生率不足 1%。

4. 降脂药的使用注意事项 对于严重的高脂血症，常需多种调脂药联合应用，才能获得良好疗效。但他汀类与贝特类合用可能增加肌溶解风险。慢性肾脏病患者是他汀类引起肌病的高危人群，尤其是在肾功能进行性减退或肾小球滤过率（GFR）<30ml/（min·1.73^2）时，风险与他汀类剂量密切相关，应避免大剂量应用。另外，降脂药在妊娠期、哺乳期应禁止使用。

五、高脂血症的营养治疗

（一）高脂血症营养治疗原则

高脂血症营养治疗的目标：保证营养均衡、满足机体需要，维持健康体重，降低血脂和整体心血管疾病风险。

总体原则：低脂肪、低饱和脂肪酸膳食；平衡膳食、限制能量，有助于维持健康体重；不饮酒或限制饮酒；减少钠盐摄入，每人每天食盐摄入小于 6g，适当增加钾盐的摄入。

1. 低脂肪、低饱和脂肪酸膳食 大量研究证实脂肪酸和胆固醇对血脂及心血管疾病有影响。饱和脂肪酸摄入过多可升高血 TG、TC 和 LDL – C 水平。反式脂肪酸摄入过多可升高 LDL – C、降低 HDL – C 水平，易诱发动脉粥样硬化。膳食胆固醇摄入过多可升高血 TC 水平，而不饱和脂肪酸有降低 TC 和 LDL – C 的作用。因此，建议膳食中脂肪提供能量不超过总能量的 30%，其中饱和脂肪酸不超过总能量的 10%（高胆固醇血症者 <7% 为宜），减少反式脂肪酸的摄入，尽量不超过总能量的 1%。摄入适量多不饱和脂肪酸（不超总能量的 10% 为宜），摄入充足的单不饱和脂肪酸（占总能量的 10% 左右），适当限制膳食胆固醇摄入，每日量不超 300mg。

2. 平衡膳食、限制能量，有助于维持健康体重 限制能量有助于减轻体重，可改善血脂、降低心血管疾病风险。超重和肥胖者可根据理想体重按 20～25kcal/kg 计算每天摄入的总能量，或在当前摄入水平基础上减少 300～500kcal/d，目标在一年内减重 5%～10%。推荐营养素供能比为碳水化合物 55%～70%，蛋白质 10%～15%，脂肪 15%～30%。平衡膳食要求多样化、粗细搭配，保证各类营养素满足人体需要，推荐谷薯类、蔬菜、水果类，肉、禽、鱼、乳、蛋类，豆类，油脂类共五大类食品合理搭配摄入。合理膳食可以降低血脂和心血管风险。

3. 不饮酒或限制饮酒 大量饮酒明确有害，容易引起高三酰甘油血症、脂肪肝和肥胖症；少量饮酒对心血管事件的影响尚无确切结论。不饮酒者不建议适量饮酒，有饮酒习惯者，男性建议控制在 25g/d 以内（按酒精计算，相当于 50° 白酒 50ml），女性减半。

4. 低钠高钾饮食　高脂血症患者摄入钠盐过多，胃口大开，容易摄入过多碳水化合物，引起高脂血症和肥胖症。低钠高钾饮食有助于预防高脂血症，降低心血管疾病风险。氯化钠限制在 6g/d 以内，减少高调味品（味精、酱油）和高盐加工食品（咸菜、火腿、各类炒货和腌制品）的食用，辅助使用定量盐勺。增加未精制食物如新鲜蔬菜、水果的摄入。肾功能正常者还可以考虑间隙使用低钠富钾盐。

5. 增加膳食纤维的摄入　多摄入膳食纤维，可以减少膳食脂肪的吸收，有助于防治高脂血症。多吃蔬菜、水果，膳食纤维每天摄入 25～30 克或以上。

（二）高脂血症膳食指导细则

许多居民体内脂肪过多，包括血脂过高和内脏脂肪过多，主要是由于炒菜用油过多、吃肉过多及摄入碳水化合物过多引起。有效防治高脂血症的膳食指导，需要重点关注膳食中的这几个主要问题，抓住主要矛盾才能取得更好的效果。

1. 科学选择和正确使用食用油　高脂血症患者需要限制饱和脂肪酸、反式脂肪酸的摄入，增加单不饱和脂肪酸和多不饱和脂肪酸的摄入。推荐日常烹饪用油以植物油为主，可选用富含油酸的茶油、橄榄油、米糠油、玉米油等，避免使用椰子油和棕榈油，椰子油和棕榈油富含饱和脂肪酸。每人每天限制烹饪用油量在 30g 以内（尤其是高三酰甘油血症患者）。另外，应减少制作油炸食品。反式脂肪酸常见于油炸食品、人造黄油蛋糕和含起酥油的食品。

同时，选用食用油时还要注意选择符合国家标准的正规产品。烹饪时，应控制温度和时间，避免油温过高和时间过长导致不饱和脂肪酸氧化及营养成分流失。

2. 控制动物性食物的摄入量　每天适当减少畜禽肉的摄入，增加鱼等水产品的摄入。畜禽肉每天摄入 40～60g，以鸡、鸭、鹅、牛肉和瘦猪肉为主，不吃肥肉，肥肉富含饱和脂肪酸；水产品每天 50～80g。

3. 控制膳食胆固醇的摄入量　膳食胆固醇主要来源于动物性食物，如肉、内脏、皮、蛋黄和奶油。

高胆固醇血症者需要控制膳食胆固醇的摄入量，每天胆固醇摄入量 <300mg。禁食或少食富含胆固醇的食物，如猪脑、牛脑、羊脑、鸡肝、猪肝、猪肾、蛋黄、禽蛋、小虾米、蟹黄、蟹子、鱼子、墨斗鱼蚬、黄油、凤尾鱼等。查阅食物成分表可知，100g 食物含胆固醇：猪脑含胆固醇 2571mg、鸡蛋黄 1510mg、猪肝含 288mg。

4. 控制碳水化合物的摄入量　许多高脂血症和肥胖症患者是由于摄入过多碳水化合物引起的。摄入过多碳水化合物，超过身体供能需要时，多余的碳水化合物容易转变成脂肪存储在身体里，导致高脂血症、内脏脂肪过多、脂肪肝、皮下脂肪过多。生活中高糖、高碳水化合物的食物很多，如果不加注意，很容易摄入超标。

5. 增加植物甾醇和膳食纤维的摄入

（1）植物甾醇：广泛存在于植物油脂和植物性食物中的植物甾醇被发现有抑制胆固醇吸收，降低 LDL－C 水平的作用，每日摄入植物甾醇 1.5～2.4g 可使胆固醇吸收下降 30%～60%，平均降低 LDL－C 10% 左右。富含植物甾醇的食物包括玉米油、芝麻油、米糠油、豆类、坚果、蔬菜和谷物。

（2）膳食纤维：研究发现，绝大部分膳食纤维可有效降低血清胆固醇和低密度脂蛋白胆固醇、降低高脂血症风险。推荐膳食纤维摄入量每日至少 25g 以上。富含膳食纤维的食物包括全谷粒食物、蔬菜、豆类、水果等。推荐每日蔬菜摄入量至少为 400g。

6. 高脂血症患者膳食要素结构推荐　如表 11－9 所示。

表 11－9　高脂血症患者膳食要素结构推荐

膳食要素	推荐摄入量
脂肪总量	总能量的 15%～30%
饱和脂肪酸	＜总能量的 10%

膳食要素	推荐摄入量
反式脂肪酸	<总能量的1%
单不饱和脂肪酸	总能量的10%~20%
多不饱和脂肪酸	总能量的6%~10%
碳水化合物	总能量的55%~70%
蛋白质	总能量的10%~15%
胆固醇	<200mg/d
蔬菜、水果	>400g/d
膳食纤维	25~30g/d（来自食物）
氯化钠	<6g/d
酒精	不饮酒或男性<25g/d，女性<12.5g/d

（三）高脂血症的营养调理方案

1. 茶叶提取物 含茶多酚和茶黄素，有降低低密度脂蛋白胆固醇（LDL－C）等作用。

茶多酚是茶叶中多酚类物质的总称，包括黄烷醇类、花色苷类、黄酮类、黄酮醇类和酚酸类等，其中以黄烷醇类物质（儿茶素）最为重要。茶多酚是形成茶叶色、香、味的主要成分之一，也是茶叶中有保健功能的主要成分之一。研究表明，茶多酚等活性物质具有解毒和抗辐射作用，能有效地阻止放射性物质侵入骨髓，并可使放射性物质迅速排出体外，被健康及医学界誉为"辐射克星"。

茶黄素是存在于黄茶、红茶中的一种金黄色色素，是茶叶发酵的产物。经过临床试验，验证了茶黄素具有调节血脂、预防心血管疾病的功效，而且无毒副作用。茶黄素不但能与肠道中的胆固醇结合，减少食物中胆固醇的吸收，还能抑制人体自身胆固醇的合成。

2. 深海鱼油 属于n－3多不饱和脂肪酸，具有降低三酰甘油和LDL－C的作用，以降低三酰甘油的作用为主。n－3多不饱和脂肪酸还有抗氧化作用和抗凝作用，有助于改善血液黏稠度，有效防治血管堵塞。美国哈佛医学院研究n－3脂肪酸的权威专家康景轩博士认为，深海鱼油是补充n－3脂肪酸的最好方式。

3. 卵磷脂 是由肝脏产生，并随同胆汁进入肠内后再被体内吸收。卵磷脂是构成人体细胞的材料；也可以帮助脂肪的运输，是一种强乳化剂，可将血液中胆固醇及中性脂肪乳化分解成细微分子，使它们能顺利地通过血管，而为身体内各种组织细胞所吸收和利用。卵磷脂可以减少脂肪在血管内壁的滞留时间，降低血液黏稠度，加快血液循环速度，提高血液运输效率，减少血管堵塞，改善微循环，有效防治高脂血症等血管病。

卵磷脂的合成需要必需脂肪酸、维生素A、胆碱、肌醇、维生素B$_6$及镁等营养素作原料；其中任何一种营养素的缺乏，都会限制卵磷脂的合成。研究发现，持续使用卵磷脂制剂三个月，患者血液中胆固醇的浓度可显著降低。因此，卵磷脂对高脂血症、血管硬化及脑中风的防治均有很大帮助。

4. 其他

（1）蛋白质粉：美国詹姆斯·安德森研究报道，食用蛋白质粉明显减低了LDL的浓度。

（2）大蒜素：研究发现，大蒜素有降低胆固醇、三酰甘油的作用。

（3）纤维片：可以降低胆固醇，增加饱腹感，有助于控制高脂血症和减肥。

（4）维生素E：维生素E能够防止必需脂肪酸（LDL）被氧自由基破坏，可以提升血液中卵磷脂浓度、降低胆固醇，减少血脂在血管壁沉积的机会。维生素E还有消除血管壁上瘢痕的作用，可以减少胆固醇在动脉壁上淤积。

高脂血症的营养调理配方，应根据不同的疾病及不同个体的需要，分别选用茶族软胶囊、深海鱼油、维生素 E、蛋白质粉、卵磷脂、纤维素、大蒜素等营养素。

（四）高脂血症典型案例分析

例 11-4 王先生，48 岁，新疆伊犁人。肥胖，血脂升高多年。身高 175 厘米，体重 93 千克，体质指数 30.4，中央型肥胖。医院化验血液，三酰甘油 24.7mmol/L、胆固醇 13mmol/L，血液黏稠度很高。在营养师的指导下，参加了 3 次断食排毒活动，每月 1 次，1 次 3~7 天；调整膳食结构，同时进行细胞营养疗法，额外补充一些严重缺乏的营养素，包括茶族软胶囊、深海鲑鱼油等，调理 1 个月后显示效果，3 个月后呈现明显效果，体重下降了 23 千克，体质指数降至 22.9，三酰甘油降至 3.5mmol/L，胆固醇恢复正常，精力和精神也恢复正常，身体情况得到极大改善。

六、高脂血症的其他干预方法

1. 运动治疗 建议高脂血症患者保持每天 30~60 分钟、每周 5 天以上的中等强度运动，对改善血脂异常、维持健康体重、预防糖尿病和动脉粥样硬化性疾病均有重要作用。推荐慢跑、骑自行车、游泳、羽毛球、乒乓球等运动，以有氧运动为主，无氧运动为辅。

2. 减轻体重 超重和肥胖是血脂代谢异常的重要危险因素。血脂异常伴体重超标的患者能量摄入应低于能量消耗，以逐渐减轻体重。每日减少 300~500kcal 能量摄入可能适合大多数患者。体重减轻 5%~10%，高脂血症常常可以得到较明显的改善。

3. 戒烟 吸烟是明确的心血管疾病和癌症危险因素。完全戒烟和有效避免吸入二手烟，可升高 HDL-C 水平、预防动脉粥样硬化性心血管疾病。

七、高脂血症干预的评估

1. 初诊方案 高脂血症患者首次进行营养治疗前，应重点了解患者简要病史、血脂情况、饮食习惯、文化水平、劳动强度、应激情况等，测量身高、体重，抽血化验血脂有关指标，明确高脂血症的程度，合理指导制定其营养治疗目标和膳食营养方案，适当指导运动治疗。初次方案应重点抓对血脂影响较大的膳食要素结构、体重目标及运动治疗，有助于患者理解和接受。

2. 复诊方案 在患者复诊时，应重点评估患者经营养治疗后血脂变化、体重变化、营养治疗的依从性、遇到的问题、运动治疗，指导患者不断改进，争取达到并维持治疗目标。复诊方案应在解决重点问题的基础上，逐次逐步解决其他营养治疗问题及其他心血管危险因素的干预问题，降低治疗难度，提高患者的依从性。

第四节 冠心病的防治与膳食营养指导

冠状动脉粥样硬化引起管腔狭窄或闭塞，导致心肌缺血或坏死而引起的心脏疾病，称为冠状动脉粥样硬化性心脏病，简称冠心病。

一、冠心病的主要发病原因

冠心病的基本病变是冠状动脉粥样硬化，引起动脉硬化的主要原因有三个，包括 LDL 胆固醇升高、同型半胱氨酸升高以及氧自由基过多。血管病的上述三个主要病因均是营养问题，说明动脉硬化主要是营养问题引起的，必须重视营养问题才能有效防治血管病。

当血液中的 LDL 被自由基氧化，变成氧化型 LDL（ox-LDL）才容易沉积在血管壁上，形成血脂斑块，引起动脉粥样硬化和管腔狭窄，导致供血不足，引发心脑等重要脏器疾病。ox-LDL 不能继续充当运输工具，会抛锚粘在血管壁上，当血管内皮细胞破损时，容易进入血管内皮下层，进而被巨噬细胞吞噬。当巨噬细胞塞满了 ox-LDL 后，就变成脂质细胞，导致血管内皮细胞结构和功能受损，动脉硬化过程发生并不断发展。引起动脉粥样硬化的过程包括以下四个步骤。

（1）血管内皮细胞受损：同型半胱氨酸升高，可以损伤血管内皮细胞；血液内大量氧自由基会导致氧化压力增加，破坏血管内皮细胞；高血压和内毒素等原因都可以损伤血管内皮细胞。

（2）动脉粥样硬化形成：当血管内皮细胞受损时，ox－LDL透过血管内皮细胞进入内皮下间隙，单核细胞随之迁入内膜。ox－LDL与单核巨噬细胞表面的清道夫受体结合而被摄取，吞噬了大量ox－LDL的巨噬细胞形成巨噬细胞源性泡沫细胞，形成脂质条纹，在动脉内膜形成数毫米大小的黄色脂点或数厘米长的黄色脂肪条纹，此乃动脉硬化的最初病变。动脉粥样硬化发病机制示意图，详见图11－2。

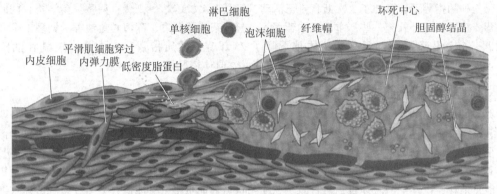

单核细胞和平滑肌细胞迁入内膜及泡沫细胞形成模式图

LDL通过内皮细胞渗入内皮下间隙，单核细胞迁入内膜；ox-LDL与巨噬细胞表面的清道夫受体结合而被摄取，形成巨噬细胞源性泡沫细胞；动脉中膜的SMC经内弹力膜窗孔迁入内膜，吞噬脂质形成肌源性泡沫细胞，增生迁移形成纤维帽；ox-LDL使泡沫细胞坏死崩解，形成糜粥样坏死物，粥样斑块形成

图11－2　动脉粥样硬化发病机制

（3）慢性炎症反应：上述病变不断加重，会逐渐导致动脉内皮层附近区域的慢性炎症反应。炎症会吸引更多的单核细胞，单核细胞吞噬更多的ox－LDL，导致巨噬细胞源性泡沫细胞增多，脂质斑块变厚；动脉中膜的平滑肌细胞（SMC）经内弹力膜窗孔迁入内膜，吞噬脂质形成肌源性泡沫细胞，增生迁移形成纤维帽；过多ox－LDL使泡沫细胞坏死崩解，形成糜粥样坏死物，导致粥样斑块形成。斑块突入动脉腔内引起管腔狭窄，动脉粥样硬化加重。

（4）斑块破裂：斑块可以发生出血、坏死、溃疡、钙化、附壁血栓形成，甚至斑块破裂。破溃的斑块进入血流成为栓子，可引起重要部位的梗死。

冠心病的发病基础是动脉粥样硬化。研究发现，并非所有冠心病患者均有胆固醇异常，约有半数冠心病患者胆固醇水平正常；高血压、高血糖、吸烟、体力活动不足、不健康饮食、精神紧张、年龄增大、遗传等也是血管病主要的危险因素；另有部分血管病是由同型半胱氨酸水平过度升高所致。

当冠状动脉狭窄时血液供应无法满足心肌需要，就可以出现心肌缺血，暂时的缺血引起心绞痛，持续严重的缺血则可能引起心肌梗死。当冠脉狭窄在50%～75%时，一般安静状态下血液供应足以满足心肌需要，但在运动、情绪激动等情况下心肌耗氧量增加，就可能出现心绞痛。而当狭窄进一步加重时，可由于粥样斑块破裂、糜烂、溃疡，继发血小板聚集、凝血因子和纤维蛋白原凝集、血栓形成、血管收缩、管腔狭窄甚至栓塞，导致急性心肌缺氧、心肌梗死（图11－3）。心肌缺血或梗死后，可进一步出现心脏扩大、室壁瘤、心力衰竭等结构和功能异常。

二、冠心病的临床分型、临床表现、临床诊断与并发症

1. 冠心病临床分型　近年来临床将冠心病分为慢性心肌缺血综合征和急性冠脉综合征两类，前者包括隐匿型冠心病、稳定型心绞痛、缺血性心肌病，后者包括非ST段抬高型急性冠脉综合征和ST段抬高型急性冠脉综合征，非ST段抬高型急性冠脉综合征又包括不稳定型心绞痛和非ST段抬高型心肌梗死，ST段抬高型急性冠脉综合征主要是急性ST段抬高型心肌梗死。

2. 冠心病常见临床表现　隐匿型冠心病即无症状性心肌缺血，心肌缺血可轻可重，但无临床症状，可见于心肌缺血不明显或侧支循环形成较好者，也可见于糖尿病心脏自主神经病变时出现的无痛性心肌缺血和心肌梗死，还可见于痛阈较高者。一般需要通过心电图、核素心肌显像等检查明确。

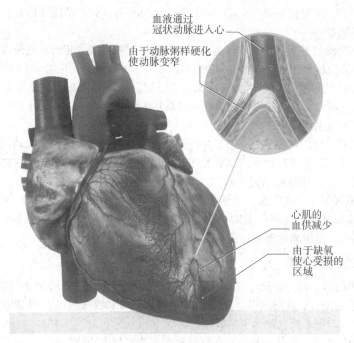

血液通过
冠状动脉进入心

由于动脉粥样硬化
使动脉变窄

心肌的
血供减少

由于缺氧
使心受损的
区域

图 11 – 3　冠状动脉狭窄致心肌梗死示意图

稳定型心绞痛又称劳力性心绞痛，它基于冠状动脉部分固定狭窄基础上出现了心肌耗氧量的增加。常表现为活动或情绪激动后出现的心前区或胸骨后压迫感、发闷感，可放射至左肩、左上肢，一般休息后可自行缓解，发作时含服硝酸甘油效果较好，持续时间常不超过十分钟。

缺血性心肌病是指冠心病心肌长期缺血后细胞凋亡减少、纤维瘢痕化，表现为心脏扩大、心力衰竭、心律失常等，5 年病死率高达 50% ~ 84% 。

不稳定型心绞痛和非 ST 段抬高型心肌梗死主要表现为静息或夜间更持久的心绞痛，胸痛更明显，可伴心悸、出汗等，休息或含服硝酸甘油不一定能缓解。

急性 ST 段抬高型心肌梗死胸痛症状较重，持续时间较长，可达数小时至数天，休息或含服硝酸甘油一般不能缓解，常伴烦躁不安、出汗、呼吸困难、濒死感等，甚至可表现为休克、腹痛、急性心力衰竭等。

3. 冠心病常用检查

（1）心电图：心电图是发现冠心病的最基本手段。稳定型心绞痛患者静息时一般呈正常心电图，活动后心绞痛发作时可呈 ST – T 改变，动态心电图和运动平板试验可增加心肌缺血的阳性检查率；缺血性心肌病、无症状性心肌缺血、不稳定型心绞痛发作时一般有 ST – T 改变；非 ST 段抬高型心肌梗死多有 ST 段压低或 T 波倒置；ST 段抬高型心肌梗死早期多有 ST 段弓背向上抬高，后期往往有 Q 波形成。

（2）胸部 X 线：胸部 X 线检查可评估心脏形态结构，排除心力衰竭和肺部疾患。

（3）超声心动图：评估心脏结构和功能的基本检查，可观察到冠心病陈旧性心肌梗死的室壁运动障碍和室壁瘤形成等征象。

（4）CT 检查：随着技术的进步，目前 CT 评估冠状动脉狭窄情况的准确性已经显著提高，是目前无创诊断冠脉病变的重要手段，其阴性预测价值较高，若 CT 未发现明显冠脉狭窄，一般无须行冠脉造影检查。

（5）冠脉造影术：通过导管在左右冠状动脉口注入造影剂，使冠脉主干和分支显影，可以准确评估冠状动脉狭窄部位及程度，是当前诊断冠心病的最重要手段之一。

（6）实验室检查：常规行血糖、血脂、心肌酶、肌钙蛋白、肝肾功能等检查，必要时行脑钠肽前体、甲状腺功能等检查。

4. 冠心病诊断标准　有胸痛反复发作者，结合其诱发缓解因素、年龄、危险因素、心电图或影像学缺血证据，除外其他疾病引起的胸痛，可初步建立冠心病诊断。无明显胸痛症状者，需通过心电图、负荷心电图、核素显像、冠脉 CT 血管成像技术、冠脉造影等检查寻找缺血证据，除外其他疾病后，可建立冠心病诊断。急性冠脉综合征诊断一般是基于胸痛症状、心电图特征性改变和血清心肌标志物，结合危险因素鉴别后即可建立。

5. 冠心病并发症　并发症主要见于心肌梗死后，最常见的是乳头肌功能失调或断裂，约发生在一半的心肌梗死后患者，轻者可自行恢复，重者可有不同程度的心力衰竭。10% 左右的患者出现心肌梗死后综合征，可能是对坏死物质的过敏反应，表现为胸膜炎、肺炎、心包炎等，有胸痛、发热等症状。5% ~ 20% 的患者可发生室壁瘤，可导致心力衰竭、室性心律失常、栓塞等。栓塞发生率为 1% ~ 6%，一般是左心室附壁血栓脱落引起的外周动脉栓塞，也可因下肢静脉血栓脱落引起肺动脉栓塞。心脏破裂少见，多为心室游离壁破裂，偶为室间隔破裂，常造成猝死。

三、冠心病的药物治疗

ABCDE 是经典的冠心病药物治疗方案：A. 阿司匹林和血管紧张素转化酶抑制剂（ACEI）；B. β 受体阻滞剂和控制血压；C. 控制胆固醇和吸烟；D. 控制饮食和糖尿病；E. 健康教育和运动。它包括了冠心病本身的治疗与冠心病危险因素的管理。

1. 冠心病本身的治疗　包括缓解症状、改善缺血和改善预后的药物。

（1）缓解症状、改善缺血的药物：β 受体阻滞剂、硝酸酯类药物和钙通道阻滞剂。

①β 受体阻滞剂：通过减慢心率、降低血压、降低心肌收缩力、减少心肌耗氧量，同时延长了舒张期时间，增加舒张期心脏供血，从而改善缺血。常用药物包括美托洛尔、比索洛尔等。用药后目标静息心率为 55 ~ 60 次/分。严重心动过缓、高度房室传导阻滞、支气管哮喘患者禁用。

②硝酸酯类药物：通过扩张血管增加血流灌注，缓解心绞痛症状。常用药物包括硝酸甘油、单硝酸异山梨酯等，前者药效短，一般用于心绞痛急性发作，舌下含服；后者为长效药，主要用于慢性长期治疗。

③钙通道阻滞剂：通过扩张血管、减少心肌耗氧量而改善缺血，包括二氢吡啶类和非二氢吡啶类。常用长效二氢吡啶类如氨氯地平、非洛地平、硝苯地平控释片降压抗心绞痛，非二氢吡啶类（地尔硫革、维拉帕米）可减慢心率，也有抗心绞痛作用。钙通道阻滞剂因负性肌力作用，应慎用于心力衰竭患者。

（2）改善预后的药物包括：抗血小板药物、调脂药物、β 受体阻滞剂、ACEI 和血管紧张素 Ⅱ 受体拮抗剂（ARB）。

①抗血小板药物：包括阿司匹林、氯吡格雷、替格瑞洛等，在预防缺血性事件方面起重要作用。稳定型心绞痛一般使用单一抗血小板药物治疗，急性冠脉综合征及支架植入术后一般行双联抗血小板药物治疗。使用该类药物需注意患者出血风险。

②调脂药物：调脂药物治疗以他汀类为主，常用他汀包括瑞舒伐他汀、阿托伐他汀等；另外胆固醇吸收抑制剂——依折麦布也对调脂起重要作用。他汀类药物积累了大量降低心血管事件风险的证据，是冠心病治疗的基石。使用他汀治疗后低密度脂蛋白胆固醇每降低 1mmol/L，主要心血管事件相对危险可减少 20%，全因死亡率降低 10%。目前推荐冠心病的主要调脂目标是低密度脂蛋白胆固醇 <1.8mmol/L 或至少降低 50%（基线水平已在目标水平降低 30%）。

③β 受体阻滞剂：β 受体阻滞剂可以降低心肌梗死后患者 30% 的死亡和再发心梗风险，同时也可以显著降低心力衰竭患者的死亡风险，改善其生活质量。

④ACEI 和 ARB：ACEI 和 ARB 可以改善心肌重构、降低冠心病患者的心血管死亡风险，无禁忌证的冠心病患者均应考虑使用。

2. 冠心病危险因素的管理

（1）血脂异常的管理：建议在合理饮食、改善生活方式、控制体重、坚持锻炼的基础上，同时给予他汀为主的药物治疗。详见高脂血症节。

（2）高血压的管理：建议病情稳定的冠心病血压目标＜140/90mmHg，合并糖尿病的血压目标＜130/80mmHg。建议降压药物包括 ACEI（或 ARB）和（或）β受体阻滞剂。

（3）糖尿病的管理：糖尿病的血糖控制目标应当个体化。对于预期寿命较长者，糖化血红蛋白目标一般控制在≤7%，而年龄较大、预期寿命相对短、低血糖风险较高人群，糖化血红蛋白可放宽至＜7.5%~8.5%。罗格列酮因可能增加心血管风险，目前不主张用于冠心病患者。

若经强化药物治疗后仍有明显心肌缺血临床表现时，可进一步行经皮冠状动脉介入治疗或冠状动脉旁路移植术等进行血运重建。急性 ST 段抬高型心肌梗死的再灌注治疗要求尽早、尽快，时间就是生命，其治疗措施包括经皮冠状动脉介入治疗、溶栓疗法和冠状动脉旁路搭桥术，一般前两者无效时才考虑使用搭桥术治疗。

四、冠心病的营养治疗

（一）冠心病稳定期营养治疗原则

1. 保持能量平衡，控制体重　平衡饮食和限制能量以减轻体重，可降低血压、血脂，对整体心血管风险的控制有利。超重和肥胖者可根据理想体重按 20~25kcal/kg 计算摄入总能量；或在当前水平基础上减少 500~1000kcal，目标一年内减重 5%~10%。营养素供能比可碳水化合物 55%~60%，蛋白质 10%~15%，脂肪 20%~30%。平衡膳食要求食物多样化、粗细搭配，保证各类营养素满足人体需要。

2. 清淡饮食、限制钠盐　建议每日食盐的摄入少于 6g，有心力衰竭者还应更少。摄入食盐太多，钠盐会吸收水分，增加血容量，增加心脏负担，容易导致或加重心力衰竭。

3. 增加钙、镁的摄入　多摄入含钙的食物，如低脂牛奶和豆类等。多吃紫菜等富镁食物。镁离子有很好的营养心肌作用，有助于改善心肌缺血。

4. 限制饱和脂肪和胆固醇的摄入　保持良好的脂肪比例：多不饱和脂肪酸∶单不饱和脂肪酸∶饱和脂肪酸 =1∶1∶1，胆固醇摄入＜200mg/d。

5. 动植物蛋白质要合理调配　植物蛋白应占总蛋白的 50%~70%。每天可饮脱脂牛奶 250ml，一周 1~2 个鸡蛋，多吃鱼和豆制品。每天摄入适量的大豆可以降低血脂和心血管风险。

6. 戒烟限酒　限制饮酒，戒烟，多喝绿茶，不饮浓茶。

7. 糖类以多糖为主　多食全谷物、粗粮、杂粮和土豆。

8. 多吃蔬菜、水果　膳食纤维每天摄入 25~30g。可多吃芹菜、洋葱、大蒜、胡萝卜、菠菜、山楂、香蕉、苹果、桃、梨，以及菊花、海带、木耳、香菇、玉米、坚果类食物。研究发现，每天多摄入 100g 蔬菜、水果可降低 4% 的冠心病风险和 5% 的脑卒中风险。

（二）急性心肌梗死膳食营养指导

1. 急性心肌梗死膳食指导　急性心肌梗死时，一般以低脂流质饮食为主，可以薄面糊、浓米汤为主，根据心功能情况控制液体量，维持经口能量摄入在 800kcal 左右。病情稍稳定，可改低脂半流质饮食，如米粉、面条、鱼肉、碎蔬菜、馄饨等，避免辛辣刺激及胀气食物（如辣椒、咖啡、豆浆等），后逐渐向低脂低饱和脂肪酸、易消化食物过度。

2. 急性心肌梗死营养药物治疗

（1）门冬氨酸钾镁：门冬氨酸钾镁是门冬氨酸钾盐和镁盐的混合物。门冬氨酸是体内草酰乙酸的前体，在三羧酸循环中起重要作用。镁离子对许多酶的功能起着重要的作用，是生成糖原及高能磷酸酯不可缺少的物质，具有较好营养心肌细胞的作用。门冬氨酸钾镁可维持心肌收缩力，改善心肌收缩功能，降低耗氧量，促进纤维蛋白溶解，降低血液黏稠度。可用于冠状动脉粥样硬化性心脏病、心绞痛、心肌梗死、心律失常、慢性心功能不全、心肌炎后遗症、高血压的辅助治疗；还可增加神经肌肉的激动性。

（2）辅酶 Q_{10}：参与氧化磷酸化以及能量的生成过程，并具有抗氧自由基作用。有利于清除自由基，起到膜稳定作用，这样可以阻滞心肌损伤以及预防心律失常。

（3）1，6 二磷酸果糖：是一种有效的心肌代谢活性制剂，具有明显保护心肌细胞的作用，还可以促进因缺血缺氧引起心肌细胞损伤的修复，增加心肌细胞内磷酸肌酸以及 ATP 含量，减轻心肌损伤。

（4）肌苷：属于细胞代谢改善药。肌苷是机体内 ATP、辅酶 A、核糖核酸及脱氧核糖核酸的组成部分，参与机体的物质代谢和能量代谢。它能提高机体 ATP 的水平，可转化为多种核苷酸，并参与蛋白质的合成。肌苷对细胞膜有良好的通透性，能直接进入细胞，转变为核苷酸，再进一步变成 ATP 参与代谢，有助于促进细胞恢复，提高各种酶的活性，刺激机体产生抗体。可用于冠状动脉粥样硬化性心脏病、心肌梗死、风湿性心脏病、肺源性心脏病的辅助用药。

（5）盐酸曲美他嗪：心肌在缺血缺氧的状态下，会以脂肪为主要能量来源，而脂肪在氧化分解的过程中会产生大量的酸性物质而引起局部酸中毒，而曲美他嗪可以通过抑制游离脂肪酸 β 氧化，促进葡萄糖氧化，利用有限的氧产生更多的 ATP，优化缺血心肌细胞的能量代谢，适用于缺血性心肌病。

（6）丹参注射液：具有活血化瘀、通脉养心的功效。用于冠心病胸闷、心绞痛。轻症可以使用复方丹参片口服。

（7）其他的营养心肌药物：如三磷酸腺苷、维生素 C、维生素 E、辅酶 A、极化液等，其主要作用都是优化和改善心肌能量代谢。三磷酸腺苷即 ATP，能够给心肌代谢提供能量，促进心肌的代谢，增加心肌的活力，用法每天 3 次，1 次 20～40mg。

一般营养心肌的药物适用于冠心病心肌缺血、心肌损伤、急性心肌梗死、心力衰竭及病毒性心肌炎等疾病。

（三）冠心病患者宜用与忌用食物

1. 宜用食物

（1）富含优质植物蛋白质的豆类及其制品。

（2）富含膳食纤维的粗粮，如玉米、小米和高粱等。

（3）富含维生素、矿物质的新鲜蔬菜、水果。

（4）富含优质蛋白质及不饱和脂肪酸的深海鱼类。

（5）富含特殊成分，有降脂、降压作用的海带、香菇、木耳、洋葱和大蒜等。

2. 忌（少）用食物

（1）动物油脂及油炸食品，如肥猪肉、炸鸡腿等。

（2）过咸、过甜的食品，如咸菜、大酱、食用糖和蜂蜜等。

（3）如饮酒，应适量。

（四）冠心病患者参考食谱

冠心病患者参考食谱见表 11-10。

表 11-10　冠心病患者参考食谱

早餐	脱脂牛奶 200ml，小米粥（小米 30g），玉米花卷 50g
午餐	米饭（大米 125g），虾仁豆腐（虾仁 50g，豆腐 100g），番茄炒蛋（番茄 80g，鸡蛋 50g），胡萝卜西兰花菜（胡萝卜 30g，西兰花菜 100g），苹果 100g
晚餐	米饭（大米 125g），清蒸小黄鱼（小黄鱼 100g），拌黄瓜 100g，香菇菜心（香菇 30g，青菜 100g）
能量	7.6MJ（1816kcal）　　蛋白质 76g（16.7%）
脂肪	35.7g（17.7%）　　碳水化合物 257g（65.6%）
胆固醇	257.6mg　　钠 2023mg

注：全日加烹调用油 20g、盐 4g。

（五）冠心病营养补充方案

心脏虽小，但劳动负荷非常大。心脏营养的主要作用是保持它的强大动力，把营养物质转化为它需要的能量。这种转化是在细胞内线粒体中实现的，线粒体是心脏的发电厂，通过呼吸作用氧化分解营养素，产生的能量储存在ATP这种能量小分子中，供给心脏细胞动力。线粒体直接利用体内的氧气产生能量，但是同时又受到氧化反应副产品氧自由基的伤害。线粒体损伤超过一定限度，细胞就会衰老死亡。所以，心脏营养的第二个作用就是保护线粒体不受自由基的伤害，充足的脂溶性抗氧化剂如维生素E和脂溶性植物营养素是线粒体正常工作的保护伞，都是保护心脏健康需要的营养。

1. 合理使用抗氧化剂　对抗氧自由基，保护心血管。

研究发现，服用抗氧化剂就可抑制LDL的氧化反应，减少其在血管壁上的沉积，减轻动脉粥样硬化；通过对抗氧自由基，减轻自由基引起的血管炎症，减轻动脉粥样硬化，从而有效预防冠心病和脑血管病的发生发展。增加抗氧化剂的摄入是保持心脏健康的一种新方法。

Packer教授的研究团队发现，体内抗氧化网络防御系统保护心血管健康作用最重要的成员是辅酶 Q_{10} 和维生素E，谷胱甘肽和 α - 硫辛酸也有很强的支援作用。诺贝尔奖获得者 L. J. Ignarro 博士在有关一氧化氮有益心血管疾病的研究中发现，α - 硫辛酸正是促成一氧化氮生成的关键原料之一。在对抗自由基、防治心血管疾病方面，抗氧化网络中的各个成员经常互相支援、协同作战，其联合抗氧化效果要比任何单一抗氧化剂好很多。

比如，维生素E可以在LDL周围形成一个保护性屏障，预防自由基侵袭LDL。维生素E通过捐献一个电子给自由基，牺牲自己，之后变成前氧化物，从而被暂时性"预氧化"，分子变得不稳定；此时血液中流动的维生素C就会给予支援、协同作战，及时捐献一个电子给维生素E，维生素E在获得了电子以后，立即被还原，恢复了抗氧化功能，恢复了战斗力，可以再去中和血液中更多的自由基。通过上述机制，维生素E能够防止必需脂肪酸（LDL）被氧自由基破坏，可以提升血液中卵磷脂浓度、降低胆固醇，减少血脂在血管壁沉积的机会。维生素E还有消除血管壁上瘢痕的作用，可以减少胆固醇在动脉壁上淤积；此外，维生素E还可以大幅度地降低心肌细胞氧的需求，缓解心肌氧供不足的矛盾，对冠心病等心脏病的康复有很大帮助。

β - 胡萝卜素位于血管壁，可以防止 ox - LDL 的摄取，预防脂质斑块的形成。从上可见，维生素E、维生素C和 β - 胡萝卜素具有协同抗氧化作用，联合使用效果更好。银杏叶提取物的主要成分是黄酮类物质，黄酮类物质也是氧自由基的清除剂，能防止细胞膜的脂质过氧化，特别是它能与细胞膜脂双层相互作用和穿过脂双层；银杏也有抑制血小板活化因子的作用，能够帮助改善全身血液循环。所以，银杏对防止心脑血管病也有很好的作用。

2. 补充辅酶 Q_{10} 增加心肌营养　1957年英国爱丁堡大学彼得·麦克博士因研究辅酶 Q_{10}（CoQ_{10}）与细胞能量关系方面的突出贡献而获得诺贝尔奖。CoQ_{10} 也称泛醌，是一种内源性营养素，是人体内广泛存在的脂溶性醌类化合物，其结构类似于维生素K。人体内需要使用酪氨酸、8种维生素和一些微量矿物质做原料才能合成 CoQ_{10}，缺少上述任何一种营养素，身体都无法自然生成 CoQ_{10}，就会导致 CoQ_{10} 严重缺乏。

CoQ_{10} 最重要的功能就是帮助细胞产生能量，提高产能效率。细胞的能量是在线粒体内生成的，线粒体是体内的能量制造工厂；而线粒体产生能量所需要的三种非常重要的酶都需要 CoQ_{10} 的参与。线粒体需要大量氧气来制造能量，有氧燃烧营养物质才能产生大量能量，因此线粒体也是体内氧化压力和氧自由基产生最多的地方。CoQ_{10} 是一种强效抗氧化剂，可以高效中和线粒体内的氧自由基；中和血管内的氧自由基，减少血管壁内皮细胞的损伤；CoQ_{10} 还可以抵制血液中自由基对低密度脂蛋白的进攻，预防动脉硬化。心脏病和中风产生了突发的自由基（局部缺血性再灌注引起），这能导致广泛的组织损害，而具有较高 CoQ_{10} 含量的患者可以较少地遭受这些病症的损害。

近40多年来科学家已对 CoQ_{10} 进行了数百次的临床研究，证明这种营养物质对人体健康是必需的。人缺乏 CoQ_{10} 通常易患心力衰竭、心律失常、中风、高血压、心脏病发作、动脉硬化、肌肉萎缩等疾病。实验表明，心力衰竭的程度与 CoQ_{10} 的缺乏程度直接相关。到目前为止，全世界至少有九次对照实验证明 CoQ_{10} 对心肌炎、心力衰竭患者有很好的疗效。用 CoQ_{10} 能够成功地预防和治疗这些疾病。另有研究显示，患有充血性心力衰竭的患者和其他心血管疾病的患者，在他们的心脏组织中 CoQ_{10} 含量比健康人明显低，而每日 100mg 的补充已显示能明显地改善它们的状况。另有报道心肌炎、心力衰竭患者补充大量的 CoQ_{10}（每天 300~500mg），额外添加抗氧化剂和矿物质，3~4 个月后心脏功能和健康状况都会得到显著的改善。

日本的研究人员发现在体外循环心脏手术之前或之后立即补充 CoQ_{10}，对预防再灌注损害等并发症是很有益的。CoQ_{10} 现在被列为健康食品行列中最珍贵的心脏保健产品，盛行于欧美和日本等地，被誉为保护心脏的灵丹妙药，CoQ_{10} 在日本已被批准用于治疗充血性心力衰竭，是日本医学界最广泛使用的心脏保养剂。

在功能性的心脏保健产品中，公认最好的补充剂是 CoQ_{10}。CoQ_{10} 在人体的总含量仅为 500~1500mg，并随年龄增长而减少。在 40 岁时，心脏中 CoQ_{10} 浓度只是 20 岁时的 68%，详见图 11-4。天然食物中 CoQ_{10} 的含量极少，所以中年以后额外补充 CoQ_{10} 是非常必要的。

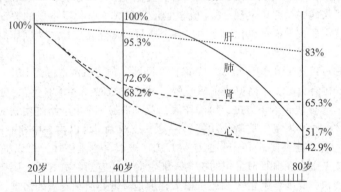

图 11-4 体内重要脏器 CoQ_{10} 含量随年龄增长的变化

注：20 岁以后，人体内各器官的 CoQ_{10} 含量即明显减少；40 岁以后，CoQ_{10} 含量明显剧减，造成身体代谢减退、活动力减弱。

CoQ_{10} 在治疗各种疾病时需要相当高的剂量，已报告每日补充剂量高达 300mg 发现了明显的益处。CoQ_{10} 应与含有脂肪的膳食一起服用，这可增加它的吸收。CoQ_{10} 安全可靠，即使长时间口服大剂量 CoQ_{10}，患者也能很好耐受。在美国，CoQ_{10} 是十大膳食补充剂之一，年销售额超过十亿美元，大约有 600 万名消费者每天服用 CoQ_{10}。日本是最早开发应用 CoQ_{10} 的国家，早在 1977 年即已开始生产，CoQ_{10} 的风行是日本成为心血管疾病低发病率国家的最主要原因之一。

3. 降低血液同型半胱氨酸水平　临床研究发现，有些冠心病、脑血管病患者血脂一直不高，但血液同型半胱氨酸水平升高；进一步研究证明同型半胱氨酸在体内的高水平是潜在心血管疾病的标志，也是中风的危险因素。

同型半胱氨酸是一种含硫氨基酸，为蛋氨酸和半胱氨酸代谢过程中产生的重要中间产物。同型半胱氨酸可以在 $N^5-CH^3-FH^4$ 转甲基酶的作用下合成甲硫氨酸。正常情况下，同型半胱氨酸在体内能被分解代谢，浓度维持在较低水平。但在日常生活中由于膳食不合理等原因会影响血同型半胱氨酸代谢，导致血液同型半胱氨酸堆积、血浓度升高，会大幅增加冠心病、外周血管疾病及脑血管疾病的发病风险。

血液同型半胱氨酸水平维持在 7~9μg/L 以上时，患心血管疾病的可能性就大。同型半胱氨酸水平越低越好。研究发现，同型半胱氨酸水平升高者心脏病发作的可能性是水平低者的三倍，证实高水平的同型半胱氨酸可以显著增加动脉狭窄的发病率。因此认为，同型半胱氨酸血症是一种独立的心血管疾病致病因素，可以引起冠心病、中风和周围血管疾病。

有效降低血液同型半胱氨酸水平有三个办法，一是控制饮食中蛋氨酸的量，即控制蛋氨酸含量较高的食物，如肉类和蛋奶制品的摄取量，但这样易引起蛋白质摄入不足。二是补充甲基供体，如甜菜碱（也称三甲基甘氨酸），对降低同型半胱氨酸水平也有效；可以每天增加摄入 1～5 克三甲基甘氨酸。三是补充足够的叶酸、维生素 B_6 和维生素 B_{12}，这样用来代谢同型半胱氨酸的酶系统就能有效地工作；联合应用叶酸、维生素 B_6、维生素 B_{12}，可降低血液同型半胱氨酸水平；如果缺乏这些 B 族维生素，同型半胱氨酸的转化就会出现障碍，从而导致血液中同型半胱氨酸水平升高。

专家建议每天摄取 $1000\mu g$ 叶酸，$50～150\mu g$ 维生素 B_{12} 和 $25～50mg$ 维生素 B_6。许多临床研究表明，每天补充 B 族维生素就能有效而且大幅度地降低同型半胱氨酸水平；但起效需要一定的时间，一般在补充 B 族维生素 6～8 周以后，同型半胱氨酸水平才开始逐渐降低。

临床心血管专家治疗的患者实际上都已经处在血管病变的最后阶段，他们不得不把绝大多数的时间花在"灭火"上，所有注意力都集中在晚期疾病的治疗（即对症治疗）上，实在没有时间去教育患者必须改变生活方式、加强营养，才能减缓甚至消灭这种致命性疾病。这些重要的工作需要大量慢病调理师来做。

冠心病的营养调理配方，应根据不同个体的情况和需要，分别选用茶族软胶囊、B 族维生素、CoQ_{10}、维生素 C、维生素 E、蛋白质粉、银杏、钙镁片等营养素。

五、冠心病的其他干预方法

1. 运动治疗　病情稳定的冠心病患者应在坚持日常家务、步行等基础锻炼的同时，增加每周 5 天以上、每天 30～60 分钟的中等强度有氧运动，如健步走。病情不稳定的急性冠脉综合征患者病情好转后应循序渐进增加运动量，有助于心脏功能的恢复。

2. 戒烟酒、控制体重、合理作息等　超重和肥胖是重要的心血管危险因素。病情稳定的冠心病患者伴体重超标时每日能量摄入应低于身体能量消耗，以逐渐减轻体重。每日减少能量 300～500kcal 可能适合大多数患者。体重减轻后，高脂血症常可明显改善，有利于冠心病治疗。

吸烟显著增加心血管风险，完全戒烟和有效避免吸入二手烟，可升高 HDL－C 水平、降低冠心病患者心血管事件风险。作息不规律容易引起冠心病患者血压波动，诱发心绞痛及心肌梗死。合理安排作息有助于稳定冠心病患者病情，减少心绞痛发作频率，降低心血管事件的发生风险。

六、冠心病监测和干预评估

1. 冠心病监测　冠心病患者应坚持记录病情，定期监测随访。监测的重点应包括：近期心绞痛的发作情况，药物使用情况，相关心血管危险因素的控制情况，如血糖、血脂、血压、吸烟等，低盐低脂饮食的执行情况，体重变化，体力活动情况等。

2. 干预的评估

（1）初诊方案：冠心病患者首次进行医学营养治疗前，应重点了解患者简要病史、血压、血脂、血糖情况，烟酒情况，饮食习惯，文化水平，劳动强度，应激情况等，测量身高、体重，以指导制定其营养治疗目标和膳食方案，适当指导运动治疗。初次方案应重点抓对"三高"影响较大的膳食要素结构、体重目标及戒烟酒，有利于患者理解和接受。

（2）复诊方案：在患者复诊时，应重点评估患者经营养治疗后血压、血脂、血糖的变化，体重变化，营养治疗的依从性，遇到的问题，烟酒戒除情况，运动治疗等，指导患者不断改进，争取达到并维持治疗目标。复诊方案应在解决重点问题的基础上，逐次逐步解决其他营养治疗问题及心血管危险因素的干预问题，降低治疗难度，提高患者的依从性。

七、冠心病营养干预典型案例分析

例 11－5　简厂长，男，58 岁，广州人。有胸闷等不适，去广东省人民医院做心电图检查发现有心肌缺血，行冠脉造影检查，发现冠状动脉狭窄达 70%，医院诊断为"冠心病"。膳食调查发现患者长期以来吃饭很多，每餐平均吃 1 斤米饭，而且长期吃精米，膳食中 B 族维生素摄入不够。每年都做体检，血脂都正常。考虑是由于 B 族维生素缺乏，导致体内同型半胱氨酸代谢障碍，血液同型半胱氨酸水平升高，引起血管炎症和动脉硬化，导致冠心病。建议实施细胞营养疗法，改善膳食结构，配合对症食疗，补充缺乏的营养素，重点是 B 族维生素。综合干预三个月后胸闷消失，精神也明显好转，心绞痛未再发作，达到临床治愈。

例 11 - 6 黄某，男，86 岁，冠心病、支架植入术后、慢性心力衰竭、慢性肾脏病、高血压病、糖尿病，身高 1.71m，体重 78kg，不吸烟，不饮酒，给予阿托伐他汀治疗后出现可疑药物性肝损伤，遂停用他汀。入院时心功能极差，步行 5 米左右即出现气促，预后极差。入院后给予综合治疗，同时试用小剂量瑞舒伐他汀＋依折麦布，无明显药物不良反应，配合循序渐进的运动治疗，1 月后患者心功能有明显改善，可慢走数分钟，但患者复查低密度脂蛋白胆固醇始终未能达标，予宣教营养治疗重要性，引导其严格低脂低饱和脂肪酸饮食，限制胆固醇摄入，限制总能量摄入，选择植物油作食用油，适当减重、继续坚持循序渐进的运动治疗。约半年后，患者体重下降约 3kg，复查血脂基本达标。5 年后，患者复查心功能、肾功能指标依然稳定，每日保持早、晚餐后公园散步习惯。

分析：该患者开始因用药受限，血脂控制未能达标，后通过合理的营养治疗、运动治疗使血脂控制达标，心肾功能长期维持稳定，医学营养治疗的价值可见一斑。

第五节 脑卒中的防治与膳食营养指导

脑卒中是指急性脑局部血液循环障碍导致的神经功能缺失综合征，症状持续 >24 小时。脑卒中包括缺血性卒中（又称脑梗死）和出血性卒中，前者包括动脉粥样硬化性血栓性脑梗死、脑栓塞、腔隙性脑梗死、脑分水岭梗死等类型，后者包括脑出血和蛛网膜下隙出血。我国目前缺血性卒中发病率约为出血性卒中的 2 倍。

一、脑卒中主要危险因素和发病机制

1. 脑卒中发病机制 脑梗死发病多基于动脉粥样硬化、血管狭窄、血栓形成和血栓脱落等。脑出血多为动脉弹性减弱后在高血压冲击下破裂，常见的弹性减弱病因有高血压合并细小动脉硬化、脑动静脉畸形、动脉瘤等。蛛网膜下隙出血主要是颅内动脉瘤、脑血管畸形、脑底异常血管网病引起。

2. 脑卒中危险因素 分不可干预性和可干预性两类，前者包括年龄、性别、种族和遗传因素等，后者包括高血压、心脏病、高血糖、血脂异常、吸烟、酒精摄入、不健康饮食、肥胖、体力活动不足、抗凝治疗和情绪应激等。我国 95% 的脑卒中风险可用上述可干预危险因素解释，其中高血压是脑出血和脑梗死最重要的危险因素。但我国脑卒中相关的可干预危险因素控制情况不容乐观。高血压患病率约 23%，治疗控制率仅 37.5%。糖尿病患病率约 11%，治疗控制率仅 49.2%。血脂异常患病率约 40%，控制率仅 8.9%。房颤患病率约 0.77%，抗凝治疗率仅 18.6%。成人吸烟率为 28.1%，男性 52.9%，知晓吸烟可引起脑卒中的比例大概 22%。成人超重患病率约 34%，肥胖患病率约 11%。我国成人有效体育锻炼的比例仅 12%。人均日摄入食盐 10.5g，远超推荐标准 6g/d，总体添加糖摄入快速增加，叶酸缺乏，饮食习惯欠合理。因此，脑卒中的一级预防形势非常严峻。

二、脑卒中临床表现和诊断

1. 脑梗死的临床表现 不同类型脑梗死的症状可类似，临床表现取决于梗死的部位和大小，典型症状是偏侧肢体乏力或瘫痪、偏身感觉障碍、共济失调、失语等，偶可有呕吐、头痛、昏迷等。动脉粥样硬化性血栓性脑梗死最常见，多发生在安静或睡眠状态下。脑栓塞多有风湿性心脏病、心房颤动、大动脉粥样硬化等栓塞因素。腔隙性脑梗死多患有高血压病。脑分水岭梗死往往发生在血压偏低时。一般头颅 CT 检查排除脑出血，结合典型症状即可建立脑梗死的诊断，MRI 可进一步明确定位。

2. 脑出血的临床表现 脑出血多发生在中老年高血压患者，活动或激动时起病，可出现头痛、恶心、呕吐等颅内高压症状及肢体瘫痪、意识障碍、癫痫发作等，其表现也取决于出血部位和出血量。

头颅 CT 扫描是确诊脑出血的首选检查。

3. 蛛网膜下隙出血的临床表现 蛛网膜下隙出血是指脑表面或脑底部血管破裂，血液流入蛛网膜下隙引起相关临床症状的一种脑卒中。其发病基础主要是颅内动脉瘤、血管畸形等。多见于青壮年，常表现为突发的剧烈头痛，难以忍受，并进行性加重，伴恶心、呕吐，数小时后出现脑膜刺激征（如颈强直）。CT 是诊断本病的首选方法，脑血管影像学检查有助于发现动脉瘤及血管异常。

三、脑卒中的医学治疗

（一）脑梗死医学治疗原则

（1）急性期尽快恢复病灶的血液供应：有溶栓指征而无禁忌证者行溶栓治疗打通血管、挽救脑细胞，或行血管内介入治疗；保守治疗者主要给予抗血小板治疗，分水岭脑梗死应补足血容量、纠正低血压和高凝状态。

（2）急性期他汀治疗。

（3）急性期处理脑水肿、颅内高压、梗死后出血、感染、压疮等并发症。

（4）急性期控制体温、血压、血糖等。

（5）尽早启动二级预防治疗，并维持以预防复发，如控制血压、血糖、血脂，抗血小板，抗凝等针对危险因素的治疗。

（6）早期康复治疗。

（二）脑出血的治疗原则

（1）一般治疗：卧床休息，保持呼吸道通畅，纠正低氧，鼻饲营养支持，预防感染等。

（2）脱水治疗降低颅内压，减轻脑水肿。

（3）调控血压在适当水平。

（4）亚低温治疗减少脑损伤。

（5）防治肺炎、上消化道出血等并发症。

（6）有指征时果断外科处理血肿，降低颅内压。

（7）早期康复治疗。

（三）蛛网膜下隙出血的治疗原则

蛛网膜下隙出血的病死率高，首选早期手术治疗动脉瘤和血管异常，保守治疗原则与脑出血基本相同。

四、脑卒中的营养治疗

（一）脑卒中营养治疗原则

脑卒中患者营养治疗的目标是维持健康体重，预防营养不良，满足患者生理需要，降低再卒中风险。营养治疗原则如下所述。

1. 平衡膳食，控制能量摄入 多样化饮食，谷薯类、蔬菜类、水果类、肉类、奶类、蛋类、豆类、油脂类合理搭配，维持营养均衡。能量供给量不应超过需要量，体重超重者应根据患者具体情况确定能量供给量及控制体重方案，以维持合理的体重。

2. 个体化膳食 兼顾脑卒中病情的营养需要和个人饮食喜好，帮助控制血压、血糖、血脂等情况。

3. 限制脂肪及胆固醇摄入 脂肪摄入量控制在总能量的 30% 以下，尽量少油，以植物油为主，植物油与动物油脂比例≥2∶1，胆固醇限制在 300mg/d 以下。若原有高脂血症，动物油脂比例还应适当下调，胆固醇严格限制在 200mg/d 以下。

4. 适当增加膳食纤维的摄入 碳水化合物仍是主要的能源物质，适当减少蔗糖和果糖的摄入，增加膳食纤维摄入量。

5. 适宜蛋白质摄入量 蛋白质供能比可达 15% ~ 20%，适当减少动物蛋白质摄入，增加植物蛋白质摄入，两者比例为 1:1 较好。

6. 控制钠盐摄入量 脑卒中尤其是伴有高血压的患者，食盐摄入量应控制在 3 ~ 5g/L。调整烹饪方式，多用蒸、煮、炖、拌、汆、水溜、煨、烩等烹饪方式，有助于减油、减盐，同时食物易咀嚼、消化，可预防误吸，适合脑卒中患者。

7. 食物合理制作 脑卒中吞咽困难者应将食物处理成质地柔软均匀、不易松散的性状，如将固体食物改成泥状或糊状，将稀液体增稠，均有助于预防食物误吸入肺。

（二）脑卒中膳食营养指导细则

1. 总能量 脑卒中急性期患者基础能量消耗比正常人大约高 30%，建议每日总能量摄入为 20 ~ 35kcal/kg，可根据身高、体重、体力活动、应激状况进行适当调整。稳定期患者的能量摄入量一般与正常人相同，体重超标时应适当减少能量摄入。

2. 碳水化合物 应占每日摄入总能量的 50% ~ 65%，优选低升糖指数、高膳食纤维的谷薯类。

3. 蛋白质 蛋白质供给量 ≥1g/（kg·d），分解代谢过度时 ≥1.2 ~ 1.5g/（kg·d）。优选低脂、富含优质蛋白质的食物。

4. 脂肪 脂肪供能占总热量 <30%，血脂异常者 <25%，饱和脂肪酸 ≤7%，反式脂肪酸 <1%，单不饱和脂肪酸 10% ~ 12%，多不饱和脂肪酸 8% ~ 10%。多吃海鱼。食用油每天使用茶籽油、橄榄油、亚麻籽油或紫薯籽油，以保证每天不饱和脂肪酸的充分摄入。

5. 膳食纤维 推荐 25 ~ 30g/d，卧床或便秘者酌情增加膳食纤维摄入量；蔬菜 >500g/d。

6. 水 一般 >1200ml/d。

7. 食盐 <5g/d，伴高血压 <3g/d。

8. 酒精 男性 ≤25g/d，女性 ≤12.5g/d。

脑卒中患者膳食要素结构推荐如表 11 – 11 所示。

表 11 – 11 脑卒中患者膳食要素结构推荐

膳食要素	推荐摄入量
脂肪总量	<总能量的 30%（血脂异常 <25%）
饱和脂肪酸	<总能量的 7%
反式脂肪酸	<总能量的 1%
碳水化合物	总能量的 50% ~ 65%
蛋白质	≥1g/（kg·d），分解代谢过度时 ≥1.2 ~ 1.5g/（kg·d）
胆固醇	<300mg/d（血脂异常 <200mg/d）
蔬菜	>500g/d
膳食纤维	25 ~ 30g/d（便秘、卧床者酌增）
水	>1200ml/d
氯化钠	<5g/d，高血压 <3g/d
酒精	男性 <25g/d，女性 <12.5g/d

（三）脑卒中宜用或忌用食物

1. 宜用食物

（1）含优质蛋白丰富的食物，如乳类及其制品、豆类及其制品。

（2）新鲜蔬菜、水果，尤其是各种绿叶类蔬菜，如菠菜、青菜、空心菜、生菜、莴笋叶、芹菜等。

（3）昏迷、有进食障碍的脑卒中患者，需要应用管饲供给能量和主要营养素。管饲用肠道营养制剂的浓度不宜过高，能量密度以 1kcal/ml 为宜，最好用等渗液。忌用高能、高蛋白制剂，以避免消化道发生应激性溃疡或出血。临床常用肠道营养制剂有安素、立适康、能全力等种类，其供能营养素均为水解蛋白、游离脂肪酸（含中链脂肪酸）与糊精，但不含乳糖。

2. 忌（少）用食物　肥肉、动物油、动物内脏、鱼子、食用糖、糖果、咸菜、腌制食物、熏酱食物、油炸食物、烟、酒、茶叶、咖啡、辛辣调味品等。

（四）脑血管疾病患者参考食谱

脑血管疾病患者参考食谱见表 11 – 12。

表 11 – 12　脑血管疾病患者参考食谱

早餐	低脂牛奶 250ml，蔬菜包 50g，水煮蛋 50g
加餐	苹果 100g
午餐	米饭 125g，焖大黄鱼 100g，炒菠菜 100g，番茄冬瓜汤（番茄 50g，冬瓜 100g）
加餐	香蕉 100g
晚餐	米饭 125g，红烧牛肉（土豆 100g，牛肉 100g），炒苦瓜 100g
加餐	酸奶 150ml
能量	7.9MJ（1879kcal）	蛋白质 76.6g（16%）
脂肪	46.1g（22%）	碳水化合物 288.6g（61%）

注：全日烹调用油 25g。

（五）脑卒中营养支持治疗

脑卒中患者吞咽困难、意识障碍时均可引起营养不良，对预后影响极大。约一半的患者在脑卒中急性期存在吞咽困难，因肠内营养有刺激肠道蠕动、分泌，改善血流灌注等作用，推荐出现吞咽困难、误吸风险较高的患者在 7 天内予肠内营养支持，短期不能恢复者首选鼻饲营养支持，长期不能恢复者可行胃造口营养支持。

营养配方选择取决于病情需要，整蛋白标准型适合健康人群，疾病适用型适合特殊疾病，如糖尿病适用型配方有低糖、高脂肪、高单不饱和脂肪酸、富含膳食纤维等特点，适合糖尿病脑患者控制血糖、满足营养需要。

肠内营养输注方式推荐，持续抬高床头 ≥30°角度，从少到多，从慢到快输注，可预防腹泻、误吸等并发症，输注前后及输注中每隔 4 小时应温水冲管一次。输注过程中应观察血糖变化，注意并发症尤其是误吸的征象。

反复呕吐、腹胀难以缓解，上消化道出血较明显，胃肠动力不全难以改善的患者可考虑进行肠外营养支持，但肠外营养不适合作为长期的营养支持方案。

患者经康复训练吞咽功能恢复，洼田饮水试验评分 ≤2 分后可停止肠内营养支持，恢复口服进食，此时注意将固体食物改成泥状以利吞咽、将液体增稠以预防误吸。

（六）脑卒中营养补充方案

1. 脑梗死营养补充方案　脑梗死营养补充的目的是促进受损脑部病灶的修复，防治再梗的发生。

（1）合理使用抗凝营养素：深海鱼油中的 EPA 具有调节血脂，软化疏通血管，降低血液黏稠度、促进血液循环，防止血液凝固，防止血栓形成，清理血栓等作用。大蒜片主要活性成分是蒜素，能抑制胆固醇的合成，增加纤维蛋白溶解系统的活性，阻断血栓的合成，抑制血小板的黏附和聚集，促进血小板的解聚，有效防治脑梗死等心脑血管疾病。蒜素里边有硫化物和硒，具有抗氧化、对抗自由基的作用。维生素 E 具有维持结缔组织弹性，促进血液循环，特别是微循环；也具有抗凝活性，大剂量摄入可增加出血性卒中发生危险。银杏提取物指的是从银杏中提取的有效物质，含有银杏总黄酮、银杏内酯等物质，有扩张血管、保护血管内皮组织、调节血脂、抑制血小板激活因子、抑制血栓形成、清除自由基等作用。

（2）合理使用细胞修复的基本营养：蛋白质粉、B族维生素。

2. 脑出血营养补充方案　脑出血营养补充的目的是促进受损脑部病灶的修复，防治再出血的发生。

（1）脑出血急性期：脑出血急性期使用一些协助细胞修复的基础营养素，如蛋白质粉、B族维生素、维生素C、钙镁片等，蛋白质和维生素C也是合成血管壁胶原蛋白的主要原料。

急性期一般禁用深海鱼油胶囊、银杏提取物、维生素E，以防脑出血加重。服用深海鱼油会导致血液稀释，不易凝结，增加出血量。故有脑出血等出血性疾病，或有出血倾向者一般禁止使用深海鱼油等制剂。

（2）脑出血恢复期和后遗症期：除了可以使用急性期的基础营养素外，可以使用维生素E、银杏提取物，也可以在专业人士监测下谨慎使用小剂量深海鱼油。

脑卒中的营养调理配方，应根据不同个体的情况和需要，分别选用B族维生素、维生素C、维生素E、蛋白质粉、银杏、深海鱼油、钙镁片等营养素。

五、脑卒中的其他干预方法

1. 运动康复治疗　脑卒中急性期的运动治疗目标：早期康复治疗，预防长时间不活动带来的并发症，恢复自主运动和基本生活活动。长期卧床会有许多不利影响，包括血容量和心输出量减少、免疫功能抑制、肌肉萎缩和肌力下降、关节挛缩、运动能力和立位耐力下降，以及深静脉血栓形成等。因此，推荐脑卒中后尽快下床行走以促进功能恢复。

一旦病情稳定，应开始运动训练，建议达到或超过卒中前的运动水平。推荐低～中等强度的有氧运动，并减少久坐行为，每周≥3天，每次≥20分钟的有氧运动，病情稳定者还可进行每周2～3天的抗阻训练。

2. 控制体重、戒烟、合理作息等　超重和肥胖是重要的脑卒中危险因素。病情稳定的脑卒中患者伴体重超标时每日能量摄入应低于身体能量消耗，以逐渐减轻体重，目标半年内体重减少5%左右。每日减少300～500kcal可能适合大多数患者。减重过程中应注意平衡膳食，预防营养不良。

吸烟显著增加卒中风险，完全戒烟和有效避免吸入二手烟，可升高HDL-C水平，降低卒中再发风险。作息不规律容易引起血压波动，诱发卒中；合理安排作息有助于稳定血压，降低卒中事件风险。

六、脑卒中干预效果的评估

1. 初诊方案　脑卒中患者首次进行医学营养治疗前，应重点了解患者简要病史、血压血脂情况、吞咽功能、饮食习惯、文化水平、劳动强度、应激情况等，测量身高、体重，以指导制定其营养治疗目标和膳食方案，必要时适当指导康复运动。初次方案应重点抓对血压血脂影响较大的膳食要素结构、体重目标，以及对肢体功能恢复影响较大的康复运动，有利于患者理解和接受。

2. 复诊方案　在患者复诊时，应重点评估患者经营养治疗后血压、血脂变化，体重变化，营养治疗的依从性，遇到的问题，肢体功能恢复情况，指导患者不断改进，争取达到并维持治疗目标。复诊方案应在解决重点问题的基础上，逐次逐步解决其他营养治疗问题及其他心血管危险因素的干预问题，降低治疗难度，提高患者的依从性。

七、脑卒中营养干预案例分析

1. 脑梗死　陈大爷，79岁，广州新塘人。2010年底出现头晕及左手、脚无力去广州中山大学附属第三医院做CT检查，发现有右脑梗死，既往有糖尿病、高血压、高脂血症、脂肪肝、痛风等11种慢性疾病多年。平时需要用拐杖才能行走，服用多种中西药治疗。2011年5月并发低血糖昏迷，经医院抢救才转危为安；2011年8月再次因并发症入院抢救，出院后由家属带来做营养咨询。告知患者及家属单靠药物只能控制症状，如想要有更好的效果，建议同时进行细胞营养疗法，发挥细胞的修复能力。患者和家属表示理解和同意。他们说能看病的医院都去过了，疗效就是目前这样，他们是慕名前来咨询，愿意做新的尝试。

嘱咐家属调整膳食结构，配合对症食疗，重点补充保护血管和修复血管的营养素，剂量比较大，综合调理 3 个月后显示效果，半年后呈现明显效果，表现为精神明显好转，胃口好，体力显著改善，左手、脚更有力，丢掉拐杖可以自行走路，可以上下楼，可以在自家商店帮忙做一些事情。

2. 脑梗死 李某，女，62 岁，农民，脑梗死、高血压病、高脂血症，身高 1.58m，体重 65kg，监测血压一般在 140/80mmHg 左右，不吸烟，不饮酒，常吃腊肉、猪肉，极少吃鱼肉，检查发现颈部动脉多发粥样斑块，部分狭窄程度在 50%～75%，总胆固醇 4.2mmol/L，低密度脂蛋白 2.6mmol/L，就诊时有左下肢轻微乏力，无吞咽障碍。

初诊时分析患者血压、血脂均升高，建议其改善膳食结构，少吃腊肉和吃猪肉，增加鱼肉、蔬菜、豆类、奶类、水果等摄入，限制食盐摄入，优选植物油作食用油，坚持肢体康复运动，以帮助降压、降脂。

约 2 个月后复诊，患者大体上坚持了上述营养治疗和运动治疗，血压稳定在 130/80mmHg，血脂仍未达标，但有改善。建议继续坚持，同时适当控制每日摄入的总能量，适当减轻体重。约半年后再复诊，体重 60kg，血脂、血压基本达标，左下肢肌力基本正常。

分析：心脑血管病治疗需要长期针对多种危险因素进行干预，给患者医学营养治疗建议时应循序渐进，逐次有针对性地干预患者存在的问题，可降低干预难度，增加患者依从性，从而保证疗效。

第六节　心脑血管病的预防

心脑血管病的预防通常分三级预防。

一级预防又称病因预防，是指采取各种措施消除和控制危险因素而防止疾病的发生，如肥胖人群减重和低钠饮食以预防心脑血管病。

二级预防又称临床前期预防，是指疾病早期采取早发现、早诊断、早治疗的策略，预防疾病发展和恶化，如肥胖人群行定期体检以期早期发现、诊断高血压，同时尽早治疗高血压，防止高血压恶化出现并发症。

三级预防又称临床预防，是指对已有的疾病进行及时治疗，减少伤残、促进康复、恢复生活能力，如急性脑梗死患者偏瘫后尽早尽快康复锻炼、促进肢体功能恢复。

某种治疗或措施对预防分级来说往往是相对的、可转换的，如控制血压对高血压而言是二级预防，但对冠心病和脑卒中而言又是一级预防。一级预防是真正意义上的预防疾病发生，二、三级预防其实是对疾病的治疗。

心脑血管病对社会危害巨大，但致病因素复杂而不完全明确，根据三级预防的策略进行疾病防治意义重大。其中，一级预防、针对可干预性危险因素的干预尤为重要。心脑血管疾病往往有共同的危险因素，超重和肥胖、体力活动少、不合理饮食、过量饮酒、精神紧张等增加了高血压、糖尿病、血脂异常的发病风险，而高血压、糖尿病、血脂异常、吸烟等又增加了心脏病、脑卒中的发病风险，同时心脏病也增加了脑卒中的发病风险。心脑血管病环环相扣，只有做好三级预防，尤其从源头一级预防抓起，才能真正减少心脑血管病的发生。

练习题

一、理论题

（一）选择题（选择一个正确的答案）

1. 高血压人群对饮酒的建议不正确的是（D）。

　　A. 不饮酒者不建议饮酒　　　　　　　　　B. 男性＜25g/d

　　C. 女＜12.5g/d　　　　　　　　　　　　D. 不酗酒即可

2. 以下可诊断高血压的是（D）。

    A. 1 次血压 160/100mmHg　　　　　　　　B. 2 次血压达 150/100mmHg

    C. 非同日两次血压达 160/100mmHg　　　　D. 非同日 3 次血压达 140/90mmHg

3. 准确的血压测量不包括（C）。

    A. 安静休息 5 分钟后测量　　　　　　　　B. 袖带置于心脏水平

    C. 双上臂血压，以较低一侧为准　　　　　D. 选择通过认证的上臂式血压计

4. 鉴别白大褂高血压可采用（B）。

    A. 反复诊室血压测量　　　　　　　　　　B. 家庭血压监测

    C. 社区血压测量　　　　　　　　　　　　D. 医务人员上门测量血压

5. 与动脉粥样硬化性心血管病直接相关的脂蛋白是（B）。

    A. VLDL　　　　　　B. LDL　　　　　　C. HDL　　　　　　D. CM

6. 血脂异常的危害主要是（D）。

    A. 增加高血压风险　　　　　　　　　　　B. 增加糖尿病风险

    C. 增加慢性肾脏病风险　　　　　　　　　D. 增加动脉粥样硬化性心血管病风险

7. 长期饮用未过滤的熟咖啡可升高（B）。

    A. 血糖　　　　　　B. 血脂　　　　　　C. 血压　　　　　　D. 尿酸

8. 帮助戒烟不应通过（B）。

    A. 咀嚼无糖口香糖分散注意力　　　　　　B. 改电子烟

    C. 安排运动　　　　　　　　　　　　　　D. 咨询戒烟热线

9. 进食油炸食品的危害主要是（A）。

    A. 增加反式脂肪酸摄入　　　　　　　　　B. 增加饱和脂肪酸摄入

    C. 增加胆固醇摄入　　　　　　　　　　　D. 增加多不饱和脂肪酸摄入

10. 急性心肌梗死时饮食应注意的不包括（D）。

    A. 低脂饮食　　　B. 流质饮食　　　C. 避免辛辣胀气　　　D. 高蛋白饮食

11. 体重超标的冠心病患者为减重可每日减少能量摄入（A）。

    A. 300～500kcal　　B. 500～700kcal　　C. 700～1000kcal　　D. 1000～1200kcal

12. 对脑卒中影响最大的危险因素是（A）。

    A. 高血压　　　　B. 糖尿病　　　　C. 心脏病　　　　D. 血脂异常

13. 高血压营养治疗的原则不包括（C）。

    A. 平衡膳食、限制能量　　　　　　　　　B. 低脂肪饮食

    C. 高蛋白饮食　　　　　　　　　　　　　D. 低饱和脂肪酸饮食

14. 血脂异常营养治疗的原则不包括（C）。

    A. 平衡膳食、限制能量　　　　　　　　　B. 低脂肪饮食

    C. 高蛋白饮食　　　　　　　　　　　　　D. 低饱和脂肪酸饮食

15. 易致脑卒中吞咽困难患者误吸的食物类型是（A）。

    A. 稀液体食物　　　B. 泥状食物　　　C. 固体食物　　　D. 糊状食物

16. 脑卒中的危险因素不包括（C）。

    A. 吸烟　　　　　B. 体力活动不足　　　C. 肺炎　　　　D. 年龄

17. 原发性高脂血症的膳食影响因素不包括（B）。

    A. 高脂饮食　　　B. 高钠饮食　　　C. 高糖饮食　　　D. 过量饮酒

18. 对动脉粥样硬化性心血管疾病有保护意义的脂蛋白是（D）。

    A. VLDL　　　　　B. IDL　　　　　C. LDL　　　　　D. HDL

19. 可降低同型半胱氨酸的营养成分是（A）。

    A. 叶酸　　　　B. 单不饱和脂肪酸　　　C. 维生素 D　　　D. 植物甾醇

20. 代餐的特点不包括（B）。

A. 高纤维　　　　　　　　B. 高热量　　　　　　　　C. 易饱腹　　　　　　　D. 食用简便

21. 有关限制钠盐摄入的措施不正确的是（B）。

A. 减少吃腌制品　　　　B. 避免吃坚果　　　　　C. 减少使用味精　　　D. 使用定量盐勺

22. 家庭血压监测的意义不包括（D）。

A. 发现隐蔽性高血压　　　　　　　　　　　B. 高血压治疗的长期疗效监测

C. 鉴别白大衣高血压　　　　　　　　　　　D. 鉴别原发性醛固酮增多症

23. 以下不会升高血压的是（C）。

A. 腌制品　　　　　　　　B. 饮酒　　　　　　　　C. 香蕉　　　　　　　　D. 酱油

24. 关于家庭血压监测正确的是（A）。

A. 血压稳定者每周一天，早晚一次

B. 可选用腕式血压计

C. 必须每天测量以确保血压稳定

D. 医院测血压较家庭监测更准确

25. 以下脂蛋白含胆固醇比例最高的是（D）。

A. CM　　　　　　　　　B. VLDL　　　　　　　C. IDL　　　　　　　　D. LDL

26. 动脉粥样硬化时沉积于动脉内膜的是（B）。

A. TG　　　　　　　　　B. LDL – C　　　　　　C. HDL – C　　　　　D. CM

27. 关于高脂血症患者运动治疗不正确的是（B）。

A. 以有氧运动为主　　　　　　　　　　　　B. 出汗多提示运动量够

C. 中等强度为宜　　　　　　　　　　　　　D. 有严重心肺疾病者需评估后再锻炼

28. 以下属于冠心病一级预防的是（B）。

A. 冠心病的他汀治疗　　　　　　　　　　　B. 高脂血症的他汀治疗

C. 心绞痛的硝酸甘油治疗　　　　　　　　　D. 稳定型心绞痛坚持运动

29. 血管壁胶原蛋白的合成原料有许多种，最重要的是（C）。

A. 蛋白质和B族维生素　　　　　　　　　　B. 蛋白质和维生素A

C. 蛋白质和维生素C　　　　　　　　　　　D. 蛋白质和多种矿物质

30. 与动脉粥样硬化发病关系较小的营养物质是（D）。

A. B族维生素　　　　　　B. 茶多酚　　　　　　　C. 维生素E　　　　　D. 维生素D

31. 可能没有降低血液黏稠度的营养是（B）。

A. 深海鱼油　　　　　　　B. 维生素A　　　　　　C. 大蒜素　　　　　　D. 银杏提取物

32. 具有抗凝作用的营养是（C）。

A. 维生素A　　　　　　　B. B族维生素　　　　　C. 深海鱼油　　　　　D. 维生素A

33. 维生素E防治动脉硬化的作用机制一般不包括（B）。

A. 防止LDL被氧化　　　　　　　　　　　　B. 降低血液同型半胱氨酸浓度

C. 提升血液中卵磷脂浓度　　　　　　　　　D. 消除血管壁上瘢痕

34. 冠心病患者补充抗氧化剂的作用一般不包括（D）。

A. 保护线粒体，提高心肌细胞产能效率

B. 抑制LDL的氧化，防治动脉粥样硬化

C. 对抗氧自由基，减轻自由基引起的血管炎症

D. 降低IDL – C水平

35. 可能没有降低血液同型半胱氨酸作用的是（C）。

A. 维生素B_6　　　　　　B. 维生素B_{12}　　　　　C. 维生素C　　　　　D. 叶酸

36. 可能与降低血液同型半胱氨酸水平无关的是（C）。

A. 补充甲基供体　　　　　　　　　　　　　B. 补充足够的叶酸、维生素B_6和维生素B_{12}

C. 补充维生素E　　　　　　　　　　　　　D. 控制饮食中蛋氨酸的量

37. 预防脑梗死患者再梗最重要的营养干预方法是（A）。

    A. 长期使用抗凝营养素   B. 合理使用维生素 D

    C. 合理使用维生素 A   D. 合理使用钙剂

38. 脑出血急性期不宜使用的营养素是（C）。

    A. 镁制剂   B. B 族维生素   C. 深海鱼油   D. 蛋白质粉

39. 脑出血急性期可以使用的营养素是（B）。

    A. 银杏提取物   B. B 族维生素   C. 深海鱼油   D. 维生素 E

（二）判断题（正确的在后面的括号内填 A，错误的填 B）

1. 对血脂异常患者进行干预评估时应了解其经济水平和文化程度以提供个体化指导意见。　（A）

2. 我国绝大部分脑卒中风险可用高血压、心脏病、糖尿病、血脂异常、吸烟、酒精摄入、不健康饮食、肥胖、体力活动不足、抗凝治疗、情绪应激等危险因素来解释。　（A）

3. 脑卒中患者稳定期基础能量消耗仍比正常人高 30% 左右。　（B）

4. 脑卒中吞咽障碍患者口服液态食物可预防吸入性肺炎。　（B）

5. 脑卒中患者饮食中多不饱和脂肪酸应争取达总热量的 20%。　（B）

6. 脑梗死偏瘫患者应争取尽早下地进行康复锻炼。　（A）

7. 高血压患者应了解高血压的危害以提高治疗的依从性。　（A）

8. 测量两上臂血压时，以血压读数较低一侧为准。　（B）

9. 动态血压监测是指使用电子血压计在不同时间反复测量患者血压以确定其血压水平。　（B）

10. 高血压患者反式脂肪酸摄入不应超总能量的 3%。　（B）

11. 有研究表明，食用蛋白质粉可以明显减低 LDL 的浓度。　（A）

12. 研究证明同型半胱氨酸在体内的高水平是心脑血管病的独立危险因素。　（A）

13. 合理使用抗凝营养素是防治脑梗死再发的有效手段。　（A）

14. 脑梗死营养补充的目的是促进受损脑部病灶的修复，防治再梗的发生。　（A）

15. 脑出血急性期可以使用深海鱼油胶囊调理。　（B）

二、技能练习题

1. 某女性，45 岁，商店职员，身高 1.62m，体重 65kg，患高血压病 3 年，现用氨氯地平药物治疗，血压一般维持在 150/90mmHg。平时爱吃红烧肉、腌肉，不喜蔬菜、水果。不饮酒、不吸烟。

（1）请评价其血压控制水平，并给出下一步的处理建议；

（2）请计算其体质指数，并评价其营养状况；

（3）请指出其膳食习惯中存在的问题；

（4）请对其膳食原则进行指导，并计算其适合的每日摄入总能量。

参考答案：

（1）评价：该患者血压不达标，一般人群目标血压 <140/90mmHg。

建议：调整降压治疗方案（如加用其他降压药物等），联合低盐低脂饮食、合理营养、减重、运动等生活方式调整降压。

（2）计算体质指数：$BMI = 65/1.62^2 = 24.8$

评价营养状况：该女士 BMI 超过 24，属于超重。

（3）膳食问题：爱吃红烧肉，摄入较多饱和脂肪酸和反式脂肪酸；爱吃腌肉，摄入较多钠盐，不利于血压控制；吃蔬菜、水果少，摄入膳食纤维和维生素不足，会对血脂、血压产生不利影响。

（4）膳食指导

①平衡膳食、限制能量，以控制体重。按 20~25kcal/kg 计算每天摄入的总能量，或在当前水平基础上每天减少 500~1000kcal，营养素供能比可碳水化合物 50%~55%，蛋白质 10%~15%，脂肪 20%~30%。患者体重超重，每日总能量可控制在 20~25kcal/kg×（162－105）= 1140~1425（kcal）。

②低钠高钾膳食：每日食盐限制在 6g 以内，减少高钠调味品及加工腌制食品摄入，同时增加新鲜蔬

菜、水果摄入，蔬菜每日宜 500g。

③低脂肪、低饱和脂肪酸膳食：饱和脂肪酸摄入不超过总能量的 10%，反式脂肪酸摄入不超总能量的 1%。摄入适量的多不饱和脂肪酸（不超总能量的 10% 为宜），摄入充足的单不饱和脂肪酸（占总能量的 10% ~20% 为宜），适当限制胆固醇摄入（每天 300mg 以内为宜），食用油以植物油为主，每日 20 ~30g。

2. 某女性，50 岁，公务员，身高 1.60m，体重 65kg，患高血压病 10 余年，现血压一般控制在 150/80mmHg 左右，偶爬楼或快跑后觉胸闷，无运动习惯。爱吃腌肉、腊肠。不吸烟、不饮酒。

（1）为排查胸闷原因患者可行哪种简单检查；

（2）为帮助降低血压请为其指导低钠高钾饮食；

（3）请简述高血压病营养补充方案。

参考答案：

（1）为排查胸闷原因患者可行心电图检查。

（2）低钠高钾膳食方法：限制氯化钠摄入量 <6g/d，通过减少食盐及含钠高调味品（味精、酱油）的使用，避免或减少食用含钠高的加工食品（咸菜、火腿、各类炒货和腌制品），使用定量盐勺；增加钾的摄入可通过增加新鲜蔬菜、水果的摄入，肾功能正常者可使用低钠富钾盐。

（3）高血压病的营养补充方案

①抗压力：压力高的患者使用抗压力营养素，如维生素 C、B 族维生素和钙镁片，能协助释放压力、稳定血压。

②改善血管弹性：高血压病补充合成血管壁胶原蛋白的原料，以改善血管弹性、舒缓血压，比如蛋白质粉、维生素 C 等。

③保持血流通畅：深海鱼油、大蒜片、卵磷脂、维生素 E、银杏等营养素可以降低血液黏稠度，加快血液循环速度，减少血管堵塞，有效防治高血压病。

④补充辅酶 CoQ_{10} 保护血管：研究证明，辅酶 CoQ_{10} 对高血压的治疗有益，每天补充 225mg CoQ10 取得显著降压效果。

3. 某女性，52 岁，教师，身高 1.62m，体重 68kg，患高血压病 10 年，现血压一般控制在 140/90mmHg 左右。少量吸烟，不饮酒，无运动习惯。检查提示：总胆固醇 6.9mmol/L，低密度脂蛋白胆固醇 3.6mmol/L。

（1）请评价患者的营养状况；

（2）评价目前血压情况；

（3）分析患者目前存在的可干预心血管危险因素；

（4）简述高脂血症的营养补充方案。

参考答案：

（1）计算 BMI：BMI = 68/1.62² = 25.9。

评价：该女性 BMI 为 25.9，大于 24，属于超重。

（2）患者目前血压不达标，一般人群目标血压 <140/90mmHg。

（3）目前存在的可干预心血管危险因素有超重、高血压、吸烟、体力活动少、高脂血症。

（4）高脂血症的营养调理方案

①茶叶提取物：茶叶提取物含茶多酚和茶黄素，有降低低密度脂蛋白胆固醇（LDL – C）等作用。

②深海鱼油：深海鱼油属于 n – 3 多不饱和脂肪酸，具有降低三酰甘油和 LDL – C 的作用，以降低三酰甘油的作用为主；还有抗氧化作用和抗凝作用。

③卵磷脂：是一种强乳化剂，可将血液中胆固醇及中性脂肪乳化分解成细微分子，使它们能顺利地通过血管，而为身体内各种组织细胞所吸收和利用，起到降血脂的作用。

④其他

a. 蛋白质粉：美国詹姆斯·安德森研究报道，食用蛋白质粉明显减低了 LDL 的浓度。

b. 大蒜素：研究发现，大蒜素有降低胆固醇、三酰甘油的作用。

c. 纤维片：可以降低胆固醇，增加饱腹感，有助于控制高脂血症和减肥。

d. 维生素 E：维生素 E 能够防止 LDL 被氧化，可以提升血液中卵磷脂浓度、降低胆固醇，减少血脂在血管壁沉积的机会。

4. 某男性，58 岁，保安，身高 1.68m，体重 72kg，患高血压病 10 余年，脑梗死 2 年，现血压一般控制在 125/70mmHg 左右，无肢体活动障碍、吞咽困难等后遗症，日常家务活动正常。

（1）请评价该男性的营养状况；

（2）请指导患者每日膳食总能量摄入及大体膳食结构分配；

（3）请指导防止患者脑梗死再发的营养补充方案。

参考答案：

（1）计算 BMI：BMI = 72/1.682 = 25.5。

评价：该男性 BMI 为 25.5，大于 24，属于超重。

（2）指导每日膳食总能量摄入及大体膳食结构分配

①每日膳食总能量摄入计算：轻体力劳动，超重，无应激，每日总能量摄入可按 25kcal/kg × (168 − 105) kg = 1575kcal。

②大体膳食结构分配：按食物交换份法计算，约 1575/90 = 17.5 份，可安排主食 8 份、副食 9.5 份，副食含蔬菜类 1 份、水果类 1 份、奶类 1 份、油脂类 2 份、肉类 2 份、豆类 1.5 份、蛋类 1 份，按早餐略少、中晚餐稍多的习惯，早餐主食 2 份、奶类 1 份、蛋类 1 份；中午主食 3 份、油脂类 1 份、肉类 1 份、蔬菜类 0.5 份、豆类 0.75 份；晚餐主食 3 份、油脂类 1 份、肉类 1 份、蔬菜类 0.5 份、豆类 0.75 份，水果 1 份放在早、中餐之间或中、晚餐之间。

（3）防止患者脑梗死再发的营养补充方案

①合理使用抗凝营养素：如深海鱼油、大蒜片、维生素 E、银杏提取物等，降低血液黏稠度，减少再梗的机会。

②合理使用细胞修复的基本营养素：如蛋白质粉、B 族维生素，促进受损脑部病灶的修复。

（赵同峰　陈思永　吴为群）

第十二章

泌尿系统疾病的防治与膳食营养指导

泌尿系统包括肾脏、输尿管、膀胱和尿道，其功能是维持人体内环境的稳定。感染、药物、化学毒物、外伤和肿瘤等因素都可损伤泌尿系统的功能，特别是肾脏的功能，严重时可威胁生命。

人体有两个肾脏，每个肾有100万~120万个肾单位，每个肾单位类似一个小的过滤器。肾单位由肾小球和肾小管组成。肾脏就是靠这许多肾小球里的微血管在运作，不断地进行滤过、重吸收，从而排出体内的毒素。正常情况，肾小球滤液中无细胞和血浆蛋白；肾脏疾病时，由于滤过膜通透性变大，蛋白质可漏入尿液，形成蛋白尿；滤液中的水和盐类大部分在肾小管再吸收回血浆。

肾脏是人体的重要器官，它的基本功能是生成尿液，借以清除和排泄体内代谢产物及某些废物、毒物，同时重吸收水分及其他有用物质，如葡萄糖、蛋白质、氨基酸、钠离子、钾离子、碳酸氢钠等，以调节水、电解质平衡及维持酸碱平衡。肾脏同时还有内分泌功能，生成肾素、促红细胞生成素、活性维生素 D_3、前列腺素、激肽等。肾脏的这些功能，保证了机体内环境的稳定，使新陈代谢得以正常进行。

肾脏的常见疾病很多，包括泌尿系感染、结石、肿瘤、肾小球疾病、前列腺疾病等。本章选择其中一些与营养关系较大的疾病作一介绍。

第一节　肾病综合征的防治和膳食营养指导

肾病综合征（NS）是一种常见的肾小球疾病，常有多种病因，有共同病理生理改变，具有三高一低特征的临床综合征。肾病综合征的特征为大量蛋白尿、低白蛋白血症、高度水肿和高脂血症，均是营养问题，由此可见 NS 与营养关系密切。每日从尿中排出蛋白质在10克以上的任何肾脏疾病，都可能发生肾病综合征。

一、病因及分类

（一）原发性肾病综合征（PNS）

PNS 是指原因不明，病变主要在肾小球，并以肾小球毛细血管壁通透性增高为突出表现的一组疾病。绝大多数儿童及成人的 NS 均属此类。

（二）继发性肾病综合征（SNS）

SNS 是由于相关疾病通过不同机制导致肾小球毛细血管壁通透性增高，从而出现肾病综合征。SNS 病因较多、较复杂，常见的病因有糖尿病肾病、系统性红斑狼疮、乙型肝炎病毒相关性肾炎、过敏性紫癜性肾炎，多发性骨髓瘤和淀粉样变性所致的肾损害等。

PNS 和 SNS 的营养代谢变化基本一致，不过 SNS 还不同程度地伴有其原发病的营养代谢变化。如糖尿病肾病所致的 SNS，除有 NS 的营养代谢变化外，还伴有糖尿病的营养代谢变化。而本节主要阐述 NS 本身的营养代谢变化。

二、临床诊断和治疗

（一）临床表现

NS 常于感染、受凉、劳累后起病。起病过程可急可缓，亦有隐袭起病者。病初主要甚至唯一的表现为水肿。水肿为全身性分布，具体位性和可压陷性特征；程度轻重不一，严重者常伴浆膜腔积液和（或）器官水肿，表现为胸腔、腹腔、心包或阴囊积液，和（或）肺水肿、脑水肿以及胃肠黏膜水肿所致的食欲减退、上腹部饱胀、恶心、呕吐或腹泻等。

另外，可见尿中泡沫增加及尿量减少，但肉眼血尿少见。血压因病理类型或疾病阶段不同而不同，可有不同程度的高血压；也可因血容量收缩而出现体位性低血压，脉压小，脉细或口渴等，但持续存在的高血压并非本病特征。

（二）诊断标准

根据患者具有大量蛋白尿、低白蛋白血症、水肿和高脂血症等"三高一低"的临床表现可以确立肾病综合征的存在，其中尿蛋白多 $\geq 3.5g/24h$ 和血浆白蛋白 $\leq 30.0g/L$ 是确立肾病综合征的必备条件。另外，为确立原发性肾病综合征，必须排除继发性肾病综合征；适时进行肾穿刺活检，以便及早明确病理类型。

（三）并发症

1. 感染 感染是 NS 患者常见并发症，与蛋白质营养不良、免疫功能紊乱及应用糖皮质激素治疗有关。常见感染部位为呼吸道、泌尿道及皮肤等。

2. 血栓和栓塞 患者易发生血栓、栓塞并发症，其中以肾静脉血栓最为常见。

3. 急性肾损伤 表现为少尿或无尿，扩容、利尿无效。

4. 蛋白质及脂肪代谢紊乱 长期低蛋白血症可导致营养不良、免疫力低下、内分泌紊乱等。脂肪代谢紊乱加重高脂血症。

（四）医学治疗

1. 对症治疗

（1）利尿消肿：对肾病综合征患者利尿治疗不宜过快过猛，以免造成血容量不足、加重血液高黏滞倾向，诱发血栓、栓塞并发症。常用的利尿剂有氢氯噻嗪 25mg，每日 3 次口服；速尿 $20\sim120mg/d$，分次口服或静脉注射。

（2）减少尿蛋白：血管紧张素转换酶抑制剂或血管紧张素 Ⅱ 受体阻滞剂，有减少尿蛋白作用，所用剂量一般比常规降压剂量大才有良好疗效。

2. 免疫抑制治疗 糖皮质激素和细胞毒药物如环磷酰胺，仍然是治疗肾病综合征的主要药物，注意长期用药的副作用。

三、营养治疗

肾病综合征的起始病因多为免疫介导炎症，是由于体内免疫功能紊乱引起体内慢性炎症。用激素、免疫抑制剂等治疗是强行抑制体内的免疫反应，只有控制症状的作用，只有治标的作用，没有治本的作用。NS 治本的关键是要纠正体内的免疫紊乱，消除体内的慢性炎症，而这只有通过营养调理的方法才能达到目的，才能治本。NS 患者"三高一低"等主要临床表现均为营养问题，尽管用药物治疗也可缓解症状，但最根本的办法还是要使用营养干预的方法才能彻底解决患者体内存在的系列营养问题。所以，从这个角度上来讲，营养治疗比药物治疗有更重要的意义，需要引起足够的重视。

营养治疗可以通过控制或者补充相应营养物质的摄入，改善营养物质的代谢等方式改善机体状态，从而减少心血管并发症的发生，如通过改善免疫功能减少感染发生；通过补充铁、叶酸和维生素改善贫血；降低氧化应激减轻炎症状态；控制钙、磷摄入改善肾性骨病；控制水钠的摄入控制血压；控制高嘌呤的摄入改善高尿酸血症；改善糖代谢减少胰岛素抵抗；调节脂代谢改善高脂血症；调节蛋白质代谢，减少体内毒素等。

（一）营养治疗原则

1. 蛋白质摄入 尽管患者丢失大量尿蛋白，但由于高蛋白饮食易引起肾小球高滤过，加重蛋白尿，并促进肾脏病变发展，故不主张患者摄入高蛋白饮食。

传统的观点认为，由于蛋白质在尿中大量丢失，导致血浆蛋白特别是白蛋白水平下降；因此应给予高蛋白饮食，蛋白质供给每天每千克体重 > 1.5g，以补充尿蛋白丢失和提高血浆蛋白水平。的确，高蛋白饮食可刺激肝脏合成白蛋白，但亦同时导致肾小球内血流动力学变化和肾小球滤过膜通透性进一步增高，从而使尿中白蛋白丢失及肾小管对白蛋白降解更多，致使血浆白蛋白水平不仅不升高，反而更降低，并促使肾功能减退。故对肾病综合征而言，高蛋白饮食已被临床弃用。

NS 患者蛋白质摄入原则如下所述。

（1）一般肾病综合征患者推荐饮食蛋白质含量为 0.8 ~ 1.0g/（kg·d），其中动物蛋白占 2/3，植物蛋白 1/3。如果要更严格限制一般肾病综合征患者饮食中的蛋白质含量，则需要额外补充必需氨基酸。

（2）肾病综合征极期（血浆白蛋白 < 20g/L，尿蛋白 > 10g/24h）可适当增加饮食中蛋白质含量，给予 1.2 ~ 1.5g/（kg·d），同时加用血管紧张素转换酶抑制剂。

（3）伴有肾功能不全的肾病综合征患者，可酌情给予低蛋白 0.6 ~ 0.8g/（kg·d）饮食；或极低蛋白 0.3g/（kg·d）饮食，并应供应优质蛋白，同时额外补充必需氨基酸和（或）α – 酮酸。补充酮酸能消耗含氮废物，同时改善营养。

2. 脂质摄入 由于肾病综合征患者经常伴有高脂血症，而后者不仅使患者发生动脉粥样硬化、缺血性心脏病及卒中的危险性增加；而且可加重蛋白尿和肾小球损害，促进肾小球硬化。使肾病综合征患者血脂正常化，可使尿蛋白减少，肾功能稳定或改善，血浆白蛋白和总蛋白水平升高。肾病综合征患者的高脂血症与其他原发性或继发性高脂血症一样，减少脂质摄入、低脂饮食为其基础治疗措施。植物蛋白之所以能降低尿蛋白，维护肾功能，其机制之一即为降低血脂水平。因此摄入适量的植物蛋白，适当减少动物蛋白的摄入，也是肾病综合征患者营养治疗的要点之一。另外，近年来有研究显示饮食中的 PUFA，特别是鱼油对肾病综合征患者有益。鱼油可以降低血脂，尤以降低 TG 为甚；并具有不依赖降脂作用的"肾脏保护"作用。但已有报道认为其对 IgA 肾病导致的肾病综合征无益。

NS 脂类摄入原则及建议摄入量：NS 患者应适当限制脂肪摄入，注意控制摄入脂肪酸的比例。

（1）脂肪的摄入应占总能量的 30% 以下。饱和脂肪酸、单不饱和脂肪酸、多不饱和脂肪酸的摄入分别应占总能量的 4.3%、10.9% 和 12.8%。

（2）目前已有足够证据表明鱼油对肾病综合征患者有益，故推荐应用于非 IgA 肾病导致的肾病综合征。

（3）控制饮食未能使血脂达到正常水平的肾病综合征患者，应给予相应的降脂营养素或降脂药物。

3. 能量摄入 为防止能量摄入不足，导致氨基酸氧化供能增加，故应给予 NS 患者充分的能量供应，并应有足量的碳水化合物摄入，补足碳水化合物可防止氨基酸氧化。建议 35kcal/（kg·d）为宜，肥胖患者可适当减少能量摄入。

4. 其他营养素摄入

（1）出现严重水肿则应限制钠盐摄入，水肿患者食盐供给以 1g/d 为宜。对应用利尿剂的患者，应予监测，以防低钠血症、低钾血症或脱水的发生。

（2）血钙及血浆 1, 25 (OH)$_2$D$_3$ 水平降低，应予适当补充。

（3）对锌、铜、铁等物质的补充应根据血中浓度，如低于正常则应补充。

（4）给予足够的水溶性维生素，并适当补充维生素 D 类物质。

上述营养治疗要点归纳见表 12 – 1。

表 12 – 1 肾病综合征患者营养素每日摄入量

营养素		注释
蛋白质 [g/（kg·d）] 一般 NS	0.8 ~ 1.0	2/3 动物蛋白；1/3 植物蛋白
极期	1.2 ~ 1.5	2/3 动物蛋白；1/3 植物蛋白

续表

营养素		注释
CRI	0.6~0.8	4/5 动物蛋白；1/5 植物蛋白
能量 [kcal/（kg·d）]	35	肥胖者可适当降低
脂肪（占能量%）	<30	
饱和脂肪酸	4.3	
单不饱和脂肪酸	10.9	
多不饱和脂肪酸	12.8	
食盐（g）	1.0	
微量元素锌		适当补充
维生素 D_3 和钙		适当补充
水溶性维生素		足量补充

CRI：慢性肾功能不全

（二）NS 膳食营养指导

肾病综合征膳食营养指导原则是保证摄入充足的能量，降低蛋白质的消耗；偏低蛋白饮食，高碳水化合物、低脂肪低胆固醇、高维生素、低盐或无盐饮食。

1. 平衡膳食　在适当限制蛋白质摄入的同时保证充足的能量摄入，以防止营养不良发生。选择多样化、营养合理的食物。烹调油以植物油为主。

2. 能量供给及三大产能营养素供能比　一般肾病综合征患者建议能量供给 35kcal/（kg·d）；推荐膳食蛋白质摄入量为 0.8~1.0g/（kg·d），其中动物蛋白占 2/3，植物蛋白 1/3；适当提高碳水化合物的摄入量，碳水化合物供能比应为 55%~65%；脂肪供能比应占 30% 以下。饱和脂肪酸、单不饱和脂肪酸、多不饱和脂肪酸的摄入分别应占总能量的 4.3%、10.9% 和 12.8%，详见表 12-1。

3. 合理计划餐次及能量、蛋白质分配　定时定量进餐，早、中、晚三餐的能量可分别占总能量 20%~30%、30%~35%、30%~35%。均匀分配三餐食物中的蛋白质。为保证摄取能量充足，可在三餐间增加点心，占总能量的 5%~10%。

4. 食物选择建议

（1）限制米类、面类等植物蛋白质的摄入量，采用小麦淀粉（或其他淀粉）作为主食部分代替普通米类、面类，将适量的奶类、蛋类或各种肉类、大豆蛋白等优质蛋白质的食品作为蛋白质的主要来源，多些选用低"磷蛋白比"的"优质蛋白"食物，如鸡蛋白、瘦肉、动物血等。

（2）可选用的食品包括马铃薯、白薯、藕、荸荠、澄粉、山药、芋头、南瓜、粉条、菱角粉等富含淀粉的食物替代普通主食。也可选用低磷、低钾、低蛋白质的米类、面类食品替代普通主食。

（3）当病情需要限制含磷高的食品时，应慎选动物肝脏、坚果类、干豆类、各种含磷的加工食品等。

（4）当病情需要限制含钾高的食品时，应慎选水果、马铃薯及其淀粉、绿叶蔬菜等。

5. 其他建议

（1）肾病综合征患者肾功能正常时，可以按照膳食指南每日摄入充足的蔬菜和水果。

（2）维系血液电解质平衡。NS 要低钠饮食，钠摄入量应低于 2000mg/d；出现肾功能不全时要低钠、低钾、低磷饮食，磷摄入量应低于 800mg/d；出现贫血时，应补充富含铁的食物，如猪血、木耳、红枣、桂圆、赤豆等。避免发生血液电解质异常。

（3）膳食纤维摄入量按 1000kcal 能量配 14g 纤维供应。

（4）当出现浮肿时，入水量要严格控制，每日入水量不超过 1000ml。

（5）食盐不宜多用，每天 2~4 克；含钠味精也应适量限用。

（6）食用油要包括橄榄油或茶籽油，亚麻籽油或紫苏籽油，调节好膳食中各种脂肪酸的比例。通过食用油的合理搭配，协助做到总体低脂肪供能，但单不饱和脂肪酸和 n－3 多不饱和脂肪酸的供能比达标。

（三）NS 营养补充方案

1. 免疫调节剂 肾病综合征患者体内存在明显的免疫紊乱，应重视免疫调节剂的合理使用。

英国营养学家 P. Holford 等在《免疫大革命》中提出，调节免疫力的营养，要包括均衡的宏量营养，以及维生素、矿物质和植物营养素的优化组合。

研究发现，维生素 C 可以使免疫细胞成熟，提高体内抗体的产生量；还能够加强巨噬细胞的功能，激活体内制造干扰素；还是天然的抗组胺物质，能够减轻炎症反应等。维生素 C 是调节机体免疫力的重要营养素之一。肾脏病患者因为受到压力、药物和排尿过多等因素的影响，都会使维生素 C 缺乏，进而增加出血的危险性甚至血尿。大量补充维生素 C，有时会很快消除出血及尿血的现象。

维生素 E 可影响体内 T 淋巴细胞间的平衡。缺乏维生素 E 会导致体内辅助型 T 细胞和抑制型 T 细胞的失衡，表现为抑制性 T 细胞减少，辅助性 T 细胞功能不良。抑制性 T 细胞是减少免疫反应的关键力量。而辅助性 T 细胞功能不良也是自身免疫功能紊乱的根本原因。维生素 E 可以抑制前列腺素的产生，减少体内变态反应性炎症，维持体内免疫功能的正常。补充维生素 E 可以修复免疫系统的缺陷，帮助消除感染。维生素 E 与微血管通畅的关系较大，倘若缺少维生素 E，肾小球微血管便会塞满坏死的血管内皮细胞，使血液无法流通而造成水肿，甚至血管也会遭到严重破坏。如果成年人每天摄取 300～600 国际单位维生素 E，上述情况将很快得到补救。此外，维生素 E 也可以避免肾脏疾病、化学药物和有毒物质引起肾伤害所产生的瘢痕，预防肾脏硬化；而且有时也能降低肾脏病引起的高血压，并促进尿液通畅。

β 胡萝卜素及维生素 A，可以增加辅助型 T 细胞和自然杀伤细胞的数量和功能，大大提高免疫系统的监控能力。维生素 A 具有抗炎、抗增生、调节细胞分化和凋亡、抑制纤维化、降低蛋白尿和保护肾脏的作用。研究发现，维生素 A 与黏膜营养的关系很大，倘若维生素 A 缺乏，便会使肾小管塞满坏死的黏膜上皮细胞，使尿液形成减少、尿素等代谢毒物回流到血液中。肾炎患者每天服用 5 万国际单位维生素 A，几天之后肾功能即有改善，排尿会增加 90%。

免疫系统功能与蛋白质有很大关系。蛋白质是构成人体的基本物质，是构成白血球和抗体的主要成分，为免疫系统制造对抗细菌和病毒的抗体。肝脏会制造抗体，抗体的功能是转化各种病原体成为无害物质。营养充足，身体就会产生各种抗体，以抵御病菌的侵袭。一个人由低蛋白食物改换成高蛋白食物，身体内所产生的抗体，在 1 周之内就会增加一倍。蛋白质缺乏时，免疫系统中的淋巴细胞数量和抗体均会大量减少。肾病综合征蛋白质量需要适量控制，主要提供优质蛋白粉，与食物中摄入的蛋白质合计总量不超标，即 $0.8～1.0g/（kg \cdot d）$。

免疫功能与 B 族维生素，尤其是 B_6 的关系较大。维生素 B_6 缺乏症会引起免疫退化，导致胸腺萎缩、淋巴细胞数量减少，严重影响胸腺的功能。叶酸、泛酸和维生素 B_{12} 能激活人体内上百种对生命有重要意义的激素和酶。B 族维生素能使 T 淋巴细胞在与细菌和病毒斗争时显得更活跃。B 族维生素能提供免疫系统生产抗体的所需物质，从而确保抗体维持在一定的水平。缺乏胆碱或维生素 E 也会引起或加重尿血。

锌缺乏会导致淋巴细胞减少，许多白细胞的功能降低，作为免疫系统重要刺激物的胸腺肽也会降低（锌是胸腺肽的主要成分），从而抑制部分免疫功能。

2. 抗氧化剂 引起免疫紊乱的主要原因就是氧化损伤。各种病因及其并发的炎症反应，都可以引起体内氧自由基增加、氧化损伤增加，对肾小球基底膜造成严重的伤害，导致肾病综合征和（或）慢性肾炎，甚至慢性肾功能衰竭。

对自身免疫紊乱引起疾病的调理，补充抗氧化物质是一个理想的选择。补充抗氧化物质不仅能够增强天然的抗氧化防御系统，而且可以调节免疫系统，并协助身体控制炎症反应。换句话说，补充抗氧化物质能使氧化压力受控，并且可以避免身体状况的恶性循环。

维生素 C、维生素 E、类胡萝卜素、硒、锌、葡萄籽精华素、辅酶 Q_{10} 等是临床使用最多的高效抗氧化营养素，肾病综合征患者可以选择使用。

3. 抗炎治疗　肾病综合征的基本病理改变是慢性炎症。为了减少身体细胞的损伤，我们必须处理体内出现的炎症反应，必须使过度的炎症恢复平衡。慢性炎症用药物的方法效果不佳，但用营养的方法却有更好的疗效。许多营养素有抗炎的作用，下面举几个例子阐述一下。

（1）深海鱼油的抗炎作用：炎症反应是机体正常组织对感染和损伤的应答，然而过度的炎症反应往往会引起疾病的发生。许多研究发现，由 n-3 多不饱和脂肪酸二十碳五烯酸和二十二碳六烯酸代谢产生的 resolvins 和 protectins 两类化合物，具有很强的抗炎和炎症修复活性。resolvins 又根据其前体不同分为 resolvins E（RvEs）和 resolvins D（RvDs）。PDs、RvEs 和 RvDs 分别由 DHA 和 EPA 经过环氧酶（COX）-2 和不同脂氧酶（LOX）共同作用而合成的。EPA 和 DHA 通过 COX-2、LOX 代谢产生新型产物 resolvins 和 protectin D1（PD1），RvE1 通过与 Chem R23 受体或 BLT1 受体结合阻断 NF-κB 信号传导途径，减少炎症因子释放，如细胞因子、黏附因子等，从而发挥抗炎活性，这两类脂类活性分子的抗炎作用和机制给炎症的治疗提供了新的思路。

在多种模型中发现，n-3 多不饱和脂肪酸（n-3 PUFAs）作为 resolvins 和 PD1 的内源性前体，在膳食中提高 n-3 脂肪酸的含量，会促进 resolvins 和 PD1 的生成，从而减少致炎介质产生，因此在膳食中合理增加 n-3 脂肪酸可发挥抗炎和炎症修复作用，如改善细胞防御功能，减轻局部或全身的炎性反应等，从而达到预防和治疗目的。

研究发现，n-3 PUFAs 可以通过多种机制调控机体的炎症反应和免疫功能，影响多种免疫细胞的功能。比如 n-3 PUFAs 能抑制 MAPK 激酶的活性，影响信号的转导，抑制炎性因子基因的表达。n-3 PUFAs 对 NF-κB 的作用是抑制炎症因子产生及降低炎症细胞反应，调节免疫的重要机制。Jolly 等研究表明，膳食 EPA、DHA 能显著减少促有丝分裂原诱导的 T 淋巴细胞、二酰甘油及神经酰胺的产生，抑制小鼠的 T 淋巴细胞增殖和 IL-2 的分泌，而给予饱和脂肪酸和 AA 则不具有这种作用。

近年来发现鱼油有治疗肾疾病特别是 IgA 肾病的有益作用。EPA 和 DHA 能增加肾小管上皮细胞内过氧化物酶体增殖物激活受体（PPAR）表达，降低炎症介质产生；PPAR 阻断剂使用后会抑制 EPA 和 DHA 的抗炎作用。EPA 在体外通过下调内皮细胞黏附受体表达而明显抑制人中性粒细胞和单核细胞对内皮细胞的黏附，在 LPS 刺激的小鼠减低白细胞的滚动及对静脉内皮细胞的黏附。这一作用是通过 PPARα 的活化介导，在 LPS 刺激的 PPARα 缺失的小鼠中 EPA 无抗炎作用。动物实验中脂多糖（LPS）诱导的抗炎介质 IL-4、IL-10 的抑制能够被 EPA 减轻，与 PPARγ 表达增加密切相关。另外，发现鱼油可通过 PPARα 上调含有 PPAR 反应元件（PPRE）的脂酰辅酶 A 氧化酶的基因表达，这可刺激脂肪酸和 AA 的 β 氧化，促进它们的代谢，从而减轻炎症反应。以上结果提示，n-3 PUFAs 能够作为配体激活 PPAR 经 PPAR 信号转导途径降低细胞的炎症及免疫反应。

（2）茶多酚：许多研究表明，茶多酚具有抗炎活性，对炎症相关病症具有一定的防治作用。在脂多糖诱导的脓毒血症动物模型中，茶多酚可明显抑制内毒素诱导的 TNF-α 分泌，改善血流动力学状态，降低内毒素的致死率。檀昕等观察到，茶多酚对 TNF-α 刺激下炎性因子的基因表达和炎症信号通路具有明显抑制作用。申羽佳等报道，茶多酚中的 EGCG 对表皮葡萄球菌、大肠埃希菌、枯草芽孢杆菌具有明显抑制作用，降低损伤部位 IL-1 的表达，促进小鼠皮肤伤口愈合。Zhu 等观察到，EGCG 通过抑制白细胞活化产生抗炎作用。因此，茶多酚对创伤感染性炎症具有明显调节作用。

（3）大蒜素：大蒜素是从大蒜头中提取的一种有机硫化合物，具有浓烈的大蒜气味，对酸稳定。大蒜素有较强的抗菌作用，可提高细胞免疫、体液免疫和非特异性免疫功能，也有很好的抗炎作用。

研究结果发现，大蒜素在 40~240μg/ml 范围内，大蒜素单药、大蒜素与 LPS 复合药组均能极显著提高小鼠腹腔巨噬细胞的吞噬功能，抑制细胞因子 IL-6、炎症介质一氧化氮（NO）和环氧合酶2（COX-2）的产生；表明大蒜素可能通过提高腹腔巨噬细胞的吞噬功能、抑制 IL-6 的分泌以及 NO 和 COX-2 的产生而发挥抗炎作用。

另有研究显示，大蒜素显著抑制 LPS 诱导的小鼠腹腔巨噬细胞的炎症反应，机制可能与抑制NF－κB 信号通路激活有关；大蒜素对模型小鼠炎性痛有一定的缓解作用，其机制与抗氧化应激反应和抑制 NF－κB 信号通路有关。

4. 防治脂肪代谢紊乱，减少并发症　肾病综合征时体内脂肪代谢紊乱，胆固醇和三酰甘油升高，卵磷脂减少，血清中 LDL、VLDL 和脂蛋白浓度均增加，易患血管硬化，易并发心脑血管病。肾病患者应合理补充调节血脂的营养素如深海鱼油、茶多酚、维生素 E 和卵磷脂等。

虽然 NS 药物治疗效果不好，而且容易复发，但是人体细胞自己的修复能力是非常强的，肾脏损伤后自己修复好是件容易的事，只要我们按身体需要及时提供合理的营养素给受损的肾脏细胞。原料足够后，借助身体强大的修复能力，可以修复受损的肾脏细胞，包括肾小球血管内皮细胞和肾小管上皮细胞，从而恢复肾脏的正常功能。

肾病综合征的营养调理处方，应该包括维生素 E、维生素 C、类胡萝卜素、葡萄籽精华素、优质蛋白质粉、深海鱼油、卵磷脂、B 族维生素、钙镁片和胆碱等相关营养素。

四、NS 综合干预方法

1. 生活方式干预　肾病综合征是肾内科的常见病，多见于青壮年，由于治疗的效果欠佳及对疾病的恐惧，多数患者情绪比较悲观，对治疗和调理的依从性表现为随意性太大，影响了医学治疗和营养调理的效果。肾病综合征在规范医学治疗和营养调理的基础上，往往需要进行生活方式的干预。

（1）加强心理干预：了解 NS 患者的心理变化，及时进行疏导，向患者介绍医学治疗和营养调理的方法，让患者对治疗和调理情况有清楚的了解，消除患者的各种思想顾虑，保持积极的心态，鼓励其积极配合治疗和调理。

（2）生活方式干预：首先让患者合理安排休息及运动，不宜劳累过度，同时要合理饮食，因为激素有排钾储钠的作用，嘱患者多吃含钾丰富的食物如橘子、大枣、土豆等。控制钠盐的摄入，根据患者水肿的严重程度决定烹调时不加盐或每日加盐 2～3g。给予适量的优质蛋白饮食，以牛奶、鸡蛋、瘦猪肉、鸡肉、鸭肉、鱼为主，但肾功能不全时，应根据肌酐清除率调整蛋白质的摄入量。为减轻高脂血症，应少食或避免进食富含饱和脂肪酸的食物。保持皮肤清洁，避免皮肤破损，降低感染概率。

（3）加强对患者及家属的健康教育：加强对患者及家属的宣教，通过个别讲解和发放相关病种的宣教手册，让患者及家属了解肾病综合征的发病机制、临床表现、并发症、治疗原则及主要的生活方式建议。提醒患者及家属要按时用药，主动养成良好的生活习惯。

（4）及时随访：患者出院后，每周进行 1 次电话随访，1 个月以后每半个月电话随访一次，必要时进行家访，解答患者或家属提出的问题，做相应的健康指导。定期召开"肾友会"，请专业人士做一些专题讲座，组织患者或家属进行有奖抢答竞赛，以快乐学习的形式促进患者及家属对相关疾病知识的记忆，进一步提高医学治疗和营养干预的依从性。

2. 康复运动　肾病综合征已经越来越常见，很多人说如果患有这种疾病的话就应该卧床休息，其实这样的说法是不对的，肾病综合征患者也应该适当进行运动，这样才有利于身体的恢复。

患有肾病综合征是可以经常步行的，适当的步行十分有利于病情的恢复。如果患有这种疾病，却又不想做其他运动的话，不妨在饭后散散步，这样也是有利于身体恢复的。逐渐适应后可以开始快步走，然后再慢慢过渡到慢跑。肾病综合征患者做一些适合的运动可以缓解病症。规律性的锻炼，对健康更有利。

3. 家庭自我监测　由于肾病综合征是慢性疾病，患者需要学会做一些相关检查和看检查结果。

（1）监测肾功能：肾功能的监测主要包含尿素氮、肌酐两个指标。一般来说随着肾脏滤过功能的降低两个指标会同步升高。

肌酐是肾功能中的一个重要指标，通常去医院检查肾功能医生会告诉你肌酐正不正常，但要知道一般血肌酐一旦超出正常范围，就说明患者的肾脏功能只剩下正常的三分之一了。也就是说原来两个肾脏工作，现在只有三分之二个肾脏在干活了。而且，肌酐是肌酸的代谢产物，肌肉含量减少也会导致肌酐下降。因此，在评估肾病患者的肾脏功能时一般以肾小球滤过率或内生肌酐清除率为标准。

在医院测定肌酐清除率时，应素食 3 天，然后收集 24 小时全部尿液，在收集尿液结束时取血查肌酐。正常肾小球滤过率为 80～100ml/min，年龄大于 40 岁，每 10 年会递减 10ml/min，也就是说肾脏的代偿能力在下降。如果肾病患者肾小球滤过率小于 60ml/min，就一定要找肾病专科医师进行治疗。

尿素氮实际上是蛋白质的代谢产物，主要经肾脏排泄，因而它的血浆浓度基本上能反映肾功能状态。但血尿素氮可以受到许多肾外因素的影响，如高蛋白饮食、肠道出血、创伤和感染时分解代谢的增加均可使其升高，因此，只能作为评价肾功能的参考指标。

（2）自我监测血压的目标值：①尿蛋白≥1g/24h 时，BP 维持在 <125/75mmHg 以下；②尿蛋白 <1g/24h 时，BP 维持在 <130/80mmHg 以下；③其中收缩压及脉压差降低更重要。

（3）用药的自我监测：①有高血压者，使用的降压药能够有效降压；②药物尽量少影响糖、脂及嘌呤代谢；③药物能保护肾脏：在血肌酐 <3mg/dl 时可首选使用 ACEI/ARB。

（4）高血糖：需用胰岛素强化治疗糖尿病。

（5）其他监测：包括尿常规、肾脏 B 超等。

第二节　慢性肾小球肾炎的防治和膳食营养指导

慢性肾小球肾炎简称慢性肾炎，是体内慢性炎症的一种，是多种病因引起的双侧肾小球弥漫性损害，是常见的泌尿系统疾病。多数起病隐匿，病情进展缓慢，病程较长，容易反复发作。以蛋白尿、血尿、高血压和水肿为基本临床表现，可有不同程度的肾功能损害，部分发展至终末期肾衰竭。

慢性肾炎与体内其他部位的慢性炎症也有一定的区别，其中最大的区别就是肾结构的不可再生性。肾的结构单位（肾小球）会坏一个少一个，不能再生，这就很危险。一旦有肾的结构单位被破坏，肾脏再回到正常功能储备的可能性较小，也就是说严重的肾脏疾病完全康复的可能性较小。这与肝脏形成鲜明的对比，肝脏的再生能力强，受损伤后可以完全修复。故肾炎一定要尽早防治，越早防治效果越好，预后也越好。

一、病因和发病机制

绝大多数慢性肾炎由不同病因的原发性肾小球疾病发展而来，仅有少数慢性肾炎是由急性肾炎发展所致。慢性肾炎的病因、发病机制和病理类型不尽相同，但起始因素多为免疫介导炎症。肾炎往往是跟随着压力而产生，如严重的传染病、喉咙疾病、铅中毒、二氧化汞中毒和毒药等。上述各种压力导致体内免疫功能紊乱，免疫复合物沉积于肾小球；感染细菌的毒素激活补体，引起肾小球的炎症反应；多种毒物也可以直接损伤肾单位。上述各种原因导致体内氧化压力增加，氧自由基产生大量增加，肾脏发生炎症反应，多种炎症细胞浸润，各种趋化因子和黏附分子释放，细胞损伤、凋亡和增生，引起大量蛋白尿，最后导致肾小球纤维化或硬化、尿毒症，甚至死亡。

研究发现，绝大多数肾病都是免疫介导性炎症疾病，由免疫反应引起炎症反应而导致肾小球损害。

营养因素与慢性肾炎的发生发展关系最大，尤其是抗氧化营养素和抗炎营养素。就算一个身体强壮的士兵，在承受各种压力时，如果缺少了抗压力营养素和蛋白质，都会使肾脏受损，以致白蛋白和血液随尿流失。此外，高血压、大量蛋白尿、高脂血症等非免疫非炎症因素也起到重要作用。

二、慢性肾脏病进展及加重的常见原因

（1）高血压病血压未控制好。如恶性高血压，或血压降得过快、过剧。

（2）糖尿病血糖未控制好。

（3）多种原因引起肾小球毛细血管的高灌注、高压力和高滤过，导致肾组织内血管紧张素 Ⅱ 水平增高，生长因子表达增加，导致细胞外基质增多而造成肾小球硬化。

（4）长期大量蛋白尿。过多蛋白质从肾小球滤出，会引起肾小球高滤过，而且肾小管近曲小管细胞通过胞饮作用将蛋白吸收后，可引起肾小管和间质的损害。

（5）高脂血症。脂质代谢紊乱，LDL 可刺激系膜细胞增生，进而发生肾小球硬化，促使肾功能恶化。

（6）反复感染。

（7）肾毒性药物。

（8）尿路梗阻。

（9）其他原因。如血容量不足、心力衰竭、高钙血症。

三、临床诊断和医学治疗

1. 临床表现　慢性肾炎可发生于任何年龄，但以中青年为主，男性多见。多数起病缓慢、隐匿。早期患者可无特殊症状，患者可有乏力、疲倦、腰部疼痛和食欲缺乏；水肿可有可无，一般不严重。

2. 医学检查

（1）尿常规：多为轻度尿异常，尿蛋白常在 $1 \sim 3g/d$，尿沉渣镜检红细胞可增多，可见管型。

（2）红细胞位相：见较多畸形红细胞。

（3）肾功能：正常或轻度受损，肾功能逐渐恶化，进入终末期肾衰竭。

（4）肾脏 B 超检查：早期肾脏大小正常，晚期可出现双肾对称性缩小、皮质变薄。

（5）肾脏活体组织检查：可表现为原发病的病理改变，对于指导治疗和估计预后具有重要价值。

3. 临床诊断　患者尿检异常（蛋白尿、血尿），伴或不伴水肿及高血压病史，病程达 3 个月以上，无论有无肾功能损害均应考虑此病，在除外继发性肾小球肾炎及遗传性肾小球肾炎后，临床上可诊断为慢性肾炎。

4. 慢性肾脏病分期　单位时间内（每分钟）两侧肾生成的超滤液量，称为肾小球滤过率，是衡量肾功能的重要指标之一。慢性肾脏病（CKD）一般按照肾小球滤过率（GFR）的数值来进行分期，共分五期，详见表 12 - 2。

5. 医学治疗　慢性肾脏病分期治疗计划，见表 12 - 2。

表 12 - 2　慢性肾脏病分期治疗计划表

分期	GFR（ml/mim·1.73m²）	治疗计划
1	≥90，GFR 正常	CKD 病因的诊断和治疗，治疗合并疾病，延缓疾病进展
2	60～89，GFR 轻度降低	诊断疾病是否会进展和进展速度
3	30～59，GFR 中度降低	评价和治疗并发症
4	15～29，GFR 重度降低	准备肾脏替代治疗
5	<15，肾功能衰竭	肾脏替代治疗

慢性肾炎的医学治疗应以防止或延缓肾功能进行性恶化，改善或缓解临床症状，以及防治心脑血管并发症为主要目的。

（1）避免加重肾脏损害的因素：感染、劳累、妊娠及肾毒性药物（如氨基苷类抗生素等）均可能损伤肾脏，导致肾功能恶化，应予以避免。

（2）积极控制高血压和减少尿蛋白：高血压和蛋白尿是加速肾小球硬化、促进肾功能恶化的重要因素，积极控制高血压和减少蛋白尿是两个重要的环节。高血压的治疗目标是力争把血压控制在理想水平（<130/80mmHg）。尿蛋白的治疗目标是争取减少至 <1g/d。

（3）糖皮质激素和细胞毒药物：一般不主张积极应用，但是如果病人肾功能正常或仅轻度受损，病理类型较轻，而且尿蛋白较多，无禁忌证者可试用，但无效者应及时逐步撤去。

（4）延缓肾病进展：控制 CKD 的进展因素是非常重要的，因此要对原发病、心血管疾病进行积极治疗。及时治疗前列腺肥大等引起的尿潴留，积极控制血压、血糖、血脂，注意肾血管收缩药物的使用，避免使用肾毒性药物，尽量不用造影剂。

（5）透析治疗：透析疗法的基本原理：又称人工肾，是急慢性肾衰患者可长期依赖和维持生命的一种血液净化疗法。它分为血液透析和腹膜透析两种。通过半透膜，利用弥散和超滤原理，将血液中小分子物质和部分肌酐通过膜孔进入透析液。循环的透析液将尿毒症毒素滤出，使血液得到净化，减轻尿毒症症状，保护残存肾单位功能。透析液呈碱性，可中和体内酸性物质，减轻酸中毒。

四、慢性肾脏病患者的营养治疗

（一）慢性肾脏病营养治疗原则

1. 能量　CKD 1 期~3 期患者，能量摄入以达到和维持目标体重为准。目标体重可以参考国际推荐的标准体重计算方法：（男性）标准体重 = [身高（cm）-100]×0.9（kg）；（女性）标准体重 = [身高（cm）-100]×0.9 - 2.5（kg）。当体重下降或出现其他营养不良表现时，还应增加能量供给。对于 CKD 4 期~5 期患者，在限制蛋白质摄入量的同时，能量摄入需维持在 35kcal/（kg·d）（年龄 ≤60 岁）或 30~35kcal/（kg·d）（年龄 >60 岁）。再根据患者的身高、体重、性别、年龄、活动量、饮食史、合并疾病及应激状况进行调整。

2. 蛋白质

（1）CKD 1 期~2 期患者，不论是否患有糖尿病，蛋白质摄入推荐量为 0.8~1.0g/（kg·d）。

（2）对于 CKD 3 期~5 期没有进行透析治疗的患者，蛋白质摄入推荐量为 0.6~0.8g/（kg·d）。

（3）血液透析及腹膜透析患者，蛋白质摄入推荐量为 1.0~1.2g/（kg·d），合并高分解代谢急性疾病时，蛋白质摄入推荐量增加到 1.2~1.3g/（kg·d）。

（4）其中至少 50% 来自优质蛋白质，如动物来源的蛋白质（乳类、蛋类、肉类等）和大豆蛋白。可同时补充复方 α - 酮酸制剂 0.075~0.12g/（kg·d）。再根据患者的体重、年龄、饮食史、合并疾病及应激状况进行调整。

3. 脂肪　CKD 患者每日脂肪供能比为 25%~35%，其中饱和脂肪酸不超过 10%，反式脂肪酸不超过 1%。应适当提高 n-3 脂肪酸和单不饱和脂肪酸摄入量。

4. 碳水化合物　在合理摄入总能量的基础上适当提高碳水化合物的摄入量，碳水化合物供能比应为 55%~65%。有糖代谢异常者应限制精制糖的摄入。

5. 矿物质　各期 CKD 患者钠摄入量应低于 2000mg/d，磷摄入量应低于 800mg/d，钙摄入量不应超过 2000mg/d。当 CKD 患者出现高钾血症时应限制钾的摄入。当出现贫血时，应补充含铁量高的食物。其他微量元素以维持血液中正常范围为宜，避免发生血液电解质紊乱。

6. 维生素　长期接受治疗的 CKD 患者需适量补充天然维生素 D，以改善矿物质和骨代谢紊乱。必要时可选择多种维生素制剂，以补充日常膳食之不足，防止维生素缺乏。

7. 膳食纤维　根据每日摄入能量来推荐膳食纤维摄入量，每摄入能量 1000kcal 需摄入纤维 14g。

8. 水　CKD 患者出现少尿（每日尿液量小于 400ml）或合并严重心血管疾病、水肿时需适当限制水的摄入量，以维持出入量平衡。

（二）慢性肾脏病患者膳食营养指导

肾脏发生慢性疾病时，患者的膳食营养成分应随肾功能变化而进行适当调整，使摄入的营养成分适应病肾的功能，其目的是减轻肾脏负担，并适当发挥健存肾单位的生理功能，维持患者的营养需要，增加抗病能力，改善生活质量，延缓病情的发展或恶化，降低死亡率。

1. 平衡膳食　在适当限制蛋白质摄入的同时保证充足的能量摄入，以防止营养不良发生。选择多样化、营养合理的食物。

（1）合理计划餐次及能量、蛋白质分配：定时定量进餐，早、中、晚三餐的能量可占总能量的 20%~30%、30%~35%、30%~35%，均匀分配三餐食物中的蛋白质。为保证摄取能量充足，可在三餐间增加点心，占总能量的 5% ~ 10%。

（2）膳食计划个体化及营养教育：应根据患者生活方式、CKD 分期及营养状况、经济条件等进行个体化膳食安排和相应的营养教育。

2. 食物选择

（1）限制米类、面类等植物蛋白质的摄入量，采用小麦淀粉（或其他淀粉）作为主食，部分代替普通米类、面类，将适量的奶类、蛋类或各种肉类、大豆蛋白等优质蛋白质的食品作为蛋白质的主要来源。

（2）可选用的食品包括马铃薯、白薯、藕、荸荠、澄粉、山药、芋头、南瓜、粉条、菱角粉等富含淀粉的食物替代普通主食；也可选用低磷、低钾、低蛋白质的米类、面类食品替代普通主食。酵母、小麦胚芽、核果、酸乳可多选用。

（3）当病情需要限制含磷高的食品时，应慎选动物肝脏、坚果类、干豆类、各种含磷的加工食品等。

（4）当病情需要限制含钾高的食品时，应慎选水果、马铃薯及其淀粉、绿叶蔬菜等。

（5）当患者能量摄入不足时，可在食物中增加部分碳水化合物及植物油摄入，以达到所需能量。

3. 优质低蛋白饮食　慢性肾脏病患者改善慢性肾病的最有效方法为优质低蛋白饮食。低蛋白饮食，不仅能够减少氮代谢产物蓄积，还可以明显降低肾小球血流量和肾小球滤过负荷，延缓肾小球硬化，减少尿蛋白产生及蛋白尿对肾小管间质的损伤，从而保护残存肾功能。但蛋白质又是我们身体不可缺少的营养物质，是人体组织、器官的重要组成成分，在人体内发挥着重要的生理功能。如果摄入过低可降低各脏器功能，增加营养不良的发生风险。因此慢性肾脏病患者应根据个体情况，限制一般蛋白质的摄入，多选择优质蛋白质。

优质蛋白质主要来源于动物性食物和大豆类食物，因此在蛋白质限量范围内，应多选动物蛋白（瘦肉、鱼、鸡蛋、牛奶和大豆类）；少吃来源于植物性食物的蛋白质（如谷类、豆类、硬果类等）。限制主食，是慢性肾脏病饮食治疗中经常采用的方法，其目的是为了在有限的蛋白质中尽量给予优质蛋白质，但为了保证能量摄入充足，通常采用麦淀粉替代部分主食。100g 大米、面粉含蛋白质 8 ~ 10g，而 100g 麦淀粉仅含蛋白质 0.4 ~ 0.6g。采用麦淀粉做主食后，非优质的植物蛋白质摄入减少，节省下来的蛋白质量可由优质蛋白质食物来补足。

4. 能量供给充足　能量摄入不足时，所摄入的蛋白质会被燃烧为身体提供能量，而起不到合成人体成分的作用，易引发营养不良，并且可增加体内氮代谢产物的蓄积，加重肾脏负担。只有能量供给充足时，才能保证摄入的蛋白质被机体充分利用，同时也可减少体内蛋白质的分解和有害代谢产物堆积，使体内蛋白质起到更加积极的作用。碳水化合物、脂肪是提供能量的主要营养素。非糖尿病肾病患者可适当补充一些淀粉类物质，以保证能量供应充足，且不摄入过多的植物蛋白。如果患者食欲差，通过饮食供给充足的能量有困难，则需通过肠内营养或静脉输液的方法予以补充。

5. 控制脂肪和胆固醇的摄入　慢性肾脏病患者普遍存在脂质转换和代谢异常，脂代谢异常是慢性肾脏病患者并发心血管疾病的主要危险因素之一。因此调节饮食中脂类的摄入和脂肪酸的比例，可以降低血脂，减少心血管疾病并发症，延缓肾功能减退。首先，需要严格限制动物内脏、动物性油脂。烹调油宜选用植物油，并且建议每天食用富含单不饱和脂肪酸的橄榄油（或茶油）和富含 n - 3 多不饱和脂肪酸的亚麻籽油。蛋黄虽然胆固醇含量较高，但鸡蛋蛋白质质量好，蛋黄内维生素含量丰富，建议每天食用 1 个；或者 1 天食用一个整蛋，第 2 天只吃蛋清，这样轮流进食鸡蛋。

6. 酌情限制食物中的钠、磷、钾等矿物质　限制钠的摄入有助于减轻水肿、控制血压，获得适宜的血容量。不伴有高血压、水肿、充血性心力衰竭、腹水或胸腔积液的患者，每日钠盐摄入量不宜超过 5 克。伴有液体潴留的患者，推荐进一步减少钠盐的摄入。为了预防高钾血症的发生，需要根据血电解质的情况适当调节食物中的钾量，避免摄入含钾高的食物。由于疾病的影响，慢性肾脏病患者钙磷代谢发生紊乱，可发生高磷血症，因此应适当限制磷的摄入。有研究表明，早期限制磷的摄入有助于控制甲状旁腺激素水平，减少骨质吸收等代谢紊乱。低磷饮食还可使患者肾功能下降速率明显减慢。限制食物中的钠、钾、磷等成分，不应理解为不吃含量高的食物，而是说含量低的食物可多吃一点，含量高的少吃一点。

含钠高的食物包括酱油、咸菜、酱豆腐、黄酱、咸蛋、咸肉、调味酱料、味精等。大部分蔬菜或水果富含钾，而高蛋白质食物（例如肉类、豆类）除了磷高，钾含量也高。普通的粮食、豆类、坚果类、动物内脏等都含磷较高。

7. 维生素和矿物质的补充 维生素和矿物质优先从食物中获得，新鲜的蔬菜、水果中维生素和矿物质含量丰富，可适量食用。如果需要补充营养素，要在专业人士的指导下服用。

（三）透析期的营养治疗

1. 透析患者存在的营养问题

（1）蛋白质丢失：维持性腹膜透析丢失蛋白质约 10g/d；血液透析 12 小时丢失约 4.79g 蛋白质。

（2）维生素丢失：主要丢失水溶性维生素和叶酸。

（3）高脂血症：是长期透析患者合并心血管疾病的主要原因。尿毒症时糖转化成三酰甘油增多，透析时代谢紊乱加重。

（4）营养不良：最常见原因包括：①长期厌食使能量和蛋白质摄入不足；②由感染和代谢异常所致的并发症引起；③蛋白质和氨基酸丢失。

2. 维持性血液透析患者的营养要求 见表 12 - 3。

表 12 - 3　维持性血液透析患者的营养要求

营养素	推荐量
能量	35kcal/（kg·d），达到并维持理想体重
蛋白质	1.2g/（kg·d）
脂肪	供能比 30% ~ 40%
碳水化合物	充足，多糖为主，注意减少单糖、双糖
膳食纤维	20 ~ 25g/d
水	750 ~ 1500ml/d，根据病情调整
钠	750 ~ 1000mg/d
钾	40 ~ 70mmol/L
磷	8 ~ 17mg/（kg·d）
钙	1400 ~ 1600mg/d
维生素	维生素 A 不补充，注意补充维生素 C、叶酸

3. 腹膜透析患者的营养要求 见表 12 - 4。

表 12 - 4　腹膜透析患者的营养要求

营养素	推荐量
能量	≥35kcal/（kg·d）（包括透析液中吸收的糖）*
蛋白质	≥1.2g/（kg·d）（50% 为高生物价）
脂肪	供能比为 35%
碳水化合物	充足，多糖为主，注意减少单、双糖
水和钠	根据病情调整
钾	40 ~ 80mmol/L
磷	8 ~ 17mg/（kg·d）
钙	800 ~ 1000mg/d
维生素	维生素 A、维生素 K 不补，注意补充维生素 D、维生素 C、维生素 B₆、维生素 B₁、叶酸

* 透析液中 60% 的糖可被吸收，每天吸收 100 ~ 200g 葡萄糖。

（四）慢性肾脏病患者的食谱编制

实际工作中常用食物交换份法来编制食谱。食谱编制一般根据 CKD 患者身高、体重、活动强度、CKD 分期等，计算患者每日需要的总能量及蛋白质量，并计算出以食物蛋白质和能量为基础的交换份份数，合理分配至全日各餐。慢性肾脏病患者每日食谱的编制步骤和方法，详见例 12 - 1。

例 12 - 1 王先生，67 岁，退休，CKD 4 期，身高 172cm，现体重 60kg，无下肢浮肿，未出现明显并发症。请用食物交换份法为张先生编制食谱。

编制步骤：

1. 计算标准体重 标准体重 = （172 - 100）× 0.9 = 64.8（kg），实际体重 60kg，低于标准体重 7.4%，BMI = 20.3kg/m²，判断为体重正常。

2. 计算每日所需总能量 张先生退休，算轻体力劳动。每日应摄入能量标准为 35kcal/kg，全天所需总能量约 2268kcal。

3. 计算每日蛋白质的摄入量 每日蛋白质推荐摄入量 0.6 ~ 0.8g/kg，要求 50% ~ 70% 来自于优质蛋白质。

张先生每日应摄入蛋白质范围 = 64.8kg × （0.6 ~ 0.8）g/kg = 38.9 ~ 51.8（g）。张先生每日计划摄入的蛋白质为 39 ~ 52g。

4. 确定每日各类食物份数

（1）选择 1：CKD 患者按照能量 35kcal/kg、蛋白质 0.6g/kg 要求，查阅表 12 - 5 来搭配不同类别食物的份数，表中列举出 CKD 患者的标准体重从 40 ~ 75kg。张先生一天摄入的总热量 2268kcal，按能量 2275kcal 查表 12 - 5 "CKD 不同能量食物份数分配表"，得到张先生一天摄入的蛋白质为 39g，总的食物份数为 16 份，其中谷薯类 3 份，淀粉类 2.5 份，绿叶蔬菜 1 份，瓜果蔬菜 2 份，奶类 1 份，肉蛋类 2 份，油脂类 4.5 份。详见表 12 - 5。

表 12 - 5 CKD 不同能量食物份数分配表（蛋白质按 0.6g/kg）

体重（W）kg	能量 E = W ×35kcal	蛋白质 P = W ×0.6g	谷薯类 50g	淀粉 100g	绿叶蔬菜 250g	瓜果蔬菜 200g	奶类 230g	肉蛋类 50/60g	油脂类 10g
40	1400	24	1.5	1.5	1	1	1	1	4
45	1575	27	1.5	1.5	1	1	1	1.5	4.5
50	1750	30	2	2	1	2	1	1.5	3
55	1925	33	2	2.5	1	2	1	2	3.5
60	2100	36	2.5	2.5	1	2	1	2	4
65	2275	39	3	2.5	1	2	1	2	4.5
70	2450	42	3	2.5	1	2	1	2.5	5
75	2625	45	3	3	1	2	1	3	5.5

（2）选择 2：CKD 按照能量 35kcal/kg、蛋白质 0.8g/kg 要求，查阅表 12 - 6 来搭配不同类别食物的份数，表中列举出 CKD 患者的标准体重从 40 ~ 75kg。张先生一天摄入的总热量 2268kcal，按能量 2275kcal 查表 12 - 6 "CKD 不同能量食物份数分配表"，得到张先生一天摄入的蛋白质为 52g，总的食物份数为 17.5 份，其中谷薯类 4 份，淀粉类 0.5 份，绿叶蔬菜 1 份，瓜果蔬菜 2 份，奶类 1 份，肉蛋类 3.5 份，油脂类 5.5 份。详见表 12 - 6。

表 12 - 6 CKD 不同能量食物份数分配表（蛋白质按 0.8g/kg）

体重（W）kg	能量 E = W ×35kcal	蛋白质 P = W ×0.8g	谷薯类 50g	淀粉 100g	绿叶蔬菜 250g	瓜果蔬菜 200g	奶类 230g	肉蛋类 50/60g	油脂类 10g
40	1400	32	2	0.5	1	1	1	2	3.5

体重 （W）kg	能量 E = W ×35kcal	蛋白质 P = W×0.8g	谷薯类 50g	淀粉 100g	绿叶蔬菜 250g	瓜果蔬菜 200g	奶类 230g	肉蛋类 50/60g	油脂类 10g
45	1575	36	2.5	0.5	1	1	1	2	4
50	1750	40	3	0.5	1	1	1	2.5	4.5
55	1925	44	3.5	0.5	1	2	1	2.5	5
60	2100	48	4	0.5	1	2	1	3	5
65	2275	52	4	0.5	1	2	1	3.5	5.5
70	2450	56	4.5	0.75	1	2	1	4	5.5
75	2625	60	5	0.75	1	2	1	4	6

5. 换算成每日各类食物的重量（以选择 1 为例）

参见表 12－5，将第 4 步得到的食物份数换算成食物的重量。张先生每日摄入谷薯类150g，淀粉类食物250g，绿叶蔬菜250g，瓜果蔬菜400g，奶类230g，肉蛋类100g，油脂类45g，每日摄入的蛋白质为39g，能量为2275kcal。

6. 以选择 1 为例，编制一日食谱 将第 5 步的食物种类和数量，按饮食习惯分配于一日三餐。

（1）早餐（5 份）：牛奶230g，挂面75g，生菜50g，鸡蛋50g，油脂类10g。

（2）午餐（6 份）：大米75g，马铃薯100g，瘦肉50g，苦瓜100g，花生油20g，苹果200g。

（3）晚餐（5 份）：红薯100g，青菜200g，花生油15g，橙子100g。

初配一日食谱如下所述。

早餐初配食谱：牛奶230g，生菜鸡蛋汤面（挂面75g、生菜50g、鸡蛋50g），早餐用油10g。

午餐初配食谱：米饭（大米75g），煮马铃薯（马铃薯100g），瘦肉炒苦瓜（瘦肉50g、苦瓜100g），苹果200g，午餐用油20g。

晚餐初配食谱：蒸红薯（红薯100g），炒青菜（青菜200g、花生油15g），橙子100g。

7. 用食物交换份法编制一周食谱 CKD 患者同一类食物以食物蛋白质和能量为基础，以份为单位进行交换。常见的各类食物按照蛋白质每份 0 ~ 1g、4g、7g 为标准分为八类食物，见表 12－7，同类食物间可以相互交换，这样就容易编制出一周甚至一月的食谱。从表 12－7 中可见，谷薯类（即主食等）每份约含蛋白质4g，淀粉类每份蛋白质0 ~ 1g，绿叶蔬菜类每份蛋白质4g，瓜类蔬菜每份蛋白质1g，水果每份蛋白质0 ~ 1g，肉、蛋、奶、大豆类每份蛋白质7g。

表 12－7 以食物蛋白质为基础的交换份

（一）谷薯类
（每份蛋白质4g，能量180kcal）

谷类				
稻米 50g	籼米 50g	薏米 50g	玉米面 50g	荞麦 50g
粳米 50g	糯米 50g	黄米 50g	小米 50g	莜麦面 40g
挂面 60g	小麦粉 60g	面条 60g	花卷 70g	米饭 130g
馒头 70g				

薯类				
马铃薯 200g	木薯 200g	甘薯 200g	山药 200g	芋头 200g

续表

（二）淀粉类
（每份蛋白质 0~1g，能量 360kcal）

蚕豆淀粉 100g	豌豆淀粉 100g	玉米淀粉 100g	芡粉 100g	粉条 100g
藕粉 100g	豌豆粉丝 100g	粉丝 100g	地瓜粉 100g	马铃薯粉 100g

（三）豆类
（每份蛋白质 7g，能量 90kcal）

黄豆 25g	黑豆 25g	蚕豆 35g	豇豆 35g	扁豆 30g
绿豆 35g	赤豆 35g	芸豆 35g		

豆类制品

豆腐干 35g	豆腐卷 35g	油豆腐 35g	千张 35g	素火腿 35g
素鸡 35g	烤麸（熟）35g	豆奶 300g	豆腐脑 400g	豆浆 400g

（四）绿叶蔬菜类
（每份蛋白质 4g，能量 50kcal）

西兰花 100g	黄豆芽 100g	长豇豆 150g	刀豆 150g	茼蒿菜 250g
荠菜 200g	荷兰豆 200g	芹菜 200g	香菇 200g	大白菜 300g
豆角 200g	金针菇 200g	香菇 200g	四季豆 200g	马兰头 250g
茄子 350g	平菇 250	空心菜 250g	苋菜 250g	绿豆芽 250g
茭白 500g	芦笋 300g	油菜 250g	菜花 250g	菠菜 250g
海带 500g	油麦菜 300g	茴香 300g	生菜 300g	

（五）瓜类蔬菜及水果类

瓜类蔬菜（每份蛋白质 1g，能量 50kcal）

佛手瓜 100g	菜瓜 200g	葫芦 200g	方瓜 200g	冬瓜 300g
丝瓜 150g	苦瓜 150g	黄瓜 200g	南瓜 200g	西葫芦 200g

水果（每份蛋白质 0~1g，能量 90kcal）

樱桃 150g	荔枝 150g	桃 150g	香蕉 150g	草莓 150g
葡萄 200g	橙 200g	芒果 300g	苹果 200g	菠萝 300g
哈密瓜 300g	西瓜 300g			

（六）肉、蛋、奶类

肉类（每份蛋白质 7g，能量 90kcal）

香肠 25g	酱牛肉 25g	火腿 25g	鸡翅 50g	大排 50g
猪肉（瘦）35g	牛肉（瘦）35g	兔肉 35g	鸡肉 50g	火腿肠 50g
鸭肉 50g	羊肉（肥瘦）50g	烤鸡 50g	肯德基炸鸡 50g	

水产品（每份蛋白质 7g，能量 90kcal）

鲢鱼 50g	鲑鱼 50g	带鱼 50g	黄鱼 75g	罗非鱼 75g
草鱼 75g	鲫鱼 75g	鳊鱼 75g	青鱼 75g	生蚝 75g
基围虾 75g	对虾 75g	鲤鱼 75g	鱿鱼 50g	白鱼 75g
蟹肉 75g	海参 50g			

蛋类（每份 60g，蛋白质 7g，能量 90kcal）				
鸡蛋 60g	鸭蛋 60g	松花蛋 60g	鹅蛋 60g	咸鸭蛋 60g
鹌鹑蛋（5 个）60g				

奶类（每份 230g，蛋白质 7g，能量 90kcal）				
牛乳 230g	酸奶 230g			

（七）坚果类
（每份蛋白质 4g，能量 90kcal）

核桃仁 20g	松子仁 20g	榛子仁 20g	芝麻籽 20g	瓜子 20g
杏仁 20g	腰果 20g	花生仁 20g	榛子 70g	葵瓜子 30g
核桃 70g	松子 50g			

（八）油脂类
（每份 10g，蛋白质 0g，能量 90kcal）

花生油 10g	橄榄油 10g	豆油 10g	茶籽油 10g	羊油 10g

8. 食谱的复核、计算、评价和调整 用食物交换份法编制好食谱后，要对食谱进行复核、计算和评价，根据食谱的计算和评价结果对食谱中的食物品种、数量、搭配和营养素含量进行调整。例 12-1 第 4 步王先生选择 1 计划每日摄入的蛋白质为 39g，按照上面食物交换份法编制的食谱每日实际摄入的蛋白质为 40.3g，非常接近，达到选择 1 CKD 患者每日蛋白质摄入 0.6g/kg 的要求。

编制食谱要求达到设定的总能量和蛋白质目标。如果 CKD 患者达到设定蛋白质目标，而摄入能量还不足，则可以用增加植物油和淀粉类食物来补充能量。根据设定的能量和蛋白质标准，结合患者的饮食习惯和嗜好，以及参考食物钾、钠、磷值，来安排或调整餐次及交换食物，详见表 12-8。CKD 患者肾功能不全时，尤其要注意及时计算摄入食物的钾、钠、磷值。

表 12-8 常见食物每 100g 中能量、蛋白质、钾、钠、钙、磷含量

食物名称	能量 kJ	能量 kcal	蛋白质 g	钾 mg	钠 mg	钙 mg	磷 mg
牛肉（瘦）	444	106	20.2	284	53.6	9	172
猪肉（瘦）	598	143	20.3	305	57.5	6	189
羊肉（瘦）	494	118	20.5	403	69.4	9	196
牛肉干	2301	550	45.6	51	412.4	43	464
牛肉松	1862	445	8.2	128	1945.7	76	74
牛肝	582	139	19.8	185	45	4	252
猪肝	540	129	19.3	235	68.6	6	310
鲫鱼	452	108	17.1	290	41.2	79	193
草鱼	469	112	16.6	312	46	38	203
鲤鱼	456	109	17.6	334	53.7	50	204
带鱼	531	127	17.7	280	150.1	28	191
甲鱼	494	118	17.3	196	96.9	70	114
对虾	389	93	18.6	215	165.2	62	228
虾皮	640	153	30.7	617	5057.7	991	582
龙虾	377	90	18.9	257	190	21	221

食物名称	能量 kJ	能量 kcal	蛋白质 g	钾 mg	钠 mg	钙 mg	磷 mg
海参（干）	1097	262	50.2	356	4967.8		94
鸡	699	167	19.3	251	63.3	9	156
鸡蛋	577	138	12.7	98	94.7	48	176
鸭蛋	753	180	12.6	135	106	62	226
松花蛋（鸭）	715	171	14.2	152	542.7	62	165
鸭	1004	240	15.5	191	69	6	122
咸鸭蛋	795	190	12.7	184	2076.1	118	231
鸽	841	201	16.5	33.4	63.6	30	136
牛奶	226	54	3	109	37.2	104	73
酸奶	301	72	2.5	150	39.8	118	85
奶粉（全脂）	2000	478	20.1	449	260.1	676	469
大米	1448	346	7.4	103	308	13	110
糯米（江米）	1456	348	7.3	137	1.5	26	113
小米	1498	358	9	284	4.3	41	229
高粱	1469	351	10.4	281	6.3	22	329
玉米（黄）	1402	335	8.7	300	3.3	14	218
面粉（标准粉）	1439	344	11.2	190	3.1	31	188
面粉（富强粉）	1464	347	10.3	128	2.7	27	114
挂面（精白粉）	1452	347	9.6	122	110.6	21	112
方便面	1975	472	9.5	134	1144	25	80
玉米面（黄）	1423	340	8.1	249	2.3	22	80
淀粉（玉米）	1443	345	1.2	8	6.3	18	25
黄豆（大豆）	1502	359	35.1	1503	2.2	191	465
黑豆	1594	381	36.1	1377	3	224	500
绿豆	1322	316	21.6	787	3.2	81	337
面条（切面）	1172	280	8.5	161	3.3	13	142
大豆淀粉	1427	341	0.5	10	18.2	36	29
豆浆	54	13	1.8	48	3	10	30
豆腐（南）	238	57	6.2	154	3.1	116	90
扁豆	155	37	2.7	178	3.8	38	54
豌豆	121	29	2.9	112	2.2	27	63
黄豆芽	184	44	4.5	160	7.2	21	74
绿豆芽	75	18	2.1	68	4.4	9	37
荸荠	247	59	1.2	306	15.7	4	44
慈菇	393	94	4.6	707	39.1	14	157
甘薯（红心）	414	99	1.1	130	28.5	23	39
胡萝卜	155	37	1	190	71.4	32	27
白萝卜	84	20	0.9	173	61.8	36	26
土豆	318	76	2	342	2.7	8	40
藕	293	70	1.9	243	44.2	39	58

续表

食物名称	能量 kJ	能量 kcal	蛋白质 g	钾 mg	钠 mg	钙 mg	磷 mg
大白菜	63	15	1.4	90	48.4	35	28
大葱（鲜）	126	30	1.7	144	4.8	29	38
葱头（洋葱）	163	39	1.1	147	4.4	24	39
芋头	331	79	2.2	378	33.1	36	55
山药	234	56	1.9	213	18.6	16	34
韭菜	109	26	2.4	247	8.1	42	38
金针菜	833	199	19.4	610	59.2	301	216
龙须菜（芦笋）	75	18	1.4	213	3.1	10	42
芹菜（茎）	84	20	1.2	206	159	80	38
青蒜	126	30	2.4	168	9.3	24	25
蒜苗	155	37	2.1	226	5.1	29	44
香菜（芫荽）	130	31	1.8	272	48.5	101	49
苦瓜	79	19	1	256	2.5	14	35
圆白菜	92	22	1.5	124	27.2	49	26
油菜	96	23	1.8	210	55.8	108	39
雪里蕻	100	24	2	281	30.5	230	17
小白菜	63	15	1.5	178	73.5	90	36
香椿	197	47	1.7	172	4.6	96	147
莴苣笋	59	14	1	212	36.5	23	48
红苋菜	130	31	2.8	340	42.3	178	63
绿苋菜	105	25	2.8	207	32.4	187	59
菜瓜	75	18	0.6	136	1.6	20	14
黄瓜	63	15	0.8	102	4.9	24	24
西葫芦	75	18	0.8	92	5	15	17
茄子	88	21	1.2	142	5.4	24	2
西红柿	79	19	0.9	163	5	10	2
西红柿酱	339	81	4.9	989	37.1	28	117
柿子椒	92	22	1	142	3.3	14	2
蘑菇（鲜）	84	20	2.7	312	8.3	6	94
紫菜	866	207	26.7	179	710.5	264	350
榨菜	121	29	2.2	363	4252.6	155	41
蘑菇（干）	1054	252	21	122	23.3	127	357
冬菇（干）	887	212	17.8	1155	20.4	55	469
冬瓜	46	11	0.4	78	1.8	19	12
生菜	54	13	1.3	170	32.8	34	27
荠菜	113	27	2.9	280	31.6	294	81
菜花	100	24	2.1	200	31.6	23	47
菠菜	100	24	2.6	311	85.2	66	47
丝瓜	84	20	1	115	2.6	14	29
西瓜	142	34	0.5	79	4.2	10	13

续表

食物名称	能量 kJ	能量 kcal	蛋白质 g	钾 mg	钠 mg	钙 mg	磷 mg
香蕉	381	91	1.4	256	0.8	7	28
梨（鸭梨）	180	43	0.2	77	1.5	4	14
苹果（富士）	188	45	0.7	115	0.7	3	11
橙	197	47	0.8	159	1.2	20	22
柿子	297	71	0.4	151	0.8	9	23
蜜桔	176	42	0.8	177	1.3	19	18
鲜枣	510	122	1.1	375	1.2	22	23
干红枣	1105	264	3.2	542	6.2	64	51
杏	151	36	0.9	226	2.3	14	15
菠萝	172	41	0.5	113	0.8	12	9
桃	172	41	0.6	100	2	10	16
柠檬	146	35	1.1	209	1.1	101	22
葡萄	180	43	0.5	104	1.3	5	13
葡萄干	1427	341	2.5	995	19.1	52	90
草莓	126	30	1	131	4.2	18	27
哈密瓜	142	34	0.5	190	26.7	4	19
花生仁（生）	2356	563	25	587	3.6	39	324
花生仁（炒）	2431	581	24.1	674	445.1	284	315
核桃	2613	627	14.9	385	6.4	56	894
茶叶（绿茶）	1238	296	34.2	1661	28.2	325	191
酱油	264	63	5.6	337	5757	66	204
醋	130	31	2.1	351	262.1	17	96

（五）慢性肾脏病患者的营养补充方案

1. 合理补充抗氧化营养素是防治慢性肾病的关键　药物不但没有抗氧化、抗压力的作用，而且还会增加体内的压力，对组织细胞造成更大的伤害；药物没有办法中止肾小球等细胞的病理改变，所以许多慢性肾病没有好的治疗方法，这是令内科医生非常头痛的一类疾病。

虽然药物治疗效果不好，但是我们身体自己的修复能力是较强的，肾脏损伤后自己有一定的修复能力，尤其是肾小球血管内皮细胞和肾小管上皮细胞，只要我们按身体需要及时提供合理的营养素给受损的肾脏细胞，肾细胞借助修复能力，可以修复受损细胞，从而恢复肾脏的正常结构和功能。只有到慢性肾脏病晚期，肾小球完全纤维化了，才没有修复的机会，才失去了营养调理的价值。

慢性肾炎是由于氧化压力导致的疾病，身体对抗氧化营养素的需求大增，如果不能及时满足其需要，将会对肾脏的组织细胞产生不同程度的伤害，从而导致慢性肾炎的发生和发展。因此，合理补充抗氧化营养素是防治肾病的关键之一。

维生素 A 具有抗炎、抗增生、调节细胞分化和凋亡、抑制纤维化、降低蛋白尿和保护肾脏的作用。维生素 A 与肾小管黏膜上皮细胞的营养有很大关系，倘若维生素 A 缺乏，便会使肾小管塞满坏死的黏膜上皮细胞，使尿液形成减少、尿素等代谢毒物回流到血液中。有研究发现，让肾炎患者每天吃 5 万国际单位维生素 A，几天之后肾功能已有改善，排尿会增加 90%。

维生素 E 与微血管通畅的关系较大，倘若缺少维生素 E，肾小球微血管便会塞满坏死的血管内皮细胞，使血液无法流通而造成肾小球滤过压高、水肿，甚至血管也会遭到严重破坏。如果成年人每天摄取 300~600 国际单位维生素 E，上述情况将很快得到补救。此外，维生素 E 也可以避免肾脏疾病、化学药物和有毒物质引起肾伤害所产生的瘢痕，预防肾小球硬化；而且有时也能降低肾脏病引起的高血压，并促进尿液通畅。

肾脏病患者因为受到压力、药物和排尿过多等因素的影响，都会使维生素 C 缺乏，而增加出血的危险性，甚至血尿。大量补充维生素 C，有时会很快消除出血及尿血的现象。缺乏胆碱或维生素 E 也会引起或加重出血。因此，肾病患者应立即补充大量的维生素 C、维生素 E 等营养素。

当体内氧化压力未得到及时释放时，会引起免疫功能紊乱及肾小球的炎症反应，引起或加重肾小球的伤害。因此，补充免疫相关和减轻炎症反应的营养素，让身体来修复免疫功能、平息炎症反应也是营养调理的要点。因此，肾病患者应补充深海鱼油、类胡萝卜素等相关营养素。

2. 补充细胞基本原料有助于慢性肾病的防治　合理补充细胞代谢最重要的基本原料——蛋白质粉，对受损肾脏细胞的康复也很重要。肾病患者肾小球滤过膜受到破坏，它的屏障作用受损，蛋白质滤过太多，引起蛋白尿。肾病患者白蛋白从尿中大量流失，超过了肝脏代偿性合成增加的量时，就会出现低蛋白血症。其他蛋白质如免疫球蛋白和补体成分、抗凝及纤溶因子、金属结合蛋白、内分泌素结合蛋白等也有减少，出现明显的蛋白质代谢紊乱。

长期低蛋白血症可导致营养不良。免疫球蛋白减少造成机体免疫功能低下，易致感染；金属结合蛋白丢失会影响微量元素（铁、铜、锌）的运输，导致微量元素缺乏；内分泌素结合蛋白不足可诱发内分泌紊乱。

在治疗慢性肾病时，对蛋白质的使用仍有争议，一些医生怕给慢性肾病患者供给蛋白质，这是不对的。前面已述，目前多数专家主张正常偏低蛋白供给，CKD 1 期～2 期患者蛋白质摄入推荐量为 $0.8～1.0g/$（$kg \cdot d$）。由于肾病常有大量蛋白尿排出，身体处于低蛋白状态，很多器官的蛋白质会被抽调过来，转变成血液中的蛋白质，所以，体内蛋白质往往严重缺乏，如果不适量供给蛋白质，全身各器官都会进一步受损，其中以肝肾受损最严重。另外，补充足够的优质蛋白质，才能平衡机体的免疫功能，修复损伤的肾脏，重建受损的组织。因此，在肾功能没有明显异常的情况下，蛋白质一定要合理供给，并尽量补充优质蛋白质；合理补充不会对肾产生任何负面影响，反而会加速肾功能恢复和肾结构的修复。美国营养学家戴维斯临床观察发现，每天摄入 $150～200g$ 蛋白质的患者，其肾脏病康复非常迅速。只有出现了较严重的肾功能损害、肾功能衰竭时，才需要从严控制蛋白质的摄入量；这时候应该请专科医生或专业营养师进行指导，合理调整蛋白质的摄入量。

3. 防治脂肪代谢紊乱，减少并发症　慢性肾炎时体内脂肪代谢紊乱，胆固醇和三酰甘油升高，卵磷脂减少，血清中 LDL、VLDL 和脂蛋白浓度均增加，易患血管硬化，易并发心脑血管病。脂肪代谢紊乱可能是由于肝脏合成脂蛋白增加和脂蛋白分解减弱造成的，也就是说脂肪代谢紊乱是由于肝脏的蛋白质代谢紊乱造成的。所以，肾病护肝很重要。肾病患者应合理补充调节血脂的营养素如深海鱼油、茶多酚、维生素 E、卵磷脂和 B 族维生素等。

4. 其他营养素防治慢性肾炎的机制　研究发现，有多种草本植物和营养素有很好的养护肾脏的作用。抵抗肾炎和养护泌尿系统传统有效的食物莫过于蔓越橘，其含有一些保护性的物质，可以在泌尿管壁和肾内壁上形成一道保护膜。这种物质可破坏细菌的黏附力，使细菌无法附着于泌尿管壁和肾内壁的细胞上造成危害，进而借由尿液的冲刷排出体外。杜松是一种灌木植物，一直被用于排毒、利尿；它在泌尿生殖系统上功效卓著，是很好的利尿剂，具有很强的帮助排尿的功能，能以清血的方式排毒，在病媒昆虫滋生的区域成为无价之宝，能削减蜂窝织炎、水肿以及滞留的体液，对膀胱炎、肾炎、尿道结石、肾结石和前列腺肥大都有效。

玉米须能帮助治疗肾炎，并具有很好的利尿作用；其作用主要表现在利尿，肾功能改善，浮肿消退或减轻，尿蛋白消失或减低等方面；还能用于帮助治疗肾病综合征。熊果酸是一种天然草药，具有镇静、抗炎、抗菌、降低血糖等多种功效，还具有明显的抗氧化、保肝、抗肿瘤等功能；对肾脏和尿道有很好的保护作用，抗肾炎和抗尿道炎等效果明显；并且对男性前列腺起到相当好的保护作用，可以有效对抗细菌性前列腺炎。

肾病时体内的营养素较易随尿排出，特别是使用利尿剂时。动物实验发现，如果食物中缺少胆碱会产生肾炎，也会伤及肝，但往往是肾脏先受到伤害。如果我们的饮食热量高，特别是喝酒或吃精制的糖时，身体对胆碱的需求会大幅增加，而肾病也会变得更加严重。如果胆碱和蛋白质同时缺乏，则严重的水肿便会使消化系统、血液循环系统和其他系统功能受阻。缺镁时会有尿失禁，也易产生肾炎；缺钾时会因排尿困难而产生尿痛。

营养素治疗慢性肾炎，主要是靠发挥身体细胞的自我修复能力。只有自身细胞的修复能力，结合必需原料，才能纠正肾内的代谢紊乱，才能治愈肾病。任何药物以及任何其他方法都不可能达到这样的效果。补充肾相关营养素，一方面对抗氧自由基，减轻肾内的炎症反应，然后使其逐渐消退，修复肾脏细胞的损伤；另一方面纠正体内各种系统的功能紊乱。只有这样，才可以彻底治愈肾病。

慢性肾脏病的营养调理配方，应该包括维生素 E、维生素 C、类胡萝卜素、蛋白质粉、深海鱼油、卵磷脂、B 族维生素、钙镁片和胆碱等相关营养素。

（六）慢性肾脏病患者营养状态监测与评估

1. 营养状态监测　CKD 患者受疾病和营养素摄入限制的影响易发生营养不良，应定期监测患者营养状态。在控制蛋白质摄入时，应对患者的依从性及营养状况进行密切监测，防止发生营养不良。如果已发生营养不良应每月监测 1 次。

2. 饮食依从性监测　应定期监测患者 24 小时尿的尿素排泄量以评估患者蛋白质实际摄入量，保持氮平衡状态。采用三日膳食回顾法定期评估膳食摄入能量及营养素的量。

3. 营养评估　定期采用多种方法监测患者营养状况并综合分析，包括人体测量，如体重、体质指数、肱三头肌皮褶厚度和上臂肌围以及握力、小腿围等；人体成分组成分析；常用生化指标，包括血清总蛋白、白蛋白、前白蛋白及总胆固醇等。可用综合评估法，如主观全面评估法（SGA）等进行综合评估。

五、慢性肾脏病的综合干预

中国慢性肾脏病患病率高，且以早期患者为主，迫切需要开展早期 CKD 的患者管理，包括生活方式干预。对早期 CKD 患者生活方式干预需从营养、运动、心理、减少肾脏损害的急进性加重等四个方面进行，CKD 在疾病早期阶段，通过使用综合干预措施可延迟肾功能损失，并为 CKD 的长期治疗打好基础。

（一）CKD 的生活方式干预

教育 CKD 患者戒烟戒酒、减肥，避免紧张、疲劳、受寒和熬夜；饮食清淡，不在短时间内摄入钠盐过多。注意预防各种原因的液体丢失和失血，注意不要大量出汗以免体液丢失过多、血液黏稠度过高，影响肾小球的血液供应；注意避免意外造成的伤害如跌倒后骨折、挤压伤等，以免给肾脏排泄造成额外的负担，避免肾功能急剧恶化。生活方式的干预是 CKD 的基础治疗，对早期 CKD 患者进行生活方式干预，有助于帮助患者培养正确的防治意识，提升自我管理的行为能力，主动控制急剧性进展的危险因素，对改善 CKD 的预后有较大帮助。

（二）运动干预

低或中等强度的有氧运动对 CKD 患者有益，有氧康复运动训练可改善患者血红蛋白、铁蛋白、转铁蛋白饱和度及白蛋白、前白蛋白水平，能够提高机体摄氧量，减轻氧化应激损伤，降低机体炎症状态，减少肾小球损伤，改善患者的临床指标、炎症指标和营养指标，延缓 CKD 进展。因此运动干预是生活方式干预的重要内容。要正确指导 CKD 患者运动处方的制定和运动风险的控制。

1. 运动处方　要给早期 CKD 患者制定合理的运动处方。运动处方的内容包括运动方式、强度、时间及频率。设计运动处方需评估患者既往史、目前疾病、运动能力以及心血管危险因素。步行是很好的运动方式，体质允许还可安排慢跑。五禽戏、太极拳等中国传统体育项目具有运动量适度、提高柔韧性和稳定性的特点，也可选择。运动强度由弱至强，循序渐进，以达到预计最大心率（最大心率

=220－年龄）的60%～80%为标准。也有研究人员认为运动心率宜控制在"运动后心率－安静时心率≤20次/min"。运动时间每次锻炼30分钟以上，身体素质较好的患者可以适当延长锻炼时间。运动次数方面，一般提倡每周≥5次。

2. 运动风险控制 研究显示，CKD患者高强度运动可诱发急性肾功能衰竭。这是由于高强度运动可能会导致肾血流量急剧下降，蛋白尿和尿沉积物增加，肌酸激酶增多，肾损害加重。另外CKD患者往往合并诸多疾病，如甲状旁腺功能亢进和心血管系统疾病，高强度运动的肌肉关节损伤、严重心律失常、猝死等运动风险都更高。因此，要注意运动强度的控制。同时，要注意运动的禁忌证，如血压≥180/100mmHg、心力衰竭Ⅳ级等。对合并心血管疾病的CKD患者和疑似患者需进行运动试验评估运动能力，除了注意心率，还要注意患者的主观感觉，以"稍费力"为度，出现症状及时停止运动，必要时就诊。

3. 运动改善心理 运动可以缓解CKD患者抑郁、焦虑状态，使患者心理健康得到良好的改善。专业人员要重视如太极拳、瑜伽、民族舞、冥想等运动形式，可以稳定情绪，减少消极心理，应受到专业人员的重视。

（三）心理干预

早期CKD患者往往走两个极端，要么很恐慌，四处求治；要么置之不理，任其发展。很显然这两种极端的心态都不利于CKD的防治。在心理干预方面，对患者应采取认知干预，也要针对不同的患者进行行为干预。

1. 心理支持疗法 主动和患者沟通，了解他的想法和倾听陈述，找出患者存在的心理问题，制订相应的心理支持措施。

2. 认知疗法 通过健康教育传播早期CKD相关疾病知识和营养调理知识，通过多种途径宣传病情进展的危害，了解患者对CKD的认识情况，针对性分析患者的思维和行为，纠正错误认知，加强疾病的风险教育。

3. 行为疗法 早期CKD患者身体情况一般都处在良好阶段，应指导患者培养兴趣，充实生活，增加人际互动，参与社会生活，积极展现自我和增强实现感。

4. 家庭支持疗法 CKD患者需要有长期同疾病作斗争的思想准备，家属是患者的重要支柱，对患者及家属进行居家护理指导有助于提高患者遵医行为。方式包括发放健康知识册，家属参与宣教讲座等。

六、慢性肾脏病营养干预举例

（一）病例概要

例12－2 女性患者，45岁，教师。主诉全身乏力，腰痛，双下肢水肿2年余，加重并出现行走困难1月余。

现病史：2007年1月，患者感冒时出现全身乏力、腰痛、双下肢水肿，伴咳嗽，自服中药，未见症状好转，后未予治疗。1个多月前无明显诱因走路困难，双下肢水肿明显加重，有沉重感。生化检查示尿素氮12.56mmol/L，肌酐385μmol/L；血常规示红细胞计数2.39×10^{12}/L，血红蛋白70g/L。诊断为"急性肾功能损害"，治疗后无明显好转，复查生化示肌酐485.8mmol/L，遂入院进一步诊治。患病以来精神、睡眠欠佳，食欲较差。

既往史：高血压病史4年，药物治疗血压控制尚可。半年前行"胆囊切除术"，否认过敏史，否认肝炎、结核等传染病史。

临床诊断：①慢性肾功能衰竭（CRF），肾功能失代偿期；②肾性贫血；③高血压病。

（二）营养状况评价

患者身高1.55m，体重55kg。此次发病近1个月来每日摄入主食100～150g，肉类约50g，蔬菜水果类300～400g，未摄入牛奶、鸡蛋及其制品。入院生化检查示白蛋白31.5g/L，尿素氮22.25mmol/L，肌酐 545.8μmol/L，胆固醇 2.49mmol/L。采用主观综合性营养评估（SGA）对其进行营养评价，结果为轻度营养不良。

（三）营养治疗原则

1. 低蛋白饮食 低蛋白饮食可以减少尿蛋白量，减轻肾脏的蛋白质、氨基酸代谢负担，延缓肾功能衰竭，推迟透析时间。

对于蛋白质的摄入量并没有统一标准，但目前采用较多的方法为根据肾小球滤过率来给予相应的蛋白质量：①肾功能不全代偿期：即 CKD1～2 期，蛋白质摄入推荐量为 0.8～1.0g/（kg·d）。②肾功能不全失代偿期及尿毒症期：即 CKD3～5 期，蛋白质摄入推荐量为 0.6～0.8g/（kg·d）。③血液透析及腹膜透析患者：蛋白质推荐摄入量为 1.0～1.2g/（kg·d）。

在限制蛋白质的情况下，保证优质蛋白质＞50%，主要为动物蛋白，其含必需氨基酸比例高，人体对其吸收利用率高于植物蛋白。

2. 供给充足能量 给予充足的能量是低蛋白饮食治疗成功的重要条件。机体会通过增加碳水化合物、脂肪的分解，降低蛋白质的降解来适应低蛋白饮食，如果热量不足，体内脂肪、糖原、蛋白质动员消耗增加，将会导致营养不良，血浆白蛋白水平、尿蛋白、尿素氮都不能改善。CRF 患者的热量计算需要考虑其性别、年龄、体质指数（BMI）、疾病应激程度、活动水平等因素，一般为 25～40kcal/（kg·d），超重而活动量少的人能量供给较低，偏瘦而消耗量大的人能量供给较高，有利于维持正氮平衡。

3. 电解质 由于肾脏的调节、重吸收、分泌代谢功能受损，CRF 患者体内容易出现水、电解质代谢紊乱，主要表现在钠、钾、钙、磷上。为减轻水肿和高血压症状，CRF 患者鼓励采用低盐饮食。无水肿、无高血压患者每日食盐可 4～6g；有水肿和高血压患者要严格限制食盐摄入，即 2～3g/d。

4. 必需氨基酸及 α－酮酸的应用 α－酮酸不含氮，当 α－酮酸转化成对应的 L－氨基酸时，利用代谢产生的氮合成氨基酸，既节省了氮源，也可降低尿素氮和肌酐，还可补充血液中的必需氨基酸，提高蛋白质合成率，改善氮平衡，纠正营养不良。临床上通过 α－酮酸的转化来补充必需氨基酸，改善蛋白质代谢，结合足够热量纠正营养不良，改善尿毒症症状，保护残余肾功能。

5. 足量维生素和微量元素 维生素、矿物质的主要来源要尽量通过膳食。蔬菜、水果中含有丰富的维生素、植物纤维、果胶、微量元素等，每天应保证至少 400g 的摄入量。如果食物来源不足，可给予维生素、矿物质制剂补充。

第三节 泌尿系结石的防治和膳食营养指导

泌尿系结石是泌尿系统的常见病。结石可见于肾、膀胱、输尿管和尿道的任何部位，但以肾与输尿管结石为常见。临床表现因结石所在部位不同而异。肾与输尿管结石的典型表现为肾绞痛与血尿，在结石引起绞痛发作以前，患者没有任何感觉，由于某种诱因，如剧烈运动、劳动、长途乘车等，突然出现一侧腰部剧烈的绞痛，并向下腹及会阴部放射，伴有腹胀、恶心、呕吐、程度不同的血尿；膀胱结石主要表现是排尿困难和排尿疼痛。

尿石症的发生发展与营养状况有密切关系，贫穷落后国家的食物以植物蛋白为主，尿中缺乏磷酸盐，容易发生膀胱结石，小儿尤为常见；而发达国家常见成人含钙肾结石。尿石形成的学说很多，如成核学说、基质学说、结晶抑制物学说等，还没有任何学说能说明全部尿石的形成机制。泌尿系统的梗阻、异物和感染可促进尿石形成；反之，尿石又可以是梗阻、感染的原因。代谢性疾病如甲状旁腺功能亢进、高尿酸血症、草酸以及胱氨酸等代谢异常也可以是尿石形成的原因。

一、泌尿系结石的疾病情况

泌尿系结石患者的发病年龄高峰在 25～40 岁之间，女性有两个高峰，即 25～40 岁及 50～65 岁。出现第二个高峰可能与女性绝经及骨质疏松有关，2%～3% 的结石病发生在 2～6 岁的儿童身上，常与尿路感染、先天畸形有关。男：女为（3.1~9.46）：1，各地区差异较大，其中男性患上尿路结石的概率是女性的 1~2 倍。

泌尿系结石的发病情况，地区差异非常明显。根据 1976 年和 1980~1983 年的两次调查，我国泌尿系结石的发病大致是黄河以北低于 14%，长江以南为 22%~45%，个别省市泌尿系结石可占泌尿外科住院患者的 50% 以上。我国的部分地区是结石高发区，如珠江三角洲、湖南南部山区、山东省胶东地区、河南豫西地区、广西玉林地区、淮河中下游地区、东北松嫩平原地区等。

二、泌尿系结石的分类

1. 草酸钙结石 最为常见，占 71%~84%。尿液呈酸性，特点为质硬，不易碎，粗糙，不规则，棕褐色，易损伤组织引起血尿。X 线特征为结石中有较深的斑纹，边缘不规则，有时呈肾盂或肾盏外形。

2. 磷酸钙结石 尿液呈碱性，特点为易碎，粗糙，不规则，灰白色、黄色或棕色，往往因尿路感染和梗阻而引起。多与草酸钙或磷酸铵镁混合成石。X 线显影清晰，层状纹较明显，填充整个肾盂肾盏时，呈鹿角形。

3. 尿酸盐结石 尿液持续酸性，特点为质硬、光滑、颗粒状、黄色或棕红色，尿酸代谢异常。多数由单一尿酸组成，X 线下显影较淡或不显影。

4. 磷酸铵镁结石 属于感染性结石，特点为光滑，多面体或椎体，增大较快，大多与尿路反复感染和尿路解剖异常有关。X 线显影清晰，结石密度不均。

5. 胱氨酸结石 为罕见的遗传性疾病，胱氨酸尿病患者中 82% 发生胱氨酸结石，35% 发生于婴儿或儿童。特点为质软，光滑，蜡样，淡黄色至黄棕色，其结晶呈六角形。因含硫而在 X 线片上易显影。

目前已经知道泌尿系结石有 32 种成分，尿路结石很少由单纯一种晶体组成，大多有两种或两种以上，而以一种为主体。结石形状不一，各种形状均有。

三、常见病因

泌尿系结石的形成是某些因素造成尿中晶体物质浓度升高或溶解度降低，呈过饱和状态，析出结晶并在局部生长、聚积，最终形成结石。

影响结石形成的因素很多，年龄、性别、种族、遗传、肥胖、环境因素、饮食习惯、职业与结石的形成相关。机体的代谢异常（如甲状腺功能亢进、皮质醇增多症、高血糖）、长期卧床、营养缺乏（维生素 B_6 缺乏、缺镁饮食等）、尿路梗阻、尿路感染、尿路异物和药物使用是结石形成的常见病因。

1. 代谢因素 代谢性尿石最为多见，是由于体内或肾内代谢紊乱而引起，如甲状旁腺功能亢进、特发性尿钙症引起尿钙增高、肾小管中毒时磷酸盐大量增加等。痛风患者尿酸增高，痛风的尿酸排泄增加，易形成尿酸结石。其形成的结石多为尿酸盐、碳酸盐、胱氨酸黄嘌呤结石。

2. 感染性结石 主要为泌尿系统的细菌感染，特别是能分解尿素的细菌和变形杆菌可将尿素分解为游离氨使尿液碱化，促使磷酸盐、碳酸盐以菌团或脓块为核心而形成结石。

3. 饮食营养因素 实验证明，饮食高动物蛋白、高糖、高脂肪及高草酸，纤维素少，是促进尿路结石形成的重要原因之一。大量饮水使尿液稀释，能减少尿中晶体形成。维生素 A 缺乏，易使肾盂上皮细胞角化脱屑形成结石核心。其中草酸摄入过多是导致尿路结石的主要原因之一，研究发现 200g 菠菜含草酸 725.6mg，如果一个人一次将 200g 菠菜全部吃掉，食后 8 小时检查尿中草酸排泄量为 20~25mg，相当于正常人 24 小时排出的草酸总量。糖是人体的重要养分，要经常适量增补，但一下子增加太多，尤其是乳糖，也会给结石形成创造条件。专家研究发现，不论正常人或结石患者，在食用 100 克蔗糖后，2 小时后检查发现尿中的钙和草酸浓度均上升，若是服用乳糖，更能促进钙的吸收，更可能导致草酸钙在体内的积存而形成尿结石。蛋白质里除了含有草酸合成原料——甘氨酸、羟脯氨酸外，还能促进肠道对钙的吸收。如果经常过量食用高蛋白食物，易使肾脏和尿中的钙、草酸、尿酸的成分普遍增高。如果不能及时有效地通过肾脏功能把多余的钙、草酸、尿酸排出体外，患肾脏结石、输尿管结石症的条件就形成了。这就是当今世界经济发达国家肾结石发病率增高的主要原因。

4. 尿液因素　①尿液中形成结石物质排出过多，如尿液中钙、草酸、尿酸排出量增加，容易引起尿路结石；②尿液潴留，任何原因导致的尿路梗阻即可引起尿流的迟滞，促使尿盐沉淀和结晶；③尿酸性减低，pH 值增高，容易形成结石；④尿量减少，使盐类和有机物质的浓度增高；⑤尿中抑制晶体形成物质含量减少，如枸橼酸、焦磷酸盐、镁、酸性黏多糖、某些微量元素等。

5. 解剖结构异常　如尿路梗阻，导致晶体或基质在引流较差部位沉积，尿液滞留继发尿路感染，有利于结石形成。

四、临床诊断和治疗

（一）临床表现

泌尿系结石的症状取决于结石的大小、形状、所在部位和有无感染、梗阻等并发症。尿路结石的患者大多没有症状，除非肾结石从肾脏掉落到输尿管造成输尿管的尿液阻塞。常见的症状有腰腹部绞痛、恶心、呕吐、烦躁不安、腹胀、血尿等。如果合并尿路感染，也可能出现畏寒、发热、尿痛等现象。急性肾绞痛常使患者疼痛难忍。

1. 无症状　表面光滑的小结石，能随尿液排出而不引起明显症状，固定在肾盂、下肾盏内又无感染的结石也可以无任何症状。即使较大的鹿角结石，若未引起肾盏、肾盂梗阻或感染，也可长期无明显症状，或仅有轻度肾区不适或酸胀感。

2. 疼痛　①胀痛或钝痛主要是由于较大结石在肾盂或肾盏内压迫、摩擦或引起积水所致。②绞痛常由较小结石在肾盂或输尿管内移动，刺激输尿管引起痉挛所致。疼痛常突然发作，始于背、腰或肋腹部，沿输尿管向下腹部、大腿内侧、外阴部放射，可伴有排尿困难、恶心呕吐、大汗淋漓等。

3. 血尿　血尿常伴随疼痛出现。有时候患者无疼痛感，只有血尿，或者血量极微，肉眼看不出来。尿液检查并且用显微镜检查尿液离心后的沉渣，如果看到红细胞数目过多就表示有血尿，有时是肾结石的早期征兆。

4. 排石史　在疼痛和血尿发作时，可有沙粒或小结石随尿排出。结石通过尿道时有尿流堵塞及尿道内刺痛感，结石排出后尿流立即恢复通畅，患者顿感轻松舒适。

5. 感染症状　合并感染时可出现脓尿，急性发作时可有畏寒、发热、腰痛、尿频、尿急、尿痛等症状。

6. 肾功能不全　一侧肾结石引起梗阻，可引起该侧肾积水和进行性肾功能减退；双侧肾结石或孤立肾结石引起梗阻，可发展为肾功能不全。

7. 尿闭　双侧肾结石引起两侧尿路梗阻、孤立肾或唯一有功能的肾结石梗阻可发生尿闭；一侧肾结石梗阻，对侧可发生反射性尿闭。

8. 腰部包块　尿路结石梗阻引起严重肾积水时，可在腰部或上腹部扪及包块。

（二）检查

1. 尿常规　可以检测有无尿糖、尿蛋白、红细胞、白细胞、结晶物、细菌等。

2. 血液检查　血常规若发现白细胞计数过高表示可能有细菌感染，也可抽血检查肾功能和血中的钙浓度。

3. X 线检查　是诊断尿路结石最重要的方法。包括尿路平片、排泄性尿路造影、逆行肾盂造影、经皮肾穿刺造影等。

4. B 超检查　可对肾内有无结石及有无其他合并病变作出诊断，确定肾脏有无积水，尤其能发现 X 线透光的结石。

5. CT 检查　是目前尿路结石诊断的首选检查。CT 检查可显示肾脏大小、轮廓、肾结石、肾积水、肾实质病变及肾实质剩余情况，还能鉴别肾囊肿或肾积水等。

6. 磁共振　MRI 水成像和 MRI 原始图像结合，更加准确全面，对诊断尿路扩张很有帮助，尤其是对肾功能损害、造影剂过敏、禁忌 X 线检查者，也适合于孕妇及儿童。

7. 体格检查 肾绞痛发作时，患侧肾区有叩击痛和压痛。无梗阻的病例，体检可无阳性体征或仅有病区轻度叩击痛。

（三）临床诊断

泌尿系结石的诊断应包括确定结石存在、判断有无并发症及结石形成的病因。具有典型临床表现或从尿中排出结石者，诊断并不困难。通过了解既往病史、饮食习惯、家族史、用药情况，以及各种实验室和辅助检查，可作出病因和病理生理诊断，并可明确是否存在并发症。

目前临床诊断尿路结石最常用的方法是 B 超检查，可以发现 0.3mm 以上的结石。技术熟练的医务人员，可以利用 B 超检查全泌尿系的结石，直观、方便、无创伤。X 线腹部平片，可以看到大部分的泌尿系结石，对 X 线阴性结石，因射线可以穿透结石，所以会漏诊。X 线造影，对于可疑的输尿管结石，可以判断是结石还是狭窄。CT 的诊断结果准确率最高，但是费用偏高。MRI 检查费用高，检出率并不十分理想，对于一些可疑泌尿系肿瘤的诊断有重要帮助。

（四）医学治疗

泌尿系结石首先应对症治疗。如肾绞痛发作时用止痛药物，若发现合并感染或梗阻，应根据具体情况先行控制感染，必要时行输尿管插管或肾盂造瘘，保证尿液引流通畅，以利控制感染，防止肾功能损害。枸橼酸盐是结石形成的重要抑制剂，治疗草酸钙结石缓解率较高。口服磷酸盐治疗含钙结石和高尿钙患者效果较好。尿石症患者在口服乙酰半胱氨酸后尿中的大晶体团块减少，从而降低了尿石形成的危险。尿石症有指征时可行手术治疗或体外震波碎石治疗。同时积极寻找病因，按照结石的不同成分和病因制定治疗和预防方案，从根本上解决问题，尽量防止结石复发。

五、泌尿系结石的营养治疗

泌尿系结石形成原因较复杂。在中国主要是草酸钙结石，治愈后复发率高达 30% ~ 50%，因此，对于尿路结石患者来说，注意饮食营养与饮用水质，并养成良好的生活习惯，是治疗和预防结石复发的重要保证。

（一）泌尿系结石的饮食危险因素

1. 含钙结石疾病的饮食危险因素 临床超过 80% 的泌尿系结石包含钙，而含钙结石的主要成分是草酸钙。其他不是很常见的钙石包括磷酸钙、尿酸钙、磷酸铵镁钙、胱氨酸钙。因此，全球目前绝大多数研究聚焦于如何防止草酸钙结石。表 12 - 9 列出了增加或降低草酸钙性肾结石风险的相关饮食因素。

表 12 - 9 增加或降低草酸钙性肾结石的相关饮食因素

饮食因素	可能机制
1. 增加风险	
草酸盐	增加尿草酸排泄
钠	增加尿钙排泄
动物蛋白	增加尿钙和尿酸排泄，减少尿枸橼酸排泄
维生素 C	增加草酸生成和排泄
碳水化合物	增加尿钙排泄
2. 降低风险	
膳食钙	肠道结合膳食中草酸
钾	增加尿枸橼酸排泄，降低尿钙排泄
植酸	抑制草酸钙结晶形成
镁	减少膳食中草酸的吸收，抑制草酸钙结晶形成
维生素 B_6	维生素 B_6 缺乏可增加草酸生成和草酸尿

（1）钙：过去错误地认为高钙饮食会促进结石的形成。然而近几年大量研究证据表明，高钙饮食与结石风险的减少是相关的。认为高钙在肠道结合草酸，因此减少了草酸的吸收和在尿液中的排泄。另外，奶制品（食物中主要的钙来源）可能含有某些抑制结石形成的因素。

数个大型前瞻性观察研究均支持在男性和女性人群中高钙饮食均可降低结石形成的风险，与钙摄入量最低的五分之一人群比较，钙摄入量最高的五分之一人群中结石形成的风险降低 30%。该结果是进行了多因素（如年龄、BMI、总液体摄入、噻嗪类利尿剂和食物中某些营养因素如动物蛋白、镁、磷、钠和钾）校正之后的结果。≥60 岁男性结石形成和食物中的钙并无相关，说明钙摄入量并非结石形成的危险因素。

一个为期 5 年的随机对照临床试验也证实了前面这些观察结果。该实验将有草酸钙尿石症病史和特发性高钙尿症的患者分配到低钙（400mg/d）饮食组或"正常钙"（1200mg/d）结合减少一些动物蛋白及钠盐摄入的饮食组，正常钙饮食组结石复发的风险较低钙饮食组降低了 51%。因为饮食中钠和动物蛋白都能够促进结石形成，所以上述结果虽有提示意义，但并不能由此直接得出饮食中钙在肾结石发病机制中有独立作用的结论。尽管如此，还是有强有力的证据表明不应该限制饮食中钙的摄入量；限制钙的饮食不仅可升高结石形成的风险，同时还会引起负钙平衡，以致损害骨健康。

补充钙剂对结石形成风险的影响和食物中钙对其影响是不同的。在一个对老年妇女的观察性研究中，发现补充钙剂者形成结石的风险要高于不补充者约 20%。妇女健康行动的随机试验也发现补充钙剂结石形成风险升高，这种钙剂中包含维生素 D。在青年人中目前并没有发现钙剂补充和结石形成之间存在关系。膳食中钙和补充钙剂对结石形成风险的差异可能是由于钙剂摄入的时间不同导致的。补充钙剂往往并不是进食的时候，因此其结合草酸的作用也就消失了。

需要提醒钙剂补充者注意的是，与普通人群比较他们形成第 1 个肾结石的绝对危险只有轻微升高，这意味着补充钙剂并不是促使结石形成的主要原因。然而，对于结石患者来说在给予钙剂补充前有必要评估分析一下钙剂的使用对尿液成分的影响，尤其是在有钙性肾结石的患者希望继续补充钙剂时，应该收集治疗前后的 24 小时尿标本，钙补充建议应该以这些尿液成分的变化和相关的临床问题为依据（比如骨质疏松症、乳糖不耐受症、维生素 D 缺乏）。

（2）草酸：尿草酸浓度已经很明确是草酸钙结石形成的重要危险因素，但是饮食中草酸在草酸钙性肾结石的发病中所起的作用现在仍不明确。首先，尿中草酸来源于食物中草酸的比例现在仍有争议，估计在 10% ~ 50% 的范围内。因为很大一部分的草酸来自于代谢甘氨酸、乙醇酸、羟基脯氨酸所产生的内源性产物。其次，其他饮食因素也影响尿中草酸的含量。例如，补充维生素 C 似乎是重要的促进因素，因为其代谢产物就是草酸。第三，由于草酸生物利用度低，食物中草酸不容易被吸收。最后，胃肠道对草酸的吸收差异也很大。例如可能有 1/3 的草酸钙性肾结石患者对食物中草酸的吸收增多，然而这些患者肠道内有产甲酸草酸杆菌定植，这种肠道细菌能够降解草酸，从而降低草酸的吸收率。

早前关于食物中草酸含量的报告是不准确的，因为相关测定技术的质量并不可靠，同时不同食物中草酸的含量也不相同。更可靠的直接测定食物中草酸的方法（例如色谱分析法、毛细血管电泳法）已经开发出来，大型的前瞻性研究发现食物中草酸和结石形成的相关性在男性和老年女性比较弱，而在年轻女性中没有相关性。

我们推荐草酸钙结石形成者应该限制摄入坚果类食物，如香杏仁、花生、腰果、胡桃和山核桃；限制摄入某些蔬菜如甜菜、菠菜，还有麦糠、米糠等。绝大多数巧克力含草酸并不是很高。

（3）钠：高钠摄入会导致近端肾小管钠重吸收降低，随后导致远端肾单位对钙的重吸收降低。同时限制钠盐和动物蛋白可明显减少尿钙的排泄。观察性研究揭示了在钠盐摄入和新发结石间存在独立的正相关关系，但这种关系仅存在于女性中，男性中没有发现。在 24 小时尿标本中表现出男性的尿钠排泄与结石风险升高相关，而在女性中没有发现。因此，钠的影响表现出有年龄和性别差异。将钠摄入控制在 2.5g/d 对于降低血压的重要性已经很明确，但是钠盐摄入在钙结石形成中的作用尚需进一步研究。

（4）钾：饮食中限制钾会增加尿钙排出。另外，低钾血症刺激枸橼酸的重吸收，降低尿枸橼酸的排泄，而枸橼酸是重要的草酸钙结石形成的重要抑制剂。食物中的钾经常伴随着有机阴离子如枸橼酸，其可代谢为碳酸氢根离子。因此摄入含钾食物（如水果、蔬菜）意味着可促进尿枸橼酸排泄增多，从而增加尿碱负荷。在男性和老年女性中高钾摄入与结石形成负相关，而在年轻女性中并无此种关联。

（5）动物蛋白质：从代谢的角度来看，动物蛋白的来源应分为乳制品（例如牛奶、酸奶）和非乳制品（肉、鸡肉、海鲜）。动物肉中的含硫氨基酸可产生硫酸，所以非乳制动物蛋白质提供了一个酸负荷，属于酸性食物，可增加尿钙排泄，并降低枸橼酸排泄。非乳制动物蛋白可以增加骨化三醇的产生。总动物蛋白消耗量与肾结石形成的正相关关系可见于男性而非女性，但这些研究并没有明确观察这两种不同来源的动物性蛋白质。由于膳食钙的含量与结石形成呈负相关，且奶类食品是膳食钙的一个主要来源，因此乳类蛋白可能也与结石风险呈负相关。但限制非乳制动物蛋白质可能还是有益的。

（6）植酸：膳食植酸（肌醇六磷酸）可以在防止钙结石形成中发挥作用。植酸被发现存在于许多高纤维的食物中，如谷物、豆类、蔬菜，且它在小肠中能与钙高度结合。植酸也能被胃肠道吸收，且当它抑制钙盐结晶时，也能随尿液排出。这是很重要的，因为植酸在一些草酸钙性结石患者尿液中含量很低。对年轻女性的观测数据表明，膳食植酸与肾结石形成呈负相关，但在男性中并没有发现类似关联性。

（7）镁：镁可以减少草酸盐在胃肠道的吸收，能与草酸盐形成可溶性复合物，可以降低草酸钙的过度饱和。观测研究发现，较高的膳食镁能降低男性的结石形成风险，但在女性没有得到相似的结果。

（8）碳水化合物：碳水化合物的摄入可以增加尿钙排泄，也许至少部分是胰岛素在其中发挥了作用。女性蔗糖摄入量和新发肾结石的形成倾向正向关联，而男性中却没有。最近，研究发现高果糖摄入量能同时增加男女结石形成的风险。

（9）维生素 C：维生素 C（抗坏血酸）可代谢成草酸。每天补充两次 1000mg 的维生素 C 可以使尿草酸排泄量增加 22%。因此，高维生素 C 摄入量可能会增加草酸钙结石的形成风险。支持这种可能性的证据：每天消耗维生素 C 达到或超过 1000mg 的男性与每天消耗低于 90mg 的男性相比，其形成结石的风险要高 40%。这种关系是在调整膳食钾后观测到的。我们不建议限制饮食维生素 C（因为食物中富含维生素 C 的同时也富含一些抑制因子如钾），但应指导结石患者不要补充维生素 C 制剂。

（10）维生素 D：维生素 D 在结石形成中的作用也不太清楚。虽然大量摄入维生素 D 和钙会增加尿钙排泄，但正常水平摄入量的影响却不确定。在妇女健康行动研究中，在补钙（1000mg/d）和补充维生素 D_3（400IU/d）的妇女中，患结石的风险增加 20%，所以不清楚风险的增加是由于补钙（最有可能）还是维生素 D（不太可能），或是它们共同作用的结果。在美国人中，即使是健康人中其维生素 D 缺乏症的患病率也很高，同时维生素 D 缺乏对骨骼健康会产生不利影响，因此在维生素缺乏的个体中，即使是患了高钙尿症，仍有必要测量血浆 25（OH）维生素 D 的水平，并给予补充。

（11）维生素 B_6：维生素 B_6 是草酸代谢的一种辅助因子，缺少维生素 B_6 会增加草酸钙生成和草酸尿。虽然高剂量的维生素 B_6 可减少 1 型原发性高草酸尿患者的草酸尿排泄，维生素 B_6 在其他情况下的作用仍不清楚。虽然大量的补充维生素 B_6 可以降低女性得肾结石的风险，但这种关系并没有显现在男性身上。

（12）磷：膳食磷的高水平摄入会降低肠道对膳食钙的吸收。研究膳食磷与结石形成间独立关联性的困难之一是膳食中磷与钙呈高度相关性。对于那些得了磷酸钙结石的病患，理论上降低磷的摄入对降低磷的排泄有益，但目前还没有数据记录其对结石的形成有益。

（13）n-3 脂肪酸：有人提出，膳食脂肪酸可以调节尿钙和草酸的排泄，并且补充鱼油可降低尿钙和尿草酸。然而，一项前瞻性研究表明，n－3脂肪酸的摄入与男女肾结石的形成风险没有任何关联。

（14）能量：目前还没有数据表明总热量摄入和患结石风险之间有直接关系。然而，体重过重、腰围过大、BMI过大均可独立于饮食因素外，导致肾结石形成的风险增加。虽然没有有效的数据支持将减肥作为肾结石的防治手段，但应该鼓励结石病患者多做锻炼，并调节其能量摄入，以维持一个健康的体重。

（15）总液体摄入：肾结石是一种由于尿液成分及其浓度的增加而引起的疾病。即使随尿液排出的结石物质总量是合理的，低尿量仍会提高浓度从而导致结石的形成。因此，改变结石形成因子浓度是预防的重点；而液体摄入量是尿量的主要决定因素，是结石预防的重要组成部分之一。观察研究和随机对照试验表明，较高的液体摄入量可以降低结石的风险。应告诉患者具体饮水量，以达到每天至少2L的尿量。除液体摄入量外，其他因素如无意识的水丢失和食物中含水量均影响着尿量。

当建议增加液体摄入量时，患者常常想知道他们该喝什么饮料。具体饮料与结石形成的关系，见表12－10。和过去的观点相反，酒精类饮品、咖啡和茶并不会增加结石形成的风险。事实上，观测研究发现咖啡、茶、啤酒和葡萄酒，能减少结石的形成。这一保护机制可能与咖啡因对抗利尿激素（ADH）的影响及酒精对ADH的抑制有关。特别值得一提的是茶叶的作用，人们普遍认为茶叶草酸含量高，应该避免饮用。一杯茶含有14mg草酸，虽然这并不算微不足道，但其生物利用度也不高，并且测试时发现喝茶对尿草酸的影响微乎其微。饮用柑橘类果汁，如橙汁和葡萄柚汁，理论上可通过增加尿中枸橼酸来减少结石形成的风险，但前瞻性研究未发现其与橙汁有关系；事实上，摄入葡萄柚汁形成结石的风险可增加40%。葡萄柚汁会影响一些肠道酶，但该观察所见风险增高的具体机制是未知的。一个饮食研究发现饮用葡萄柚汁增加尿液中的枸橼酸的同时，也大大增加尿液中的草酸。

表12－10 选择饮料、风险和草酸钙结石形成的机制

饮料类型	风险	探讨机制
咖啡和茶	减少	咖啡因会干扰抗利尿激素的作用，导致尿浓度降低
酒	减少	酒精抑制抗利尿激素的分泌，导致尿浓度降低
牛奶	减少	结合肠道中的膳食草酸盐
葡萄柚汁	增加	可能增加草酸的产生

饮用汽水（软饮料）和形成结石风险之间的关系是很复杂的。膳食模式与饮用汽水能增加结石的形成风险。因为含糖汽水含有果糖，而果糖可增加结石形成的风险，因此应该避免饮用这些含糖饮料。

2. 其他类型结石的饮食危险因素 对于不常见类型的结石，很少有数据支持具体的饮食标准。

（1）尿酸结石：尿酸结晶形成的两个主要原因为尿酸浓度和尿液的pH值。当尿液酸碱值从5增加到6.5时，会导致尿酸溶解明显增加。减少摄入猪肉、鸡肉及海鲜将降低嘌呤的摄入，因此也可减少尿酸的产生，从而增加尿液的pH值。大量摄入水果和蔬菜能提高尿pH值同时降低尿酸结晶形成的风险。

（2）磷酸钙结石：关于膳食因素与形成磷酸钙结石关系的数据是有限的。因为1型肾小管酸中毒患者和结石类疾病可能会从碱性补充剂受益，如枸橼酸钾，因此他们也可能得益于多吃水果和蔬菜。然而，应该注意的是，尿pH值的增加会提高磷酸钙晶的形成风险。

（二）泌尿系结石的营养治疗原则

1. 热量 需要摄入充足的热量，每日应摄入30～35kcal/kg的总热量。能量摄入过多容易肥胖，肥胖者患肾结石的风险增加。

2. 蛋白质 蛋白质按正常供给量给予，不宜过高。适当提高优质蛋白质的比例，至少达到总量的

50%。饮用牛奶与肾结石风险呈负相关,可以适当多些饮用牛奶。适当限制动物肉类的摄入可能有益。

3. 碳水化合物 限量摄入碳水化合物尤其是精制糖,过多摄入可以增加尿钙排泄,增加结石形成的风险。患者食糖后,尿中的钙离子浓度、草酸及尿的酸度均增加,而尿的酸度增加可使尿酸、钙、草酸钙易于沉淀,加大尿路结石的危险,尤其在食用钙质丰富的食物时更应禁忌食糖。

4. 无机盐 低盐饮食,控制钠摄入。摄钠过多或增加尿钙排泄,增加尿路结石的机会。可以正常饮用牛奶,因为高钙饮食可以降低肾结石的风险,故不应该限制饮食中钙的摄入量。多摄入钾,尿路结石形成减少。较高的膳食镁能降低尿路结石形成风险,因为镁能与草酸盐形成可溶性复合物,可以减少草酸盐在胃肠道的吸收。

5. 维生素 充分摄入维生素 B_6,因为维生素 B_6 是草酸代谢的一种辅助因子,缺少维生素 B_6 会增加草酸钙生成和草酸尿。大量摄入维生素 D 会促进钙的吸收,增加尿钙排泄。不限制饮食维生素 C,但不建议补充维生素 C 制剂。

6. 纤维 多摄入高纤维素食品,可以减少结石形成的机会,有利于有效防治肾结石。许多高纤维的食物中富含植酸,植酸在小肠中能与钙高度结合,在防止钙结石形成中发挥作用。

7. 水 每天尿量至少达到 2L。大量饮水,每天 2000~3000ml,甚至大于 3000ml。睡前饮 200ml水效果更佳。

综合前面所述可见,尿液风险因素与尿路结石有密切关系,根据尿液风险因素针对性预防草酸钙结石的饮食建议,见表 12-11。

表 12-11 根据尿液风险因素针对性预防草酸钙结石的饮食建议

尿异常因素	膳食调整
高钙	充足的膳食钙摄入,减少动物蛋白摄入量 (每周 5~7 份肉、鱼、禽) 减少钠摄入,减少蔗糖摄入
高草酸	避免高草酸的食物,避免维生素 C 补充剂 充足的钙摄入
低枸橼酸	增加水果和蔬菜摄入量 减少非乳制动物蛋白的摄入量
低尿量	增加液体摄入量,保持尿量 ≥2L/d

(三)泌尿系结石的膳食营养指导

张颖等选择中日联谊医院尿路结石患者为研究对象,实验组和对照组各 190 例。实验组采用特殊饮食,即根据结石成分分析制定有针对性的特殊饮食;对照组采用常规饮食。随访 1 年、2 年后实验组尿路结石复发率为 6.8%、10.1%,而对照组尿路结石复发率为 22.1%、24.7%,实验组的复发率低于对照组,两组比较差异具有统计学意义,说明特殊饮食指导对降低尿路结石复发有重要作用。

1. 膳食结构合理,饮食应多样化 尿路结石患者饮食宜清淡,富含营养和维生素矿物质。

2. 多饮白开水或磁化水 多饮水使尿液得到稀释,钙离子和草酸根的浓度就会降低,形成不了草酸钙结石。尿量增加还可以提高内冲能力,去除可能形成结石的核心物质。研究表明,增加 50% 的尿量,可使肾结石发病率下降 86%。国内有专家认为,尿路结石患者最好饮用磁化水,除饮用外,做饭、烧菜也用磁化水。因为经过磁场作用的水,所带的电荷发生改变,导致离子之间的静电引力破坏,从而可使尿液中晶体的溶解度增加。忌饮生水、硬水。

3. 合理摄入富含钙镁的食物 现在全球比较一致认为,钙摄入不是泌尿系结石的元凶,不要再"谈钙色变",肾结石的元凶多数是草酸,尿路结石的患者也需要补钙,需要适量摄入奶制品。镁能降低草酸钙的过饱和浓度,增加溶解度,抑制草酸钙结晶的生长和积聚。低尿镁症是结石形成的危险因素。

4. 限量摄入糖类　美国科学家最新一项研究结果表明，高糖食品的摄入，可以使患肾结石的机会增加，因此，要注意少吃甜食。食物以谷类为主，增加粗粮的摄入，食物中纤维素可减少尿钙的形成，如麦麸食品中的麦麸面包、米糠也有同样作用，对复发性高钙尿结石有效。米麸可以减少尿钙的排泄，降低尿路结石的发生。适量摄入多种粗粮较好，粗细搭配最佳。

5. 蛋白质正常供给　饮用牛奶，适量肉类，每天 50~100g 肉类，可吃鱼类、肉类、虾类、鸡肉等，注意保证优质蛋白质的比例，至少达到总量的 50%。

大豆类食物的摄入存在争议。有一些专家建议少吃豆制品，因为大豆制品含草酸盐和磷酸盐都高，能同肾脏中的钙融合，形成结石。

6. 多吃水果、蔬菜　充分摄入富含维生素和矿物质的水果、蔬菜。

7. 多摄入富含纤维的食物　适当地多吃芹菜、全麦、蔬菜、豆类、麦麸等食品，可以减少结晶在体内的沉积，从而减少结石形成的机会。多吃黑木耳，可以促进消化道与泌尿道各种腺体分泌润滑管道，使结石顺利排出；黑木耳还含有多种矿物质，也能对各种结石产生反应，使之剥脱、分化与侵蚀，使小结石不断脱屑缩小，最后随尿液排出体外。

8. 食物选择　尿路结石患者需要根据尿路结石成分对膳食作相应调整，以防止有结石倾向的患者加重结石，或切除术后结石复发。根据结石的成因和成分，可分别给以低钙、低草酸盐、低嘌呤或低蛋白膳食。

（1）草酸钙结石宜选食物：一般在酸性或中性尿中形成，青壮年男性多见。凡尿草酸盐含量超过 40mg/d 者，应避免高草酸饮食，限制菠菜、甜菜、橘子、土豆、葡萄干、无花果干、李子、番茄、果仁、可可、巧克力、苋菜、红茶、坚果类、荸荠、草莓、青蒜、洋葱、茭白、笋等草酸含量丰富食物的摄入，适当多选择一些草酸含量相对不高的新鲜蔬菜、水果食用。

（2）尿酸结石：应尽量减少饮食中嘌呤含量，高嘌呤食物有：畜肉类、鱼类、禽肉类，动物肝、肾、脑髓、可可、咖啡、啤酒、浓肉汤、沙丁鱼、蘑菇、豌豆、扁豆、菜花、龙须菜及蕈类等。以尿酸成分为主的结石患者，此类结石由嘌呤代谢障碍引起，患者应该低嘌呤饮食，尽量避免摄入高嘌呤食物。尿酸结石患者的尿液多呈酸性，故应多食用碱性食物使尿液碱化，避免尿酸晶体析出。

（3）胱氨酸钙结石：以胱氨酸成分为主的结石患者，应尽量选用胱氨酸、蛋氨酸、半胱氨酸含量低的膳食，限制动物类呈酸性食物，如蛋、肉、鱼、虾等含蛋氨酸高的酸性食物摄入，同时多食用碱性食物，并增加饮水量，使每天尿量维持在 2000~3000ml。

（4）磷酸钙或磷酸镁铵结石：若为磷酸钙结石，需要饮食限磷，每天 1000~2000mg。每天要多食一些呈酸性食物，如鱼、禽、瘦肉、细粮等。可用氯化铵等药物，并可口服磷结合剂，减少磷在体内的吸收，大量饮水。

总之，膳食营养因素在尿路结石的形成中发挥着重要作用，且饮食的调整可以降低结石复发的风险。结石在 5 到 10 年后的复发率可高达 30% 至 50%，为了防止结石复发，应为每一个愿意参与全面诊断检查并遵照治疗建议的患者提供个性化膳食干预方案。在给予必要性的药物处方时，也不应忽略膳食和（或）液体的效果。膳食干预和随后的疗效评估应基于患者多次的 24 小时尿液分析结果之上。越来越多的证据证明，足够的液体摄入量和适当的膳食调整可大大降低肾结石的复发率及相关治疗费用。

（四）尿路结石的对症食疗配方

1. 玉米须炖蚌肉

（1）组成：玉米须 150g，蚌肉 500g。

（2）用法：玉米须用水洗净，入纱布袋中，扎紧口，蚌肉洗净，切成薄片，与药袋一同入砂锅中，加葱、姜、料酒，添入适量清水，大火烧开，小火煮至蚌肉熟烂，拣出葱、姜、药袋，加精盐、味精、胡椒粉、麻油等调味品拌匀，用以佐餐。

（3）作用：泄热利尿；适用于膀胱湿热不清，尿道或膀胱结石，对胆道结石也有一定作用。

2. 冰糖桃仁散

（1）组成：冰糖120g，核桃仁（油炸）120g。

（2）用法：核桃仁研成细粉，冰糖捣碎为细末，每次各取30g，用温开水送服，日服4次。

（3）作用：益肾化石；适用于肾结石之轻症，肾气亏虚，经常腰酸微痛者。

3. 米酒炒田螺

（1）组成：田螺500g，米酒150g。

（2）用法：田螺用水养3天，吐尽泥水，用刀剪碎螺蛳尾部，炒锅烧红，下油烧沸，入螺蛳，加葱、姜、米酒、精盐爆炒至熟，出锅时再加味精，拌匀，用以佐餐。

（3）作用：清热利尿；适用于尿道结石，小便不利，涩痛。

4. 青小豆粥

（1）组成：青小豆50g，小麦50g，通草5g。

（2）用法：通草洗净，水煎，去渣取汁，入麦、豆，煮成粥，随意服食。

（3）作用：利水通淋；适用于下焦湿热，小便不利，涩痛。

5. 胡桃内金膏

（1）组成：胡桃仁500g，炙鸡内金50g，蜂蜜500g。

（2）用法：将胡桃仁、鸡内金焙干，研成细末，蜂蜜熬熟，入药末熬成膏，装瓶，每次1匙，开水化服，1日3次。

（3）作用：补肾排石；适用于肾及尿道结石。

（五）泌尿系结石的营养补充方案

1. 补充维生素A或类胡萝卜素　维生素A对维护尿道上皮细胞的健康是必需的。当人体内缺乏维生素A时，从肾小管黏膜脱落的坏死上皮细胞较多，会成为钙晶体积存的基础。而患肾结石的患者有时也有维生素A缺乏的病征。当维生素A不足时，患者体内坏死脱落的细胞便会助长无数的细菌滋生，很快把尿素分解成胺，使尿液变成碱性，故容易形成结石。

现代人用眼过度，猪肝吃得少，许多人缺乏维生素A，容易眼干、流泪、视疲劳。类胡萝卜素是维生素A的前体，当体内维生素A不足时，类胡萝卜素会在肝脏的作用下转化为维生素A，满足身体细胞的需要。有维生素A缺乏症状的人应该进行合理补充。

2. 增加维生素B的摄入量　患草酸盐结石者，多数缺乏维生素B_6。维生素B_6不足时，人体内的乙醛酸不能转变为甘氨酸，而经氧化转变成草酸，草酸浓度便会过高，容易形成草酸盐结石。尖锐的草酸盐晶体可能会伤害肾脏。研究发现，结石患者吃甘油后体内会出现草酸，而健康人不会。缺乏维生素B_6的动物，吃的甘油越多，则尿中排泄的草酸也越多，必须补充维生素B_6才能立即改善。临床观察发现，草酸钙结石患者体内分泌的草酸，会比一般人多15～50倍；而且维生素B_6缺乏越厉害，草酸增加的越多。必须补充维生素B_6，才能停止其分泌。

如果维生素B_6充足而镁缺乏，产生的肾结石大部分都是磷酸钙。如果镁足够而维生素B_6不足时，则多产生草酸盐结石。如果同时缺乏维生素B_6和镁，则草酸与钙结成的晶体，会对肾脏造成更大的伤害，会使四分之三的肾脏组织为瘢痕所取代。因此，患草酸钙结石的人，其血压往往很高，主要是肾性高血压，对生命构成重大危害。

可以口服维生素B_6 10mg，每天2次。与镁并用时，维生素B_6的效果更好。每天可同时口服维生素B_1 10mg，叶酸5mg。对维生素B_6缺乏引起的高草酸尿，补充维生素B_6即能显著降低尿草酸盐浓度。

3. 合理补充镁制剂　镁制剂是较早应用于临床防治草酸钙结石的补充剂，且疗效较好。人体内通常由糖类合成柠檬酸，而柠檬酸能维持尿液适当的酸度，使矿物质与草酸晶体被溶解。但如果镁不足，体内柠檬酸便无法合成，尿液中柠檬酸会立即减少，致尿液碱化，容易形成草酸盐和磷酸盐结石。必须补充镁，才能使尿中柠檬酸量增加。动物也与人一样，当体内缺乏镁时较易患肾结石。镁补充越多，被化解的结石也越多。在一项实验中，给患肾结石十年以上的患者每天服用 250 毫克的氧化镁，开始服用后便不再产生结石，而尿里流失的钙和磷也明显减少，但在停止服用镁半年后，结石又重新产生了。

对缺乏镁的尿路结石患者补充氧化镁和枸橼酸镁可以降低尿草酸钙和磷酸盐过饱和状态并降低结石的复发率。氧化镁或氯化镁一般每天 500 毫克。研究发现每日服用镁制剂，可降低 90% 的复发率。

4. 增加钙的摄取量　哈佛大学公共卫生学院进行了一项研究，有 5 万个中年男性参加，结果发现那些饮食含丰富钙质的人，比起那些吃低钙饮食的人，形成含钙肾结石的可能性减少了 34%；换句话说，和一般人的想法相反，高钙饮食能预防结石。

周建烈在《中国临床营养杂志》第 14 卷第 3 期发表的综述中提到，肾结石发生与肾脏局部病变、尿中草酸浓度增加等因素有关，补钙尤其是进餐后即刻补钙，不但不会增加肾结石，而且还会减少肾结石的发生。因为有一部分钙可与膳食中的草酸结合，形成草酸钙随大便排出，从而减少草酸在肠道的吸收和经肾脏排出，预防了高草酸肾结石的发生。

维生素 D 与钙在肾脏的重吸收有很大关系。如果维生素 D 不足，许多钙和磷从尿液流失。而过多使用合成的维生素 D，也会使这些矿物质自尿中流失。

当身体承受任何压力时，体内的可的松会从骨骼中吸取矿物质，而尿中钙和磷的流失也会增加，并且会持续增高，直到压力解除为止。严重的压力与疾病会使体内大量的矿物质流失持续达数月之久，即使是一个健康的人，其体内的钙、磷和许多营养素也会持续大量地随尿流失。服用可的松、甲状腺素和阿司匹林等药物，也会增加钙和磷随尿流失。高钙、高镁饮食可以预防这种流失，同时也能预防骨骼里的矿物质释放过多。

体内大多数钙和镁都会与蛋白质结合而留在血液中。如果饮食中蛋白质太少，则钙和镁较难留在血液中，容易随尿流失而形成结石。由于这两种矿物质竞争结合蛋白，如果吃太多的镁，将会占用较多的结合蛋白，而使钙被排挤出来随尿流失增多。反之，如果吃太多的钙，也会占用较多的结合蛋白，而使镁随尿排出增多。研究发现钙与镁呈 2∶1 的比例摄入，有助于肾结石的防治。钙和磷的比例不均衡时，钙也容易流失。骨骼强壮需要许多钙和磷，但如果其中任何一种过多，则易被排挤出来，从而导致结石。

应根据膳食中摄入钙的量来合理补充钙制剂，钙镁同补效果好，不会引起或加重结石，随餐服用效果好。

知道了尿路结石形成的机制，以及结石形成的影响因素，要预防及治疗结石就变得相对简单和容易了。补充维生素 B$_6$，草酸钙结石就会溶解。合理摄入镁，使尿柠檬酸量增加，维持尿液呈酸性，就能防治磷酸盐结石。钙与镁、钙和磷按比例摄入，维持体内适量的维生素 D 和维生素 A，学会释放压力等都有助于尿路结石的防治。

（六）泌尿系结石案例分析

例 12 - 3　李大爷的故事　李大爷 70 岁，广州石油化工厂的职工家属。患肾结石多年，去过多家医院治疗过很长一段时间，没有效果。儿子听说营养素有效，就建议父亲试用一下。在合理调整膳食的基础上，服用了钙镁片、B 族维生素、类胡萝卜素和蛋白质粉，4 个多月后开始陆续从尿中排出结石，半年多的时间肾内 5 粒结石全部排出体外，免除了病痛之苦、手术之害。

例 12 - 4　薛先生的故事　35 岁，患肾结石多年，在广州市第一人民医院检查有 1 粒肾结石，在营养师的指导下合理调整膳食，每天增加饮水量，并服用钙镁片、B 族维生素、维生素 C 和蛋白质粉等，1 个半月后即从尿中排出结石，免除了病痛之苦。

防治尿路结石的营养配方，主要包括钙镁片（镁每天 250～500 毫克）、B 族维生素（维生素 B$_6$ 10～20 毫克）、类胡萝卜素或维生素 A 和蛋白质粉等。

六、泌尿系结石的综合干预和预防

1. 生活方式干预及预防

（1）注意膳食结构。尿石的生成和饮食结构有一定的关系。因此，注意调整膳食结构能够预防结石复发。根据尿石成分的不同，饮食调理应该采取不同的方案。多饮水，注意水质，避免饮用含钙等矿物质过高的硬水。

（2）适当运动：平时要多活动，如散步、慢跑等。饮水后适当地运动，如弯腰叩击肾区、原地跳跃、跳绳、体操、打球、倒立等，有利于微小结石的排出，还可预防结石的复发。

（3）少饮酒：喝酒过多容易诱发肾结石。喝酒会干扰体内一系列代谢，干扰内环境酸碱度后会增加结石的发病机会。

（4）中草药茶：日常生活中以茶为饮品能有效抑菌止痛、利尿通淋、溶石排石，增强人体抵抗力，降低由结石引起的一系列并发症。这类中草药茶主要有金钱草、海金沙、蒲公英、碟清草、金银花、黄连等。应避免饮用红茶。

2. 针对病因的干预和预防

（1）去除尿路梗阻性因素：如肿瘤、前列腺增生以及尿道狭窄等会造成尿液蓄积，引起尿液"老化"现象。尿中的有机物沉积"老化"后，就可能增大而变成非晶体的微结石。所以，治疗引起泌尿系结石的原发病对于预防结石复发也非常重要。

（2）尿酸结石的预防：尿酸结石应采用低嘌呤饮食，除在饮食方面减少海产品等的摄入外，还要少饮酒，适量选用尿酸生成抑制剂，如别嘌呤醇，并使用碱化尿液制剂，效果更佳。

（3）感染结石的预防：预防和治疗泌尿系感染。泌尿系感染是尿石形成的主要局部因素，并直接关系到尿石症的防治效果。对感染性结石，在去除病因、使用抗生素的同时，可酸化尿液，如选用氯化胺等。

练习题

一、理论练习题

（一）选择题（选择 1 个正确答案）

1. 慢性肾炎的饮食应选择（A）。
   A. 优质低蛋白饮食、低磷饮食　　　　　　B. 低优质蛋白、低钙饮食
   C. 高优质蛋白、低钠饮食　　　　　　　　D. 高优质蛋白、高糖饮食

2. 诱发慢性肾炎肾功能恶化的因素不包括（D）。
   A. 感染　　　　　　　　　　　　　　　　B. 血压升高
   C. 肾毒性药物如氨基苷类抗生素　　　　　D. 偶发室性早搏

3. 肾小球肾炎的饮食治疗应选择（C）。
   A. 高钠、低蛋白、高糖、高维生素饮食　　B. 低钠、高蛋白、低糖、低维生素饮食
   C. 低钠、低蛋白、高糖、高维生素饮食　　D. 高脂肪、高蛋白、低糖、高维生素饮食

4. 慢性肾小球肾炎最具特征性的尿异常是（C）。
   A. 血尿　　　　　　B. 脓尿　　　　　　C. 蛋白尿　　　　　　D. 管型尿

5. 肾病综合征的"三高一低"特征不包括（A）。
   A. 高血压　　　　　B. 高度水肿　　　　C. 大量蛋白尿　　　　D. 低蛋白血症

6. 原发性肾病综合征常可自发形成血栓，原因是（D）。
   A. 血小板增多　　　　　　　　　　　　　B. 血管内皮易受损
   C. 组织因子易释放　　　　　　　　　　　D. 血液多呈高凝状态

7. 下列选项（D）血栓形成可使肾病综合征症状加重。

A. 下肢静脉   B. 下肢动脉   C. 冠状动脉   D. 肾静脉

8. 下列选项（C）不符合原发性肾病综合征的特征。

   A. 血浆白蛋白 < 30g/L   B. 血胆固醇、三酰甘油可升高

   C. 24 小时尿蛋白定量 < 3.5g   D. 血尿素氮可正常或升高

9. 肾脏病治疗过程中需要注意的药物不良反应是（A）。

   A. 有些药物能损害肾   B. 有些药物经肾排出

   C. 可增加食欲、增强营养   D. 可减轻心脏负荷

10. 肾性水肿的特点是（A）。

   A. 首先晨起眼睑及颜面水肿   B. 先从臀部起

   C. 先从踝部起   D. 先有腹水

11. 肾性水肿的发病机制主要是（C）。

   A. 血钠过多   B. 饮水过多   C. 肾小球滤过率下降   D. 血肌酐过高

12. 肾病综合征水肿的原因主要是（D）。

   A. 肾小球滤过少   B. 饮水过多   C. 血钠过多   D. 血浆白蛋白太少

13. 肾性水肿患者每天入水量是（D）。

   A. 随意   B. 前一天尿量

   C. 每天 > 1500ml   D. 前一天尿量 + 500ml

14. 肾性重度水肿患者卧床休息的目的是（D）。

   A. 身体舒适   B. 减轻心脏负担   C. 增加食欲   D. 减轻肾负担

15. 肾性水肿饮食应注意摄入（A）。

   A. 含必需氨基酸的蛋白质   B. 挂面

   C. 食欲欠佳可加味精   D. 夏天可饮汽水

16. 凡是肾脏疾病都应当首先检查（C）。

   A. 血压   B. 大便常规   C. 尿常规   D. 肾功能

17. 低蛋白饮食对慢性肾炎的益处是（B）。

   A. 达到低糖   B. 达到低磷   C. 达到低脂   D. 达到低热量

18. 慢性肾炎的基本表现，下列选项不包括（C）。

   A. 水肿   B. 高血压   C. 感染   D. 蛋白尿

19. 慢性肾小球肾炎患者适宜的饮食是（D）。

   A. 优质高蛋白饮食   B. 高磷饮食

   C. 多补水和钠、钾   D. 高热量优质低蛋白饮食

20. 临床表现大量尿蛋白是 24 小时尿蛋白定量大于（A）。

   A. 3.5g   B. 3.0g   C. 2g   D. 10g

21. 慢性肾脏病生活方式的干预不包括（C）。

   A. 营养   B. 运动和心理   C. 药物   D. 减少肾脏损害

22. 泌尿系结石最常见的是（B）。

   A. 膀胱结石   B. 肾结石   C. 输尿管结石   D. 尿道结石

23. 肾与输尿管结石发作的常见诱因不包括（A）。

   A. 久看手机   B. 剧烈运动   C. 劳动   D. 长途乘车

24. 泌尿系结石最常见的是（C）。

   A. 磷酸钙结石   B. 尿酸盐结石   C. 草酸钙结石   D. 胱氨酸结石

25. 泌尿系结石形成的常见病因不包括（C）。

   A. 机体代谢异常   B. 长期卧床   C. 劳动   D. 营养缺乏

26. 增加草酸钙性肾结石的饮食因素不包含（D）。

   A. 钠   B. 动物蛋白   C. 维生素 C   D. 水

27. 降低草酸钙性肾结石的饮食因素不包含（C）。

    A. 膳食钙   B. 植酸   C. 葡萄柚汁   D. 维生素 B_6

28. 减少草酸钙结石形成风险的饮料，不包括（D）。

    A. 咖啡和茶   B. 酒精   C. 牛奶   D. 葡萄柚汁

（二）判断题（正确的在后面的括号内填 A，错误的填 B）

1. 肾脏的基本功能是生成尿液，借以清除和排泄体内代谢产物及某些废物、毒物，同时重吸收水分及其他有用物质。（A）

2. 肾病综合征治本的关键是要纠正体内的免疫紊乱，消除体内的慢性炎症。（A）

3. 肾病综合征患者"三高一低"临床表现均为营养问题。（A）

4. 肾病综合征患者有大量尿蛋白，故主张患者高蛋白饮食。（B）

5. 珠江三角洲是中国泌尿系结石发病率最低的地区之一。（B）

6. 草酸摄入过多是导致尿路结石的主要原因之一。（A）

7. B 超检查是诊断尿路结石最常用的检查方法。（A）

8. 钙摄入过多是导致尿路结石的主要原因之一。（B）

9. 草酸钙结石形成者应该增加摄入坚果类食物。（B）

10. 钙与镁呈 2:1 的比例摄入，有助于肾结石的防治。（A）

二、技能练习题

1. 请简述肾病综合征患者蛋白质摄入原则及建议摄入量。

参考答案：

尽管肾病综合征患者有大量尿蛋白丢失和低白蛋白血症，但不推荐高蛋白饮食。蛋白质摄入量，可参考下列原则给予。

（1）一般肾病综合征患者推荐饮食蛋白质摄入量为 0.8 ~ 1.0g/（kg·d），其中动物蛋白占 2/3，植物蛋白占 1/3。如果要更严格限制一般肾病综合征患者饮食中的蛋白质含量，则需要额外补充必需氨基酸。

（2）肾病综合征极期（血浆白蛋白 <20g/L，尿蛋白 >10g/24h）可适当增加饮食中蛋白质含量，给予 1.2 ~ 1.5g/（kg·d），同时加用血管紧张素转换酶抑制剂。

（3）伴有肾功能不全的肾病综合征患者，可酌情给予低蛋白饮食 0.6 ~ 0.8g/（kg·d）；或极低蛋白饮食 0.3g/（kg·d），并应供应优质蛋白，同时额外补充必需氨基酸和（或）α－酮酸。补充 α－酮酸能消耗含氮废物，同时改善营养。

2. 请简述肾病综合征患者膳食营养指导建议。

参考答案：

肾病综合征膳食营养指导原则是保证摄入充足的能量，降低蛋白质的消耗；偏低蛋白饮食，高碳水化合物、低脂肪低胆固醇、高维生素、低盐或无盐饮食。

（1）平衡膳食：在适当限制蛋白质摄入的同时保证充足的能量摄入，以防止营养不良发生。选择多样化、营养合理的食物。烹调油以植物油为主。

（2）能量供给及三大产能营养素供能比：一般肾病综合征患者建议能量供给 35kcal/（kg·d）；推荐膳食蛋白质摄入量为 0.8 ~ 1.0g/（kg·d）；适当提高碳水化合物的摄入量，碳水化合物供能比应为 55% ~ 65%；脂肪供能比应占 30% 以下。

（3）合理计划餐次及能量、蛋白质分配：定时定量进餐，早、中、晚三餐的能量可占总能量 20% ~ 30%、30% ~ 35%、30% ~ 35%，均匀分配三餐食物中的蛋白质。为保证摄取能量充足，可在三餐间增加点心，占总能量的 5% ~ 10%。

（4）其他建议

①肾病综合征患者肾功能正常时，可以按照膳食指南每日摄入充足的蔬菜和水果。

②维持血液电解质平衡。要低钠饮食，钠摄入量应低于 2000mg/d；出现肾功能不全时要低钠、低钾、低磷饮食，磷摄入量应低于 800mg/d。

③膳食纤维摄入量按1000kcal能量配14g纤维供应。

④当出现浮肿时，入水量要严格控制，每日入水量不超过1000ml。

⑤食用油要包括橄榄油或茶籽油，亚麻籽油或紫苏籽油，调节好膳食中各种脂肪酸的比例。通过食用油的合理搭配，协助做到总体低脂肪供能，但单不饱和脂肪酸和 n‒3 多不饱和脂肪酸的供能比达标。

3. 请简述肾病综合征患者抗炎营养治疗的作用及其机制。

参考答案：

肾病综合征的基本病理改变是慢性炎症，为了减少身体细胞的损伤，需要处理体内出现的炎症反应，必须使过度的炎症恢复平衡。慢性炎症用药物的方法效果不好，但用营养的方法却有较好的疗效。

（1）深海鱼油：许多研究发现，n‒3 多不饱和脂肪酸及其衍生物具有很强的抗炎和炎症修复活性。

（2）茶多酚：许多研究表明，茶多酚具有抗炎活性，对炎症相关病症具有一定的防治作用。

（3）大蒜素：大蒜素有较强的抗菌作用，可提高细胞免疫、体液免疫和非特异性免疫功能，也有较好的抗炎作用。

4. 请简述慢性肾脏病患者食物选择的原则。

参考答案：

（1）限制米类、面类等植物蛋白质的摄入量，采用小麦淀粉（或其他淀粉）作为主食，部分代替普通米类、面类，将适量的奶类、蛋类或各种肉类、大豆蛋白等优质蛋白质的食品作为蛋白质的主要来源。

（2）可选用的食品包括马铃薯、白薯、藕、荸荠、澄粉、山药、芋头、南瓜、粉条、菱角粉等富含淀粉的食物替代普通主食。也可选用低磷、低钾、低蛋白质的米类、面类食品替代普通主食。酵母、小麦胚芽、核果、酸乳可多选用。

（3）当病情需要限制含磷高的食品时，应慎选动物肝脏、坚果类、干豆类、各种含磷的加工食品等。

（4）当病情需要限制含钾高的食品时，应慎选水果、马铃薯及其淀粉、绿叶蔬菜等。

（5）当患者能量摄入不足时，可在食物中增加部分碳水化合物及植物油摄入以达到所需能量。

5. 请简述慢性肾脏病心理行为干预的内容。

参考答案：

许多慢性肾脏病患者有心理问题，如恐慌或置之不理，不利于慢性肾脏病的防治。对慢性肾脏病应采取认知干预，要针对不同患者进行行为干预。

（1）心理支持疗法：主动和患者沟通，了解他的想法和倾听陈述，找出患者存在的心理问题，制订相应的心理支持措施。

（2）认知疗法：通过健康教育传播相关疾病知识和营养调理知识，通过多种途径宣传病情进展的危害，了解患者对慢性肾脏病的认识情况，针对性分析患者的思维和行为，纠正错误认知，加强疾病的风险教育。

（3）行为疗法：早期慢性肾脏病患者身体情况一般都处在良好阶段，应指导患者培养兴趣，充实生活，增加人际互动，参与社会生活，积极展现自我和增强实现感。

（4）家庭支持疗法：慢性肾脏病患者需要有长期同疾病作斗争的思想准备，家属是患者的重要支柱，对患者及家属进行居家护理指导有助于提高患者遵医行为。方式包括发放健康知识手册，家属参与宣教讲座等。

6. 请针对尿石症尿液风险因素提出预防草酸钙结石的饮食建议。

参考答案：

（1）高钙尿：充足的膳食钙摄入，减少动物蛋白摄入量（每周 5~7 份肉、鱼、禽），减少钠摄入，减少蔗糖摄入。

（2）高草酸尿：避免摄入高草酸食物，避免使用维生素 C 补充剂，保证充足的钙摄入。

（3）低枸橼酸：增加水果和蔬菜的摄入量，减少非乳制动物蛋白的摄入量。

（4）低尿量：增加液体摄入量，保持尿量≥2L/d。

7. 请简述泌尿系结石的膳食营养指导方法。

参考答案：

（1）膳食结构合理，饮食多样化。尿路结石患者饮食宜清淡，富含营养和维生素矿物质。膳食调整可以降低结石复发的风险。

（2）多饮白开水或磁化水。保证足够的液体摄入量。

（3）合理摄入富含钙、镁的食物。高钙饮食可以降低肾结石发病率，镁能降低草酸钙的过饱和浓度，抑制结石形成。

（4）限量摄入糖类。高糖食品的摄入，可以使患肾结石的机会增加。

（5）蛋白质正常供给。保证优质蛋白质的比例至少达到总蛋白的 50%。

（6）充分摄入富含维生素和矿物质的水果及蔬菜。

（7）多摄入富含纤维的食物。纤维与钙在肠道结合，减少钙的吸收和尿钙。

（8）及时调整食谱。需要根据尿路结石成分对膳食作相应调整，以防止有结石倾向的患者加重结石，或切除术后结石复发。根据结石的成因和成分，可分别给以低钙、低草酸盐、低嘌呤或低蛋白膳食。

8. 请简述泌尿系结石的营养补充方案。

参考答案：

（1）多摄入维生素 A 或类胡萝卜素。维生素 A 对维持尿路上皮细胞的健康是必需的。

（2）增加 B 族维生素的摄入量，尤其是维生素 B_6。维生素 B_6 不足时，容易形成草酸盐结石。

（3）合理补充镁制剂。每天服用 500 毫克的氧化镁防治肾结石疗效较好。

（4）合理增加钙的摄取量。高钙饮食能预防结石。餐后补钙效果最好。钙与镁呈 2∶1 的比例摄入，有助于肾结石的防治。

（吴为群）

第十三章

骨质疏松症的防治与膳食营养指导

骨骼约占健康人体体重的1/5，每人平均有206块骨头。骨是活的组织，具有很强的自我修复能力和再生能力，能根据身体的需要进行重塑。骨骼的生理功能，包括以下几个方面：①承重；②运动；③骨髓造血；④钙、磷储存库；⑤保护重要器官。

骨骼是一种结缔组织，它的组成成分包括以下三部分：①骨细胞，占2%～5%，包括骨细胞、成骨细胞和破骨细胞；②矿物质，占65%，包括钙、磷等；③有机质，包括骨胶原等，占比超过30%。骨骼结构中骨皮质占80%，骨松质（骨小梁）占20%。骨骼系统包括骨、软骨及附属结构。

影响骨骼健康的因素，包括营养不良、激素分泌不足、缺乏锻炼、体重过重及年龄因素等。骨骼常见的疾病有很多种，包括大家熟悉的骨质疏松症、骨质增生、骨关节炎和椎间盘脱出症等。本章主要讲骨质疏松症的防治和膳食营养指导。

第一节　骨质疏松症定义和分类

一、骨质疏松症定义

国际上通用世界卫生组织（WHO）建议的骨质疏松症定义，即骨质疏松症是一种以骨量降低，骨组织微结构破坏，导致骨脆性增加，易发生骨折为特征的全身性骨病，见图13-1。美国国立卫生研究院（NIH）2001年提出骨质疏松症是以骨强度下降、骨折风险增加为特征的骨骼系统疾病，后者更强调了骨强度的概念。骨强度即骨密度和骨质量，骨密度仅反应部分骨强度，所以骨密度只作为评估骨质疏松症的间接指标。

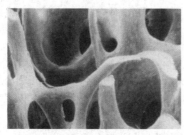　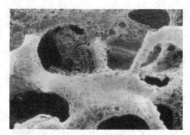

健康的骨骼　　　　　　　　　　　　　骨质疏松的骨骼

图13-1　骨质疏松症骨骼

全球50%～70%的骨质疏松症发生在亚洲国家和发展中国家，我国既是发展中国家，又地处亚洲，人口基数大，老龄化速度快，骨质疏松症已成为我国一个严重的公众健康问题。骨质疏松症是一种与增龄相关的骨骼疾病，根据全国性大规模流行病学调查显示，50岁以上骨质疏松症患病率女性为20.7%，男性为14.4%；60岁以上人群骨质疏松症患病率明显增高，女性尤为突出，女性达90.5%，男性为60.2%。全国50岁以上人群约有6944万人患骨质疏松，约2.1亿人存在低骨量，同年龄女性比男性骨量低30%，女性骨质疏松症患病率比男性高2～8倍，且发生时间也较早。

骨质疏松性骨折是指日常活动中未受到明显外力或受到通常不会引起骨折的外力（指人体从站立高度或低于站立高度跌倒的作用力）即发生的骨折，亦称"脆性骨折"，是骨质疏松症的严重后果。骨质疏松性骨折的常见部位是椎体、髋部、前臂远端、肱骨近端和骨盆等，其中最常见的是椎体骨折。根据 2013 年 IOF 报告：全球每 3 秒钟有 1 例骨质疏松性骨折发生，约 50% 的女性和 20% 的男性在 50 岁之后会遭遇初次骨质疏松性骨折。国内基于影像学的流行病学调查显示，50 岁以上女性椎体压缩性骨折患病率为 15%，50 岁以后髋部骨折的患病率随增龄而渐增，80 岁以上女性椎体压缩性骨折患病率可高达 36.6%。髋部骨折是最严重的骨质疏松性骨折，近年来我国髋部骨折的发生率呈显著上升趋势。与 1990~1992 年相比，2002~2006 年 50 岁以上男/女性髋部骨折发生率分别增长 1.61、2.76 倍，预计在未来几十年中国人髋部骨折发生率仍将处于增长期。《骨质疏松症中国白皮书》指出：2020 年，中国约有 163.8 万骨质疏松性髋部骨折患者。骨质疏松性骨折的危害极大，不仅致死率、致残率增加，还需要投入大量人力物力，给家庭、社会和经济带来沉重负担。

需要强调的是骨质疏松症是可防可治的，有效的抗骨质疏松治疗可显著降低骨折风险，对于已发生骨折的患者也可避免再次发生骨折。因此普及骨质疏松知识，做到早期诊断、及时预测骨折风险并采取规范化的防治措施就显得尤为重要。

二、骨质疏松症的分类

骨质疏松症可以发生在不同性别任何年龄，但多见于绝经后妇女和老年男性。骨质疏松症分为原发性和继发性两大类。原发性骨质疏松症又分为绝经后骨质疏松症（Ⅰ型）、老年性骨质疏松症（Ⅱ型）和特发性骨质疏松症（包括青少年型）三种。

原发性骨质疏松症占骨质疏松症患者的绝大部分，绝经后骨质疏松症一般发生在妇女绝经后 5~10 年内，主要表现为骨松质的丢失；老年性骨质疏松症一般指在年龄 70 岁以后发生的骨质疏松，表现为骨皮质和骨松质丢失。特发性骨质疏松症比较少见，主要发生在青少年，病因尚未明确。继发性骨质疏松症是指由任何影响骨代谢的疾病或药物等因素引起的骨质疏松症。

第二节　骨质疏松症的主要危险因素

对于原发性骨质疏松而言，大多与增龄相关，是随着年龄增加而发生和进展的一种自然现象，是老年退化性疾病。然而事实上，引起中老年人骨质疏松的因素十分复杂，主要是遗传因素和非遗传因素交互作用的结果。峰值骨量的 60%~80% 由遗传因素决定，多种基因的遗传变异被证实与骨量调节相关。非遗传因素主要包括环境因素、生活方式、疾病、药物、跌倒相关因素等。因此，临床上需密切注意识别骨质疏松症及其并发症骨折的危险因素，筛查高危人群，早期诊断，并采取预防措施防治骨质疏松症，减少骨折发生。

一、不可控因素

1. 增龄　正常人一生的骨代谢模式分为两个阶段，从出生至 30 岁左右，全身骨骼单位体积的骨量达到顶峰，称为峰值骨量，峰值骨量的 60%~80% 由遗传因素决定，骨量通常以某个骨骼部位的骨矿含量和骨矿密度来表示；维持相对平衡至 50 岁后，此时女性开始进入绝经期，会出现骨量的快速丢失。而男性和女性在 65~70 岁以后均可发生因增龄引起的骨丢失。

2. 女性绝经　女性比男性患病率高 2~8 倍，更早发生骨量丢失，并且是呈"断崖式"骨丢失，其中原因与雌激素作用息息相关。雌激素有促进肠道钙吸收，抑制破骨细胞活性的功能。骨骼上存在雌激素受体，女性绝经后雌激素缺乏，破骨细胞活跃，骨骼的吸收作用增强，骨破坏活跃，导致骨量丢失。所以雌激素缺乏是绝经后妇女发生骨质疏松症的主要病理基础。

除了雌激素外，甲状旁腺激素、降钙素等激素与骨密度的调控也有密切关系。

3. 遗传因素　有骨质疏松家族史者为易患人群，有髋部骨折家族史的妇女与无髋部骨折家族史的妇女比较发生骨折的危险性增加了 3~4 倍。可能有关的基因包括维生素 D 受体基因、雌激素受体基因、Ⅰ型胶原基因等。

二、可控因素

1. 蛋白质摄入量　蛋白质对骨质疏松症的影响包括蛋白质摄入不足和蛋白质摄入过量两个方面。

蛋白质摄入不足会阻碍骨形成，蛋白质缺乏对人体骨质的影响随年龄而变化，蛋白质缺乏对儿童与青少年的影响最为严重。轻度蛋白质缺乏对骨骼不会产生严重的损害，儿童骨骼的密度与强度不会有明显变化，但会因生长发育不良而矮小，使儿童身高受到影响。高蛋白膳食是骨质疏松的危险因素，高蛋白质摄入导致高钙尿，持续的高钙尿会引发负钙平衡，而且在高蛋白质摄入时，增加钙摄入往往不能有效地纠正负钙平衡。动物蛋白质诱导高钙尿的能力大于植物蛋白质，动物蛋白质的来源不同，诱导高钙尿的能力也不同，例如，乳清蛋白 > 鸡蛋蛋白 > 酪蛋白 > 明胶。

2. 饮食中钙不足和（或）维生素 D 缺乏　钙是骨骼的重要组成部分，全身99%的钙存在于骨骼和牙齿中，所以钙与骨质疏松有直接关系。当体内钙丢失量多于摄入量时，骨骼就会脱钙，从而产生骨质疏松症。例如由于低钙、低维生素 D、高磷、日照不足等原因造成钙吸收下降，从而造成血钙水平降低，使 PTH 分泌增多，破骨细胞活性增强，骨吸收加速，骨钙溶出，骨吸收作用大于骨形成作用，从而促发骨质疏松。而钙的摄入可减缓骨的丢失，改善骨矿化。中国营养学会对绝经后妇女与老年人的每日钙推荐摄入量为 1000 ~ 1200mg。目前的膳食营养调查显示我国老年人平均每日从饮食中获得钙 400mg。故平均每日应补充的元素钙量为 600 ~ 800mg。

3. 高钠饮食　钠摄入过多会使尿钙排出量增加，同时影响钙的沉积，导致骨密度降低。

4. 微量元素不足　补钙的同时也需要注意补充微量元素比如锌、铜等，效果会更好。缺锌不利于胶原形成，导致骨骼发育异常，如长骨变短、增厚、骨矿化过程下降、生长迟缓。而铜主要通过促进结缔组织中胶原蛋白和弹性蛋白的交联，在骨骼的形成、骨矿化的过程中起重要的作用。

5. 维生素 C　参与胶原合成，如果维生素 C 摄入不足，则会影响骨胶原的合成，造成人体骨组织中骨胶原不足，加快骨质中钙的丢失，导致或加重骨质疏松症。

6. 体力活动缺乏　骨骼与肌肉密不可分，肌肉的牵拉和收缩刺激影响着骨组织的代谢与骨骼强度。缺乏肌肉的活动极易导致废用性骨量丢失。体力活动缺乏导致肌肉力量下降和平衡协调功能低下，使老年人易摔倒，从而增加骨折的危险。

7. 酗酒　长期大量饮酒直接导致骨丢失加速。调查显示，酗酒者和长期中等量饮酒者骨密度较低，骨折的危险性增加；且酗酒者跌倒的机会增加，更增加骨折的危险性。

8. 疾病和药物　有些疾病与骨质疏松的发生相关，如库欣综合征、甲状腺功能亢进症、原发性甲状旁腺功能亢进、类风湿关节炎、多发性骨髓瘤或骨转移瘤等。影响骨代谢的药物包括糖皮质激素、抗癫痫药、免疫抑制剂和甲状腺激素等。患这些疾病或使用上述药物者较易发生骨质疏松症。

大多数人 30 ~ 35 岁达到峰值骨量。骨密度达到峰值以后，骨的形成和吸收保持平衡。骨质疏松的发生与年轻时峰值骨量的高低和年老时骨丢失速率密切相关。有效防治骨质疏松症需要年轻时增加峰值骨量，年老时减慢骨丢失速度。

第三节　骨质疏松症的诊断和治疗

一、骨质疏松症的临床表现

1. 骨痛和肌无力　常有不同程度的腰背疼痛或全身骨痛。乏力常于劳累或活动后加重，负重能力下降或不能负重。

2. 身长缩短和驼背　常有椎体压缩，身长变矮，脊柱变形，负重能力降低，形成"驼背"。

3. 骨折　多见于椎体、髋部和前臂远端骨折，属于脆性骨折，危害性巨大，导致病残率和死亡率增加。

4. 呼吸功能下降　椎体压缩性骨折引起身高缩短和脊柱后突者常伴胸闷、气短、呼吸困难等表现，肺活量、肺最大换气量和心排血量下降，极易并发上呼吸道和肺部感染。

二、骨质疏松症的基本检查项目

1. 骨骼 X 线影像检查　胸腰椎侧位 X 线影像学检查是骨质疏松椎体压缩性骨折及其程度判定的

首选方法。表现为骨皮质变薄、骨小梁减少或消失、骨小梁的间隙增宽、骨结构模糊、椎体双凹变形或前缘塌陷呈楔形改变等。

2. 骨密度测定　骨密度是指单位体积（体积密度）或者是单位面积（面积密度）所含的骨量。双能 X 线吸收法（DXA）是目前国际学术界公认的骨密度检查方法，其测量值作为骨质疏松症诊断的金标准。还可采用定量超声、定量 CT 等测量方法。

3. 骨转换标志物　骨转换标志物是骨组织本身的代谢产物，简称骨标志物。骨转换标志物分为骨形成标志物（如血清 I 型原胶原 N 端前肽 PINP）和骨吸收标志物（血清 I 型胶原交联 C – 末端肽 S – CTX）。这些指标的测定有助于鉴别原发性和继发性骨质疏松、判断骨转换类型、评估骨折风险、预测骨丢失速率、了解病情进展、选择干预措施以及监测药物疗效及依从性等。

三、骨质疏松症的诊断标准

骨质疏松症的诊断标准，详见表 13 – 1。

表 13 – 1　骨质疏松症的诊断标准

骨质疏松症的诊断标准（以下三条符合一条者）
髋部或椎体脆性骨折
DXA 测量的中轴骨骨密度或桡骨远端 1/3 密度的 T – 值 ≤ –2.5
骨密度测量符合低骨量（–2.5 < T – 值 < –1.0）＋肱骨近端、骨盆或前臂远端脆性骨折

DXA 是目前国际学术界公认的骨密度检查方法，其测量值作为骨质疏松症诊断的金标准。通常用 T – Score（T 值）表示。T 值 =（测定值 – 骨峰值）/正常成人的标准差，详见表 13 – 2。

表 13 – 2　WHO 推荐的基于 DXA 的骨质疏松症诊断标准

诊断分类	T – 值
正常	T – 值 ≥ –1.0
骨量减少	–2.5 < T – 值 < –1.0
骨质疏松	T – 值 ≤ –2.5
严重骨质疏松	T – 值 ≤ –2.5 ＋脆性骨折

四、骨质疏松症的药物治疗

有效的抗骨质疏松药物可增加患者骨密度，改善骨质量，显著降低骨折风险。防治骨质疏松的药物主要分为三大类：抑制骨吸收为主的药物、促进骨形成的药物以及其他多种机制的药物，详见表 13 – 3。

表 13 – 3　防治骨质疏松症的主要药物

骨吸收抑制剂	骨形成促进剂	其他机制药物	中药
·双膦酸盐	·甲状旁腺激素类似物	·活性维生素 D 及其类似	·骨碎补总黄酮制剂
·雌激素	（特立帕肽）	物（骨化三醇）	·淫羊藿苷类制剂
·降钙素		·维生素 K₂	·人工虎骨粉制剂
·选择性雌激素受体调节剂		·锶盐	
·RANKL 抑制剂			

双膦酸盐类临床使用较多，属于抑制骨吸收的药物，具有预防与治疗骨质疏松症的作用，可以减轻骨质疏松引起的疼痛。目前用于防治骨质疏松症的双膦酸盐主要包括阿仑膦酸钠、唑来膦酸、利塞膦酸、伊班膦酸、依替膦酸二钠和氯膦酸二钠等。

第四节 骨质疏松症的营养治疗

骨质疏松症的防治目标是年轻时要尽量增加峰值骨量，中老年时尽量减慢骨峰值的下降速度。而要达到此目标，主要靠维持均衡营养和进行合理运动。

一、营养治疗原则

骨质疏松症营养治疗的目的是在合理能量和蛋白质供给的基础上，补充钙、维生素 D、蛋白质等核心营养素，减缓骨量丢失速度，缓解骨质疏松引起的疼痛，预防和治疗骨质疏松症。

1. 充足的钙 膳食钙的供给量在接受雌激素治疗的妇女为 800mg/d，没有使用雌激素的妇女和老人应达到 1000~1200mg/d。如果膳食摄入达不到需要的量，就需要额外适量补充钙剂。但总钙摄入量一般不超过 2000mg/d，这是健康人钙摄入的可耐受最高量，达到此量可以满足绝大多数人的钙需求。较严重骨质疏松症患者钙需求量大时，也可以超过此剂量。

2. 适量的磷 膳食磷的适宜供给量为 700mg/d，合理的钙、磷比例有利于钙的利用和减慢骨钙丢失。如磷摄入过多，可能会加重骨质疏松的危险性。磷的可耐受最高摄入量是 3000mg/d，值得注意的是食物中普遍富含磷，一些食品在加工时也添加多种含磷的添加剂，故现代人一般不缺磷，高磷的较多，一般不需要额外补磷。

3. 充足的维生素 维生素 D 可促进钙的吸收和利用，推荐摄入量为 lO μg/d，适量多晒太阳，可以增加体内维生素 D 的合成。维生素 A 可促进骨骼发育，维生素 C 促进骨基质中胶原蛋白合成，故均应足量供给。

4. 适量的蛋白质 蛋白质可促进钙的吸收和储存，但过量会促进钙的排泄，故应适量供给。其中奶中的乳白蛋白、蛋类的白蛋白、骨中的骨白蛋白、核桃的核白蛋白，都含胶原蛋白和弹性蛋白，是合成骨基质的重要原料，可选择应用。

5. 科学的烹调 谷类含有植酸，某些蔬菜富含草酸，它们可与钙结合成不溶性钙盐而降低钙的吸收，故在烹调上应采取适当措施去除干扰钙吸收的因素。如植酸酶在 55℃ 环境下活性较高，可以加适量水浸泡大米后再洗米，以增加大米中植酸酶的活性，分解或部分分解大米中的植酸。若在面粉、豆粉、玉米粉中加入发酵剂发酵一段时间，可使植酸水解，增加钙游离。对含草酸高的蔬菜，可以先在沸水中焯一下，部分草酸溶于水后再烹调。

二、骨质疏松症的膳食指导要点

1. 每天饮用奶类 我国居民的膳食是低钙高磷膳食结构，膳食中普遍缺钙，我国成人膳食中钙摄入量不到 400mg/d。中国营养学会推荐的成年人钙摄入量为 800mg/d，绝经后女性和老年人的钙摄入量以 1000~1500mg/d 为宜。含钙较高食物有鱼、虾、海带、牛奶、鸡蛋、豆类、粗杂粮、绿叶蔬菜、芝麻等。在天然食物中，牛奶的钙含量高，每 100g 牛奶约含钙 120mg，不但含量丰富，而且吸收利用率高，被认为是最好的钙源。此外，牛奶还可提供蛋白质、维生素 A、维生素 D、维生素 B$_{12}$、维生素 B$_2$、镁、锌和钾等营养成分。长期足量的牛奶摄入是保证人体足够钙摄入，预防骨质疏松症的重要膳食措施。

2. 每天吃大豆及其制品 大豆及其制品含钙量较多，是物美价廉的补钙食品。大豆中异黄酮的含量也较高，是具有类似雌激素作用的生物活性物质，可减轻女性更年期综合征，对预防骨质疏松症也有一定的作用。

3. 适量食用动物性食品 鱼、禽、蛋、瘦肉等动物性食品可补充优质蛋白质。蛋白质是合成骨胶原的主要原料。骨质疏松症患者蛋白质摄入不足或过量都会对其机体的钙平衡和骨组织中钙的含量起到负性调节的作用。一般认为，健康成年人每日每千克体重摄入 1.0g 的蛋白质比较合适，其摄入的动物性蛋白质和植物性蛋白质应搭配合理，摄入的优质蛋白质应占 1/3~1/2。但高蛋白摄入也是骨质疏松症的膳食危险因素，且动物蛋白质诱导高尿钙的作用大于植物蛋白质，过量进食动物性食品不利于保持钙的平衡和防治骨质疏松症。

4. 多吃蔬菜、水果 可补充维生素 K、维生素 C、多种矿物质等营养素，这些维生素和矿物质都是合成骨骼的原料。多吃蔬果，不但有利于防治骨质疏松症，而且有利于促进人体健康。

5. 吃清淡少盐的膳食 钠的摄入量与骨质疏松症有密切关系，不宜过多摄入酱油、咸菜、味精等高钠食品，少食腌制食品。

6. 补充富含维生素 D 的食物 日光又被称为阳光维生素。每天适当晒太阳可补充到足够的维生素 D，进而可增强机体对钙的吸收率。较少晒太阳的人应常吃富含维生素 D 的食物，比如鱼肝油、蛋黄、奶酪和蘑菇等，必要时补充维生素 D 制剂。

7. 合理选择饮品 饮酒应限量，少喝碳酸饮料、咖啡和浓茶。

8. 宜用食物 富含钙和维生素 D 的食物，如奶、奶制品、小虾皮、海带、豆类及其制品、沙丁鱼、鲑鱼、青鱼、鸡蛋等；各种主食，特别是发酵的谷类；各种畜、禽、鱼肉类；各种水果和蔬菜。

9. 忌（少）用的食物 含草酸高的菠菜、雍菜、冬笋、茭白、洋葱头等，应先焯后烹调。少用含磷高的肝脏（磷比钙高 25~50 倍）和含高磷酸盐添加剂的食品。

三、骨质疏松症患者食谱举例

1. 骨质疏松症患者一日食谱举例

早餐：奶、大米、鸡蛋、面粉等，如花卷、牛奶、煮鸡蛋。

午餐：黄鱼、紫菜、大米、油菜、香菇、黄豆等，如米饭、清蒸鱼、油菜香菇、紫菜汤。

晚餐：豆腐干、虾皮、番茄、鸡蛋等，如虾皮豆腐干、番茄蛋汤、米饭。

加餐：睡前 1 小时喝一杯牛奶。

2. 骨质疏松症患者对症食疗举例

（1）黄豆核桃鸡：鸡肉 750g，黄豆、核桃各 50g，调料适量。将鸡肉洗净、切块，黄豆泡软，核桃取仁。同放汽锅中，加葱白、姜末、食盐、料酒等，而后加水至八成满，文火蒸约 2 小时取出，加胡椒粉适量服食。可补肾益精强骨。

（2）豆腐鸡蛋虾皮汤：猪骨汤 1000g，豆腐两块，鸡蛋 1 个，虾皮 25g，调料适量，山药片 50g。将鸡蛋去壳加清水及食盐适量调匀，蒸熟，豆腐切块。锅中放植物油适量烧热后，下葱、蒜略炒，而后调入猪骨汤、虾皮，待沸后将蒸蛋以汤匙分次舀入，再加豆腐、山药，调入食盐、味精等，煮沸即成。可补肾壮骨。

（3）黄豆芽炖排骨：黄豆芽、排骨各 500g，山药 250g，调料适量。将排骨洗净、剁块，加山药调味，以高压锅蒸熟后，取出煮沸，放入黄豆芽煮熟后，调入食盐、味精适量服食。可补肾壮骨，填精生髓。

3. 骨质疏松症患者参考食谱举例 见表 13-4。

表 13-4 骨质疏松症参考食谱

早餐	脱脂牛奶（250ml），馒头（面粉 75g）		
午餐	米饭（大米 125g），豆腐干（60g）炒瘦猪肉（50g），虾皮（5g）咸蛋（40g）白菜（200g）汤		
晚餐	米饭（大米 100g），清蒸草鱼（100g），炒油菜（200g），海带（30g）猪骨（25g）汤，橙子 100g		
能量	1852kcal	蛋白质 78.6g（17%）	钙 1198mg
脂肪	45.9g（22%）	碳水化合物 276.9g（60%）	

注：全日加烹调油 25g。

四、骨质疏松症的营养补充方案

骨骼就像体内任何组织器官一样，也是有生命力的活组织，骨细胞也会不断地坏死和再生。骨骼并不仅仅是一些钙结晶的聚合，而是不断进行许多生物化学反应的活体组织，并且依赖于各种各样的微量营养成分和辅酶系统。骨骼通过成骨和破骨活动进行着自我的重塑。因此，与任何活体组织一样，骨骼也有各种各样的营养需求，不能足量摄取维持骨骼健康所需要的任何营养素都会导致骨质疏松症。

新骨形成或骨骼改建过程类似建造框架结构的房子，先是骨胶原纤维互相交联形成孔腔结构，再接受矿物质沉积。维生素 C 和蛋白质是骨胶原纤维合成的主要原料，对骨骼框架的搭建很重要；钙、磷等矿物质相当于砖头，填充于框架内，对骨密度、骨硬度影响很大。葡萄糖胺对骨骼、韧带、肌腱和软骨的形成也很重要，而维生素 K 会影响骨钙素蛋白的形成。

所以，为防止骨质疏松，不仅需要补钙，还需要补充各种其他的必需营养成分，比如蛋白质和维生素 C 也应得到充分合理的补充。蛋白质摄入不足会阻碍骨的形成，人的身高将受影响；如果体内缺少蛋白质和维生素 C，骨骼基质的形成将受很大影响，骨骼的成长或修补将会停止，骨头会变得脆弱。研究发现，与骨骼健康有关的营养素多达数十种，钙、维生素 D、蛋白质和维生素 C 是关系最大的四种核心营养素。

1. 钙和维生素 D　体内钙代谢的影响因素较多，在骨病防治时要进行认真的分析，搞清楚究竟是哪些因素影响到特定个案的钙代谢平衡。许多骨病的治疗效果很差或很慢，除了钙等原料摄入不足以外，大多数是由于各种原因影响患者对钙的吸收利用所致。磷和钙对骨骼同样重要，但过多的磷却会使钙随尿液流失；而镁不足时，钙随尿液流失得更多。维生素 D 可促进钙在肠壁的吸收，并促进钙在肾小管的重吸收，而且它也能控制酶，使钙储存在骨骼中。所以，维生素 D 对钙的代谢影响很大，其缺乏容易导致钙缺乏病。因此，治疗骨病时，不但要注意补充钙质，还要注意补维生素 D、镁和 B 族维生素等相关营养成分，以促进钙的吸收和利用。

日常生活中除注意增加饮食钙的摄入外，还可补充适量钙剂如碳酸钙、葡萄糖酸钙、枸橼酸钙等，以维持体内钙的平衡，对于调节钙代谢，促进骨矿化，减缓骨丢失，保持肌力，维护骨骼健康具有重要意义，也是骨质疏松症营养调理的基本配方。中国营养学会推荐的成人摄入量分别为钙每日 800mg、维生素 D 每日 400 IU，绝经后妇女和老年人每日需摄入钙 1000～1200mg 和维生素 D 400～800 IU。美国有营养学家建议，绝经妇女钙的适宜摄入量应为每天 1500mg。治疗骨质疏松症建议每日摄入钙 1000～1500mg、维生素 D 800～1200 IU。注意高钙血症时应避免使用钙剂，避免超大剂量补充钙剂潜在增加肾结石和心血管疾病的风险。

不同年龄补钙的目的不同。补钙的总体目标是达到钙的平衡，以维持或恢复骨骼健康。35 岁以后补钙的主要作用是，减少每天从骨头里溶解的钙量，延缓体内骨量及骨密度的下降速度，防止骨质疏松加重。30 岁以前补钙的主要作用是增加骨量和骨密度，增加骨头的硬度，增加峰值骨量。因此，两个不同年龄段的人补钙的作用和效果完全不一样；补钙一定要趁早，补得太晚了，前面的欠账是没有办法还上的。按照目前我们中国人的饮食习惯，几乎全民缺钙，必须终身补钙才行。

2. 蛋白质　骨骼中有 22% 的成分是蛋白质，主要是骨胶原蛋白。有了蛋白质，人的骨头才能硬而不脆、有韧性，经得起外力的冲击。如果长期蛋白质摄入不足，不仅人的新骨形成落后，还容易导致骨质疏松。有研究发现，不爱吃肉、豆制品，长期缺少蛋白质的人，容易发生髋骨骨折。

Framingham 等对 600 多名平均 75 岁的老年人用食物频率法进行了膳食调查，将蛋白质摄入量分成低、较低、次高和高四档；四年后追踪检测其骨密度，并进行骨折率的调查。结果表明，蛋白质摄入低者髋部及脊椎骨丢失均显著高于蛋白质摄入高者，且低蛋白质组骨折率也较高。许多临床医生的研究也表明，髋部骨折住院的老年患者若提高蛋白质摄入量能改善临床效果，防止骨量进一步减少。但蛋白质摄入过量也容易发生骨质疏松症和骨折。西方发达国家，肉类及奶类蛋白质摄入量高，骨折率也较高。同时，高蛋白质摄入导致尿钙排出量增加已被许多人体实验证实；蛋白质摄入量每提高 40g，可使尿钙排出量增加 40mg。Sellmeyer 等报道，老年人膳食中动物蛋白摄入比植物蛋白高者，股骨颈处骨丢失较快，髋部骨折率也较高。因此，为有效防治骨质疏松症和骨折，应该合理摄入蛋白质，切忌摄入过量或不足。应给每个患者找到一个适合自己的蛋白质摄入量（优化量），每天蛋白质摄入的优化量一般介于推荐摄入量和最大摄入量上限值之间。膳食蛋白质摄入量不足者，可以额外补充蛋白粉，以满足当天身体对蛋白质的需要量，做到蛋白质平衡。

3. 维生素 C　维生素 C 是参与骨组织中骨胶原合成和代谢的重要物质，对酶系统有促进作用，也有利于钙的吸收和向骨骼中沉积，所以维生素 C 对维持骨骼的健康也很重要。缺乏维生素 C 将影响骨代谢，导致骨质疏松、脆弱易折。应多吃新鲜蔬菜、水果等富含维生素 C 的食物，不足者需要适当补充维生素 C 片剂，以满足身体细胞对维生素 C 的需要。

4. 镁（骨骼保卫者）　人体 60% ~65% 的镁存在于骨骼中。在新骨的形成过程中，镁起到重要作用。骨骼中镁的含量虽然少，一旦缺乏，会让骨头变脆，更易断裂。长期缺镁，还会引发维生素 D 缺乏，影响骨骼健康。饮食中镁摄入低的女性，骨骼密度也较低。平时多食富含镁的食物，如紫菜、全麦食品、杏仁、花生和菠菜等。比如，可以每星期吃 2~3 次花生，每次 5~8 粒；多喝水也能促进镁的吸收。镁摄入仍然不足者可以通过补充镁制剂来做到体内镁离子的平衡，即镁的摄入等于镁的需要。

5. 钾（骨骼稳定剂）　人体每个细胞都含有钾元素，骨骼也不例外。它的主要作用是维持酸碱平衡，参与能量代谢和神经肌肉的正常功能，这对于骨骼的生长和代谢是必不可少的。发表在美国《环境营养》期刊上的一项研究还指出，钾能够防止钙流失，使骨骼更硬朗。要想补钾，多吃香蕉、橙子、李子、葡萄干等水果，西红柿、土豆、菠菜、山药等蔬菜，以及紫菜、海带等海藻类食品。特别是橙汁，里面含有丰富的钾，而且能补充水分和能量。能正常饮食者一般都不会缺钾，钾补充剂最好不要轻易服用，因为它应用不当时会对心脏不利；患病的人需要补钾时，最好在医生的指导下进行。

6. 维生素 K（骨骼添加剂）　就像食物需要一定的添加剂一样，骨头也需要添加剂维生素 K 来激活骨骼中一种非常重要的蛋白质——骨钙素，从而提高骨骼的抗折能力。哈佛大学研究表明，如果女性维生素 K 摄入较低，就会增加骨质疏松和股骨骨折的危险。荷兰一项研究则发现，补充维生素 K 能促进儿童骨骼健康。长期服用抗生素的人，肠道菌群平衡可能被破坏，影响维生素 K 的合成，要特别注意多吃绿叶蔬菜。膳食中蔬菜叶片的绿颜色越深，维生素 K 的含量就越高。每天只要吃 500g 蔬菜，其中包含 300g 以上的深绿叶蔬菜，就能有效预防维生素 K 的不足。此外，维生素 K 是一种脂溶性维生素，补充时最好不要生吃蔬菜，而要加油炒熟。

7. 维生素 B_{12}（骨骼清道夫）　维生素 B_{12} 是唯一含有矿物质磷的维生素，对维持骨骼硬度起着重要作用。它就像个"清道夫"一样，能清除血液中的高半胱氨酸，保护骨骼，防止因为半胱氨酸过多导致骨质疏松，甚至是髋骨骨折。动物肝脏、贝类、瘦牛肉、全麦面包和低脂奶制品都是富含维生素 B_{12} 的食品。不过，老年人维生素 B_{12} 很难吸收，植物性食物（藻类除外）中不含维生素 B_{12}，所以 50 岁以上的人和素食者可适当服用维生素 B_{12} 补充剂。

8. 其他矿物质　锌和铜与各种骨基质合成酶有关。锌缺乏时，骨中多种含锌酶活性下降，骨的生长受抑制。氟在骨中沉积有助于骨的矿化，菜叶中含氟量高，适量饮茶有助于预防骨质疏松。骨细胞分化，胶原蛋白的合成均需要含锰的金属酶来催化。这些矿物质也是骨骼代谢需要的营养素，合理供给对维系或恢复骨骼健康很重要。

骨质疏松症营养防治配方主要包括钙镁片、蛋白质粉、维生素 C、维生素 D、葡萄糖胺等核心营养素。

五、骨质疏松症案例分析

例 13-1　毛女士，一共生养了 5 个小孩。孩子小的时候家境差，加上那个时代吃的东西紧缺，像肉之类的基本食物都要凭票供应，大约每人每天平均可以吃到 2g 肉，比国家标准少了一百倍。一到吃肉的时候，小孩就流口水，嘴太馋了，肉真好吃，众小孩也不客气，就都抢着吃，可想而知毛女士是很难吃到肉的。

经仔细进行膳食计算，发现毛女士当时存在严重的营养不良，除了纤维以外，其他营养素全面缺乏，尤其以钙及蛋白质缺乏最厉害，有严重缺钙的临床表现。多次去大医院检查，验血结果显示血钙都正常。是不是不缺钙呢？其实这是一种错误的假象，因为人体内的钙99%是存在于骨头和牙齿里面，在血液中的钙只占1%。所以，不要以为到医院化验，血液里的各项营养成分正常就真的正常了，可能还需要请专业营养师来判断您是否缺乏特定的营养素。

毛女士虽然化验血钙正常，但有骨质疏松症的许多临床表现，其他检查包括 X 线腰椎照片及骨密度检查均提示有明显的骨质疏松、骨质增生及腰椎 4/5 椎体压缩性骨质。60 多岁的时候又摔了一跤，明显加重了腰椎压缩性骨质，卧床三个月才能起床。近年驼背逐渐加重。

其实毛女士大概在 50 岁左右就已经开始补钙，遗憾的是开始补钙的时间还是太晚了，已经很难改善她的骨密度、很难治愈她的骨质疏松；但 50 岁以后她每天补钙约 800mg，再加上食物里每天约有 200mg，每天摄取的钙都在 1000mg 左右，能够满足当天的需要，这样骨质疏松就不会再加重了。除了补钙以外，每天还补充维生素 C、B 族维生素、蛋白质粉。按照这样的方案补充营养素半年以后，毛女士腰酸背痛就有了明显的好转，感冒、咳嗽少了很多，痰也少了很多，原有的哮喘基本上不发作了，体质也明显好转。营养调理十年后毛女士的健康状况越来越好。

为防止骨质疏松不仅需要补钙，还要注意补充维生素 D、蛋白质、维生素 C 等核心营养成分。此外，可能还要补充骨骼的其他必需营养成分，如镁、葡萄糖胺、B 族维生素等。

第五节　骨质疏松症的其他干预方法

骨质疏松症现已成为老龄化社会卫生保健最为突出的一个问题。骨质疏松症患者除药物治疗外，应注意改善患者的不良生活习惯，提高骨质疏松症患者的自我管理能力。

一、运动治疗

适当户外活动。运动干预已被认为是一种十分重要的预防骨质疏松症的有效手段。年轻时期的体育锻炼可以提高峰值骨量，年长时期的体育锻炼可以减慢峰值骨量的下降速度。建议进行有助于骨健康的体育锻炼和康复治疗。运动可使骨矿物质密度增加，改善机体敏捷性、增加肌肉力量、减少跌倒风险。骨骼需要有压力的刺激才会使其更加强壮，这就是负重训练可以使骨骼更加强壮的原因。在开始任何运动训练之前，应该咨询专业人士，让他们为你设计符合你体质特点的运动处方。可以安排有氧运动，也可以安排骨和肌肉的对抗重力训练。有氧运动可选择包括快步走、慢跑等项目，每周最好运动 3~5 次，每次运动时间为 40~60 分钟，运动强度宜选择中等为好；同时运动应循序渐进、持之以恒。骑自行车是锻炼骨骼的很好方式，它提供一定的阻力，这样可以改善肌肉和强壮骨质。如果条件允许的话，每周可进行五次 30 分钟负重训练；最少要进行每周三次 30 分钟的负重训练。核心肌肉力量的训练是很重要的训练。进行腹部肌肉和腰部肌肉训练、瑜伽、普拉提和太极拳都可以让脊柱获得更好的稳定性，脊柱周围的肌肉得到强壮，可以增加脊柱的稳定性，而瑜伽、普拉提和太极拳可以帮助你有更好的平衡能力，对预防跌跤有好处。如果进行瑜伽、普拉提和太极拳的训练一定要遵循专业人士的指导，确保自己的运动损伤风险降至最低。

二、生活方式干预

1. 戒烟限酒　香烟中的尼古丁等对骨有损害。适度的饮酒对人体有益，以每周 1~2 次的频率为宜。过度的饮酒将导致骨质的丢失。如果同时吸烟与过度饮酒将造成骨质的严重损害。

2. 充足日照　建议每天尽可能晒 1 小时太阳（取决于日照时间、纬度、季节等因素），不能整天宅在家里。人的皮肤中含有 7 - 脱氢胆固醇，只有通过紫外线的照射后，才能转化为维生素 D_3，活化后的维生素 D_3 才有促进钙在小肠吸收的作用。尽量不涂抹防晒霜，以免影响日照效果。

3. 不喝碳酸饮料　常喝可乐会降低女性骨密度，哈佛大学公共卫生研究所的一项研究显示，喜欢喝汽水类饮料的女性，骨折的概率是不喝汽水者的 3 倍；而爱喝可乐的女性，骨折的概率是不喝汽水类饮料的 5 倍。研究人员的解释是，可乐中含有磷酸，不仅会降低人体对钙的吸收，还会加快钙的流失；喝可乐的女性还有可能牛奶摄取量不足，使身体缺乏钙质。

4. 不过度迷恋游戏 医学研究证明，脊椎相关疾病患者越来越年轻，与电脑、手机有着直接的关系。由于电子产品的广泛使用，导致右边颈部用力较多，颈椎协调不平衡，容易诱发一侧肌肉、韧带紧张；而长时间使用电脑、手机使颈椎保持强直姿势，腰椎长期承受身体的重量，都会导致脊椎相关疾病的发生。

三、避免盲目减肥

适当的脂肪，能通过生化作用合成雌激素等，增加钙的吸收，促进骨的形成，防止骨质疏松。不少现代女性过度追求苗条，在减去脂肪的同时也减掉了骨量，年纪轻轻就被发现有骨质疏松的症状。因此，白领女性保持适当体重是非常有必要的。美国一项研究发现，女性在节食18个月以后，体重虽减了3千克，但是骨密度也会随之下降。由于消瘦者脂肪层和肌肉薄弱，一旦发生意外，比如不小心扭伤、摔倒、挤压时，就比其他人更易骨折。另外，体形瘦小的人脂肪组织和肌肉较薄，也容易发生骨质疏松及骨质疏松性骨折。

第六节　骨质疏松症的预防

骨质疏松症的主要防治目标包括改善骨骼生长发育，使其在成年期达到理想的峰值骨量；维持骨量和骨质量，预防增龄性骨丢失，避免跌倒和骨折。一旦发生骨质疏松性骨折，会大大增加致残率及死亡率，因此骨骼强壮是维持人体健康的关键之一。骨质疏松症现已成为常见的慢性疾病，患者需要经历漫长的治疗过程，但其预防比治疗更有意义、更有价值。

一、骨质疏松症初级预防

指尚无骨质疏松但具有骨质疏松症的危险因素者，应防止或延缓其发展为骨质疏松症，并避免发生第一次骨折。这时应合理营养膳食，补充充足的钙和维生素D等核心营养素，避免不良的饮食习惯和生活方式，坚持体育锻炼，积极治疗与骨质疏松症发生有关的疾病。将峰值骨量提高到最大值，并将骨峰值的时间延长，是预防老年时期骨质疏松症的最佳措施。

二、骨质疏松症二级预防

指已有骨质疏松症或已经发生过脆性骨折，防治目的是避免发生骨折或再次骨折。防治措施主要包括基础措施、药物干预、营养干预和康复治疗。给予抑制骨吸收药物（双膦酸盐、雌激素、降钙素）或促进骨形成药物（特立帕肽）治疗骨质疏松症，提高骨密度，降低骨折风险；配合补充钙剂、维生素D等进行营养干预。

三、充分摄入骨骼相关的核心营养素

如钙、维生素D、维生素C、蛋白质等与骨质疏松关系较大的营养素。应该多喝牛奶，多吃豆制品；乳糖、酸奶都能促进钙的吸收，糖、其他甜食和任何精加工的食品都不利于钙的吸收。预防骨质疏松需要正确地选择食物，并及时补充缺乏的核心营养素，以满足个体的营养需要。许多人骨质疏松致脊椎骨无法负荷身体的重量而感到腰背部疼痛。如果平时就能适量摄取有益于骨骼的营养素，则由此而引起的腰酸背痛是可以预防的。

四、消除危险因素

需要戒烟，避免酗酒，减少咖啡因和浓茶的摄入，少用激素等。中国人的饮食习惯比较特殊，喝牛奶较少，而其他食物含钙量一般较少。中山大学营养系教授蒋卓勤研究发现，骨头即使在高压锅里熬10小时，一碗骨头汤中的钙含量也不过10mg；而同样一碗牛奶中的钙含量达到200mg，远远高于骨头汤。因此，大多数人通过饮食摄入的钙往往严重不足。多次全国营养调查资料显示，中国人钙的每日平均摄入量不到400mg，没有达到推荐摄入量的一半。专家提醒单纯食疗难以满足人体钙的需要，很多人需要额外补充钙片。

五、适量运动

骨质疏松症患者在运动过程中应注意选择合适的运动项目、适宜的运动量，循序渐进、持之以恒，才有较好的效果。

练习题

一、理论题

（一）单项选择题（选择一个正确的答案）

1. 以下不符合骨质疏松症患者膳食指导的是（B）。
   - A. 每天吃大豆及其制品
   - B. 多吃肉类
   - C. 多吃蔬菜、水果
   - D. 每天饮用牛奶

2. 骨强度反映了骨骼的两个主要方面，即（A）。
   - A. 骨矿密度和骨质量
   - B. 骨硬度和弹性
   - C. 骨长度和骨质量
   - D. 骨矿密度和骨长度

3. 2001 年美国国立卫生研究院提出骨质疏松症是以（B）下降，骨折风险性增加为特征的骨骼系统疾病。
   - A. 骨密度
   - B. 骨强度
   - C. 骨长度
   - D. 骨质量

4. （A）是骨质疏松症最典型的临床表现。
   - A. 疼痛、脊柱变形和发生脆性骨折
   - B. 畸形、疼痛、反常活动
   - C. 畸形、疼痛、弹性固定
   - D. 高热、寒战、腹痛

5. 在骨转换生化指标中，国际骨质疏松基金会所推荐的是选项（B），两个敏感性相对较好的骨转换生化指标。
   - A. 血清 I 型原胶原 C - 端前肽（PICP）和血清 I 型胶原交联 C - 末端肽（S - CTX）
   - B. 血清 I 型原胶原 N - 端前肽（PINP）和血清 I 型胶原交联 C - 末端肽（S - CTX）
   - C. 血清碱性磷酸酶（ALP）和血清 I 型胶原交联 C - 末端肽（S - CTX）
   - D. 血清 I 型原胶原 N - 端前肽（PINP）和尿 I 型胶原交联 C - 末端肽（U - CTX）

6. 骨质疏松的严重后果为发生（C），即在受到轻微创伤时或日常活动中即可发生的背折。
   - A. 椎体骨折
   - B. 髋部骨折
   - C. 骨质疏松性骨折（脆性骨折）
   - D. 腕部骨折

7. 骨质疏松症最主要的诊断标准是（B）。
   - A. X 光片
   - B. 骨密度测定
   - C. 核磁共振检查
   - D. 血电解质检查

8. 骨质疏松症的饮食疗法不包括（C）。
   - A. 增加富钙饮食如牛奶及奶酪
   - B. 低盐高蛋白
   - C. 饮用富含磷的饮料如碳酸饮料
   - D. 每天补充适量的维生素，如维生素 D、维生素 K 及维生素 B_{12}

9. 双膦酸盐的主要作用是（D）。
   - A. 抑制骨转换
   - B. 促进骨形成
   - C. 抑制骨形成
   - D. 抑制骨吸收

10. 骨质疏松症的营养治疗主要包括（D）。
    - A. 加强钙的摄入
    - B. 适量蛋白质的摄入
    - C. 补充维生素 D
    - D. 以上都是

11. 骨质疏松症患者适合的运动是（D）。
    - A. 乒乓球
    - B. 瑜伽
    - C. 太极拳
    - D. 以上都是

12. 下列选项不符合骨质疏松症防治原则的是（A）。

A. 优先选用钙补充剂　　　　　　　　　B. 充足的钙和维生素 D 摄入

C. 适度体力劳动　　　　　　　　　　　D. 避免不良生活习惯

13. 陈女士骨质疏松 5 年，发生过椎体压缩性骨折，正确的膳食营养治疗原则是选项（C）。

A. 高蛋白、高盐膳食　　　　　　　　　B. 低钙、高磷膳食

C. 低盐、高维生素、高钙膳食　　　　　D. 低盐、高磷膳食

14. 下列选项（D）是骨质疏松症患者最容易缺乏的。

A. 铁、锌、钙、蛋白质　　　　　　　　B. 钙、钠、维生素 D、氟

C. 维生素 D、钙、钠、蛋白质　　　　　D. 钙、维生素 D、铜、锌

15. 骨质疏松症的非药物治疗包括（D）。

A. 物理疗法　　　　B. 营养疗法　　　　C. 日光浴　　　　D. 以上都是

16. 骨峰值一般在（C）左右达至。

A. 20 岁　　　　　B. 25 岁　　　　　C. 35 岁　　　　　D. 40 岁

17. 骨骼的生理功能不包括选项（D）。

A. 承重　　　　　　B. 运动　　　　　　C. 骨髓造血　　　　D. 铁储存库

18. 骨骼的组成成分不包括选项（A）。

A. 肌细胞　　　　　B. 骨细胞　　　　　C. 矿物质　　　　D. 有机质

19. 骨质疏松症相关的核心营养素可能不包括选项（B）。

A. 钙镁　　　　　　B. 维生素 E　　　　C. 蛋白质　　　　D. 维生素 D

20. 以下选项（A）是合成骨胶原的主要原料。

A. 蛋白质和维生素 C　　　　　　　　　B. 维生素 C 和 B 族维生素

C. 蛋白质和维生素 D　　　　　　　　　D. 蛋白质和钙

（二）判断题（正确的在后面的括号内填 A，错误的填 B）

1. 人体最佳钙的食物来源是骨头汤。　　　　　　　　　　　　　　　　　　（B）

2. 平均每天至少 20 分钟日照，充足光照会对维生素 D 的生成及钙质吸收起到关键作用。（A）

3. 相对不治疗而言，骨质疏松症任何阶段开始治疗都不晚，但早诊断和早治疗会大大受益。（A）

4. 老年后积极改善饮食和生活方式，坚持钙和维生素 D 的补充可预防或减轻骨质疏松。（A）

5. 高龄、低体量女性尤其要注意骨质疏松，此外缺乏运动、缺乏光照对年轻人来讲同样是骨质疏松症的危险因素。　　　　　　　　　　　　　　　　　　　　　　　　　（A）

6. 老年性骨质疏松主要与老龄化有关，多见于 70 岁以上老年人，男女比例 2∶1。　（B）

7. 发生髋部或者椎体脆性骨折即可诊断骨质疏松症。　　　　　　　　　　　（A）

8. 骨质疏松症是一种以骨量增加，导致骨脆性增加，易发生骨折为特征的全身性骨病。（B）

9. 骨密度可作为评估骨质疏松症的直接指标。　　　　　　　　　　　　　　（B）

10. 骨骼存在雌激素受体，女性绝经后雌激素缺乏，破骨细胞活跃，骨骼的吸收作用增强，骨破坏活跃，导致骨量丢失。　　　　　　　　　　　　　　　　　　　　　　　　（A）

11. 缺镁会让骨头变脆，更易断裂；还会引发维生素 D 缺乏，影响骨骼健康。　（A）

二、技能练习题

1. 试述骨质疏松症的一般治疗内容。

参考答案：

（1）药物治疗：遵医嘱服用抗骨质疏松药物，如抑制骨吸收药物（常见有双膦酸盐类药物、雌激素、选择性雌激素受体调节剂、RANKL 抑制剂）、促进骨形成药物（常见有甲状旁腺激素类似物）以及其他机制药物。

（2）合理膳食：每天饮用奶类，补充充足的钙；每天吃大豆及其制品；多补充优质蛋白质，例如鱼、鸡蛋、瘦肉等；饮食少盐清淡，多吃水果、蔬菜。

（3）运动治疗：推荐有规律的有氧运动，如快步走、慢跑、太极拳、瑜伽、舞蹈、乒乓球等，每周最

好运动 3~5 次，每次运动时间为 40~60 分钟，运动强度宜选择中等为好。合理安排负重及肌肉力量练习。运动应循序渐进、持之以恒。

（4）营养补充：同时服用钙制剂和维生素 D 制剂，治疗骨质疏松症每日需摄入钙 1000~1500mg、维生素 D 800~1200 IU。蛋白质和维生素 C 等骨骼相关的核心营养素摄入不足者，应该每天给予足量的补充。

2. 某 65 岁老年女性，患有骨质疏松症，请给予合适的膳食指导以及生活方式指导。

参考答案：

（1）每天饮用奶类，补充充足的钙。

（2）每天吃大豆及其制品。

（3）多补充优质蛋白质，例如鱼、鸡蛋、瘦肉等。

（4）饮食清淡少盐，多吃水果、蔬菜。

（5）每日补充钙剂和维生素 D，口服钙片。

（6）避免吸烟，饮酒应限量，少喝碳酸饮料和咖啡等。

（7）适当户外活动以及保证充足的日照时间。

3. 李女士，65 岁，身高 160cm，体重 40kg。绝经 10 年，每天运动量少于 30 分钟，患有类风湿关节炎 5 年，睡眠良好。请问：

（1）李女士是哪种疾病的高风险人群？请列举李女士具有该病的哪些影响因素？

（2）作为慢病调理师，应该从哪些方面对李女士进行健康指导？

参考答案：

（1）李女士是骨质疏松症的高风险人群，影响因素有老龄、体重轻、绝经时间长、运动量少、患类风湿关节炎。

（2）健康指导建议：改变不良的生活方式，每天适当户外活动，保证充足日照时间；安排合理的体育运动，长期低强度体力活动如散步、骑自行车等；合理安排作息时间、规律生活；日常补充充足的钙和维生素 D 等营养素，多饮用奶类，多吃大豆及豆制品。

4. 请简述骨质疏松症的营养治疗原则。

参考答案：

（1）充足的钙：绝经后妇女和老人应达到 1000~1200mg/d。较严重骨质疏松症患者钙需求量大时，也可以超过此剂量。

（2）适量的磷：膳食磷的适宜供给量为 700mg/d，合理的钙磷比例有利于钙的利用和减慢骨钙丢失。如磷摄入过多，可能会加重骨质疏松的危险性。

（3）充足的维生素：维生素 D、维生素 C、维生素 A 对骨骼健康很重要，应该保证足量供给。

（4）适量的蛋白质：蛋白质是合成骨胶原的主要原料，也可促进钙的吸收和储存。

（5）多吃蔬菜、水果：许多蔬菜、水果富含多种维生素和矿物质，如维生素 K、维生素 C 等，有利于防治骨质疏松症。

（6）科学的烹调：去除干扰钙吸收的因素，如在面粉、豆粉中加入发酵剂发酵一段时间，可使植酸水解，增加钙游离；对含草酸高的蔬菜，可以先在沸水中焯一下，部分草酸溶于水后再烹调。

（7）清淡少盐膳食：钠的摄入量与骨质疏松症呈正相关。

（8）合理选择饮品：饮酒应限量，少喝碳酸饮料、咖啡和浓茶。

5. 请简述骨质疏松症的预防方法。

参考答案：

（1）充分摄入骨骼相关的核心营养素：如钙、维生素 D、维生素 C、蛋白质等营养素。应该多喝酸奶、牛奶，多吃豆制品和新鲜的蔬果。

（2）合理安排运动锻炼：运动干预已被认为是一种十分重要的预防骨质疏松症的有效手段。运动可使骨矿物质密度增加，改善机体敏捷性，增加肌肉力量，减少跌倒风险。骨骼需要有压力的刺激才会使其更加强壮，这就是负重训练可以使骨骼更加强壮的原因。骨质疏松症的患者在运动过程中应注意选择合适的运动项目、适宜的运动量，循序渐进、持之以恒，才会有较好的效果。

（3）生活方式干预

①戒烟限酒。香烟中的尼古丁对骨有损害。适度的饮酒对人体有益，每周 1~2 次的频率为宜。过度的饮酒将导致骨质的丢失。如果同时吸烟与酗酒将造成骨质的严重损害。

②充足日照。建议每天尽可能晒 1 小时太阳，不能整天宅在家里。人的皮肤中含有 7 - 脱氢胆固醇，只有通过紫外线的照射后，才能转化为维生素 D_3，才有促进钙吸收的作用。

③不喝碳酸饮料。常喝可乐会降低女性骨密度，因为可乐中含有较多磷酸，不仅会降低人体对钙的吸收，还会加快钙的流失。

（4）避免盲目减肥：适当的脂肪，能通过生化作用合成雌激素等，增加钙的吸收，促进骨的形成，防止骨质疏松。体形瘦小的人脂肪组织和肌肉较薄，容易发生骨质疏松及骨质疏松性骨折。

（詹钟平）

第十四章

痛风的防治与膳食营养指导

痛风是高尿酸血症引起的疾病。高尿酸血症（HUA）是一种常见的生化异常，由尿酸盐生成过量、肾脏尿酸排泄减少，或两者共同存在引起。目前我国约有高尿酸血症患者1.2亿，约占总人口的10%，高发年龄为中老年男性和绝经后女性，但近年来有年轻化趋势。尿酸产生后约1/3在肠道经细菌分解处理，约2/3经肾脏排泄。当尿酸生成过多或尿酸排泄减少时，血尿酸水平就会升高。尿酸生成过多的主要原因为外源性摄入过多嘌呤、嘌呤代谢过程中酶的缺陷；尿酸排泄减少主要因肾小球滤过减少、肾小管分泌减少和重吸收增加导致。

第一节 痛风产生的主要原因及高危因素

痛风是由于体内嘌呤代谢紊乱和（或）尿酸排泄减少所致的高尿酸血症密切相关的一种代谢性疾病，由于尿酸钠大量沉积于骨关节、肾脏、皮下等部位，引发急、慢性炎症和组织损伤。尿酸盐结晶比较坚硬锋利，可在体内游走，损伤细胞，引起发病。痛风可分为原发性和继发性两大类。继发性痛风是由于其他疾病引起高尿酸血症而导致痛风，如由于肾脏疾病致尿酸排泄减少，某些药物抑制尿酸的排泄等。本章重点讨论原发性痛风。

一、主要原因

痛风的主要原因是人体代谢紊乱导致高尿酸血症。人体内98%的尿酸以钠盐的形式存在，当血尿酸盐呈过饱和状态，加之其他影响尿酸溶解度的因素，可促使尿酸盐结晶析出，沉积于关节内、周围软组织和肾脏等部位，引发痛风的症状和体征。高尿酸血症是痛风的重要特征，有5%~15% HUA患者发生痛风。

二、高危因素

1. 性别与年龄 痛风患病率随年龄而增加，但近年来有年轻化趋势。痛风发病大部分在30~70岁之间，90%~95%的痛风患者是男性。

2. 高嘌呤膳食 尿酸是嘌呤代谢的终产物，人体内尿酸的20%来源于食物，80%来源于体内的核酸分解。一般人每天膳食嘌呤摄入量为600~1000mg，停止或减少膳食嘌呤摄入对痛风患者有利，可使痛风患者的血尿酸降低29.5~89.3μmol/L。

3. 产能营养素 高蛋白饮食可能导致内源性嘌呤合成增高，过量的脂肪摄入会影响肾脏排泄尿酸。果糖可转化成合成嘌呤的底物，使尿酸生成增多；大量摄入果糖还可刺激长链脂肪酸合成，导致高脂血症，引起机体产生胰岛素抵抗。经常喝甜饮料会大大增加患痛风的风险。因此富含果糖的食物和含糖软饮料痛风患者应禁用。

4. 饮酒 酒精可抑制糖异生作用，使血乳酸和酮体浓度升高，乳酸和酮体可以抑制肾小管分泌尿酸，使肾排泄尿酸减少。啤酒和陈年黄酒中含有丰富的嘌呤，会进一步使血尿酸浓度增高。

5. 剧烈运动 高强度运动和爆发力运动训练可使尿酸排泄减少，引起血尿酸升高，因此长期从事专业运动训练的特殊群体，高尿酸血症及痛风的发生率明显高于普通人群。低强度的有氧运动可降低痛风发病率。

6. 压力 痛风是一种生活方式病，是一种压力性疾病。压力大时，泛酸等B族维生素抗压力消耗很大，如果泛酸等营养素没有得到及时补充，将会影响体内细胞的代谢效率和排泄效率，造成尿酸积存而产生痛风。事实上，痛风的间歇性阵痛往往与压力出现和消失有关。以静坐为主的脑力劳动者与体力劳动者比较，血尿酸含量明显增高。

7. 其他因素 高血压、糖尿病、血脂异常和肥胖等代谢性疾病，是高尿酸血症和痛风的危险因素；同时，高尿酸血症者较血尿酸正常者更易发生高血压、肥胖症、血脂异常和糖尿病等疾病；高尿酸血症与糖耐量异常和糖尿病发病具有因果关系。

第二节　痛风的临床分期和医学检查

一、临床分期

1. 无症状高尿酸血症期 仅有血尿酸水平波动或持续性升高而无临床症状。部分高尿酸血症患者会发展为痛风。

2. 痛风性关节炎急性发作期 急性关节炎是由尿酸钠结晶游走或沉积引起的炎症反应，往往是痛风的首发症状。典型发作起病急骤，多因夜间剧痛而惊醒，受累关节呈局部皮温增高、发红、肿胀、疼痛，疼痛如刀割。痛风急性发作以春秋季多见，饮酒、高嘌呤饮食、劳累和受寒是常见诱因。

3. 痛风性关节炎发作间歇期 绝大多数患者在半年至 2 年内出现第 2 次发作，在两次发作之间为间歇期。

4. 痛风石及慢性痛风性关节炎期 痛风结节是由于尿酸盐结晶游走或沉淀所引起的一种慢性异物样反应而形成的，是痛风的特征性病变。痛风结节初起质软，随着纤维增生质地越来越硬，又称痛风石。痛风发作多年后，约 70% 会出现痛风石。关节内大量沉积的痛风石可以造成关节骨质破坏、关节周围组织纤维化，表现为关节肿痛、畸形和功能障碍。

5. 肾脏病变期 体内尿酸主要由肾脏排泄，高尿酸血症时尿酸盐在肾脏内沉积可引起肾脏病变。20% 左右的痛风患者有慢性痛风性肾病，临床表现有蛋白尿、夜尿增多、水肿、高血压、晚期尿毒症等。尿中尿酸浓度增加呈过饱和状态，在泌尿系统沉积并形成结石。原发性痛风患者中尿酸性尿路结石发生率为 10% ~ 20%。

二、医学检查

1. 血尿酸测定 成年男性血尿酸值为 208 ~ 416μmol/L，女性为 149 ~ 358μmol/L，绝经后接近男性。

2. 尿尿酸测定 限制嘌呤饮食 5 天后，每天尿酸排出量超过 3.57mmol，可认为尿酸生成增多。

3. 炎症反应指标 血沉、C 反应蛋白在痛风发作急性期可以升高。

第三节　痛风的诊断要点

一、痛风的临床特点

1. 痛风性关节炎 中青年男性多见，常首发于第一跖趾关节，或踝、膝等关节。起病急骤，24 小时内发展至高峰。初次发病常累及单个关节，持续数天或数周可完全自然缓解，反复发作则受累关节逐渐增多，症状持续时间延长，两次关节炎发作间歇期缩短。

2. 痛风石 常发生于第一跖趾关节、足趾、指关节、肘关节和耳廓等部位。痛风石大小不一，受挤压后可破溃或形成瘘管，有白色豆腐渣样排出物。

3. 关节液检查 急性期关节滑囊液偏振光显微镜下可见双折光的针形尿酸钠晶体，具有确诊价值。

4. 关节 B 超检查 关节腔内可见典型的"暴雪征"和"双轨征"，具有诊断价值。关节内点状强回声及强回声团伴声影是痛风石的常见表现。

5. 双源 CT 检查 利用两种不同能量的 X 射线对物体进行成像，从而获得物体构成精确比例的影像学检查手段，能更准确地识别并分离尿酸盐（呈绿色伪彩）和钙盐（呈红色伪彩），可以同时检查多个关节，具有诊断价值。

二、痛风的诊断要点

日常饮食下，非同日两次空腹血尿酸水平检测男性 $>420\mu mol/L$，女性 $>360\mu mol/L$，即可诊断为高尿酸血症。如出现特征性关节炎表现、尿路结石或肾绞痛发作，伴有高尿酸血症应考虑痛风。关节液穿刺或痛风石活检证实为尿酸盐结晶，双源 CT 检查见绿色伪彩（尿酸盐结晶的标志）可做出诊断。X 射线检查、B 超检查对明确诊断具有一定的价值。急性关节炎期诊断有困难者，秋水仙碱试验性治疗有诊断意义。

第四节　痛风的医学治疗

一、痛风的非药物治疗

首先需要避免引起痛风的诱发因素，减少痛风的发作。慎用抑制尿酸排泄的药物，如噻嗪类利尿药等。继发性痛风需要积极治疗原发疾病，肿瘤患者化疗、放疗时要严密监测血尿酸水平。规律作息，合理运动，严禁吸烟。必要时可选择剔除痛风石，对残废关节进行矫形等手术治疗。

二、痛风的常用药物

痛风各期的常用药物比较，见表 14-1。

表 14-1　痛风各期的常用药物

痛风急性期	痛风间歇期	长期治疗
治疗目的：终止急性发作	治疗目的：防止再发	治疗目的：防止再发、溶解痛风石、保持血尿酸 $<360\mu mol/L$
1. 非甾类抗炎药：如吲哚美辛、双氯芬酸	1. 抗炎药物：秋水仙碱：$0.5\sim1mg$ QD	1. 抗炎药：秋水仙碱：降血尿酸治疗前 $1\sim2$ 周起 $0.5\sim1mg$ QD，持续数月，以防复发
2. 抗炎药物：秋水仙碱：首剂 1mg，以后每 $1\sim2$ 小时 0.5mg，24 小时总量不超过 6mg	2. 抑制尿酸合成药：非布司他，别嘌醇	2. 抑制尿酸合成药：非布司他 40mg/QD；别嘌醇：$100\sim300mg$ QD
3. 糖皮质激素：泼尼松：$20\sim40mg/d$；曲安奈德：$5\sim20mg$ 关节内注射	3. 促进尿酸排泄药：苯溴马隆	3. 促进尿酸排泄药：苯溴马隆 50mg/QD

第五节　痛风的营养治疗

一、痛风营养代谢特点

1. 嘌呤代谢 人体尿酸来源有两个途径。外源性占 20%，来自富含嘌呤或核蛋白食物在体内的消化代谢；内源性占 80%，是由体内氨基酸、磷酸核糖和其他小分子化合物合成的核酸所分解而来。从食物摄取或体内合成的嘌呤最终代谢产物是尿酸。在原发性痛风中，80%~90% 的发病直接原因是肾小管对尿酸的清除率下降。因尿酸易溶于碱性液中，多食用碱性食物，可使尿液偏碱性，促进尿酸的排泄。虽然高嘌呤饮食不是引起痛风的主要致病原因，但可使细胞外液尿酸值迅速增高，诱发痛风发作；停止摄入嘌呤，可使痛风患者血尿酸减低 $29.5\sim89.3\mu mol/L$。因此，注意控制膳食嘌呤摄入具有一定临床意义。

2. 宏量营养素代谢 高尿酸血症和痛风患者在富有者中多见，常伴有肥胖和高脂血症。食物中的嘌呤多与蛋白质共存，高蛋白质饮食不但嘌呤摄入增多，而且可促进内源性嘌呤的合成和核酸的分解。脂肪摄入过多，血酮浓度增加，会与尿酸竞争并抑制尿酸在肾排泄。碳水化合物丰富，可使 5′ -磷酸核糖增加，继而转化为磷酸核糖焦磷酸（嘌呤合成底物）。不过糖类也有增加尿酸排泄的倾向，并可减少体内脂肪氧化而产生过多的酮体，故应是能量的主要来源。但果糖促进核算分解，增加尿酸生成，应减少摄入。

3. 维生素　B族维生素和维生素C可促进组织沉淀的尿酸盐溶解，有利于缓解痛风。

二、痛风营养治疗原则

（一）痛风营养治疗的目的

通过合理膳食限制外源性嘌呤摄入，采取低能量、低脂和低蛋白饮食，减少尿酸的来源，以降低血尿酸水平，并增加尿酸的排泄，从而减少痛风急性发作的频率和程度，缓解痛风发作的症状，防止并发症。

（二）痛风营养治疗原则

1. 限制嘌呤　患者应长期控制嘌呤摄入，需要根据病情限制膳食中嘌呤的含量。在急性期应严格限制嘌呤摄入，每天摄入少于150mg，多选择嘌呤含量低的食物（<25mg/100g）。在缓解期视病情可限量选用嘌呤含量中等的食物（25~150mg/100g），其中肉、鱼、禽肉用量60~90g/d，用煮过去汤的熟肉代替生肉。另外可自由选用含嘌呤低的食物，禁用含嘌呤高的食物（>150mg/100g）。

体内代谢产生的嘌呤与从食物中摄入的嘌呤最终结局差异甚大。机体代谢产生的嘌呤大部分合成核酸，被组织细胞重新利用，少部分分解成尿酸；而食物来源的嘌呤绝大部分生成尿酸，很少能被机体利用。食物中摄取嘌呤量的多少直接影响血液中尿酸的水平，高嘌呤饮食可诱发痛风急性发作。

建议根据痛风患者的不同病情来选择含嘌呤的食物（见表14-2）。痛风缓解期建议膳食总嘌呤摄入量为200~300mg/d，痛风急性期建议膳食总嘌呤摄入量为150mg/d。在痛风急性期，急性发病3天内要基本不进食含嘌呤食物或进食含嘌呤很少的食物，缓解后可以适当增加；在痛风缓解期，给予正常平衡膳食以维持理想体重，蛋白质以每日不超过80g为宜，禁用含嘌呤高的第一类食物，有限量地选用第二类食物，可自由选用第三类食物。

表14-2　不同食物的嘌呤含量

每100g食物嘌呤含量		食物种类	应用指南
第一类 高嘌呤食物	150~1000mg	内脏和瘦肉类：肝、肾、胰、心、肉馅、肉汁 鱼类：鲭鱼、鱼卵、小虾、牡蛎、鲮鱼、沙丁鱼 禽类：鹅、鹧鸪 浓肉汁：浓鸡汤、火锅汤、肉汤	此类食物在急性及缓解期均应禁用
第二类 中嘌呤食物	50~150mg	鱼类：鲤鱼、带鱼、鳕鱼、鳝鱼、大比目鱼、鲈鱼、梭鱼、鲭鱼、鳗鱼、贝壳类水产、虾、蟹肉 肉类：猪肉、牛肉、羊肉、鸡、鸭、兔、鸽子 粮豆类：蘑菇等菌菇类、花菜、芦笋、菠菜、豌豆、四季豆、青豆、菜豆、麦片、花生、花生酱、豆类制品（豆腐、豆浆）	在缓解期，根据病情可每日（或一周五日）选用，肉、鱼、禽类要用水煮后食用
第三类 低嘌呤食物	0~50mg	主食类：精白米、精白面包、馒头、面条、通心粉、苏打饼干、玉米 蔬菜类：卷心菜、胡萝卜、芹菜、黄瓜、茄子、甘蓝、莴苣、南瓜、西葫芦、西红柿、萝卜、山芋、土豆 各种牛奶、奶酪、酸奶、各种蛋类 各种水果及干果类 各种饮料包括茶、巧克力、咖啡、可可等 其他：猪血、猪皮、海参、海蜇皮、海藻	此类食物可每天食用

2. 低能量　痛风患者多伴有超重或肥胖，应控制能量摄入，尽量达到或稍低于理想体重，体重最好能低于理想体重10%～15%。学会计算卡路里，一般轻度身体活动者能量供给平均为25～30kcal/(kg·d)。碳水化合物作为能量的主要来源，供能比占50%～65%。推荐痛风患者饮食八分饱原则，可在饭前吃一个水果（血糖高者可吃一个黄瓜或番茄）或极低能量的食物如蔬菜、魔芋等，吃一部分粗杂粮，避免两餐之间的甜点。

体重超重者应减重，减少能量应循序渐进，切忌猛减，否则引起体脂分解过快会导致酮症，抑制尿酸的排泄，诱发痛风症急性发作。

3. 低蛋白质　食物中的核酸多与蛋白质合成核蛋白存在细胞内，适量限制蛋白质供给可以控制嘌呤的摄取。蛋白质供给量为0.8～1.0g/(kg·d)或55～65g/d，优质蛋白质可选用不含或少含核蛋白的乳类、干酪和鸡蛋等，少用或尽量不用肉、鱼、禽类等，如一定要吃肉，可经煮沸弃汤后食用。有证据证明，牛奶对痛风发作期的患者有好处，首选低脂或脱脂牛奶；酸奶经微生物发酵嘌呤含量升高，且乳酸可干扰尿酸排出，只可少量食用。

在痛风性肾病时，应根据尿蛋白的丢失和血浆蛋白质水平适量补充蛋白质；但在肾功能不全，出现氮质血症时，应严格限制蛋白质的摄入量。

4. 低脂肪　脂肪可减少尿酸排泄，且过多油脂摄入可导致肥胖，应适量限制脂肪。特别避免食用肥肉、猪牛羊油、肥禽等。可供给脂肪低量或中等量，即40～50g/d，脂肪供能比占总能量的20%～25%，并用蒸、煮、炖、卤、煲、焯等用油少的烹调方法。

5. 合理供给碳水化合物　碳水化合物有抗生酮作用和增加尿酸排泄的倾向，故应是能量的主要来源，供能比占总能量的55%～65%。但果糖可增加尿酸的生成，应减少其摄入量。应尽量减少蔗糖或甜菜糖，蜂蜜含果糖较高，故不宜食用。

6. 充足维生素和矿物质　各种维生素，尤其是B族维生素和维生素C应足量供给。多供给富含矿物质的蔬菜和水果。蔬菜每天500～700g，蔬菜含有大量钾、钙、镁，有利于提高尿液pH值，促进尿酸排出。钠盐有促使尿酸沉淀的作用，且痛风患者多合并有高血压病、冠心病及肾脏病变等，所以痛风患者应限制每日钠盐摄入，通常用量为2～5g/d。减少调味料的使用，少吃零食。

7. 多饮水　入液量应保持2000～3000ml/d，以维持一定的尿量，促进尿酸排泄，防止肾结石生成。喝白开水、淡茶水均可，不喝各种含糖饮料。果糖促进内源性尿酸生成，因此应避免喝含糖饮料。养成少吃甜食的习惯，减少食用富含果糖的加工食物。无果糖等添加剂的苏打水可以喝，对尿酸排出有益。可在睡前或半夜饮水，以防止夜尿浓缩。可多选用富含水分的水果和食品，并设法使尿液呈碱性。但若伴有肾功能不全，水分应适量。

8. 限制刺激性食物　避免饮用酒精及酒精饮料。血清尿酸值与饮酒量呈高度正相关，饮酒是血清尿酸值升高的重要原因之一。乙醇代谢产生的乳酸，可抑制肾脏对尿酸的排泄；美味的下酒菜，大部分是高嘌呤食物。依酒精饮料种类不同，嘌呤含量各异，一般规律为：陈年黄酒＞啤酒＞普通黄酒＞白酒＞红酒。饮酒容易诱发痛风发作，故不宜饮酒。

此外，强烈的香料和调味品，如辛辣调味品也不宜食用。茶、可可和咖啡可适量食用。有研究证明，咖啡并没有促进痛风发作的作用，只要不加糖，可以适量饮用。

（三）痛风膳食营养指导

1. 控制膳食能量，保持适宜体重，避免超重或肥胖　如果当前实际摄入的能量与应该摄入的能量相距甚大，可以分阶段减少，每阶段减少500kcal，并与能量消耗保持平衡，使之逐步达到适宜体重。超重肥胖的痛风患者，如欲减轻体重也应循序渐进，切忌减得过快，否则易导致机体产生大量酮体，酮体与尿酸相互竞争排出，可使血尿酸水平升高，促使痛风急性发作。临床资料显示，肥胖的痛风患者，在缓慢稳定降低体重后，不仅血尿酸水平下降，而且尿酸清除率和尿酸转换率升高，尿酸池缩小，不会引起痛风急性发作。美国麻省Framingham的研究资料表明，男子的相对体重减少10%，可使血清尿酸下降19.6mmol/L，血清葡萄糖下降0.14mmol/L，血清胆固醇下降0.292mmol/L，收缩压下降 6.6mmHg。

2. 膳食结构合理 在总能量限制的前提下，蛋白质供能比占总能量的 10%～15%；脂肪供能比占总能量 <30%，其中饱和脂肪酸、单不饱和脂肪酸、多不饱和脂肪酸比例约为 1:1:1，全日脂肪包括食物中的脂肪及烹调油合计控制在 50g 以内；碳水化合物供能比占总能量 55%～65%。充足的碳水化合物可防止组织分解及产生酮体，维生素与微量元素满足 DRIs 的需要。

《中国居民膳食指南》中提出的"食物多样以谷类为主""吃清淡少盐的膳食""吃清洁卫生、不变质的食物"等，带有普遍的指导意义，也适用于痛风患者。需要合理搭配粗粮、杂粮，少吃精米精面，从食物中多摄入一些 B 族维生素和维生素 E 等营养。

3. 素食为主 多食一些新鲜蔬果等碱性食物。尿液的 pH 值与尿酸盐的溶解度有关。当 pH 值在 5.0 时，每分钟只能溶解尿酸盐 60mg；pH 值为 6.0 时，尿酸盐可有 220mg 溶解，pH 值为 6.6 时，几乎所有的尿酸盐呈游离状态；但大部分痛风患者尿液的 pH 值常较低，尿酸排出量较高，故易出现肾结石。有些食物含有较多的钠、钾、钙、镁等矿物元素，在体内氧化生成碱性离子，故称为碱性食物，属于此类的食物有各种蔬菜、水果、鲜果汁、马铃薯、甘薯、海藻、紫菜、海带等，增加碱性食物的摄入量，使尿液 pH 值升高，有利于尿酸盐的溶解，西瓜与冬瓜不但属碱性食物，且有利尿作用，对痛风治疗有利。多食一些含钾较多的食物，如香蕉、西兰花、西芹等；钾可减少尿酸沉淀，有助于将尿酸排出体外。

4. 充分饮水 痛风患者需要保证液体入量充足。液体入量充足有利于尿酸排出，有助于预防尿酸肾结石，延缓肾脏进行性损害，痛风患者每日应饮水 2000ml 以上，即 8～10 杯，伴肾结石者最好能达到每日饮水 3000ml，为了防止夜尿浓缩，夜间也应补充水分。饮料以普通开水、淡茶水、矿泉水、鲜果汁、菜汁、豆浆等为宜。

5. 饮食禁忌 禁用或少食高嘌呤食物。避免饮酒，尤其是黄酒、啤酒和白酒；避免摄入高嘌呤食物如动物内脏、沙丁鱼、小鱼干、牡蛎和老火靓汤，避免吃虾蟹等海鲜类食物。肉类煮后弃汤可减少嘌呤量。

6. 建立良好饮食习惯 暴饮暴食，或一餐中进食大量肉类常是痛风性关节炎急性发作的诱因。此外，也不应随意漏餐，造成饥饿。每日至少应有规律地进食三餐，也可少食多餐。注意烹调方法，少用刺激性调味品。多吃坚果和种子，如核桃、松子仁、杏仁、榛子、芝麻、西瓜子仁、南瓜子仁、葵花子、花生仁、去皮熟黄豆等，富含维生素 E。多喝酸奶，可以增加肠内有益菌、促进肠内细菌的生长；肠内细菌可利用尿酸，从而降低血尿酸，减轻痛风带来的不适。小麦胚粉富含维生素 E 和 B 族维生素。

（四）痛风患者食谱举例

痛风急性发作期患者食谱举例见表 14-3，痛风缓解期食谱举例见表 14-4。

表 14-3 痛风急性发作期参考食谱

早餐	牛奶（250ml），馒头（面粉 50g）	
午餐	米饭（大米 100g），韭黄（200g）炒鸡蛋（1 个 50g），猪血（100g）白菜（200g）汤	
晚餐	苋菜（200g），蛋清（1 个 30g），煮面条（150g），甜酸黄瓜（250g），西瓜（300g）	
加餐	牛奶 250ml，葡萄 150g	
能量	1979kcal	蛋白质 61.2g（12%）
脂肪	46.3g（21%）	碳水化合物 283.4g（67%）

注：全日加烹调用油 20g，饮水量 2000～3000ml。

表 14-4 痛风缓解期参考食谱

早餐	牛奶（300ml），面包（面粉 50g）
午餐	米饭（稻米 100g），瘦猪肉（30g），炒芹菜（150g），西红柿（200g），土豆（100g）汤
晚餐	花卷（面粉 100g），皮蛋（1 个 50g），粥（稻米 25g），鸡肉丝（20g），炒西兰花（200g），苹果（200g）

| 能量 | 1977kcal | 蛋白质 67.1g（14%） |
| 脂肪 | 48.7g（22%） | 碳水化合物 283.4g（64%） |

注：全日烹调用油 25g，食用煮过去汤的瘦猪肉和鸡肉。

（五）痛风的营养补充方案

痛风是代谢性疾病，是体内代谢紊乱、代谢障碍引起的疾病。因为药物治不好代谢紊乱，所以药物治疗痛风属于对症治疗。但营养调理的效果较好，营养调理可以纠正体内的代谢紊乱和代谢障碍。

研究发现，多种营养素与痛风的发生发展密切相关，应注意充分补充。维生素 E 对保持细胞膜的完整性很重要，缺乏维生素 E，细胞核易因氧化而受损，产生过多的尿酸；而且组织中破坏细胞的酶也会比平常多出 15~60 倍。研究表明，缺乏维生素 E 一个月，尿酸的产生量便会比平常高出 7 倍；而补充维生素 E 尿酸生成就会减少。

动物实验发现，让动物吃太多或太少的氨基酸或吃不完全蛋白质，结果都会使其尿酸分泌增加，诱发或加重痛风。因此，患痛风的人必须适量摄取优质蛋白质，以达到体内蛋白质的平衡。

B 族维生素可以促进全身代谢，包括促进尿酸的代谢和排泄；研究表明，充分补充 B 族维生素，尤其是泛酸、维生素 B$_1$、维生素 B$_2$ 等，可以有效促进尿酸的排泄。压力大者，抗压力营养素如维生素 C、钙镁片等也要及时补充。适当补充钙镁片，还可以碱化血液和尿液，促进尿酸的排泄。

一些痛风患者，在合理膳食的基础上仍然做不到营养均衡时，可以合理使用一些针对痛风的营养补充剂。痛风患者的营养补充方案，一般包括补充天然 B 族维生素（含泛酸、维生素 B$_2$、维生素 B$_1$）、维生素 E、蛋白质粉、维生素 C 和钙镁片等，可以根据患者的营养状况选择应用。

第六节　痛风的其他干预方法和有效预防

一、运动及体重控制

运动对痛风的防治具有双重性，缺少运动或运动不当会诱发痛风发作，适宜的运动有助于防治高尿酸血症和痛风。急性发作期应适当制动，不发作时可以散步、慢跑、游泳、骑自行车、打太极拳、做瑜伽、健身操等。运动量要适中，控制心率在合理范围（≤170 - 年龄）。肥胖增加痛风发生的风险，且易合并高血压、糖尿病、高脂血症等多种代谢性疾病。控制体重，使 BMI < 25。

二、痛风运动处方

1. 运动应循序渐进、持之以恒。
2. 应该根据个人的身体状况制定个体化运动方案。
3. 选择合适的有氧运动，如散步、慢跑、游泳等。
4. 运动强度和频率：每天运动 30 分钟，每周运动 2~3 天，根据个人身体状况选择。
5. 50 岁以上患者运动量以少量出汗为宜，心率不超过 120 次/分。
6. 运动中或运动后少量多次补水。

三、建立健康的生活方式

痛风是一种慢性代谢性疾病，是一种生活方式病。调整生活方式有助于痛风的防治。健康的生活方式包括合理营养、戒烟限酒、适当运动和心理健康。改变久坐少动、以车代步等不良生活方式。改变熬夜、过多玩电子产品等不健康生活方式，做到早睡早起、合理使用电子产品。压力大者学会自我调节、释放压力，必要时加服一些抗压力营养素。积极进行有氧运动，循序渐进，促进代谢，控制体重。

四、痛风的有效预防

倡导合理膳食，多饮水，肥胖者控制体重，坚持运动，保持良好心态。定期进行健康检查，早发现、坚持治疗，减少痛风发作和对健康的危害。高尿酸血症和痛风患者需注意相关指标的监测，包括与代谢有关的监测（血压、体重、腰围、血尿酸、血糖、尿 pH 值等）以及与并发症有关的监测（尿微量蛋白、血脂、肝肾功能、心电图、肾脏 B 超等）。

练习题

一、理论题

（一）单项选择题（选择一个正确的答案）

1. 关于人体尿酸的描述，错误的是（D）。
   A. 正常人体尿液中含少量尿酸
   B. 尿酸高含量与食物内嘌呤含量成正比
   C. 慢性溶血性贫血、横纹肌溶解、红细胞增多症、骨髓增生性疾病时会产生尿酸高
   D. 所有痛风患者在痛风发作时血尿酸测定增高

2. 痛风的危险因素不包括（A）。
   A. 性别重女轻男
   B. 年龄：男性多为 40～50 岁，女性多为更年期
   C. 高嘌呤饮食
   D. 肥胖

3. 以下哪项不是高尿酸血症形成的原因？（D）
   A. 内源性尿酸生成增多　　　　　　　　B. 外源性尿酸摄入增加
   C. 肾脏排泄尿酸减少　　　　　　　　　D. 尿酸在肾小管的分泌增加

4. 尿酸在肾脏排泄减少的原因主要为（A）。
   A. 尿酸在肾小球滤过减少　　　　　　　B. 尿酸在肾小管重吸收减少
   C. 尿酸在肾小管的分泌增加　　　　　　D. 尿酸在肾小球滤过增加

5. 以下不属于高嘌呤食物的是（A）。
   A. 豆腐　　　　　　B. 猪脑　　　　　　C. 鱼皮　　　　　　D. 贝壳类

6. 关于痛风，以下描述错误的是（B）。
   A. 痛风是嘌呤代谢紊乱及（或）尿酸排泄减少所引起的一种晶体性关节炎
   B. 痛风急性期首次发作多为多关节炎
   C. 痛风常与中心性肥胖、高脂血症、糖尿病、高血压病以及心脑血管病伴发
   D. 痛风分为原发性和继发性两大类，痛风见于世界各地区、各民族

7. 原发性痛风的发病原因是（D）。
   A. 尿酸排出过少　　B. 尿酸产生过多　　C. 体内酶缺陷　　　D. 以上都是

8. 人体产生的尿酸中 2/3 经（　　）排泄，其余 1/3 在（　　）经细菌分解或皮肤汗腺等排出（肾外排泄途径）。（A）
   A. 肾脏；肠道　　　B. 肠道；肾脏　　　C. 肾脏；胃　　　　D. 胃；肾脏

9. 绝经后痛风占女性痛风的 90% 以上，这与（A）的促尿酸排泄作用有着密切的联系。
   A. 雌激素　　　　　B. 孕激素　　　　　C. 雄激素　　　　　D. 胰岛素

10. 有关痛风营养代谢特点描述正确的是（A）。
    A. 人体尿酸来源外源性占 20%，内源性占 80%。
    B. 人体尿酸来源外源性占 30%，内源性占 70%。
    C. 人体尿酸来源外源性占 70%，内源性占 30%。

D. 人体尿酸来源外源性占 80%，内源性占 20%。

11. 有关痛风营养代谢特点描述正确的是（B）。

    A. 原发性痛风主要发病原因并不是肾小管对尿酸的清除率下降。

    B. 原发性痛风主要发病原因是肾小管对尿酸的清除率下降。

    C. 高嘌呤饮食是引起痛风的主要致病原因。

    D. 高嘌呤饮食诱发痛风发作的作用不大。

12. 与痛风营养治疗目的不符的是（D）。

    A. 通过合理膳食限制外源性嘌呤摄入

    B. 采取低能量、低脂和低蛋白饮食

    C. 减少尿酸的来源，增加尿酸的排泄

    D. 增加痛风急性发作的频率和程度

13. 痛风患者每日限制钠盐摄入的理由不包括（B）。

    A. 钠盐有促使尿酸沉淀的作用　　　　　B. 钠盐有减少尿酸沉淀的作用

    C. 痛风患者多合并有高血压病、冠心病　　D. 痛风患者多合并有肾脏病变

14. 痛风患者应多饮水，但不包括（C）。

    A. 白开水　　　　　B. 淡茶水　　　　　C. 含糖饮料　　　　　D. 苏打水

15. 痛风患者多饮水的目的不包括（C）。

    A. 维持一定的尿量　　　　　　　　　　B. 促进尿酸排泄

    C. 减少尿酸生成　　　　　　　　　　　D. 防止肾结石生成

16. 饮酒致血清尿酸值升高的原因不包括（B）。

    A. 乙醇代谢会产生乳酸　　　　　　　　B. 乳酸可促进肾脏对尿酸的排泄

    C. 美味的下酒菜，大部分是高嘌呤食物　D. 乳酸可抑制肾脏对尿酸的排泄

17. 肥胖的痛风患者减体重过快，可促使痛风急性发作，但其机制不包括（A）。

    A. 会引起血尿酸生成增多　　　　　　　B. 易导致机体产生大量酮体

    C. 酮体与尿酸相互竞争排出　　　　　　D. 可使血尿酸水平升高

18. 痛风患者食用碱性食物可使尿液 pH 值升高，有利于尿酸盐的溶解和排出。与此描述无关的是（C）。

    A. 新鲜蔬果　　　　　B. 紫菜　　　　　C. 海鱼　　　　　D. 西瓜

19. 痛风患者禁用高嘌呤食物，但（D）可以食用。

    A. 黄酒和啤酒　　　　B. 动物内脏　　　　C. 老火靓汤　　　　D. 猪血

20. 缺乏维生素 E 血尿酸生成增多的可能机制不包括（D）。

    A. 维生素 E 对保持细胞膜的完整性很重要

    B. 缺乏维生素 E，细胞核易因氧化而受损，产生过多的尿酸

    C. 缺乏维生素 E，组织中破坏细胞的酶会比平常多出 15～60 倍

    D. 缺乏维生素 E，血尿酸的排泄受阻

21. B 族维生素有效干预痛风的机制可能并不包括（D）。

    A. B 族维生素可以促进全身代谢

    B. B 族维生素可以促进尿酸的代谢和排泄

    C. B 族维生素有效抗压力，可以减少压力引起的细胞损伤和破坏

    D. B 族维生素可以减少尿酸的生成

22. 钙镁有效干预痛风的机制可能不包括（B）。

    A. 适当补充钙镁，可以碱化血液和尿液

    B. 钙镁可以减少尿酸的生成

    C. 钙镁有效抗压力，可以减少压力引起的细胞损伤和破坏

    D. 钙镁可以促进尿酸的排泄

23. 有关痛风患者运动的描述，不正确的是（A）。

    A. 急性发作期应适当运动   B. 运动对痛风的防治具有双重性

    C. 适宜的运动有助于防治痛风   D. 缺少运动或运动不当会诱发痛风发作

24. 痛风运动处方的要素，（D）可能不对。

    A. 运动应循序渐进、持之以恒

    B. 应该根据个人的身体状况制定个体化运动方案

    C. 选择合适的有氧运动，如散步、慢跑、游泳等

    D. 运动强度和频率尽量小

25. （A）有利于痛风的有效防治。

    A. 戒烟限酒   B. 久坐少动   C. 以车代步   D. 经常熬夜

26. 痛风患者需要注意一些相关指标的监测，但一般不包括（A）。

    A. 胸围   B. 血尿酸   C. 尿 pH 值   D. 肾脏 B 超

（二）判断题（正确的在后面的括号内填 A，错误的填 B）

1. 痛风发生率与血尿酸水平呈显著正相关，高尿酸血症是痛风最重要的生化基础。 （A）

2. 高尿酸血症是引起痛风的危险因素。 （A）

3. 痛风的急性发作，是尿酸钠盐在关节及关节周围组织以结晶形式沉积引起的急性炎症反应。 （A）

4. 高尿酸血症患病率存在性别差异，表现为男性高于女性。 （A）

5. 保持尿液酸性有助于促进尿酸排泄。 （B）

6. 运动可使血尿酸水平增高，患了痛风从此就不能运动。 （B）

7. 高蛋白质饮食不但嘌呤摄入增多，而且可促进内源性嘌呤的合成和核酸的分解。 （A）

8. 脂肪摄入过多，血酮浓度增加，会与尿酸竞争并抑制尿酸在肾排泄。 （A）

9. 尿液的 pH 值与尿酸盐的溶解度有关。多食一些新鲜蔬果等碱性食物，可使尿液 pH 值升高，有利于尿酸盐的溶解和排出。 （A）

10. 各种酒类嘌呤含量的规律为：白酒＞啤酒＞黄酒＞红酒。 （B）

11. 肉类煮后弃汤可减少嘌呤含量。 （A）

12. 进食过多水果常是痛风性关节炎急性发作的诱因。 （B）

13. 痛风运动处方应该根据个人的身体状况制定个体化运动方案。 （A）

二、技能练习题

1. 请按嘌呤含量对常见食物进行分类，每类食物举例超过 5 种，并简述痛风期间含嘌呤食物的选用原则。

参考答案：

根据食物中嘌呤含量的多少，可将食物分为以下三类。

（1）第一类高嘌呤食物：每 100g 食物嘌呤含量为 150～1000mg，此类食物在急性期及缓解期均应禁用。例如动物内脏类：肝、肾、胰、心、脑；鱼类：鲭鱼、鱼卵、小虾、牡蛎、鲮鱼、沙丁鱼；禽类：鹅、鹧鸪；浓肉汁：浓鸡汤、火锅汤、肉汤。

（2）第二类中嘌呤食物：每 100g 食物嘌呤含量 50～150mg，在缓解期可以根据病情每日（或一周五日）选用，肉、鱼、禽类要用水煮后再食用。例如鱼类：鲤鱼、带鱼、鳕鱼、鳝鱼、鲈鱼、梭鱼、鲭鱼、鳗鱼、虾、蟹肉；肉类：猪肉、牛肉、羊肉、鸡、鸭、兔、鸽子；其他：蘑菇等菌菇类、花菜、芦笋、菠菜、豌豆、四季豆、青豆、菜豆、麦片、花生、花生酱、豆类制品。

（3）第三类低嘌呤食物：每 100g 食物嘌呤含量＜50mg，此类食物可以每天食用。例如主食类：精白米、精白面包、馒头、面条、通心粉、苏打饼干、玉米；蔬菜类：卷心菜、胡萝卜、芹菜、黄瓜、茄子、甘蓝、莴苣、南瓜、西葫芦、西红柿、萝卜、山芋、土豆；各种牛奶、奶酪、酸奶、各种蛋类；各种水果及干果类。

（4）痛风期间含嘌呤食物选用原则：痛风急性期，急性期发病 3 天内基本不进食含嘌呤食物或仅进食

含嘌呤很少的食物；在痛风缓解期，禁用含嘌呤高的第一类食物，有限量地选用第二类食物，可自由选用第三类食物。

2. 请简述痛风营养治疗原则。

参考答案：

（1）限制嘌呤摄入：需根据疾病所处时期及病情情况长期限制膳食中嘌呤的摄入量。高嘌呤饮食可诱发痛风急性发作。

（2）低能量膳食：超重或肥胖的痛风患者应控制能量摄入，尽量达到理想体重。一般轻度身体活动者能量供给平均为 25~30kcal/（kg·d）。减重切忌过猛，否则引起体脂分解过快会导致酮症，抑制尿酸的排泄，诱发痛风症急性发作。

（3）低蛋白质：适量限制蛋白质供给可以控制嘌呤的摄取。蛋白质供给量为 0.8~1.0g/（kg·d）或 55~65g/d，优质蛋白质可选用不含或少含核蛋白的乳类、干酪和鸡蛋等，少用或尽量不用肉、鱼、禽类等。

（4）低脂肪：脂肪可减少尿酸排泄，且过多油脂摄入可导致肥胖，故应适量限制脂肪。特别避免食用肥肉、猪牛羊油、肥禽等。可供给脂肪低量或中等量，即 40~50g/d，脂肪供能比占总能量的 20%~25%，并用蒸、煮等用油少的烹调方法。

（5）合理供给碳水化合物：碳水化合物具有抗生酮作用和增加尿酸排泄的倾向，故应是能量的主要来源，供能比占总能量的 55%~65%。但果糖可增加尿酸的生成，故应减少果糖、蔗糖、蜂蜜的摄入。

（6）充足维生素和矿物质：富含各种维生素和矿物质的蔬菜应足量供给，每天 500~700g。蔬菜含有大量钾、钙、镁，有利于提高尿液 pH 值，促进尿酸排出。钠盐有促使尿酸沉淀的作用，痛风患者应限制每日钠盐摄入，通常用量为 2~5g/d。

（7）多饮水：入液量应保持 2000~3000ml/d，以维持一定的尿量，促进尿酸排泄，防止肾结石生成。喝白开水、淡茶水、苏打水均可，不喝各种含糖饮料。

（8）限制刺激性食物：避免饮用酒精及酒精饮料。饮酒容易诱发痛风发作，故不宜饮酒。茶、可可和咖啡可适量食用。

3. 某男，38 岁，身高 170cm，体重 73kg。外企白领，经常加班，吸烟，经常待在室内，喜吃海鲜、喝酒，较少时间运动。近两年体检化验血尿酸均超过 500μmol/L。两月前外出应酬饮酒后出现右足红肿痛，治疗后缓解。请回答以下几个问题。

（1）请根据该男子的体质指数判断其营养状况；

（2）写出该男子降尿酸治疗目标值；

（3）列举该男子存在危害健康的行为；

（4）简述该患者膳食控制原则；

（5）简述该患者运动治疗原则；

（6）简述预防痛风发作的方法。

参考答案：

（1）根据该男子的体质指数判断其营养状况

①计算该男子的体质指数：BMI = 体重/（身高）^{2} = 73÷（1.7）^{2} ≈25.3。

②判断其营养状况：该男子 BMI 为 25.3，大于 24，属于超重。

（2）该男子降尿酸治疗目标值：有痛风石血尿酸 300μmol/L 以下，没有痛风石血尿酸 360μmol/L 以下。

（3）该男子存在的危害健康行为

①不良生活方式：经常加班，工作时间长，久坐。

②不良饮食习惯：喝酒、常吃高嘌呤食物。

③缺乏运动，体重超重。

（4）该患者膳食控制原则

①低嘌呤或无嘌呤饮食，可使血尿酸生成减少。

②低热量摄入，以消除超重，控制膳食总热量 25kcal/（kg·d）。

③低蛋白质饮食，蛋白质以 55~65g/d 为宜。

④低脂肪饮食，脂肪可减少尿酸排泄。每天脂肪摄入量 40~50g。

⑤戒酒，饮酒容易诱发痛风发作。果糖可增加尿酸的生成，应减少果糖的摄入。

⑥蔬菜应足量供给，每天 500~700g。碱性食物可促进尿酸排出。

⑦低盐饮食，钠盐有促使尿酸沉淀的作用，应限制每日钠盐摄入，以 2~5g/d 为宜。

⑧大量饮水，每日饮水 2000~3000ml，可促进尿酸排泄。避免摄入含糖饮料。

（5）该患者运动治疗原则

①急性发作期应适当制动。

②缓解期不发作时，可以散步、慢跑、游泳、骑自行车、太极拳、瑜伽、健身操等。

③选择合适的有氧运动，循序渐进、持之以恒、适时调整。

④运动强度：每天 30 分钟，每周 2－3 次。

⑤运动前先热身，运动中或运动后少量多次补水。

（6）预防痛风发作的方法

①控制饮食，减少嘌呤的摄入。

②适当运动，提高细胞代谢效率。

③控制体重，每天摄入能量 1500~2000kcal。

④多喝水，促进尿酸排泄。

⑤定期体检，高危人群监测代谢相关的指标。

⑥早诊断，坚持医学治疗和营养干预。

4. 请简述痛风的营养补充方案。

参考答案：

（1）痛风是体内细胞代谢紊乱、代谢障碍引起的疾病。许多营养素可以提高细胞代谢效率，纠正体内的代谢紊乱和代谢障碍。

（2）研究发现，多种营养素与痛风的发生发展密切相关。痛风患者在合理膳食基础上仍然做不到营养均衡时，应注意及时充分补充。

（3）维生素 E 对保持细胞膜的完整性很重要，缺乏维生素 E，细胞核易因氧化而受损，产生过多的尿酸；而且组织中破坏细胞的酶也会比平常多出 15~60 倍。

（4）痛风患者可以合理摄入蛋白质粉，补充优质蛋白，协助体内蛋白质平衡。

（5）B 族维生素，尤其是泛酸、维生素 B_1、维生素 B_2 等，可以促进全身代谢，包括促进尿酸的代谢和排泄。

（6）压力大的患者，抗压力营养素如维生素 C、B 族维生素和钙镁片等也要及时补充，减轻压力对细胞的损伤。适当补充钙镁片，还可以碱化血液和尿液，促进尿酸的排泄。

（詹钟平）

第十五章
糖尿病的防治与膳食营养指导

第一节　糖尿病概述

糖尿病是一组由多病因引起，以慢性高血糖为特征的代谢性疾病，是由于胰岛素分泌和（或）利用缺陷所引起。长期碳水化合物以及脂肪、蛋白质代谢紊乱可引起多系统损害，导致眼、肾、神经、心脏和血管等组织器官慢性进行性病变、功能减退及衰竭；病情严重或应激时可发生急性严重代谢紊乱，如糖尿病酮症酸中毒（DKA）、高渗高血糖综合征。

我国传统医学中糖尿病属"消渴"症范畴，早在公元前2世纪，《黄帝内经》已有论述。

糖尿病是由遗传和环境因素的复合病因引起的临床综合征，但目前其病因和发病机制仍未完全阐明。

糖尿病是常见病、多发病，是严重威胁人类健康的世界性公共卫生问题。目前在世界范围内，糖尿病患病率、发病率急剧上升。2015年中国成人糖尿病患者数量为1.096亿，居世界第一位，2015年我国糖尿病相关医疗支出达510亿美元，已经给社会和患者造成很大的负担。

一、糖尿病分型

糖尿病的分型是依据对糖尿病的病理生理、病因和临床表现的认识而建立的综合分型，随着对糖尿病本质认识的进步和深化而逐渐丰富。目前国际上通用WHO糖尿病专家委员会提出的分型标准（1999）。

1. 1型糖尿病　胰岛β细胞破坏是1型糖尿病发病的主要原因，患者需要终生接受胰岛素治疗。根据患者血清中是否存在谷氨酸脱羧酶抗体（GAD–Ab）、胰岛细胞抗体（ICA）、胰岛素抗体（IAA）和锌转运子8（ZnT8）等自身免疫性抗体，1型糖尿病又可进一步分为免疫介导1型糖尿病（1A型糖尿病）和特发1型糖尿病（1B型糖尿病）。

2. 2型糖尿病　是糖尿病最常见的类型，约占糖尿病患者总数90%以上，其主要病理生理机制为胰岛素抵抗，患者发病早期血清胰岛素水平显著升高，大部分2型糖尿病患者发病时为肥胖体型，肥胖既是胰岛素抵抗的表现，也可进一步加重胰岛素抵抗。由于2型糖尿病患者的血糖是长期、缓慢升高，因此多数患者缺乏典型的临床表现，一旦诊断时往往血糖已经明显超过正常，而且在长期高血糖状态的作用下，有些患者在确诊时已经合并多种严重的糖尿病慢性并发症。引起2型糖尿病发病的主要危险因素包括高龄、体型肥胖、久坐少动等生活方式；直系亲属中有糖尿病患者；妊娠期间患有妊娠期糖尿病等。

3. 妊娠期糖尿病　是妊娠前糖代谢正常，在妊娠期间出现或诊断的由于葡萄糖耐量异常所导致的不同程度的高血糖状态。妊娠前已经确诊为糖尿病的患者妊娠不属于妊娠期糖尿病（GDM）的范畴，而应称为糖尿病合并妊娠。在糖代谢异常的孕妇中80%以上属于GDM，仅不到20%的患者为糖尿病合并妊娠。研究显示，GDM患者在分娩后约有1/3的患者糖代谢恢复正常水平；另外1/3产后仍存在糖调节受损；还有1/3的GDM患者产后进展为2型糖尿病。

4. 特殊类型糖尿病　指存在明确病因或者特殊体征的糖尿病，包括继发于某些特殊情况或疾病的糖尿病。主要包括以下几种情况。

（1）继发于其他内分泌疾病，如库欣综合征、嗜铬细胞瘤、肢端肥大症、生长抑素瘤、甲状腺功能亢进症等。

（2）遗传性胰岛 β 细胞功能缺陷糖尿病，如线粒体糖尿病、青年的成年发病型糖尿病等。

（3）伴有糖尿病的遗传综合征，如 Down 综合征、Klinefelter 综合征、Prader – Willi 综合征、Turner 综合征等。

（4）继发于胰腺外分泌疾病，如胰腺炎、胰腺肿瘤、血色沉积症等。

（5）遗传性胰岛素作用缺陷疾病，如脂肪萎缩型糖尿病、A 型胰岛素抵抗、妖精貌综合征等。

（6）药物或化学品所致的糖尿病，如 Vacor（N – 3 吡啶甲基 N – P 硝基苯尿素）、喷他脒、烟酸、糖皮质激素、甲状腺激素、二氮嗪、β – 肾上腺素能激动剂、噻嗪类利尿剂、苯妥英钠及其他。

（7）感染，如先天性风疹、巨细胞病毒感染及其他。

（8）不常见的免疫介导性糖尿病，如僵人（stiff – man）综合征、抗胰岛素受体抗体及其他。

二、糖尿病的临床分期

临床根据糖尿病患者口服葡萄糖耐量试验（OGTT）检查结果中空腹血糖和餐后血糖的水平，可以将糖尿病分为糖尿病前期和临床糖尿病期。其中糖尿病前期，又称为糖调节受损，是指患者血糖界于正常和糖尿病之间的状态，包括空腹血糖受损和糖耐量异常。

三、胰岛细胞及其功能

胰腺是机体的一个重要器官，负责消化和维持血糖稳定。胰腺是产生胰岛素的唯一器官，其受损将导致糖尿病。一个平均体重 70kg 的成人，其胰腺含有 30 万 ~ 150 万个胰岛。胰岛中有四种细胞：α 细胞、β 细胞、δ 细胞和 PP 细胞，其中 β 细胞占胰岛重量的 70% ~ 80%，α 细胞占 15% ~ 20%，δ 细胞约占 5%，PP 细胞约占 1%。β 细胞分泌胰岛素、胰岛素拮抗剂胰淀素及其他肽类物质。α 细胞、δ 细胞和 PP 细胞分别分泌胰高血糖素、生长抑素和胰多肽。胰岛素的释放受血糖升高的刺激，也受胰高血糖素、肠抑胃肽、肾上腺素和氨基酸水平升高的刺激。

四、糖尿病的发病现状及发展趋势

糖尿病目前已成为严重威胁人类健康的全球性公共卫生问题，据 2017 年国际糖尿病联盟数据显示，全球成人糖尿病患者已超 4.51 亿，患病率达 8.8%，预计 2045 年人数将达 7 亿，患病率将达 9.9%。近 20 年来我国成人糖尿病患病率也在迅速增长，2001 年 5.5%，2008 年 9.7%，2013 年 10.9%，2020 年达 11.9%，呈快速增长态势。目前糖尿病人数已超 1.1 亿，糖尿病前期流行率 2008 年为 15.5%，2013 年上升至 35.7%。我国糖尿病人群巨大，花费也巨大，据估计 2016 年糖尿病治疗费用已超 7000 亿元。同时，糖尿病诊治越晚，并发症越多，费用越高。我国目前仍有 6 成糖尿病未被诊断，同时糖尿病知晓率仅 36.5%，治疗率仅 32.2%，治疗控制率仅 49.2%，与发达国家相比差距较大，这无疑给社会造成巨大负担。因此，未来糖尿病防治工作仍然任重道远。

（吴为群）

第二节　糖尿病的病因和发病机制

糖尿病的病因和发病机制极为复杂，至今未完全阐明。总的来说，遗传因素及环境因素共同参与其发病。胰岛素由胰岛 β 细胞合成和分泌，经血液循环到达体内各组织器官的靶细胞，与特异受体结合并引发细胞内物质代谢效应，在这一过程中任何一个环节发生异常均可导致糖尿病。

一、1 型糖尿病

绝大多数是自身免疫性疾病，遗传因素和环境因素共同参与其发病。某些外界因素（如病毒感染、化学毒物和饮食等）作用于有遗传易感性的个体，激活 T 淋巴细胞介导的一系列自身免疫反应，引起选择性胰岛 β 细胞破坏和功能衰竭，体内胰岛素分泌不足进行性加重，最终导致糖尿病。近年来证实，随着儿童青少年超重和肥胖发病率的升高，部分 1 型糖尿病（T1DM）也存在胰岛素抵抗，胰岛素抵抗在 T1DM 发病和（或）加速病情恶化过程中也起一定作用。

二、2 型糖尿病

2 型糖尿病是由遗传因素及环境因素共同作用而引起多基因遗传性复杂病。环境因素包括年龄增长、不良生活方式、营养过剩、体力活动不足、子宫内环境以及应激、化学毒物等。

1. 遗传因素　同卵双生子中 T2DM 的同病率接近 100%，参与发病的基因很多，多基因异常的总效应形成遗传易感性。但起病和病情进程则受环境因素的影响而变异甚大。糖尿病具有种族易感性，世界上不同民族 2 型糖尿病的患病率不同，患病率最高的是美国亚利桑那州的比马印第安人。在美国，黑人、墨西哥人比白人患病率高，新加坡的印度人患病率最高，华人最低。中国的全国调查显示，在内蒙古汉族的患病率高于蒙古族，在宁夏回族患病率高于汉族，在新疆维吾尔族的患病率高于其他民族。肥胖程度相同时，亚裔人患糖尿病的风险增加；与白人相比，亚裔人糖尿病的相对危险度为 1.6。

2. 人口学因素　年龄是糖尿病的重要危险因素，2 型糖尿病是一种衰老性疾病，随着年龄的增加，发病率也增加。但是，近年来中青年患病率增加非常迅速。在细胞形态上可以发现，老年人胰岛细胞变性增加，胰岛细胞对葡萄糖的转运能力下降，葡萄糖氧化减少；随着年龄的增长，肌肉组织减少，而肌肉组织是胰岛素介导葡萄糖摄取的主要外周组织，会使葡萄糖利用下降。胰岛素外周作用下降，胰岛素在肝内抑制糖生成作用减弱，糖生成增多；老年人的器官功能随年龄增加而减退，特别是储备功能衰退，如老年人空腹血糖水平随年龄增加而有所升高；随着年龄增长随机出现的 DNA 甲基化不断积累，有可能是糖尿病在老年人群中高发的一个原因。

传统认为 2 型糖尿病多见于女性，并且在某些种族人群的研究中显现女性糖尿病的患病率有升高的趋势。但在亚洲地区的日本、朝鲜和东南亚其发病率是男性多于女性，如在新加坡年龄大于 30 岁的人群中，男女患病率分别是 6.0% 和 5.4%。而在中国，男女患病率并无显著性差异。

3. 生活方式因素　流行病学研究显示，生活方式与 2 型糖尿病的发生发展有着密切的关系。目前所知与糖尿病的发病密切相关的生活方式主要有饮食结构、日常运动量和吸烟等。饮食结构是与代谢性疾病发生关系最密切的因素之一。近大半个世纪以来，大多数国家人民的生活水平有了很大的提高，而糖尿病的患病率也随之攀升，发病年龄提前。

运动可增加能量消耗，维持机体能量平衡。占人体体重 40% 的骨骼肌是机体重要的外周葡萄糖利用器官。肌肉活动时，葡萄糖利用加速，肝脏输出葡萄糖增加，以保持平衡。当轻度活动达 40 分钟以上时，肝脏输出葡萄糖跟不上肌肉利用，血糖可下降；即使在运动后 40 分钟，肌肉摄取葡萄糖的量仍远高于静息状态。现代都市生活体力活动减少是糖尿病患病率上升的一个重要原因，而合理运动是预防糖尿病发生的一项有效措施。

在相同的 BMI 下，吸烟者葡萄糖刺激后胰岛素分泌水平低于不吸烟者，并且不吸烟者内脏脂肪量、空腹血糖及胰岛素水平较吸烟者为低。吸烟还可加重胰岛素抵抗。研究表明，吸烟者发病危险是不吸烟者的 2.7 倍。

长期精神紧张、心理压力大，会使对抗胰岛素的肾上腺素、甲状腺素等激素的分泌增多，使血糖升高；另外，易怒、脾气暴躁、爱生闷气的人，血糖容易升高。同时，精神紧张使中枢神经系统发生紊乱，也会引起内分泌失调。因此，保持健康快乐的心态，对防治糖尿病有着积极的意义。

4. 胰岛素抵抗和 β 细胞功能缺陷　β 细胞功能缺陷导致不同程度的胰岛素缺乏和组织的胰岛素抵抗是 T2DM 发病的两个主要环节。胰岛素抵抗是指胰岛素作用的靶器官（主要是肝脏、肌肉和脂肪组织）对胰岛素作用的敏感性降低。胰岛素抵抗是 T2DM 的特性，现认为可能是多数 T2DM 发病的始发因素。β 细胞功能缺陷在 T2DM 的发病中起关键作用，β 细胞对胰岛素抵抗的失代偿是导致 T2DM 发病的最后共同机制。从糖耐量正常到糖耐量异常到 T2DM 的进程中，β 细胞功能呈进行性减退。

5. 肥胖与 2 型糖尿病的关系　两者关系密切。肥胖尤其是向心性肥胖是糖尿病的重要危险因素。

研究发现，肥胖向糖尿病演变的过程一般有几个步骤，首先是出现胰岛素抵抗，β细胞代偿分泌更多的胰岛素，故仍能保持糖耐量正常；进一步发展，胰岛素代偿分泌逐渐减少，最后导致胰腺的完全失代偿，出现临床糖尿病。

6. 胰岛α细胞功能异常和肠促胰素分泌缺陷 胰岛中α细胞分泌胰高血糖素在保持血糖稳态中起重要作用。正常情况下，进餐后血糖升高刺激早时相胰岛素分泌和胰高血糖素样多肽-1（GLP-1）分泌，抑制α细胞分泌胰高血糖素，从而使肝糖输出减少，防止出现餐后高血糖。T2DM患者由于胰岛细胞数量明显减少，α/β细胞比例显著增加；同时α细胞对葡萄糖的敏感性下降，从而导致胰高血糖素分泌增多，肝糖输出增加。肠促胰素GLP-1由肠道L细胞分泌，主要生物作用包括刺激β细胞葡萄糖介导的胰岛素合成和分泌、抑制胰高血糖素分泌。胰岛α细胞功能异常和GLP-1分泌缺陷在T2DM发病中也起重要作用。

7. 肠道菌群 近年研究表明，T2DM患者肠道菌群结构及功能与健康人不同，肠道菌群可能通过干预宿主营养及能量的吸收利用、影响体质量和胆汁酸代谢、促进脂肪的合成及储存、影响慢性低度炎症反应等机制参与T2DM的发生发展。

8. T2DM的自然史 T2DM早期存在胰岛素抵抗而β细胞可代偿性增加胰岛素分泌时，血糖可维持正常；当β细胞无法分泌足够的胰岛素以代偿胰岛素抵抗时，则会进展为IGR和糖尿病。IGR和糖尿病早期不需胰岛素治疗的阶段较长，部分患者可仅通过生活方式干预即可使血糖得到控制，多数患者则需在此基础上使用口服降糖药使血糖达理想控制；随β细胞分泌胰岛素功能进行性下降，患者需应用胰岛素控制高血糖，但不依赖外源胰岛素维持生命；但随着病情进展，相当一部分患者需用胰岛素控制血糖及维持生命。

（沈峰　吴为群）

第三节　糖尿病的临床诊断和治疗

一、糖尿病的临床表现

糖尿病患者常有代谢紊乱症状群，血糖升高后因渗透性利尿引起多尿，继而口渴多饮；外周组织对葡萄糖利用障碍，脂肪分解增多，蛋白质代谢负平衡，渐见乏力、消瘦，儿童生长发育受阻；病人常有易饥、多食。故糖尿病的临床表现常被描述为"三多一少"，即多尿、多饮、多食和体重减轻。可有皮肤瘙痒尤其是外阴瘙痒。血糖升高较快时可使眼房水、晶状体渗透压改变而引起屈光改变致视物模糊。许多病人无任何症状，仅于健康检查或因各种疾病就诊化验时发现高血糖。

二、糖尿病并发症

1. 急性并发症 糖尿病酮症酸中毒、糖尿病非酮症性高渗状态、乳酸性酸中毒、低血糖症等急性并发症。

2. 慢性并发症 糖尿病肾病、糖尿病神经病变、冠心病、脑卒中、神经系统并发症、糖尿病足、糖尿病眼底病变、糖尿病皮肤病变等慢性并发症。

三、实验室检查

1. 空腹血糖测定和口服葡萄糖耐量试验（OGTT） 空腹血糖升高是诊断糖尿病的主要依据，也是判断糖尿病病情和控制情况的主要指标。

当血糖高于正常范围而又未达到糖尿病诊断标准时，须进行OGTT。OGTT标准方法为：受试者在试验前3天正常饮食，每天食物中碳水化合物含量不低于150g，停用影响血糖的药物，排除发热、感染、剧痛、手术等应激情况。准备测试前8小时禁食，上午平静状态下5分钟内口服250~300ml含75g无水葡萄糖的糖水，然后静坐休息、禁烟，成人测口服糖水前及服后2小时血糖。

2. 糖化血红蛋白（GHbA1）测定　GHbA1 是葡萄糖或其他糖与血红蛋白的氨基发生非酶催化反应的产物，其量与血糖浓度呈正相关。GHbA1 有 a、b、c 三种，以 GHbAlc（HbAlc）最为主要。目前临床常采用高效液相色谱法或亲和色谱法检测 HbA1c，正常人 HbAlc 占血红蛋白总量的 3% ~ 6%。血糖控制不良者 HbAlc 升高，并与血糖升高的程度和持续时间相关。由于红细胞在血液循环中的寿命约为 120 天，因此 HbAlc 反映病人近 8 ~ 12 周平均血糖水平。

四、糖尿病的临床诊断

1. 糖尿病诊断线索　①三多一少症状。②以糖尿病各种急慢性并发症或伴发病首诊的病人。③高危人群：有糖调节受损史；年龄≥45 岁；超重或肥胖；T2DM 的一级亲属；妊娠糖尿病史；多囊卵巢综合征；长期接受抗抑郁症药物治疗等。此外，45 岁以上者健康体检或因各种疾病、手术住院时应常规排除糖尿病。

2. 诊断标准　我国目前采用国际上通用 WHO 糖尿病专家委员会提出的诊断和分类标准（表 15 - 1 和表 15 - 2）。

表 15 - 1　糖尿病诊断标准

（WHO 糖尿病专家委员会报告，1999 年）

诊断标准	静脉血浆葡萄糖水平（mmol/L）
（1）糖尿病症状加随机血糖 或	≥11.1
（2）空腹血糖（FPG） 或	≥7.0
（3）OGTT 2 小时血糖（2hPG）	≥11.1

注：若无典型"三多一少"的症状，需再测一次予证实，诊断才能成立。随机血糖不能用来诊断 IFG 或 IGT。

表 15 - 2　糖代谢状态分类

（WHO 糖尿病专家委员会报告，1999 年）

糖代谢分类	静脉血浆葡萄糖（mmol/L）	
	空腹血糖	OGTT 2 小时血糖
正常血糖（NGR）	<6.1	<7.8
空腹血糖受损（IFG）	6.1 ~ <7.0	<7.8
糖耐量异常（IGT）	<7.0	7.8 ~ <11.1
糖尿病（DM）	≥7.0	≥11.1

注：2003 年 11 月 WHO 糖尿病专家委员会建议将 IFG 的界限值修订为 5.6 ~ 6.9mmol/L。

3. 应用 HbAlc 诊断糖尿病　HbAlc 能稳定和可靠地反映病人的预后。ADA 已经将 HbAlc≥6.5% 作为糖尿病的诊断标准，WHO 也建议在条件成熟的地方采用 HbAlc 作为糖尿病的诊断标准。如果测得的 HbAlc 和血糖水平之间存在明显的不一致，应该考虑由于血红蛋白变异（如血红蛋白病）对 HbAlc 检测干扰的可能性，并考虑用无干扰的方法或血浆血糖的标准诊断糖尿病。

五、糖尿病的药物治疗

通过饮食和运动不能使血糖控制达标时应及时应用降糖药物治疗。

治疗糖尿病的药物按照用药途径不同，可分为口服降糖药物、胰岛素和胰高血糖素样多肽 - 1（GLP - 1）。其中，口服降糖药物服用方便，胰岛素和 GLP - 1 为注射制剂，需要通过皮下注射用药。

目前高血糖药物治疗的策略主要是改善胰岛素抵抗和补充胰岛素缺乏。2型糖尿病可予口服降糖药和（或）胰岛素治疗，1型糖尿病和妊娠糖尿病的药物一般仅选择胰岛素。

（一）口服降糖药物

1. 促胰岛素分泌剂　有磺脲类（如格列喹酮）、格列奈类（如瑞格列奈）两类。

2. 双胍类　如二甲双胍，通过激活AMPK信号系统而发挥代谢调节作用，可改善外周组织对胰岛素的敏感性。

3. 格列酮类　如罗格列酮，通过激活PPARγ起作用，增加靶组织对胰岛素作用的敏感性而降低血糖。

4. α-葡萄糖苷酶抑制剂　如阿卡波糖，抑制α-糖苷酶，延迟碳水化合物吸收，降低餐后高血糖。

5. 二肽基肽酶-4（DPP-Ⅳ）抑制剂　如沙格列汀，抑制DPP-Ⅳ活性而减少GLP-1的失活，提高内源性GLP-1水平。

6. 钠-葡萄糖共转运蛋白2（SGLT-2）抑制剂　如达格列净，抑制肾小管葡萄糖重吸收，促进尿葡萄糖排泄。

（二）注射制剂

1. 胰岛素　胰岛素是控制高血糖的重要和有效手段。胰岛素和胰岛素类似物制剂有多种类型，包括短效、中效、长效和预混等制剂，需要在专科医生的指导下合理使用，以减少药物的不良反应。

2. 胰高血糖素样多肽-1受体激动剂　与胰腺β细胞的GLP-1受体结合后，可刺激胰岛素合成和分泌；减少胰高血糖素释放；还可作用于中枢神经系统GLP-1受体，进而减少食物摄入；并通过促进棕色脂肪组织的生热作用和白色脂肪组织分解，增加能量消耗；延迟胃排空。单独使用无明显低血糖风险，有明确减重、降压、降低三酰甘油和心血管风险证据。GLP-1受体激动剂均需皮下注射，可使HbAlc降低1.0%~1.5%，降糖呈血糖依赖性，且有显著的降低体重作用。目前我国已上市的有短效制剂如艾塞那肽，长效制剂如利拉鲁肽等药物。

可单独或与其他降糖药物合用治疗T2DM，尤其是肥胖、胰岛素抵抗明显者。不良反应有恶心、呕吐、腹泻、消化不良、上呼吸道感染和注射部位结节等，低血糖的发生率很低。

（朱筱　赵同峰　陈思永）

第四节　糖尿病的膳食指导

国内外许多研究表明，膳食因素与糖尿病发病及血糖水平存在关联，营养干预及膳食治疗对于控制血糖、改善高血压和心血管疾病危险因素都非常有效。而在糖尿病管理中，仍存在如食物种类单一、主食摄入不足、总热能摄入过低、维生素和矿物质摄入量较低等营养问题。

糖尿病医学营养治疗包括能量均衡，超重、肥胖的管理，膳食结构、体力活动、行为矫正等，任何糖尿病及糖尿病前期患者都需要依据治疗目标接受个体化的医学营养治疗。糖尿病膳食治疗通过调整摄入总热量、膳食结构，有助于控制血糖、维持健康体重、预防营养不良。膳食治疗是所有糖尿病治疗的基础，是医学营养治疗的重要部分，是防控糖尿病必不可少的措施。

一、糖尿病的膳食治疗目标

糖尿病患者的治疗目标是使患者能够有一个完整健康的生活体系和正常的寿命或延长寿命，维持一个恒定的正常代谢状态，均衡膳食，满足机体需要；维持血糖的稳定，维持健康体重，超重和肥胖患者应3~6月内减重5%~10%；以降低发生急、慢性糖尿病并发症的风险。

1. 纠正代谢紊乱　通过调整膳食来纠正代谢紊乱，可以预防和延缓糖尿病并发症的发生。在平衡膳食的基础上，合理控制总热量，根据病情调整并合理搭配膳食中的营养素，尽可能达到和维持正常的代谢水平。

2. 合理控制体重　肥胖（特别是中心型肥胖）和超重是 2 型糖尿病的危险因素，其胰岛素受体数量相对减少和受体缺陷，容易发生胰岛素抵抗，从而影响机体对葡萄糖的转运、利用和蛋白质合成。通过改善膳食结构，纠正不良生活方式，合理控制体重，减轻胰岛负担。

3. 满足营养需要　糖尿病患者的膳食应该能满足其日常基本营养需要，还要满足特殊患者如儿童、青少年、妊娠、乳母等的特殊营养需要。

4. 提高生活质量　平衡膳食，遵循营养治疗原则，丰富的食物种类，多变的食物烹调，使糖尿病患者也能享受到可口美食，提高生活质量。

二、糖尿病的膳食治疗内容

糖尿病患者的膳食治疗强调个体化的原则，需根据个体的营养状况评估，还要考虑患者的文化背景、生活方式、经济状况等因素，严格地、持续地考虑控制和达到理想体重而提供合适的能量及营养素，并根据治疗过程的进展随时调整。

糖尿病患者的膳食治疗应包括以下几个方面。

（1）对患者进行营养状况的评估：通过了解患者近期的饮食状况，身高、体重和腰围等人体测量指标，血糖、血脂、肝肾功能等生化指标，综合评价患者营养状况。

（2）与患者沟通，协商制定个体化的营养治疗计划，进行个体化的膳食指导。

（3）定期随访，评价效果，及时调整治疗方案。

三、糖尿病的营养治疗原则

目前主张，糖尿病患者的饮食原则应该是：在控制总能量的基础上供给适当比例的碳水化合物、脂肪、蛋白质以及膳食纤维和微量营养素，超重和肥胖患者应减轻体重。

1. 总能量供给　能量的供给应根据病情、血糖、年龄、性别、体重、活动量大小以及有无并发症来确定。能量的供给应与人体的需求保持平衡，以维持或略低于理想体重为宜；儿童青少年应能保持正常的生长发育；妊娠期糖尿病需满足胎儿及母体的营养需要；肥胖者应减少能量摄入；营养不良及消瘦者，应增加能量摄入。

理想体重的简易计算方法为：理想体重（kg）＝身高（cm）－105。超过理想体重 20% 为肥胖，低于理想体重 20% 为消瘦。

成年人糖尿病每日能量供给标准如表 15－3。对于超重或肥胖的糖尿病患者，能量的供给以能维持理想体重或略低于理想体重为宜，控制体重增长，并争取逐渐减少体重至合理状态；消瘦的糖尿病患者要增加饮食中的能量供给，使体重逐渐趋于理想体重。

表 15－3　成人糖尿病每日能量供给标准（kcal/kg 理想体重）

体力活动水平	消瘦	肥胖
重体力劳动	40	35
中体力劳动	35	30
轻体力劳动	25 ~ 30	20 ~ 25
卧床休息	20 ~ 25	15

2. 蛋白质　建议糖尿病患者的蛋白质摄入量与一般人群相似。对于肾功能正常的糖尿病患者，推荐蛋白质的摄入量占供能比的 15% ~ 20%。成人糖尿病患者的蛋白质每日供给量约为 1.2 ~ 1.5g/kg；对于生长发育期的儿童青少年、妊娠妇女、乳母、消瘦或合并某些疾病如结核的患者，其蛋白质的供给量可适当提高；若有合并糖尿病肾病，则要根据肾功能损害程度限制蛋白质的摄入。

研究发现，不同种类的蛋白质摄入并不增加血糖的浓度，也不减慢糖类的吸收；但在血脂控制方面，由于植物性食物中的脂肪以不饱和脂肪酸为主，并且不含胆固醇，能量密度相对较低，植物蛋白特别是大豆蛋白要明显优于动物蛋白。另外发现，由于乳清蛋白含有支链氨基酸等活性成分，可促进体重控制和降低超重者餐后的血糖负荷。

3. 脂肪　脂肪是人体必需的营养素，其主要功能是储存和供给能量。脂肪从结构上可分为饱和脂肪酸（SFA）、单不饱和脂肪酸（MUFA）和多不饱和脂肪酸（PUFA）。长期摄入高脂肪膳食可引起糖耐量损害，SFA 有升高血浆总胆固醇（TC）和低密度脂蛋白-胆固醇（LDL-C）的作用；PUFA 有降低 LDL-C 的作用，但也可降低高密度脂蛋白（HDL）。MUFA 可降低 TC、LDL-C 和三酰甘油（TG），但不降低 HDL。糖尿病患者常伴有脂代谢紊乱，因此，应重点关注脂肪总量和不同类型脂肪酸对糖代谢、胰岛素抵抗和血脂的影响。

中国糖尿病医学营养治疗指南推荐糖尿病患者每日脂肪摄入总量占总能量比为 25% ~ 35%。适当提高 PUFA 摄入量，但不宜超过总能量的 10%；MUFA 是较好的膳食脂肪来源，宜占总能量的 10% 以上，但不可使脂肪占供热比超过 30%；限制 SFA 和反式脂肪酸的摄入，以不超过每日总能量的 10% 为宜，最好在 7% 以下。限制食物中胆固醇的摄入量，糖尿病患者每天摄入量应少于 300mg。

一般而言，动物性脂肪中 SFA 占比高，而植物性脂肪中的不饱和脂肪酸占比高；在动物性脂肪中，畜类脂肪中的 SFA 较禽类和鱼类为高，鱼类最低。植物油中多含 PUFA，但橄榄油、茶子油等含较高的 MUFA，而椰子油、可可油中饱和脂肪酸含量高达 90% 以上。植物油经过氢化可使不饱和的双键变为饱和键，而在这个过程中，一些不饱和的脂肪酸会发生空间结构的改变，形成反式脂肪酸，可使血清 TC 和 LDL-C 升高，HDL 降低，其作用与 SFA 相似，甚至更强。

4. 碳水化合物　碳水化合物是能量的主要来源，相对于蛋白质和脂肪，对血糖及胰岛素分泌的影响更为密切。合理摄取碳水化合物，控制食物中碳水化合物的总量是控制血糖的关键，但是过低的碳水化合物摄入可能使 LDL-L 水平升高，对血脂代谢有不利影响。历史上曾以高蛋白高脂肪膳食取代碳水化合物作为糖尿病患者的膳食，结果发现引起动脉硬化的更早并发。与高脂膳食相比，适量的碳水化合物摄入有利于提高人体对胰岛素的敏感性，刺激胰岛素的分泌，并能增强细胞内的葡萄糖代谢，也有利于肝脏合成糖原。因此，糖尿病患者的碳水化合物摄入量不宜过低，占总能量的 45% ~ 60%，略低于正常人的 50% ~ 65%。研究发现，低 GI 食物更有利于血糖控制，合理的碳水化合物摄入和低 GI 食物均有利于血糖控制和改善整体预后。

5. 膳食纤维　膳食纤维是一类不能被人体消化、吸收的多糖，主要存在于植物性食物中，包括纤维素、半纤维素、木质素、果胶、藻胶、黏胶等。根据其溶解性可分为不可溶性膳食纤维（如纤维素、半纤维素、木质素等）和可溶性膳食纤维（如果胶、藻胶、黏胶等）。水溶性膳食纤维见于小麦、蔬菜以及大多数谷类，不可溶性膳食纤维主要存在于谷类、豆类的外皮以及植物的茎部和叶部。

研究表明，膳食纤维可减缓营养素的消化和吸收；增加胰岛素受体的数量；刺激葡萄糖的利用；降低血液胰岛素水平；减少反调节性的激素释放（如胰高血糖素）；降低肝脏的葡萄糖输出；降低血浆胆固醇的浓度；降低餐后血糖及餐后血浆三酰甘油水平；膳食纤维还可增加饱腹感，减少饥饿感；增加大便体积，改善便秘。糖尿病患者应该摄取各种富含纤维的食物，然而目前没有证据支持推荐糖尿病患者摄入高于普通人群水平的膳食纤维。并且摄入过多的膳食纤维可能影响其他营养素的吸收和胃肠不耐受的问题。建议糖尿病患者的膳食纤维摄入量与正常人相近，为 14g/1000kcal。

6. 维生素和矿物质　维生素和矿物质是调节人体正常生理功能不可缺少的微量营养素。研究表明，铬和镁的缺乏与胰岛素抵抗和糖耐量受损有关，如果有这些营养素的缺乏，则补充剂可以改善；但如果营养素充足，则补充剂并没有益处。

但是，糖尿病患者的饮食受到一定限制，如果不能合理搭配，容易出现微量营养素的缺乏，加重糖代谢紊乱。因此，为预防和纠正营养素代谢紊乱，可适当补充含多种维生素和矿物质的天然食物或补充剂。老人，特别是那些能量摄入低的，可以从多种维生素和矿物质的补充剂中获益，如每天从食物或补充剂中获得至少 1200mg 的钙。

糖尿病患者应限制食盐用量，长期摄入过量的盐可能诱发高血压病。因此，糖尿病患者应少吃或不吃腌制食物，食盐用量宜限制在 6g/d 以下。

7. 糖尿病患者烹饪方法　推荐炖、清蒸、烩、凉拌、煮、氽、煲，营养成分损失少，不增加脂肪摄入，不推荐炸、煎、红烧，对蛋白质、维生素破坏多，肉中脂肪过度氧化，产生反式脂肪酸，还增加脂肪和能量摄入。

8. 代餐疗法　糖尿病代餐疗法的共同特点是高纤维、低热量、易饱腹、营养均衡、食用简易、方便限制能量摄入等。对于工作繁忙、精力有限、不擅使用食谱的糖尿病患者，糖尿病代餐不失为一种可供替代的选择，有助于稳定血糖、减轻体重等。其中均衡代餐是糖尿病患者首选方法。但代餐疗法目前还无法做到个体化，患者选择代餐时应计算自身所需热量，适当进行调整补充，尤其代餐中蛋白质含量往往不足以满足患者需要，应做适当补充。同时多饮水，适当补充摄入新鲜蔬菜、水果。

9. 糖尿病患者的膳食要素结构推荐　见表 15-4 所示。

表 15-4　糖尿病患者膳食要素结构推荐

膳食要素	推荐摄入量	膳食要素	推荐摄入量
脂肪总量	总能量的 25%~35%	蛋白质	总能量的 15%~20%[肾病时 0.8g/(kg·d)]
饱和脂肪酸	<总能量的 7%	胆固醇	<300mg/d
反式脂肪酸	<总能量的 1%	蔬菜、水果	>500g/d
单不饱和脂肪酸	总能量的 10%~20%	膳食纤维	≥10~14g/1000kcal（来自食物）
多不饱和脂肪酸	总能量的 6%~10%	氯化钠	<6g/d
碳水化合物	总能量的 45%~60%	酒精	男性 <25g/d，女性 <15g/d，≤2 次/周

四、合理控制体重

肥胖，特别是中心性肥胖，与糖尿病关系密切。肥胖者适当减轻体重可以改善血糖水平，降低心血管疾病的发病风险。减重的主要方法是改变不良的生活方式，包括减少能量的摄入和有规律的体育锻炼。肥胖者应减少高热卡的食物摄入，如脂肪和酒精。减重不宜操之过急，能量摄入比平时减少 500~1000kcal，每周减重 0.5~1kg 为好。减重过程中应注意各种营养素的平衡，避免发生营养不良。当达到理想体重时应及时调整饮食，以维持理想体重。另外，可根据个人爱好和身体情况，保持经常性的体育活动。

五、低 GI 和低 GL 膳食是糖尿病膳食管理的核心

1. 根据 GI 来选择食物　除了碳水化合物的摄入量，食物的种类、成熟度、加工方式、烹调时间等对餐后血糖均有影响。1984 年 Jenkins 首次提出了食物的血糖生成指数（glycemic index GI）的概念，其计算公式如下。

$$食物 GI 值 = \frac{含 50g 碳水化合物实验食物餐后 2 小时血糖曲线下面积}{等量葡萄糖餐后 2 小时血糖曲线下面积}\%$$

食物的 GI 值表示某种食物与葡萄糖相比升高血糖的速度和能力，是衡量食物引起餐后血糖反应的一项有效指标，反映食物整体的消化可利用状况。不同种类的碳水化合物 GI 值是不同的，糯米等食物因支链淀粉含量高其 GI 较高，而豆类等含直链淀粉比例高其 GI 较低。白薯、土豆、未成熟的水果等则因富含膳食纤维、抗性淀粉或其他不易消化的碳水化合物而 GI 低。食物被加工的方式、时间等也影响 GI，被加工的颗粒越小、烹调时间越长、糊化程度越高，GI 越高。见表 15-5。

为方便使用，规定 GI>70 为高 GI 食物；55~70 为中 GI 食物；<55 为低 GI 食物。摄入高 GI 食物会使血糖大幅度升高并常伴快速回落，刺激胰岛素分泌较多，并易出现低血糖现象，而低 GI 食物则相反。因此，糖尿病患者应了解食物 GI，合理搭配高中低 GI 食物，多选中低 GI 食物，少选高 GI 食物，以更好地调节和控制血糖水平。值得注意的是，脂肪和蛋白质可使胃排空速度减慢，使 GI 比单独食用碳水化合物类食物时为低，如油炸的食品等。因此，GI 也有其局限性，如脂肪含量高的食物虽然 GI 不高，但易致肥胖，糖尿病患者也不应多选。

表 15 – 5　部分食物的血糖生成指数（GI）

食物名称	GI	食物名称	GI	食物名称	GI	食物名称	GI
葡萄糖	100	小米饭	71	生菜	<15	低脂奶粉	12
蔗糖	65	小米粥	62	青椒	<15	桂格燕麦片	83
果糖	23	荞麦	54	西红柿	<15	白面包	88
食物名称	GI	食物名称	GI	食物名称	GI	食物名称	GI
乳糖	46	荞麦面	59	菠菜	<15	面包(全麦)	69
麦芽糖	105	土豆（煮）	66	苹果	36	面包(混合谷物)	45
蜂蜜	73	土豆泥	73	梨	36	棍子面包	90
方糖	65	山芋	54	桃	28	苏打饼干	72
小麦（整粒）	41	藕粉	33	杏干	31	膨化薄脆饼干	81
面条（小麦）	82	豆腐	32	李子	24	爆玉米花	55
面条（全麦）	37	豆腐干	24	樱桃	22	苹果汁	41
通心面	45	绿豆	27	葡萄	43	水蜜桃汁	33
馒头	88	扁豆	38	葡萄干	64	橘子汁	57
烙饼	80	四季豆	27	猕猴桃	52	葡萄汁	48
油条	75	胡萝卜	71	柚子	25	冰淇淋	61
大米粥	69	南瓜	75	菠萝	66	饺子（三鲜）	28
大米饭	83	淮山	51	芒果	55	包子(芹菜猪肉)	39
糯米饭	87	菜花	<15	香蕉	30	牛肉面	88
大麦（整粒）	25	芹菜	<15	西瓜	72	猪肉炖粉条	17
玉米（甜）	55	黄瓜	<15	牛奶	28	小麦面馄饨	39
玉米面	68	茄子	<15	酸奶（加糖）	48	花生	14

引自杨月欣等．中国食物成分表 2002。

2. 根据血糖负荷来选择食物　食物的 GI 值只能告诉我们这种食物中碳水化合物转变成葡萄糖的能力和速率，所有 GI 是摄入 50 克碳水化合物引起的血糖反应，但是在实际生活中，我们吃的食物对于血糖的影响，很多时候很难判断。澳大利亚科学家首先想到一个办法，就是用食物血糖生成负荷（glycemic load，GL）来帮助判断。GL 的意义在于帮助人们了解某种食物吃多了，血糖将会发生什么影响。

　　GL 的计算公式是：GL = GI/100（设定葡萄糖为 100）× 摄入食物的可消化碳水化合物量（g）。

　　当 GL ≥20 时为高 GL，提示食物对血糖的影响明显；当 GL 在 10.1～19.9 为中 GL，提示食物对血糖影响一般；≤10 时为低 GL，提示食物对血糖影响较小。GL 可以用于判断某种食物或某总体膳食模式升高餐后血糖的能力。GL 比 GI 更能全面评价食物引起血糖升高的能力。

　　现以西瓜为例说明 GL 的应用。查阅 GI 表，西瓜的 GI 值为 72，为高 GI 食物；如果患者分别食用 150g 和 600g 西瓜，血糖将发生什么变化呢？

　　通过查阅食物成分表得知，每 100g 西瓜含可消化碳水化合物 5.5g，150g 和 600g 西瓜分别含 CHO 8.25g 和 33.0g。

　　摄入 150g 西瓜的 GL 值 =（72÷100）× 8.25 = 5.94，为低 GL。

　　摄入 600g 西瓜的 GL 值 =（72÷100）× 33.0 = 23.76，为高 GL。

　　通过以上计算可以看出，如果一次进食 150g 西瓜，对人体血糖所产生的影响不大；但一次进食 600g 或更多西瓜时，就会引起血糖较大的波动。

再以胡萝卜为例，胡萝卜 GI 值为 71，为高 GI 食物，有人建议将其去除，不列入糖尿病食谱。但通常公认，胡萝卜是一种很好的蔬菜，可以提供纤维和多种健康的营养素。通过查阅食物成分表得知，每 100g 胡萝卜含可消化碳水化合物 4.6g，如果患者分别摄入半杯、2 杯胡萝卜汁，血糖将发生什么变化呢？

假如半杯胡萝卜汁需要 200g 胡萝卜，含 CHO = 9.2g；两杯胡萝卜汁需要 800g 胡萝卜，含 CHO = 36.8g。

摄入半杯胡萝卜汁（200g 胡萝卜）GL = (71 ÷ 100) × 9.2 = 6.53，为低血糖负荷。

摄入一杯胡萝卜汁（400g 胡萝卜）GL = (71 ÷ 100) × 18.4 = 13.06，为中血糖负荷。

摄入两杯胡萝卜汁（800g 胡萝卜）GL = (71 ÷ 100) × 36.8 = 26.13，为高血糖负荷。

从上例可以看出，如果大量食用高 GI 食物，那么 GL 肯定升高。低 GI 食物通常具有低 GL，但是中到高 GI 食物的 GL 值范围可从低到高。因此，可以通过限制摄入 GI 高且碳水化合物含量高的食物摄入量来降低 GL。

因此，对于糖尿病患者来说，并没有绝对不能吃的食物，只要按照 GI 和 GL 相结合，严格控制好食物的数量并进行合理的搭配，既考虑到食物中碳水化合物的消化、吸收速度，又能限制食物中碳水化合物的总量，糖尿病患者一样能够享受美食。表 15 - 6 列出了一些食物的 GI、CHO 和 GL 值。

表 15 - 6　部分食物（100g）GI、碳水化合物含量（CHO）和 GL

食物	GI	CHO	GL
小麦	41	64	26
玉米	55	78	43
大米	83	80	66
大麦	25	64	16
大豆	18	57	10
小米	71	75	53
土豆	62	17	10
淮山药	51	28	14
芋头	48	26	12

引自杨月欣等. 中国食物成分表 2002。

六、食物选择

糖尿病患者进食宜定时定量，少量多餐，可以减轻胰岛负担，有利于保持血糖稳定。应遵循平衡膳食的原则，在限制总热量的情况下，食物尽可能多样化。膳食强调个体化，根据血糖变化结合血脂水平等确定和调整饮食治疗。对应用口服降糖药治疗的患者可以安排一日三餐，早、中、晚能量的比例分配为 1/3、1/3、1/3 或 1/5、2/5、2/5；应用胰岛素或易发生低血糖者要加餐，加餐的食物用量应在全天食物总量之内，即加餐不加量，从正餐中扣除少量食物作为加餐，而不是额外增加食物。

（一）宜用食物

1. 粗杂粮　如荞麦面、筱麦面、燕麦面、玉米等富含矿物质、维生素和膳食纤维，有助于改善葡萄糖耐量。

2. 大豆及其制品　富含蛋白质和多不饱和脂肪酸，有降血脂作用。

3. 蔬菜　新鲜蔬菜富含维生素、膳食纤维和矿物质。

（二）忌（少）用食物

1. 精制糖　如白糖、红糖、甜点心、蜜饯、雪糕、甜饮料等（当出现低血糖时例外）。

2. 高碳水化合物低蛋白质的食物 如马铃薯、芋头、藕和山药等，食用时应减少主食摄入量。

3. 动物油脂 如猪油、牛油、奶油等，鱼油除外。

4. 甜的水果 含果糖和葡萄糖高的水果应限量，如食用应相应减少主食摄入量。

5. 酒 酒是纯能量食物，无其他营养素，长期饮酒会损害肝脏，易引起高三酰甘油血症，故少饮为宜。

七、糖尿病低血糖反应及处理方法

正常成人空腹血糖为 3.9～5.6mmol/L，低于 3.5mmol/L 为低血糖。糖尿病患者容易出现低血糖，使用胰岛素的患者最常见。导致低血糖的原因有胰岛素过量、口服降糖药物过量、膳食过少或运动突然增多、未及时进食等。主要症状是心慌、出汗、头晕、饥饿、全身无力，严重时可致神志不清、精神抑郁、全身抽搐，甚至昏迷等。

低血糖的预防和处理方法如下所述。

（1）症状轻、神志清楚者，取葡萄糖或蔗糖 20～50g，用温开水冲服，几分钟后症状消失；如症状稍重，除饮糖水外，再进食馒头、饼干或面包等 25g，或水果一个，十几分钟后症状可消失。

（2）病情严重、神志不清者，应立即送医院抢救，静脉输注葡萄糖。

（3）注射长效胰岛素者，除进食葡萄糖或蔗糖外，还需进食牛奶、鸡蛋等吸收较慢的食物，避免反复出现低血糖反应。饮酒后容易发生低血糖，因此，糖尿病患者应少饮酒或戒酒。

（4）规律饮食对于预防低血糖很重要。如果有外出或旅游可能不能按时进餐，可随身携带方便食品，如糖果、饼干等食物，以便在出现低血糖时食用。

（5）加餐是预防低血糖的好方法，特别是对于应用胰岛素或夜间容易出现低血糖的患者晚上睡前加餐很重要。原则是加餐不加量，从正餐中扣除少量食物以作加餐用。

（6）糖尿病患者在进行运动或体力活动的时候，应注意调整降糖药物或适当增加饮食总量，如增加 25～50g 的主食，避免空腹运动，可在运动前少量进食。

（7）可以随身携带病情记录卡片，便于低血糖发生时得到及时救治。

八、食谱制定

糖尿病患者的食谱制定常采用计算法和食品交换份法等。能量的摄入应以维持或略低于理想体重为宜，根据患者的身高、体重、活动量、年龄、血糖情况等计算出每日所需的总能量，按照蛋白质、脂肪、碳水化合物的供热比确定三大产热营养素的量。强调营养治疗个体化，结合患者平时的饮食习惯，制定出切实可行的食谱。需要注意根据患者体重、血糖、血脂等各项指标的变化而进行调整。

现以食物交换份法为例示范食谱编制的方法。

例 15 - 1 患者张某，男，55 岁，身高 180cm，体重 93kg，办公室职员，体力活动较少。已确诊为 2 型糖尿病，近日空腹血糖不稳定，测得指尖血糖 8.8mmol/L，现予口服降糖药治疗。

（1）计算理想体重：180 - 105 = 75（kg）。

（2）计算 BMI：BMI = 93 ÷ 1.8^2 = 28.7（kg/m^2），患者体型属肥胖。

（3）计算一日总能量：轻体力劳动，每日能量按照 25kcal/kg 供给。

25 × 75 = 1875（kcal）。

（4）计算一日三大产能营养素的摄入量

蛋白质：（1875 × 18%）÷ 4 = 84.4（g）

脂肪：（1875 × 26%）÷ 9 = 54.2（g）

碳水化合物：（1875 × 56%）÷ 4 = 262.5（g）

（5）查表确定每日食物的种类和数量：张某每日供给能量为 1875kcal，查表 15 - 7 中能量 1800kcal 一行，可得到每日各类食物及数量为：谷薯类 300g（12 份），肉蛋类 150g（3 份），豆制品 50g（1 份），蔬菜类 500g（1 份），乳类 250g（1.5 份），油脂类 25g（2.5 份），其中供给蛋白质 77g

（占总能量18%），供给脂肪48g（占总能量的27%），碳水化合物供给258g（占总能量的55%）。

表15-7 不同能量糖尿病饮食的食物份数和重量表

能量 （kcal）	谷薯类 （g）	份	蔬菜类 （g）	份	肉蛋类 （g）	份	大豆类 （g）	份	乳类 （g）	份	油脂类 （g）	份	蛋白质 （g）	%	脂肪 （g）	%	碳水化合物 （g）	%
1000	150	6	500	1	100	2	25	0.5	250	1.5	10	1	49	19	27	24	143	56
1200	200	8	500	1	100	2	25	0.5	250	1.5	10	1	53	17	33	24	180	59
1400	225	9	500	1	125	2.5	25	0.5	250	1.5	15	1.5	61	17	40	25	199	58
1600	250	10	500	1	150	3	50	1	250	1.5	20	2	72	18	47	27	221	55
1800	300	12	500	1	150	3	50	1	250	1.5	25	2.5	77	17	48	24	258	59
2000	350	14	750	1.5	150	3	50	1	250	1.5	25	2.5	84	17	48	22	301	61
2200	400	16	750	1.5	150	3	50	1	250	1.5	25	2.5	88	16	49	20	339	63
2400	450	18	750	1.5	175	3.5	50	1	250	1.5	25	2.5	98	16	56	21	376	63

（6）确定一日的食谱：将每日各类食物的种类和数量，按照饮食习惯合理分配于一日三餐，选择好烹调方式，制定符合要求的食谱。比如，一日饮食可安排如下所述。

早餐：谷类100g（燕麦馒头：面粉75g，燕麦25g），鸡蛋一个（50g），牛奶250g；

午餐：谷类100g（粗粮饭：大米75g，荞麦米25g），青瓜炒肉丝（瘦肉50g、青瓜250g）；

晚餐：谷类100g（荞麦面：面粉75g，荞麦粉25g），菠菜豆腐肉丝汤（菠菜250g、豆腐50g、肉丝25g）；

加餐：苹果200g。

（7）食物交换份法：为了避免食物种类单调，可以根据以下食物交换份表对同类食物进行替换，这样很快就把一周甚至一月的食谱制定出来了。虽然不是十分精确，但却方便易行。

食物交换份法是按照营养成分特点把食物分为4组（8大类），每个交换份食物的能量都是90kcal左右，同类食物之间的重量可能不同，但其能量、蛋白质、脂肪和碳水化合物的含量基本接近，可以互相替换；不同类的食物其三大产热营养素含量差异较大，不可互相替换。食物分类表及交换份表，见表15-8至表15-15。

表15-8 食物分类表

组别	类别	重量（g）	能量（kcal）	蛋白质（g）	脂肪（g）	碳水化合物（g）
谷薯组	谷薯类	25	90	2	0	20
蔬果组	蔬菜类	500	90	5	0	17
	水果类	200	90	1	0	21
肉蛋组	大豆类	25	90	9	4	4
	乳类	160	90	5	5	6
	肉蛋类	50	90	9	6	2
油脂组	硬果类	15	90	4	7	2
	油脂类	10	90	0	10	0

表15-9 谷薯类交换表

食物	重量（g）	食物	重量（g）
大米、小米、糯米、薏米	25	干粉条、干莲子	25
高粱米、玉米（去棒心）	25	油条、油饼、苏打饼干	25

食物	重量（g）	食物	重量（g）
面粉、米粉、玉米面	25	烧饼、烙饼、馒头	35
混合面、通心粉	25	咸面包、窝窝头	35
燕麦片、莜麦面	25	生面条、魔芋生面条	35
荞麦面、苦荞面	25	土豆	100
各种挂面、龙须面	25	湿粉皮	150
绿豆、红豆、芸豆、干豌豆	25	鲜玉米	200

每份谷薯类含蛋白质2g、碳水化合物20g、能量90kcal。

表15-10 蔬菜类交换表

食物	重量（g）	食物	重量（g）
大白菜、圆白菜、娃娃菜	500	白萝卜、青椒	400
菠菜、油菜、菜心	500	茭白、冬笋	400
韭菜、茼蒿	500	南瓜、菜花、西兰花	350
芹菜、莴苣、油菜苔	500	豆角、扁豆、四季豆	250
西红柿、西葫芦	500	洋葱、蒜苗	250
黄瓜、丝瓜、茄瓜、冬瓜、	500	胡萝卜	200
苦瓜、绿豆芽、芥兰	500	淮山、马蹄、藕	150
苋菜、龙须菜	500	茨菇、百合、芋头	100
鲜蘑菇、鸡腿菇、鲜香菇	500	毛豆、豌豆	70
浸水海带	500	百合	50

每份蔬菜类含蛋白质5g、碳水化合物17g、能量90kcal。

表15-11 肉类交换表

食物	重量（g）	食物	重量（g）
熟火腿、香肠	20	鸡蛋、鸭蛋（带壳）	60
肥瘦猪肉	25	鹌鹑蛋（6个带壳）	60
熟叉烧肉（无糖）、午餐肉	35	鸡蛋清	150
熟酱牛肉、熟酱鸭、大肉肠	35	带鱼	80
瘦猪、牛、羊肉	50	草鱼、鲤鱼、甲鱼、比目鱼	80
排骨	50	大黄鱼、鳝鱼、黑鲢、鲫鱼	80
鸭肉、鸡肉、鹅肉	50	对虾、青虾、鲜贝	80
兔肉	100	蟹肉、水浸鱿鱼	100
鸡蛋粉	15	水浸海参	350

每份肉类含蛋白质9g、脂肪6g、能量90kcal。

表15-12 大豆类交换表

食物	重量（g）	食物	重量（g）
腐竹	20	油豆腐	30
大豆	25	北豆腐	100
大豆粉	25	南豆腐（嫩豆腐）	150
豆腐丝、豆腐干	50	豆浆（黄豆和水比例为1:8）	400

每份大豆类含蛋白质9g、脂肪4g、碳水化合物4g、能量90kcal。

表 15 – 13　乳类交换表

食物	重量（g）	食物	重量（g）
奶粉	20	牛奶	160
脱脂奶粉	25	羊奶	160
乳酪	25	无糖酸奶	130

每份乳类含蛋白质5g、脂肪5g、碳水化合物6g、能量90kcal。

表 15 – 14　水果类交换表

食物	重量（g）	食物	重量（g）
柿、香蕉、荔枝	150	李子、杏	200
梨、桃、苹果	200	葡萄	200
橘子、柚子	200	草莓	300
猕猴桃	200	西瓜	500

每份水果类含蛋白质1g、碳水化合物21g、能量90kcal。

表 15 – 15　油脂类交换表

食物	重量（g）	食物	重量（g）
花生油、香油	10	猪油	10
玉米油、菜籽油	10	牛油	10
豆油、红花油	10	羊油	10
核桃	15	葵花籽（带壳）	25
花生米	15	西瓜子（带壳）	40

每份油脂类含脂肪10g、能量90kcal。

（沈峰　朱筱）

第五节　糖尿病的营养调理方法

糖尿病是一种代谢性疾病，糖尿病发病的中心环节是胰岛 β 细胞功能缺陷和（或）胰岛素抵抗。由于胰岛素抵抗是大多数糖尿病患者的主要临床问题，所以我们在营养调理糖尿病时，除了要关注营养均衡问题外，更应该关注胰岛素抵抗问题，才能更有效地预防和控制糖尿病。在防控糖尿病时不能仅仅着眼于控制血糖浓度（对症治疗）；还应注意增加胰岛素敏感度，解决胰岛素抵抗问题（对因治疗）。消除胰岛素抵抗，才能纠正体内的代谢紊乱，才能有效防治糖尿病。

临床医生一般只给糖尿病患者用降糖药或注射胰岛素来降低血糖、控制糖尿病的症状，只纠正糖代谢异常的表象，而糖代谢紊乱的核心问题即胰岛素抵抗，以及蛋白质和脂肪代谢紊乱没有采取任何措施来处理。所以给临床医生的印象是糖尿病只能治标，不能治本。

由于许多药物不能解决胰岛素抵抗问题，因此糖尿病患者即使严格遵照医嘱，认认真真降糖，最终还是会发生并发症。从表面上看，患者血糖似乎得到了控制，但事实上身体许多代谢紊乱没有得到纠正，病情还在不断恶化。

许多研究发现，糖尿病患者往往缺乏一种或多种营养素，特别是微量营养素缺乏较多，如缺乏维生素 A、维生素 B_1、维生素 B_2、维生素 B_6、维生素 C、维生素 D、维生素 E，缺乏微量元素和 n – 3 多不饱和脂肪酸等，影响细胞代谢功能，影响胰岛的分泌功能和胰岛素的敏感性，影响糖尿病的发生和发展。只有及时充分补充体内缺乏的营养素，补充身体细胞缺乏的原材料，让身体细胞做到营养均衡，发挥细胞强大的修复能力，才能纠正体内代谢紊乱，才能临床治愈糖尿病。

糖尿病患者究竟需不需要额外使用营养补充剂是许多人都很关心的问题。单用食物能不能做到营养均衡，能不能达到优化量标准？为什么很多发达国家的人经常使用营养补充剂？经常有糖尿病患者咨询这些问题。对大多数糖尿病患者，单用食物很难做到营养均衡！为什么呢？原因主要有以下几个方面。

一、糖尿病患者营养素缺乏或不均衡的可能机制

（一）营养摄入或吸收减少

1. 摄入减少　糖尿病患者可能因为饮食不合理，造成营养不均衡，包括微量营养素的摄入平衡。此外，糖尿病患者如合并消化系统自主神经病变，表现为吞咽困难、呃逆、胃部不适，可导致营养素摄入减少。每天摄入食物的种类和数量太少，就很难做到营养均衡。

2. 食物营养退化导致营养摄入显著下降　食物的营养价值近几十年变化极大。先看一些国外的调查研究数据，美国测量同一产地的 100g 菠菜中矿物质铁的含量，1948 年含 150mg，2000 年含 2mg；日本测量同一产地的 100g 菠菜中维生素 C 的含量，1950 年含 150mg，1963 年 100mg，1982 年 63mg，1995 年 13mg；日本测量同一产地的 100g 胡萝卜中胡萝卜素的含量，1950 年为 13500IU，2002 年 1000IU。中国广泛使用化肥、农药，食物营养退化情况比日美更加严重。

由上可见，近半个世纪食物里营养素有大幅度的流失。要获得同等分量的营养素，各种食材的摄入至少要增加几倍到十几倍，这个量太大根本吃不下。所以现代人单靠食物很难做到营养均衡。

造成食物营养退化的原因是很复杂的。首先是土壤过度耕种导致土壤养分不够，不够肥沃，土壤本底营养含量减少，只有大量使用化肥才能种出作物。这种方法种出来的作物与有机种植的作物营养价值有很大不同，就像饲料鸡和土鸡的差别一样，仅从口感都能明显感觉出来。

目前很多食物是快速催熟的，使用过多的饲料、激素、催熟剂，饲养动物和种子作物生长周期大大缩短，导致食物的营养成分明显下降。另外，食物的精加工也使食物的营养含量大大下降。比如稻米在一次次加工过程中，把膳食纤维、B 族维生素、油脂和维生素 E 等现代人最缺的营养都去掉了，只剩下淀粉和热量。

现在市场上很多食物的某些营养成分可能只有原来食物的几分之一，即使按照国家要求摄入足够多的食物种类和量，三餐都吃的很饱，营养还是不够，营养素摄入量还是达不到国家标准和个体需要。

3. 食物的选择搭配不当，烹饪方法不当　由于大多数居民没有系统学过实用营养知识，不懂得根据自己的身体情况合理选择食物。而且，我们中国人过分注重口味，烹调方法往往不当，造成很多营养素在烹调过程中丢失。这样容易导致有的营养素摄入过少，有的营养素摄入过多，加重营养不均衡。

4. 营养吸收减少　血糖控制不良的糖尿病患者，蛋白质代谢呈负氮平衡，会影响很多营养物质的吸收。例如，锌的吸收是与载体蛋白结合而实现的，由于糖尿病患者蛋白质代谢呈负氮平衡，影响了锌载体蛋白的合成，从而抑制了机体对锌的吸收，故糖尿病患者普遍缺锌。某些降糖药如二甲双胍可能会影响部分维生素及微量元素的吸收。另外，还可见于消化、吸收功能减退的中老年糖尿病患者。

（二）营养需求增加

1. 营养消耗增加　高血糖状态所致的高代谢过程使营养素的潜在需要量增加。

2. 生活方式不健康，面临的压力明显增加　中国经济飞速发展，社会竞争的压力大增，抗压力营养素的需求也大幅增加，有时要比平时增加几倍甚至十几倍。加上很多人社会交际多、应酬多，经常抽烟、喝酒、喝咖啡、熬夜，这些不良生活习惯、不良生活方式对身体细胞的伤害很大，身体也需要更多的抗压力营养素来修复受损细胞。

3. 食物里可能含有一些有毒成分　种植、养殖方式的改变，食物的不合理加工，可能导致食物中的非营养物质，如农药、抗生素、激素、苏丹红、铅等严重超标，各地报纸、电视台、电台经常报

道。这些有毒成分会对身体细胞造成伤害，身体需要更多的营养素来修复受损细胞，使人体对营养素的需求量明显增大。

4. 环境污染较重　水、空气和食物污染较普遍，其中的毒物进入身体后会伤害到体内的组织细胞，身体需要更多的营养素来修复受损细胞。

（三）营养排出增加

糖尿病患者血糖超过肾糖阈，致使尿糖升高，引起渗透性利尿，导致部分营养素流失增多。已有研究表明，糖尿病患者尿锌排泄异常，即使在食物锌含量低于正常生理需要量时，尿仍呈高锌状态。

从以上的分析就可发现，糖尿病患者从食物中摄入的营养素可能不够，而需求量又大增，这样就很容易导致营养不均衡。

很多人经常问，营养素有这么神奇的作用吗？很多高科技药物和先进的治疗手段都治不好糖尿病，几粒营养片行吗？

糖尿病患者由于一些营养素不够，加上营养不均衡，身体细胞没有办法发挥自己的修复能力，从而导致疾病很难治愈。很多人迷信高科技的药物和高科技治疗手段，认为它是万能的、是最好的治疗手段。其实不然，医学仅是对人体的一种认识，目前这种认识还处于初级的阶段。而人体的新陈代谢、组织更新，以及强大的自我修复能力和神奇的自愈能力是经过几亿年甚至更长时间进化来的，是自然界优胜劣汰规律优化出来的，其精密程度及能力的强大远超我们的想象。

因此人们要健康，必须充分利用自己已有的最神奇、最有效的自愈系统，它的正常运转需要什么条件、需要什么原料，我们就要全力配合。只有这样才能发挥它的作用，才能有效防治疾病；根本不去研究自愈系统、不去配合它的工作，而想用现有的所谓高科技方法来防治疾病，则肯定是死路一条，再过一万年也未必能研究出什么高科技手段能够代替我们身体已有的修复系统和自愈系统。所以说，最好的医生是自己，最好的药物是营养，这句话绝对是真理。

由于人们在健康观念上存在以上严重的认识误区，才会导致目前的医疗困境。糖尿病等慢病高发，无法治愈，直接威胁到人们的生命质量和生命长度，甚至威胁到整个国民的健康素质，给国家的长远发展造成不利影响。无数人想健康、想改变这种现状，政府也想改变，但又没有办法。要化解目前这种医疗困境，要改变慢病防治不力的现状，必须改变人们健康观念上的误区，改变防治疾病的思路；不要仅仅局限于医院的药物和先进的治疗手段，不要以为现有的药物就是万能的，要开阔思路，才能寻找到出路。

其实只要给足身体所需要的原材料，发挥身体强大的修复能力和自愈能力；同时改变不良的生活方式，减少身体的耗损；必要时再结合药物治疗，那么慢病就很容易防治，就能快速改善全民健康。中华医学会会长钟南山院士在他的《钟南山谈健康》专著中提到，他已经连续38年经常服用多种营养素，这是他永葆青春的秘诀之一。

二、糖尿病患者营养补充剂的可能作用机制

（一）提升免疫力

糖尿病患者各种感染的发生率远高于非糖尿病患者，严重影响糖尿病患者的生活质量和生存率，糖尿病患者免疫功能缺陷是发生感染的主要原因。为了降低感染发生率，2型糖尿病患者需要采取措施增强细胞免疫功能。临床研究表明，通过对2型糖尿病患者补充相关营养素，有利于改善患者体内的营养状况，增强机体的免疫能力。

中国人民解放军总医院营养科景洪江等研究观察补充微量营养素对2型糖尿病患者的免疫功能及一般感染的影响，研究前后分别进行人体测量、血液生化、血常规、体液免疫和细胞免疫功能检查。研究结果提示，2型糖尿病患者适当补充微量营养素可提高免疫细胞如淋巴细胞、$CD4^+$数量，减少患者常见感染的发生率。补充微量营养素可改善患者免疫功能和减少感染的发生。

大连市中心医院刘颖等使用微量营养素制剂进行临床研究，制剂组成包括维生素 B_6 150mg、维生

素 B_1 0.5mg、维生素 C150mg、维生素 B_2 0.5mg、叶酸 75μg、硒 12.5μg、锌 3mg、铁 3mg、钙 200mg,持续服用 6 个月。研究结果显示,观察组的细胞免疫功能改善效果显著优于对照组 (P < 0.05),观察组的血糖、肌酐、糖化血红蛋白、总胆固醇指标与对照组相比有显著差异 (P < 0.05),提示微量营养素补充能够增强 2 型糖尿病患者的细胞免疫功能,促进其免疫功能改善,证明了使用微量营养素制剂的重要性,值得临床推广应用。

许多研究表明,锌能够使免疫系统功能得以维持,对免疫功能具有显著影响,可维持 T 淋巴细胞功能;硒是机体所需的重要元素,对细胞免受自由基损害有着保护作用,可确保机体免疫功能正常;维生素 E 对 T 淋巴细胞功能具备重要影响,如果机体内缺乏维生素 E,则会在一定程度上抑制、降低细胞免疫功能,通过补充维生素 E,则可使这种状态得到改善;维生素 D 可调节细胞免疫功能。微量营养素制剂中包含上述提及的各种微量元素,可以促使 2 型糖尿病患者营养状况得到改善。

(二) 抗炎治疗

2 型糖尿病 (T2DM) 发病的核心是胰岛素抵抗和胰岛 β 细胞分泌障碍。研究表明这与机体系统性慢性低水平炎症有关,肿瘤坏死因子 a (TNF-a) 和白细胞介素 6 (IL-6) 均是其中较受关注的促炎介质,近年来高迁移率族蛋白 1 (HMGB1) 也被认为与胰岛素抵抗密切相关。饮食营养干预是 T2DM 的治疗基础之一,限制能量摄入以减轻体质量是控制血糖和改善胰岛素抵抗的重要途径,高糖高脂饮食被认为是引起糖脂代谢紊乱的主要膳食因素,对于炎症反应的激活有重要影响。何俊卿等研究提示,脂肪和蛋白质摄入水平与 2 型糖尿病中胰岛素抵抗和 β 细胞分泌功能有关,且脂肪摄入可能通过调节血浆 IL-6 或 HMGB1 水平发挥作用。

(三) 抗氧化治疗

糖尿病患者产生氧自由基增加,血和组织中抗氧化酶活性下降,可使 LDL 氧化成氧化型的低密度脂蛋白 (ox-LDL),后者会引起动脉粥样硬化。氧自由基本身也能损伤动脉内皮细胞,引起动脉粥样硬化。氧自由基还能损伤肾小球微血管引起糖尿病肾病,损伤眼的晶状体引起眼白内障,损伤神经引起多发性神经炎。糖尿病及其相关并发症的发生、发展与氧化应激密切相关。DM 患者由于代谢异常和长期严格的饮食控制等,容易造成体内抗氧化营养素的不足或缺乏,弱化机体抗氧化应激能力。

近年来越来越多的证据表明,氧化应激与 DM、癌症、炎症、神经性疾病和心血管疾病等发病机制关联,强调的是“共同土壤”和“共同通路”。当 DM 患者长期血糖控制不佳时,HbA1c 水平上升、氧化应激增强,包括活性氧簇的生成。尽管人体内的抗氧化系统能通过多种途径和形式将这些活性氧自由基清除,但若体内抗氧化物不足并长期处于失衡状态,则可加重 DM 及其并发症的发生。人体应对大量自由基所需的抗氧化物质来自内源性和外源性。内源性抗氧化物质包括酶类和非酶类,前者如超氧化物歧化酶 (SOD)、谷胱甘肽过氧化物酶 (GPx) 等;后者如 VitA、VitE 和 VitC 等。相当一部分酶类抗氧化物含有微量元素,如 Zn 既是一种抗氧化物,也可以作为其他抗氧化相关蛋白,如金属硫蛋白和锌-铜 SOD 的一部分,拥有诸多生理功能;而 Se 则是 GPx 活性中心的主要构成成分。

抗氧化营养素是指一些具有抑制自由基产生、清除自由基或抑制自由基对大分子氧化损伤作用的营养素,在体内起到抗氧化作用,以维护人体的健康。人体可获得的外源性抗氧化物除了来自营养补充剂外,还有食物中的天然抗氧化物,包括上述微量元素、VitC、β-胡萝卜素和黄酮类等。研究发现,膳食总抗氧化能力可能对维护机体糖耐量具有重要作用,尤其是中老年肥胖女性。富 Se 膳食可以促进大鼠 GPx-1 和 GPx-2 的基因表达,同时能增加结肠细胞内 GPx-1 的活性。有研究证实 DM 患者补充抗氧化营养素对降低氧化应激具有积极作用。遗憾的是,不少人从日常膳食中摄取的抗氧化物质不能满足机体代谢的需要,尤其是 DM 患者时常为了控制血糖和减少降糖药物的应用而严格控制饮食,伴随的问题是抗氧化营养素的摄入不足。近年 Franke 等通过饮食问卷调查了 70 例 DM 前期和 T2DM 患者饮食 VitC 摄入量,发现其中男性和女性 VitC 摄入不足者分别达 54.2% 和 34.8%。蒋咏梅等的研究结果类似,表现为多数 DM 患者的膳食抗氧化营养素的摄入量未达到推荐摄入量,尤其血糖控制不佳组和 T2DM 患者 VitC 摄入不足者的比例分别高达 86% 和 83%。

与 VitC 摄入不足相对应的则是该组患者的血清氧化应激标志物 8 – iso – PGF2α 的水平显著高于血糖控制良好组患者。

异前列腺素是近年新发现的一类具有生物活性的前列腺素衍生物，在血清中含量非常稳定，被认为是判断体内自由基氧化程度和临床评价抗氧化治疗效果的较理想生化指标；由于异前列腺素同时还可能参与 DM 慢性并发症的发生，因此也被认为是评价 DM 患者体内氧化应激状态的一项敏感指标。

血糖控制不佳可加重氧化应激，而氧化应激又影响血糖的控制，两者可能互为因果。DM 患者在合理控制饮食的基础上，增加抗氧化营养素的摄入量是提高机体抗氧化物水平方便、安全和有效的方法。

三、营养补充剂与糖尿病防治

（一）宏量营养素与糖尿病

1. 不饱和脂肪酸　许多研究发现，不饱和脂肪酸可以改善血糖应答反应，降低胰岛素需要量，改善血脂水平，降低患大血管疾病的危险性。

以往有研究认为，摄入总脂肪与空腹、餐后胰岛素水平及 T2DM 的发生呈正相关，与胰岛素的敏感性呈负相关。但经过对脂肪摄入种类进行校正，并调整相关危险因素、能量摄入以及体质指数（BMI）后，总脂肪与 T2DM 的发生无关，降低总脂肪摄入并不能对控制血糖及心血管疾病危险因素起作用。尽管如此，低脂膳食模式（总脂肪供能比 < 30%，饱和脂肪供能比 < 10%）作为减轻体重或者促进心血管健康的策略是一直被提倡的。不过在摄入总能量减少、人群体重降低的前提下，低脂膳食模式的作用才更有可能显现出来。

与总脂肪摄入量相比，脂肪摄入种类的不同对 T2DM 影响更重要，人群调查和干预试验均表明，不同脂肪酸水平可通过影响胰岛素敏感性而对人群中糖尿病的发生和发展产生不同影响。研究显示，饱和脂肪摄入过多可使骨骼肌细胞膜磷脂的饱和脂肪酸增加，从而降低胰岛素对葡萄糖的利用。饱和脂肪（SFA）或动物脂肪的摄入与 T2DM 的发生呈正相关。增加摄入不饱和脂肪有利于控制血糖和改善心血管疾病危险因素。MUFA 和 PUFA 摄入可能有利于改善血糖和血脂的代谢，用部分 MUFA 膳食替代 SFA 膳食，可改善胰岛素敏感性，有利于糖代谢和胰岛素代谢。人群饮食干预试验表明，MUFA 有利于血糖和胰岛素代谢。

多不饱和脂肪酸具有显著降血糖、降血脂的功效。在空腹血糖受损或葡萄糖耐量受损的超重/肥胖患者中，n – 3 多不饱和脂肪酸（n – 3 PUFAs）可显著降低血糖和空腹血浆胰岛素水平，PUFAs 的抗炎作用与 NLRP3 炎性体激活和随后抑制半胱天冬酶 – 1 激活和 IL – 1/3 分泌有关。在补充 n – 3 脂肪酸的 T2DM 患者中，二十碳五烯酸/二十二碳六烯酸的比例较高（EPA/DHA），血浆胰岛素水平降低。此外，EPA 可以促进胰岛素分泌，从而抑制胰腺细胞中脂质积聚。

综上所述，有效防控糖尿病需要每天增加不饱和脂肪酸的摄入量，必要时补充深海鱼油。提倡每天使用三种食用油，包括：①亚麻籽油或紫苏油：每人每天 6 ~ 8ml；②茶籽油或橄榄油：每人每天 10 ~ 12ml；③其他油：每人每天 8 ~ 10ml。

2. 蛋白质粉　研究发现，胚胎发育期的胰腺发育不良和 β 细胞功能缺陷与蛋白质摄入不足有关，同时还可能增加成年后 T2DM 的患病风险。人体内蛋白质代谢因慢性营养不良以及蛋白质在总量和（或）质量上的缺乏而发生改变，从而影响个体长期的健康状况。在用相同能量、不同蛋白质量饲料喂饲怀孕大鼠的实验中发现，如果仔鼠在出生后仍保持低蛋白饲料，会导致成年后葡萄糖的不耐受并可能引起糖尿病的发生。

研究报道，氨基酸能够直接调节胰岛素分泌以及维持 β 细胞功能。亮氨酸是动物体内唯一的生酮氨基酸，是支链氨基酸中对蛋白质代谢起主要调节作用的氨基酸，可以激活 mTOR，促进 p70S6K 的磷酸化，进而促进蛋白质合成。在胰岛素抵抗状态下，过度活化的 mTOR 及其下游底物核糖体蛋白 S6 激酶 1 可通过负反馈调节阻断胰岛素信号通路，导致糖代谢紊乱。L – 丙氨酸和 L – 谷氨酰胺被证实可

调节胰岛 β 细胞信号转导、代谢和凋亡相关基因的表达。L–谷氨酰胺也可显著上调钙调神经磷酸酶，从而促进 β 细胞增殖。此外，谷氨酰胺还可促进肝糖原合成，抑制脂肪分解和脂肪氧化，可在体内产生降糖作用。在体外高糖诱导胰岛素抵抗（IR）模型中，加入谷氨酰胺类似物后，胰岛素促进脂肪细胞糖摄入量明显增加，细胞胰岛素抵抗状态得到改善。

蛋白质是组成人体细胞的最重要成分，是构建细胞和修复细胞的最主要原料。有糖尿病等慢性疾病者，蛋白质需求量较正常要大，肾功能正常的糖尿病患者，推荐蛋白质的适宜摄入量占总能量的15%～20%。当膳食摄入蛋白质达不到适宜摄入量时，需要额外补充蛋白质粉，以满足糖尿病患者对蛋白质的需要。许多蛋白质粉主要含有大豆蛋白和乳清蛋白，低脂、低糖、低能量，适合糖尿病患者选用。

研究表明，对于患糖尿病肾病及大量蛋白尿的个体，增加大豆蛋白作为蛋白质的主要来源，可以改善心血管疾病危险因素。乳清蛋白能促进肠促胰素的分泌，提高胰岛素敏感性。同时，乳清蛋白中所含亮氨酸及其代谢产物能减少肌肉蛋白的分解，增加瘦体组织。系统回顾研究显示，膳食中增加乳清蛋白的摄入有助改善糖代谢，减轻体重。

3. 膳食纤维　可以控制血糖上升幅度，降低餐后高血糖、改善葡萄糖耐量和降低血清胆固醇，每天应该摄入纤维 25～30g。膳食纤维的作用机制可能是通过减少食物的能量密度，延迟胃的排空和肠的运送，增加饱腹感，使摄入和（或）吸收的热量减少；并通过影响肠激素特别是肠胰高血糖素等物质的分泌而使餐中所摄入的膳食纤维对以后的葡萄糖耐量仍发挥作用，从而起到降血糖作用。

大量研究结果证明，增加膳食纤维的摄入有利于控制糖尿病，对减少 T2DM 的危险性及控制并发症具有重要意义。摄入膳食纤维可以减少糖尿病患者因各种原因导致的死亡。

推荐糖尿病患者的膳食纤维摄入量应超过健康人群的推荐摄入量，具体推荐量为 25～30g/d，当膳食摄入的纤维达不到推荐摄入量时，需要额外补充纤维素制剂，以满足糖尿病患者对纤维素的需要。

（二）微量营养素和糖尿病

微量营养素与糖尿病及其并发症的发生、发展关系密切，并且糖尿病患者体内多种矿物质和维生素代谢异常，补充微量营养素有一定的临床获益。

国外一项随机对照研究对 79 例 2 型糖尿病伴高血压患者营养素摄入状况的调查结果显示，维生素 D 摄入量未达 RNI 的患者百分比为 71%、钾为 48%、硒为 46%、铜为 35%、碘为 29%、维生素 A 和 E 均为 27%、镁为 16%、叶酸为 8%。我国南、北方地区糖尿病患者多种维生素和微量元素的摄入量明显低于参考摄入量。研究发现，微量营养素对胰岛素的合成、分泌、贮存、活性以及能量代谢起着重要作用；而胰岛素分泌的相对或绝对不足也影响微量营养素的体内平衡。

1. 脂溶性维生素

（1）维生素 A：糖尿病患者由于限制主食和肉类摄入量，往往有不同程度的维生素 A 缺乏，导致眼病和皮肤病。研究显示大剂量摄入维生素 A 有助于提高胰岛素控制血糖浓度的能力，T1DM 患者的血清维生素 A 水平明显低于健康人群，表明维生素 A 的缺乏可能通过对免疫调节的影响而参与了糖尿病及其并发症的发生和发展。

（2）维生素 D：是一种是类固醇衍生物。越来越多的临床研究证据表明，维生素 D 与糖尿病密切相关，糖尿病患者中普遍存在维生素 D 缺乏，补充维生素 D 有助于预防糖尿病的发生。

维生素 D 通过直接调节细胞因子（如 IL–1、IL–6）在单核细胞中的表达来降低 T2DM 的炎症反应，并抑制细胞因子诱导的 β 细胞凋亡。维生素 D 还可通过调节血浆钙水平来影响胰岛素合成和分泌。较低的维生素 D 水平是 T2DM 发生的危险因素之一。

Liu 等对 10 个相关研究进行荟萃分析，结果显示 1 型糖尿病儿童的维生素 D 水平显著低于健康对照组，提示维生素 D 水平与 1 型糖尿病密切相关。胰岛 β 细胞上有维生素 D 受体，其缺乏可影响胰岛素的分泌和（或）胰岛素抵抗，Mohamad 等补充维生素 D 和足够的钙剂可改善血糖和胰岛素抵抗，提示低维生素 D 水平与 2 型糖尿病的发生与发展密切相关。

国外有研究显示儿童青少年患 1 型糖尿病人群与正常青少年人群相比，其维生素 D 的含量水平是缺陷和不足的。维生素 D 水平低的人群与水平高的人群相比，患 2 型糖尿病的风险增高。美国护士健康调查研究对 83799 名非糖尿病人群追踪 20 年后，其中 4843 人被诊断为 2 型糖尿病，结果显示给予维生素 D 及钙剂者 2 型糖尿病发病的相对危险比为 0.87，补充维生素 D 及钙剂充足的人群与补充较少的人群相比，相对危险比显著降低。

2012 年欧洲糖尿病研究协会年会上公布的一项研究显示，孕早期维生素 D 缺乏与孕中期发生妊娠期糖尿病的风险显著增加相关。此外，研究结果显示维生素 D 缺乏与妊娠期糖尿病发生率增加之间的显著关联可归因于胰岛素抵抗增加。维生素 D 已成为研究妊娠期糖尿病的重要线索。

（3）维生素 E：又名生育酚，是脂溶性的抗氧化营养素，有保护 β 胡萝卜素免于被氧化的作用，且两者有协同作用。维生素 E 不仅能提供抗氧化防御能力，而且可以帮助身体克服胰岛素抵抗。给糖尿病患者每天服用 300～600 国际单位的维生素 E，胰岛素利用率显著增高，病情会明显好转；而且维生素 E 对糖尿病坏疽和动脉硬化等并发症防治特别有帮助，如果加用卵磷脂效果会更佳。有报道糖尿病患者血清中维生素 E 低于正常对照，且随年龄增加而下降。正常人每日推荐摄入量为 14mg，而糖尿病患者为预防心脑血管疾病等并发症，每天可补充维生素 E 100～200mg。

（4）维生素 K：又称为凝血维生素，缺乏维生素 K 会导致凝血功能障碍及异常出血。研究显示维生素 K 除有助于凝血功能外，还可以通过维生素 K 依赖性骨钙素提高胰岛素的敏感性及改善胰岛细胞的功能，这种作用部分是通过脂联素的表达来实现的。Beulens 研究小组通过对 38094 名成年人进行跟踪随访 10 年发现，摄入富含维生素 K 的食物，被诊断出患 2 型糖尿病的概率将降低 10%～20%。维生素 K_1 和维生素 K_2 都有降低糖尿病风险的作用，比较而言，维生素 K_2 的作用更加明显。

2. 水溶性维生素

（1）B 族维生素：主要包括维生素 B_1、维生素 B_2、维生素 B_6、维生素 B_{12}、烟酸、泛酸、叶酸、生物素等。B 族维生素如维生素 B_1、维生素 B_2、维生素 B_6、维生素 B_{12} 对糖尿病多发性神经炎有一定的辅助治疗作用。维生素 B_6 和维生素 B_{12} 及叶酸能降低血浆中的同型半胱氨酸，而后者的血浓度与动脉粥样硬化呈正相关。B 族维生素以辅酶的身份参与体内糖、蛋白质和脂肪的代谢，人体一旦缺乏 B 族维生素，就会引起全身症状，在糖尿病患者身上较为常见。

研究发现，维生素 B_6 与糖尿病的发生发展有关。维生素 B_6 过少时，色氨酸无法被正常利用，便会转化成黄嘌呤尿酸，损害胰腺组织，导致糖尿病。如果在胰腺没有严重受损时，及时补充维生素 B_6，则其黄嘌呤尿酸便会立即减少，糖尿病也会因此而消失。故有研究认为，缺乏维生素 B_6 可能是糖尿病的致病原因之一。糖尿病合并周围神经病变患者吡哆醛的水平明显低于糖尿病无周围神经病变者，且两组之间的差异有统计学意义，提示维生素 B_6 缺乏能够通过多种途径促进周围神经病变的发生。镁能活跃含维生素 B_6 的酶，可以降低维生素 B_6 的需求，也能使黄嘌呤尿酸减少；低镁是糖尿病关联性强的危险因素，补镁胰岛素功能会明显改善，从而有助于糖尿病的防治。饱和脂肪、高蛋白质、高热量和高糖饮食都会增加身体对维生素 B_6 的需求，体内和尿中排泄的黄嘌呤尿酸会大量增加，显著增加患糖尿病的风险。糖尿病病情越重，体内的黄嘌呤尿酸浓度越高，尿中排泄的黄嘌呤尿酸也越多。糖尿病患者若每天服用 50mg 的维生素 B_6，其体内和尿中排泄的黄嘌呤尿酸会立即减少，身体不再受到伤害，病情会显著好转。

维生素 B_1 缺乏是造成糖尿病患者多种血管问题的原因之一，还会影响糖的继续氧化而引起神经组织能量不足，同时影响脂质的合成，导致神经性病变。2 型糖尿病患者常存在多饮、多尿症状，导致体内维生素 B_2 排出增多，加上机体本身代谢紊乱，核黄素需要量增加，容易引起核黄素缺乏。王国光等发现糖尿病大鼠经核黄素治疗后，肾皮质 TGF－$β_1$ 蛋白及 PAI－1 蛋白表达明显降低，提示核黄素可能通过提高机体的抗氧化能力抑制肾组织 TGF－$β_1$、PAI－1 蛋白表达，减轻糖尿病肾脏损伤。维生素 B_{12} 本身可以促进髓鞘卵磷脂合成，从而有利于损伤神经的修复，并且参与同型半胱氨酸的代谢。孙磊等研究显示，血清维生素 B_{12} 和叶酸与同型半胱氨酸水平呈显著负相关，糖尿病患者有周围神经并发症时多伴随着其水平的降低。

研究表明，长期暴露于高水平的 B 族维生素（烟酸、硫胺素和核黄素）与糖尿病的患病率负相关。无毒剂量的核黄素可抑制胰岛素瘤 NIT－1 细胞和哺乳动物胰岛细胞的 p38 磷酸化和 IL－6 的表达。烟酰胺可以通过增加 INS1－1β 细胞中 v－Maf 肌腱膜纤维肉瘤癌基因同源物 A 基因转录来诱导胰岛素基因的表达。此外，在小鼠中补充八周的维生素 H 增加了叉头框 A2、细胞核因子 4a、葡萄糖激酶和乙酰辅酶 A 羧化酶的表达，从而促进胰岛素的分泌，达到降低血糖的效果。

美国哈佛医学院爱默生博士认为糖尿病患者饮食中蛋白质量应大量增加，以弥补体内蛋白质代谢紊乱造成的蛋白质负平衡。研究表明，如果蛋白质、泛酸和维生素 B_2 不足时，会使胰岛素的分泌减少；如果维生素 B_{12} 和钾不足，也会使血糖升高。烟酸是葡萄糖耐量因子的组成物，可以增强胰岛素的作用，增加身体调节血糖的能力。维生素 A、维生素 B_1 也应充分补充，以弥补从尿液中过多的排出。

（2）维生素 C：又称抗坏血酸，是水溶性抗氧化剂，与维生素 E 及 β－胡萝卜素有协同抗氧化作用。Song 等前瞻性地随访 23 万名老年受试者发现，维生素 C 的摄入可以明显减少 2 型糖尿病的发病率。维生素 C 可能对糖尿病患者体内过多的自由基具有清除作用，从而对氧化应激引起的组织损伤具有保护作用。补充维生素 C 可以降低 2 型糖尿病患者增高的血浆脂质过氧化物（LPO），降低血总胆固醇、三酰甘油，提高高密度脂蛋白胆固醇，降低 ox－LDL，缓解微量蛋白尿及早期的糖尿病性视网膜病变。维生素 C 的成人每日推荐摄入量为 100mg，糖尿病患者每日可补充 100～500mg。

3. 微量元素

（1）铬：1957 年 Schwarz 和 Mertz 发现，在以串珠酵母为食物且糖耐量受损的大鼠体内存在一种与糖耐量因素密切相关的化合物，并将其命名为葡萄糖耐量因子（GTF），后经证实 GTF 是一种含铬的复合物。胰岛素在体内发挥作用时需要铬的参与，而 GTF 也只能在胰岛素存在的情况下，才能发挥生化效应。铬是胰岛素发挥降糖作用必需的元素，$Cr3^+$ 通过与烟酸结合形成 GTF 或与氨基酸形成其他有机铬化合物协同胰岛素发挥其生理功能，其作用机制主要是通过 GTF 调节胰岛素 A 链上的硫与细胞膜上受体的巯基形成二硫键，促进胰岛素与特定受体的结合，使胰岛素发挥最大生物学效能。

Anderson 等的研究表明，每天补充 200mg 铬可显著减少正常受试者糖负荷后 90 分钟的血糖水平，空腹血糖水平也明显降低。

英美及中国天津医学院的营养调查都证明，饮食中微量元素铬的含量远低于需要量。糖尿病患者由于糖代谢紊乱，铬消耗比正常人多。著名糖尿病专家钱荣立教授指出，糖尿病患者普遍缺铬，补铬对防治糖尿病有利。铬有不同的化学价，只有三价铬是有益于糖代谢的；三价铬还分有机和无机铬，其中有机铬吸收好；而吡啶酸铬又是有机铬中吸收最好的。朱禧星教授认为，"吡啶酸铬是三价铬的一种，在人体内最易被吸收。" 吡啶酸铬的主要作用如下所述。

①调节糖代谢：吡啶酸铬主要通过增强胰岛素的活性来调节糖代谢。通过补充吡啶酸铬，胰岛素的敏感性得到提高，有助于胰岛素与受体结合，使血糖进入细胞，将糖转为能量供机体燃烧利用或转为糖原储存起来。如果缺铬，胰岛素与受体相结合能力降低，糖不能进入细胞，上述过程不能完成，就会出现高血糖。美国 Cefalu 博士报告有糖尿病家族史的肥胖者，每天服用 1000 微克吡啶酸铬，4 个月后胰岛素抵抗明显改善。美国农业部人类营养研究中心的安德森博士在美国糖尿病杂志发表的论文显示，服用吡啶酸铬对降低糖尿病患者的空腹及餐后血糖和血脂都有明显的帮助。

②调节血脂：由于吡啶酸铬能使胰岛素有效工作，从而抑制葡萄糖向脂肪转化，因此有助于延缓动脉硬化的发生和发展。在一项研究中观察到，补充吡啶酸铬降低血胆固醇。美国 Vijaya 博士发现联合使用吡啶酸铬与生物素，可明显改善血脂。

③预防心血管疾病：美国心脏病年会发表了哈佛大学关于补铬减少冠心病的报道，此研究跟踪观察了 407 例志愿者 5 年，发现补铬组冠心病明显低于对照组，表明补铬可以减少冠心病的发生。

④减缓记忆力衰退：第19届神经精神学年会美国辛辛那提医学院的卡瑞考斯教授报道，"吡啶酸铬有激活大脑认知功能的作用，有益于改善老年记忆减退"。他给有早期记忆力衰退的老年人补充吡啶酸铬12周，然后做核磁共振扫描检查，结果显示这些老年人右侧颞叶、丘脑、右后顶叶及双侧额叶均有明显的激活作用。

⑤延缓衰老：吡啶酸铬通过增加脱氢表雄酮（DHEA）而减缓衰老。老年人体内DHEA含量普遍不足。补充吡啶酸铬后，DHEA生成量增加，使性激素水平增高，可以在一定程度上预防早衰。

吡啶酸铬安全可靠，是唯一进入美国食品安全指标的铬保健品。吡啶酸铬在美国市场已畅销二十多年，并先后进入英国、澳洲和欧盟市场。中国于1996年正式批准吡啶酸铬进入市场。1999年美国微量元素实验医学杂志刊登了中国833例2型糖尿病患者服用吡啶酸铬的跟踪报道，结果显示大多数患者血糖和临床症状得到不同程度改善。此报道证明吡啶酸铬也适用于亚洲人群。

（2）锌：自从证实胰岛素晶体中含有锌以来，锌与胰岛素、糖尿病的关系就成为研究热点。锌参与胰岛素的代谢，促进胰岛素信号的传导，协同胰岛素调节机体物质代谢，延缓糖尿病患者高糖血症的发展。胰岛素分子结构中有两个金属原子锌，缺锌的胰岛素易变性失效。缺锌时胰腺和β细胞内锌丢失增加，胰岛素合成下降。β细胞分泌胰岛素也分泌锌，两者释放是平衡的。当血锌降低时，β细胞可获得的锌减少，而胰岛素可替代锌而释放增加，这是造成高胰岛素血症、产生胰岛素抵抗的原因之一。

糖尿病患者普遍缺锌，血清锌水平与血糖呈显著负相关，与胰岛素和C肽呈正相关。此外，缺锌还可显著降低T淋巴细胞功能，导致免疫力低下，在一定程度上加重糖尿病的病情。糖尿病患者应注意补充锌，锌的成人每日推荐摄入量为15mg。

（3）镁：T2DM患者血镁浓度显著低于正常对照人群。镁是体内许多酶的激活剂，在多种酶促反应中起着决定性作用，可激活细胞膜上的钠钾ATP酶。研究发现，镁与胰岛素的敏感性有关，缺乏时肝糖原合成减少，而糖异生酶的活性增强，胰岛素对葡萄糖的反应受到抑制，胰岛素敏感性降低。低镁时胰岛α细胞释放胰高血糖素增多，会使血糖升高。

（4）钒：已知钒在糖尿病动物模型中能降低血糖水平。Mohammad等研究认为钒不仅可以增加GLUT-4的表达，还可以激活GLUT-1、GLUT-4转位至细胞膜，加速葡萄糖进入细胞内进行代谢。研究表明，来源于巨噬细胞的高浓度一氧化氮（NO）会对胰岛β细胞造成损害，钒离子（硫酸氧钒）可以抑制STZ诱导的糖尿病BALB/c小鼠腹膜中巨噬细胞产生一氧化氮，这可能是钒具有降血糖作用的机制。

（5）硒：人体内硒大部分与球蛋白结合，是谷胱甘肽过氧化物酶（GSH-Px）的重要组成部分，GSH-Px催化2分子的谷胱甘肽（GSH）变成氧化型谷胱甘肽（GSSG），利用H_2O_2使有毒的过氧化物还原成相对无毒的羟化物，从而保护所有的生物膜不被氧化降解，清除自由基，缓解糖尿病患者胰岛的氧化应激压力，保护胰岛β细胞结构的完整性，维持胰岛素合成场所的稳定性。

糖尿病患者血硒低，补硒可使血中的脂质过氧化物降低，保护心肌细胞、肾小球及眼晶体免受氧自由基的攻击，预防糖尿病并发症。硒的每日推荐摄入量为$60\mu g$，糖尿病患者可每日补充$150\sim200\mu g$。

（6）铁：研究发现，过多的铁可能促进和放大自由基对组织器官的损伤而导致多种脏器的病变；胰岛素抵抗与铁储备量相关，如果铁负荷过多，血胰岛素水平则明显增高。人类流行病学调查和动物实验均证实，组织铁贮备与糖尿病风险间存在因果关系，即高水平铁可导致糖尿病。2型糖尿病患者在施行静脉切开放血疗法之后，这些患者的血糖、三酰甘油、胆固醇和C-肽水平显著降低，提示胰岛素敏感性得以恢复，胰岛β细胞分泌胰岛素的功能得以改善。

（7）铜：铜是人体内一种特殊的催化剂，参与体内金属酶的组成，为人体功能正常运转发挥重要作用。一项针对我国北方糖尿病前期及糖尿病患者的研究显示，血清铜的水平在上述患者中显著升高，锌的水平则明显下降。铜引起糖尿病的发病机制尚不明确，与铁、铬等元素一样，铜是具有氧化还原循环功能的金属，参与人体内活性氧类（ROS）的产生。研究显示铜螯合剂的使用能够将糖尿病模型小鼠体内的Cu^{2+}和ROS降至非糖尿病小鼠水平，减少自由基，并减轻糖尿病模型小鼠的胰岛素抵抗，对延缓或逆转糖尿病并发症具有一定的作用。

研究发现，2 型糖尿病的发病与微量营养素的代谢紊乱有着密切的联系。维持体内微量营养素的平衡对糖尿病的预防和治疗有着重大意义。

（三）抗氧化剂与糖尿病

许多研究发现，糖尿病患者尤其是有并发症者，体内的氧化压力明显增高、氧自由基明显增多，导致身体细胞出现代谢紊乱。追根溯源发现，糖尿病最根本原因是体内抗氧化力量不够，抗氧化营养素严重不足，抗氧化网络防御系统较弱。充分补充抗氧化物质可以保护肝脏，改善肝功能，改善胰岛素抵抗现象，有效防治糖尿病。研究证明，混合服用数种最佳剂量的抗氧化物质疗效更好，会有协同作用。

1. α-硫辛酸　是一种人体能自然产生、类似于维生素的物质，能协助人体抵抗自由基的攻击。美国加州大学伯克利分校的帕克博士（Dr. Lester Packer）是世界顶尖的硫辛酸和抗氧化剂权威，他发现硫辛酸不像别的抗氧化剂在体内只有一项特定的任务，它具"自由体"的身份，能在其他抗氧化剂短缺时为之"代打"；也就是说，如果您体内缺乏维生素 E 或维生素 C，硫辛酸将暂时接手它们的工作。在抗氧化网络体系中，α-硫辛酸处于中心地位，它对其他四大强抗氧化剂都有强大的支援作用，而且体系中的多个成员也互相支援、协同合作，从而使抗氧化效率大大提高。

硫辛酸是机体细胞利用糖类等能源物质产生能量所需的一种限制性必需营养物质，有"抗糖基化"的作用，还可以提高胰岛素受体敏感性，帮助肌酸导入肌肉细胞，因此能让血糖值轻易地变得安定，可显著改善糖代谢。在欧洲和日本被当做糖尿病的治疗品，是用于治疗糖尿病神经系统并发症的药物，在糖尿病和肝病患者中广泛使用。

由于人体中的硫辛酸储量非常少，再加上会随着年龄而减少，所以一定要从体外摄取才行。马铃薯、菠菜、花椰菜、番茄、红萝卜等蔬菜及肝脏等肉类虽然含有丰富的硫辛酸，但只通过吃这些食物摄取的硫辛酸还是不够（30g 菠菜也仅含 0.005mg 硫辛酸），因而国外才有了营养补充剂的出现。糖尿病每天服用剂量为 600mg，可分两次服用，也可以在医院静脉注射或静脉点滴；一般保养每天只需要 300mg。尽量与食物共服以避免产生胃肠道不适现象，需要服用至少三周才能开始发挥效果。硫辛酸可以提高 2 型糖尿病患者细胞对胰岛素的敏感度，因此在使用硫辛酸的过程中，有可能需要调低降血糖药物的剂量，已在服用降血糖药物的糖尿病患者，在刚开始服用硫辛酸的一到两周，最好能够经常做血糖监测，避免血糖过低。

2. β-胡萝卜素　在人体内可以转化成维生素 A，为脂溶性，有较好的抗氧自由基的能力。因糖尿病患者抗氧化系统失衡，服 β-胡萝卜素有利于控制糖尿病，防止糖尿病并发症。每天可以补充 15～25mg。

3. 其他抗氧化剂　维生素 E 是人体内的一种强抗氧化剂。氧化应激在糖尿病代谢紊乱及合并症中起重要作用。糖尿病患者补充维生素 E 后，能通过清除自由基，阻断生物膜脂质过氧化，增强还原型谷胱甘肽氧化酶活性等作用，改善机体对胰岛素的敏感性，使血糖水平下降；另外，通过抑制氧化应激对组织细胞的损害，减轻了动脉粥样硬化及微血管病变，有助于防治糖尿病并发症。国内马红等应用超声观察维生素 E 对 2 型糖尿病患者肱动脉内皮依赖性舒张功能的影响，发现服用维生素 E、维生素 C 可改善糖尿病患者受损的内皮依赖性血管舒张功能，并对肾脏具有一定的保护作用。

抗氧化剂谷胱甘肽也有保肝、护肝和改善体内糖代谢的功能，有助于防治 2 型糖尿病。辅酶 Q_{10} 对线粒体的保护和抗氧化作用，有助于防治糖尿病引起的各种心脑血管并发症。糖尿病患者增加维生素 C 的摄取，其胰岛素的分泌便会增加，因为维生素 C 是各种氨基酸合成胰岛素时所必需的。还有许多抗氧化剂，如维生素 A、硒，包括一些植物化学物都有抗氧化作用。

（四）植物化学物与糖尿病

植物多酚是多羟基酚类化合物的总称，广泛存在于水果、蔬菜、豆类、谷物和茶等植物中，参与植物生长繁殖过程，协助植物防御病原、天敌等侵害，具有抗氧化、抗肿瘤、保护肝脏等多种生理学功能。植物多酚以苯酚为基本骨架，以苯环的多羟基取代为特征，从低分子量的简单酚类到分子量大至数千道尔顿的单宁类，按结构可分为酚酸类、类黄酮类、木酚素类及 1，2 - 二苯乙烯。多酚化合物可以通过多种方式发挥降血糖作用，例如减少葡萄糖摄取、促进胰岛素分泌和提高胰腺细胞功能等。

1. 酚酸在 T2DM 中的降血糖作用　植物性食物中酚酸的含量十分丰富，最常见的酚酸类物质是咖啡酸。咖啡中含有丰富的咖啡因，还有咖啡酸、绿原酸等成分，可以有效地对抗损害我们身体健康的自由基。流行病学研究表明，与不喝或很少喝咖啡的对照组相比，实验组咖啡因摄入量与 2 型糖尿病呈剂量 - 反应关系，提示习惯性喝咖啡与 2 型糖尿病的风险降低相关。研究表明，咖啡酸可抑制胰岛 β 细胞的 a - 淀粉酶和 a - 葡萄糖苷酶的活性。在小鼠前脂肪细胞 3T3 - L1 细胞中，咖啡酸可减少脂质的积累，并抑制分化标记基因的表达，如过氧化物酶体增殖物激活受体（PPARγ）、脂联素和葡萄糖转运蛋白 4。在 db/db 小鼠模型中，绿原酸可以通过提高肝脏和肌肉中脂联素及其受体的表达，增强脂联素受体信号通路来降低空腹血糖水平。此外，绿原酸会通过下调肝葡萄糖 - 6 - 磷酸酶的活性来抑制糖异生，并可通过上调 AMP 活化蛋白激酶（AMPK）增加骨骼肌中的葡萄糖转运。在高糖高脂诱导的 2 型糖尿病大鼠模型中，咖啡酸可通过抑制糖异生和胰岛素信号传导抑制因子（如糖异生酶基因 PEPCK）的表达来改善大鼠的葡萄糖稳态。

2. 类黄酮化合物在 T2DM 中的降血糖作用　类黄酮包括黄酮、黄酮醇、黄烷醇、黄烷酮、异黄酮和花青素。这些化合物已被证明会影响不同的细胞信号通路（胰岛素分泌、胰岛素信号传导和葡萄糖摄取、增强线粒体状态、抑制炎性细胞因子的产生等），对葡萄糖稳态维持有积极的保护作用。

黄酮类化合物可以通过调节胰岛素释放、胰岛素敏感性、胰岛 β 细胞增殖和存活等各种细胞代谢信号通路来发挥降血糖的作用。

3. 其他生物活性化合物在 T2DM 中的降血糖作用　一些其他生物活性物质也具有降血糖的作用，例如三萜类化合物。该家族中研究最广泛的化合物之一是齐墩果酸，存在于 120 多种植物中，并且在橄榄叶中特别丰富，具有很强的抗氧化活性，可以保护细胞和组织免受氧化应激损伤。研究表明，氧化应激损伤在胰岛素抵抗中发挥重要作用。齐墩果酸能减轻 STZ 诱导的胰岛损伤，可能是通过减轻氧化应激水平，减弱胰岛内 NF - kB 信号通路的过度激活而发挥作用的。

黄连素，是从黄连、黄柏等植物中提取的生物碱。既往研究证明黄连素具有降糖、降脂和改善胰岛素抵抗的作用。在高脂喂养的大鼠用黄连素治疗 6 周后，随着体重的减轻和血脂的改善，口服葡萄糖刺激前后的血糖和胰岛素水平显著降低。黄连素可通过控制血糖、降低氧化应激和抑制多元醇通路的激活来改善糖尿病性肾病大鼠模型的肾功能障碍。对 2 型糖尿病而言，胰岛 β 细胞的数量和功能状态举足轻重。黄连素作为 PPARγ 抑制剂可通过多分子靶点影响脂肪代谢，从而实现降糖降脂的功效。

白藜芦醇是一种天然多酚类化合物，存在于葡萄、花生、蓝莓等植物中，具有抗肿瘤、抗炎、抗增殖、改善胰岛素抵抗等多种生物活性作用。糖尿病动物模型研究结果表明，白藜芦醇可通过阻断 NF - kB 依赖的炎性细胞因子 IL - 6、IL - 8 和 MCP - 1 的表达来改善胰岛素分泌，降低糖尿病并发症。另一种可能的机制是白藜芦醇通过诱导肠道微生物菌群的变化来改善血糖。Bhatt 等的人群研究结果显示，在 2 型糖尿病受试者中，白藜芦醇补充剂可以改善空腹血糖、总胆固醇、三酰甘油和低密度脂蛋白浓度。此外，白藜芦醇的摄入可以降低 2 型糖尿病受试者的胰岛素抵抗和氧化应激，并通过 AKT 途径改善了胰岛素信号传导。

姜黄素被认为是糖尿病营养领域中另一种降糖降脂的生物活性物质。姜黄素的主要来源为姜科植物郁金块根、姜黄根茎、莪术根茎和天南星科植物菖蒲根茎等。研究表明，姜黄素具有抗炎、抗氧化、调脂、抗病毒、抗感染、抗肿瘤、抗凝、抗肝纤维化、抗动脉粥样硬化等广泛的药理活性，具有良好的药用前景；姜黄素可以通过抗炎途径显著降低 2 型糖尿病大鼠糖化血红蛋白水平；姜黄素可以剂量依耐性地抑制核转录因子 kappa B（NF - kB）通路和 c - Jun 氨基末端激酶通路，增加 3T3 - L1 脂肪细胞的葡萄糖摄取，逆转软脂酸诱导的胰岛素抵抗。此外，姜黄素可以降低氧化应激引起的炎症反应，减轻炎症因子对胰岛细胞的损伤，从而促进胰岛细胞的再生和促进胰岛细胞分泌胰岛素。姜黄素降糖功效与改善糖代谢、保护胰岛 β 细胞和改善胰岛素抵抗相关。

大蒜能降低血胆固醇量，也有抗糖尿病的作用。各类营养素在 T2DM 中的降血糖作用及机制，参见表 15 - 16。

表 15 - 16　各类营养素在 T2DM 中的降血糖作用及机制

营养素	影响的基因	涉及的功能
多酚类化合物		
绿原酸	脂联素	抑制胰岛素抵抗
槲皮素	IFN - γ，Cdkn1a	促进胰岛素分泌
EGCG	Akt，Irs2	促进胰岛素分泌
	Bcl - 2	促进 β 细胞存活
	L - Cpt - 1	促进胰岛素分泌
柚皮苷	Pparγ	抑制胰岛素抵抗
芹菜素	iNos	促进 β 细胞存活
花青素	GLUT4	抑制胰岛素抵抗
膳食脂肪类		
HFD	Gpx1	抑制 β 细胞的抗氧化
PUFAs	NLRP3	抑制空腹血糖
维生素		
维生素 D	IL - 1，IL - 6	促进 β 细胞存活
维生素 B	IL - 6	抑制细胞因子诱导的炎症
氨基酸		
亮氨酸	mTor	促进细胞增殖
牛磺酸	Sur - 1，GLUT2	促进胰岛素分泌
其他生物活性化合物		
齐墩果酸	抗氧化酶系统，NF - kB	促进 β 细胞存活
盐酸小檗碱	Cyp7a1	抑制胰岛素抵抗
白藜芦醇	MCP - 1	促进胰岛素分泌
姜黄素	NF - kB，JNK	促进胰岛素分泌

总之，营养素与糖尿病及其并发症的发生、发展关系密切；同时，糖尿病患者体内有营养素代谢异常。因此，维持糖尿病患者均衡的营养，对糖尿病及其并发症的防治有着极为重要的地位。无论是通过调整膳食结构还是使用营养补充剂，都应注意营养素的全面和均衡。全球各大糖尿病 MNT 指南都提出营养补充剂对糖尿病的治疗有一定的意义，并且对患者的各种营养素摄入量提出推荐意见。一般来讲，健康人群通过平衡膳食可以满足机体需要；对糖尿病患者或特殊人群应进行适量补充。因为慢病常导致身体许多细胞受损，修复这些受损细胞需要的营养素也大为增加。所以，包括糖尿病在内的许多慢性患者营养需求量增大，往往需要补充较多的营养素，才能做到营养均衡，才能临床治愈糖尿病。全面补充营养素，可以改善糖尿病患者的血糖、血脂、血压及相关并发症，并降低低血糖发生风险和感染风险。

在实际工作中，用营养素调理糖尿病效果不好有两个基本原因：第一是营养配方不对、用量不足；第二是使用时间不够。服用营养素后糖尿病改善的速度因人而异，短者三个月、长者两三年，血糖才开始下降。这是因为不同的人，细胞受损的程度不同，因此修复所用的时间也不一样。只要坚持使用营养素和必要的药物治疗，结合生活方式的改变，大部分糖尿病可以临床治愈。当然，糖尿病已经发展到终末期，比如糖尿病肾病尿毒症，实质性脏器已经完全纤维化了，已经完全不可逆了，这个时候想要糖尿病临床痊愈已经是不可能了。但即使是糖尿病晚期，血糖不能够恢复正常，合理使用营养素也是很有必要的，因为使用营养素后病情会有好转，还可以防止糖尿病并发症的发生、发展。

糖尿病防治的营养调理方案，主要包括吡啶酸铬、α–硫辛酸、天然 B 族维生素（含维生素 B_6、维生素 B_2、维生素 B_1、维生素 B_{12}、烟酸），纤维片、蛋白质粉、维生素 E、维生素 C、深海鱼油、大蒜片和多种矿物质，可以根据患者的实际情况选择应用。

（吴为群）

第六节 糖尿病的生活方式干预

糖尿病是一种生活方式病，不良生活方式对糖尿病的发生和发展影响很大。要想有效防治糖尿病，就必须对不良生活方式进行干预。从广义的角度来讲，生活方式包括心理和行为问题、运动和其他生活方式等几个方面。

一、糖尿病的心理和行为问题

糖尿病患者行为和心理问题普遍较多，而且对病情的转归有较大影响。一般认为自我管理行为是预防和治疗糖尿病的最重要手段。Glasgow 等指出"越来越多的证据显示，行为医学和生物医学存在互补作用。"行为科学研究对糖尿病患病状态下的生活相处等问题进行了探讨。这些问题包括严格血糖控制对糖尿病患者认知功能和生活质量的影响，家庭成员应该怎样帮助糖尿病患者健康地生活，对患有严重抑郁的糖尿病患者应该采取哪种最有效的治疗等。要提高糖尿病治疗效果，必须对患者的心理和行为问题予以重视。

二、糖尿病患者的运动治疗

有规律的锻炼可预防高危人群发展为 2 型糖尿病。ADA 和美国运动医学院（ACSM）的联合声明中总结了 2 型糖尿病患者运动的益处及证据级别。Look AHEAD 研究为期 1 年的强化生活方式干预显示，体重平均下降 8.6%，HbA1c 显著降低，心血管疾病危险因素减少，包括降低血压和 TG、升高 HDL–C 等；上述益处在研究第 4 年仍存在。目前糖尿病患者可以采用的运动种类包括有氧运动、抗阻运动、平衡运动和高强度间歇运动。

大庆研究观察了 577 名糖耐量受损的患者。根据临床情况，把所有对象分为 4 组：对照组、饮食治疗组、运动治疗组、运动和饮食混合治疗组。在总共 6 年的随访中，每 2 年进行口服葡萄糖耐量试验。与对照组相比，所有治疗组糖尿病的发病率都有显著下降。经过调整基础血糖和体质指数，发现运动组的糖尿病发病率最低。

芬兰的糖尿病预防研究评估了糖耐量受损的患者。所有对象随机分为两组，即治疗组和非治疗组，治疗组接受严格的生活方式调整，包括饮食和运动。在研究结束的时候（平均随访 3.2 年），治疗组糖尿病的发病率减少了 58%。那些每周运动超过 4 小时和体重减轻明显的患者危险性降低最显著。

2 型糖尿病患者肯定能从经常的运动中获益。体力活动在这些患者的治疗中有重要的作用，运动能减轻肥胖、降低血压，同时改善胰岛素受体敏感性、改善长期的血糖控制和血脂谱。

三、综合生活方式干预

建议 2 型糖尿病患者戒烟。吸烟有害健康，吸烟明确增加糖尿病大血管病变、微血管病变和肿瘤风险。戒烟可降低糖尿病患者血压、蛋白尿并改善代谢情况。因此，应劝导每一位糖尿病患者戒烟并减少被动吸烟，必要时求助于戒烟门诊、戒烟热线及戒烟药物。

国内外指南均建议超重/肥胖的 T2DM 高危人群或 T2DM 患者进行积极生活方式干预，有效减重，从而减少危险因素，更好地控制血糖。糖尿病健康教育应发挥更重要的作用，以提高全民健康生活方式的意识和自我管理水平。医学营养治疗和运动干预是生活方式干预的基本手段。

生活方式干预计划应涵盖适度的咨询 – 随访频率及充分的社会 – 家庭 – 医疗机构支持系统。由于传统医疗模式的局限性，患者出院后很难继续获得相应的专业支持，而生活方式干预具有长期性、复杂性，这将导致患者依从性和执行力不足，影响生活方式干预的治疗效果。2018 年以来，我国国家层面已部署加快实施"互联网 + 医疗健康"战略，鼓励开展常见病、慢病的互联网医疗服务，促进"全民健康"。因此，利用互联网为工具开展团队式的生活方式管理势在必行。

四、糖尿病生活方式干预的评估

1. 初诊评估 糖尿病患者首次进行医学营养治疗前，应重点了解患者简要病史、血糖控制情况、饮食习惯、文化水平、劳动强度、应激情况等，测量身高、体重，以指导制定其营养治疗目标和膳食方案，并适当指导其运动治疗。初次方案应重点抓对血糖影响较大的膳食要素结构、体重目标、运动治疗，有利于患者理解和接受。

2. 复诊评估 在患者复诊时，应重点评估患者经营养治疗后血糖变化、体重变化、营养治疗的依从性、遇到的问题、运动治疗情况，指导患者不断改进，争取达到并维持治疗目标。复诊方案应在解决重点问题的基础上，逐次解决其他营养治疗问题及其他心血管危险因素的干预问题，降低治疗难度，提高患者的依从性。

全社会应该积极行动起来，遏制 T2DM 的流行刻不容缓。根据《健康中国 2030 规划纲要》，实施健康中国战略应坚持预防为主，倡导健康文明的生活方式，预防控制重大疾病。到 2022 年和 2030 年，糖尿病患者规范管理率应分别≥60% 和≥70%。这需要全社会大力普及糖尿病防治的科普知识，推进合理膳食，全民健身的生活方式干预，维持健康体重，积极促进 T2DM 高危人群（糖尿病前期、超重/肥胖者）预防 T2DM 发生，并促进 T2DM 超重/肥胖患者实现有效控制，提升全民健康水平。

（吴为群 赵同峰 陈思永）

第七节 糖尿病健康教育及自我管理

糖尿病作为一种慢性疾病，患者的自我管理能力是糖尿病控制能否成功的关键。健康教育是一个糖尿病患者提高自我照顾能力和认识疾病的学习过程和机会，获得糖尿病教育手册和接受有经验专业人士的指导将使患者获益匪浅。因此，糖尿病的健康教育和自我管理教育显得尤为重要。

现代糖尿病学奠基人 Elliott P. Joslin 认为教育不仅仅是糖尿病治疗的一部分，它本身就是一种治疗。Joslin 医生对糖尿病患者及其家人的教育始于 100 多年前，这种方式在当时被许多人认为是一种奢侈。直到最近的 20 年，教育的重要性才被广泛地认可。正如世界卫生组织所评价的"教育是糖尿病治疗的基石，教育对糖尿病患者融入整个社会极其重要"。

在糖尿病治疗中，对教育重要性认识的不断提高使美国糖尿病咨询委员会于 1983 年制定并定期更新美国糖尿病教育国家标准。接着美国糖尿病学会（ADA）制订了糖尿病教育的认知计划，美国糖尿病教员学会制订了认证计划。

一个全美范围的研究发现超过 60% 的糖尿病患者几乎没有或根本没有接受过教育。不幸的是，这种情况一直没有改变。然而，尽管存在种种困难，治疗糖尿病的医护人员仍旧继续承担其义务，通过制订新的计划教育患者，寻找更有效的方法教会糖尿病患者自我护理的原则并进行实践。

一、糖尿病自我管理教育的原则和内容

（一）糖尿病自我管理教育的原则

（1）自我管理教育作为必修课，每一位糖尿病患者均应接受教育，了解教育本身可改善临床预后，主动掌握相关知识和技能，并持续学习。

（2）教育以患者为中心，尊重个人爱好和价值观，考虑患者的个人负担和家庭支持程度等。

（3）教育应长期坚持，并在患者的病程关键点为其提供尽量全面的教育，如初诊、出现新问题时，有教育、情感和营养等要求时。

（二）自我管理教育的内容

（1）糖尿病的自然病程、临床表现、危害和并发症防治知识。

（2）糖尿病的治疗目标。

（3）糖尿病饮食、运动及其他生活方式干预的相关知识。

（4）口服药、胰岛素和胰岛素注射技术。

（5）血糖监测的意义和方法。

（6）低血糖等特殊情况的应对。

（7）糖尿病自我管理的重要性。

糖尿病教育和管理的形式包括集体教育、个体教育、远程教育等。集体教育更适用于糖尿病的自然病程、临床表现等知识的讲解，而个体教育更适合胰岛素注射技术、血糖监测方法等需要练习的技巧性学习，偶尔还可集体和个体教育相结合。远程教育一般通过网络传播相关教育资讯。

（三）血糖监测及方法

血糖监测是糖尿病自我管理的重要组成部分，主要包括糖化血红蛋白的监测和自我血糖监测。

糖化血红蛋白是评价 3 个月内血糖控制的金指标，也是指导临床调整治疗方案的重要依据之一。一般糖尿病人群，糖化血红蛋白 ≤7% 为达标。在开始治疗时建议每 3 个月检测 1 次，治疗达标后可每 6 个月检查 1 次。对于贫血和血红蛋白异常的患者，糖化血红蛋白检查结果不可靠，可用血糖、糖化血清白蛋白等检查替代评价。

自我血糖监测是指糖尿病患者通过血糖仪在家中开展的毛细血管血糖检测，对控制血糖有较大作用。其监测频率取决于病情需要。血糖控制较差者可每天监测 4 ~ 7 次血糖，包括三餐前、三餐后两小时、睡前或夜间；口服降糖药血糖较稳定者可每周监测 2 ~ 4 次空腹或餐后血糖；胰岛素治疗者需根据胰岛素治疗方案监测血糖。

二、中国糖尿病医学营养治疗指南对糖尿病营养教育的推荐

（一）推荐意见

1. 营养教育的意义 有助于改善糖耐量，降低糖尿病发病风险，并有助于降低糖尿病慢性并发症的发生。

2. 营养教育目标 控制体重，建议所有超重或肥胖的糖尿病患者或有糖尿病风险的个体减重；对于超重或肥胖的糖尿病患者，需限制总能量摄入，宏量营养素组合应个体化；体力活动和行为干预是体重控制方案的重要组成部分，同时有助于维持已减轻的体重。

3. 营养教育实施方法 个体化营养咨询、营养处方；运动处方；适度的咨询 - 随访频率。

（二）背景

营养教育在糖尿病一、二、三级预防中均发挥重要作用，包括延缓糖尿病发生、改善合并症和并发症。教育和指导应是长期和随时进行的，特别是当血糖控制较差需要调整治疗方案或因出现并发症需要进行胰岛素治疗时。

（三）证据

大型研究均证明生活方式干预可持续减少糖耐量异常或糖尿病高危人群罹患 2 型糖尿病的速度，包括大庆研究（20 年降低 43%）、芬兰糖尿病预防研究（DPS，在 7 年内减少 43%）以及美国糖尿病预防计划研究（DPPOS，10 年减少 34%）。

对于 2 型糖尿病患者，研究表明适度减重（体重降低 5%）可改善胰岛素抵抗、降低血糖、血脂和血压；Look AHEAD 研究为期 1 年的强化生活方式干预显示，体重平均下降 8.6%，HbA1c 显著降低，心血管疾病危险因素减少，包括降低血压和 TG、升高 HDL - C 等；上述益处在研究第 4 年仍存

在。有规律的锻炼可预防高危人群发展为 2 型糖尿病。ADA 和美国运动医学院（ACSM）的联合声明中总结了 2 型糖尿病患者运动的益处及证据级别。

对于 1 型糖尿病患者，在强化胰岛素治疗基础上由营养师指导，增加了饮食灵活性，并降低 HbA1c，且没有严重低血糖和心血管风险。对于 2 型糖尿病患者，增加与营养师接触的时间和（或）课程次数与体重、HbA1c、空腹血糖、总胆固醇及 TG 下降相关。增加随访频率可改善临床结局。对于长期的代谢控制，持续地由营养师提供 MNT 很重要。

三、最大程度地提高教育效率

许多观察发现，受教育程度与治疗计划的依从性相关性差。依从性较差不单是针对糖尿病的，也不是一个新的问题。实际上在各种慢病防治中，依从治疗方案的比例很低。以前的研究显示只有 50% 的人能坚持长期药物治疗，而当疾病没有症状时只有 25% 的人能够坚持治疗。在针对糖尿病的研究中，注射胰岛素的患者，80% 的患者注射方式是正确的，58% 的患者剂量不正确，75% 的患者没有遵从饮食控制。最近一些其他研究也显示相似的结果。

不能遵守所推荐的治疗是完成医疗目标的最大障碍，它会减少治疗的潜在益处，很难正确评价疗效。不能坚持治疗的患者没有相同的特征。年龄、性别、教育程度、收入或个性都不能预示患者是否能成功地进行糖尿病自我管理。同样患者可能在某一方面不能坚持治疗，而在其他方面却可以坚持治疗。

患者管理糖尿病的能力受一系列因素的影响。首先是患者本人对糖尿病自我管理的认识程度。在全面了解患者对糖尿病和自我管理的知识水平后，糖尿病教育可以通过纠正患者的错误观念，决定患者的首要问题，帮助患者制定可以达到和可以检测的目标来改变其行为，最终克服这一障碍。了解治疗方案的不足和难点可以帮助患者对不可避免的困难做好准备。

第二个影响自我管理行为的因素是患者的健康关护理念。健康理念模式所关注的是患者是否认为自己有糖尿病，是否认为糖尿病是一种严重的疾病，是否认为治疗是有益的，是否认为关护所带来的益处超过了治疗过程中的困难。健康理念是复杂的和相互联系的，因此，单独改变某些健康理念可能并不能提高糖尿病治疗的生理效果。比如，79 名患者对糖尿病严重性的认识并不与其临床表现、饮食摄入、体重减轻或空腹血糖相关，但却能预示一年后体重指数的下降。另外，患者认为应当放在首要位置的问题和其真实的生活情况也可能与专业人员所设想的不同。例如，一位母亲可能将其重点更多地放在照料孩子和家庭需要上，而不关心自己的健康需求。这种障碍就很难克服。在某些情况，可能需要重新调整治疗目标和建议，以使其更符合患者的首要目标，并至少在血糖方面有所改善。其他的手段包括社会服务的帮助和精神健康专业人士的帮助。

患者的适应类型也是决定其依从性的因素之一。和那些以情感为中心处事类型的患者相比，以解决问题为核心处事类型患者能更好地进行糖尿病自我管理。否认糖尿病不能让患者进入一个更积极的糖尿病治疗中。另一方面，对那些有强迫（强制）倾向的患者，可能要允许他们少做治疗，而不是鼓励他们多做治疗。

治疗方法本身是另一个重要因素。治疗方法越复杂，持续时间越长，对治疗依从程度的影响就越大。我们要求患者做得越多，要求持续的时间越长，他们就越不能够承受，越少屈从。在进行口服降糖药治疗的 2 型糖尿病患者的一项研究中，Paes 等发现每天只服一片药物的患者有 79% 的天数能够坚持按医嘱服药，而每天服用 2 或 3 片药物的患者分别只有 66% 的天数和 38% 的天数遵医嘱服药。

专业团队能帮助改变这种依从性上的障碍。一种能够满足个体化生活方式的、简单的、不断调整的治疗方案要比仅仅关注代谢控制的方法更容易成功。糖尿病治疗方案中明了、确切、简明而又具体的信息和说明更能降低治疗的复杂性，提高依从性。

最后一个影响患者自我管理糖尿病能力的因素是专业人员。他们应该倾听患者诉说，能在必要时调整治疗方案和（或）改善自己与患者的关系。实际上，专业人员是影响患者依从性的最重要因素之一。

医护人员和患者关系的本身就具有影响依从性的正面或反面效应。缺乏人性化、不能倾听患者和在医患关系中缺乏热情都会影响到患者治疗的依从性。另一方面，医护人员真情的流露、使用积极的非语言交流，如微笑、触摸和眼神交流，会对依从性产生积极的影响。尽管在当今严峻的健康服务环境中，医护人员的时间很宝贵，但花几分钟的时间确定患者是否理解其自我管理的任务，告诉他们治疗方案预期的困难，或者回答额外的问题，都会对患者自我管理的行为和医患关系产生有益的作用。医护人员除了要改善与患者的关系外，还要简化治疗，支持患者尽力管理好自己。

四、评价教育的成效

"成效"反映的是教育对糖尿病管理和糖尿病患者整体生活质量的影响。评价教育的成效传统上关注的是生理方面的改善，这是最容易测定的指标。今天，这些评价试图去判断知识和技能的改变能在多大程度上取得较好的自我护理行为、改善血糖控制、减少并发症、减少使用健康服务设施和提高生活质量。然而，正如先前所说的，健康专业人员正在认识到仅仅依靠所获得的知识和所学的技能来检查评价成效，以此作为影响自我护理活动和代谢控制益处的唯一因素是太狭隘了。在患者教育和达到医学或经济上有价值的成效之间有许多环节，而且许多影响因素会影响这一过程。知识和技能只是影响自我护理行为的两个因素，而且自我护理行为尽管对成功相当重要，也只是获得良好成效的一部分。例如，除非患者能够得到帮助，能积极地将治疗方案融入日常生活的多个方面，否则很难提高自我护理行为。如果只是希望患者在决定方案或完成任务时是被动的，并且忽视患者的个人价值和需求，那就不会取得真正的进步。

评价教育成效的最终目的是花费合理，确保达到预期改善健康的目标。可是，评估教育成效是很困难的，因为在控制其他变化因素后，很难在教育和所期望的后果之间建立起直接的联系，而且这也不切合实际。因此，在能够量化有益的成果之前，设计教育计划时必须强化多种能够鼓励患者积极参与自我管理的因素，最终在代谢控制、整体健康和生活质量上取得提高。例如，有一个方案尽力帮助患者能够更好地接受糖尿病及其治疗方法，并能采取积极的应对措施；另一个方案通过特殊的干预成功地改变了自我护理的模式、HbA1c 水平和情感满意度。Joslin 中心的 DO IT 方案也显示了血糖控制指标和生活质量指标的改善。因此，目前对成效的评价不仅着眼于知识和技能，而且还关注行为。知识、技能和行为是教育评价的三个方面。我们特别希望出现行为改变，今后可以根据这些改变是否发生来进行综合评估。

我们面临的挑战仍然在于设计如何评价成效，要通过行为改变，从教育干预中得到进一步的发展，从而在可检测的医学指标、生活质量的提高或经济指标的改善上取得预期的效果。可是为了明确教育的实际效果，必须控制影响成效的其他因素，这个挑战还是很大的。最后需要强调的是，评价教育过程中的各个方面同评价成效一样重要。

总之，糖尿病教育是多层面糖尿病管理的一个延伸部分，由有技能的专业团队提供，能帮助患者做到有较好的依从性、代谢控制和满意度，使患者能更积极地参与自我管理。要有完美的设计，以及对糖尿病教育成本效益的不断认识。糖尿病的教育方案应该是合理的，而不是社会额外的财政负担。一定要让所有糖尿病患者都能得到糖尿病教育服务，将高质量的医疗关护延伸至所有人。展望 Krall 医生的设想，我们相信将来预期中的患者教育会得到更广泛的应用，更接近现实。

（吴为群　赵同峰　陈思永）

第八节　糖尿病调理案例分析

一、糖尿病食谱编制示范

例 15 - 2　雷先生，41 岁，公务员，"糖尿病酮症酸中毒合并肺炎"入院，身高 1.78m，体重 98kg，不吸烟、不饮酒。住院检查诊断为"2 型糖尿病、脂肪肝、高尿酸血症、睡眠呼吸暂停低通气综合征"，开始经胰岛素强化治疗 1 月余，血糖稳定，转氨酶接近正常，改用二甲双胍维持治疗，血糖控制良好。

（一）制定雷先生膳食营养原则

1. 饮食分配和餐次安排　一日至少保证三餐，早、午、晚餐能量按 30%、40%、30% 的比例分配。在体力活动量稳定的情况下，饮食要做到定时、定量。每餐要主副食搭配，都应该有碳水化合物、蛋白质和脂肪。注射胰岛素或易发生低血糖者，要求在三餐之间加餐，加餐量应从正餐的总量中扣除，做到加餐不加量。不用胰岛素治疗时也可酌情用少食多餐、分散进食的方法，以减轻单次餐对胰腺的负担。

2. 膳食结构与烹饪方法　糖尿病患者的饮食与非糖尿病患者的饮食并没有什么本质上的差别，应依据中国营养学会 2022 年提出的膳食指南和膳食宝塔。

糖尿病膳食原则的特点：遵循食物多样化，提高膳食质量，特别是蛋白质的质量，应用各种不同的动物性食物和较低的肉类摄入量，适量多吃鱼类、奶类，不要过多食用畜肉类。这将有利于控制糖尿病等慢病，包括肥胖，这样的膳食搭配比例可以作为处理糖尿病患者的基本食谱。食物品种尽可能多，可以满足机体对各种营养素的需求。糖尿病患者的饮食治疗需要终身坚持；在限制总能量、合理搭配下，饮食计划可以包括各种患者喜欢的食物。事实上没有需要绝对禁忌的食品，只需要掌握合适的量就可以了，这样可以大大提高糖尿病患者的生活质量及生活情趣。在烹调方法上多采用蒸、煮、焖、烧、凉拌的方法，避免食用油炸的食物。

3. 用餐方式　用餐要专心致志，清楚自己所吃的每种食物，若心不在焉或边吃边聊，常常会在不知不觉中吃下过多的食物，而使饮食计划失效。同时，进食速度要慢，要细嚼慢咽。

4. 调料

（1）糖：限制含糖（加糖）食物，若与家属食物共同烹煮，可于加油加糖之前盛出。

（2）酱：少放酱汁。

（3）盐：少吃盐是健康的饮食方法。有很多食物常常含有较多的盐或钠离子，如腌肉、腊肉、奶酪、色拉酱及快餐品等。长期摄入过量的盐，会与高血糖、高脂血症和高胰岛素血症一起诱发高血压病，并且加速和加重糖尿病和其他心血管并发症的进展。每日盐的摄入量应控制在 6g 以下，对口味较重的患者可提倡选用低钠盐。

5. 食用油　宜用植物油，如橄榄油、茶籽油、亚麻籽油、菜油、豆油，忌食动物油、猪皮、鸡皮、鸭皮、奶油。即使是使用植物油也应该限量。

6. 酒　虽然国外有某些证据证明少量或中等量饮酒可以预防糖尿病，但对糖尿病患者来说饮酒并不利于糖尿病的控制，首先酒精会产生很高的能量，加上下酒的菜容易使能量摄入过多。而若空腹饮酒则易导致低血糖，长期饮酒会引起肝功能受损，酒精还降低脂肪在体内的消耗率。因此，血糖控制不佳的糖尿病患者不应饮酒。对血糖控制良好的患者适当饮酒应该允许，但需设计严格的饮食计划。比如每星期 2 次，不饮用烈性酒，每次饮啤酒 200～375ml，相当于普通玻璃杯 1 杯或易拉罐装的 1罐；或葡萄酒 100ml，相当于普通玻璃杯半杯，并计入总能量。有的人根据自身的特点，也许要更少些，血糖水平不稳定时，尽量不喝酒。总之，对平时不饮酒者不鼓励饮酒，对有饮酒习惯的患者在病情稳定情况下不强调戒酒，但要控制饮用量。

（二）用食物交换份法为雷先生编制食谱

用"食品交换份"法，可以快速、简便地制定食谱，已为国内外广泛使用。

1. 计算理想体重　178 － 105 ＝ 73（kg）。

2. 计算 BMI　BMI ＝ 98 ÷ 1.78² ＝ 30.9（kg/m²），患者 BMI ＞ 28，体型属肥胖。

3. 计算一日总能量　公务员属轻体力劳动，每日能量按照 25kcal/kg 供给。计算雷先生一天摄入的总能量 ＝ 25 × 73 ＝ 1825（kcal）。

4. 计算一日三大产能营养素的摄入量

蛋白质：（1825×18%）÷4＝82.1（g）

脂肪：（1825×26%）÷9＝52.7（g）

碳水化合物：（1825×56%）÷4＝255.5（g）

5. 查表确定每日食物的种类和数量　雷先生每日供给能量为1825kcal，查阅表15-7中能量1800kcal一行，可得到每日各类食物及数量为：谷薯类300g（12份），肉蛋类150g（3份），蔬菜类500g（1份），乳类250g（1.5份），油脂类25g（2.5份），食物份数总计20份。

6. 确定一日的食谱　将每日各类食物的种类和数量，按照饮食习惯合理分配于一日三餐，选择好烹调方式，制定符合要求的食谱。比如，一日饮食可安排如下所述。

早餐：谷类100g（馒头：面粉100g），鸡蛋一个（50g），牛奶250g，共6.5份。

午餐：谷类100g（粗粮饭：大米75g，荞麦米25g），青瓜炒肉丝（瘦肉100g，青瓜250g，用油15g），共8份。

晚餐：谷类100g（荞麦面：面粉75g，荞麦粉25g），菠菜豆腐汤（菠菜250g，豆腐干50g，用油10g），共6.5份。

加餐：苹果200g，共1份。

7. 食物交换份法　根据食物交换表15-8～表15-15，对同类食物可以进行替换，这样很快就把一周甚至一月的食谱制定出来了，方便易行。

（三）雷先生营养干预结局

雷先生基本按照上述膳食营养原则及用食物交换份法编制的食谱用膳。

雷先生依从性良好，坚持平衡膳食，低脂、低饱和脂肪酸饮食，限制总能量摄入，低GI饮食。经宣教引导后患者戒除高油高盐饮食等不良饮食和生活习惯，坚持适当运动。

3～4月后患者体重下降约15kg，转氨酶恢复正常，血糖控制极佳。1年后，患者体重下降约20kg，停用二甲双胍治疗后，血糖仍长期维持理想水平。

分析：本例糖尿病患者从糖尿病酮症酸中毒恢复至停药后血糖仍维持理想状况，临床疗效显著，达到临床痊愈。这其中减重起了重要作用，而合理的营养治疗＋运动治疗也起了关键作用。

二、糖尿病营养调理分析

例15-3　蒋女士，59岁时因体重减轻、多尿、多饮、多食等不适，到医院检查，发现血糖明显升高，空腹血糖达15mmol/L，医生用二甲双胍等药物进行治疗。靳营养师建议蒋女士在药物治疗的基础上，合理调整膳食，加用调理糖尿病的营养素，营养调理3个月就取得明显的效果，半年时症状完全消失，于是停用药物，血糖仍然控制很好，空腹血糖维持在6～7mmol/L。现在蒋女士已经68岁，感觉身体很健康，还能帮忙做家务，这么多年基本没有吃药，复查血糖也一直维持正常，取得显著的调理效果。

例15-4　徐女士，有多年的高血压病史，也是59岁时发现糖尿病，空腹血糖大于10mmol/L。靳营养师也建议在药物治疗基础上调整膳食，加用营养素治疗，可能是由于徐女士长期在山东乡下生活，营养观念比较差，觉得可能没什么作用，再加上觉得贵，不舍得吃。3年过去了，徐女士病情越来越重，并开始出现并发症，感觉到单用药物真的无法控制病情了、疾病就要威胁到自己生命了；加上几年的教育，慢慢拥有了一些健康观念，于是接受了营养师的建议，开始进行营养调理，调理3个月后病情也有明显好转，使用营养素调理1年时取得显著效果，血糖、血压稳定了，感觉也很好。

从以上两个由同一个营养师调理的例子中可以看到，同一种病，用与不用营养调理的效果完全不一样；同一个患者营养调理前后的疗效也完全不一样。为什么营养素有这么神奇的作用？因为糖尿病是一种代谢性疾病，体内有严重的代谢紊乱，包括蛋白质代谢紊乱、脂肪代谢紊乱和糖代谢紊乱，是代谢紊乱才导致糖尿病的，单用药物治疗糖尿病只是对症治疗，不可能治愈，而且还会出现并发症；

加用患者缺乏的优质营养素，补充身体缺乏的原材料，让身体细胞发挥自己强大的修复能力，才能纠正代谢紊乱，才能显示营养素的神奇作用。

三、糖尿病逆转问题国内外研究进展

糖尿病的核心问题是胰岛素抵抗，是由于胰岛素抵抗导致了高血糖等临床症状。慢病调理师应该更加关注胰岛素抵抗问题，消除胰岛素抵抗，才能纠正体内代谢紊乱，才能更有效地预防和治愈糖尿病。

以前西医认为糖尿病是一种终身性疾病，无法用药物治愈。但是近十年国内外的许多糖尿病研究证实，糖尿病是可以临床治愈的！2019 年广东省成立了糖尿病逆转委员会，主要由广东省内各大医院内分泌科专家组成，开展了系列糖尿病逆转专题学术活动，许多医生分享了自己临床治愈糖尿病的经验。

2020 年 6 月，美国糖尿病协会（ADA）在八十周年科学年会上颁布了糖尿病部分逆转、完全逆转、治好指南及专家共识报告；认为 2 型糖尿病逆转的先决条件是 β 细胞的残余功能，病程、BMI 等也是影响因素。2021 年 5 月，中国糖尿病专家在北京召开了《2 型糖尿病逆转中国专家共识报告》定稿会；2021 年 10 月《2 型糖尿病缓解中国专家共识》出台，并在《中国糖尿病》《中国全科医学》专业学术期刊发布；《共识》主要探讨糖尿病缓解问题，所有手段围绕提升 β 细胞功能这个核心，让 α 细胞再易分化为 β 细胞，胰岛素分泌正常化，血糖调节正常化，从而让糖尿病人成为正常的健康人。我们专家团队用综合调理的方法也调理好了不少糖尿病。为什么会出现这种现象？很多人经常问，糖尿病真能治愈吗？

糖尿病是可以临床治愈的，但是治愈是有条件的。如果做到了以下五个条件，糖尿病就有临床治愈的希望：①合理饮食，改用低 GI 食谱，控制每天摄入糖的总量；②加强体育锻炼，提高营养吸收利用率，可以改善胰岛素抵抗现象；③改变不良的生活方式，减少身体细胞的损伤，减少对营养的需求，有助于做好营养均衡；④合理补充缺乏的营养素，尤其是铬、α - 硫辛酸、B 族维生素和蛋白质等。有血管并发症时还要补充深海鱼油、维生素 E 等营养素，以保护血管。有其他并发症也应补充相应的营养素。研究发现多种营养素，包括铬、硫辛酸、维生素 E 和深海鱼油等均能改善胰岛素抵抗现象，从而有助于糖尿病的治愈；⑤合理的药物治疗。

糖尿病的并发症比较多，而且严重。很多糖尿病患者都是死于并发症。所以要特别重视并发症的防治。糖尿病晚期并发症严重时是肯定治愈不了的，因为疾病已经到了终末期，一些重要脏器受到严重损伤，已经不可逆了，比如糖尿病肾病尿毒症，肾小球绝大部分都纤维化了，完全不可逆了，已经错过了逆转的机会。

有些较重的糖尿病患者，尤其是并发症较多的人，可能需要大量的营养素，需要长时间调理才会有明显的效果。药物对糖尿病只有对症治疗的作用，只有合理膳食，必要时补充适量营养素，做到营养均衡，发挥身体细胞的修复能力，才有希望把部分糖尿病慢慢治愈。

（吴为群　赵同峰）

练习题

一、理论练习题

（一）选择题（选择一个正确的答案）

1. 糖尿病是一种内分泌代谢病，其主要的共同标志是（D）。

    A. 多饮、多尿、多食 　　　　　　　　B. 乏力

    C. 尿糖阳性 　　　　　　　　　　　　D. 高血糖

2. 单卵双生子中一人在 40 岁以前出现糖尿病，另一人也发生糖尿病，其中多数情况为（B）。

　　A. 2 型糖尿病　　　　　　B. 1 型糖尿病　　　　C. 继发性糖尿病　　　　D. 糖耐量异常

3. 血中直接调节胰岛素分泌而且经常起重要调节作用的因素是（B）。

　　A. 游离脂肪酸　　　　　　B. 血糖浓度　　　　　C. 肾上腺素　　　　　　D. 血酮体浓度

4. 糖尿病性血管病变，最具有特征性的是（C）。

　　A. 脑血管病变　　　　　　　　　　　　　　B. 常伴冠状动脉粥样硬化

　　C. 微血管病变　　　　　　　　　　　　　　D. 周围动脉硬化 - 下肢坏疽

5. 糖尿病眼底病变中，出现哪一种情况最易引起失明（B）。

　　A. 微血管瘤　　　　　　　B. 新生血管破裂　　　C. 视网膜出血　　　　　D. 软性渗出物

6. 若诊断临床糖尿病，应选择下述哪项检查（B）。

　　A. 尿糖　　　　　　　　　B. 空腹血糖　　　　　C. 糖化血红蛋白　　　　D. 口服糖耐量试验

7. 判断糖尿病控制程度较好的指标是（C）。

　　A. 空腹血糖　　　　　　　B. 饭后血糖　　　　　C. 糖化血红蛋白　　　　D. 空腹血浆胰岛素含量

8. 糖尿病饮食治疗下列选项（D）是正确的。

　　A. 病情轻可以不用饮食治疗　　　　　　　　B. 有并发症者不用饮食治疗

　　C. 用药治疗时，可不用饮食治疗　　　　　　D. 不论病情轻重都需饮食治疗

9. 女性，27 岁，患糖尿病 5 年，消瘦，血糖常在 16.7mmol/L 以上，易出现酮症，胰岛素释放试验呈低平型，较好的治疗方案是选项（B）。

　　A. 运动疗法 + 饮食疗法 + 胰岛素　　　　　　B. 饮食疗法 + 胰岛素

　　C. 饮食疗法 + 胰岛素 + 格列吡嗪　　　　　　D. 单纯胰岛素治疗

10. 男性糖尿病患者，45 岁，肥胖体型，空腹血糖 7.8mmol/L，治疗时首先考虑（A）。

　　A. 饮食控制　　　　　　　B. 中药　　　　　　　C. 双胍类药物　　　　　D. 胰岛素

11. 女性，40 岁，患糖尿病 1 年，身高 156cm，体重为 70kg，无酮症，空腹血糖 7.8mmol/L，最佳治疗方案是（B）。

　　A. 卧床休息 + 饮食治疗　　　　　　　　　　B. 适当运动 + 饮食治疗

　　C. 饮食疗法 + 胰岛素　　　　　　　　　　　D. 格列本脲 + 饮食治疗

12. 女性，45 岁，肥胖多年，口渴 5 个月，尿糖（+），空腹血糖 7.9mmol/L，饭后 2 小时血糖 12.1mmol/L。本患者应首选下列哪种治疗（D）。

　　A. 双胍类降糖药　　　　　　　　　　　　　B. 磺脲类降糖药

　　C. 胰岛素　　　　　　　　　　　　　　　　D. 单纯饮食治疗

13. 关于糖尿病的描述错误的是（B）。

　　A. 以慢性高血糖为特征，并可导致心血管、眼、肾脏等多种器官组织长期损伤、功能缺陷和衰竭

　　B. 糖尿病患者一定有"三多一少"的症状

　　C. 胰岛 β 细胞胰岛素分泌缺陷

　　D. 外周组织胰岛素抵抗导致胰岛素利用障碍

14. 糖尿病患者运动的最佳时段是（A）。

　　A. 餐后 1 小时　　　　　　B. 睡前　　　　　　　C. 晨起锻炼　　　　　　D. 餐前 1 小时

15. 运动能降低血糖的原因是（B）。

　　A. 大量出汗　　　　　　　　　　　　　　　B. 增强胰岛素敏感性，消耗能量

　　C. 身体停止吸收葡萄糖　　　　　　　　　　D. 刺激身体大量释放胰岛素

16. 以下糖尿病的治疗方法错误的是（B）。

　　A. 饮食治疗法　　　　　　B. 放射治疗法　　　　C. 运动治疗法　　　　　D. 药物治疗法

17. 下列属于糖尿病大血管并发症的是（A）。

　　A. 冠心病　　　　　　　　B. 糖尿病肾病　　　　C. 神经病变　　　　　　D. 眼底病变

18. 糖尿病治疗的五驾马车是指（D）。

A. 饮食控制、运动疗法、药物治疗、戒烟戒酒、自我监测

B. 饮食控制、运动疗法、药物治疗、按摩与理疗、自我监测

C. 饮食控制、运动疗法、药物治疗、教育及心理治疗、按摩与理疗

D. 饮食控制、运动疗法、药物治疗、教育及心理治疗、自我监测

19. 对糖尿病血糖达标认识错误的是（A）。

A. 只要坚持治疗，达不达标不重要　　　B. 早达标，早获益

C. 精细降糖，安全达标　　　　　　　　D. 实现血糖全面达标

20. 关于糖尿病治疗中正确的做法是（D）。

A. 长期服药不好，血糖得到控制，治疗就可以停止

B. 反正已经应用口服降糖药治疗，不需再控制饮食了

C. 感觉良好时，血糖监测意义不大

D. 饮食、运动、降糖药物、自我监测及接受糖尿病教育五管齐下

21. 下面不是糖尿病患者饮食治疗作用的是（D）。

A. 减轻胰岛负担

B. 通过平衡膳食使血糖得到控制，有利于防治并发症

C. 改善体重

D. 通过"饥饿"降低血糖

22. 糖尿病饮食治疗正确的说法是（C）。

A. 身体消瘦的糖尿病患者可不必饮食治疗

B. 病情轻者可不需饮食治疗

C. 所有糖尿病患者都应该坚持健康的饮食计划

D. 肥胖的患者可以通过"饥饿"来降低血糖

23. 以下不是糖尿病饮食治疗原则的是选项（C）。

A. 控制总热量，坚持少量多餐、定时、定量、定餐

B. 平衡膳食，食物选择多样化，适当增加富含膳食纤维的食物

C. 限制蛋白质摄入

D. 限制脂肪及食盐摄入量

24. 以下关于糖尿病患者吃水果，错误的说法是（D）。

A. 每次要少量，可分几次吃

B. 血糖控制不好时，不能吃

C. 吃了水果必须减少主食，多吃含糖低的水果，减轻胰腺负担

D. 吃水果的时间不受任何限制，想吃就吃

25. 对于糖尿病患者外出就餐，以下观点不正确的是（B）。

A. 按时就餐

B. 拒绝外出就餐

C. 正确选择食物种类和数量

D. 尽量不饮酒，拒绝一些不合理的礼仪

26. 关于糖尿病运动疗法描述错误的是（C）。

A. 为防低血糖，不要在空腹时运动

B. 适可而止，心肺异常者，出现气促、心悸时，应停止运动

C. 1 型糖尿病患者应更加重视运动疗法，加大运动量

D. 运动时随身带些糖果，发生低血糖反应时立即食用

27. 以下关于糖尿病患者的运动治疗，正确的观点是（C）。

A. 坚持锻炼了，血糖还是很高，锻炼没啥用

B. 做家务就是运动，不必要再运动了

    C. 运动必须持之以恒，长期坚持才能达到理想的效果

    D. 每天都很累，再运动就受不了了

28. 有关胰岛细胞分泌激素的描述，选项（A）是错误的。

    A. γ 细胞分泌胰多肽   B. α 细胞分泌胰高血糖素

    C. δ 细胞分泌生长抑素   D. β 细胞分泌胰岛素

29. 高血糖会引起体内系列变化，但不包括（C）。

    A. 引起一系列并发症   B. 严重影响 β 细胞的功能

    C. 改善 β 细胞功能缺陷   D. 全身性代谢紊乱

30. 2 型糖尿病病理生理改变的核心是（B）。

    A. β 细胞不能分泌胰岛素   B. 胰岛素抵抗

    C. 血糖升高   D. 胰岛素受体下调

31. 中国糖尿病医学营养治疗指南推荐，对于 2 型糖尿病高危人群，强调改善生活方式能够降低糖尿病发生风险，其内容不包括以下选项（C）。

    A. 规律适度的体力活动   B. 适度减轻体重

    C. 素食为主   D. 合理饮食控制

32. 解决胰岛素抵抗问题的有效方法不包括（B）。

    A. 有氧运动   B. 血糖升高   C. 补充铬   D. 补充 α – 硫辛酸

33. 糖尿病患者营养需求增加的原因，不包括（D）。

    A. 营养消耗增加   B. 生活方式不健康导致营养需求增加

    C. 渗透性利尿致营养排出增加   D. 糖尿病多食

34. 选项（A）不属于不饱和脂肪酸对糖尿病的直接作用。

    A. 降低空腹血糖   B. 抗慢性炎症

    C. 改善血脂水平   D. 改善血糖应答反应

35. 选项（C）不属于膳食纤维对糖尿病的作用。

    A. 控制血糖上升幅度   B. 改善葡萄糖耐量

    C. 增加胰岛素敏感性   D. 降低餐后高血糖

36. 选项（C）可能不是维生素 C 对糖尿病的作用。

    A. 降低增高的血浆脂质过氧化物   B. 清除自由基

    C. 增加胰岛素分泌   D. 缓解微量蛋白尿

37. 有关锌与胰岛素关系的说法，错误的是（A）。

    A. 锌不参与胰岛素的代谢   B. 锌协同胰岛素调节机体物质代谢

    C. 缺锌胰岛素易变性失效   D. 缺锌胰岛素合成下降

38. 有关维生素 E 对糖尿病的干预作用，错误的是（B）。

    A. 清除自由基   B. 促进生物膜脂质过氧化

    C. 改善机体对胰岛素的敏感性   D. 减轻微血管病变

39. 黄酮类化合物降血糖作用机制可能不包括（C）。

    A. 调节胰岛素释放   B. 改善胰岛素敏感性

    C. 缓解蛋白尿   D. 调节胰岛 β 细胞增殖和存活

40. 有关糖尿病营养调理的说法，可能不正确的是（C）。

    A. 糖尿病营养调理无效可能是营养处方不对

    B. 糖尿病营养调理无效可能是营养素用量不足

    C. 营养补充剂可以治愈所有糖尿病

    D. 糖尿病营养调理无效可能是营养补充剂使用时间不够

41. 有关生活方式干预可持续减少糖耐量异常或糖尿病高危人群罹患 2 型糖尿病的大型研究，不包含（A）。

A. 北京研究   B. 大庆研究

C. 芬兰糖尿病预防研究   D. 美国糖尿病预防计划研究

42. 糖尿病患者不适合的运动为（D）。

A. 有氧运动   B. 抗阻运动   C. 平衡运动   D. 无氧运动

43. 2 型糖尿病患者长期体育锻炼能带来许多益处，但可能不包括（C）。

A. 改善胰岛素敏感性   B. 降低空腹血糖水平

C. 膝关节劳损好转   D. 降低餐后血糖水平

44. 体育运动改善胰岛素敏感性主要是通过（B）。

A. 减少葡萄糖的吸收   B. 增加骨骼肌对葡萄糖的摄取

C. 增加尿糖的排泄   D. 减少肝脏葡萄糖的生成

45. 2 型糖尿病患者生活方式干预内容一般不包括（A）。

A. 药物治疗   B. 建议戒烟

C. 超重/肥胖者减重   D. 运动干预

46. 糖尿病生活方式干预评估方案的重点一般不包括（C）。

A. 膳食要素结构   B. 体重目标   C. 文化水平   D. 运动治疗

47. 糖尿病自我管理教育的原则一般不包括（C）。

A. 自我管理教育是必修课   B. 教育要以患者为中心

C. 学会合理使用降糖药物   D. 教育应长期坚持

48. 糖尿病患者计算每日摄入总热量时需考虑的因素不包括（D）。

A. 身高   B. 体力活动   C. 体重   D. 吸烟

49. 以下食物升糖指数最高的是（A）。

A. 大米饭   B. 绿豆   C. 黄豆挂面   D. 樱桃

50. 以下关于糖尿病患者饮食不正确的是（C）。

A. 碳水化合物可占总热量 45%～60%   B. 碳水化合物以低升糖指数食物为佳

C. 摄入果糖有利于血糖代谢   D. 不推荐常规摄入蔗糖

51. 以下关于糖尿病患者饮食不正确的是（C）。

A. 推荐每日膳食纤维摄入 25～30g   B. 超重患者脂肪摄入不超 30%

C. 胆固醇每日不超 500mg   D. 饱和脂肪酸不超 10%

52. 以下关于糖尿病患者饮食不正确的是（C）。

A. 植物蛋白有助于降低血脂   B. 蛋白质供能比在 15%～25%

C. 推荐长期高蛋白饮食减轻体重   D. 低饱和脂肪酸饮食可降低血脂

53. 糖尿病患者运动治疗不正确的是（B）。

A. 每周运动时间推荐 150 分钟以上   B. 每天 10 分钟的运动没有意义

C. 显著高血糖时不适合运动   D. 低血糖发作时不适合运动

54. 糖尿病患者运动治疗不正确的是（C）。

A. 运动量过大可能引起血糖波动   B. 运动疲劳明显应减小运动强度

C. 显著高血糖时可通过运动降血糖   D. 低血糖发作时不适合运动

55. 以下关于糖尿病教育和管理不正确的是（B）。

A. 糖尿病教育应该长期坚持   B. 血糖控制良好的患者不必监测血糖

C. 糖尿病患者应掌握低血糖的处理   D. 糖尿病教育对血糖控制有利

56. 以下关于糖尿病血糖监测不正确的是（B）。

A. 糖化血红蛋白每年至少测 2 次   B. 血糖控制良好的患者不必监测血糖

C. 指尖血糖监测频率取决于病情   D. 做好血糖监测记录有利于医师调整治疗

57. 糖尿病患者不推荐的烹调方式是（D）。

A. 炖   B. 清蒸   C. 凉拌   D. 煎

58. 低血糖的危险因素不包括（D）。
　　A. 饮食减少　　　　　　B. 运动强度过大　　　C. 药物过量　　　　D. 自行停用胰岛素

59. 2 型糖尿病的危险因素不包括（D）。
　　A. 肥胖　　　　　　　　B. 体力活动少　　　　C. 高血压　　　　　D. 尿毒症

60. 糖尿病营养治疗目标不正确的是（B）。
　　A. 通过合理的营养维持理想体重　　　　　　B. 超重者争取 1～3 月减轻体重 10%
　　C. 均衡膳食，满足身体需求　　　　　　　　D. 合理膳食，维持理想血糖

61. 关于糖尿病代餐不正确的是（A）。
　　A. 推荐高蛋白低脂代餐　　　　　　　　　　B. 建议均衡代餐
　　C. 代餐有控制体重作用　　　　　　　　　　D. 代餐可减低血脂

62. 2 型糖尿病患者的特点不包括（C）。
　　A. 常有体重超标　　　　　　　　　　　　　B. 伴胰岛素抵抗
　　C. 自身抗体阳性　　　　　　　　　　　　　D. 口服降糖药有效

63. 关于糖尿病饮食说法不正确的是（D）。
　　A. 推荐低升糖指数的食物为主　　　　　　　B. 多不饱和脂肪酸可降低血脂
　　C. 胆固醇摄入不应超 300mg　　　　　　　　D. 低 GI 食物占总热量可达 80%

64. 关于糖尿病教育说法不正确的是（B）。
　　A. 一对一指导适合一些技巧学习　　　　　　B. 通过手机教育意义不大
　　C. 应让患者掌握血糖自我监测方法　　　　　D. 应让患者血糖稳定后减少监测频次

65. 糖尿病发病具有明显的家族聚集性，反映了糖尿病的（C）。
　　A. 遗传性　　　　　　　B. 遗传连续性　　　　C. 遗传易感性　　　D. 遗传特质性

66. 现代社会不健康的饮食因素，特别是过多食用（B）的食物，加上体力活动减少，容易发胖，这种饮食导致胰岛 β 细胞的负担过重，诱发糖尿病。
　　A. 高糖、低脂、低热量　　　　　　　　　　B. 高糖、高脂、高热量
　　C. 低糖、低脂、低热量　　　　　　　　　　D. 低糖、高脂、高热量

67. 长期精神紧张、心理压力大，会使对抗胰岛素的（D）等激素的分泌增多，使血糖升高。
　　A. 胰高血糖素、性激素　　　　　　　　　　B. 肾上腺素、胰高血糖素
　　C. 促甲状腺素、性激素　　　　　　　　　　D. 肾上腺素、甲状腺素

68. 不良生活方式如吸烟喝酒，也与糖尿病的发生有很大关系，以下哪种生活方式糖尿病患病风险较低？（B）
　　A. 不饮酒　　　　　　　B. 中度饮酒　　　　　C. 大量饮酒　　　　D. 酗酒

69. 选项（A）导致的糖尿病易感性可能是决定胰岛 β 细胞衰竭发生频率的关键因素。
　　A. 基因　　　　　　　　B. 病毒　　　　　　　C. 饮食　　　　　　D. 环境

70. 胰岛素抵抗是指胰岛素作用的靶器官（主要是肝脏、肌肉和脂肪组织），对胰岛素作用的敏感性（B）。
　　A. 升高　　　　　　　　B. 降低　　　　　　　C. 不变　　　　　　D. 无关

71. 糖尿病的膳食治疗目标不包括（C）。
　　A. 纠正代谢紊乱　　　　　　　　　　　　　B. 合理控制体重
　　C. 满足机体需要　　　　　　　　　　　　　D. 提高生活质量

72. 平衡膳食，遵循营养治疗原则，（C），使糖尿病患者也能享受到可口美食，提高生活质量。
　　A. 丰富的食物种类，简单的食物烹调　　　　B. 固定的食物种类，多变的食物烹调
　　C. 丰富的食物种类，多变的食物烹调　　　　D. 固定的食物种类，简单的食物烹调

73. 糖尿病患者的膳食治疗应不包括（D）。
　　A. 对患者进行营养状况的评估，通过了解患者近期的饮食状况，体重变化，身高体重和腰围等人体测量指标，血糖血脂、肝肾功能等生化指标，综合评价患者营养状况

B. 与患者沟通，协商制定个体化的营养治疗计划，进行个体化的膳食指导

C. 定期随访，评价效果，及时调整治疗方案

D. 监督患者降糖药物使用情况

74. 糖尿病患者的饮食原则应该是（A）。

    A. 在控制总能量的基础上供给适当比例的碳水化合物、脂肪、蛋白质以及膳食纤维和微量营养素，超重和肥胖的患者应减轻体重

    B. 在控制总能量的基础上供给尽可能少的碳水化合物，多予蛋白质以及膳食纤维和微量营养素，超重和肥胖的患者应减轻体重

    C. 在控制总能量的基础上供给较高比例的碳水化合物、脂肪、蛋白质以及膳食纤维和微量营养素，超重和肥胖的患者应减轻体重

    D. 在控制总能量的基础上供给较低比例的碳水化合物、脂肪、蛋白质以及膳食纤维和微量营养素，超重和肥胖的患者应减轻体重

75. 下列说法错误的是（D）

    A. 糖尿病患者的食谱制定方法常采用计算法和食品交换份法

    B. 能量的摄入应以维持或略低于理想体重为宜

    C. 根据患者的身高、体重、活动量、年龄、血糖情况等计算出每日所需的总能量

    D. 不需要根据患者体重、血糖、血脂等各项指标的变化而进行调整

76. 下列说法正确的是（C）。

    A. 糖尿病患者应摄入比正常人更多的膳食纤维，以降低血糖

    B. 膳食纤维不能增加饱腹感

    C. 糖尿病患者的膳食纤维摄入量与正常人相近为 14g/1000kcal

    D. 摄入过多的膳食纤维对其他营养素的吸收无影响

77. 下列哪些微量元素的缺乏与胰岛素抵抗和糖耐量受损有关。（B）

    A. 铁和锌   B. 铬和镁   C. 钙和铁   D. 镁和钙

78. 下列做法错误的是（C）。

    A. 规律饮食对于预防低血糖很重要

    B. 患者应随身携带糖果、饼干等食物，以便在出现低血糖时食用

    C. 发生低血糖时，不可服用白糖或葡萄糖溶液

    D. 糖尿病患者在进行运动或体力活动的时候应注意调整降糖药物或适当增加饮食总量

79. 下列说法错误的是（B）。

    A. 不同种类的碳水化合物 GI 值是不同的

    B. 糯米等食物因支链淀粉含量高，其 GI 较低

    C. 豆类等含直链淀粉比例高，其 GI 较低

    D. 白薯、土豆、未成熟的水果等因富含膳食纤维、抗性淀粉或其他不易消化的碳水化合物而低 GI

80. 食物被加工的方式、时间等也影响 GI，被加工的颗粒（   ）、烹调时间（   ）、糊化程度（   ），GI（   ）。（C）

    A. 越大，越长，越小，越小   B. 越小，越长，越高，越高

    C. 越小，越长，越高，越高   D. 越小，越短，越高，越高

81. 摄入高 GI 食物会使血糖（B），刺激胰岛素分泌较多，较易出现低血糖现象，而低 GI 食物则相反。

    A. 大幅度升高并常伴缓慢回落   B. 大幅度升高并常伴快速回落

    C. 缓慢升高并常伴快速回落   D. 缓慢升高并常伴快速回落

82. 下列说法错误的是（D）。

    A. 当 GL≥20 时为高 GL，提示食物对血糖的影响明显

    B. 当 GL 在 10~20 之间时，为中 GL，提示食物对血糖影响一般

    C. 当 GL≤10 时为低 GL，提示食物对血糖影响较小

D. 只考虑 GI 就够了，不需要考虑 GL

83. 下列说法错误的是（D）。

A. 对于糖尿病患者来说，并没有绝对不能吃的食物

B. 结合 GI 和 GL，严格控制好食物的数量并进行合理的搭配

C. 既考虑到食物中碳水化合物的消化、吸收速度，又能限制食物中碳水化合物的总量

D. 糖尿病患者不能吃西瓜

（二）判断题（正确的在后面的括号内填 A，错误的填 B）

1. 制定糖尿病膳食方案时应考虑患者个人喜好和文化习俗。 （A）

2. 血糖监测最常用的采血部位是手指。 （A）

3. 葡萄糖是调节胰岛素释放的最重要生理性物质。 （A）

4. 营养治疗可预防糖尿病，改善生活质量和临床结局，节约医疗费用。 （A）

5. 营养治疗是糖尿病治疗的基础，是糖尿病自然病程中任何阶段预防和控制必不可少的措施。 （A）

6. 在超重或肥胖的胰岛素抵抗个体中，减轻体重不能改善胰岛素抵抗。 （B）

7. 联合补充维生素 C 和维生素 E 及镁、锌可能有助于糖尿病患者的血糖控制。 （A）

8. 植物化学物有抗氧化、调节免疫、抗感染、降血糖、改善胰岛素抵抗等生理功能。 （A）

9. 2 型糖尿病胰岛素抵抗和胰岛 β 细胞分泌障碍与机体慢性低水平炎症有关。 （A）

10. 加强体育锻炼，可以改善胰岛素抵抗现象。 （A）

11. 糖尿病患者的行为和自我管理能力是糖尿病控制是否成功的关键。 （A）

12. 现代都市生活体力活动减少是糖尿病患病率上升的一个重要原因，而合理运动是预防糖尿病发生的一项有效措施。 （A）

13. 医学营养治疗包括能量均衡，超重、肥胖的管理，膳食结构、体力活动、行为矫正等，任何糖尿病及糖尿病前期患者都需要依据治疗目标接受个体化的医学营养治疗。 （A）

14. 糖尿病患者的治疗目标是使患者能够有一个完整健康的生活体系和正常的寿命或延长寿命，维持一个恒定的正常代谢状态，维持血糖的稳定，以降低发生急、慢性并发症的风险。 （A）

15. 通过调整膳食来纠正代谢紊乱，不能预防和延缓糖尿病并发症的发生。 （B）

二、技能练习题

1. 某女性，35 岁，公司文员，身高 1.62m，体重 65kg，2 型糖尿病 3 年。实验室检查：糖化血红蛋白 8%。平时爱吃红烧肉。不饮酒、不吸烟。现口服阿卡波糖治疗。

（1）请评价其血糖水平。

（2）计算其体质指数并做评价。

（3）评价其饮食习惯。

（4）提出膳食改进意见。

参考答案：

（1）评价：血糖水平高，血糖不达标，糖化血红蛋白目标 7%。

（2）体质指数：BMI $= 65/1.62^2 = 24.8$；评价：BMI > 24，该女士体重超重。

（3）评价其饮食习惯：糖尿病伴超重，爱吃红烧肉，红烧肉富含饱和脂肪酸同时反式脂肪酸增加，属不合理膳食。

（4）膳食改进建议

①平衡膳食、限制能量，以减轻体重、控制血糖：膳食粗细搭配，保证营养均衡，总能量可控制在 $25 \times (162 - 105) = 1425$ kcal 左右，争取 3~6 个月减轻体重的 5%；

②碳水化合物以低 GI 的全谷类食物为主，可降低血糖，一般占总能量的 45%~60%；

③低脂、低饱和脂肪酸饮食，脂肪能量一般控制在总能量的 25%~35%，其中饱和脂肪酸供能低于 7%，单不饱和脂肪酸 10%~20%，多不饱和脂肪酸不超 10%，避免摄入反式脂肪酸，胆固醇每天不超过 300mg，食用油宜选用植物油；

④蛋白质控制在总能量的 15% ~20% 为宜，蛋白来源以鱼肉、豆类为主，畜肉、禽肉为辅；

⑤食盐每日限量 6g，食用油 20 ~30g；

⑥烹饪方式以清淡为主，减少炸、煎等。

2. 李先生，40 岁，程序员，身高 1.72m，体重 85kg，腰围 93cm，2 型糖尿病 5 年。平时爱吃肥肉。吸烟，不饮酒。工作忙，几乎不运动。

（1）请计算其标准体重和体质指数并做评价。

（2）用食物交换份法为该患者编制简易食谱。

参考答案：

（1）计算

①标准体重 = 172 – 105 = 67（kg）；

②体质指数：BMI = $85/1.72^2$ = 28.7；

③营养评价：李先生 BMI > 28，且腰围 > 90cm，属于中央型肥胖。

（2）用食物交换份法为该患者编制简易食谱

①计算每天能量供给量：李先生是程序员，按轻体力劳动强度来供给能量，但因他属于肥胖，根据下面附表 1 需要调低每天热能供应，实际按热量系数 20 ~25kcal/（kg·d）来供给能量。

附表 1 热量、实际体重和体力活动的关系表 [kcal/（kg·d）]

体型	体力活动强度			
	卧床	轻体力	中等体力	重体力
正常	20 ~30	30	35	40
消瘦（<标准体重20%）	30	35	40	45 ~50
肥胖（>标准体重20%）	15 ~20	20 ~25	30	35

全日所需总能量（kcal）= 标准体重 × 热量系数 = 67 ×（20 ~25）= 1340 ~1675kcal；

②确定各类食物份数：李先生一天的总能量为 1340 ~1675kcal，查阅附表 2 得到一天食物总份数为 15 ~18.5 份，取中位值 16 份，糖尿病患者主食供应可偏少一些，可主食 7 份，副食 9 份，副食含蔬菜类 1 份、水果类 1 份、油脂类 2 份、奶类 1 份、蛋类 1 份、肉 2 份、豆类 1 份。

附表 2 不同热量食物份数分配表 [kcal/（kg·d）]

热量（kcal）	总交换份	各类食物交换份					
		谷类	蔬菜	肉类	奶类	水果	油脂
1000	11	4.5	1	2	1.5	0.5	1.5
1100	12	5.5	1	2	1.5	0.5	1.5
1200	13.5	6	1	2	1.5	1	2
1300	14.5	7	1	2	1.5	1	2
1400	15.5	8	1	2	1.5	1	2
1500	16.5	8.5	1	2.5	1.5	1	2
1600	18	9	1	3	1.5	1	2.5
1700	19	10	1	3	1.5	1	2.5
1800	20	11	1	3	1.5	1	2.5

③将食物份数换算成食物重量：查阅等值食物交换份表，可将上述食物的份数转换为各类食物的重量，可选择主食玉米 1 个、黏米 75g、大米 75g，副食含大白菜 250g、西红柿 250g、苹果 200g、玉米油 20g、牛奶 245ml、鸡蛋 1 个、大黄鱼 80g、瘦猪肉 50g、豆腐干 50g。

④编制一天食谱：将上面各类食物，按早餐略少、中晚餐稍多的饮食习惯分配于一日三餐，详见下表。

早餐	中餐	晚餐
玉米 1 个	黏米饭 75g	大米 75g
鸡蛋 1 个	豆腐干 50g + 西红柿 250g（炒）	瘦猪肉 50g + 大白菜 250g（炒）
牛奶 245ml	大黄鱼 80g（清蒸）	玉米油 10g
苹果 200g（两餐间）	玉米油 10g	
360kcal	585kcal	495kcal

3. 刘女士，40 岁，商店职员（轻体力活动），身高 1.67m，体重 72kg，2 型糖尿病 4 年。不吸烟，不饮酒。

（1）请指导其血糖监测方法。

（2）请计算和评价其体质指数。

（3）请指导其合理膳食时主食数量的分配。

参考答案：

（1）血糖监测方法

①自我血糖监测，测指尖血糖，血糖达标时可每周测一天，包括空腹及餐后两小时血糖，血糖不稳定时可增加监测频次；

②糖化血红蛋白检测，血糖达标时 6 个月一次，不稳定时 3 月一次。

（2）体质指数：$72/1.67^2 = 25.8$；

评价：BMI > 24，体重属于超重。

（3）合理膳食时主食量计算

①计算标准体重：标准体重 = 身高（cm）− 105 = 167 − 105 = 62（kg）。

②计算每天能量供给量：刘女士按轻体力劳动强度来供给能量，但因她属于超重，需要调低每天热能供应，实际按热量系数 25kcal/（kg·d）来供给能量。

全日所需总能量（kcal）= 标准体重 × 热量系数 = 62 × 25 = 1550（kcal）。

③计算一天碳水化合物的需要量：碳水化合物供能比一般占 50% ~ 65% 为宜。碳水化合物 = $[1550 \times (50\% \sim 65\%)] \div 4 = [775 \sim 1008] \div 4 = 193.8 \sim 252.0$（g）。

④确定主食的品种及数量

主食选择米饭或挂面。

主食数量 = 膳食中碳水化合物目标量 ÷ 某种食物碳水化合物的百分比

假定碳水化合物完全由主食来提供，一天膳食中应含有碳水化合物 193.8 ~ 252.0g，若以大米为主食，查食物成分表得知每 100g 稻米含碳水化合物 77.9g，则大米的量 = (193.8 ~ 252.0) ÷ 77.9% = 248.8 ~ 323.5g，取其中值为一天大米 286g。

⑤确定主食的三餐分配：刘女士一天主食大米量为 286g，按 3 − 4 − 3 分配于早、中、晚三餐，即大米或挂面一天分配方案为：早餐 86g、中餐 114g、晚餐 86g。

4. 请简述糖尿病临床治愈的条件。

参考答案：

糖尿病是可以临床治愈的，但是治愈是有条件的。如果做到了以下五个条件，糖尿病就有临床治愈的希望。

（1）合理饮食，改用低 GI 食谱，控制每天摄入糖的总量。

（2）加强体育锻炼，提高营养吸收利用效率，还可以改善胰岛素抵抗现象。

（3）改变不良的生活方式，减少身体细胞的损伤，减少对营养的需求，有助于做到营养均衡。

（4）合理补充缺乏的营养素，尤其是铬、α − 硫辛酸、B 族维生素和蛋白质等。有血管并发症时还要补充深海鱼油、维生素 E 等营养素，以保护血管。有其他并发症也应补充相应的营养素。研究发现多种营养素，包括铬、硫辛酸、维生素 E 和深海鱼油等均能改善胰岛素抵抗现象，从而有助于糖尿病的治愈。

（5）合理的药物治疗。

5. 请简述糖尿病自我管理教育的内容。

参考答案：

（1）糖尿病的自然病程、临床表现、危害和并发症防治知识。

（2）糖尿病的治疗目标。

（3）糖尿病饮食、运动及其他生活方式干预的相关知识。

（4）糖尿病治疗用药口服片剂、胰岛素和胰岛素注射技术。

（5）血糖监测的意义和方法。

（6）低血糖等特殊情况的应对。

（7）糖尿病自我管理的重要性。

6. 请详细论述糖尿病患者的血糖监测及方法。

参考答案：

（1）血糖监测是糖尿病自我管理的重要组成部分，主要包括糖化血红蛋白的监测和自我血糖监测。

（2）糖化血红蛋白是评价 3 个月内血糖控制的金指标，也是指导临床调整治疗方案的重要依据之一。一般糖尿病人群，糖化血红蛋白≤7% 为达标。在开始治疗时建议每 3 个月检测 1 次，治疗达标后可每 6 个月检查 1 次。对于贫血和血红蛋白异常的患者，糖化血红蛋白结果不可靠，可用血糖、糖化血清白蛋白等替代评价。

（3）自我血糖监测是指糖尿病患者通过血糖仪在家中开展的毛细血管血糖检测，对控制血糖有较大作用。其监测频率取决于病情需要。血糖控制较差可每天监测 4 ~ 7 次血糖，包括三餐前、三餐后两小时、睡前或夜间；口服降糖药血糖较稳定者可每周监测 2 ~ 4 次空腹或餐后血糖；胰岛素治疗者需根据胰岛素治疗方案监测血糖。

7. 请简述中国糖尿病医学营养治疗指南对糖尿病营养教育的推荐意见。

参考答案：

（1）营养教育有助于改善糖耐量，降低糖尿病发病风险，并有助于降低糖尿病慢性并发症的发生。

（2）营养教育目标：控制体重，建议所有超重或肥胖的糖尿病患者或有糖尿病风险的个体减重；对于超重或肥胖的糖尿病患者，需限制总能量摄入，宏量营养素组合应个体化；体力活动和行为干预是体重控制方案的重要组成部分，同时有助于保持已减轻的体重。

（3）营养教育实施应包括：个体化营养咨询、营养处方；运动处方；适度的咨询随访频率。

8. 请简述糖尿病治疗中自我管理教育的重要性。

参考答案：

（1）教育能提高患者的生活状态和生活质量。

（2）教育能够改善患者自我护理的管理。

（3）教育能改善糖尿病患者的代谢控制。

（4）教育能加强糖尿病并发症的预防和早期发现。

（5）教育能降低糖尿病治疗的费用。

（6）教育有助于糖尿病处理不当的预防。

9. 请论述糖尿病的营养治疗原则。

参考答案：

（1）总能量供给：能量的供给应根据病情、血糖、年龄、性别、体重、活动量大小以及有无并发症来确定。能量的供给应与人体的需求保持平衡，以维持或略低于理想体重为宜。

（2）蛋白质：建议糖尿病患者的蛋白质摄入量与一般人群相似。对于肾功能正常的糖尿病患者，推荐蛋白质的摄入量占供能比的 15% ~ 20%。成人糖尿病患者的蛋白质每日供给量约为 1.2 ~ 1.5g/kg。

（3）脂肪：糖尿病患者每日脂肪摄入量占总能量比例为 25% ~ 35%。适当提高多不饱和脂肪酸摄入量，但不宜超过总能量的 10%；单不饱和脂肪酸宜占总能量的 10% 以上，但不可使脂肪供热比超过 35%；限制饱和脂肪酸和反式脂肪酸的摄入，以不超过每日总能量的 10% 为宜，最好在 7% 以下。限制食物中胆固醇的摄入量，糖尿病患者每天摄入量应少于 300mg。

（4）碳水化合物：糖尿病患者的碳水化合物摄入量不宜过低，占总能量的 45% ~ 60%，略低于正常人的 50% ~ 65%。研究发现，低 GI 食物更有利于血糖控制，合理的碳水化合物摄入和低 GI 食物均有利于血糖控制和改善整体预后。

（5）膳食纤维：糖尿病患者的膳食纤维摄入量与正常人相近，为 14g/1000kcal。

（6）维生素和矿物质：为预防和纠正营养素代谢紊乱，糖尿病患者可适当补充含多种维生素和矿物质的天然食物或补充剂。铬和镁可能是与胰岛素抵抗和糖耐量受损关系较大的矿物质。糖尿病患者食盐用量宜限制在 6g/d 以下。

（7）糖尿病患者烹饪方法：推荐炖、清蒸、焖、烩、凉拌、煮、汆、煲，营养成分损失少，不增加脂肪摄入，不推荐炸、煎、红烧，对维生素破坏多，肉中脂肪过度氧化，产生反式脂肪酸，还增加脂肪和能量摄入。

（8）代餐疗法：对于工作繁忙、精力有限、不擅使用食谱的糖尿病患者，糖尿病代餐不失为一种可供替代的选择，有助于稳定血糖、减轻体重等。其中均衡代餐是糖尿病患者首选方法。

10. 请论述综合利用 GI 和 GL 概念管理糖尿病膳食的方法。

参考答案：

（1）根据 GI 来选择食物：食物的 GI 值可以告诉我们这种食物中碳水化合物转变成葡萄糖的能力和速率，所谓 GI 是指摄入 50g 碳水化合物引起的血糖反应。

糖尿病患者应了解食物的 GI，多选中低 GI 食物，少选高 GI 食物，合理搭配高中低 GI 食物，以更好地调节和控制血糖水平。当然 GI 也有其局限性，如脂肪含量高的食物虽然 GI 不高，但易致肥胖，糖尿病患者也不应多选。

（2）根据血糖负荷来选择食物：食物血糖负荷的意义在于帮助人们了解某种食物吃多了，血糖将会发生什么影响。GL 可以用于判断某种食物或某总体膳食模式升高餐后血糖的能力。GL 比 GI 更能全面评价食物引起血糖升高的能力。

对于糖尿病患者来说，并没有绝对不能吃的食物，只要结合 GI 和 GL，严格控制好食物的数量，并进行合理的搭配，既考虑到食物中碳水化合物的消化、吸收速度，又能限制食物中碳水化合物的总量，糖尿病患者一样能够享受美食。

11. 请论述糖尿病患者的食物选择。

参考答案：

（1）宜用食物

①粗杂粮：如荞麦面、筱麦面、燕麦面、玉米等富含矿物质、维生素和膳食纤维，有助于改善葡萄糖耐量。

②大豆及其制品：富含蛋白质和多不饱和脂肪酸，有降血脂作用。

③蔬菜：新鲜蔬菜富含维生素、膳食纤维和矿物质。

（2）忌（少）用食物

①精制糖：如白糖、红糖、甜点心、蜜饯、雪糕、甜饮料等（当出现低血糖时例外）。

②高碳水化合物低蛋白质的食物：如马铃薯、芋头、藕和山药等，食用时应减少主食摄入量。

③动物油脂：如猪油、牛油、奶油等，鱼油除外。

④甜的水果：含果糖和葡萄糖高的水果应限量，如食用应相应减少主食摄入量。

⑤酒：酒是纯能量食物，无其他营养素，长期饮酒会损害肝脏，易引起高三酰甘油血症，故少饮为宜。

12. 请论述糖尿病低血糖的预防和处理方法。

参考答案：

（1）症状轻、神志清楚者，取葡萄糖或蔗糖 20～50g，用温开水冲服，几分钟后症状消失；如症状稍重，除饮糖水外，再进食馒头、饼干或面包等 25g，或水果一个，十几分钟后症状可消失。

（2）病情严重、神志不清者，应立即送医院抢救，静脉输注葡萄糖。

（3）注射长效胰岛素者，除进食葡萄糖或蔗糖外，还需进食牛奶、鸡蛋等吸收较慢的食物，避免反复出现低血糖反应。饮酒后容易发生低血糖，因此，糖尿病患者应少饮酒或戒酒。

（4）规律饮食对于预防低血糖很重要。如果有外出或旅游可能不能按时进餐，可随身携带方便食品，如糖果、饼干等食物，以便在出现低血糖时食用。

（5）加餐是预防低血糖的好方法，特别是对于应用胰岛素或夜间容易出现低血糖的患者晚上睡前加餐很重要。原则是加餐不加量，从正餐中扣除少量食物以作加餐用。

（6）糖尿病患者在进行运动或体力活动的时候，应注意调整降糖药物或适当增加饮食总量，如增加 25～50g 的主食，避免空腹运动，可在运动前少量进食。

（7）可以随身携带病情记录卡片，便于低血糖发生时得到及时救治。

（吴为群　沈峰　陈思永）

第十六章

恶性肿瘤的防治与膳食营养指导

癌症泛指所有的恶性肿瘤，而肿瘤则包括良性肿瘤和恶性肿瘤。肿瘤不管是良性还是恶性，也不管是上皮组织来源还是间叶组织来源，本质上都表现为细胞失去控制的异常增殖，这种异常生长的能力除了表现为肿瘤本身的持续生长之外，在恶性肿瘤还表现为对邻近正常组织的侵犯及经血管、淋巴管和体腔转移到身体其他部位，最终导致机体衰竭死亡。对于上皮组织来源的恶性肿瘤称之为癌，而间叶组织来源的恶性肿瘤则称之为肉瘤。对脾和淋巴结等淋巴细胞来源的恶性肿瘤称之为淋巴癌。血液系统肿瘤多起因于白细胞的恶性生长，使外周血中出现大量肿瘤性白细胞，血液呈现乳糜样颜色，故名白血病。异常增殖的肿瘤细胞在不同程度上具有与其来源组织和细胞相似的形态和功能，这种相似性亦即肿瘤的分化程度，低分化的肿瘤组织和细胞除了与其来源的正常组织和细胞在形态上存在差异外，还能表现出一些正常组织和细胞所没有的功能，如分泌激素、表达癌胚抗原等。

第一节　恶性肿瘤的流行病学

一、世界范围恶性肿瘤的分布

恶性肿瘤已经成为严重威胁人类健康的主要公共卫生问题之一。近几十年来随着人口的增长、人口结构的变化以及生活方式和生活环境的改变，恶性肿瘤的发病率和死亡率均呈持续上升趋势。世界卫生组织（WHO）、国际癌症研究机构（IARC）发布的全球癌症统计数据表明，2018 年全球新增1810 万例癌症病例（男性 950 万，女性 860 万），死亡人数达 960 万（男性 540 万，女性 420 万）。

全人群发病顺位前三位的恶性肿瘤分别为肺癌、乳腺癌和结肠癌，同时也是癌症死亡率排行榜的前五名（排名分别为第一、第五和第二）。综合来看，这三种癌症类型占据了全球癌症发病率和死亡率的 1/3。死因顺位前五位的恶性肿瘤分别是：肺癌（180 万人死亡，占总数的 18.4%），结肠癌（88.1 万人死亡，占比 9.2%），胃癌（78.3 万人死亡，占比 8.2%），肝癌（78.2 万人死亡，占比 8.2%），女性乳腺癌（62.7 万人死亡，占比 6.6%）。在男性癌症患者中，肺癌是最常见被确诊的癌症类型，同时也是男性癌症死亡病例的首要原因（占比 22%），紧随其后发病率较高的癌症类型是前列腺癌（13.5%）和结肠癌（10.9%），而死亡率较高的癌症为肝癌（10.2%）和胃癌（9.5%）。女性癌症患者中，乳腺癌是最常见的癌症类型（24.2%），该癌症在 154 个国家和地区最为常见。乳腺癌还是女性癌症患者的头号杀手（15%），紧随其后的是肺癌（13.8%）和结肠癌（9.5%）。

虽然欧洲人口在全球仅占 9%，但 23.4% 的全球新发癌症病例和 20.3% 的癌症死亡病例在欧洲；美国人口占比 13.3%，但新发病例及死亡病例各占 21% 和 14.4%。亚洲和非洲的癌症负担最为沉重，亚洲和非洲的癌症死亡率（57.3% 和 7.3%）均高于其发病率（48.4% 和 5.8%），因为该地区不良预后及高死亡率癌症发生频率更高；其中，许多国家的癌症患者得到及时诊断及治疗的渠道有限。

二、中国恶性肿瘤的分布

我国在 1973 年、1990~1992 年、2004~2005 年开展了三次全国死因调查，结果显示：20 世纪 70 年代至 21 世纪初的 30 年间，我国恶性肿瘤死亡率总体呈上升趋势。20 世纪 70~90 年代为绝对增长期，这一时期的恶性肿瘤死亡率表现出明显的上升趋势；1990~2004 年期间为相对增长期，城市和农村恶性肿瘤死亡率虽然都有较大幅度增长（分别为 33.4% 和 20.5%），但调整了年龄结构后，中国城市人口标化死亡率仅上升了18%，农村则下降了5.5%，说明我国肿瘤的死亡率上升主要受期望寿命延长和人口老龄化的影响。

1. 恶性肿瘤发病与死亡总体情况 2019年公布的我国2015年恶性肿瘤统计数据显示，我国新发恶性肿瘤病例数约为392.9万例，其中男性约为215.1万例，女性约为177.8万例，平均每分钟有7.5个人被确诊为癌症。2015年全国恶性肿瘤死亡例数约为233.8万例，其中男性约为148.0万例，女性约为85.8万例；恶性肿瘤死亡占居民全部死因的23.91%。2015年恶性肿瘤发病率为285.83/10万，死亡率为170.05/10万。近10多年来，恶性肿瘤发病率每年保持约3.9%的增幅，死亡率每年保持2.5%的增幅。2015年中国恶性肿瘤发病率、死亡率和癌谱的构成与2014年水平基本相当，标化发病率水平基本持平，而发病人数有所增加，说明目前的癌症人数增加主要是由于人口结构老龄化所致。

2. 性别分布特点 近年来，我国恶性肿瘤发病的男女性别差异逐渐缩小。2015年男性恶性肿瘤发病率为305.47/10万，女性恶性肿瘤发病率为265.21/10万。男性恶性肿瘤死亡率为210.1/10万，女性恶性肿瘤死亡率为128/10万。

3. 年龄分布特点 我国恶性肿瘤总的发病年龄分布特点是，恶性肿瘤发病率随年龄增加逐渐上升，到80岁年龄组达到发病高峰，80岁以上年龄组发病率略有下降。其中30岁以前无论城市还是农村地区的恶性肿瘤发病率均相对较低，0~19岁年龄组男性恶性肿瘤发病率略高于女性，20~49岁年龄组女性发病率高于男性，50岁及以上年龄组男性发病率高于女性。年龄别死亡率变化趋势和发病相似，随年龄增加逐渐上升。男性的年龄别死亡率高于女性。0~39岁人群中，男性年龄别死亡率略高于女性。40岁及以上人群中，同年龄组男性与女性死亡率的差异随年龄的增加而显著增大。城乡人群的年龄别死亡率变化趋势相似。

4. 城乡分布特点 2015年全国所有恶性肿瘤新发病例中，城市地区占59.86%，农村地区占40.14%。城市地区恶性肿瘤发病率（304.96/10万），高于农村地区（261.40/10）。城市地区恶性肿瘤死亡率（172.61/10万）高于农村地区（166.79/10万）。

5. 主要恶性肿瘤发病情况 按发病人数顺位排序，肺癌位居我国恶性肿瘤发病首位。调查结果显示，2015年我国新发肺癌病例约为78.7万例，发病率为57.26/10万。其他高发恶性肿瘤依次为胃癌、结直肠癌、肝癌和乳腺癌等。男性发病首位为肺癌，每年新发病例约52.0万，其他高发恶性肿瘤依次为胃癌、肝癌、结直肠癌和食管癌等。女性发病首位为乳腺癌，每年发病约为30.4万，其他主要高发恶性肿瘤依次为肺癌、结直肠癌、甲状腺癌和胃癌等。城市地区与农村地区的恶性肿瘤发病顺位有所不同，城市地区主要高发恶性肿瘤依次为肺癌、结直肠癌、乳腺癌、胃癌和肝癌等，农村地区主要高发恶性肿瘤依次为肺癌、胃癌、肝癌、食管癌和结直肠癌等。

6. 主要恶性肿瘤死亡情况 按死亡人数顺位排序，肺癌位居我国恶性肿瘤死亡第1位。2015年我国因肺癌死亡人数约为63.1万例，死亡率为45.87/10万。其他主要恶性肿瘤死亡顺位依次为肝癌、胃癌、食管癌和结直肠癌等。死亡排名前十的疾病与发病率排名前十名的疾病存在较为明显的差异，这是由于不同癌症的生存率概率存在明显差异，例如甲状腺癌发病率排名前十，但是死亡率相对较低。男性和女性的恶性肿瘤死因顺位略有差异。男性依次为肺癌、肝癌、胃癌、食管癌和结直肠癌等。女性主要恶性肿瘤死因顺位依次为肺癌、胃癌、肝癌、结直肠癌和乳腺癌。城市地区与农村地区的恶性肿瘤死因顺位不同，城市地区主要恶性肿瘤死因依次为肺癌、肝癌、胃癌、结直肠癌和食管癌，农村地区主要恶性肿瘤死因依次为肺癌、肝癌、胃癌、食管癌和结直肠癌。

目前，我国恶性肿瘤发病、死亡数持续上升，每年恶性肿瘤所致的医疗花费超过2200亿。城乡分析结果显示，城乡恶性肿瘤发病与死亡的差异逐渐减小，可能是由于恶性肿瘤危险因素的城乡差异在缩小，如吸烟、慢性感染、饮食习惯以及空气污染等，导致发病率日趋接近。在过去的10余年里，恶性肿瘤生存率呈现逐渐上升趋势，目前我国恶性肿瘤的5年相对生存率约为40.5%，与10年前相比，我国恶性肿瘤生存率总体提高约10个百分点，但是与发达国家相比还有很大差距，其主要原因是我国癌谱和发达国家癌谱存在差异，我国预后较差的消化系统肿瘤如肝癌、胃癌和食管癌等高发，而欧美发达国家则是以甲状腺癌、乳腺癌和前列腺癌等预后较好的肿瘤高发。同时，我国预后较好的肿瘤如乳腺癌、甲状腺癌和前列腺癌的 5 年生存率仍与美国等发达国家存在差距。出现这种差距的主要原因是临床就诊早期病例少、早诊率低以及晚期病例临床诊治不规范。因此，我国应在扩大相关肿瘤的筛查及早诊早治覆盖面、肿瘤临床诊治规范化和同质化推广应用两方面共同发力，降低我国恶性肿瘤死亡率。

总之，我国恶性肿瘤负担日益加重，城乡差异较大，地区分布不均衡，癌症防控形势严峻；发达国家和发展中国家癌谱并存，防治难度巨大。

第二节 恶性肿瘤的危险因素

任何引起细胞 DNA 损伤并最后导致细胞异常生长和分化的物质，都是潜在的致癌因素。现在普遍认为，绝大多数肿瘤是环境因素与细胞的遗传物质相互作用引起的。环境因素是指化学性、物理性和生物学因素（如香烟、膳食成分、环境污染物、药物、辐射、石棉和感染原等）。个体自身因素如遗传特性、年龄、性别、免疫和营养状况等，在肿瘤的发生中也起重要作用。肿瘤的病因非常复杂，一种致癌因素可以诱发多种肿瘤，而一种肿瘤又可能有多种发病原因。总体认为，引起癌症发病的原因饮食因素占 30% ~ 35%，吸烟因素占 25%、饮酒因素占 3%，性与生殖因素占 7%，离子照射占 3%，生物因素（病毒、细菌）占 10%，职业暴露因素占 3%、环境污染 2%，药物/医学治疗因素占 2%，遗传因素占 5% ~ 10%，不明因素占 5% ~ 10%。

一、化学致癌因素

随着现代工业的迅速发展，新的化学物质与日俱增。目前认为凡能引起人或动物肿瘤形成的化学物质，称为化学致癌物。近年来，通过肿瘤流行病学与病因学研究证实，对动物有致癌作用的化学物质已达 2000 余种，其中有些可能和人类肿瘤的形成有关。

根据化学致癌物的作用方式可将其分为直接致癌物、间接致癌物、促癌物三大类。直接致癌物常见的有各种致癌性烷化剂、亚硝酰胺类致癌物等。间接致癌物有致癌性多环芳烃、芳香胺类、亚硝胺及黄曲霉毒素等。促癌物有巴豆油、糖精及苯巴比妥等。根据化学致癌物与人类肿瘤的关系又可将化学致癌物分为肯定致癌物、可疑致癌物以及潜在致癌物。

二、物理致癌因素

到目前为止已经肯定的物理致癌因素主要有电离辐射、紫外线辐射和石棉等。这些物质天然而普遍地存在于环境中，由于人们的生活和生产活动，使这些物质成为人类癌症有关的危险因素。物理致癌因素主要与某些职业性癌症关系密切。

三、生物致癌因素

生物因素是人类肿瘤的主要病因之一，包括病毒、细菌和寄生虫。全球范围内，感染因素在总致癌病因中的比例为：幽门螺杆菌（Hp）占 5.6%；人乳头瘤病毒（HPV）占 5.2%；乙型和丙型肝炎病毒（HBV 和 HCV）占 4.9%；鼻咽病毒（EB）占 1%；人类免疫缺陷性病毒（HIV）和疱疹病毒（HSV）占 0.9%。

HPV 是宫颈癌已经确定的病因，EB 病毒是鼻咽癌和淋巴瘤的病因，乙型肝炎和丙型肝炎是肝癌的病因。其他生物致癌因素如幽门螺杆菌感染与胃癌有关，肝吸虫感染与肝癌有关，埃及血吸虫感染与膀胱癌有关。据估计，在低收入国家中，大约有 1/4 的癌症是感染引起的。

四、肿瘤遗传易感因素

个人的遗传特性在肿瘤的发生和发展过程中也起一定作用，是决定肿瘤易感性的重要因素。若干常见肿瘤如皮肤癌、肺癌、膀胱癌和结肠癌等通过基因－环境相互作用而发生的机制已经比较确定。

第三节　恶性肿瘤的临床表现与诊断

一、恶性肿瘤的临床表现

肿瘤患者因肿瘤发生的部位和性质不同，其临床表现多种多样，包括局部表现、全身表现、肿瘤伴随综合征等。

1. 局部表现

（1）肿块：此为肿瘤患者常见的主诉，患者常常由于自己摸到或发现身体某部有肿块而就诊。肿块可发生于身体的任何部位，无痛感，质地韧或坚硬，常常与周围组织粘连，周边常有肿大的淋巴结，坚硬，不易推动。

（2）阻塞症状：见于呼吸道、消化道肿瘤患者，如鼻咽癌引起鼻塞，喉癌、舌根癌引起呼吸困难，食管癌引起吞咽哽噎、进食梗阻、吞咽困难，胃窦癌引起幽门梗阻。

（3）压迫症状：如甲状腺癌压迫气管、食管、喉返神经时，可引起呼吸困难、吞咽困难、声嘶；前列腺癌压迫尿道口时，引起尿频、尿痛、排尿困难和尿潴留。

（4）肿瘤破坏所在器官结构和功能：如肺癌、胃肠道癌、膀胱癌等破坏所在器官，患者发生咯血、呕血、便血、血尿等。

（5）疼痛：肿瘤阻塞空腔器官，如胃肠道、泌尿道，产生疼痛，甚至剧痛；晚期肿瘤，侵犯神经丛、压迫神经根可发生顽固性疼痛；肿瘤骨转移可产生骨痛。

（6）溃疡：发生于皮肤、黏膜、口腔、鼻腔、呼吸道、消化道、宫颈、阴道、外阴等处肿瘤，常易溃烂合并感染，有腥臭分泌物或血性液排出。

2. 全身表现　肿瘤患者早期无明显的全身症状，随着肿瘤的发展，可出现下列症状。

（1）发热：不少肿瘤患者以发热为主诉。发热常见于恶性淋巴瘤、肝癌、肺癌、骨肉瘤、胃癌、结肠癌、胰腺癌及晚期癌症患者；热型不一，一般持续低热，亦有持续性高热和弛张热。

（2）进行性消瘦、贫血、乏力：为晚期肿瘤患者多见的症状。食道、胃、肝、胰、结肠的肿瘤患者，因进食、消化、吸收障碍，较多发生此类症状。

（3）黄疸：如病人主诉为黄疸，首先应考虑胰头、总胆管下段、胆胰管等处发生肿瘤的可能；原发性肝癌压迫肝门区肝管，也可出现黄疸。

3. 肿瘤伴随综合征　恶性肿瘤产生的异常生物活性物质引起患者的全身临床表现，统称为肿瘤伴随综合征或副癌综合征。如肺癌引起的肺源性骨关节增生，主要表现为杵状指、肺性关节痛、骨膜炎和男性乳房肥大。本综合征有时可在肿瘤局部症状出现前呈现，及时发现这些征象，有助于原发肿瘤的早期诊断。

4. 肿瘤十大警告信号

（1）乳腺、皮肤、舌部或者身体任何部位有可触及的或不消退的肿块。

（2）疣（赘瘤）或黑痣明显变化（如颜色加深、迅速增大、瘙痒、脱毛、渗液、溃疡、出血）。

（3）持续性消化不良。

（4）吞咽食物时哽咽感、疼痛、胸骨后闷胀不适、食管内异物感或上腹疼痛。

（5）耳鸣、听力减退、鼻塞、鼻衄、抽吸咳出的鼻咽分泌物带血、头痛、颈部肿块。

（6）月经期不正常的大出血，月经期外或绝经后不规则的阴道出血，接触性出血。

（7）持续性声音嘶哑、干咳、痰中带血。

（8）原因不明的大便带血及黏液，或腹泻、便秘交替，原因不明的血尿。

（9）久治不愈的伤口、溃疡。

（10）原因不明的较长时间体重减轻。

二、恶性肿瘤的临床诊断

肿瘤的临床诊断，需要综合病史询问、体格检查、常规化验、影像学（包括 X 线、CT、磁共振、超声、核医学）检查、内窥镜检查和病理学检查等资料，套用世界卫生组织或中国的诊断标准来确定诊断。其中病理学检查可明确判断肿瘤的良恶性和病理类型，为制订肿瘤治疗方案的依据和分析疗效的基础，能确定有无肿瘤的复发、转移，并判断预后，是诊断恶性肿瘤的金标准。

第四节　恶性肿瘤的医学治疗

恶性肿瘤最常见的治疗方式为手术治疗、化学治疗与放射治疗，其他还有免疫疗法、靶向治疗、激素治疗、干细胞移植等，以下简单介绍几种方式。

1. 手术治疗　外科医生将肿瘤从生长处或周边部位中取出。依照其大小、侵犯程度及相邻的器官来决定是否可全部切除，或是只能将部分切除减少肿瘤的大小。

2. 化学治疗　利用药物通过静脉注射或口服的方式进入身体，将癌细胞杀死或减缓其生长速度，为一种全身性的治疗。

3. 放射治疗　是局部治疗的一种，主要原理是利用高热量的放射线伤害细胞，造成细胞内部功能异常而诱发死亡，阻止癌细胞的成长及增殖。

4. 免疫治疗　通过提升患者体内免疫细胞的功能来对抗癌症的一种方法。

5. 靶向治疗　专一作用在肿瘤生长相关的靶基因（可以是一种蛋白质）来抑制肿瘤。相较于化学治疗，对于正常细胞的伤害较小。

6. 激素治疗　针对一些与激素相关的癌症（如乳腺癌和前列腺癌），通过调控体内激素，来抑制癌细胞生长。

7. 干细胞移植　患者于移植前必须先接受高剂量的化学治疗或加上全身放射治疗，以减少患者身上癌细胞的数目或压抑其免疫系统以利输入的干细胞植入，重建患者的造血系统及免疫系统。

随着医学的进步，恶性肿瘤的治疗方式越来越多。医生会考量患者的疾病严重程度、年龄、营养状态、并发症等各种因素，为患者制订适合的个体化治疗方式，也许是单一种，也有可能是联合其他几种方式来治疗。患者及家属应该与医生讨论，了解疾病状况、治疗方案以及可能的不良反应，相信专业、及早治疗才不会延误病情。

第五节　恶性肿瘤的营养治疗

一、基本营养概念

1. 营养不良　是指营养物质摄入不足、过量或比例异常，与机体的营养需求不协调，从而对细胞、组织、器官的形态、组成、功能及临床结局造成不良影响的综合征，包括营养不足和营养过量两个方面，涉及摄入失衡、利用障碍、消耗增加三个环节。肿瘤营养不良特指营养不足，具有如下特征：恶性肿瘤高于良性肿瘤，消化道肿瘤高于非消化道肿瘤，上消化道肿瘤高于下消化道肿瘤，老年患者高于中青年患者。

2. 营养风险　依据 ESPEN 指南和中华医学会肠外肠内营养学会（CSPEN）指南（2008 版）的定义，营养风险系指现有的或潜在的与营养有关的因素导致患者不利临床结局的风险，而不是指发生营养不良的风险。

3. 人工营养（AN）　指非日常膳食的营养方式，临床上特指肠内营养及肠外营养。

4. 肿瘤营养疗法（CNT）　是计划、实施、评价营养干预，以治疗肿瘤及其并发症或不良身体状况，从而改善肿瘤患者预后的过程，包括营养诊断、营养干预、疗效评价（包括随访）三个阶段，其中营养干预的内容包括营养教育、膳食指导、肠内营养和肠外营养。肿瘤营养疗法是与手术、化疗、放疗、靶向治疗、免疫治疗等肿瘤基本治疗方法并重的另外一种治疗方法，它贯穿于肿瘤治疗的全过程，融汇于其他治疗方法之中。

5. 恶液质　是以骨骼肌量持续下降为特征的多因素综合征，伴随或不伴随脂肪组织减少，不能被常规的营养治疗逆转，最终导致进行性脏器功能障碍。其病理生理特征为摄食减少、代谢异常等因素综合作用引起的蛋白质及能量负平衡。恶液质是营养不良的特殊形式，经常发生于进展期肿瘤患者。按病因，恶液质可以分为两类：①原发性恶液质：直接由肿瘤本身引起；②继发性恶液质：由营养不良或基础疾病导致。按照病程，恶液质分为三期，即恶液质前期、恶液质期、恶液质难治期。肿瘤患者恶液质诊断标准为：①无节食条件下，6个月内体重丢失 >5%；或②BMI < 20kg/m^2（西方人），BMI < 18.5kg/m^2（东方人）和任何程度的体重丢失 >2%；或③四肢骨骼肌指数符合肌肉减少症标准（男性 <7.26kg/m^2，女性 <5.45kg/m^2）和任何程度的体重丢失 >2%。

二、肿瘤患者营养不良的原因、危害以及营养支持的意义

营养不良在癌症患者的发生率相当高，其中最常发生的是呼吸道、消化道癌症或晚期的癌症患者。

1. 肿瘤患者营养不良的常见原因

（1）厌食：厌食是一种复杂的进食障碍，是引起肿瘤患者营养不良的主要因素之一。肿瘤本身的局部作用，如压迫、梗阻可导致进食困难；肿瘤生长会影响大脑进食调节中枢；压抑、焦虑等心理因素会影响食欲及进食习惯。

（2）肿瘤患者代谢异常：主要表现为葡萄糖利用增加，蛋白质和脂类分解加强，蛋白质合成降低。长期代谢改变会导致储存脂肪耗竭、蛋白质合成能力降低以及糖代谢增强，结果是整体性消瘦，体重不断下降。

（3）抗肿瘤治疗进一步加重营养不良。每个患者接受癌症治疗后所产生的不良反应因人而异，也因治疗方式的不同而会产生不同的不良反应。手术患者主要视切除部位而定，若是肠胃道的切除，通常会造成一些营养成分吸收不良。放射治疗患者也是依照射部位、剂量的不同，会有一些特定部位的不良反应产生。化疗患者主要是依照使用药物种类、剂量和使用时间等因素，影响不良反应的种类及严重程度。常见的不良反应包括食欲缺乏、恶心、呕吐、口腔黏膜溃疡、咀嚼功能异常和吞咽困难、食管炎、疲惫无力、掉发、腹泻、便秘、水肿、嗅觉或味觉改变、口干、周边神经病变导致手脚末梢麻木疼痛、骨髓抑制（红细胞、白细胞、血小板计数低下）等。建议治疗前，患者或家属先了解可能产生哪些不良反应，一旦不良反应出现尽快告知医疗团队协助处理。

2. 肿瘤患者营养不良的危害　营养不良除了会造成患者体重下降、伤口愈合变差、电解质与体液不平衡、免疫功能降低外，还会降低患者对癌症治疗的反应及耐受度，增加治疗的毒性，增加住院天数及花费，降低生活品质以及增加致病率和病死率等。有研究报道 20% ~40% 的癌症患者最终是死于营养不良，而非癌症本身。

肿瘤患者营养不良的危害可以概括为以下几个方面：①降低免疫力；②降低生活质量；③不耐受抗肿瘤治疗；④并发症发生率高；⑤死亡风险高。

3. 改善肿瘤患者营养状况的意义

（1）提高生活质量：营养状况良好的患者更少因疲乏、身体功能障碍等影响社会活动，可以保持较好的体力和精力，生活质量更高。

（2）促进伤口愈合和身体恢复：营养状况良好的患者可以维持体重及体内储存的营养，创口愈合更快，术后恢复时间较短。

（3）减少并发症：营养状况良好的患者术后可以降低感染的风险，更少出现手术并发症，住院时间更短，治疗费用更低。

（4）帮助提高治疗反应：营养状况良好的患者比较能忍受治疗引起的不良反应，治疗反应相对较好，也更少出现毒副反应，使患者有能力耐受进一步治疗。

三、肿瘤患者的营养代谢特点

1. 碳水化合物代谢异常　肿瘤患者早期胰岛素抵抗，超过60%的肿瘤患者会发生糖耐量受损，糖异生增强。肿瘤细胞主要依靠葡萄糖获得能量，糖酵解、乳酸产生增加，Cori氏循环增强。乳酸和丙酮酸同步升高，肿瘤组织糖利用率高，外周组织糖利用下降。

2. 蛋白质代谢异常　肿瘤患者体内蛋白质的转换率增加、肝脏蛋白质合成增加，肌肉中的蛋白质合成降低。肌蛋白分解使患者消瘦、体重下降。血浆支链氨基酸含量下降。

3. 脂肪代谢异常　肿瘤患者由于应激和肿瘤本身释放脂溶因素可使脂肪分解作用增加，合成降低，血清脂蛋白酶活性降低，出现高脂血症，且由于摄入的减少，体重下降。

4. 能量代谢异常　一些调查报道认为癌症患者能量代谢需要比正常者高10%。癌症患者的体重下降较明显，除摄入减少的原因外，消耗的增加亦是不能忽视的一个方面。

5. 维生素代谢异常　患者血浆中可见到抗氧化营养素下降，如类胡萝卜素、维生素C、维生素E等。此外，其他维生素如维生素B_{12}在食管癌、胃癌患者血浆中含量降低，叶酸也有所降低。

6. 微量元素代谢异常　癌症患者大多都有血硒含量降低和锌含量降低，同时可见到抗氧化能力降低和细胞免疫功能下降。胃癌患者还可见到血钴和血锰含量的下降。

以上一系列的代谢不平衡，反映了癌症患者需要进行营养支持，以改善营养状态，防止体重下降，提高机体抗氧化能力和免疫功能。

四、营养风险筛查与营养评估

1. 营养风险筛查　要进行合理的营养治疗，首先需要了解癌症患者的营养状况，是否存在营养风险。营养风险筛查的目的就是发现具有营养风险的患者，确定营养治疗的目标，从而保证营养治疗的合理应用，防止应用不足与应用过度。大多数营养风险筛查工具都包含4个方面：①近期的体重变化；②近期的膳食摄入状况；③近期的体质指数（BMI）；④近期的疾病状况或其他导致营养不良的危险因素。

常用的营养风险筛查与评估工具包括：主观整体评估（SGA，Canada 1987）、患者主导的主观整体评估（PG－SGA，USA 1994）、微型营养评估（MNA，Switzerland 1999）、营养不良筛查工具（MST，Australia 1999）、营养不良通用筛查工具（MUST，BAPEN 2000）、营养风险筛查2002（NRS 2002，ESPEN 2003）、微型营养评价表（SNAQ，Netherlands 2005）。CSPEN推荐NRS 2002为住院患者营养风险筛查的工具。

2. 营养评估　是指由营养专业人员通过各种营养评定手段对患者的营养代谢和机体功能等进行检查和评估，用于制订患者营养支持计划，考察营养支持的适应证和产生不良后果的可能性，并监测营养支持的疗效。内容包括膳食调查、人体测量、实验室检查和临床检查等。

在营养治疗过程中，要不断进行再评估，了解营养治疗效果，以便及时调整治疗方案。目前，国际上对肿瘤患者推荐使用的综合营养评估工具是PG－SGA。

PG－SGA是在SGA基础上发展而成的，是专门为肿瘤患者设计的营养状况评估方法，由患者自我评估部分及医务人员评估部分两部分组成，具体内容包括体重、摄食情况、症状、活动和身体功能、疾病与营养需求的关系、代谢方面的需要、体格检查等七个方面，前四个方面由患者自己评估，后三个方面由医务人员评估，总体评估结果分为定量评估和定性评估两种。定性评估将肿瘤患者的营养状况分为A（营养良好）、B（可疑或中度营养不良）、C（重度营养不良）三个等级。定量评估为将七个方面的计分相加，得出一个最后积分，根据积分将患者分为0～1分（无营养不良）、2～3分（可疑营养不良）、4～8分（中度营养不良）、9分（重度营养不良）。临床研究提示，PG－SGA是一种有效的肿瘤患者特异性营养状况评估工具，因而得到美国营养师协会（ADA）等单位的大力推荐，是ADA推荐用于肿瘤患者营养评估的首选方法，中国抗癌协会肿瘤营养与支持治疗专业委员会也推荐使用。

五、癌症营养治疗原则

鉴于营养不良在肿瘤人群中的普遍性以及营养不良的严重后果，营养疗法应该成为肿瘤治疗的基础措施与常规手段，应用于肿瘤患者的全程治疗。既要保证肿瘤患者营养平衡，维护患者的正常生理功能，同时又要选择性饥饿肿瘤细胞，从而抑制或减缓肿瘤进程。基本要求是满足肿瘤患者目标需要量的70%以上能量需求及100%蛋白质需求。

1. 癌症营养治疗的适应证　肿瘤营养疗法的目的不仅仅是提供能量及营养素，治疗营养不良；同时还有助于调节代谢，提高患者肿瘤治疗效应及生活质量，减少并发症，延长生存时间。由于所有荷瘤患者均需要代谢调节治疗，所以其适应证为：①癌症患者；②营养不良的患者。

2. 能量与蛋白质　理想的肿瘤患者营养治疗应该实现两个达标，即能量达标、蛋白质达标。研究发现，单纯能量达标，蛋白质未达标，不能降低病死率。低氮、低能量营养支持带来的能量赤字及负氮平衡，高能量营养支持带来的高代谢负担均不利于肿瘤患者。ESPEN 2009 年指南建议：肿瘤患者能量摄入推荐量与普通健康人无异，即卧床患者 20 ~ 25kcal/（kg. d），活动患者 25 ~ 30kcal/（kg · d）；同时区分肠外营养与肠内营养，建议采用 20 ~ 25kcal/（kg · d）计算非蛋白质能量（肠外营养），采用 25 ~ 30kcal/（kg · d）计算总能量（肠内营养）。应该考虑患者的应激系数和活动系数。由于静息能量消耗（REE）升高，或由于放疗、化疗、手术等应激因素的存在，肿瘤患者的实际能量需求常常超过普通健康人，营养治疗的能量最少应该满足患者需要量的70%以上；蛋白质需要量应该满足机体100%的需求，推荐范围为 1 ~ 2g/（kg · d）。肿瘤恶液质患者蛋白质的总摄入量（静脉 + 口服）应该达到 1.8 ~ 2g/（kg · d），支链氨基酸应≥0.6g/（kg · d），必需氨基酸应≥1.2g/（kg · d）。严重营养不良肿瘤患者的短期冲击营养治疗阶段，蛋白质给予量应该达到2g/（kg · d）；轻、中度营养不良肿瘤患者的长期营养补充治疗阶段，蛋白质给予量应该达到 1.5g/（kg · d）[1.25 ~ 1.7g/（kg · d）]。高蛋白饮食对肿瘤患者有益。非荷瘤状态下三大营养素的供能比例与健康人相同，为碳水化合物50% ~ 55%、脂肪25% ~ 30%、蛋白质15%；荷瘤患者应该减少碳水化合物在总能量中的供能比例，提高蛋白质、脂肪的供能比例。按照需要量100%补充矿物质及维生素，根据实际情况可调整其中部分微量营养素的用量。

3. 脂肪　包括乳腺癌在内的多种恶性肿瘤的发生都与动物性脂肪摄入过多有关。脂肪供给量要限制，应占总能量的15% ~ 20%，其中饱和脂肪酸、单不饱和脂肪酸与多不饱和脂肪酸的比例应为1:1:1。控制日常食用油的使用量，特别注意食用油的科学搭配，家庭食用油应该包括茶籽油（或橄榄油）、亚麻籽油（或紫苏籽油）。控制饱和脂肪酸和反式脂肪酸的摄入，少吃或不吃肥肉，不吃香口的垃圾食品。

4. 碳水化合物　是主要供能物质，应占总能量的50% ~ 65%。供给足够的碳水化合物可以改善患者的营养状况，减少蛋白质的消耗，保证蛋白质的充分利用。另外，如果胃肠道条件允许，还应增加膳食纤维的供给。禁食或少食精制糖类。

5. 维生素和矿物质　研究发现，多种恶性肿瘤的发生都与机体某些维生素和矿物质缺乏密切相关。恶性肿瘤患者应根据实验室检测结果，及时予以补充和调整。若膳食供给不能满足需要，可给予相应的营养补充制剂，保证癌症患者摄入足够的维生素和矿物质。

6. 特殊营养成分　有些食物含有某些特殊物质，比如植物化学物，具有很强的防癌、抑癌作用，如香菇、木耳、金针菇、灵芝、海参中含有的多糖类物质，人参中含有的蛋白质合成促进因子，大豆中的异黄酮，茄子中的龙葵碱，大蒜中的蒜素和硒，葱类中的谷胱甘肽，四季豆中的植物红细胞凝集素，茶叶中的茶多酚等。多摄入以上富含植物化学物的食物，有较好的防治癌症作用。

7. 恶性肿瘤患者参考食谱　见表 16 - 1。

表 16 – 1　恶性肿瘤患者参考食谱

早餐	小米粥（小米 50g），发糕（面粉 50g，玉米面 20g），芹菜拌腐竹（芹菜 50g，腐竹 25g）
加餐	银耳莲子羹 150ml（银耳 5g，莲子 10g，冰糖少许）
午餐	米饭 100g，红焖黄鱼（黄鱼 300g），肉片炒苦瓜（瘦猪肉 30g，苦瓜 200g）
加餐	大枣花生饮 150ml（大枣 10g，花生仁 10g，冰糖少许）
晚餐	面条（面粉 150g），青椒炒茄子（青椒 50g，茄子 200g），肉丝炒萝卜丝（瘦猪肉 30g，胡萝卜 150g）
加餐	牛奶 200ml

能量	9.60MJ（2294kcal）	蛋白质 61.2g（13%）
脂肪	46.3g（22%）	碳水化合物 268.4g（65%）

注：全日烹调用油 10g。

六、营养不良的五阶梯治疗模式

营养不良的规范治疗应该遵循五阶梯治疗原则，参照 ESPEN 指南建议，首先选择营养教育，当下一阶梯不能满足 60% 目标能量需求 3～5 天时，应该选择上一阶梯治疗方法。详见图 16 – 1。

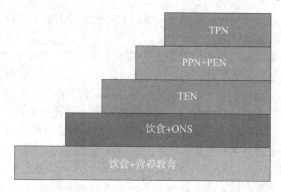

图 16 – 1　营养不良的五阶梯治疗模式图

注：TPN，全肠外营养；TEN，全肠内营养；PPN，部分肠外营养；PEN，部分肠内营养；ONS，口服营养补充；营养教育包括饮食调整、饮食咨询与饮食指导。

　　由于肿瘤本身的原因、治疗不良反应的影响，肿瘤患者常常不想口服、不愿口服、不能口服，此时，通过肠外途径补充口服摄入不足的部分，称为补充性肠外营养（SPN），又称部分肠外营养（PPN）。SPN 或 PPN 在肿瘤尤其是终末期肿瘤、肿瘤手术后、肿瘤放疗、肿瘤化疗中扮演重要角色，有时甚至起决定作用。研究发现：在等氮等能量条件下，与 TEN 相比，PEN + PPN 能够显著改善进展期肿瘤患者的 BMI、生活质量及生存时间。肠外营养推荐以全合（all – in – one，AIO）的方式输注，长期使用肠外营养时推荐使用经外周静脉穿刺置入中心静脉导管（PICC）、中心静脉导管（CVC）或输液港（port），后者更好。输液港可以长期留置，以备后用，不影响患者的形象，不妨碍患者的日常生活及社会活动（如洗浴、社交、工作），从而提高患者的生活质量。

七、营养制剂选择

1. 不同状态　非荷瘤状态下，肿瘤患者的营养治疗配方与良性疾病患者无明显差异；荷瘤状态下，配方有别于良性疾病。

2. 糖/脂肪比例　生理条件下，非蛋白质能量的分配一般为葡萄糖/脂肪 = 60%～70%：40%～30%；荷瘤状态下尤其是进展期、终末期肿瘤患者，推荐高脂肪低碳水化合物配方，二者比例可以达到 1:1，甚至脂肪供能更多。

3. 脂肪制剂　中/长链脂肪乳剂可能更加适合肿瘤患者，尤其是肝功能障碍患者。n-9单不饱和脂肪酸（MUFA）具有免疫中性及低致炎症反应特征，对免疫功能及肝功能影响较小；其维生素E含量丰富，降低了脂质过氧化反应。n-3多不饱和脂肪酸（PUFA）有助于降低心血管疾病风险、抑制炎症反应，动物实验证明其具有抑制肿瘤生长的直接作用。

4. 蛋白质/氨基酸制剂　含有35%以上BCAA的氨基酸制剂被很多专家推荐用于肿瘤患者，认为可以改善肿瘤患者的肌肉减少，维护肝脏功能，平衡芳香族氨基酸，改善厌食与早饱。整蛋白型制剂适用于绝大多数肿瘤患者，短肽制剂含水解蛋白无须消化，吸收较快，对消化功能受损伤的患者如手术后早期、放化疗患者、老年患者有益。

5. 免疫营养　在肿瘤患者营养配方中添加精氨酸、n-3 PUFA、核苷酸、谷氨酰胺等成分，组成免疫调节配方已成为研究的热点，较多的研究结果显示免疫调节配方对肿瘤患者有正面影响，一般推荐上述四种成分联合使用。单独使用的效果有待证实。

八、癌症不同状况下的营养治疗

ESPEN、CSPEN及中国抗癌协会肿瘤营养与支持治疗专业委员会（CSONSC），对肿瘤患者的营养治疗提出了指导性意见，可用于指导不同情况下的营养治疗。

1. 非终末期手术患者

（1）肿瘤患者围手术期营养治疗的适应证可参照非肿瘤患者围手术期的营养治疗。营养治疗不是接受外科大手术肿瘤患者的常规措施。

（2）中度营养不良计划实施大手术患者或重度营养不良患者，建议在手术前接受营养治疗1~2周，即使手术延迟也是值得的。预期术后7天以上仍然无法通过正常饮食满足营养需求的患者，以及经口进食不能满足60%需要量一周以上的患者，应给予术后营养治疗。

（3）开腹大手术患者，无论其营养状况如何，均推荐手术前使用免疫营养5~7天，并持续到手术后7天或患者经口摄食>60%需要量时为止。免疫增强型肠内营养应同时包含n-3 PUFA、精氨酸和核苷酸三类底物。单独添加上述三类营养物中的任一种或两种，其作用需要进一步研究。

（4）需行手术治疗的患者，若合并下列情况之一：6个月内体重丢失>10%~15%，或BMI<18.5kg/m^2，或PG-SGA达到C级，或无肝功能不全患者的血清白蛋白<30g/L，营养治疗可以改善患者的临床结局（降低感染率，缩短住院时间）。这些患者应在术前给予营养治疗10~14天，即使手术因此而推迟也是值得的。该条意见中营养治疗系指肠内营养。

（5）任何情况下，只要肠内途径可用，应优先使用肠内营养。手术后应尽早（24小时内）开始肠内营养。

2. 非终末期放疗、化疗患者

（1）放疗、化疗及联合放（化）疗患者不常规推荐营养治疗，因为常规营养治疗对放/化疗治疗效果及不良反应的正面影响尚未得到有效证据支持。

（2）放疗、化疗伴有明显不良反应的患者，如果已有明显营养不良，则应在放、化疗的同时进行营养治疗；放疗或化疗严重影响摄食并预期持续时间大于1周，而放、化疗不能终止，或即使终止后较长时间仍然不能恢复足够饮食者，应给予营养治疗。

（3）肿瘤放疗和（或）化疗致摄入减少以及体重丢失时，强化营养治疗可使大多数患者摄入量增多、体重增加，肠内营养可以改善患者营养状况。头颈部肿瘤、吞咽困难、口腔黏膜炎患者管饲比口服更有效。

（4）肠内营养时使用普通标准营养剂，n-3 PUFA强化型肠内营养配方对改善恶液质可能有益，但对一般情况及营养状态的作用有争议。

（5）无证据表明营养治疗促进肿瘤生长，在临床实际工作中不必考虑这个理论问题。

3. 终末期患者　终末期癌症患者需要经过个体化评估，制订合理方案，选择合适的配方与途径。营养治疗可能提高部分终末期肿瘤患者生活质量。当患者接近生命终点时，已不需要给予任何形式的营养治疗，仅需提供适当的水和食物以减少饥饿感。

终末期肿瘤患者的营养治疗是一个复杂问题，涉及面广。考虑到疾病无法逆转且患者不能从中获益，而营养治疗可能会带来一些并发症，因而国外指南不推荐使用营养治疗。但是在国内，受传统观念与文化的影响，终末期肿瘤患者的营养治疗在很大程度上已经不再是循证医学或卫生资源的问题，而是一个复杂的伦理、情感问题，常常被患者家属的要求所左右。

九、癌症防治营养补充方案

（一）癌症的营养防治及其机制

有效防治癌症有三种方法，第一种方法就是减少体内自由基的产生，降低患癌风险。比如戒烟、减少日晒、减少食物中脂肪含量、减少与致癌物质的接触等，详见图 16－2。第二种方法是最大程度地增强身体的抗氧化和免疫系统。多吃新鲜的水果蔬菜，额外充分补充抗氧化营养素。第三是建设好体内抗氧化修复系统，当体内有很多自由基导致基因损伤时，体内能及时合成充足的抗氧化修复酶，及时修复受损的基因，可以减少患癌症的机会。减少自由基产生，主要是靠我们自己改变不好的生活方式；而要增强免疫系统和修复系统，主要靠营养素，若有足够的原料，身体就会根据需要及时合成有关的酶，合理补充有关营养素（原料）是其中的关键，详见图 16－2。

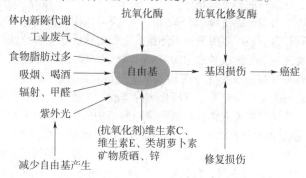

图 16－2 预防癌症三步骤

（二）癌前病变的营养防治及其原理

癌症是一个多级的进程，有一个逐步发展的过程，是一个量变到质变的过程，见图 16－3。而癌症前期的肿瘤，也即是癌前期病变，已经属于相对中后期的阶段，这个多级进程的下一个阶段就是真正癌症的形成。

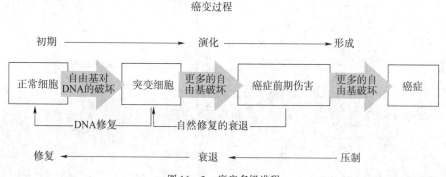

图 16－3 癌症多级进程

许多研究已经证明，合理使用抗氧化物质能够有效预防癌症，能够阻止癌前病变发展为癌症。哈林达·盖尔沃医生研究发现，抗氧化物质不仅能预防口腔癌症，而且可以逆转黏膜白斑病；每天补充30 毫克 β 胡萝卜素使71% 口腔黏膜白斑病患者的病情得到改善，而在每天补充20 万国际单位维生素A 的患者中，有57% 的患者病情得到完全好转。黏膜白斑病是典型的癌前期病变，说明抗氧化物质可以增强身体的自我修复系统来逆转细胞损害。

一项仍在美国持续进行的研究中，患者同时服用 β 胡萝卜素、维生素 C 和维生素 E 治疗癌前期病变的有效率显著提高，不正常的癌症前期细胞可以转变为正常细胞。联合使用维生素 C 和 β 胡萝卜素能够减少并逆转子宫颈非典型增生的发生和发展。

黏膜白斑病和子宫颈非典型增生都已是癌症多级进程中的中后期阶段，但当我们为身体提供最佳水平的一些特定抗氧化物质时，我们的身体仍然可以自我修复。多种抗氧化物质协同发生作用会有更好的效果。

（三）癌症的营养治疗及其原理

癌症的各种治疗手段，如果结合营养治疗，则有更好的效果。但是，有些临床医生不主张患者在接受癌症治疗时使用抗氧化物质。为什么呢？因为他们担心抗氧化物质会为癌细胞建立起抗氧化防御系统，而导致抗肿瘤化疗和放疗无效。

美国科罗拉多州立大学吉达·普拉塞得医生研究发现，癌细胞对抗氧化物质的吸收方式与正常细胞不同。正常情况下，健康的细胞只会适量吸收它们所需要的抗氧化物质和辅助营养，这是细胞营养非常重要的一条规律。然而，癌细胞却会持续不断地吸收抗氧化物质和辅助营养。这种超量吸收抗氧化物质的行为，实际上会导致癌细胞更快死亡。

抗氧化物质不仅能够帮助消灭癌变细胞，增强传统疗法的作用；而且还可以使健康细胞的防御系统得到改善，免疫力得到提升；还可以保护健康细胞少受放射疗法和化学疗法的伤害，减少药物的毒副作用。抗氧化物质已被证明能保护正常细胞的 DNA 不受这些癌症传统疗法的破坏。

研究发现，癌症与自由基和慢性炎症有密切关系，抵抗自由基和消除慢性炎症是控制癌细胞突变、发展和转移的关键。Packer 等在专著《抗氧化物的奇迹》中提及的完备抗氧化网络防御系统，是抵抗自由基和消除慢性炎症的最主要武器；抗氧化核心网络中的五大强抗氧化剂，包括维生素 C、维生素 E、α–硫辛酸、谷胱甘肽和辅酶 Q_{10}，它们在抗癌过程中都起着重要的作用，详见图 16–4。由于癌症是一种发展很快的恶性疾病，外源性抗氧化剂的需要量比其他任何疾病都要多得多。因此，大量补充具有强抗氧化作用的植物营养素，将对核心抗氧化网络形成强大的支援作用，各成分协同作战，将使抗氧化防治癌症的效率大幅度提升，可以显著提高癌症的治愈率。

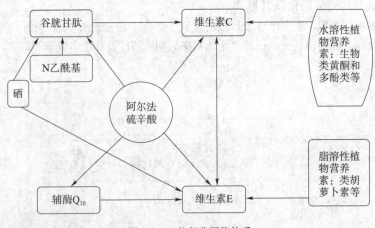

图 16–4　抗氧化网络体系

（四）癌症的营养调理配方

癌症的营养调理方案，以加强体内的抗氧化力量最为关键。研究发现，癌症患者体内的维生素 A 含量普遍较低，维生素 A 含量偏低会使患肺癌的可能性增加一倍；大量摄入 β 胡萝卜素会减少患肺癌的可能性。患癌症的老鼠，喂给它们大量的维生素 A，可抑制其癌细胞的扩散。曾经有 218 位不能施行手术的癌症患者，每天补充 30 万国际单位维生素 A 及 1000 毫克维生素 C，持续 6 个月，他们的恶性肿瘤都受到控制或减少。

维生素 C 也有肯定的抗癌作用。现在由病毒引起癌症的例子越来越多了，而维生素 C 可以抑制病毒所造成的伤害。癌症引起的重大压力也需要大量的维生素 C 来纾解。有研究表明，无法动手术的癌症患者，能每天摄取 4~6 克维生素 C，其癌细胞的扩散便会停止。维生素 E 对预防癌症特别有效，癌症患者加用大剂量维生素 E 也有很好的调理效果。科学家在动物身上试验，发现吃维生素 E 最多者癌细胞最少，扩散速度也最慢。

葡萄籽精华素有极强的抗氧化作用，它的作用强度可达维生素 C 的 20 倍、维生素 E 的 50 倍，可以极大限度地降低各种癌症的发病率和复发率。葡萄籽里面含有丰富的原花青素，它能保护细胞膜，加强细胞膜的自卫能力，阻止自由基对人体细胞的攻击和破坏，从而达到有效预防癌症，或减少癌症转移的效果；它也能够通过血脑屏障，清除脑内的自由基，预防脑癌，或防止癌症脑转移；它还能保护免疫系统不受伤害，修复受损的免疫细胞，减少 DNA 受损的可能性，直接或间接抑制诱癌因子和促癌因子对细胞变异的影响；有些癌症如乳腺癌等，会产生溶解酶和蛋白酶，溶解组织和细胞物质，造成更多细胞受损或癌症转移，原花青素能保护蛋白质不受蛋白酶的影响，抑制乳腺癌等癌症的发展和转移。

α–硫辛酸被称为万能强力抗氧化剂，它具有 400 倍的维生素 C 和维生素 E 的抗氧化作用，是人类已知的天然抗氧化剂中效果最强的一种，再加上又兼具水溶性及脂溶性，能在身体内到处游走，保护的范围很广，能大范围内防自由基，起到很好的防癌作用。辅酶 Q_{10} 也是一个强抗氧化剂，可以抵制血液中自由基对 DNA 的进攻，有效防治癌症。近年来的研究表明，辅酶 Q_{10} 有抗肿瘤作用，临床对于晚期转移性癌症有一定疗效。体外实验发现抗氧化剂辅酶 Q_{10} 可以保护哺乳动物细胞免于线粒体氧化应激引发的凋亡，而肿瘤坏死因子或癌基因抑活药均没有这种作用。在丹麦进行了一个研究，有 32 位乳腺癌患者参与，用大剂量的维生素、矿物质、必需的脂肪酸和辅酶 Q_{10}（90mg/d），加到常规的治疗中，显示出较好的有益作用；在试验中，肿瘤没有退化的两位患者的辅酶 Q_{10} 剂量分别增加到 390mg/d，结果他们的肿瘤在三个月内完全消失。补充辅酶 Q_{10} 还可以减少化疗患者的心脏毒性。随年龄增长的免疫功能下降是自由基不断攻击的结果，辅酶 Q_{10} 作为一种强抗氧化剂单独使用或与维生素 B_6 结合使用，可抑制自由基对免疫细胞上的受体及细胞分化活性相关微管系统的破坏作用，从而增强免疫系统的功能。

2003 年美国食品药品管理局（FDA）明示："硒能降低患癌风险"和"硒可在人体内产生抗癌变作用"。在中国硒有防癌抗癌作用已被写入高等院校医药教材，"硒能抑制癌细胞生长及其 DNA、RNA 和蛋白质的合成，抑制癌基因的转录，干扰致癌物质的代谢"。微量元素硒是谷胱甘肽过氧化物酶（GSH–Px）的组成成分，此酶的作用是催化还原性谷胱甘肽（GSH）与过氧化物的氧化还原反应，所以可发挥抗氧化作用，是重要的自由基清除剂（是维生素 E 的 50~500 倍）。在体内，GSH–Px 与维生素 E 抗氧化作用的机制不同，两者可以互相补充，具有协同作用。

科学界研究发现，血硒水平的高低与癌的发生息息相关。大量的调查资料说明，一个地区食物和土壤中硒含量的高低与癌症的发病率有直接关系。科学界已经认识到硒具有预防癌症作用，是人体微量元素中的"防癌之王"。美国亚利圣那大学癌症中心 Clark 教授对 1312 例癌症患者进行了 13 年对照试验，结果表明每日补硒 200μg，癌症死亡率下降 50%，癌症总发病率下降 37%，其中肺癌下降 46%，肠癌下降 58%，前列腺癌下降 63%。普通人缺硒，身体患肿瘤的概率大大增加；体内缺硒的肿瘤患者多有远处转移、多发性肿瘤、肿瘤分化不良、恶性程度高及生存期短的可能。硒能抑制肿瘤血管形成，预防肿瘤生长、转移。

综上所述，"硒"是人体必需的，又不能自制，因此世界卫生组织建议每天补充 200μg 硒，可有效预防多种疾病的高发。世界营养学家、生物化学会主席，巴博亚罗拉博士称："硒"是延长寿命最重要的矿物质营养素，体现在它对人体的全面保护，不应该在生病时才想到它。已经患癌症的患者，每日需要补充更多一些，可能每天需要补充 400μg 以上。

国内外已有众多研究发现，多不饱和脂肪酸 EPA、DHA 有防治慢性炎症和癌症的作用。赵丽君在《肠外与肠内营养》杂志上发表的综述中提到，已有许多研究表明 n－3 多不饱和脂肪酸能增加肿瘤细胞对化疗药物的敏感性，逆转肿瘤细胞对化疗药物的耐受性。我们饮食如果缺乏蛋白质，也会增加癌症的患病率；喂给老鼠低蛋白及低胆碱的食物会产生癌症；充分补充蛋白质，可以防止癌症的产生；有关人类的病理研究，结论也是一样。如果摄取热量过多，会使各种癌细胞快速成长；而低热量饮食，便可抑制癌症产生。

癌症防治的营养调理配方，应包括葡萄籽精华素、辅酶 Q_{10}、硒、类胡萝卜素、维生素 C、维生素 E、B 族维生素、蛋白质粉、多种维生素、多种矿物质和多不饱和脂肪酸等。

（五）癌症病例营养调理典型案例分析

例 16－1 夏女士，68 岁。2011 年 6 月因肝部不适做 CT 检查发现肝癌，一年内先后在上海两家医院做过 5 次介入治疗，2013 年 6 月又发现肝脏有新的小肿块，伴胃胀痛。伴有失眠 30 年，输血感染丙肝 20 余年，有高血压病 6 年余，服药后血压基本正常。现在三酰甘油稍升高。

1. 临床诊断 肝癌介入治疗后、丙型肝炎、继发性甲状腺功能减退症、高血压病、失眠、高三酰甘油、糖耐量异常。

2. 膳食调查和计算 每天蛋白质摄入量为 35～50g，每天钙摄入量为 656mg。B 族维生素、维生素 A、维生素 C、维生素 E、钙和锌等多种维生素和矿物质摄入量明显不足，不能满足身体的需要。

3. 人体成分检测 体重 74.5kg，其中蛋白质 9.6kg，低于正常范围；体脂肪率 37.6%，体内脂肪 27.5kg，较正常均值增加 10kg；骨质量 3.09kg，低于正常范围；体质指数 30.2，腰臀比 0.98。

4. 膳食合理性评价 膳食不合理。主要是每天摄入的食物种类太少；食物量过大。膳食结构不合理，面等主食摄入过多，远超身体需要；豆类食品摄入过少；大部分时间水果摄入较少。

5. 营养状况评估 中度肥胖（中央型），营养素摄入不均衡，人体营养组成不合理。具体表现为蛋白质、B 族维生素、维生素 A、维生素 C、锌和钙等多种营养素摄入量明显不足，体内骨质量低于正常，脂肪量明显增加。患多种营养相关性慢病，包括肝癌、高血压病、高脂血症、肥胖症和失眠等。

6. 营养问题与健康问题的关系（主要分析肝癌及失眠问题） 由于夏女士长期患丙型肝炎，丙肝病毒长期损伤肝细胞，诱发肝细胞基因突变；而夏女士抗自由基、对抗基因突变的抗氧化营养素，如维生素 A、维生素 C、维生素 E 和锌等摄入量明显不足，不能满足身体细胞的需要，不能及时防止、修复基因突变，逐渐导致肝癌的发生和发展。长期失眠也主要是由营养不均衡造成的，主要是安神镇静的营养素如钙、镁等摄入不够引起的；压力大，抗压力营养素如维生素 C、B 族维生素，摄入不够；蛋白质摄入不够，脑内褪黑素合成不足，上述多种因素综合起来影响睡眠。

7. 膳食指导原则 科学选择食物，食物种类每天要增加。主食多样化，副食多样化。多吃防癌作用比较强的食物，比如西兰花、番茄、花椰菜、燕麦、大蒜、卷心菜、芹菜、木耳、香菇等。多吃富含维生素 C 的水果和蔬菜，包括橙子、葡萄、柠檬、猕猴桃、番石榴、鲜枣、莲藕和辣椒等。多吃富含维生素 E 的食物，包括各种坚果类（果仁、杏仁、花生等）。多吃富含维生素 A 的食物，如动物肝脏；胡萝卜等深绿色或黄色蔬菜，这类蔬菜含有大量的胡萝卜素，经人体吸收后，在肝脏内转变为维生素 A。增加蛋白质摄入量，多吃豆类，适量摄入肉类。每天 2 两豆类、半个鸡蛋、250ml 酸牛奶。合理烹饪，少油煎、油炸，多用蒸、煮或炖等烹调方法。

坚持生机疗法，用 2200 瓦超高速料理机将食物打烂、破细胞壁，将其中营养成分尤其是植物营养素、酵素释放出来，可以明显提高营养的吸收利用率。每天喝 2～4 杯蔬果汁。蔬果汁常用的较好食材有西红柿、胡萝卜、芦笋、芹菜、甜菜根、蓝莓、樱桃、草莓、枸杞、蔓越橘、杏仁、亚麻籽、芝麻、姜、蒜头等。可在果汁中加蛋白粉，以中和蔬果的寒性。

8. 营养补充方案 大剂量补充多种抗癌营养素，太少没有用，因为患者已经转移，是晚期癌症。使用的营养素包括抗氧化组合（含葡萄籽精华素等）、硒质 E、小麦胚芽油、类胡萝卜素、维生素 C、

B 族维生素、大蒜片、深海鱼油、奶蓟护肝片和蛋白质粉等。

9. 长期随访结果　2013 年 9 月，夏女士又到上海医院去做了一次针对肝脏新肿块的介入手术。到 2014 年底，患者一直坚持抗癌营养治疗，同时积极进行食疗，病情一直比较稳定，生活能够自理，其生存时间已经远远超过当时医生的预期，取得了比较满意的效果。

十、营养治疗疗效评价与调整

1. 疗效评价　实施营养干预的时机是越早越好，考虑到营养干预的临床效果出现较慢，建议以 4 周为一个疗程。营养干预的疗效评价指标分为三类：①快速变化指标：为实验室参数，如血常规、电解质、肝功能、肾功能、炎症参数（IL - 1、IL - 6、TNF、CRP）、营养套餐（白蛋白、前白蛋白、转铁蛋白、视黄醇结合蛋白、游离脂肪酸）、血乳酸等，每周检测 1 ~ 2 次。②中速变化指标：人体测量参数、人体成分分析、生活质量评估、体能评估、肿瘤病灶评估（双径法）、PET - CT 代谢活性。每 4 ~ 12 周评估一次。③慢速变化指标：生存时间，每年评估一次。

2. 随访　所有肿瘤患者出院后均应该定期（至少每 3 个月一次）到医院营养门诊或接受营养专业人士随访。

十一、饮食指导与家庭康复指导

1. 饮食指导　可以增加食物摄入量，避免肿瘤治疗过程中出现的体重丢失或者导致治疗的中断。如果饮食指导不能满足需求，需要开始人工营养（ONS，管饲，PN），制订一份食物计划表，将每天的食物分成 5 ~ 6 餐，以小份量的形式提供营养丰富的食物，患者更容易接受小份量的食物。在愉快的环境与愉悦的对象利用充足的时间享用制作精良、丰富多样、美味可口的食物。

患者常合并一些症状，具体的饮食建议如下所述。

（1）食欲缺乏：膳食和饮品需富含营养，提供小份量，充分利用患者具有食欲的时间段。

（2）吞咽困难：调整食物的质地，通过小份量来缓解吞咽不适及避免疲劳，因为后者可以加重吞咽困难，增加误吸的风险；确保患者在用餐时具有合适的体位从而有利于食物的蠕动；避免食物堆积在口腔中。如果患者对液体吞咽困难，摄食可以胶状或乳脂类的为主；相反，如果对固体吞咽困难，可准备质地柔软的食物。

（3）黏膜炎：细嚼慢咽，同时使用常温食品；保持口腔卫生；摄入柔软、光滑或者捣碎的混合有水分或汤汁的食物；避免辛辣刺激饮食，比如瓜果皮、辛辣的、酸的或煎炸的食物。这些建议旨在避免或减轻黏膜的疼痛，缓解因唾液腺分泌减少引起的口腔干燥等不适，同时改善食物的风味。

2. 家庭康复指导　肿瘤患者出院后家庭康复建议如下所述。

（1）保持理想体重，使之不低于正常的下限值，每两周定时（早晨起床排便后空腹）称重一次并记录。任何不明原因（非自主性）的体重丢失 >2% 时，应及时回医院复诊。

（2）节制能量，每餐 7 ~ 8 分饱最好，不能过多，也不能过少，非肥胖患者以体重不下降为标准，但是切忌饥饿。

（3）增加蛋白质摄入量，乳、蛋、鱼、肉、豆是优质蛋白质来源。总体上说，动物蛋白质优于植物蛋白质，乳清蛋白优于酪蛋白。荤素搭配（荤：素 = 1/3：2/3）。控制红肉（猪肉、牛肉、羊肉）摄入量，避免加工肉（如香肠、火腿）摄入。

（4）增加水果、蔬菜摄入量，每日蔬菜 + 水果共要求摄入 5 份（蔬菜 1 份 = 100g，水果 1 份 = 1 个），要求色彩缤纷，种类繁多。增加全谷物、豆类摄入。

（5）改变生活习惯，戒绝烟草，限制饮酒（如果饮酒，每天白酒男性不超过 2 两，女性不超过 1 两），保持充足睡眠。不能以保健品代替营养素，保健品在营养良好的条件下才能更好地发挥作用。避免含糖饮品、过咸食物及盐加工食物（如腌肉、腌制蔬菜），养成口服补充营养的习惯。

（6）积极运动，每周不少于 5 次，每日 30 ~ 50 分钟的中等强度运动，以出汗为好。即使是卧床患者，也建议进行适合的运动（包括手、腿、头颈部及躯干的活动），肌肉减少的老年患者提倡抗阻运动。

（7）重返社会，重返生活。鼓励患者积极参加社会、社交活动，尽快重新回到工作岗位上去，在社会中发挥自己的作用。

（8）高度重视躯体症状及体征的任何异常变化，及时返回医院复诊；积极寻求心理支持，包括抗焦虑药物的使用，控制疼痛。

第六节　恶性肿瘤的其他干预方法

一、运动治疗

生命在于运动，肿瘤患者要动起来。一些陈旧的观念认为生病就该好好休息，然而大量研究已经证实，无论肿瘤患者在康复期还是在治疗期，适量运动是安全的，并且有许多实际的好处，因此，运动也可以说是一种积极的休息。

1. 运动的好处　肿瘤患者适量运动的好处包括：提高体能及生活质量，减轻乏力症状；改善情绪，缓解焦虑和抑郁；改善食欲及睡眠；提高免疫力；改善肌肉力量，减少由不活动导致的肌肉消耗；增加骨密度，降低骨质疏松症的风险，降低跌倒和骨折的风险；改善腿部血液循环，降低血栓风险；降血脂及降低心脏病发生的风险；增强自尊，减少日常生活中对别人的依赖。

2. 运动方案　鼓励肿瘤康复人群每天至少进行中等强度的身体活动30分钟，每周累计150分钟，包括隔天1次的力量训练，同时应注意将运动融入日常生活中，避免久坐的生活方式，坐1小时起来活动一下，每日累计的活动时间在2小时以上。如果体力较差，也可以每天散步10～15分钟，循序渐进，也会对改善体能有帮助。运动前最好做热身运动2～3分钟，以减少运动损伤。运动结束后进行拉伸5～30秒，有利于放松肌肉，减少肌肉酸痛。

3. 培养运动兴趣的方法　设定短期和长期的目标，关注趣味性。做一些不同的运动保持新鲜感，如快步走、太极拳、广场舞、游泳、骑车、瑜伽、网球、划船等。可邀请朋友、家人和同事一起锻炼。建议使用图表记录锻炼进度，并对取得的进步进行自我奖励。

4. 运动注意事项　虽然在肿瘤治疗过程中身体活动有很多好处，但每个人的运动计划应该在安全、有效和愉快的基础上进行。正在接受化疗和（或）放疗的患者，即使平时有运动的习惯，也需要采取较低强度的运动形式或缩短锻炼时间。如果患者平时没有运动的习惯，则建议从拉伸和简短、缓慢的行走开始。如果患者有骨转移、骨质疏松症、关节炎、冠心病、神经受损、白细胞数低、电解质紊乱、重度贫血等并存疾病，则建议和主管营养师充分沟通，并且在专业人士指导下，制订个体化的运动计划，包括运动类型、频率、持续时间及强度等，以减少运动损伤的风险。

5. 重建肌肉的运动营养方案　不要空腹运动，锻炼前半小时或1～2小时内进食25g碳水化合物（一个水果或一片面包）和6～10g蛋白质（200ml酸奶或10g乳清蛋白粉）。锻炼时保持充足水分，小口多次饮水，出汗多时可选择运动饮料。锻炼结束后1～2小时内（越早越好）进食更多的糖类（如水果、运动饮料）和更多的优质蛋白质以补充糖原及促进肌肉合成。有氧及抗阻运动相结合，增肌效果会更好。

二、生活方式干预

流行病学研究表明，饮食等环境因素占肿瘤发生原因的2/3以上。在已知可控的因素中，戒烟、健康饮食、作息规律、适当运动等生活方式可以使肿瘤发生率降低30%～50%。因此，健康生活方式的养成对于预防肿瘤的发生及复发具有重要意义。

1. 肿瘤患者要保持阳光心态，避免抑郁　尽管抑郁不是治疗肿瘤的副作用，但它可以在肿瘤诊断期、治疗期、恢复期的任何时候发生，也会影响患者的生活质量及治疗效果。管理抑郁的一般建议如下所述。

（1）善待自己：不要因为任何情绪而对自己发怒，这些情绪都是正常反应。

（2）倾诉：向信任的家人或朋友倾诉恐惧能缓解焦虑，不要害怕寻求帮助。大部分肿瘤患者需要除家人和朋友外的情感上的支持，如医生、护士、肿瘤心理专家等的支持。患者应学会告诉家人、朋友和医生自己的需求，咨询关于肿瘤及其治疗的相关信息，并在需要时请求他们的帮助。

（3）好好照顾自己：用积极的活动充实每一天非常重要。患者可阅读喜爱的图书或听喜欢的音乐，但是不要超出体能。当生活被休息、美食、休闲娱乐、运动和有意义的工作充满时，会很容易感到充满希望。

（4）保护自己的自尊心：患者应和自己比，不和别人比，自己有进步就应该高兴。

（5）积极乐观：患者应对自己的健康及医学护理负责，只想好事，并相信自己足够强壮，可以战胜疾病。避免回忆不愉快的事。

2. 合理运动　运动可以产生让人兴奋的内啡肽，令人感到心情愉悦。和家人、朋友一起运动也有利于建立良好的社会联系。因此，运动疗法已成为预防及治疗抑郁症的有效方法之一。

3. 态度很重要　我们改变不了事实，但可以改变态度；不能预测明天，但可以把握今天；无法选择疾病，但可以选择心态。如患者有心理方面的问题可以找心理医生咨询。

4. 肿瘤患者要保持健康的均衡饮食　规律作息，避免过大的压力。改变不良的生活习惯。

第七节　恶性肿瘤的预防

肿瘤预防以人群为对象，以降低肿瘤发病率和死亡率为目的，是人类抗癌活动的重要组成部分，也是慢病调理师的主要工作之一。肿瘤预防涵盖的范围很广泛，包括某种肿瘤有针对性人群的预防（如以健康生活模式为主的行为干预和化学干预）、某种肿瘤人群的筛查（如有针对性地早期发现、早期诊断和早期治疗）、全民范围的健康教育等。

肿瘤的预防具有以下特点：肿瘤预防更多地研究环境因素对人群健康和肿瘤发生的影响，从环境因素与遗传因素的交互作用，阐述肿瘤发生发展的规律，从而发现控制肿瘤的有效措施；肿瘤预防与肿瘤临床工作是相互交叉的，例如肿瘤的早期诊断、化学治疗与化学预防、姑息治疗等，只是面对的患者稍有不同。肿瘤预防更侧重于高危人群和无症状患者，临床工作则更侧重于肿瘤患者的诊断和治疗；肿瘤预防是面向整体人群和个体的，既重视健康人群的肿瘤预防，也要重视个体的预防；肿瘤预防研究需要运用基础医学、临床医学和预防医学等现代医学的知识和手段，但更多地需要流行病学、病因学、医学统计学和社会医学等人群研究方法。

一、肿瘤的一级预防

肿瘤的一级预防也称肿瘤的病因学预防，主要指针对一般人群消除或降低致癌因素，促进健康，防患于未然的预防措施。人类肿瘤的发生是环境致癌因素与机体长期作用的结果，针对消除这些致癌因素所采取的措施均属于一级预防。大量的研究结果证明，控制、消除危险因素是肿瘤预防最具成本－效益的根本措施，40%～50%的肿瘤可以通过戒烟、控制饮食和清除感染因子来预防。有效的一级预防措施还包括消除职业性危害以及健康教育等。

肿瘤是一类十分复杂的疾病，其发生与环境和生活因素密切相关，通过简单改变某些生活方式就能够预防部分肿瘤的发生。此外，如果采取某些预防肿瘤的措施，不仅可使机体患肿瘤的危险性降低，还能降低高血压、心脏病、糖尿病等慢性疾病的危险性，全面提高人类的健康水平。

1. 控烟　我国的吸烟问题十分严重，吸烟人数、烟草消费量和每年的烟草进口量均为世界第一。据统计全国有 3 亿多烟民，约占全球烟民总数的 1/3；被动吸烟人口近 10 亿人。男性吸烟率远高于女性，乡村吸烟率显著高于城镇。吸烟者平均开始吸烟年龄为 20.1 岁。吸烟者年龄越小，平均开始吸烟年龄越早（40～、50～、60～、≥70 岁年龄组吸烟人群平均开始吸烟年龄分别为 18.3、19.2、20.9 和 23.1 岁）。每日吸烟者日均吸烟量为 18.9 支，男性日均吸烟量（19.3 支）大于女性（12.5 支）。越来越多的青少年吸烟已成为日趋严重的社会问题。与此同时，我国的恶性肿瘤尤其是肺癌的发病率也在逐年攀升，死亡率已经跃居恶性肿瘤死因首位，如果不改变这一状况，中国每年将会有大量人死于肺癌或与吸烟有关的疾病，给社会、家庭和个人带来巨大的损失。

戒烟后会发生很大的有益变化。如果戒烟 5 年，其比一般吸烟者（每天 20 支）的肺癌死亡率有明显下降，可以接近于不吸烟者的肺癌死亡水平；口腔癌、呼吸道肿瘤、食管癌的发生率也降到吸烟者发病率的 50%。如果戒烟达 10 年，其肺癌发生率将降到接近不吸烟者的水平。20 世纪 90 年代美国男性肺癌发病及死亡率的下降趋势带动了美国肿瘤总发病率及死亡率也呈下降趋势，归功于大规模地戒烟。目前美国肺癌的高发趋势已经基本得到遏制，其肺癌的发病率已经开始缓慢下降。

2. 控制感染因素 由于感染因素对不同器官肿瘤的归因危险度有较大差别，从 95%（HPV 与宫颈癌）到 0.02%（肝吸虫与肝癌）不等，如果全球预防感染因素，每年可减少发展中国家 26.3%（150 万）和发达国家 7.7%（39 万）的肿瘤新发病例。这里主要介绍经 IARC 确认有充分证据的三类生物致癌因素，HPV、HBV/HCV 和 Hp 及其所致主要肿瘤宫颈癌、肝癌和胃癌的预防。

（1）HPV 感染与宫颈癌的预防：大量研究都强有力地证实了 HPV 感染与宫颈癌之间的因果关系，其归因危险百分比（ARP）达 95% 以上，宫颈癌快速筛查技术和预防性疫苗的成功揭开了人类全面防治宫颈癌的新篇章。

HPV 疫苗用做消除宫颈癌的一级预防，可从源头上遏制宫颈癌发生。与此同时，HP 疫苗还可能降低与 HPV 相关的肛门癌、阴道癌、外阴癌和阴茎癌等肿瘤的发病率和死亡率。科学界和社会各界对 HPV 疫苗充满期待。HPV 疫苗让我们看到了希望，但依然是任重道远，相信宫颈癌会由此成为人类通过注射疫苗、筛查和早诊早治被消除的第 1 个恶性肿瘤。

（2）HBV 感染与肝癌的预防：HBV 疫苗开发始于 20 世纪 70 年代后期，1981 年在美国首先上市。最初的疫苗是血浆源的纯化 HBV 抗原，目前疫苗都采用重组 DNA 技术。疫苗连续接种 3 剂对于预防 HBV 病毒的传播及继而发展的 HBV 相关的肝癌有很高的免疫源性和有效性。疫苗已经证明在接种者中对预防慢性携带和肝癌是有效的。中国台湾是 HBV 高流行地区，通过儿童长期广泛接种使疾病负担明显降低。1984 年，中国台湾开始对新生儿进行疫苗接种，在儿童和青少年中的肝癌发病率和死亡率已经降低。目前尚没有能使用的 HCV 疫苗。从 1991 年开始 HBV 疫苗接种被纳入 WHO 的扩大免疫计划。WHO 旨在控制和预防全球的肝炎病毒感染，推荐所有国家把 HBV 纳入常规免疫服务中。HBV 疫苗目前已经在 164 个国家中作为儿童的常规免疫项目，全球的覆盖率从 1996 年的 15% 增加到 2006 年的 60%。但仍然有 45% 的人口居住在慢性 HBV 感染的流行区，包括大部分亚洲和太平洋岛国、非洲和中东。

HBV 免疫接种的主要目标是预防慢性感染，从而防止肝硬化和肝癌。因为 HBV 相关的肝硬化和肝癌都是发生在儿童期感染的成年人中，因此疫苗接种的益处在十几年甚至几十年后才能看到。短期的效果是通过监测新发感染的急性症状间接评价，长期的效果要依据肿瘤登记和监测系统完善的国家对 HBV 相关肝癌的发病率和死亡率的变化来评价。

（3）Hp 感染与胃癌：根除 Hp 感染预防胃癌干预研究荟萃分析发现，治疗组胃癌发病频率显著低于安慰剂组，相应的相对危险性（R）为 0.65（95% CI = 0.43 ~ 0.98）。胃淋巴瘤在胃癌中仅占 6%，较为少见，但研究表明其与 Hp 有较好的相关性，根除 Hp 可以使 60% ~ 100% 的低度 MALT 胃淋巴瘤患者和 60% 早期高度胃淋巴瘤患者持续逆转。

为治疗胃溃疡、预防胃癌、预防胃淋巴瘤等有选择性清除 Hp 是有必要的。在无症状阶段进行早期干预是防止肿瘤发展的必要手段，在人群中对儿童进行疫苗预防是较抗生素控制 Hp 感染更有希望的策略。目前 Hp 疫苗的研究在国内已经完成了 Ⅲ 期临床试验，并于 2008 年通过了原国家食品药品监督管理局的审评，但其对于胃癌的防治效果尚需相当长时间的观察和评价。

3. 营养、饮食及生活方式与肿瘤预防 避免或少吃咸腌制品、熏制食品、烧烤食物、油炸食品、霉变食品及隔夜菜，减少亚硝胺类化合物、多环芳烃、黄曲霉毒素等膳食致癌物质的摄入。

（1）营养素及微量元素：大量的研究证实，食品中具有抗氧化功能的物质，包括维生素 C、维生素 E、维生素 A、β - 胡萝卜素、番茄红素等抗氧化维生素和微量元素硒，以及富含以上营养素的新鲜蔬菜、水果和豆类食品等均具有不同程度的肿瘤预防作用。其主要作用机制是这些物质能够清除体内的过氧化自由基，抵抗过氧化自由基对生物膜及脂质的损伤，在体内具有保护或修复细胞及 DNA 的功能，尤其保护细胞膜和 DNA，使其免受致癌物的损伤。大多数科学家都认为抗氧化维生素和具有抗氧化功能的食物成分，尤其是天然存在的成分，具有一定的防癌作用。

（2）改变不良的生活方式和行为干预：改变不良的生活方式和行为干预在肿瘤预防中占有很重要的位置。日常生活中，不良的饮食习惯和生活方式、体重超重、缺乏体育锻炼等均与某些肿瘤高发密切相关。因此，通过健康教育，把已知肿瘤的危险因素、健康保护因素告知公众，使他们建立合理的饮食习惯、健康的生活方式，是肿瘤预防的重要方面。现代生活中体重超重已经是亟待解决的公共卫生问题，肥胖容易引起人体的多种疾病。体重超重或肥胖能够增加人类患某些肿瘤的风险，如胰腺癌、结直肠癌、食管腺瘤、子宫内膜癌、乳腺癌（绝经后）和肾癌，同时可能与胆囊癌、肝癌的发生有关。关于肥胖增加肿瘤发生的机制，一般认为身体脂肪会影响体内激素水平的平衡，有研究表明人体脂肪细胞会释放某些激素（如雌激素），进而增加肥胖人群患乳腺癌的风险。研究还发现，特别是储存在腰部的脂肪会刺激身体分泌生长激素，增加人体患某些肿瘤的危险性。体育锻炼在肿瘤预防中的作用是近几年的重要研究成果。

现代生活中，人类的活动或体育锻炼越来越少，而电视、电脑给人带来的是长时间久坐不动、运动减少和肥胖，随之而来的是高脂血症、高血糖、心脑血管疾病和肿瘤等慢病的高发。进行有规律的身体活动和体育锻炼能够预防结直肠癌、乳腺癌（绝经后）、子宫内膜癌等，对肺癌、胰腺癌、乳腺癌（绝经前）也会有预防作用。体育锻炼可能预防肿瘤的原因：①经常体育运动有助于身体内的激素维持在正常水平；②有规律的运动（特别是有氧运动）会强化机体的免疫系统，提高身体抗病、抗癌的能力；③体育锻炼能维持胃肠功能的健康。因此，世界癌症基金会在 2007 年提出的针对个人预防肿瘤的建议中将体力活动和身体锻炼作为第二条建议提出，建议我们每天至少要有 30 分钟中等程度身体运动，每周要有两次以上的 1 小时的有氧（出汗）锻炼，尽量避免在电脑、电视前久坐不动。

（3）十项癌症预防建议：2018 年，世界癌症研究基金会（WCRF）和美国癌症研究所（AICR）发布了一份关于癌症预防的最新报告——《饮食、营养、体力活动和癌症：全球视线》。这份报告是基于全球各地的世界知名独立专家对数十年来证据不断审评而产生的，证明了全方位的健康生活方式是预防癌症最可靠的方案。世界癌症研究基金会宣布了总结出来的最新十项癌症预防建议。

①保持健康体重：超重或肥胖至少导致 12 种癌症。这 12 种癌症是：肝癌、卵巢癌、前列腺（晚期）癌，胃（贲门）癌，口腔和喉癌（口腔、咽、喉）、肠癌（结直肠）、乳腺癌（绝经后）、胆囊癌、肾癌、食管癌（食管腺癌）、胰腺癌、子宫癌（子宫内膜）。将体重保持在正常范围内，在成年期避免体重增加。目标是健康的体质指数（BMI）范围的下限。

②积极参加体力活动：日常生活中养成积极参加体力活动的习惯，多走少坐。任何形式的体力活动都有助于降低癌症风险。目标是在日常生活中融入更多的体力活动，如快步走。除了帮助我们避免体重增加，体力活动本身也可以帮助预防癌症。研究表明，经常性的体力活动可以帮助控制激素水平，这一点非常重要，因为某些激素水平过高会增加患癌症的风险。为使健康获益最大化，科学家建议我们的目标是每周 150 分钟中等强度体力活动或 75 分钟高强度体力活动。最新研究显示，长时间处于不活动状态，坐在电脑前、看电视等会升高许多癌症风险指标。在一天里，每个小时都要匀出几分钟起来走走。

③吃富含全谷类、蔬菜、水果和豆类的饮食：让全谷类、蔬菜、水果和豆类（如黄豆、扁豆）成为日常饮食的主要部分。饮食以富含纤维素和其他营养物质的植物性食物（如蔬菜、水果、全谷类和豆类）为主，可以降低癌症的风险。为了健康，AICR 建议我们每餐都以植物性食物为主。准备一顿饭的时候，目标是盘子里至少三分之二是蔬菜、水果、全谷类和豆类。植物性食物还含有维生素和矿物质，所以它们是植物化学物的良好来源。这些都是具有生物活性的化合物，可以帮助保护体内细胞

免受可能导致癌症的损伤。植物性食物还可以帮助我们保持健康的体重。

④限制摄入快餐和其他高脂、高淀粉或高糖的加工食品：限制这些食物有助于控制热量摄入，保持健康体重。有很强的证据显示，摄入快餐和西方化饮食是体重增加、超重和肥胖的原因。食物高血糖负荷也会升高子宫内膜癌的风险。

⑤少吃红肉和加工肉类：不过量食用红肉，如牛肉、猪肉和羊肉。加工肉类即使要吃，也只能吃很少。有令人信服的证据显示，过量食用红肉可导致结直肠癌。然而，研究表明，我们可以适量食用红肉，每周 12～18 盎司（熟肉），这不会显著升高结直肠癌风险。关于加工肉类（火腿、熏肉、萨拉米香肠、热狗、香肠）的证据同样令人信服，并且即使少量食用，癌症的风险也会开始升高。这就是为什么专家小组建议少吃红肉，避免加工肉类的原因。

⑥限制摄入含糖饮料：多喝水和不加糖的饮料。有很强的证据显示，摄入含糖饮料会引起体重增加、超重和肥胖。含糖饮料能提供较多能量，而不会像一般食物那样影响食欲，并且可能会促进热量过度摄入。

⑦限制饮酒：为了预防癌症，最好不要喝酒。早前的研究显示适量的酒精可能对冠心病有预防作用；但在预防癌症方面，证据清楚而有说服力：任何形式的酒精都是强致癌物。它与 6 种不同的癌症有关。所以预防癌症，最好的建议是不喝酒。如果一定要喝酒，那么应把饮酒量限制在女性每天一杯，男性每天两杯。

⑧不要过度使用补充剂来预防癌症：营养需求只需要饮食来满足。对于大多数人来说，可以从健康饮食中获得足够的营养。要使用任何膳食补充剂，最好向营养科医生或慢病调理师咨询。

⑨对于母亲：如果可以的话，请给宝宝哺乳，母乳喂养对母亲和孩子都有好处。有令人信服的证据表明，母乳喂养有助母亲预防乳腺癌。有两个可能的原因：第一，母乳喂养可以降低母亲体内某些与癌症有关的激素水平；其次，在母乳喂养结束时，身体会排出乳腺中可能有 DNA 损伤的细胞。另外，母乳喂养的婴儿超重和肥胖的可能性较低。超重和肥胖的儿童往往在成人后仍然超重。如果打算用母乳喂养宝宝，医生或有资质的哺乳顾问将能提供更多信息和支持。

⑩癌症诊断后：如果有可能，也请遵循这些建议。请与专业人士讨论哪种方案适合自己。已被诊断为癌症者应接受训练有素的专业人员提供的营养咨询。治疗完成后，如果有能力的话，应力求遵循 AICR 在饮食、体力活动和健康体重方面的癌症预防建议。对于乳腺癌幸存者，有说服力的证据表明，营养因素和体力活动能可靠地预测乳腺癌的预后。

4. 职业性致癌因素的控制 　与人类肿瘤有关的职业暴露主要包括制铝、制鞋、制革、煤气、焦炭生产、家具制造、钢铁铸造、橡胶工业、地下矿井生产等生产过程。在生产过程中，职业致癌因素如多环芳烃、苯、砷、氢、石棉、氯气等，以及环境污染如粉尘、灰尘、重金属污染等与从业者的肺癌、膀胱癌、白血病、淋巴瘤、皮肤癌、鼻咽癌等肿瘤发生密切相关。职业致癌因素暴露的剂量大、时间长，职业性肿瘤的预防有明确的人群，各级政府要严格管理和限制，用立法手段进行严格控制或消除这些已知的致癌因素，从根本上消除职业性危害和职业癌的发生。

二、肿瘤的二级预防

肿瘤的二级预防也称为发病学预防，主要针对特定高风险人群筛检癌前病变或早期肿瘤病例，抓住肿瘤治疗的最佳时期，使肿瘤患者得到及时治疗而康复痊愈。二级预防的重要意义在于对肿瘤患者进行早期发现、早期诊断、早期治疗而降低肿瘤的病死率。

实践证明，对于肿瘤等病因复杂的慢性非传染性疾病，筛查不仅可以通过早期发现、早期治疗提高生存率，而且可以有效地降低某些肿瘤的死亡率。20 世纪 70 年代至 21 世纪初，美国主要的肿瘤 5 年生存率提高主要归功于早期诊断和早期治疗的效果，如果排除早诊早治的效果，30 多年来，尽管投资巨大，但其主要肿瘤的生存率并没有多大改善。因此，通过大规模筛查而早期发现肿瘤患者，在肿瘤控制方面具有重要的公共卫生意义。

肿瘤的早期发现、早期诊断是通过人群筛查和常规体检来完成。人群筛查通常是在高危险人群或肿瘤高发区中有针对地进行某种肿瘤检查，例如在有乙型肝炎慢病史或乙肝表面抗原阳性人群中进行肝癌筛查，检出率较一般人群高 34.5 倍；胃溃疡、慢性萎缩性胃炎、恶性贫血和胃大部切除者都应视为胃癌的高危对象。家族性结肠息肉的家族成员和有乳腺癌家族病史的中年妇女都属于高危险人群。

人群筛查是一个大规模的人群流行病学调查工作，应由专业人员来完成，同时需要有周密的设计方案，并投入大量人力物力。常规体检包括定期健康体检、个人经常性的自我体检以及对一些癌前病变患者的长期临床随访。国内外早已提出一些预示肿瘤发生的危险信号，如无原因的无痛性出血、持续性咳嗽或长期感染不愈等，重视这些危险症状和经常性地自我检查有助于肿瘤早期发现。对于患有癌前病变或有某些肿瘤家族史的人群要定期接受专业的临床检查，以达到早期发现的目的。

一般来说，人类的所有癌种都应该采用二级预防。但受目前条件所限，二级预防只对部分癌种是有效的，确实能通过早期发现和及时治疗而明显提高患者的生存期和治愈率的肿瘤包括宫颈癌、乳腺癌、胃癌、肝癌、结肠癌等常见肿瘤。对一些缺乏有效手段的癌种（如肺癌），WHO 尚不推荐开展人群筛查。

三、肿瘤的三级预防

肿瘤的三级预防是指针对现患肿瘤患者防止复发，减少其并发症，防止致残，提高生存率和康复率，以及减轻由肿瘤引起的疼痛，提高生活质量，促进康复等措施。患者一旦患上肿瘤，首先需要临床治疗，包括手术治疗、化学治疗、放射治疗、免疫治疗及综合治疗等。对于早、中期肿瘤患者要尽量采取手术根治，以提高肿瘤的治愈率。三级预防的意义在于对晚期患者要进行综合治疗，正确有效地实行姑息治疗和康复治疗，延长患者的生存期和提高患者的生活质量，防止恶性肿瘤的复发和转移。

对晚期患者积极采用以提高患者尊严和生活质量为目的的姑息治疗包括：①对疼痛患者进行三阶梯镇疼；②给予有效的心理治疗，稳定患者情绪；③调节饮食，补充营养；④保持安静，增加睡眠；⑤给予耐心细致的医疗护理，使患者精神和身体上获得最大的安慰。

尽管世界范围内对于肿瘤的临床诊断、治疗预后转归等方面投入了大量的人力物力，也耗费了大量的社会资源，但对肿瘤的有效治疗和提高生存率等方面尚没有取得明显成绩。面对这一事实，对肿瘤的预防，特别是人为采取某些干预措施以降低肿瘤的发病率、提高生存率的需求与日俱增。对人类肿瘤进行预防不仅仅是一种愿望，而是建立在真实的科学基础之上的科学。

第八节　恶性肿瘤防治健康教育

一、恶性肿瘤健康教育的计划

1. 医院实施恶性肿瘤健康教育计划

（1）医院恶性肿瘤健康教育计划的制订：在医院开展恶性肿瘤的健康教育，首先要了解患者及其亲属对疾病的认识程度，根据患者的生理、心理特点，制订出健康教育的目标、内容和施教的方法等。

（2）医院实施恶性肿瘤健康教育计划的队伍：医院中实施恶性肿瘤的健康教育主要依靠从事恶性肿瘤医疗活动的医务工作者，包括医生、护士及相关的工作人员，其中医生和护士是最主要的健康教育人员。

（3）医院中健康教育人员的培训：当今知识的更新速度快，有相当一部分医务人员的知识更新落后于时代。另外，由于我国现有医务人员中有很大一部分肿瘤知识和营养知识贫乏，对癌症的发现和治疗认识不足，贻误了预防和治疗的良机。因此，对在岗医务人员进行肿瘤知识和营养知识的教育在我国具有重要的作用，将为我国的肿瘤防治打下坚实的基础。

2. 社区实施恶性肿瘤健康教育的计划　社区主要针对一般人群、恶性肿瘤高危人群及恶性肿瘤康复期患者进行健康教育。

（1）社区恶性肿瘤健康教育计划的制订：通过社区诊断，确定社区需重点防治的恶性肿瘤病种，针对不同的恶性肿瘤设计具体的健康教育计划。设计社区防癌健康教育计划的原则为：从社区实际出发，有明确的目标和指标，突出重点，有质量控制和反馈系统。

（2）建立社区恶性肿瘤健康教育队伍

①社区恶性肿瘤健康教育专业队伍：各级健康教育专业单位、医疗卫生保健机构、医药卫生科研单位、慢病调理师等，是防癌健康教育的骨干。

②各级爱国卫生运动委员会、初级卫生保健机构和社区卫生服务协调机构：负责组织发动、协调和检查督促社区内防癌健康教育工作。

③社区部门：在社区中广泛动员各部门参与防癌健康教育活动，如发挥新闻、影视、广播和出版等宣传部门的专业优势，出版通俗易懂的防癌健康教育读物，开辟防癌健康教育专栏和专题节目等；教育部门组织指导学校开展防癌健康教育等。

④群众队伍：在社区开展防癌健康教育时，要注意发展和培养群众中的积极分子，及时对他们进行业务培训，使他们掌握必要的防癌健康知识和技能以及一些工作方式、方法，以便发挥他们在群众中的宣传作用。这是防癌健康教育群众化和社会化的要求。

⑤健康教育人员的培训应遵循以下原则：理论和实践相结合，注重指导实践的原则；从实际出发，采取多渠道、多形式和多途径培训的原则；普及与提高相结合的原则；注重质量和效益的原则。培训方法：可采用多种方式进行培训，如可举办各种常见肿瘤专题讲座、讨论会、座谈会和信息交流活动等。

二、恶性肿瘤健康教育工作的实施

1. 医院恶性肿瘤健康教育工作的实施　由于患者个体间的差异，相同的教育方式不一定产生相同的效果。因此，健康教育需因人而异，根据患者的特点，可分别采用以下几种不同的教育方式。

（1）计划性教育：针对有共同问题的患者进行有计划、循序渐进的群体教育。把疾病的有关知识传授给患者，使其了解疾病的发生发展、预防以及不同阶段的注意事项，从而达到最佳心理状态，配合医护治疗。

（2）随机性教育：针对不同个体、不同时期、不同健康问题和心理状态，给予有效、正确的指导。如对阅读、理解能力差的患者应进行一对一的指导，而对文化水平高的患者则可行书面阅读教育形式。

（3）口头讲解：医护人员通过语言交流与沟通，根据教育计划的内容，对患者及家属进行讲解和宣教，并对提出的问题进行有针对性的解释，增加患者对癌症的理性认识。

（4）书面教育：通过编写患者手册、观看录像、宣传板报等使患者尽快掌握医学知识。

（5）示范教育：术前为患者示范手术体位、功能锻炼的方法。如甲状腺手术的伸颈体位，食管癌、肺癌术后咳嗽技术的演示等。

（6）经验交流：听同种癌症患者康复后经验介绍，患者易于接受，效果最好。有些医院在借鉴国内外同行肿瘤防治经验的基础上，创建了健康教育服务部门，即抗癌俱乐部，取得了较好的效果。

除以上措施之外，还可以采取知识讲座、广播宣教等形式在医院进行健康教育。在对患者进行健康教育时，还应注意让家属一起听，把知识传授给患者及其家属，使患者得到更好的照顾。

2. 社区恶性肿瘤健康教育工作的实施　在社区中可选编合适的健康教育教材和配备适当的设备，采取丰富多彩、群众喜闻乐见的形式进行健康教育。

（1）语言教育：使用语言进行健康教育是最简便、最有效的常用方法之一。又可分为个别教育和群体教育两种。

①个别教育：如个别谈话、健康咨询等均属个别教育的形式。其特点是规模小，针对性强。个别教育是医务人员与患者或与群众之间就有关恶性肿瘤预防知识进行解答的最直接的一种形式，并可针

对咨询者的个体特点开具健康教育处方。

②群体教育：可采用报告会或定期请专业人员举行讲座、授课、座谈会等形式。这些方式的特点是规模大、听众较多。如果能妥善安排效果也会很好。

（2）图文教育：图文教育形式多种多样，主要有卫生标语、健康教育传单、健康教育小册子、卫生课本、卫生板报和墙报等。它们共同的特点是能灵活地适应不同的对象和环境。

（3）其他形式：包括形象教育、影视教育、多媒体和计算机网络教育等。

三、针对恶性肿瘤的健康教育内容

1. 针对一般人群的恶性肿瘤健康教育　对一般人群进行防癌教育主要是为使公众对癌症有所认识，并能够接受防癌措施而进行的宣传教育。教育人们树立防癌意识，纠正不良的习惯，养成正确的生活方式，树立预防癌症的信心。对一般人群的健康教育主要针对恶性肿瘤的一级预防措施。一级预防是针对病因的预防。

（1）改变不良的行为习惯

①控制吸烟：吸烟可引起恶性肿瘤早已成为定论，但全世界的烟民仍是有增无减，因而要加大戒烟的宣传教育。目前许多国家都采取了一定的措施，例如限制吸烟的广告，公共场所不许吸烟，在香烟的包装上必须注明吸烟对健康有害的字样等，都说明许多国家对此已经给予了足够的认识。

②饮酒适度：饮酒已作为一种文化现象普遍存在。少量饮酒对机体的危害并不大，但若大量长期饮酒则可引发恶性肿瘤，尤其是既饮酒又吸烟，会明显加强吸烟的有害作用。因此，教育人们少量饮酒或不饮酒对防癌是非常重要的。

（2）合理膳食：合理膳食结构是指合理摄入各类营养素的种类、数量和比例，尤其是具有抗癌作用的营养素。对于致癌性微量元素如砷、镉等要限制其最高摄入量，同时要摄入抗衰老、抗氧化的维生素，如维生素E、维生素C、维生素K、维生素A。

另外，膳食中的纤维素亦具有抗癌作用，主要是预防消化道肿瘤，如结肠癌、胃癌等。

（3）改变不良的饮食习惯：控制饮食主要是控制地方性和习惯性的不健康饮食，例如少吃或不吃油炸食品、烟熏食品、腌制食品、霉变食品以及高盐、高脂、高糖等不良饮食要加以控制，并进行广泛的宣传教育。

（4）预防恶性肿瘤的饮食原则：少吃脂肪、肉类和使身体过于肥胖的食物；不吃霉变的花生米、黄豆、玉米、油脂等粮油食物；多吃新鲜的绿叶蔬菜、水果、菇类等；多吃含维生素A和B的食物，如肝、蛋、奶等；多吃粗纤维食物，如胡萝卜、芹菜、莴苣等蔬菜；少吃盐腌制品、亚硝酸盐处理过的肉类、熏制食物及泡菜等；少喝含酒精的饮料；适当控制热量的摄入。

（5）改善环境污染：加强环境保护意识，改善环境污染，减少人们的污染暴露状况，可降低某些癌症的发病率。控制环境污染，要健全各级监督机构，加强执法力度，改善环境污染情况，使人类的居住环境、生产环境和自然环境都有益于机体的健康。

（6）加强职业保护意识：一般情况下人很少能接触大量的辐射，而长期大量接触的多为职业人群、核爆炸时的幸存者。控制辐射主要是控制职业接触、加强管理，工作期间注意防护，改善工艺过程，降低辐射的暴露率，以降低癌症的发生。

（7）适度运动，注意个人卫生：经常参加运动可以促进入体血液循环和新陈代谢，增强机体抵御癌症的免疫功能。注意个人卫生，养成良好的卫生习惯，如饭前便后要洗手，餐具要消毒等。

（8）保持良好的情绪：日常生活中应保持良好的精神状态，生活中应积极克服悲伤、焦虑、痛苦、急躁的情绪，尽最大努力增加生活和工作中的欢乐。学会公开表达自己的情绪，养成胸怀宽广、不计较事的品格。

2. 恶性肿瘤高危人群的健康教育

（1）恶性肿瘤的高危人群：恶性肿瘤的高危人群主要是指那些具有某种内在因素，容易发生恶性肿瘤的高度危险的人群以及长期受某种致癌环境威胁的人群。这类人群患某种恶性肿瘤的概率相对较高，但是不同恶性肿瘤的高危人群是不一样的。恶性肿瘤的高危人群多指以下几种人群。

1）癌症家族和有遗传倾向的人群：许多常见的恶性肿瘤，如乳腺癌、胃癌、肠癌、肝癌、食管癌和白血病，往往有家庭聚集现象。这些具有家庭性的恶性肿瘤，往往发病年龄早，且有多发倾向。某些染色体异常、有遗传性疾病的人群，也易患恶性肿瘤。如 21 号染色体畸变患者，其发生急性白血病的概率，可能是正常儿童的 15～30 倍。

2）年龄超过 50 岁的人群：虽然任何年龄均可发生肿瘤，但总体来讲，肿瘤的发病高峰在 50 岁以上，从 20 岁到 60 岁，常见肿瘤的发病每 10 年要增加 27 倍。

3）接触某些致癌物的人群：如长期吸烟人群，易患肺癌、胃癌；喜食过热饮料与汤类，或常食刺激性强及粗糙食物的人群，易患食管癌；长期酗酒者，则易患食管癌和肝癌等；暴露在致癌物的环境中，如石棉矿、铀矿工人以及染料工人等。

4）患有与癌有关的慢性患者群：长期患有慢性胃炎，特别是萎缩性胃炎者；子宫颈炎、宫颈糜烂者；乙型、丙型肝炎者；以及皮肤慢性溃疡等患者，后期部分病例较易恶变成癌。

5）个体特殊易感人群：精神长期处于抑郁、悲伤、痛苦、焦虑、自我克制和十分内向的人群，易患各种癌症。

6）治疗后的肿瘤患者：肿瘤的三大疗法（手术、放疗和化疗），很难彻底消灭体内肿瘤细胞，残存的肿瘤细胞在一定条件下可造成复发或转移。另外放射线和化学药物本身又是致癌因素，可以造成其他肿瘤的发生，如恶性淋巴瘤患者化疗后继发白血病等。

7）有癌前病变的人群：在肿瘤的发展过程中，有一些病变是肿瘤发生的前期阶段，其癌变概率比正常组织要高得多，称为癌前病变。癌前病变是不稳定的阶段，具有双向转化的特点。这些癌前病变包括很多类型，如结肠息肉，萎缩性胃炎，肝硬化，乳腺不典型增生，宫颈白斑、糜烂和息肉，以及口腔白斑等。

（2）恶性肿瘤的筛查及早期发现：对于高危人群的健康教育可以提高人们对于恶性肿瘤早期症状的重视，以达到早发现、早诊断的目的。早期发现癌症是很重要的，因为只有早期诊断才能及时、彻底地治疗。早期发现恶性肿瘤的措施为筛查及复查。

1）常见恶性肿瘤的早期症状：乳腺、皮肤、舌和身体其他部位有可接触的、不消退的、有逐渐长大趋势的肿块；疣或黑痣明显变化，如颜色变深、迅速增大、瘙痒、脱毛、渗液、溃烂、出血等；持续性消化不良；吞咽不适、吞咽食物时哽咽感、疼痛、胸骨后闷胀不适、食管内异物感；耳鸣、听力减退、鼻塞、鼻出血，抽吸、咳出的鼻咽分泌物带血，耳前、颈部肿块；女性阴道不规则出血：月经期不正常的大量出血，月经期外或绝经后不规则的阴道出血、接触性出血；持续性声音嘶哑、干咳、痰中带血；大、小便习惯的改变，原因不明的大便带血及黏液或腹泻、便秘交替。原因不明的血尿；久治不愈的伤口或溃疡；不明原因的进行性体重减轻。以上症状虽然是恶性肿瘤的危险信号，但并不是肿瘤所特有的，因此，一旦出现上述症状，应及时到医院就诊，以明确诊断。

2）重视癌前病变：恶性肿瘤的发生是一个逐渐演变的过程，人体某些器官的一些良性病变容易出现细胞异常增生，易演化为癌。常见癌前病变有：黏膜白斑，多发生在口腔、食管、外阴、宫颈等处，特别是白斑变粗糙，有突起或糜烂等情况发生时；慢性子宫颈炎或子宫颈糜烂等；老年性日光角化症，多发生于面部及手臂部；多发性家族性结肠息肉病，胃肠道单发或多发的腺瘤样息肉，或有可能恶性变的其他病变；经久不愈合的慢性溃疡；乳腺囊性增生，或有可能恶性变化的乳腺良性肿瘤等；食管黏膜上皮增生；色素性干皮病。发现以上这些疾病，都需要及时治疗，定期复查，以便及早发现恶性癌变。

3）如何早期发现恶性肿瘤

①经常性自我检查：自我检查是指随时注意自身健康状况有无任何变化。绝大多数恶性肿瘤都有新生肿块。在健康教育过程中，可利用图片等形式向公众介绍自我检查的方法。如：a. 自我检查颈部是否两侧对称，有无增粗或发现肿块，可早期发现甲状腺肿瘤；b. 女性须经常自我检查乳腺，观察两

侧乳房是否对称，有无肿块，乳头是否发现内陷，有无渗血或异常分泌物等，常可以早期发现乳腺癌肿；c. 女性还应该注意阴道有无不规则流血，有无异常分泌物，常可发现女性生殖系统肿瘤；d. 早晚平躺在床上时，可以双膝屈起进行自我腹部检查，用双手同时触摸左右上下腹部，随着呼吸的起伏检查腹部有无可疑肿块，常可能早期发现腹部的肿瘤。此外，还应经常注意身体其他部位有无可以摸到的肿块或不愈合的溃疡等。这些简易的自我检查常是早期发现癌症的重要方法之一。

②定期体检：每年定期到医院进行一次全面体格检查，可以掌握自己的健康状况，也能早期发现一些肿瘤，有时为了更好地明确是否患有某种肿瘤，还须进行一些特殊检查，如 B 超、内窥镜、X 线等检查。

练习题

一、理论题

（一）选择题（选择一个正确的答案）

1. 恶液质具有以下特征：（D）。

 A. 以骨骼肌量持续下降为特征的多因素综合征

 B. 伴随或不伴随脂肪组织减少

 C. 不能被常规的营养治疗逆转

 D. 以上选项都正确

2. 营养支持可以通过（D）途径为患者提供较全面的营养素。

 A. 经口　　　　　　B. 经肠道　　　　　　C. 经肠外　　　　　　D. 以上选项都正确

3. 肿瘤患者代谢特点，下列选项（D）的描述是错误的。

 A. 肌肉蛋白合成减少

 B. 脂解作用↑

 C. 总体蛋白质更新率↑，肌肉蛋白质合成和分解率↑

 D. 糖异生降低

4. 关于肿瘤患者营养支持的注意要点，描述错误的是（B）。

 A. 热量的需要量 25～35kcal/（kg·d）　　B. 热卡过少容易造成酸碱失衡，如酸中毒

 C. 蛋白质量可按 1.2～1.5g/（kg·d）供给　　D. 水、电解质保持平衡

5. 营养干预的快速疗效评价指标不包括（D）。

 A. 血常规　　　　　B. 炎症参数　　　　　C. 肝功能　　　　　D. 人体测量参数

6. 不属于肿瘤患者营养支持指导原则的是（C）。

 A. 肿瘤患者若有严重营养不良，应给予肠内或肠外营养支持

 B. 营养良好或没有营养风险的肿瘤患者，无须特殊营养支持

 C. 完全肠外营养支持有益于对化疗或放疗无效的进展期肿瘤患者

 D. 预期自然饮食足够的肿瘤患者在手术、化疗或放疗时无须特殊营养支持

7. 头颈部肿瘤患者化疗期间，适宜选择的食品是（B）。

 A. 低蛋白食品　　　　　　　　　　B. 高蛋白、高能量及高维生素的食品

 C. 清流质食品　　　　　　　　　　D. 低能量食品

8. 消化道肿瘤患者术后伤口愈合，可经口进食，初期禁用的食物是（B）。

 A. 白米粥　　　　B. 大块的蔬菜　　　　C. 口服营养制剂　　　　D. 肝泥

9. 高盐饮食能使其发病危险增加的是（C）。

 A. 口腔癌　　　　　B. 肝癌　　　　　C. 胃癌　　　　　D. 肠癌

10. 以下哪种情况不是食品中致癌物的主要来源（C）。

 A. 食物受污染产生或含有致癌物

B. 食品在一定储存条件下自身发生变化而合成致癌物

C. 食品本身含有的天然成分

D. 食品在进入人体后通过代谢产生

11. 下列关于肿瘤与营养之间关系的描述，正确的选项是（A）。

    A. 对于恶性肿瘤患者，进行营养支持能够达到改善或纠正营养不良的目的

    B. 营养不良的发生率在非消化道肿瘤患者中高于消化道肿瘤患者

    C. 肿瘤患者若能维持基本正常的饮食摄入，一般无须提供额外的营养支持

    D. 营养不良的发生率在下消化道肿瘤患者中高于上消化道肿瘤患者

12. 维生素 C 缺乏与多种肿瘤的高发生率相关，维生素 C 缺乏可降低免疫能力，还有利于合成（B）。

    A. 二噁英   B. 亚硝胺   C. 苯并 A 芘   D. 多环芳烃类化合物

13. 以下关于肿瘤患者蛋白质代谢异常说法不正确的是（D）。

    A. 肌肉蛋白质合成率下降

    B. 内源性氮的丢失首先表现在骨骼肌的蛋白质耗竭

    C. 肌肉蛋白质持续性分解

    D. 总体蛋白质更新率下降

14. 下列哪种患者最易发生恶液质（D）。

    A. 肝癌和乳腺癌   B. 结肠癌和肺癌   C. 前列腺癌和鼻咽癌   D. 胃癌和胰腺癌

15. 为了预防肿瘤发生，在防癌膳食建议中对肉食提出的要求是要减少（D）。

    A. 鸡肉摄入   B. 鸭肉摄入   C. 鱼肉摄入   D. 猪肉摄入

16. 膳食纤维具有防癌的作用，下面与膳食纤维预防癌症无关的是（A）。

    A. 控制上皮组织分化，维持上皮组织细胞正常形态

    B. 促进肠道蠕动

    C. 降低血脂

    D. 减少能量的摄入

17. 下列选项（D）不是胃癌的有效防治措施。

    A. 不食用腌制食品或不新鲜的食品   B. 避免高盐、过硬、过烫膳食

    C. 分餐制饮食   D. 摄入高脂肪膳食

18. 免疫营养物质不包括选项（A）。

    A. 色氨酸   B. 谷氨酰胺

    C. 精氨酸   D. n_3 – 系列多不饱和脂肪酸

19. 以下不是营养支持目的的是（B）。

    A. 维持患者良好的生活质量   B. 达到治愈肿瘤的目的

    C. 减少或避免由于治疗引起的不良反应   D. 帮助患者安全度过治疗阶段

20. 肝癌的主要危险因素包括（B）。

    A. 黄曲霉毒素、高胆固醇饮食、烟草   B. 乙型肝炎病毒、黄曲霉毒素、酒精

    C. 乙型肝炎病毒、酒精、烟草   D. 酒精、亚硝酰胺、乙型肝炎病毒

21. 肿瘤患者能量消耗增加和能量利用无效是营养不良发生的重要原因之一，影响肿瘤患者能量消耗的主要因素是（C）。

    A. 肿瘤的类型   B. 肿瘤的部位   C. 肿瘤的荷瘤时间   D. 肿瘤的大小

22. 以下有关营养素与胃癌关系的说法不正确的是（C）。

    A. 维生素 C 通过清除氧自由基起抗胃癌作用

    B. 蛋白质摄入过高或过低均会促进胃癌肿瘤的生长

    C. 脂肪的摄入量与胃癌的死亡率呈负相关

    D. 土壤和水中镍的含量与胃癌死亡率呈正相关

23. 下列选项（C）可以增加肝癌的危险性。

A. 豆类　　　　　　　B. 鱼类　　　　　　C. 酒类　　　　　　D. 蔬菜、水果类

24. 终末致癌物是指无须在体内活化就有致癌作用的一类致癌物，以下几种致癌物中，属于终末致癌物的是（A）。

A. 亚硝酰胺　　　　　B. 黄曲霉毒素　　　C. 多环芳烃化合物　D. 亚硝胺

25. 关于出院后肿瘤患者家庭康复的运动建议，错误的是（C）。

A. 即使是卧床患者，也建议进行适合的运动（包括手、腿、头颈部及躯干的活动）

B. 积极运动每周不少于5次，每日30~50分钟的中等强度运动，以出汗为好

C. 运动强度越大越好

D. 肌肉减少的患者提倡抗阻运动

26. 以下选项（D）的致癌性最强。

A. 杂环胺类　　　　　B. N-亚硝基化合物　C. 多环芳烃化合物　D. 黄曲霉毒素

27. 二级预防能通过早期发现和及时治疗而明显提高癌症患者的生存期和治愈率，易于进行二级预防的肿瘤不包括（D）。

A. 子宫颈癌　　　　　B. 乳腺癌　　　　　C. 结肠癌　　　　　D. 肺癌

28. 癌与肉瘤的最主要区别是（B）。

A. 细胞的分布方式不同　　　　　　B. 组织来源不同

C. 肿瘤内血管多少不同　　　　　　D. 转移的途径不同

29. 女性癌症患者中，最常见的癌症类型是（C）。

A. 肺癌　　　　　　　B. 肝癌　　　　　　C. 乳腺癌　　　　　D. 宫颈癌

30. 世界范围内全人群恶性肿瘤发病前三位的顺序为（B）。

A. 肺癌、乳腺癌、胃癌　　　　　　B. 肺癌、乳腺癌、结肠癌

C. 胃癌、肝癌、肺癌　　　　　　　D. 结肠癌、肺癌、胃癌

31. 不符合化学致癌物描述的是（D）。

A. 直接致癌物不需代谢就能诱导正常细胞癌变

B. 间接致癌物需经转化后方具有致癌作用

C. 某些致癌物需要其他物质的协同作用

D. 促癌物是致癌物质

32. 烧焦了的鱼、肉不宜再食用，因其中含有选项（A）物质，对人体有强烈的致癌作用。

A. 苯并芘　　　　　　B. 二噁英　　　　　C. 黄曲霉毒素　　　D. 亚硝胺

33. 变质蔬菜、酸菜中亚硝酸盐含量高，其对人体的主要危害是（B）。

A. 对胃肠道黏膜的刺激　　　　　　B. 有致癌危险性

C. 引起溶血　　　　　　　　　　　D. 抑制食欲

34. 主要与胃癌发生有关的病因是（A）。

A. 幽门螺杆菌　　　B. EB病毒　　　　C. 乙型肝炎病毒　　D. 单纯性疱疹病毒Ⅱ型

35. 与宫颈癌发生有关的病因是（D）。

A. HIV免疫缺陷病毒　B. EB病毒　　　　C. 乙型肝炎病毒　　D. 乳头状瘤病毒

36. 与原发性肝细胞癌有关的病因是（C）。

A. 幽门螺杆菌　　　B. EB病毒　　　　C. 乙型肝炎病毒　　D. 乳头状瘤病毒

37. 与EBV感染关系密切的肿瘤是（A）。

A. 鼻咽癌　　　　　　B. 食管癌　　　　　C. 胃癌　　　　　　D. 乳腺癌

38. 烟草烟雾中含有（D）等有害物质。

A. 一氧化碳　　　　　B. 烟焦油　　　　　C. 烟碱（尼古丁）　D. 以上三者都有

39. 与皮肤癌发生关系密切的是（D）。

A. 3，4-苯并芘　　　B. 黄曲霉毒素　　　C. 石棉纤维　　　　D. 紫外线

40. 关于肿瘤的营养防治原则叙述不正确的是（D）。

A. 多吃蔬菜和水果　　 B. 食物多样　　　　 C. 保持体力活动　　　　 D. 以动物性蛋白为主

41. 肿瘤一级预防的内容是（A）。
    A. 癌症的病因学预防
    B. 开展大量的流行病学调查，找出与恶性肿瘤有关的因素
    C. 尽量提高治愈率
    D. 尽可能进行现场干预

42. 肿瘤二级预防的内容有（A）。
    A. 早期发现、早期诊断　　　　　　 B. 降低致癌因素
    C. 尽量提高治愈率　　　　　　　　 D. 尽可能进行现场干预

43. 医院恶性肿瘤健康教育的方式有（D）。
    A. 计划性教育　　 B. 随机性教育　　 C. 示范教育　　　　 D. 以上都是

（二）判断题（正确的在题目后括号内填 A，错误的填 B）

1. 食物中已发现的致癌物以 N–亚硝基化合物、黄曲霉毒素、多环芳烃类化合物、杂环胺类化合物等四大类，分布比较广泛。　　　　　　　　　　　　　　　　　　　　　　　　　　　　（A）

2. 体重正常的肿瘤患者不会出现肌肉减少症。　　　　　　　　　　　　　　　　（B）

3. 营养支持可以逆转肿瘤患者的恶液质。　　　　　　　　　　　　　　　　　　（B）

4. 食物中残留的农药如重铬酸盐、有机氯、有机磷、氨基甲酸酯类等，以及某些增效剂、熏蒸剂和除草剂等都具有致癌作用。　　　　　　　　　　　　　　　　　　　　　　　　　（A）

5. 营养不良不仅会造成患者体重下降、伤口愈合变差、电解质与体液不平衡、免疫功能降低，还会降低患者对癌症治疗的反应及耐受度。　　　　　　　　　　　　　　　　　　　　　　　（A）

6. 肿瘤患者如果没有营养不良，就不可能存在营养风险。　　　　　　　　　　　（B）

7. 营养不良包括营养不足和营养过量两个方面。　　　　　　　　　　　　　　　（A）

8. 肿瘤营养疗法是与手术、化疗、放疗、靶向治疗、免疫治疗等肿瘤基本治疗方法并重的另外一种治疗方法，它贯穿于肿瘤治疗的全过程。　　　　　　　　　　　　　　　　　　　　　（A）

9. 使用语言进行健康教育是最简便、最有效的常用方法之一，语言教育可分为个别教育和群体教育。
　　　　　　　　　　　　　　　　　　　　　　　　　　　　　　　　　　　　　（A）

10. 肿瘤的一级预防也称为发病学预防，其重要意义在于对肿瘤患者进行早期发现、早期诊断、早期治疗而降低肿瘤的病死率。　　　　　　　　　　　　　　　　　　　　　　　　　（B）

11. 肿瘤患者的激素治疗和靶向治疗不会加重患者的营养不良情况。　　　　　　（B）

二、技能练习题

1. 恶性肿瘤的危险因素包括哪些？请以肺癌为例，从肿瘤的危险因素谈谈如何对肺癌进行针对性预防。

参考答案：

（1）恶性肿瘤的危险因素包括环境因素和个人因素。环境因素又包括化学因素、物理因素、生物因素，如香烟、膳食成分、环境污染物、药物、辐射和感染原等。个体自身因素，如遗传特性、年龄、性别、激素、炎症、免疫和营养状况等，在肿瘤的发生中也起重要作用。

（2）预防肺癌主要从以下方面入手：①烟草：戒烟，避免二手烟；②环境：雾霾，厨房油烟；③个人因素：限制饮酒、避免压力、均衡饮食、适度运动。

2. 请以结肠癌为例，详述如何进行恶性肿瘤的三级预防。

参考答案：

肿瘤预防是以人群为对象，以降低肿瘤发病率和死亡率为目的，包括三级预防。

（1）肿瘤的一级预防，即肿瘤的病因学预防，主要指针对一般人群消除或降低致癌因素。有效的一级预防措施：①营养、饮食：均衡饮食，少红肉及加工肉类，全谷类、新鲜蔬菜、水果和豆类食品等对结肠癌均具有不同程度的预防作用；②生活方式：进行有规律的身体活动和体育锻炼能够预防结直肠癌；③控烟；④控制体重。

（2）肿瘤的二级预防，即发病学预防，主要针对特定高风险人群筛检癌前病变或早期肿瘤病例，抓住肿瘤治疗的最佳时期，使肿瘤患者得到及时治疗而康复痊愈。二级预防的重要意义在于对肿瘤患者进行早期发现、早期诊断、早期治疗而降低肿瘤的病死率。家族性肠息肉是结肠癌的高危人群，能通过早期发现和及时治疗而明显提高患者的生存期和治愈率。

（3）肿瘤的三级预防是指针对现患肿瘤患者防止复发，减少并发症，防止致残，提高生存率和康复率，以及减轻由肿瘤引起的疼痛，提高生活质量，促进康复等措施。

3. 某患者，男，61 岁，胸上中段食管鳞癌行放化疗后 10 周，胸腔镜食管癌根治术后 2 周，现将出院，请问如何对其进行家庭康复指导？

参考答案：

肿瘤患者出院后家庭康复建议如下所述。

（1）保持理想体重。任何不明原因（非自主性）的体重丢失 >2% 时，应及时回医院复诊。

（2）节制能量，每餐 7 ~ 8 分饱最好，不能过多，也不能过少，非肥胖患者以体重不下降为标准，但是切忌饥饿。

（3）增加蛋白质摄入量，乳、蛋、鱼、肉、豆是优质蛋白质来源。控制红肉（猪肉、牛肉、羊肉）摄入量，避免加工肉（如香肠、火腿）摄入。

（4）增加水果、蔬菜摄入量，每日蔬菜及水果共要求摄入 5 份（蔬菜 1 份 = 100g，水果 1 份 = 1 个），要求色彩缤纷，种类繁多。增加全谷物、豆类摄入。

（5）改变生活习惯，戒绝烟草，限制饮酒，避免含糖饮品、过咸食物及盐加工食物（如腌肉、腌制蔬菜），养成口服补充营养的习惯。

（6）积极运动，每周不少于 5 次，每日 30 ~ 50 分钟的中等强度运动，以出汗为好。即使是卧床患者，也建议进行适合的运动（包括手、腿、头颈部及躯干的活动），肌肉减少的患者提倡抗阻运动。

（7）重返社会，重返生活。

（8）高度重视躯体症状及体征的任何异常变化，及时返回医院复诊；积极寻求心理支持，包括抗焦虑药物的使用；控制疼痛。

4. 鉴于我国日益增长的肿瘤发病率，如果让你在社区对一般人群做一次健康教育，请问如何进行？

参考答案：

对一般人群的健康教育主要针对恶性肿瘤的一级预防措施。一级预防是对病因的预防。

（1）改变不良的行为习惯

①控制吸烟：吸烟可引起恶性肿瘤早已成为定论，但全世界的烟民仍是有增无减，因而要加大戒烟的宣传教育。

②适度饮酒：饮酒已作为一种文化现象普遍存在。少量饮酒对机体的危害并不大，但若大量长期饮酒则可引发恶性肿瘤，尤其是既饮酒又吸烟，会明显加强吸烟的有害作用。因此，教育人们少量饮酒或不饮酒对防癌是重要的。

（2）合理膳食，均衡饮食，保证合理摄入各类营养素和微量元素；另外，膳食中的纤维素亦具有抗癌作用，主要是预防消化道的肿瘤，如结肠癌，胃癌等。

（3）改变不良的饮食习惯，控制饮食主要是控制地方性和习惯性的不健康饮食，例如少吃或不吃油炸食品、烟熏食品、腌制食品、霉变食品等，以及高盐、高脂、高糖等不良饮食要加以控制，并进行广泛的宣传教育。

（4）预防恶性肿瘤的饮食原则：少吃脂肪、肉类和使身体过于肥胖的食物；不吃霉变的花生米、黄豆、玉米、油脂等粮油食物；多吃新鲜的绿叶蔬菜、水果、菇类等；多吃富含维生素 A 和维生素 B 的食物，如肝、蛋、奶等；多吃粗纤维食物，如胡萝卜、芹菜、莴苣等蔬菜；少吃盐腌制品、亚硝酸盐处理过的肉类、熏制食物及泡菜等；少喝含酒精的饮料；适当控制热量的摄入。改善环境污染，改善人们的暴露情况，可降低某些癌症的发病率。

（5）加强职业保护意识，在一般情况下，人很少能接触大量的辐射，而长期大量接触的多为职业人群、核爆炸时的幸存者。控制辐射主要是控制职业接触，工作期间注意防护。

5. 某患者，男，52 岁，身高 165cm，体重 55kg，近期被诊断为鼻咽癌，即将进行同期放化疗，请给该患者制定个性化营养干预方案。

参考答案：

（1）询问病史，对患者进行营养风险筛查和营养状况评估。营养状况评估是对患者的营养代谢和机体功能等进行检查和评估，用于制订特殊患者的营养支持计划并监测营养支持的疗效。营养状况评估内容包括膳食调查、人体测量、实验室和临床检查等。

（2）如果患者存在营养风险或营养不良，即需要进行营养干预。营养干预应该遵循五阶梯治疗原则：首先选择饮食＋营养教育，然后依次向上晋级选择口服营养补充、完全肠内营养、部分肠内营养＋部分肠外营养、全肠外营养。参照 ESPEN 指南建议，当下一阶梯不能满足 60% 目标能量需求 3～5 天时，应该选择上一阶梯。

6. 请简述恶性肿瘤的高危人群。

参考答案：恶性肿瘤的高危人群多指以下几种人群。

（1）有癌症家族史和有遗传倾向的人群。

（2）年龄超过 50 岁的人群。

（3）接触某些致癌物的人群。如长期吸烟人群，易患肺癌、胃癌；喜食过热饮料与汤类，或常食刺激性强及粗糙食物的人群，易患食管癌；长期酗酒者，则易患食管癌和肝癌等；被迫暴露在致癌物的环境中，主要是指职业癌，如石棉矿、铀矿工人以及染料工人等。

（4）患有与癌有关的慢性患者群。长期患有慢性胃炎，特别是萎缩性胃炎者；子宫颈炎、宫颈糜烂者；乙型、丙型肝炎者；以及皮肤慢性溃疡等患者，后期部分病例较易恶变成癌。

（5）个体特殊易感人群。精神长期处于抑郁、悲伤、痛苦、焦虑、自我克制和十分内向的人群，易患各种癌症。

（6）治疗后的肿瘤患者。肿瘤的三大疗法（手术、放疗和化疗）很难彻底消灭体内肿瘤细胞，残存的肿瘤细胞在一定条件下可造成复发或转移。

（7）有癌前病变的人群。如结肠息肉、萎缩性胃炎、肝硬化、乳腺不典型增生、宫颈白斑、糜烂和息肉，以及口腔白斑等。

7. 什么是恶性肿瘤营养疗法？其目标是什么？

参考答案：

肿瘤营养疗法是计划、实施、评价营养干预，以改善患者不良身体状况、提高肿瘤治疗效应、减少并发症为目标，从而改善肿瘤患者预后的过程，包括营养诊断、营养干预、疗效评价三个阶段，其中营养干预的内容包括营养教育、肠内营养和肠外营养。肿瘤营养疗法是与手术、化疗、放疗、靶向治疗、免疫治疗等肿瘤基本治疗方法并重的另外一种治疗方法，它贯穿于肿瘤治疗的全过程，融汇于其他治疗方法之中。

肿瘤营养疗法的目标是调节代谢，提高患者肿瘤治疗效应及生活质量，减少并发症，延长生存时间，基本要求是满足肿瘤患者目标需要量的 70% 以上能量需求及 100% 蛋白质需求。

8. 某患者，男，52 岁，身高 165cm，体重 60kg，近期被诊断为鼻咽癌，即将进行同期放化疗，请分析其治疗过程中可能出现营养不良吗？原因是什么？

参考答案：

可能出现营养不良。虽然患者治疗前营养状况一般，但后续的治疗以及肿瘤本身都可使患者在其治疗过程中出现营养不良。主要原因如下所述。

（1）厌食：厌食是一种复杂的进食障碍，是引起肿瘤患者营养不良的主要原因之一。肿瘤本身局部作用，如压迫、梗阻可导致进食困难；肿瘤生长会影响大脑进食调节中枢；压抑、焦虑等心理因素会影响食欲及进食习惯。

（2）肿瘤患者代谢异常。

（3）抗肿瘤治疗产生的不良反应会进一步加重营养不良。

（韩宏裕）

附　录

附录一　慢病调理师职业水平评价制度及考试实施办法

第一章　总　则

一、慢病调理师的职业前景

为适应社会经济发展，国家出台"健康中国 2030 规划纲要"和国民营养计划，提倡由专业协会来开展水平评价工作。国家要大力发展健康产业，需要大量专业人才，需要许多培训机构来培训人才，而培养的人才需要第三方专业协会来做水平评价。为了积极配合落实国家职业评价新政策，广东省营养师协会决定在开展广东省公共营养师水平评价工作的基础上，进一步开展慢病调理师职业水平评价工作。

慢病是严重威胁我国居民健康的一类疾病，已成为影响国家经济社会发展的重大公共卫生问题。国家统计数据显示，目前我国的慢病患者已超过 3 亿人，慢病致死人数已占总死亡人数的 86.6%。为有效防治慢病，近年国家加大了对慢病管理的投入和支持，2016 年中国慢病支出约为 32441 亿元，占卫生总费用的 70% 左右，预计 2020 年将达到 5.5 万亿，费用年增长率 15%。医疗费用巨大，政府和大众都不堪重负。

为加强慢病防治工作，降低疾病负担，提高居民健康期望寿命，努力全方位、全周期保障人民健康，依据《"健康中国 2030"规划纲要》，国务院制定了《中国防治慢病中长期规划（2017－2025年）》，确立了"政府领导、全民参与、预防为主、防治结合、积极启动、稳步推进"的指导思想，希望通过提升群众健康素养等一系列干预措施，降低高危人群发病风险，提高患者生存质量，减少可预防的慢病发病、死亡和残疾。

国家要完成如此宏伟健康工程，需要大量慢病调理师等专业人才！懂得慢病干预的人才将是未来整个国家最需要的紧俏人才，职业前景非常光明！

为了配合国家实施慢病防治工程，广东省营养师协会成立慢病管理专业委员会，主要开展"慢病调理师"职业水平评价工作，为慢病有效防治培养大量专业人才，有力促进慢病防治工作，促进全生命周期健康，提高居民健康期望寿命，大力推进健康中国建设。

二、慢病调理师的职业定义

慢病调理师是从事慢病膳食营养状况的评价，进行膳食营养指导和慢病教育，为慢病设计个性化的综合干预方案，达到有效防治慢病及其并发症，促进慢病有效控制的专业人员。

三、慢病调理师的主要适用对象

（1）慢病调理相关企业的工作人员（药店、销售人员、客服人员、讲师）。

（2）医院各科的医生和护师。

（3）基层社区医务人员、企事业单位医务室人员、家庭医生和慢病工作人员。

（4）老年人服务机构（养老院等）、疗养院、体检中心。

（5）保健品公司、直销公司工作人员。

（6）慢病调理师自由从业者、私人健康顾问、私人保健医生。

（7）想治疗达标或临床治愈的慢病患者。

（8）对营养或慢病防治感兴趣者。

四、慢病调理师职业水平评价的目的

目的是规范慢病调理师的培养，为社会和企业培养具备相应职业技能的合格营养师，推进科技人才评价专业化和社会化，方便用人单位选择合格专业人才，促进慢病防治相关产业的发展，为中国慢病防治做出贡献。

五、慢病调理师职业水平评价工作领导机构

广东省营养师协会设立慢病管理专业委员会，主要负责慢病调理师的职业水平评价工作。专业委员会负责制定《广东省慢病调理师职业水平评价制度及考试实施办法》《广东省慢病调理师职业水平评价考试大纲和鉴定要素细目表》。广东省营养师协会秘书处负责慢病调理师职业水平评价项目的日常事务和财务工作。

广东省营养师协会开展慢病调理师职业水平评价工作，面向社会提供慢病相关专业从业人员职业水平评价服务。本规定适用于从事慢病防治相关工作人员的专业知识和技能水平评价。通过职业水平评价考试的人员，表明已经具备从事慢病防治工作的职业能力和水平。

第二章　职业水平评价工作

一、慢病调理师职业水平评价的主要内容

第一章　慢病防治总论
第二章　消化系统与营养学基础知识
第三章　食物营养和膳食结构
第四章　营养状况评估及营养干预
第五章　慢病调理师的基本工作技能
第六章　营养支持体系
第七章　慢病概述
第八章　呼吸系统疾病的防治与膳食营养指导
第九章　慢性胃肠道疾病的防治与膳食营养指导
第十章　慢性肝病的防治与膳食营养指导
第十一章　心脑血管病的防治与膳食营养指导
第十二章　泌尿系统疾病的防治与膳食营养指导
第十三章　骨质疏松症的防治与膳食营养指导
第十四章　痛风的防治与膳食营养指导
第十五章　糖尿病的防治与膳食营养指导
第十六章　恶性肿瘤的防治与膳食营养指导

二、水平评价级别

1. 慢病调理师　具有营养学专业知识和技能的从业人员，通过广东省营养师协会组织的慢病调理师职业水平评价考试。慢病调理师能够运用慢病实用临床知识和营养知识，独立从事慢病的营养咨询和指导工作，有能力制定慢病的膳食和营养调理方案。

2. 高级慢病调理师　具有营养学专业知识和技能的从业人员，通过广东省营养师协会组织的高级慢病调理师职业水平评价考试。高级慢病调理师能够运用慢病实用临床知识和营养知识，独立从事慢病及其并发症的营养咨询和指导工作，有能力制定慢病及其并发症的膳食和营养调理方案。

三、水平评价工作组

专业委员会下设 3 个工作小组。

命题组负责制定慢病调理师职业水平评价考试大纲，编写考试题库。

考务组负责组织考试，包括考生资质审查、试卷印制、保管、运送和回收、阅卷、成绩登记等考务工作。负责考评员队伍的建立和管理，组织监考和阅卷。负责考试基地、阅卷基地的资质认定及标准的拟定。

教材组负责编写及修订教材。

四、考试方式

慢病调理师职业水平评价考试包括理论考试和技能考试，考试实行统一大纲、统一命题、统一组织，每年举行两次。都采用闭卷笔试的方式，理论考试为 90 分钟，技能考试时间为 120 分钟。理论考试和技能考试均实行百分制，两门成绩都达到 60 分以上者为合格。

五、考试时间和地点

考试时间由广东省营养师协会慢病管理专业委员会提前 3 个月以上向社会发布。考试地点考前公布。考试结束 1 个月内公布成绩。

六、考生报名

考生按有关规定办理报名手续。考试实施机构按照规定的程序和报名条件要求，核发准考证。参加考试人员凭准考证和有效身份证件在指定的时间和地点参加考试。

七、成绩发布

参加慢病调理师职业水平评价考试成绩合格者，发放广东省营养师协会慢病调理师职业水平评价证书。

八、报名条件

1. 慢病调理师（职业资格三级水平）

（1）在本职业连续工作 2 年以上。

（2）具有医学或食品及相关专业中专或中专以上毕业证书。

（3）经本职业三级正规培训达规定标准学时数，并取得结业证书。

2. 高级慢病调理师（职业资格二级水平）

（1）在本职业连续工作 6 年以上。

（2）取得本职业三级职业资格证书后，连续从事本职业工作 2 年以上，经本职业二级正规培训达规定标准学时数，并取得结业证书。

（3）具有医学或食品相关专业大学专科及以上毕业证书。

（4）具有非医学或非食品相关专业大学专科及以上毕业证书，连续从事本职业工作 2 年以上。

（5）具有医学或食品及相关专业硕士研究生及以上学历。

（6）具有非医学或非食品相关专业大学专科及以上毕业证书，经本职业二级正规培训达规定标准学时数，并取得结业证书。

第三章　培训要求

一、培训期限

晋级培训期限：慢病调理师不少于 100 标准学时，高级慢病调理师不少于 120 标准学时。全日制职业学校要根据学校教学计划来确定培训期限，一般不少于 48 学时。

二、培训教师

培训慢病调理师的教师应具有本职业高级职业资格证书或国家相关专业中级以上（含中级）专业技术职务任职资格；培训高级慢病调理师的教师应具有本职业高级职业资格证书 2 年以上或国家相关

专业高级专业技术职务任职资格。

第四章 资质认证

一、报考资质认证

慢病调理师由各地具有教学或培训资质的机构来培养。培训机构的报名资质由广东省营养师协会进行认证，认证合格的机构才有报名资质，签订工作协议后正式生效。认证有效期为三年，期满后需重新申请资质认证。

二、广州以外考试基地认证

符合慢病调理师培训资质的机构可向广东省营养师协会提出申请。经评估合格后，可在当地开展慢病调理师的考试工作。

三、违规处理方法

培训机构或考试基地在工作过程中，违反国家法律，违反广东省营养师协会章程及慢病调理师职业水平评价考试规定，造成不良社会影响的，广东省营养师协会将取消其报名资质。

第五章 收 费

广东省营养师协会慢病调理师职业水平评价工作，是非盈利性的社会服务类项目。为保证工作的持续运转，按规定收取水平评价费用，包括报名和考试费。慢病调理师职业水平评价费每人380元，高级慢病调理师每人480元。

第六章 附 则

一、保密要求

考试管理部门和考务实施机构，应当严格执行考务工作的各项规章制度，遵守考试工作纪律，切实做好试卷命题、印刷、发送和保管过程中的保密工作，严防泄密。

二、违纪处理

对违反考试工作纪律和有关规定的人员，按照国家有关规定进行处理。

三、其他

本办法的解释权归广东省营养师协会慢病管理专业委员会。

本规定自2019年1月30日起执行，2022年1月15日修订。

广东省营养师协会

2022年1月15日

附录二 慢病调理师职业水平评价考试大纲

（国标委全国团体标准）

第一部分 慢病调理师理论知识

第一章 慢病防治总论

第一节 《"健康中国2030"规划纲要》

第二部分　慢病调理师理论知识鉴定要素细目表

职业：慢病调理师　　　　等级：三级　　　　鉴定方式：理论知识

鉴定范围				鉴定点		
一级		二级		代码	名　称	重要
名称代码	鉴定比重	名称代码	鉴定比重			
第一章 慢病防治总论		1. 健康中国 2030 规划纲要		1.	健康中国 2030 规划纲要主要遵循的原则	Z
				2.	2030 年全民健康具体实现的目标	Z
		2. 中国居民营养与慢病状况		3.	中国居民营养与慢病状况	Y
		3. 中国防治慢病中长期规划		4.	慢病防治的策略与措施	X
		4. 开展慢病调理师职业水平评价工作的意义		5.	慢病调理师职业定义及适用对象	Y
第二章 消化系统与营养学基础知识		1. 消化系统知识		6.	人体各系统的构成和主要功能	Y
				7.	人体组织的基本类型及功能	Y
				8.	消化管的组成及结构特点	X
				9.	消化腺的组成及功能	X
				10.	消化和吸收的概念	X
				11.	胰液、胆汁的主要成分和主要作用	X
				12.	小肠液的成分及作用	X
				13.	大肠的生理功能	X
				14.	人体合成维生素 B 族及维生素 K 的部位	Y
				15.	小肠与吸收功能相适应的结构特点	X
				16.	小肠的吸收方式	X
				17.	水和矿物质的吸收特点及部位	X
				18.	碳水化合物和蛋白质的吸收特点及部位	X
				19.	脂肪、胆固醇的吸收特点及部位	X
				20.	维生素的吸收特点及部位	X
		2. 营养学基础知识		21.	产能营养素及能量系数	X
				22.	人体能量来源、能量消耗及参考摄入量	X
				23.	基础代谢的概念及其影响因素	X
				24.	氨基酸种类、氨基酸模式及限制氨基酸	X
				25.	蛋白质的生理功能、营养评价、蛋白质互补、参考摄入量	X
				26.	脂类及其功能、食物来源	X
				27.	必需脂肪酸的概念、种类及功能、供给量及食物来源	X
				28.	碳水化合物的分类及生理功能	X
				29.	钙、铁、锌、碘的生理功能及食物来源	X

鉴定范围				鉴定点		
一级		二级				
名称代码	鉴定比重	名称代码	鉴定比重	代码	名　　称	重要
第二章 消化系统 与营养学 基础知识		2. 营养学基础知识		30.	硒、铬、铜、锰的生理功能及食物来源	Y
				31.	β–胡萝卜素主要生理功能及食物来源	X
				32.	维生素 D、E 主要生理功能及食物来源	X
				33.	维生素 B 族、C 主要生理功能及食物来源	X
				34.	水的主要生理功能及需要量	X
				35.	膳食纤维主要生理功能及食物来源	X
				36.	植物化学物的功能与应用	Y
第三章 食物营养 和膳食结构		1. 食物营养价值		37.	营养价值的评定及意义	Y
				38.	谷薯类结构及营养素分布	X
				39.	谷薯类主要营养成分	X
				40.	谷薯类加工、烹调对营养素的影响	Y
				41.	蔬菜类营养成分	X
				42.	蔬菜类加工、烹调对营养素的影响	Y
				43.	水果类营养成分	X
				44.	水果类加工、烹调对营养素的影响	Y
				45.	豆类及其豆制品营养价值	X
				46.	大豆营养成分及其抗营养因子	X
				47.	奶的营养价值、奶制品的营养成分	X
				48.	畜肉、禽肉的营养价值	X
				49.	蛋、水产品的营养价值	X
				50.	畜禽鱼蛋类加工、烹调对营养素的影响	Y
				51.	坚果、油脂的营养价值	X
				52.	常见烹调用油的脂肪酸构成	X
				53.	常见烹调用油的选择	Y
				54.	酒类、调味品、饮料	X
				55.	食品营养标签的内容	X
				56.	食品标签营养素参考值及意义	X
		2. 膳食结构和膳食指南		57.	膳食结构定义	X
				58.	不同类型膳食结构的特点	Y
				59.	中国居民膳食结构的特点	Y
				60.	膳食营养素参考摄入量	X
				61.	平衡膳食食物搭配原则	X
				62.	中国居民膳食指南	X
				63.	中国居民平衡膳食宝塔	X

鉴定范围				鉴定点		
一级		二级				
名称代码	鉴定比重	名称代码	鉴定比重	代码	名　　称	重要
第四章 营养状况 评估及 营养干预		1. 营养调查与评价		64.	膳食调查与营养评价概念	X
				65.	膳食调查常用方法	X
				66.	膳食调查结果评价	X
				67.	体格测量指标及方法（身高、体重、腰围）	X
				68.	体格测量指标的评价（体质指数、腰臀比、标准体重评价法）	X
				69.	人体成分分析	X
				70.	与慢性病相关的实验室指标及物理检查	Y
				71.	食物中维生素和微量元素等特殊营养成分含量的测定	Y
				72.	慢性病营养缺乏相关体征	Y
		2. 营养干预		73.	营养干预原则	X
				74.	食品的选购方法	Y
				75.	食品的合理烹调	X
				76.	合理使用营养补充剂	X
				77.	营养咨询和干预的具体步骤	Y
第五章 慢病调理师 基本工作 技能		1. 常见症状的辨识		78.	会辨识常见症状	Y
		2. 常见化验单阅读		79.	会看常见化验单	X
		3. 药物相关知识与合理用药		80.	熟悉药物相关知识与合理用药	Y
		4. 中国食物成分表的内容及使用方法		81.	会查阅中国食物成分表	X
		5. 常见食物的份量和重量估计		82.	熟悉常见食物的份量和重量估计	X
		6. 食物营养成分的计算		83.	会计算食物营养成分	X
第六章 营养支持 体系		1. 医院膳食		84.	基本膳食的定义和种类	X
				85.	普通膳食的定义和适用范围	X
				86.	普通膳食的饮食原则和要求	X
				87.	软饭的定义和适用范围	Y
				88.	软饭的饮食原则和要求	Y
				89.	半流质的定义和适用范围	Y
				90.	半流质的饮食原则和要求	Y
				91.	流质的定义及适用范围	Z
				92.	流质的饮食原则和要求	Z
				93.	治疗膳食的定义	X
				94.	常用的治疗膳食及其使用范围	X

鉴定范围				鉴定点		
一级		二级				
名称代码	鉴定比重	名称代码	鉴定比重	代码	名　　称	重要
第六章营养支持体系		1. 医院膳食		95.	诊断和代谢膳食的定义、特点和使用范围	Y
		2. 肠内营养		96.	肠内营养定义、概述及供给方式	Y
				97.	肠内营养供给途径的选择	Y
				98.	肠内营养制剂分类	Y
				99.	肠内营养适应症、禁忌症	Y
				100.	并发症的预防和处理	Y
		3. 肠外营养		101.	肠外营养的定义及概述	Z
				102.	肠外营养适应症、禁忌症	Z
				103.	输注途径的选择	Z
				104.	肠外营养的组成、配制	Z
				105.	并发症的预防及处理	Z
第七章慢病概述		1. 慢病防控概论		106.	慢性非传染性疾病定义	X
				107.	慢病致病的主要危险因素	X
		2. 行为生活方式干预		108.	慢病行为生活方式干预	X
第八章呼吸系统疾病的防治与膳食营养指导		1. 慢性阻塞性肺疾病的防治和膳食营养指导		109.	呼吸系统的功能	X
				110.	呼吸道粘液防御系统	X
				111.	COPD 的常见病因和发病机制	Y
				112.	COPD 的常见症状、典型体征	Y
				113.	COPD 肺功能检查和 X 线检查	Y
				114.	COPD 的临床诊断和常见并发症	Y
				115.	COPD 稳定期医学治疗原则	Y
				116.	COPD 引起营养不良的常见原因	X
				117.	营养不良对 COPD 病人的影响	Y
				118.	COPD 患者营养状况的评估	Y
				119.	COPD 营养干预原则	X
				120.	COPD 的膳食营养指导	X
				121.	COPD 患者营养支持疗法	X
				122.	COPD 病人的营养补充方案	X
				123.	COPD 生活方式干预	X
				124.	COPD 长期家庭氧疗的指征	Y
				125.	COPD 病人练习呼吸操的作用及方法	Y
				126.	COPD 的主要预防方法	X
		2. 支气管哮喘的防治和膳食营养指导		127.	哮喘的病因和发病机制	Y
				128.	哮喘的临床诊断和医学检查	Y

鉴 定 范 围				鉴 定 点		
一级		二级		代码	名 称	重要
名称代码	鉴定比重	名称代码	鉴定比重			
第八章 呼吸系统 疾病的防治 与膳食营养 指导		2. 支气管哮喘的防治和膳食营养指导		129.	哮喘的医学治疗	Y
				130.	哮喘的营养代谢特点	X
				131.	哮喘的营养治疗原则	X
				132.	哮喘的膳食营养指导	X
				133.	哮喘营养补充方案	X
				134.	哮喘的综合干预方法及教育	X
		3. 肺炎的防治和膳食营养指导		135.	肺炎的病因和发病机制	Y
				136.	肺炎的临床诊断和医学检查	Y
				137.	肺炎的医学治疗	Y
				138.	肺炎的营养代谢特点	Y
				139.	肺炎的营养治疗原则	X
				140.	肺炎的膳食营养指导	X
				141.	肺炎营养补充方案	X
				142.	肺炎的综合干预方法	X
第九章 慢性胃肠道 疾病的防治 与膳食营养 指导		1. 慢性胃炎的防治与膳食营养指导		143.	慢性胃炎的常见病因和膳食营养因素	Y
				144.	慢性胃炎的临床表现及医学治疗	Y
				145.	慢性胃炎的营养治疗	X
				146.	慢性胃炎的其他干预方法	X
		2. 慢性腹泻的防治与膳食营养指导		147.	慢性腹泻的临床诊断及医学治疗	Y
				148.	慢性腹泻的营养治疗	X
				149.	慢性腹泻的对症食疗	Y
		3. 便秘的防治与膳食营养指导		150.	便秘的常见原因、临床表现及医学治疗	Y
				151.	便秘的营养治疗	X
				152.	便秘的综合干预和预防	X
第十章 慢性肝病的 防治与膳食 营养指导		1. 脂肪肝的防治与膳食营养指导		153.	肝脏的主要功能	Y
				154.	脂肪肝常见病因、临床诊断及医学治疗	Y
				155.	脂肪肝的营养治疗	X
				156.	脂肪肝的其他干预方法	X
		2. 慢性肝炎的防治与膳食营养指导		157.	慢性肝炎的常见病因和分类	Y
				158.	慢性肝炎的临床特点、实验室检查	Y
				159.	慢性肝炎的临床诊断与并发症	Y
				160.	慢性肝炎的医学治疗	Y
				161.	慢性肝炎的营养治疗	X
				162.	慢性肝炎的综合干预方法	X

鉴定范围				鉴定点		
一级		二级				
名称代码	鉴定比重	名称代码	鉴定比重	代码	名　　称	重要
第十章 慢性肝病的防治与膳食营养指导		3. 肝硬化的防治与膳食营养指导		163.	肝硬化的常见病因	Y
				164.	肝硬化营养代谢特点	Y
				165.	肝硬化临床表现、并发症及医学治疗	Y
				166.	肝硬化的营养治疗	X
				167.	肝硬化的综合干预方法	X
第十一章 心脑血管病的防治与膳食营养指导		1. 心脑血管病概述		168.	心脑血管病的流行病学	Y
		2. 高血压病的防治与膳食营养指导		169.	高血压病危险因素	X
				170.	高血压病营养膳食因素（钠、钾、蛋白质、脂肪、酒等）	X
				171.	高血压病临床特点及常见并发症	Y
				172.	血压的测量方法及高血压诊断标准	X
				173.	高血压的危险分层	Y
				174.	治疗高血压常用药物的特点	Y
				175.	高血压病营养治疗原则	X
				176.	高血压病膳食营养指导	X
				177.	高血压病营养调理方案	X
				178.	高血压病的运动治疗	X
				179.	高血压病健康教育和自我管理	X
				180.	高血压病监测和干预评估	Y
		3. 高脂血病的防治与膳食营养指导		181.	脂蛋白分类及作用	Y
				182.	血脂异常的分类	Y
				183.	不同疾病人群防治目标水平	Y
				184.	高脂血症的临床表现及实验室检查特点	Y
				185.	高脂血症的临床诊断	Y
				186.	降脂药分类、特点、使用注意事项	Y
				187.	高脂血症营养治疗原则	X
				188.	高脂血症膳食指导	X
				189.	高脂血症的营养补充方案	X
				190.	高脂血症运动治疗	X
				191.	高脂血症生活方式干预	X
		4. 冠心病的防治与膳食营养指导		192.	冠心病的主要发病原因和发病机制	Y
				193.	冠心病临床分型及临床表现、常用检查	Y
				194.	冠心病诊断标准及并发症	Y
				195.	ABCDE 及注意事项	Y

鉴 定 范 围			鉴 定 点		
一级		二级			
名称代码	鉴定比重	名称代码	鉴定比重	代码	名　　　称	重要
第十一章 心脑血管病的防治与膳食营养指导		4. 冠心病的防治与膳食营养指导		196.	冠心病稳定期营养治疗原则	X
				197.	急性心肌梗死膳食营养指导	Y
				198.	冠心病营养补充方案	X
				199.	运动治疗及处方	X
				200.	冠心病生活方式干预	X
		5. 脑卒中的防治与膳食营养指导		201.	脑卒中的发病机制	Y
				202.	脑卒中可干预危险因素（高血压、高血糖、血脂异常、心脏病、吸烟等）	X
				203.	脑梗死的临床表现	Y
				204.	脑出血的临床表现	Y
				205.	蛛网膜下腔出血的临床表现	Y
				206.	脑卒中主要治疗方法及原则	Y
				207.	脑卒中营养治疗原则	X
				208.	脑卒中膳食营养指导	X
				209.	脑卒中营养支持治疗	Y
				210.	脑卒中营养补充方案	X
				211.	脑卒中运动康复治疗	Y
				212.	脑卒中生活方式干预	X
		6. 心脑血管病的预防		213.	心脑血管病的预防	Y
第十二章 泌尿系统疾病的防治与膳食营养指导		1. 肾病综合征的防治和膳食营养指导		214.	肾脏的主要功能	Y
				215.	肾病综合征的病因及分类	Y
				216.	肾病综合征的临床诊断和治疗	Y
				217.	肾病综合征营养治疗原则	X
				218.	肾病综合征膳食营养指导	X
				219.	肾病综合征营养补充方案	X
				220.	肾病综合征生活方式干预	X
				221.	肾病综合征家庭自我监测	Y
		2. 慢性肾小球肾炎的防治和膳食营养指导		222.	慢性肾小球肾炎的病因和发病机制	Y
				223.	慢性肾脏病进展及加重的常见原因	Y
				224.	慢性肾小球肾炎临床诊断和医学治疗	Y
				225.	慢性肾脏病营养治疗原则	X
				226.	慢性肾脏病膳食营养指导	X
				227.	慢性肾脏病营养补充方案	X
				228.	慢性肾脏病的综合干预	X

鉴定范围			鉴定点		
一级		二级			
名称代码	鉴定比重	名称代码	鉴定比重	代码	名　称	重要
第十二章泌尿系统疾病的防治与膳食营养指导		3. 泌尿系结石的防治和膳食营养指导		229.	泌尿系结石的分类及常见病因	Y
				230.	泌尿系结石的临床诊断和治疗	Y
				231.	泌尿系结石的饮食危险因素	X
				232.	泌尿系结石营养治疗原则	X
				233.	泌尿系结石膳食营养指导	X
				234.	泌尿系结石营养补充方案	X
				235.	泌尿系结石的综合干预和预防	X
第十三章骨质疏松症的防治与膳食营养指导		1. 骨质疏松症定义和分类		236.	骨质疏松症定义和流行病学	Y
				237.	骨质疏松症分类及病因	Y
		2. 骨质疏松后的主要危险因素		238.	骨质疏松症的危险因素	X
		3. 骨质疏松症的诊断和治疗		239.	骨质疏松症常见临床表现	Y
				240.	骨密度测定	X
				241.	骨质疏松症诊断标准和药物治疗	Y
		4. 骨质疏松症的营养治疗		242.	骨质疏松症营养治疗原则	X
				243.	骨质疏松症膳食营养指导	X
				244.	骨质疏松症营养补充方案	X
		5. 骨质疏松症的其他干预方法		245.	骨质疏松症运动治疗	X
				246.	骨质疏松症生活方式干预	X
		6. 骨质疏松症的预防		247.	骨质疏松症的预防方法	X
第十四章痛风的防治与膳食营养指导		1. 痛风的主要原因及高危因素		248.	痛风的主要病因	Y
				249.	痛风发生的高危因素	Y
		2. 痛风的临床分期和医学检查		250.	痛风的临床分期及临床症状	Y
				251.	痛风的医学检查	Y
		3. 痛风的诊断要点		252.	痛风的临床诊断（2015年标准）	Y
		4. 痛风的医学治疗		253.	痛风的医学治疗	Y
		5. 痛风的营养治疗		254.	痛风营养治疗原则	X
				255.	痛风膳食营养指导	X
				256.	痛风的营养补充方案	X
		6. 痛风的其他干预方法及有效预防		257.	痛风运动治疗原则	X
				258.	痛风生活方式干预及有效预防	X
第十五章糖尿病的防治与膳食营养指导		1. 糖尿病概述		259.	糖尿病分型和分期	Y
				260.	糖尿病的发病现状	Y
		2. 糖尿病的病因和发病机制		261.	糖尿病的病因和发病机制	Y
		3. 糖尿病的临床诊断和治疗		262.	糖尿病的临床诊断和实验室检查	Y

鉴定范围			鉴定点		
一级		二级			
名称代码	鉴定比重	名称代码	鉴定比重	代码	名　　称	重要

一级名称代码	二级名称代码	代码	名　　称	重要
第十五章 糖尿病的防治与膳食营养指导	3. 糖尿病的临床诊断和治疗	263.	糖尿病的急慢性并发症	Y
		264.	糖尿病的药物治疗	Y
	4. 糖尿病的膳食指导	265.	糖尿病的膳食指导	X
		266.	糖尿病低 GI、低 GL 膳食	X
		267.	糖尿病人低血糖反应的预防和处理	Y
		268.	糖尿病人食谱制定	X
	5. 糖尿病的营养调理方法	269.	糖尿病营养补充剂的作用机制	Y
		270.	营养补充剂与糖尿病防治	X
	6. 糖尿病的生活方式干预	271.	糖尿病的心理和行为问题	Y
		272.	糖尿病的运动治疗及生活方式干预	X
	7. 糖尿病健康教育和自我管理	273.	中国糖尿病医学营养指南对糖尿病营养教育的推荐	Y
		274.	糖尿病自我管理及其重要性	X
		275.	糖尿病教育计划及提高教育效率	Y
第十六章 恶性肿瘤的防治与膳食营养指导	1. 恶性肿瘤的流行病学	276.	中国及全球恶性肿瘤的分布	Z
	2. 恶性肿瘤的危险因素	277.	环境致癌因素	X
		278.	遗传因素	Y
	3. 恶性肿瘤的临床表现与诊断	279.	恶性肿瘤特征	Y
		280.	临床表现和诊断	Y
	4. 恶性肿瘤的医学治疗	281.	手术、放疗、化疗、靶向、免疫、营养	Y
	5. 恶性肿瘤的营养治疗	282.	营养不良、营养风险、恶液质	X
		283.	肿瘤患者营养不良的原因	Y
		284.	肿瘤患者营养不良的危害	Y
		285.	能量、蛋白质、脂肪、碳水化合物	Y
		286.	肿瘤患者常用的营养风险筛查方法	Y
		287.	营养状况评估	Y
		288.	适应症、能量与营养素需求	X
		289.	五阶梯营养治疗模式	X
		290.	营养治疗途径	X
		291.	肠内营养制剂的种类与选择	Y
		292.	非终末期手术、放疗、化疗患者	Y
		293.	终末期患者	Y
		294.	癌症防治营养补充方案	X

鉴定范围				鉴定点		
一级		二级		代码	名　称	重要
名称代码	鉴定比重	名称代码	鉴定比重			
第十六章恶性肿瘤的防治与膳食营养指导		5. 恶性肿瘤的营养治疗		295.	疗效评价指标	Y
				296.	治疗方案调整与随访	Y
				297.	恶性肿瘤饮食指导	X
				298.	家庭康复指导	X
		6. 恶性肿瘤的其他干预方法		299.	肿瘤运动治疗	X
				300.	肿瘤生活方式干预的内容	X
		7. 恶性肿瘤的预防		301.	肿瘤三级预防内容	Y
				302.	预防肿瘤发生的措施	Y
		8. 恶性肿瘤防治健康教育		303.	健康教育对肿瘤防治的主要作用	X
				304.	健康教育的对象、内容、方法要点	X

第三部分　慢病调理师职业水平评价技能要求

职业功能	工作内容	技能要求
一、慢病防治总论	慢病防治	熟悉中国慢病防治的策略与措施
二、消化系统与营养学基础知识	1. 人体能量消耗	熟悉人体能量消耗的主要途径
	2. 高同型半胱氨酸	熟悉高同型半胱氨酸血症的产生原因及其主要危害
三、食物营养和膳食结构	1. 食物营养价值的评定	熟悉营养质量指数的计算及应用
	2. 中国居民膳食指南	掌握和运用中国居民膳食指南
	3. 中国居民平衡膳食宝塔	掌握和应用中国居民平衡膳食宝塔
	4. 食品营养标签	能解读食品营养标签
四、营养状况评估与营养干预	1. 膳食调查和评价	能够使用 24 小时回顾法进行膳食调查
		能够对膳食调查结果进行评价
	2. 体格测量指标的评价	能够测量身高、体重、腰围
		能够计算和评价 BMI、腰臀比
	3. 食谱编制	能编制食谱
	4. 营养咨询	能做营养咨询工作
五、慢病调理师的基本工作技能	1. 常见症状的辨识	能对常见症状进行辨识
	2. 常见化验单阅读	会看常见化验单
	3. 合理用药	了解合理用药的基本知识
	4. 食物成分表	会查阅中国食物成分表
	5. 食物营养成分的计算	会做膳食计算工作

职业功能	工作内容	技能要求
六、营养支持体系	1. 医院基本膳食	能够熟悉医院基本膳食的种类、适用范围及饮食原则
		能够了解医院治疗膳食的种类、适用范围及饮食原则
	2. 营养支持	能够熟悉肠内营养支持的适应症、禁忌症及并发症，会实施肠内营养支持疗法。
		能够了解肠外营养支持的适应症、禁忌症及并发症。
七、慢病概述	1. 慢性非传染性疾病的危险因素	掌握慢性非传染性疾病的主要危险因素
	2. 行为生活方式干预	掌握慢性病生活方式干预的主要内容
八、呼吸系统疾病的防治与膳食营养指导	1. COPD 引起营养不良的常见原因	能找出 COPD 引起营养不良的常见原因，并做针对性防治。
	2. COPD 营养治疗	能制定 COPD 伴营养不良者营养治疗目标和原则
		能对 COPD 病人进行膳食指导
		能对 COPD 病人进行营养调理
	3. COPD 综合干预方法	能对 COPD 病人进行生活方式干预
		能指导 COPD 病人进行家庭氧疗
		能教会 COPD 病人练习呼吸操锻炼肺功能
	4. COPD 营养干预个案实操	能为 COPD 病人制定个性化的干预方案
	5. 支气管哮喘过敏原	掌握过敏与支气管哮喘的关系及其处理原则
	6. 哮喘营养治疗	能制定支气管哮喘营养治疗原则
		能对支气管哮喘患者进行膳食指导
		能对支气管哮喘患者进行营养调理
	7. 支气管哮喘综合干预方法	能对支气管哮喘患者进行生活方式干预
		能指导支气管哮喘患者进行健康教育和管理
	8. 肺炎营养治疗	能制定肺炎营养治疗原则
		能对肺炎患者进行膳食指导
		能对肺炎患者进行营养调理
	9. 肺炎综合干预方法	能对肺炎患者进行综合干预
	10. 个案实操	能为呼吸系统疾病病人制定个性化的干预方案
九、慢性胃肠道疾病的防治与膳食营养指导	1. 慢性胃肠道疾病营养治疗	能为慢性胃炎、慢性腹泻和便秘患者制定营养治疗目标和原则
		能对慢性胃炎、慢性腹泻和便秘患者进行膳食指导
		能对慢性胃炎、慢性腹泻和便秘进行营养调理
	2. 慢性胃肠道疾病综合干预方法	能对慢性胃肠道疾病病人进行生活方式干预
		能指导慢性胃肠道疾病人进行运动治疗
	3. 个案实操	能为慢性胃炎、慢性腹泻和便秘病人制定个性化的干预方案

职业功能	工作内容	技能要求
十、慢性肝病的防治 与膳食营养指导	1. 脂肪肝营养治疗	能制定脂肪肝营养治疗原则
		能对脂肪肝病人进行营养调理
	2. 脂肪肝综合干预方法	能对脂肪肝病人进行生活方式干预
		能指导脂肪肝病人进行运动治疗
	3. 慢性肝炎营养治疗	能制定慢性肝炎营养治疗原则
		能对慢性肝炎病人进行膳食指导
		能对慢性肝炎病人进行营养调理
	4. 慢性肝炎综合干预方法	能对慢性肝炎病人进行生活方式干预
		能指导慢性肝炎病人进行运动治疗
		能指导慢性肝炎病人健康教育和自我管理
	5. 肝硬化营养治疗	能制定肝硬化营养治疗原则
		能对肝硬化病人进行膳食指导
		能对肝硬化病人进行营养调理
	6. 肝硬化综合干预方法	能对肝硬化病人进行生活方式等综合干预
	7. 个案实操	能为慢性肝病病人制定个性化的干预方案
十一、心脑血管病的 防治与膳食营养指导	1. 高血压病营养治疗	能制定高血压病营养治疗目标和原则
		能对高血压病人进行膳食指导
		能对高血压病人进行营养调理
	2. 高血压病综合干预	能指导高血压病人进行运动治疗
		能对高血压病人进行健康教育和指导自我管理
	3. 高脂血症的营养治疗	能制定高脂血症营养治疗目标和原则
		能对高脂血症病人进行膳食指导
		能对高脂血症的病人进行营养调理
	4. 冠心病的营养治疗	能制定冠心病营养治疗目标和原则
		能对冠心病病人进行膳食指导
		能对冠心病病人进行营养调理
	5. 冠心病的综合干预	能指导冠心病病人进行合理的运动治疗
		能指导冠心病病人进行其他生活方式干预
	6. 脑卒中的营养治疗	能制定脑卒中营养治疗目标和原则
		能对脑卒中病人进行膳食指导
		能对脑卒中病人进行营养支持治疗
		能对脑卒中病人进行营养调理
	7. 脑卒中的综合干预	能指导脑卒中病人进行合理的运动康复治疗
		能指导脑卒中病人进行其他生活方式干预
	8. 个案实操	能为常见心脑血管病人制定个性化的干预方案

职业功能	工作内容	技能要求
十二、泌尿系统疾病的防治与膳食营养指导	1. 肾病综合征营养治疗	能制定肾病综合征营养治疗目标和原则
		能对肾病综合征患者进行膳食指导
		能对肾病综合征患者进行营养调理
	2. 肾病综合征综合干预方法	能对肾病综合征患者进行生活方式干预
		能指导肾病综合征患者进行康复治疗
		能指导肾病综合征患者进行家庭自我监测
	3. 慢性肾小球肾炎营养治疗	能制定慢性肾小球肾炎营养治疗目标和原则
		能对慢性肾小球肾炎患者进行膳食指导
		能给慢性肾脏病患者编制个性化食谱
		能对慢性肾脏病患者进行营养调理
	4. 慢性肾脏病综合干预方法	能对慢性肾脏病患者进行生活方式干预
		能指导慢性肾脏病患者进行运动治疗
		能对慢性肾脏病患者进行心理干预
	5. 泌尿系结石营养治疗	熟悉泌尿系结石的饮食危险因素
		能制定泌尿系结石的营养治疗原则
		能对泌尿系结石患者进行膳食指导
		能对泌尿系结石患者进行营养调理
	6. 泌尿系结石综合干预方法	能对泌尿系结石患者进行生活方式干预
		能指导泌尿系结石患者针对病因进行干预
十三、骨质疏松症的防治与膳食营养指导	1. 骨质疏松症营养治疗	能制定骨质疏松症营养治疗目标和原则
		能对骨质疏松症患者进行膳食指导
		能对骨质疏松症患者进行营养调理
	2. 骨质疏松症综合干预方法	能对骨质疏松症患者进行生活方式干预
		能指导骨质疏松症患者进行运动治疗
		能对骨质疏松症易感人群进行健康教育
	3. 个案实操	能为骨质疏松症患者制定个性化的干预方案
十四、痛风的防治与膳食营养指导	1. 痛风营养治疗	能制定痛风营养治疗目标和原则
		能对痛风患者进行膳食指导
		能对痛风患者进行营养调理
	2. 痛风综合干预方法	能对痛风患者进行生活方式干预
		能指导痛风患者进行运动治疗
		能对高尿酸血症者进行健康教育
	3. 个案实操	能为痛风患者制定个性化的干预方案
十五、糖尿病的防治与膳食营养指导	1. 糖尿病营养治疗	能制定糖尿病营养治疗目标和原则
		能对糖尿病病人进行膳食指导
		能用低 GI 和低 GL 概念管理糖尿病膳食

职业功能	工作内容	技能要求
十五、糖尿病的防治与膳食营养指导	1. 糖尿病营养治疗	能给糖尿病患者编制个性化食谱
		能对糖尿病人进行营养调理
	2. 糖尿病综合干预	能对糖尿病人的心理和行为问题进行干预
		能指导糖尿病病人进行运动治疗
		能对糖尿病人进行其他生活方式干预
		能指导糖尿病患者进行血糖监测
		能指导糖尿病人进行健康教育和自我管理
		能掌握和应用糖尿病治愈条件开展有效防治工作
		能掌握糖尿病低血糖反应的防治方法
	3. 个案实操	能为糖尿病病人制定个性化的干预方案
十六、恶性肿瘤的防治与膳食营养指导	1. 恶性肿瘤的危险因素及预防	能够寻找出恶性肿瘤的主要危险因素，并进行针对性预防
	2. 恶性肿瘤营养不良的原因及营养治疗的益处	能找出恶性肿瘤营养不良的原因
		能列举出恶性肿瘤营养治疗的益处
	3. 恶性肿瘤营养治疗的目标、原则及实施	能制定恶性肿瘤营养治疗目标和原则
		能对恶性肿瘤病人进行膳食指导
		能对恶性肿瘤病人进行营养调理
	4. 恶性肿瘤综合干预方法	能对恶性肿瘤病人进行生活方式干预
		能指导恶性肿瘤病人进行家庭康复指导
	5. 个案实操	能为恶性肿瘤病人制定个性化干预方案

附录三　中国居民膳食能量需要量（EER）

年龄（岁）/生理状况	男性 PAL						女性 PAL					
	轻（Ⅰ）		中（Ⅱ）		重（Ⅲ）		轻（Ⅰ）		中（Ⅱ）		重（Ⅲ）	
	MJ/d	kcal/d	MJ/d	kcal/d	MJ/d	kcal/d	MJ/d	kcal/d	MJ/d	kcal/d	MJ/d	kcal/d
0 ~	—	—	0.38[a]	90[b]	—	—	—	—	0.38[a]	90[b]	—	—
0.5 ~	—	—	0.33[a]	80[b]	—	—	—	—	0.33[a]	80[b]	—	—
1 ~	—	—	3.77	900	—	—	—	—	3.35	800	—	—
2 ~	—	—	4.60	1100	—	—	—	—	4.18	1000	—	—
3 ~	—	—	5.23	1250	—	—	—	—	5.02	1200	—	—
4 ~	—	—	5.44	1300	—	—	—	—	5.23	1250	—	—
5 ~	—	—	5.86	1400	—	—	—	—	5.44	1300	—	—
6 ~	5.86	1400	6.69	1600	7.53	1800	5.23	1250	6.07	1450	6.90	1650
7 ~	6.28	1500	7.11	1700	7.95	1900	5.65	1350	6.49	1550	7.32	1750
8 ~	6.90	1650	7.74	1850	8.79	2100	6.07	1450	7.11	1700	7.95	1900
9 ~	7.32	1750	8.37	2000	9.41	2250	6.49	1550	7.53	1800	8.37	2000

续表

年龄（岁）/生理状况	男性 PAL						女性 PAL					
	轻（Ⅰ）		中（Ⅱ）		重（Ⅲ）		轻（Ⅰ）		中（Ⅱ）		重（Ⅲ）	
	MJ/d	kcal/d	MJ/d	kcal/d	MJ/d	kcal/d	MJ/d	kcal/d	MJ/d	kcal/d	MJ/d	kcal/d
10 ~	7. 53	1800	8. 58	2050	9. 62	2300	6. 90	1650	7. 95	1900	9. 00	2150
11 ~	8. 58	2050	9. 83	2350	10. 88	2600	7. 53	1800	8. 58	2050	9. 62	2300
14 ~	10. 46	2500	11. 92	2850	13. 39	3200	8. 37	2000	9. 62	2300	10. 67	2550
18 ~	9. 41	2250	10. 88	2600	12. 55	3000	7. 53	1800	8. 79	2100	10. 04	2400
50 ~	8. 79	2100	10. 25	2450	11. 72	2800	7. 32	1750	8. 58	2050	9. 83	2350
65 ~	8. 58	2050	9. 83	2350	—	—	7. 11	1700	8. 16	1950	—	—
80 ~	7. 95	1900	9. 20	2200	—	—	6. 28	1500	7. 32	1750	—	—
孕妇（1～12 周）	—	—	—	—	—	—	7. 53	1800	8. 79	2100	10. 04	2400
孕妇（13～27 周）	—	—	—	—	—	—	8. 79	2100	1. 04	2400	11. 29	2700
孕妇（≥28 周）	—	—	—	—	—	—	9. 41	2250	10. 67	2550	11. 92	2850
乳母	—	—	—	—	—	—	9. 62	2300	10. 88	2600	12. 13	2900

注：“—”表示未制定。

a 单位为：兆焦每天每千克体重［MJ/（kg·d）］

b 单位为：千卡每天每千克体重［kcal/（kg·d）］

引自中国营养学会．中国居民膳食营养素参考摄入量（2018 版）．

附录四　中国居民膳食蛋白质参考摄入量

单位为克每天（g/d）

年龄（岁）/生理状况	男性		女性	
	EAR	RNI	EAR	RNI
0 ~	—	9[a]	—	9[a]
0.5 ~	15	20	15	20
1 ~	20	25	20	25
2 ~	20	25	20	25
3 ~	25	30	25	30
4 ~	25	30	25	30
5 ~	25	30	25	30
6 ~	25	35	25	35
7 ~	30	40	30	40
8 ~	30	40	30	40
9 ~	40	45	40	45

续表

年龄（岁）/生理状况	男性		女性	
	EAR	RNI	EAR	RNI
10 ~	40	50	40	50
11 ~	50	60	45	55
14 ~	60	75	50	60
18 ~	60	65	50	55
孕妇（1~12 周）	—	—	50	55
孕妇（13~27 周）	—	—	60	70
孕妇（≥28 周）	—	—	75	85
乳母	—	—	70	80

注："—"表示未制定。

ª AI 值

引自中国营养学会 . 中国居民膳食营养素参考摄入量（2018 版）.

附录五　中国居民膳食脂肪、脂肪酸参考摄入量和可接受范围

单位为能量百分比（% E）

年龄（岁）/生理状况	脂肪	饱和脂肪酸	N-6 多不饱和脂肪酸ª		N-3 多不饱和脂肪酸	
	AMDR	U-AMDR	AI	AMDR	AIᵇ	AMDR
0 ~	48ᶜ	—	7.3	—	0.87	—
0.5 ~	40ᶜ	—	6.0	—	0.66	—
1 ~	35ᶜ	—	4.0	—	0.60	—
4 ~	20~30	<8	4.0	—	0.60	—
7 ~	20~30	<8	4.0	—	0.60	—
18 ~	20~30	<10	4.0	2.5~9.0	0.60	0.5~2.0
60 ~	20~30	<10	4.0	2.5~9.0	0.60	0.5~2.0
孕妇和乳母	20~30	<10	4.0	2.5~9.0	0.60	0.5~2.0

ª 亚油酸的数值。

ᵇ 亚麻酸的数值。

ᶜ AI 值。

引自中国营养学会 . 中国居民膳食营养素参考摄入量（2018 版）.

附录六　中国居民膳食碳水化合物参考摄入量和可接受范围

年龄（岁）/生理状况	碳水化合物		添加糖
	EAR g/d	AMDR % E	AMDR % E
0 ~	—	60[a]	—
0.5 ~	—	85[a]	—
1 ~	120	50 ~ 65	—
4 ~	120	50 ~ 65	< 10
7 ~	120	50 ~ 65	< 10
11 ~	150	50 ~ 65	< 10
14 ~	150	50 ~ 65	< 10
18 ~ 65	120	50 ~ 65	< 10
孕妇	130	50 ~ 65	< 10
乳母	160	50 ~ 65	< 10

[a]AI 值，单位为克（g）。

引自中国营养学会. 中国居民膳食营养素参考摄入量（2018 版）.

表 A1　主要产能营养素折算系数

成分	折算系数 kJ/g（kcal/g）	成分	折算系数 kJ/g（kcal/g）
蛋白质	17（4）	碳水化合物	17（4）
脂肪	37（9）	膳食纤维	8（2）

*引自中国营养学会. 中国居民膳食营养素参考摄入量（2018 版）.

表 A2　各人群身体活动水平分级表

年龄（岁）	身体活动水平		
	轻（Ⅰ）	中（Ⅱ）	重（Ⅲ）
6 ~ 7	1.35		1.55
8 ~ 9	1.40		1.60
10 ~ 14	1.45		1.65
15 ~ 17	1.55		1.75
18 ~ 79	1.50		1.75
80 ~	1.45		1.70

注1：0 ~ 6 岁儿童体力活动不分级。注2：6 ~ 17 岁为儿童青少年；18 岁 ~ 为成人。

引自中国营养学会. 中国居民膳食营养素参考摄入量（2018 版）.

附录七　中国居民膳食常量元素参考摄入量

单位为 mg/d

年龄（岁）/生理状况	钙			磷			镁		钾	钠	氯
	EAR	RNI	UL	EAR	RNI	UL	EAR	RNI	AI	AI	AI
0 ~	—	200ᵃ	1000	—	100ᵃ	—	—	20ᵃ	350	170	260
0.5 ~	—	250ᵃ	1500	—	180ᵃ	—	—	65ᵃ	550	350	550
1 ~	500	600	1500	250	300	—	110	140	900	700	1100
4 ~	650	800	2000	290	350	—	130	160	1200	900	1400
7 ~	800	1000	2000	400	470	—	180	220	1500	1200	1900
11 ~	1000	1200	2000	540	640	—	250	300	1900	1400	2200
14 ~	800	1000	2000	590	710	—	270	320	2200	1600	2500
18 ~	650	800	2000	600	720	3500	280	330	2000	1500	2300
50 ~	800	1000	2000	600	720	3500	280	330	2000	1400	2200
65 ~	800	1000	2000	590	700	300	270	320	2000	1400	2200
80 ~	800	1000	2000	560	670	300	260	310	2000	1300	2000
孕妇（1 ~ 12 周）	650	800	2000	600	720	3500	310	370	2000	1500	2300
孕妇（13 ~ 27 周）	810	1000	2000	600	720	3500	310	370	2000	1500	2300
孕妇（≥28 周）	810	1000	2000	600	720	3500	310	370	2000	1500	2300
乳母	810	1000	2000	600	720	3500	280	330	2400	1500	2300

注："—"表示未制定。

ᵃAI 值

引自中国营养学会.中国居民膳食营养素参考摄入量（2018 版）.

附录八　中国居民膳食微量元素参考摄入量

年龄（岁）/生理状况	铁 mg/d			碘 ug/d			锌 mg/d			硒 ug/d			铜 mg/d			钼 μg/d			铬 μg/d
	EAR	RNI	UL	EAR	RNI	UL	EAR	RNI	UL	EAR	RNI	UL	EAR	RNI	UL	EAR	RNI	UL	AI
0 ~	—	0.3ᵃ	—	—	85ᵃ	—	—	2ᵃ	—	—	15ᵃ	55	—	0.3ᵃ	—	—	2ᵃ	—	0.2
0.5 ~	7	10	—	—	115ᵃ	—	2.8	3.5		—	20ᵃ	80	—	0.3ᵃ	—	—	15ᵃ	—	4.0
1 ~	6	9	25	65	90	—	3.2	4.0	8	20	25	100	0.25	0.3	2.0	35	40	200	15
4 ~	7	10	30	65	90	200	4.6	5.5	12	25	30	150	0.30	0.4	3.0	40	50	300	20
7 ~	10	13	35	65	90	300	5.9	7.0	19	35	40	200	0.40	0.5	4.0	55	65	450	25
11 ~（男）	11	15	40	75	110	400	8.2	10.0	28	45	55	300	0.55	0.7	6.0	75	90	650	30
11 ~（女）	14	18					7.6	9.0											35
14 ~（男）	12	16	40	85	120	500	9.7	12.0	35	50	60	350	0.60	0.8	7.0	85	100	800	30
14 ~（女）	14	18					6.9	8.5											
18 ~（男）	9	12	42	85	120	600	10.4	12.5	40	50	60	400	0.60	0.8	8.0	85	100	900	30
18 ~（女）	15	20					6.1	7.5											
50 ~（男）	9	12	42	85	120	600	10.4	12.5	40	50	60	400	0.60	0.8	8.0	85	100	900	30
50 ~（女）							6.1	7.5											

年龄（岁）/生理状况	铁 mg/d			碘 ug/d			锌 mg/d			硒 ug/d			铜 mg/d			钼 μg/d			铬 μg/d
	EAR	RNI	UL	EAR	RNI	UL	EAR	RNI	UL	EAR	RNI	UL	EAR	RNI	UL	EAR	RNI	UL	AI
孕妇（1~12周）	15	20	42																31
孕妇（13~27周）	19	24	42	160	230	600	7.8	9.5	40	54	65	400	0.7	0.9	8.0	92	110	900	34
孕妇（≥28周）	22	29	42																36
乳母	18	24	42	170	240	600	9.9	12	40	65	78	400	1.1	1.4	8.0	88	103	900	37

注："—"表示未制定。

[a]AI 值

引自中国营养学会. 中国居民膳食营养素参考摄入量（2018 版）.

附录九　中国居民膳食脂溶性维生素参考摄入量

年龄（岁）/生理状况	维生素 A μg RAE/d					维生素 D μg/d			维生素 E mg α-TE/d		维生素 K μg/d
	EAR		RNI		UL	EAR	RNI	UL	AI	UL	AI
	男	女	男	女							
0 ~	—		300[a]		600	—	10[a]	20	3	—	2
0.5 ~	—		350[a]		600	—	10[a]	20	4		10
1 ~	220		310		700	8	10	20	6	150	30
4 ~	260		360		900	8	10	30	7	200	40
7 ~	360		500		1500	8	10	45	9	350	50
11 ~	480	450	670	630	2100	8	10	50	13	500	70
14 ~	590	450	820	630	2700	8	10	50	14	600	75
18 ~	560	480	800	700	3000	8	10	50	14	700	80
50 ~	560	480	800	700	3000	8	10	50	14	700	80
65 ~	560	480	800	700	3000	8	15	50	14	700	80
80 ~	560	480	800	700	3000	8	15	50	14	700	80
孕妇（1~12周）	480		700		3000	8	10	50	14	700	80
孕妇（13~27周）	530		770		3000	8	10	50	14	700	80
孕妇（≥28周）	530		770		3000	8	10	50	14	700	80
乳母	880		1300		3000	8	10	50	17	700	85

注："—"表示未制定。

[a]AI 值

引自中国营养学会. 中国居民膳食营养素参考摄入量（2018 版）.

附录十　中国居民膳食水溶性维生素参考摄入量

年龄（岁）/生理状况	维生素 B₁ EAR mg/d 男	女	维生素 B₁ AI mg/d	维生素 B₁ RNI mg/d 男	女	维生素 B₂ EAR mg/d 男	女	维生素 B₂ AI mg/d	维生素 B₂ RNI mg/d 男	女	维生素 B₆ EAR mg/d	维生素 B₆ AI mg/d	维生素 B₆ RNI mg/d	维生素 B₆ UL mg/d
0 ~	—	—	0.1	—	—	—	—	0.4	—	—	—	0.2	—	—
0.5 ~	—	—	0.3	—	—	—	—	0.5	—	—	—	0.4	—	—
1 ~	0.5	0.5	—	0.6	0.6	0.5	0.5	—	0.6	0.6	0.5	—	0.6	20
4 ~	0.6	0.6	—	0.8	0.8	0.6	0.6	—	0.7	0.7	0.6	—	0.7	25
7 ~	0.8	0.8	—	1.0	1.0	0.8	0.8	—	1.0	1.0	0.8	—	1.0	35
11 ~	1.1	1.0	—	1.3	1.1	1.1	0.9	—	1.3	1.1	1.1	—	1.3	45
14 ~	1.3	1.1	—	1.6	1.3	1.3	1.0	—	1.5	1.2	1.2	—	1.4	55
18 ~	1.2	1.0	—	1.4	1.2	1.2	1.0	—	1.4	1.2	1.2	—	1.4	60
50 ~	1.2	1.0	—	1.4	1.2	1.2	1.0	—	1.4	1.2	1.3	—	1.6	60
65 ~	1.2	1.0	—	1.4	1.2	1.2	1.0	—	1.4	1.2	1.3	—	1.6	60
80 ~	1.2	1.0	—	1.4	1.2	1.2	1.0	—	1.4	1.2	1.3	—	1.6	60
孕妇（1~12周）		1.0	—		1.2		1.0	—		1.2	1.9	—	2.2	60
孕妇（13~27周）		1.1	—		1.4		1.1	—		1.4	1.9	—	2.2	60
孕妇（≥28周）		1.2	—		1.5		1.2	—		1.5	1.9	—	2.2	60
乳母		1.2	—		1.5		1.2	—		1.5	1.4	—	1.7	60

注 1："—"表示未制定。

注 2：有些维生素未制定 UL，主要原因是研究资料不充分，并不表示过量摄入没有健康风险。

引自中国营养学会.中国居民膳食营养素参考摄入量（2018 版）.

续表

年龄（岁）/生理状况	维生素 B₁₂ EAR μg/d	维生素 B₁₂ AI μg/d	维生素 B₁₂ RNI μg/d	泛酸 AI mg/d	叶酸 EAR μgDFE/d	叶酸 AI μgDFE/d	叶酸 RNI μgDFE/d	叶酸 UL μg/d	烟酸 EAR mgNE/d 男	女	烟酸 AI mgNE/d	烟酸 RNI mgNE/d 男	女	烟酸 UL mgNE/d	烟酰胺 UL mg/d
0 ~	—	0.3	—	1.7	—	65	—	—	—	—	2	—	—	—	—
0.5 ~	—	0.6	—	1.9	—	100	—	—	—	—	3	—	—	—	—
1 ~	0.8	—	1.0	2.1	130	—	160	300	5	5	—	6	6	10	100
4 ~	1.0	—	1.2	2.5	150	—	190	400	7	6	—	8	8	15	130
7 ~	1.3	—	1.6	3.5	210	—	250	600	9	8	—	11	10	20	180
11 ~	1.8	—	2.1	4.5	290	—	350	800	11	10	—	14	12	25	240
14 ~	2.0	—	2.4	5.0	320	—	400	900	14	11	—	16	13	30	280
18 ~	2.0	—	2.4	5.0	320	—	400	1000	12	10	—	15	12	35	310
50 ~	2.0	—	2.4	5.0	320	—	400	1000	12	10	—	14	12	35	310
65 ~	2.0	—	2.4	5.0	320	—	400	1000	11	9	—	14	11	35	300
80 ~	2.0	—	2.4	5.0	320	—	400	1000	11	8	—	13	10	30	280
孕妇（1~12周）	2.4	—	2.9	6.0	520	—	600	1000		10	—		12	35	310
孕妇（13~27周）	2.4	—	2.9	6.0	520	—	600	1000		10	—		12	35	310
孕妇（≥28周）	2.4	—	2.9	6.0	520	—	600	1000		10	—		12	35	310
乳母	2.6	—	3.2	7.0	450	—	550	1000	12	—			15	35	310

注 1："—"表示未制定。

注 2：有些维生素未制定 UL，主要原因是研究资料不充分，并不表示过量摄入没有健康风险。

年龄（岁）/生理状况	胆碱 AI mg/d		UL mg/d	生物素 AI mg/d	维生素 C EAR mg/d	AI mg/d	RNI mg/d	UL mg/d
	男	女						
0 ~	120	120	—	5	—	40	—	—
0.5 ~	150	150	—	9	—	40	—	—
1 ~	200	200	1000	17	35	—	40	400
4 ~	250	250	1000	20	40	—	50	600
7 ~	300	300	1500	25	55	—	65	1000
11 ~	400	400	2000	35	75	—	90	1400
14 ~	500	400	2500	40	85	—	100	1800
18 ~	500	400	3000	40	85	—	100	2000
50 ~	500	400	3000	40	85	—	100	2000
65 ~	500	400	3000	40	85	—	100	2000
80 ~	500	400	3000	40	85	—	100	2000
孕妇（1~12周）		420	3000	40	85		100	2000
孕妇（13~27周）		420	3000	40	95		115	2000
孕妇（≥28周）		420	3000	40	95		115	2000
乳母		520	3000	50	125		150	2000

注1："—"表示未制定。

注2：有些维生素未制定 UL，主要原因是研究资料不充分，并不表示过量摄入没有健康风险。

附录十一　中国居民膳食宏量营养素可接受范围（AMDR）

人群	总碳水化合物/（%E[a]）	添加糖/（%E）	总脂肪/（%E）	饱和脂肪酸 U-AMDR/（%E）	n-6 多不饱和脂肪酸/（%E）	n-3 多不饱和脂肪酸/（%E）	EPA+DHA/（g/d）
0 岁 ~	—[b]	—	48（AI）	—	—	—	—
0.5 岁 ~	—	—	40（AI）	—	—	—	—
1 岁 ~	50 ~ 65	—	35（AI）	—	—	—	—
4 岁 ~	50 ~ 65	< 10	20 ~ 30	< 8	—	—	—
7 岁 ~	50 ~ 65	< 10	20 ~ 30	< 8	—	—	—
11 岁 ~	50 ~ 65	< 10	20 ~ 30	< 8	—	—	—
14 岁 ~	50 ~ 65	< 10	20 ~ 30	< 8	—	—	—
18 岁 ~	50 ~ 65	< 10	20 ~ 30	< 10	2.5 ~ 9.0	0.5 ~ 2.0	0.25 ~ 2.0
50 岁 ~	50 ~ 65	< 10	20 ~ 30	< 10	2.5 ~ 9.0	0.5 ~ 2.0	0.25 ~ 2.0
65 岁 ~	50 ~ 65	< 10	20 ~ 30	< 10	2.5 ~ 9.0	0.5 ~ 2.0	0.25 ~ 2.0
80 岁 ~	50 ~ 65	< 10	20 ~ 30	< 10	2.5 ~ 9.0	0.5 ~ 2.0	0.25 ~ 2.0
孕妇（早）	50 ~ 65	< 10	20 ~ 30	< 10	2.5 ~ 9.0	0.5 ~ 2.0	—
孕妇（中）	50 ~ 65	< 10	20 ~ 30	< 10	2.5 ~ 9.0	0.5 ~ 2.0	—
孕妇（晚）	50 ~ 65	< 10	20 ~ 30	< 10	2.5 ~ 9.0	0.5 ~ 2.0	—
乳母	50 ~ 65	< 10	20 ~ 30	< 10	2.5 ~ 9.0	0.5 ~ 2.0	—

[a] %E 为占能量的百分比。

[b] 未制定参考值者用"—"表示。

附录十二　中国居民膳食营养素建议摄入量（PI）

人群	钾/（mg/d）	钠/（mg/d）	维生素 C/（mg/d）
0 岁 ~	—a	—	—
0.5 岁 ~	—	—	—
1 岁 ~	—	—	—
4 岁 ~	2100	1200	—
7 岁 ~	2800	1500	—
11 岁 ~	3400	1900	—
14 岁 ~	3900	2200	—
18 岁 ~	3600	2000	200
50 岁 ~	3600	1900	200
65 岁 ~	3600	1800	200
80 岁 ~	3600	1700	200
孕妇（早）	3600	2000	200
孕妇（中）	3600	2000	200
孕妇（晚）	3600	2000	200
乳母	3600	2000	200

a　未制定参考值者用"—"表示。

附录十三　中国居民膳食水适宜摄入量（AI）

人群	饮水量a/（L/d）		总摄入量b/（L/d）	
	男	女	男	女
0 岁 ~	—d		0.7c	
0.5 岁 ~	—		0.9	
1 岁 ~	—		1.3	
4 岁 ~	0.8		1.6	
7 岁 ~	1.0		1.8	
11 岁 ~	1.3	1.1	2.3	2.0
14 岁 ~	1.4	1.2	2.5	2.2
18 岁 ~	1.7	1.5	3.0	2.7
50 岁 ~	1.7	1.5	3.0	2.7
65 岁 ~	1.7	1.5	3.0	2.7
80 岁 ~	1.7	1.5	3.0	2.7
孕妇（早）	—	+0.2e	—	+0.3
孕妇（中）	—	+0.2	—	+0.3
孕妇（晚）	—	+0.2	—	+0.3
乳母	—	+0.6	—	+1.1

a　温和气候条件下，轻身体活动水平。如果在高温或进行中等以上身体活动时，应适当增加水摄入量。

b　总摄入量包括食物中的水以及饮水中的水。

c　来自母乳。

d　未制定参考值者用"—"表示。

e　"+"表示在同龄人群参考值基础上额外增加量。

附录十四　中国食物成分表（以食部100g计算）

食物名称	食部（%）	水分（g）	能量（kJ）	能量（kcal）	蛋白质（g）	脂肪（g）	碳水化合物（g）	膳食纤维（g）	维生素A（μgRE）	硫胺素（mg）	核黄素（mg）	维生素C（mg）	钙（mg）	磷（mg）	铁（mg）	锌（mg）	铜（mg）
谷类及制品																	
稻米（大米）	100	13.3	1448	346	7.4	0.8	77.9	0.7	—	0.11	0.05	—	13	110	2.3	1.7	0.3
挂面（标准粉）	100	12.4	1439	344	10.1	0.7	76	1.6	—	0.19	0.04	—	14	153	3.5	1.22	0.44
挂面（富强粉）	100	12.7	1452	347	9.6	0.6	76	0.3	—	0.2	0.04	—	21	112	3.2	0.74	0.4
面条（标准粉,切面）	100	29.7	1172	280	8.5	1.6	59.5	1.5	—	0.35	0.1	—	13	142	2.6	1.07	0.2
糯米	100	12.6	1456	348	7.3	1	78.3	0.8	—	0.11	0.04	—	26	113	1.4	1.54	0.25
小麦粉（标准粉）	100	12.7	1439	344	11.2	1.5	73.6	2.1	—	0.28	0.08	—	31	188	3.5	1.64	0.42
玉米（黄，干）	100	13.2	1402	335	8.7	3.8	73	6.4	17	0.21	0.13	—	14	218	2.4	1.7	0.25
薯类、淀粉及制品																	
甘薯（红心）	90	73.4	414	99	1.1	0.2	24.7	1.6	125	0.04	0.04	26	23	39	0.5	0.15	0.18
马铃薯	94	79.8	318	76	2	0.2	17.2	0.7	5	0.08	0.04	27	8	40	0.8	0.37	0.12
团粉（芡粉）	100	12.6	1448*	346*	1.5	…	85.8	0.8	—	0.01	0	—	34	25	3.6	0.18	0.06
粉丝	100	15	1402	335	0.8	0.2	83.7	1.1	—	0.03	0.02	—	31	16	6.4	0.27	0.05
干豆类及制品																	
蚕豆（去皮）	100	11.3	1431	342	25.4	1.6	58.9	2.5	50	0.2	0.2	—	54	181	2.5	3.32	1.17
豆腐	100	82.8	339	81	8.1	3.7	4.2	0.4	—	0.04	0.03	—	164	119	1.9	1.11	0.27
豆腐干	100	65.2	586	140	16.2	3.6	11.5	0.8	15	0.03	0.07	—	308	273	4.9	1.76	0.77
豆浆	100	96.4	59	13	1.8	0.7	1.1	1.1	15	0.02	0.02	—	10	30	0.5	0.24	0.07
豆沙	100	39.2	1017	243	5.5	1.9	52.7	1.7	—	0.03	0.05	—	42	68	8	0.32	0.13
黄豆	100	10.2	1502	359	35	16	34.2	15.5	37	0.41	0.2	—	191	465	8.2	3.34	1.35
豇豆	100	10.9	1347	322	19.3	1.2	65.6	7.1	10	0.16	0.08	—	40	344	7.1	3.04	2.1
绿豆	100	12.3	1322	316	21.6	0.8	62	6.4	22	0.25	0.11	—	81	337	6.5	2.18	1.08
豌豆	100	10.4	1310	313	20.3	1.1	65.8	10.4	42	0.49	0.14	—	97	259	4.9	2.35	0.47

续表

食物名称	食部(%)	水分(g)	能量(kJ)	能量(kcal)	蛋白质(g)	脂肪(g)	碳水化合物(g)	膳食纤维(g)	维生素A(μgRE)	硫胺素(mg)	核黄素(mg)	维生素C(mg)	钙(mg)	磷(mg)	铁(mg)	锌(mg)	铜(mg)
蔬菜类及制品																	
根菜类																	
白萝卜	95	93.4	88	21	0.9	0.1	5	1	3	0.02	0.03	21	36	26	0.5	0.3	0.04
红皮萝卜	94	91.6	113	27	1.2	0.1	6.4	1.2	3	0.03	0.04	24	45	33	0.6	0.29	0.04
胡萝卜(黄)	97	87.4	180	43	1.4	0.2	10.2	1.3	668	0.04	0.04	16	32	16	0.5	0.14	0.03
茎蓝(球茎甘蓝)	78	90.8	126	30	1.3	0.2	7	1.3	3	0.04	0.02	41	25	46	0.3	0.7	0.02
鲜豆类																	
扁豆	91	88.3	155	37	2.7	0.2	8.2	2.1	25	0.04	0.07	13	38	54	1.9	0.72	0.12
蚕豆	31	70.2	435	104	8.8	0.4	19.5	3.1	52	0.37	0.1	16	16	200	3.5	1.37	0.39
黄豆芽	100	88.8	184	44	4.5	1.6	4.5	1.5	5	0.04	0.07	8	21	74	0.9	0.54	0.14
豇豆(长)	97	7	121	29	2.9	0.3	5.9	2.3	42	0.07	0.09	19	27	63	0.5	0.54	0.14
绿豆芽	100	94.6	75	18	2.1	0.1	2.9	0.8	3	0.05	0.06	6	9	37	0.6	0.35	0.1
毛豆(青豆)	53	69.6	515	123	13.1	5	10.5	4	22	0.15	0.07	27	135	188	3.5	1.73	0.54
四季豆(菜豆)	96	91.3	117	28	2	0.4	5.7	1.5	35	0.04	0.07	6	42	51	1.5	0.23	0.11
豌豆(带荚)	42	70.2	439	105	7.4	0.3	21.2	3	37	0.34	0.09	14	21	127	1.7	1.29	0.22
豌豆尖	100	42.1	933*	223*	3.1	Tr	53.9	1.3	452	0.07	0.23	11	17	65	5.1	0.93	0.06
茄果,瓜类																	
冬瓜	80	96.6	46	11	0.4	0.2	2.6	0.7	13	0.01	0.01	18	19	12	0.2	0.07	0.07
黄瓜	92	95.8	63	15	0.8	0.2	2.9	0.5	15	0.02	0.03	9	24	24	0.5	0.18	0.05
苦瓜	81	93.4	79	19	1	0.1	4.9	1.4	17	0.03	0.03	56	14	35	0.7	0.36	0.06
南瓜	85	93.5	92	22	0.7	0.1	5.3	0.8	148	0.03	0.04	8	16	24	0.4	0.14	0.03
丝瓜	83	94.3	84	20	1	0.2	4.2	0.6	15	0.02	0.04	5	14	29	0.4	0.2	0.06
茄子(紫皮,长)	96	3.1	79	19	1	0.1	5.4	1.9	30	0.03	0.03	7	55	2	0.4	0.16	0.07
柿子椒	82	93	92	22	1	0.2	5.4	1.4	57	0.03	0.03	72	14	2	0.8	0.19	0.09
西红柿	100	95.6	54	13	0.9	0.1	3.2	0.8	88	0.05	0.02	8	15	21	0.4	0.14	0.45
辣椒(青,尖)	84	91.9	96	23	1.4	0.3	5.8	2.1	57	0.03	0.04	62	15	3	0.7	0.22	0.11

食物名称	食部（%）	水分（g）	能量（kJ）	能量（kcal）	蛋白质（g）	脂肪（g）	碳水化合物（g）	膳食纤维（g）	维生素 A（μgRE）	硫胺素（mg）	核黄素（mg）	维生素 C（mg）	钙（mg）	磷（mg）	铁（mg）	锌（mg）	铜（mg）
								葱蒜类									
洋葱（葱头）	90	89.2	163	39	1.1	0.2	9	0.9	3	0.03	0.03	8	24	39	0.6	0.23	0.05
大葱	82	91	126	30	1.7	0.3	6.5	1.3	10	0.03	0.05	17	29	38	0.7	0.4	0.08
大蒜（蒜头）	85	66.6	527	126	4.5	0.2	27.6	1.1	5	0.04	0.06	7	39	117	1.2	0.88	0.22
蒜苗	82	88.9	155	37	2.1	0.4	8	1.8	47	0.11	0.08	35	29	44	1.4	0.46	0.05
								嫩茎、叶、花类									
大白菜（白梗）	92	93.6	88	21	1.7	0.2	3.7	0.6	42	0.06	0.07	47	69	30	0.5	0.21	0.03
菠菜（赤根菜）	89	91.2	100	24	2.6	0.3	4.5	1.7	487	0.04	0.11	32	66	47	2.9	0.85	0.1
菜花（脱水）	100	9.8	1197	286	6.5	0.6	76.8	13.2	0	0.21	0.18	82	185	182	6.4	2.15	0.79
冬苋菜	58	89.6	126	30	3.9	0.4	4.9	2.2	1158	0.15	0.05	20	82	56	2.4	1.37	0.13
青头菜（芥菜）	92	95	29	7	1.3	0.2	2.8	2.8	47	0	0.02	7	23	35	0.7	0.25	0.05
甘蓝	86	93.2	92	22	1.5	0.2	4.6	1	12	0.03	0.03	40	49	26	0.6	0.25	0.04
瓢儿白	79	94.1	63	15	1.7	0.2	3.2	1.6	200	0	0.03	10	59	36	1.8	0.54	0.06
芹菜（白茎）	66	94.2	59	14	0.8	0.1	3.9	1.4	10	0.01	0.08	12	48	50	0.8	0.46	0.09
蕹菜	76	92.9	84	20	2.2	0.3	3.6	1.4	253	0.03	0.08	25	99	38	2.3	0.39	0.1
莴笋	62	95.5	59	14	1	0.1	2.8	0.6	25	0.02	0.02	4	23	48	0.9	0.33	0.07
苋菜（紫）	73	88.8	130	31	2.8	0.4	5.9	1.8	248	0.03	0.1	30	178	63	2.9	0.7	0.07
小白菜	81	94.5	63	15	1.5	0.3	2.7	1.1	280	0.02	0.09	28	90	36	1.9	0.51	0.08
								水生蔬菜									
藕（莲藕）	88	80.5	293	70	1.9	0.2	16.4	1.2	3	0.09	0.03	44	39	58	1.4	0.23	0.11
茭白	74	92.2	96	23	1.2	0.2	5.9	1.9	5	0.02	0.03	5	4	36	0.4	0.33	0.06
								薯芋类									
姜（黄姜）	95	87	172	41	1.3	0.6	10.3	2.7	28	0.02	0.03	4	27	25	1.4	0.34	0.14
芋头（毛芋）	84	78.6	331	79	2.2	0.2	18.1	1	27	0.06	0.05	6	36	55	1	0.49	0.37
								野生蔬菜类									
小蒜	82	90.4	126	30	1	0.4	7.7	2.2	113	0.03	0.12	28	89	38	1.2	0.5	0.03

续表

食物名称	食部(%)	能量(kJ)	能量(kcal)	水分(g)	蛋白质(g)	脂肪(g)	碳水化合物(g)	膳食纤维(g)	维生素A(μgRE)	硫胺素(mg)	核黄素(mg)	维生素C(mg)	钙(mg)	磷(mg)	铁(mg)	锌(mg)	铜(mg)
菌藻类																	
蘑菇(干)	100	1054	252	13.7	21	4.6	52.7	21	273	0.1	1.1	5	127	357	0	6.29	1.05
黑木耳(干)	100	858	205	15.5	12.1	1.5	65.5	29.9	17	0.17	0.44	—	247	292	97.4	3.18	0.32
平菇	93	84	20	92.5	1.9	0.3	4.6	2.3	2	0.06	0.16	4	5	86	1	0.61	0.08
香菇(干)	95	883	211	12.3	20	1.2	61.7	31.6	3	0.19	1.26	5	83	258	10.5	8.57	1.03
银耳(干)	96	837	200	14.6	10	1.4	67.3	30.4	8	0.05	0.25	—	36	369	4.1	3.03	0.08
珍珠白蘑(干)	100	887	212	12.1	18.3	0.7	56.3	23.3	—	Tr	0.02	—	24	28	189.8	3.55	1.03
海带(干)	98	322	77	70.5	1.8	0.1	23.4	6.1	40	0.01	0.1	0	348	52	4.7	0.65	0.14
紫菜(干)	100	866	207	12.7	26.7	1.1	44.1	21.6	228	0.27	1.02	2	264	350	54.9	2.47	1.68
水果类																	
菠萝	68	172	41	88.4	0.5	0.1	10.8	1.3	3	0.04	0.02	18	12	9	0.6	0.14	0.07
草莓	97	126	30	91.3	1	0.2	7.1	1	5	0.02	0.03	47	18	27	1.8	0.14	0.04
橙	74	197	47	87.4	0.8	0.2	11.1	0.6	27	0.05	0.04	33	20	22	0.4	0.14	0.03
柑橘	77	213	51	86.9	0.7	0.2	11.9	0.4	148	0.08	0.04	28	35	18	0.2	0.08	0.04
桃	86	201	48	86.4	0.9	0.1	12.2	1.3	3	0.01	0.03	7	6	20	0.8	0.34	0.05
枣(干)	80	1105	264	26.9	3.2	0.5	67.8	6.2	2	0.04	0.16	14	64	51	2.3	0.65	0.27
红橘(四川)	78	167	40	89.1	0.7	0.1	9.8	0.7	30	0.24	0.04	33	42	25	0.5	0.17	0.04
香蕉	59	381	91	75.8	1.4	0.2	22	1.2	10	0.02	0.04	8	7	28	0.4	0.18	0.14
蜜橘	76	176	42	88.2	0.8	0.4	10.3	1.4	277	0.05	0.04	19	19	18	0.2	0.1	0.07
猕猴桃	83	234	56	83.4	0.8	0.6	14.5	2.6	22	0.05	0.02	62	27	26	1.2	0.57	1.87
梨	82	184	44	85.8	0.4	0.2	13.3	3.1	6	0.03	0.06	6	9	14	0.5	0.46	0.62
鸭梨	82	180	43	88.3	0.2	0.2	11.1	1.1	2	0.03	0.03	4	4	14	0.9	0.1	0.19
苹果	76	218	52	85.9	0.2	0.2	13.5	1.2	3	0.06	0.02	4	4	12	0.6	0.19	0.06
葡萄	86	180	43	88.7	0.5	0.2	10.3	0.4	8	0.04	0.02	25	5	13	0.4	0.18	0.09
杏	91	151	36	89.4	0.9	0.1	9.1	1.3	75	0.02	0.03	4	14	15	0.6	0.2	0.11
李子	91	151	36	90	0.7	0.2	8.7	0.9	25	0.03	0.02	6	8	11	0.6	0.14	0.04
西瓜	56	105	25	93.3	0.6	0.1	5.6	0.3	75	0.02	0.03	6	8	9	0.3	0.1	0.05

续表

坚果种子类

食物名称	食部(%)	水分(g)	能量(kJ)	能量(kcal)	蛋白质(g)	脂肪(g)	碳水化合物(g)	膳食纤维(g)	维生素A(μgRE)	硫胺素(mg)	核黄素(mg)	维生素C(mg)	钙(mg)	磷(mg)	铁(mg)	锌(mg)	铜(mg)
核桃（干）	43	5.2	2623	627	14.9	58.8	19.1	9.5	5	0.15	0.14	1	56	294	2.7	2.17	1.17
花生（鲜）	53	48.3	1247	298	12	25.4	13	7.7	2	0	0.04	14	8	250	3.4	1.79	0.68
花生仁（生）	100	6.9	2356	563	24.8	44.3	21.7	5.5	5	0.72	0.13	2	39	324	2.1	2.5	0.95
葵花子（炒）	52	2	2577	616	22.6	52.8	17.3	4.8	5	0.43	0.26	0	72	564	6.1	5.91	1.95
南瓜子（炒）	68	4.1	2402	574	36	46.1	7.9	4.1	0	0.08	0.16	0	37	0	6.5	7.12	1.44
西瓜子（炒）	43	4.3	2397	573	32.7	44.8	14.2	4.5	0	0.04	0.08	0	28	765	8.2	6.76	1.82
芝麻（黑）	100	5.7	2222	531	19.1	46.1	24	14	0	0.66	0.25	0	780	516	22.7	6.13	1.77
蓄肉类及制品																	
牛肉（肥瘦）	99	72.8	523	125	19.9	4.2	2	0	7	0.04	0.14	0	23	168	3.3	4.73	0.18
牛肉松	100	2.7	1862	445	8.2	15.7	67.7	0	90	0.04	0.11	0	76	74	4.6	0.55	0.05
兔肉	10	76.2	427	102	19.7	2.2	0.9	0	26	0.11	0.1	0	12	165	2	1.3	0.12
午餐肉	100	59.9	958	229	9.4	15.9	12	0	0	0.24	0.05	0	57	81	0	1.39	0.08
羊肉（肥瘦）	90	65.7	849	203	19	14.1	0	0	22	0.05	0.14	0	6	146	2.3	3.22	0.75
猪大排	68	58.8	1105	264	18.3	20.4	1.7	0	12	0.8	0.15	20	8	125	0.8	1.72	0.12
猪肝	99	70.7	540	129	19.3	3.5	0.75	0	4972	0.21	208	0	6	310	22.6	5.78	0.65
猪肚	96	78.2	460	110	15.2	5.1	0.7	0	3	0.07	0.16	0	11	124	2.4	1.92	0.1
猪肉（肥瘦）	100	46.8	1653	395	13.2	37	2.4	0	18	0.22	0.16	0	6	162	1.6	2.06	0.06
猪肉松	100	9.4	1657	396	23.4	11.5	49.7	0	44	0.04	0.13	0	41	162	6.4	4.28	0.13
猪血	100	85.8	230	55	12.2	0.3	0	0	0	0.03	0.04	0	4	16	8.7	0.28	0.1
禽肉类及制品																	
鹌鹑	58	75.1	460	110	20.2	3.1	0.2	0	40	0.04	0.2	0	48	179	2.3	1.19	0.1
鹅	63	61.4	1050	251	17.9	19.9	0	0	42	0.07	0.23	0	4	144	3.8	1.36	0.43
鸽	42	66.6	841	201	16.5	14.2	1.7	0	53	0.06	0.2	0	30	136	3.8	0.82	0.24
鸡	66	69	699	167	19.3	9.4	1.3	0	48	0.05	0.09	0	9	156	1.4	1.09	0.07
鸡肝	100	74.4	506	121	16.6	4.8	2.8	0	10414	0.33	1.1	0	7	263	12	2.4	0.32
鸡腿	69	70.2	757	181	16	13	0	0	44	0.02	0.14	0	6	172	1.5	1.12	0.09
鸡血	100	87	205	49	7.8	0.2	4.1	0	56	0.05	0.04	0	10	68	25	0.45	0.03
鸭	68	63.9	1004	240	15.5	19.7	0.2	0	52	0.08	0.22	0	6	122	2.2	1.33	0.21
鸭肝	100	76.3	536	128	14.5	7.5	0.5	0	1040	0.26	1.05	18	18	283	23.1	3.08	1.31

续表

食物名称	食部(%)	水分(g)	能量(kJ)	能量(kcal)	蛋白质(g)	脂肪(g)	碳水化合物(g)	膳食纤维(g)	维生素A(μgRE)	硫胺素(mg)	核黄素(mg)	维生素C(mg)	钙(mg)	磷(mg)	铁(mg)	锌(mg)	铜(mg)
							乳类及制品										
人乳	100	87.6	272	65	1.3	3.4	7.4	0	11	0.01	0.05	5	30	13	0.1	0.28	0.03
牛乳	100	89.8	226	54	3	3.2	3.4	0	24	0.03	0.14	1	104	73	0.3	0.42	0.02
强化牛奶(VA，VD)	100	89	213	51	2.7	2	5.6	0	66	0.02	0.08	3	140	60	0.2	0.38	0.04
人乳化奶粉	100	2.9	2134	510	14.5	27.1	51.9	0	303	0.35	1.16	5	251	354	8.3	1.82	0.03
婴儿奶粉	100	3.7	1854	443	19.8	15.1	57	0	28	0.12	1.25	7	998	457	5.2	3.5	0.2
全脂速溶奶粉	100	2.3	1950	466	19.9	18.9	54	0	272	0.08	0.8	1	659	571	2.9	2.16	0.12
酸奶	100	84.7	301	72	2.5	2.7	9.3	0	26	0.03	0.15	1	118	85	0.4	0.53	0.03
鲜羊奶	100	88.9	247	59	1.5	3.5	5.4	0	84	0.04	0.12	0	82	98	0.5	0.29	0.04
							婴幼儿食品										
钙质糕粉	100	7.5	1515	362	7.9	1.3	82.1	2.4	0	0.67	0.03	0	116	202	2.3	1.6	0.31
乳儿糕	100	10.3	1527	365	11.7	2.7	74.1	0.6	0	0.27	0.07	0	143	272	3.4	1.5	0.18
							蛋类及制品										
鹌鹑蛋	86	73	669	160	12.8	11.1	2.1	0	337	0.11	0.49	0	47	180	3.2	1.61	0.09
鹅蛋	87	69.3	820	196	11.1	15.6	2.8	0	192	0.08	0.3	0	34	130	4.1	1.43	0.09
鸡蛋（白）	87	75.8	577	138	12.7	9	1.5	0	310	0.09	0.31	0	48	176	2	1	0.06
鸡蛋（红）	88	73.8	653	156	12.8	11.1	1.3	0	194	0.13	0.32	0	44	182	2.3	1.01	0.07
鸡蛋白	100	84.4	251	60	11.6	0.1	3.1	0	0	0.04	0.31	0	9	18	1.6	0.02	0.05
鸡蛋黄	100	51.5	1372	328	15.2	28.2	3.4	0	438	0.33	0.29	0	112	240	6.5	3.79	0.28
鸭蛋	87	70.3	753	180	12.6	13	3.1	0	261	0.17	0.35	0	62	226	2.9	1.67	0.11
							鱼虾蟹贝类										
草鱼	58	77.3	473	113	16.6	5.2	0	0	11	0.04	0.11	0	38	203	0.8	0.87	0.05
带鱼	76	73.3	531	127	17.7	4.9	3.1	0	29	0.02	0.06	0	28	191	1.2	0.7	0.08
大马哈鱼（鲑鱼）	72	74.1	582	139	17.2	7.8	0	0	45	0.07	0.18	0	13	154	0.3	1.11	0.03
鳕鱼	67	78	372	89	18	1.4	1.2	0	50	0.06	0.98	0	42	206	2.5	1.97	0.05
鲫鱼	54	75.4	452	108	17.1	2.7	3.8	0	17	0.04	0.09	0	79	193	1.3	1.94	0.08
鲤鱼	54	76.7	456	109	17.6	4.1	0.5	0	25	0.03	0.09	0	50	204	1	2.08	0.06
非洲黑鲫鱼	53	80.9	322	77	16	1	1	0	7	Tr	0.28	0	24	150	1.1	0.7	0.11
泥鳅	60	76.6	402	96	17.9	2	1.7	0	14	0.1	0.33	0	299	302	2.9	2.76	0.09

续表

食物名称	食部(%)	水分(g)	能量(kJ)	能量(kcal)	蛋白质(g)	脂肪(g)	碳水化合物(g)	膳食纤维(g)	维生素A(μgRE)	硫胺素(mg)	核黄素(mg)	维生素C(mg)	钙(mg)	磷(mg)	铁(mg)	锌(mg)	铜(mg)
							鱼虾蟹贝类										
墨鱼	69	79.2	347	82	15.2	0.9	3.4	0	0	0.02	0.04	0	15	165	1	1.34	0.69
乌贼（鲜）	97	80.4	351	84	17.4	1.6	0	0	35	0.02	0.06	0	44	19	0.9	2.38	0.45
鱿鱼（干）	98	21.8	1310	313	60	4.6	7.8	0	0	0.02	0.13	0	87	392	4.1	11.24	1.07
白米虾	57	77.3	339	81	17.3	0.4	2	0	54	0.05	0.03	0	403	267	2.1	2.03	0.99
海虾	51	79.3	331	79	16.8	0.6	1.5	0	0	0.01	0.05	0	146	196	3	1.44	0.44
河虾	86	78.1	364	87	16.4	2.4	0	0	48	0.04	0.03	0	325	186	4	2.24	0.64
虾皮	100	42.2	640	153	30.7	2.2	2.5	0	19	0.02	0.14	0	991	582	6.7	1.93	1.08
海蟹	55	77.1	397	95	13.8	2.3	4.7	0	30	0.01	0.1	0	208	142	1.6	3.32	1.67
河蟹	42	75.8	431	103	17.5	2.6	2.3	0	389	0.06	0.28	0	126	182	2.9	3.68	2.97
蟹肉	100	84.4	259	62	11.6	1.2	1.1	0	0	0.03	0.09	0	231	159	1.8	2.15	1.33
螺	41	73.6	418	100	15.7	1.2	6.6	0	26	0.03	0.4	0	722	118	7	4.6	1.05
蛤蜊	39	84.1	259	62	10.1	1.1	2.8	0	21	0.01	0.13	0	133	128	10.9	2.38	0.11
							油脂类										
菜籽油	100	0.1	3761*	889*	0	99.9	0	0	0	0	0	0	9	9	3.7	0.54	0.18
花生油	100	0.1	3761*	899*	0	99.9	0	0	0	0	0	0	12	15	2.9	8.48	0.15
色拉油	100	0.2	3757*	898*	0	99.8	0	0	0	0	0	0	18	1	1.7	0.23	0.05
玉米油	100	0.2	3745*	895*	0	99.2	0.5	0	0	0	0	0	1	18	1.4	0.26	0.23
香油（芝麻油）	100	0.1	3757*	898*	0	99.7	0.2	0	0	0	0	0	9	4	2.2	0.17	0.05
猪油（炼）	100	0.2	3753*	897*	0	99.6	0.2	0	27	0.02	0.03	0	0	0	0	0	0
							速食品										
饼干	100	5.7	1812	433	9	12.7	71.7	1.1	37	0.08	0.04	3	73	88	1.9	0.91	0.23
蛋糕	100	18.6	1452	347	8.6	5.1	67.1	0.4	86	0.09	0.09		39	130	2.5	1.01	1.21
面包	100	27.4	1305	312	8.3	5.1	58.6	0.5	0	0.03	0.06		49	107	2	0.75	0.24
方便面	100	3.6	1975	472	9.5	21.1	61.6	0.7	0	0.02	0.03		25	80	4.1	1.06	0.29
燕麦片	100	9.2	1536	367	15	6.7	66.9	5.3	0	0.3	0.13		186	291	7	2.59	0.45

续表

食物名称	食部(%)	水分(g)	能量(kJ)	能量(kcal)	蛋白质(g)	脂肪(g)	碳水化合物(g)	膳食纤维(g)	维生素A(μgRE)	硫胺素(mg)	核黄素(mg)	维生素C(mg)	钙(mg)	磷(mg)	铁(mg)	锌(mg)	铜(mg)
饮料类																	
冰棍	100	88.3	197	47	0.8	0.2	10.5	0	0	0.01	0.01	0	31	13	0.9	0	0.02
冰淇淋	100	74.4	531	127	2.4	5.3	17.3	0	48	0.01	0.03	0	126	67	0.5	0.37	0.02
橘子汁	100	70.1	498*	119*	0	0.1	29.6	0	2	0	0	2	4	0	0.1	0.03	0
橙计汽水	100	94.9	84*	20*	0	0	5.1	0	10	0	0.02	0	10	Tr	0.1	0.02	0.08
糖，蜜饯类																	
白砂糖	100	Tr	1674*	400*	0	0	99.9	0	0	0	0	0	20	8	0.6	0.06	0.04
冰糖	100	0.6	1661*	397*	0	0	99.3	0	0	0.03	0.03	0	23	0	1.4	0.21	0.03
蜂蜜	100	22	1343	321	0.4	1.9	75.6	0	0	0	0.05	3	4	3	1	0.37	0.03
奶糖	100	5.6	1703	407	2.5	6.6	84.5	0	0	0.08	0.17	0	50	26	3.4	0.29	0.14
巧克力	100	1	2452	586	4.3	40.1	53.4	1.5	0	0.06	0.08	0	111	114	1.7	1.02	0.23
山楂果丹皮	100	16.7	1343	321	1	0.8	80	2.6	25	0.02	0.03	3	52	41	11.6	0.73	0.51
调味品																	
醋	100	90.6	130	31	2.1	0.3	4.9	0	0	0.03	0.05	0	17	96	6	1.25	0.04
豆瓣酱	100	46.6	745	178	13.6	6.8	17.1	1.5	0	0.11	0.46	0	53	154	16.4	1.47	0.62
花椒	100	11	1079	258	6.7	8.9	66.5	28.7	23	0.12	0.43	0	639	69	8.4	1.9	1.02
酱油	100	67.3	264	63	5.6	0.1	10.1	0.2	0	0.05	0.13	0	66	204	8.6	1.17	0.06
味精	100	0.2	1121	268	40.1	0.2	26.5	0	0	0.08	0	0	100	4	1.2	0.31	0.12
精盐	100	0.1	0*	0*	0	0	0	0	0	0	0	0	22	0	1	0.24	0.14
榨菜	100	75	121	29	2.2	0.3	6.5	2.1	82	0.03	0.06	2	155	41	3.9	0.63	0.14

注：—：未测定；…：未检出；*：数值不确定或为估计值
（中国食物成分表，2002 年中国疾病预防控制中心营养与食品安全所编著）

附录十五　常见食物的血糖生成指数（GI）

食物血糖生成指数

glycemic index of foods

食物类 Food group	食物名称 Food name	GI（%）	食物类 Food group	食物名称 Food name	GI（%）
糖类				36 黑麦（整粒，煮）	34.0
	1 葡萄糖	100.0		37 玉米（甜，煮）	55.0
	2 绵白糖	83.8		38 玉米面（粗粉，煮）	68.0
	3 蔗糖	65.0		39 玉米面粥	50.9
	4 果糖	23.0		40 玉米糁粥	51.8
	5 乳糖	46.0		41 玉米片	78.5
	6 麦芽糖	105.0		42 玉米片（高纤维）	74.0
	7 蜂蜜	73.0		43 小米（煮）	71.0
	8 胶质软糖	80.3		44 小米粥	61.5
	9 巧克力	49.0		45 米饼	82.0
谷类及制品				46 荞麦（黄）	54.0
	10 小麦（整粒，煮）	41.0		47 荞麦面条	59.3
	11 粗麦粉（蒸）	65.0		48 荞麦面馒头	66.7
	12 面条（小麦粉）	81.6		49 燕麦麸	55.0
	13 面条（强化蛋白质，细，煮）	27.0	薯类、淀粉及制品		
	14 面条（全麦粉，细）	37.0		50 马铃薯	62.0
	15 面条（自，细，煮）	41.0		51 马铃薯（煮）	66.4
	16 面条（硬质小麦粉，细，煮）	55.0		52 马铃薯（烤）	60.0
	17 鲜面条（实心，细）	35.0		53 马铃薯（蒸）	65.0
	18 通心面	45.0		54 马铃薯（用微波炉烤）	82.0
	19 面条（小麦粉，硬，扁，粗）	49.0		55 马铃薯（烧烤，无油脂）	85.0
	20 面条（硬质小麦粉，加鸡蛋，粗）	49.0		56 马铃薯泥	73.0
	21 面条（硬质小麦粉，细）	55.0		57 马铃薯粉条	13.6
	22 馒头（富强粉）	88.1		58 甘薯（山芋）	54.0
	23 烙饼	79.6		59 甘薯（红，煮）	76.7
	24 油条	74.9		60 藕粉	32.6
	25 大米粥	69.4		61 苕粉	34.5
	26 大米饭	83.2		62 粉丝汤（豌豆）	31.6
	27 黏米饭（含直链淀粉高，煮）	50.0	豆类及制品		
	28 黏米饭（含直链淀粉低，煮）	88.0		63 黄豆（浸泡，煮）	18.0
	29 糙米（煮）	87.0		64 黄豆（罐头）	14.0
	30 稻麸	19.0		65 黄豆挂面	66.6
	31 糯米饭	87.0		66 豆腐（炖）	31.9
	32 大米糯米粥	65.3		67 豆腐（冻）	22.3
	33 黑米粥	42.3		68 豆腐干	23.7
	34 大麦（整粒，煮）	25.0		69 绿豆	27.2
	35 大麦粉	66.0		70 绿豆挂面	33.4

食物类 Food group	食物名称 Food name	GI （%）	食物类 Food group	食物名称 Food name	GI （%）
豆类及制品	71 蚕豆（五香）	16.9		110 葡萄干	64.0
	72 扁豆	38.0		111 葡萄（淡黄色，小，无核）	56.0
	73 扁豆（红，小）	38.0		112 猕猴桃	52.0
	74 扁豆（绿，小）	52.0		113 柑	43.0
	75 扁豆（绿，小，罐头）	44.0		114 柚	25.0
	76 小扁豆汤（罐头）	31.0		115 巴婆果	58.0
	77 利马豆（棉豆）	30.0		116 菠萝	66.0
	78 利马豆（加5克蔗糖）	31.0		117 芒果	55.0
	79 利马豆（加10克蔗糖）	31.0		118 芭蕉	53.0
	80 利马豆	32.0		119 香蕉	52.0
	81 鹰嘴豆	33.0		120 香蕉（生）	30.0
	82 鹰嘴豆（罐头）	42.0		121 西瓜	72.0
	83 咖喱鹰嘴豆（罐头）	41.0	种子类		
	84 青刀豆	39.0		122 花生	14.0
	85 青刀豆（罐头）	45.0	乳及乳制品		
	86 黑眼豆	42.0		123 牛奶	27.6
	87 罗马诺豆	46.0		124 牛奶（加糖和巧克力）	34.0
	88 黑豆汤	64.0		125 牛奶（加人工甜味剂和巧克力）	24.0
	89 四季豆	27.0		126 全脂牛奶	27.0
	90 四季豆（高压处理）	34.0		127 脱脂牛奶	32.0
	91 四季豆（罐头）	52.0		128 低脂奶粉	11.9
蔬菜及水果类				129 降糖奶糟	26.0
	92 甜菜	64.0		130 老年奶粉	40.8
	93 胡萝卜［金笋］	71.0		131 加糖奶粉	47.6
	94 南瓜	75.0		132 酸奶（加糖）	48.0
	95 香瓜	65.0		133 酸乳酪（普通）	36.0
	96 山药	51.0		134 酸乳酪（低脂）	33.0
	97 雪魔芋	17.0		135 酸乳酪（低脂，加人工甜味剂）	14.0
	98 芋头（燕）［芋艿，毛芋］	47.7	速食食品		
	99 苹果	36.0		136 大米（即食，煮1分钟）	46.0
	100 梨	36.0		137 大米（即食，煮6分钟）	87.0
	101 桃	28.0		138 小麦片	69.0
	102 桃（罐头，含果汁）	30.0		139 桂格燕麦片	83.0
	103 桃（罐头，含糖浓度低）	52.0		140 荞麦方便面	53.2
	104 桃（罐头，含糖浓度高）	58.0		141 即食羹	69.4
	105 杏干	31.0		142 营养饼	65.7
	106 杏（罐头，含淡味果汁）	64.0		143 全麦维（家乐氏）	42.0
	107 李子	24.0		144 可可米（家乐氏）	77.0
	108 樱桃	22.0		145 卜卜米（家乐氏）	80.0
	109 葡萄	43.0		146 比萨饼（含乳酪）	60.0

食物类 Food group	食物名称 Food name	GI （%）	食物类 Food group	食物名称 Food name	GI （%）
	147 汉堡包	61.0		179 爆玉米花	550
	148 白面包	87.9	饮料类		
	149 面包（全麦粉）	69.0		180 苹果汁	410
	150 面包（粗面粉）	64.0		181 水蜜桃汁	32.7
	151 面包（黑麦粉）	65.0		182 巴梨汁（罐头）	44.0
	152 面包（小麦粉，高纤维）	68.0		183 菠萝汁（不加糖）	46.0
	153 面包（小麦粉，去面筋）	70.0		184 柚子果汁（不加糖）	48.0
	154 面包（小麦粉，含水果干）	47.0		185 橘子汁	57.0
	155 面包（50%～80%碎小麦粒）	52.0		186 可乐饮料	40.3
	156 面包（75%～80%大麦粒）	34.0		187 芬达软饮料	68.0
	157 面包（50%大麦粒）	46.0		188 冰激凌	61.0
	158 面包（80%～100%大麦粉）	66.0	混合膳食及其他		
	159 面包（黑麦粒）	50.0		189 冰激凌（低脂）	50.0
	160 面包（45%～50%燕麦麸）	47.0		190 馒头＋芹菜炒鸡蛋	48.6
	161 面包（80%燕麦粒）	65.0		191 馒头＋酱牛肉	49.4
	162 面包（混合谷物）	45.0		192 馒头＋黄油	68.0
	163 新月形面包	67.0		193 饼＋鸡蛋炒木耳	48.4
	164 棍子面包	90.0		194 饺子（三鲜）	28.0
	165 燕麦粗粉饼干	55.0		195 包子（芹菜猪肉）	39.1
	166 油酥脆饼干	64.0		196 硬质小麦粉肉馅馄饨	39.0
	167 高纤维黑麦薄脆饼干	65.0		197 牛肉面	88.6
	168 竹芋粉饼干	66.0		198 米饭＋鱼	37.0
	169 小麦饼干	70.0		199 米饭＋芹菜＋猪肉	571
	170 苏打饼干	72.0		200 米饭＋蒜苗	57.9
	171 格雷厄姆华饼干	74.0		201 米饭＋蒜苗＋鸡蛋	68.0
	172 华夫饼干	76.0		202 米饭＋猪肉	73.3
	173 香草华夫饼干	77.0		203 玉米粉加人造黄油（煮）	69.0
	174 膨化薄脆饼干	81.0		204 猪肉炖粉条	16.7
	175 达能闲趣饼干	47.1		205 西红柿汤	38.0
	176 达能牛奶香脆	39.3		206 二合面窝头（玉米面＋面粉）	64.9
	177 酥皮糕点	59.0		207 牛奶蛋糊（牛奶＋淀粉＋糖）	43.0
	178 马铃薯片（油炸）	60.3		208 黑五类粉	57.9

附录十六 常见身体活动强度和能量消耗表

活动项目		身体活动强度（MET） <3 低强度；3~6 中强度；7~9 高强度；10~11 极高强度		能量消耗量［kcal/（标准体重·10min）］	
				男（66kg）	女（56kg）
家务活动	整理床，站立	低强度	2.0	22.0	18.7
	洗碗，熨烫衣物	低强度	2.3	25.3	21.5
	收拾餐桌，做饭或准备食物	低强度	2.5	27.5	23.3
	擦窗户	低强度	2.8	30.8	26.1
	手洗衣服	中强度	3.3	36.3	30.8
	扫地、扫院子、拖地板、吸尘	中强度	3.5	38.5	32.7
步行	慢速（3km/h）	低强度	2.5	27.5	23.3
	中速（5km/h）	中强度	3.5	38.5	32.7
	快速（5.5~6km/h）	中强度	4.0	44.0	37.3
	很快（7km/h）	中强度	4.5	49.5	42.0
	下楼	中强度	3.0	33.0	28.0
	上楼	高强度	8.0	88.0	74.7
	上下楼	中强度	4.5	49.5	42.0
跑步	走跑结合（慢跑成分不超过10分钟）	中强度	6.0	66.0	56.0
	慢跑，一般	高强度	7.0	77.0	65.3
	8km/h，原地	高强度	8.0	88.0	74.7
	9km/h	极高强度	10.0	110.0	93.3
	跑，上楼	极高强度	15.0	165.0	140.0
自行车	12~16km/h	中强度	4.0	44.0	37.3
	16~19km/h	中强度	6.0	66.0	56.0

活动项目		身体活动强度（MET）		能量消耗量［kcal/（标准体重·10min）]	
		<3 低强度；3 ~ 6 中强度；7 ~ 9 高强度；10 ~ 11 极高强度		男（66kg）	女（56kg）
球类	保龄球	中强度	3.0	33.0	28.0
	高尔夫球	中强度	5.0	55.0	47.0
	篮球，一般	中强度	6.0	66.0	56.0
	篮球，比赛	高强度	7.0	77.0	65.3
	排球，一般	中强度	3.0	33.0	28.0
	排球，比赛	中强度	4.0	44.0	37.3
	乒乓球	中强度	4.0	44.0	37.3
	台球	低强度	2.5	27.5	23.3
	网球，一般	中强度	5.0	55.0	46.7
	网球，双打	中强度	6.0	66.0	56.0
	网球，单打	高强度	8.0	88.0	74.7
	羽毛球，一般	中强度	4.5	49.5	42.0
	羽毛球，比赛	高强度	7.0	77.0	65.3
	足球，一般	高强度	7.0	77.0	65.3
	足球，比赛	极高强度	10.0	110.0	93.3
跳绳	慢速	高强度	8.0	88.0	74.7
	中速，一般	极高强度	10.0	110.0	93.3
	快速	极高强度	12.0	132.0	112.0
舞蹈	慢速	中强度	3.0	33.0	28.0
	中速	中强度	4.5	49.5	42.0
	快速	中强度	5.5	60.5	51.3
游泳	踩水，中等用力，一般	中强度	4.0	44.0	37.3
	爬泳（慢），自由泳，仰泳	高强度	8.0	88.0	74.7
	蛙泳，一般速度	极高强度	10.0	110.0	93.3
	爬泳（快），蝶泳	极高强度	11.0	121.0	102.7
其他活动	瑜伽	中强度	4.0	44.0	37.3
	单杠	中强度	5.0	55.0	46.7
	俯卧撑	中强度	4.5	49.5	42.0
	太极拳	中强度	3.5	38.5	32.7
	健身操（轻或中等强度）	中强度	5.0	55.0	46.7
	轮滑旱冰	高强度	7.0	77.0	65.3

注：1MET 相当于每千克体重每小时消耗 1kcal 能量［1kcal/（kg·h）]。

参 考 文 献

［1］国家卫生健康委员会．中国居民营养与慢病状况报告（2020）［R］．北京：人民卫生出版社，2020.

［2］吴为群．营养防病圣典［M］．北京：中国医药科技出版社，2015.

［3］吴为群，黄绮玲，张巧玲．儿童营养师职业水平评价教材［M］．北京：中国医药科技出版社，2020.

［4］吴为群．体重管理师职业水平评价教材［M］．北京：中国医药科技出版社，2020.

［5］杨月欣，葛可佑．中国营养科学全书［M］．北京：人民卫生出版社，2019.

［6］葛可佑．中国营养师培训教材［M］．北京：人民卫生出版社，2017.

［7］中国营养学会．中国居民膳食营养素参考摄入量（2018）［M］．北京：科学出版社，2018.

［8］万学红，卢雪峰．诊断学．9版［M］．北京：人民卫生出版社，2018.

［9］王临虹．慢性非传染性疾病预防与控制［M］．北京：人民卫生出版社，2018.

［10］葛均波，徐永健，王辰．内科学．9版［M］．北京：人民卫生出版社，2020.

［11］焦广宇，蒋卓勤．临床营养学［M］．北京：人民卫生出版社，2018.

［12］Alaswad Alaa A.，Song Bo，Oehrle Nathan W.，et al. Development of soybean experimental lines with enhanced protein and sulfur amino acid content［J］. Plant Science 2021，308：PP 1109－1112.

［13］EscobedoMonge Marlene Fabiola；TorresHinojal María Carmen；Barrado Enrique；et al. Zinc Nutritional Status in a Series of Children with Chronic Diseases：A Cross－Sectional Study［J］. Nutrients，2021，13（4）：1121.

［14］Xu LiBin，Huang ZeXin，Zhang HuiHui，et al. Impact of Preoperative Short－Term Parenteral Nutrition Support on the Clinical Outcome of Gastric Cancer Patients：A Propensity Score Matching Analysis［J］. Journal of Parenteral and Enteral Nutrition，2021，45（4）：729－737.

［15］Senkal Metin，Bonavina Luigi，Reith Bernd，et al. Perioperative peripheral parenteral nutrition to support major gastrointestinal surgery：Expert opinion on treating the right patients at the right time［J］. Clinical Nutrition ESPEN，2021，43：16－24.

［16］Li Yi，Tong WeiDong，Qian Yang. Effect of Physical Activity on the Association Between Dietary Fiber and Constipation：Evidence From the National Health and Nutrition Examination Survey 2005－2010［J］. Journal of Neurogastroenterology and Motility，2021，27（1）：197－207.

［17］Šehi Merima，Koler Huzjak Mirjam，Strauss Maja. Nutrition in early life and the risk of asthma and allergic diseases［J］. Nursing journal，2021，26（1）：45－49.

［18］Kang SukWoong，Yang JiHee，Shin WonChul，et al. Influence of Residence Area and Basic Livelihood Conditions on the Prevalence and Diagnosis Experience of Osteoporosis in Postmenopausal Women Aged over 50 Years：Evaluation Using Korea National Health and Nutrition Examination Survey Data［J］. International Journal of Environmental Research and Public Health，2021，18（18）：35－39.

［19］American Diabetes Association. Obesity Management for the Treatment of Type 2 Diabetes：Standards of Medical Care in Diabetes－2020［J］. Diabetes Care，2020，43（1）：89－97.